美国肾脏基金会肾脏病学

National Kidney Foundation's Primer on Kidney Diseases

（第 6 版）

美国肾脏基金会肾脏病学

National Kidney Foundation's Primer on Kidney Diseases

（第6版）

原　著　Scott J. Gilbert　　Daniel E. Weiner

Debbie S. Gipson　　Mark A. Perazella

Marcello Tonelli

主　译　李雪梅

副主译　陈丽萌　李明喜　秦　岩　郑　可

北京大学医学出版社

MEIGUO SHENZANG JIJINHUI SHENZANGBINGXUE(DI 6 BAN)

图书在版编目（CIP）数据

美国肾脏基金会肾脏病学：第6版 /（美）斯科特·
J. 吉尔伯特 (Scott J. Gilbert) 等原著；李雪梅主译
. -- 北京：北京大学医学出版社，2019.12
书名原文：National Kidney Foundation's Primer on
Kidney Diseases, 6th Edition
ISBN 978-7-5659-2060-8

Ⅰ.①美… Ⅱ.①斯… ②李… Ⅲ.①肾疾病—诊疗
Ⅳ.①R692

中国版本图书馆CIP数据核字(2019)第215583号

北京市版权局著作权合同登记号：图字：01-2019-6374

ELSEVIER

Elsevier (Singapore) Pte Ltd.
3 Killiney Road, #08-01 Winsland House I, Singapore 239519
Tel: (65) 6349-0200; Fax: (65) 6733-1817

注 意

本译本由Elsevier (Singapore) Pte Ltd. 和北京大学医学出版社完成。相关从业及研究人员必须凭借其自身经验和知识对文中描述的信息数据、方法策略、搭配组合、实验操作进行评估和使用。由于医学科学发展迅速，临床诊断和给药剂量尤其需要经过独立验证。在法律允许的最大范围内，爱思唯尔、译文的原文作者、原文编辑及原文内容提供者均不对译文或因产品责任、疏忽或其他操作造成的人身及/或财产伤害及/或损失承担责任，亦不对由于使用文中提到的方法、产品、说明或思想而导致的人身及/或财产伤害及/或损失承担责任。

美国肾脏基金会肾脏病学（第6版）

主　　译：李雪梅
出版发行：北京大学医学出版社
地　　址：（100191）北京市海淀区学院路38号　北京大学医学部院内
电　　话：发行部 010-82802230；图书邮购 010-82802495
网　　址：http://www.pumpress.com.cn
E-mail：booksale@bjmu.edu.cn
印　　刷：北京圣彩虹制版印刷技术有限公司
经　　销：新华书店
责任编辑：袁朝阳　　责任校对：靳新强　　责任印制：李　啸
开　　本：889 mm×1194 mm　1/16　印张：41.25　字数：1350千字
版　　次：2019年12月第1版　2019年12月第1次印刷
书　　号：ISBN 978-7-5659-2060-8
定　　价：450.00元

版权所有，违者必究
（凡属质量问题请与本社发行部联系退换）

主译简介

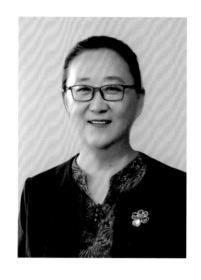

李雪梅，教授，医学博士，博士导师、临床博士后导师，北京协和医院肾内科主任。

1997年赴澳大利亚接受肾病科专科医师培训。2003—2005年于美国国立卫生研究院（NIH）从事危重病博士后研究。2015年成为国家百千万人才工程国家级人选及国家有突出贡献中青年专家、国家特殊津贴获得者。2016年发起并创立了PUMCH-MGH肾内科发展和医师培训基金，牵头组织申请并获得国际肾脏病学会授予并资助的PUMCH-MGH肾脏病姊妹中心，为促进肾脏病领域学科发展和人才培养做出了重要贡献。

长期投身于临床和教学工作，有坚实的内科学基础和丰富临床经验，注重理论联系实际。对各类原发性与继发性肾小球与小管间质疾病，急、慢性肾衰竭的诊断与治疗及疑难危重症患者抢救都具有丰富经验，多次获得北京协和医院医疗成果奖。

一直致力于肾脏病的基础与临床研究，是全球ISCHEMIC研究CKD项目中国区多中心负责人，承担多项科技部、教育部、卫健委及北京市科委等国家及省部级研究课题，发表论文200余篇，参与了多部教科书、专著的编写，是我国有关肾病综合征、高血压、高尿酸血症、CKD-MBD等领域指南与共识的主要专家组成员。

现任中华医学会肾脏病学分会副主任委员，中国肾脏病防治联盟副主席，中国医院协会血液净化中心分会副主任委员，中国生物医学工程学会人工器官分会副主任委员，北京医学会肾脏病学分会候任主任委员，北京医学会生物医学工程分会副主任委员，中国医师协会肾脏内科医师分会常委，中国医师协会内科医师分会常委，《中华肾脏病杂志》《中华内科杂志》和《中华临床营养杂志》等多家期刊编委。

副主译简介

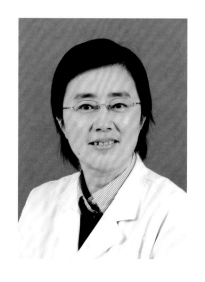

陈丽萌，中国医学科学院北京协和医院肾内科主任医师，教授，博士生导师，协和学者特聘教授。美国 NIH 肾脏生理学博士后，多次参与 NIH、UCSF 临床科研项目设计，及芝加哥大学国际教育者项目培训。Journal of the American Society of Nephrology (JASN) 副主编，主持 20 余项国家、省部级重点科研项目。发表论文 200 余篇，其中国际杂志 50 余篇；作为副主编编写专著 2 部。多次参与教材、指南和共识编写，获得 6 次医疗成果奖，多次北京市、院校优秀教师奖。兼任中国研究型医院学会甲状旁腺及骨代谢专业委员会副主任委员（继发性甲旁亢学组组长），肾脏病学分会常委，中国罕见病联盟理事，中国医师协会肾脏内科医师分会常委 (2011-2017)，中国老年医学学会心血管病分会委员，北京血液净化质控专家，北京医学会腹膜透析专家组副组长，北京医学会肾脏病青委会副主委，卫健委血液净化项目专家，国家自然科学基金、教育部、科技部和卫健委同行评审专家。

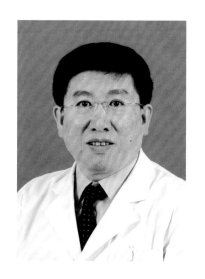

李明喜，中国医学科学院北京协和医院肾内科主任医师，教授，博士生导师。毕业于北京医科大学及澳大利亚墨尔本大学医学院，曾在日本顺天堂大学医学部肾内科短期学习交流。主要从事肾小球疾病生物标志物研究，擅长肾小球疾病及急、慢性肾衰竭替代治疗。参与完成国家级及省部级课题 5 项，在国内外学术期刊上发表论文 60 余篇，第一或通讯作者发表 SCI 研究论文 10 篇，参与 10 部书的撰写工作，2016 年获国家发明专利授权一项。兼任北京协和医院医疗委员会委员，北京医学会血液净化学分会副主任委员，中国研究型医院学会罕见病分会理事，中华医学会科学普及分会委员，北京医学会医学科普分会常委。

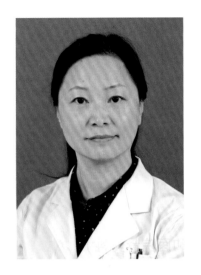

秦岩，中国医学科学院北京协和医院肾内科副主任医师，副教授。2007—2009 年赴美国国立卫生研究院（NIH/NIDDK）做访问学者及博士后研究工作。先后主持国家自然科学基金 2 项，教育部、北京市科委、科技支疆及医科院校等课题，参与多项国家科技支撑计划、卫生部行业基金、北京市科技计划等项目。主要研究方向为慢性肾脏病时间生物学相关的基础与临床研究。发表论文 30 多篇，参与多部专著、教材、指南和专家共识的编写。现兼任 JASN Editorial Fellow、亚太医学生物免疫学会肾脏病学分会委员、中华医学会内科学分会免疫净化和细胞治疗学组委员、北京医学会血液净化分会青委副主委、中国医院协会血液净化中心管理分会青年委员、北京医学会肾脏病学分会青年委员、北京中西医结合学会肾脏疾病专业委员会青委及国家自然科学基金同行评审专家等。

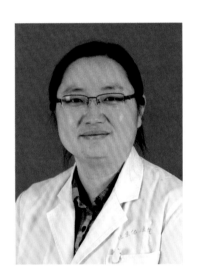

郑可，中国医学科学院北京协和医院肾内科副主任医师，副教授。中国协和医科大学医学博士。研究方向：ESRD 患者脑血管疾病及 IgG4 相关肾脏病等继发性肾脏病。发表 SCI 及核心期刊文章（第一及通讯作者）十余篇。主持课题：中国肾脏病学青年医师研究基金项目课题 1 项。参与课题：国家科技支撑项目 2 项，国家自然科学基金 - 青年科学基金 1 项，北京市科技计划 2 项。目前兼任中国医师协会肾脏内科医师分会青年委员会委员、中华医学会肾脏病学分会青年委员、北京医学会血液净化学分会青年委员、北京医师协会医学检验科医师分会常务理事。

译校者名单

主　译　李雪梅

副主译　陈丽萌　李明喜　秦　岩　郑　可

秘　书　吴海婷　滕　菲　李冠虹

译校者（按姓名汉语拼音排序）

（中国医学科学院　北京协和医学院　北京协和医院肾内科）

蔡建芳　曹淑明　陈　罡　陈丽萌　陈沛沛　陈振杰

崔　锐　樊晓红　高瑞通　胡蓉蓉　郎珈馨　乐　偲

李　超　李冠虹　李　航　李佳宁　李明喜　李思倩

李雪梅　李　阳　李雨箫　林丽灵　刘炳岩　刘倩伶

刘　岩　马　斌　马　杰　马　莹　倪岳晖　彭晓艳

秦　岩　施潇潇　史晓虎　苏　颖　孙　颖　滕　菲

田东丽　王海云　王　熙　王　颖　吴海婷　武　祯

夏　鹏　谢怀娅　徐鲁斌　叶文玲　张　磊　张　薇

张　鑫　张雪晗　赵旭冉　郑　可　朱子璇　邹佩美

统　筹　王云亭

策　划　黄大海

译者序言

肾脏病是影响人类健康的重要疾病，慢性肾脏病的高患病率、持续进展的特点，导致慢性肾功能不全和终末期肾病（end stage renal disease，ESRD）患者持续增加，给患者带来了痛苦，给家庭带来不幸，给社会增加了负担。肾脏病的防治是广大医务工作者、内科医师尤其是肾脏病专科医师义不容辞的义务。

美国肾脏基金会多年来致力于肾脏病的基础教育，1993 年首次出版的 *National Kidney Foundation's Primer on Kidney Diseases* 成为医学生、住院医师、专科医师、执业医师以及其他相关从业人员在肾脏病、电解质和酸碱平衡失调以及高血压诊治等临床工作中的重要参考书。新版增加了许多新的内容，既保持了入门书籍的精要、原则、条理化的特点，又反映了近年来肾脏病学的进展，并描述了未来肾脏病学发展的方向，是一本难得的参考书。

李雪梅教授率领北京协和医院肾内科的年轻医师、医学生，历经一年多的时间，数易其稿，终将此书译成中文并出版。该书补充了我国肾脏病学入门教材的不足，是广大肾脏病临床、教学工作者很好的中文参考书。我相信该书的出版必定会对我国肾脏病的教学、临床和科研工作起到促进作用。

李学旺

北京协和医院内科学教授

北京协和医院肾内科主任医师

2019 年 12 月

译者前言

　　肾脏病学涉及知识面广博而纵深，涵盖了原发或继发肾脏病、电解质和酸碱平衡失调、血液净化、腹膜透析以及肾移植等多个领域。随着学科发展日新月异，知识更新的周期不断缩短，广大医学生、住院医师和专科医师都面临着学习和不断更新知识的挑战。结合北京协和医院老前辈的经验及自身学习成长经历，我们建议临床医师在不同学习阶段都要回头看，重新追溯相关病理生理学知识，这有助于更深入理解和认识疾病，并在学习过程中养成理论联系实际，透过现象看本质的思维习惯。

　　美国肾脏基金会推出的 *National Foundation's Primer on Kidney Diseases* 一书，契合了上述对基础与临床相结合的需求。该书 1993 年面世，如今已经更新至第 6 版。全书共 12 篇，67 章，覆盖面广，且不断推陈出新。本书既可以作为肾脏病学的入门教材，也可以用作肾脏病学专业人员再学习和再思考的参考书。更为可贵的是，该书言简意赅、图文并茂，增加了可读性、吸引力和趣味性。

　　诚挚感谢所有译者、审校者及编辑部成员，我们众志成城，克服重重困难，最终完成了翻译任务。所有参与者在深耕原著、推敲译文及文字润色过程中，都加深了对原文的理解，从不同层面上得到了启迪和获益。希望读者也能通过阅读本书得到新思考和收获。但鉴于时间有限，全书难免有翻译不当或错误之处，请读者见谅并反馈至出版社。

　　最后，殷切希望译者和读者都打下扎实的肾脏病理生理学基础，这能让我们融会贯通理解疾病的发生、发展和转归的规律，从容面对未来知识的更迭，并逐渐成长为新发现和新突破的引领者。

李雪梅

2019 年 12 月于北京

原著前言

我们竭诚为读者呈现第 6 版《美国肾脏基金会肾脏病学》。本书对各种肾脏病、电解质和酸碱平衡失调及高血压等专题进行了详尽的阐述，旨在成为医学生、住院医师、研究人员及全科医师的基础学习和临床参考资源。临床医学发展日新月异，本版力争涵盖快速更新的肾脏病知识，并秉持其为基础读物的可读性和实用性。

本书自 1993 年问世，在 Arthur GreenBerg 及其团队成员 Alfred Cheung、Tom Coffman、Ron Falk、Charles Jennette 的不懈努力下已经更新了 5 个版本。本次第 6 版改编是由 Debbie Gipson、Mark Perazella 和 Marcello Tonelli 加入后组成的新团队编撰完成的，他们给这本书带来了诸多改变，加入了新观点和尽可能多的临床经验。我们坚守前辈的初衷，谨慎选题和勤勉编写，强调实用性和临床应用价值。

为使本书紧跟临床肾脏病学的发展，我们增加了新章节，如肾脏的发育、肾脏功能评估方法、肿瘤肾脏病学和移植感染疾病，也扩展了急性肾损伤、肾移植和老年肾脏病章节，还更新了关于肾小球滤过率的计算方法、肾脏病标志物、膜性肾病靶抗原、微小病变和病毒感染相关进展等内容，保证了本书的时效性、准确性和实用性。本书已对相关文献索引进行了更新，读者可进行扩展阅读。

我们诚挚感谢每一位作者和编者们辛勤的付出，他们将大量知识浓缩成全面又简洁的文字，保持了本书清晰和简明的风格。我们也感谢出版社编辑们，让我们的文本和图表更为生动而不失准确性。

感谢临床医师在过去 20 年来对本书的信赖，也期盼新版本继续得到您的认可和支持。

Scott J. Gilbert, MD
Daniel E. Weiner, MD, MS

原著者名单

Sharon Adler, MD
Professor of Medicine, David Geffen School of Medicine at University of California Los Angeles, Los Angeles, California; Chief, Division of Nephrology and Hypertension, Harbor-University of California Los Angeles Medical Center, Torrance, California
Thrombotic Microangiopathies

Horacio J. Adrogué, MD
Professor of Medicine, Division of Nephrology, Baylor College of Medicine; The Methodist Hospital, Michael E. DeBakey Veterans Affairs Medical Center, Houston, Texas
Respiratory Acidosis and Alkalosis

Michael Allon, MD
Professor of Medicine, Division of Nephrology, University of Alabama at Birmingham, Birmingham, Alabama
Disorders of Potassium Metabolism

Hina Arif-Tiwari, MD
Assistant Professor, Body Section, Department of Medical Imaging, Director, Clinical Ultrasound, University of Arizona College of Medicine, Tucson, Arizona
Kidney Imaging

Vincente Arroyo, MD
Professor of Medicine, Liver Unit, Institute of Digestive and Metabolic Diseases, Hospital Clinic, University of Barcelona, Barcelona, Spain
Hepatorenal Syndrome and Other Liver-Related Kidney Diseases

Robin K. Avery, MD
Professor-at-Rank, Division of Infectious Disease, Johns Hopkins Medicine, Baltimore, Maryland
Infectious Complications of Kidney Transplantation

Carmen Avila-Casado, MD, PhD
Professor of Pathology, Laboratory Medicine Program, University of Toronto; Medical Director, Emergency Medicine Lab, Renal Pathologist and Renal Pathology Consultant, Department of Pathology, Toronto General Hospital, University Health Network, Toronto, Ontario, Canada
Focal Segmental Glomerulosclerosis

Jonathan Barratt, MB ChB (Hons), PhD
Senior Lecturer, Department of Infection, Immunity, and Inflammation, University of Leicester; Honorary Consultant Nephrologist, John Walls Renal Unit, University Hospitals of Leicester, Leicester, United Kingdom
Immunoglobulin A Nephropathy and Related Disorders

Jeffrey S. Berns, MD
Professor of Medicine and Pediatrics, Renal, Electrolyte and Hypertension Division, Perelman School of Medicine at the University of Pennsylvania, Philadelphia, Pennsylvania
Viral Nephropathies: Human Immunodeficiency Virus, Hepatitis C Virus, and Hepatitis B Virus

Andrew S. Bomback, MD, MPH
Assistant Professor of Clinical Medicine, Department of Medicine, Division of Nephrology, Columbia University College of Physicians and Surgeons, New York, New York
Kidney Manifestations of Systemic Lupus Erythematosus

Joseph V. Bonventre, MD, PhD
Samuel A. Levine Professor of Medicine, Renal Division, Brigham and Women's Hospital; Department of Medicine, Harvard Medical School, Boston, Massachusetts
Pathophysiology of Acute Kidney Injury

C. Barrett Bowling, MD
Assistant Professor of Gerontology, Geriatrics, and Palliative Care, University of Alabama at Birmingham; Investigator, Birmingham Veterans Affairs Medical Center, Birmingham/Atlanta Geriatric Research, Education, Clinical Center, Birmingham, Alabama
Kidney Disease in the Elderly

Ursula C. Brewster, MD
Associate Professor of Medicine, Department of Internal Medicine, Section of Nephrology, Yale University School of Medicine, New Haven, Connecticut
Acute Interstitial Nephritis

Josephine P. Briggs, MD
Director, National Center for Complementary and Alternative Medicine, National Institutes of Health, Bethesda, Maryland
Overview of Kidney Function and Structure

Daniel C. Cattran, MD
Professor of Medicine, Division of Nephrology, University of Toronto; Senior Scientist, Toronto General Research Institute, Toronto, Ontario, Canada
Membranous Nephropathy

Sindhu Chandran, MBBS
Clinical Assistant Professor of Medicine, Division of Nephrology, Kidney Transplant Service, University of California San Francisco, San Francisco, California
Immunosuppression in Transplantation

Arlene B. Chapman, MD
Professor of Medicine, Division of Renal Diseases and Hypertension, Emory University, Atlanta, Georgia
Polycystic and Other Cystic Kidney Diseases

Steven G. Coca, DO, MS
Assistant Professor of Medicine, Section of Nephrology, Yale University School of Medicine, New Haven, Connecticut
Acute Tubular Injury and Acute Tubular Necrosis

Peter J. Conlon, MB, MHS
Consultant Nephrologist and Renal Transplant Physician, Beaumont Hospital, Royal College of Surgeons in Ireland, Dublin, Ireland
Secondary Hypertension

Lawrence A. Copelovitch, MD
Assistant Professor of Pediatrics, Division of Nephrology, The Children's Hospital of Philadelphia, Philadelphia, Pennsylvania
The Kidney in Infants and Children

Gary Curhan, MD, ScD
Professor of Medicine, Harvard Medical School; Professor of Epidemiology, Harvard School of Public Health; Physician, Medicine, Renal Division and Channing Laboratory, Brigham and Women's Hospital, Boston, Massachusetts
Nephrolithiasis

Vivette D. D'Agati, MD
Professor of Pathology, Columbia University College of Physicians and Surgeons; Director, Renal Pathology Laboratory, Department of Pathology, Columbia University Medical Center, New York, New York
Kidney Manifestations of Systemic Lupus Erythematosus

Jacques R. Daoud, MD, MS
Nephrologist, Department of Medicine, Division of Nephrology, Indiana University School of Medicine, Indianapolis, Indiana
Disorders of Mineral Metabolism: Calcium, Phosphorus, and Magnesium)

Dick de Zeeuw, MD, PhD
Chair and Professor of Clinical Pharmacology, University Medical Center Groningen, University of Groningen, Groningen, the Netherlands
Pathogenesis, Pathophysiology, and Treatment of Diabetic Nephropathy

Paula Dennen, MD
Assistant Professor of Medicine, Divisions of Nephrology and Critical Care Medicine, Denver Health, University of Colorado, Denver, Colorado
Hypernatremia

Vimal K. Derebail, MD, MPH
Assistant Professor of Medicine, University of North Carolina Kidney Center, Division of Nephrology and Hypertension, University of North Carolina at Chapel Hill, Chapel Hill, North Carolina
Sickle Cell Nephropathy

Thomas D. DuBose, Jr., MD
Tinsley R. Harrison Professor and Chair, Department of Internal Medicine, Wake Forest School of Medicine, Winston-Salem, North Carolina
Metabolic Alkalosis

Michael Emmett, MD
Professor of Internal Medicine, Texas A&M Health Science Center, College of Medicine; Clinical Professor of Internal Medicine, University of Texas Southwestern School of Medicine; Chief of Internal Medicine, Baylor University Medical Center, Dallas, Texas
Approach to Acid-Base Disorders

Todd Fairhead, MD, MSc
Assistant Professor, Department of Medicine, University of Ottawa; Division of Nephrology, The Ottawa Hospital, Ottawa, Ontario, Canada
Selection of Prospective Kidney Transplant Recipients and Donors

Ronald J. Falk, MD
Professor of Medicine, University of North Carolina Kidney Center, Division of Nephrology and Hypertension, University of North Carolina at Chapel Hill, Chapel Hill, North Carolina
Glomerular Clinicopathologic Syndromes
Kidney Involvement in Systemic Vasculitis

John Feehally, DM
Professor of Renal Medicine, Department of Infection, Immunity, and Inflammation, University of Leicester; Consultant Nephrologist, John Walls Renal Unit, University Hospitals of Leicester, Leicester, United Kingdom
Immunoglobulin A Nephropathy and Related Disorders

Javier Fernández, MD, PhD
Staff Physician, Liver Unit, Hospital Clinic, University of Barcelona, Barcelona, Spain
Hepatorenal Syndrome and Other Liver-Related Kidney Diseases

Fernando C. Fervenza, MD, PhD
Professor of Medicine, Division of Nephrology and Hypertension, Mayo Clinic, Rochester, Minnesota
Membranous Nephropathy

Paola Fioretto, MD, PhD
Associate Professor of Medicine, University of Padua, Padua, Italy
Pathogenesis, Pathophysiology, and Treatment of Diabetic Nephropathy

Manuela Födinger, MD
Associate Professor of Laboratory Medicine, Clinical Institute of Laboratory Diagnostics, Sociomedical Center South, Kaiser-Franz Josef Spital mit Gottfried von Preyer'schem Children's Hospital, Vienna, Austria
Fabry Disease

Susan L. Furth, MD, PhD
Professor of Pediatrics and Epidemiology, University of Pennsylvania School of Medicine; Laffey-Connelly Chair in Pediatric Nephrology, Chief, Division of Nephrology, The Children's Hospital of Philadelphia, Philadelphia, Pennsylvania
The Kidney in Infants and Children

Todd W.B. Gehr, MD
Professor of Medicine, Chairman, Division of Nephrology, Virginia Commonwealth University Health System, Richmond Virginia
Edema and the Clinical Use of Diuretics

Scott J. Gilbert, MD
Associate Professor of Medicine, Tufts University School of Medicine; Division of Nephrology, Tufts Medical Center, *Boston, Massachusetts*

Jagbir S. Gill, MD, MPH
Assistant Professor of Medicine, University of British Columbia; Division of Nephrology, St. Paul's Hospital, Vancouver; Division of Nephrology, Tufts Medical Center, British Columbia, Canada
Posttransplantation Monitoring and Outcomes

Debbie S. Gipson, MD, MS
Associate Professor of Pediatrics, University of Michigan School of Medicine, Ann Arbor, Michigan
Focal Segmental Glomerulosclerosis

D. Jordi Goldstein-Fuchs, DSc, APN, RD
Clinical Assistant Professor, Department of Internal Medicine, University of Nevada, Reno; Clinical and Research Nephrology, Sierra Nevada Nephrology, Reno, Nevada
Nutrition and Kidney Disease

Arthur Greenberg, MD
Professor of Medicine, Division of Nephrology, Duke University Medical Center, Durham, North Carolina
Urinalysis and Urine Microscopy

Martin C. Gregory, BM, BCh, DPhil
Professor of Medicine, Division of Nephrology, University of Utah Health Sciences Center, Salt Lake City, Utah
Alport Syndrome and Related Disorders

Lakshman Gunaratnam, MD, MSc
Assistant Professor of Medicine, Schulich School of Medicine and Dentistry, University of Western Ontario; Transplant Nephrologist, London Health Sciences Center, University Hospital, London, Ontario, Canada
Pathophysiology of Acute Kidney Injury

Raymond M. Hakim, MD, PhD
Clinical Professor of Medicine, Division of Nephrology, Vanderbilt University Medical Center, Nashville, Tennessee
Hemodialysis

Friedhelm Hildebrandt, MD
Professor of Pediatrics, Harvard Medical School; Investigator, Howard Hughes Medical Institute; Director, Pediatric Nephrology, Boston Children's Hospital, Boston, Massachusetts
Nephronophthisis and Medullary Cystic Kidney Disease

Michelle A. Hladunewich, MD, MSc
Assistant Professor of Medicine, University of Toronto; Head, Divisions of Nephrology and Obstetric Medicine, Department of Medicine, Sunnybrook Health Sciences Centre; Clinical Research Director, Toronto Glomerulonephritis Registry, University Health Network, Toronto, Ontario, Canada
Focal Segmental Glomerulosclerosis

Jonathan Hogan, MD
Instructor of Clinical Medicine, Department of Medicine, Division of Nephrology, Columbia University Medical Center; Assistant Director of Nephrology Fellowship, New York Presbyterian Hospital, New York, New York
Minimal Change Disease

Susan Hou, MD
Professor of Medicine, Division of Nephrology and Hypertension, Loyola University Medical Center, Maywood, Illinois
The Kidney in Pregnancy

Andrew A. House, MD, MSc
Professor of Medicine, Schulich School of Medicine and Dentistry, University of Western Ontario; Site Chief of Nephrology, London Health Sciences Center, University Hospital, London, Ontario, Canada
Acute Cardiorenal Syndrome

Yonghong Huan, MD
Renal Hypertension and Electrolyte Division, Perelman School of Medicine at the University of Pennsylvania, Philadelphia, Pennsylvania
Evaluation and Management of Hypertension

Alastair J. Hutchison, MB ChB, MD
Head, Division of Specialist Medicine, Consultant in Renal Medicine, Manchester Institute of Nephrology and Transplantation, The Royal Infirmary, Manchester, United Kingdom
Peritoneal Dialysis

Lesley A. Inker, MD, MS
Associate Professor of Medicine, Tufts University School of Medicine; Division of Nephrology, Tufts Medical Center, Boston, Massachusetts Assessment of Glomerular Filtration Rate in Acute and Chronic Settings
Staging and Management of Chronic Kidney Disease

Matthew T. James, MD, PhD
Assistant Professor of Medicine, Division of Nephrology, Department of Community Health Sciences, University of Calgary, Calgary, Alberta, Canada
Management of Acute Kidney Injury

David Jayne, MD
Department of Medicine, University of Cambridge, Cambridge, United Kingdom
Hematuria and Proteinuria

J. Charles Jennette, MD
Brinkhous Distinguished Professor and Chair, Department of
Pathology and Laboratory Medicine, University of North Carolina
at Chapel Hill, Chapel Hill, North Carolina
Glomerular Clinicopathologic Syndromes
Kidney Involvement in Systemic Vasculitis

Wladimiro Jiménez, PhD
Hormonal Laboratory, Hospital Clinic, University of Barcelona,
Barcelona, Spain
Hepatorenal Syndrome and Other Liver-Related Kidney Diseases

Renate Kain, MD, PhD
Associate Professor, Clinical Department of Pathology, Medical
University Vienna, Vienna, Austria
Fabry Disease

Kamyar Kalantar-Zadeh, MD, MPH, PhD
Professor and Chief, Division of Nephrology and Hypertension,
University of California Irvine, School of Medicine, Orange,
California
Outcomes of Kidney Replacement Therapies

Bobby Kalb, MD
Associate Professor of Medical Imaging, Vice Chair, Quality and
Safety, Director of Magnetic Resonance Imaging, Chief, Body
Section, University of Arizona College of Medicine, Tucson,
Arizona
Kidney Imaging

Greg Knoll, MD, MSc
Professor of Medicine, University of Ottawa; Medical Director,
Kidney Transplantation, Division of Nephrology, The Ottawa
Hospital, Ottawa, Ontario, Canada
Selection of Prospective Kidney Transplant Recipients and Donors

Wilhelm Kriz, MD
Anatomy and Developmental Biology, Medical Faculty Mannheim,
University Heidelberg, Mannheim, Germany
Overview of Kidney Function and Structure

Manjula Kurella Tamura, MD, MPH
Associate Professor of Medicine, Veterans Affairs Palo Alto Health
Care System, Stanford University School of Medicine, Palo Alto,
California
Kidney Disease in the Elderly

Amy Frances LaPierre, RD
Nephrology Dietitian, Liberty South Dialysis, Reno, Nevada
Nutrition and Kidney Disease

Hiddo J. Lambers Heerspink, PhD
Assistant Professor of Clinical Pharmacology, University Medical
Center Groningen, University of Groningen, Groningen, the
Netherlands
*Pathogenesis, Pathophysiology, and Treatment of Diabetic
Nephropathy*

Andrew S. Levey, MD
Dr. Gerald J. and Dorothy R. Friedman Professor of Medicine, Tufts
University School of Medicine; Chief, William B. Schwartz Division
of Nephrology, Tufts Medical Center, Boston, Massachusetts
*Assessment of Glomerular Filtration Rate in Acute and Chronic
Settings*
Staging and Management of Chronic Kidney Disease

Edmund J. Lewis, MD
Muehrcke Family Professor of Nephrology, Director, Section of
Nephrology, Department of Medicine, Rush University Medical
Center, Chicago, Illinois
Pathophysiology of Chronic Kidney Disease

Stuart L. Linas, MD
Professor and Program Director, Nephrology Fellowship Program,
Division of Renal Disease and Hypertension, University of
Colorado School of Medicine; Chief of Nephrology, Department
of Medicine, Denver Health and Hospital Authority, Denver,
Colorado
Hypernatremia

Etienne Macedo, MD, PhD
Staff Physician, Division of Nephrology, University of Sao Paulo,
Sao Paulo, Brazil
Clinical Approach to the Diagnosis of Acute Kidney Injury

Nicolaos E. Madias, MD
Maurice S. Segal, MD Professor of Medicine, Tufts University
School of Medicine; Chairman, Department of Medicine, St.
Elizabeth's Medical Center, Boston, Massachusetts
Respiratory Acidosis and Alkalosis

Colm Magee, MD, MPH
Consultant Nephrologist, Beaumont Hospital; Lecturer in Medicine,
Royal College of Surgeons in Ireland, Dublin, Ireland
The Kidney in Cancers

Laura H. Mariani, MD
Clinical Lecturer, Nephrology Division, University of Michigan
Medical School, Ann Arbor, Michigan
*Viral Nephropathies: Human Immunodeficiency Virus, Hepatitis C
Virus, and Hepatitis B Virus*

Diego R. Martin, MD, PhD
Cosden Professor and Chair, Department of Medical Imaging,
University of Arizona College of Medicine, Tucson, Arizona
Kidney Imaging

Gary R. Matzke, PharmD
Professor and Director, Pharmacy Transformation Initiatives,
Department of Pharmacotherapy and Outcomes Science, School
of Pharmacy, Virginia Commonwealth University, Richmond,
Virginia
*Principles of Drug Therapy in Patients with Reduced Kidney
Function*

Rory F. McQuillan, MB, BCh, BAO, MRCPI
Nephrologist, University Health Network, Toronto, Ontario, Canada
Secondary Hypertension

Rajnish Mehrotra, MD
Professor of Medicine, Section Head, Nephrology, Harborview
Medical Center, University of Washington, Seattle, Washington
Outcomes of Kidney Replacement Therapies

Ankit N. Mehta, MD
Active Faculty, Internal Medicine and Nephrology, Baylor University
Medical Center; Assistant Professor of Internal Medicine, Texas
A&M Health Science Center, College of Medicine; Dallas
Nephrology Associates, Dallas, Texas
Approach to Acid-Base Disorders

Ravindra L. Mehta, MBBS, MD, DM
Professor of Clinical Medicine, University of California San Diego,
San Diego, California
Clinical Approach to the Diagnosis of Acute Kidney Injury

Catherine M. Meyers, MD
Director, Office of Clinical and Regulatory Affairs, National Center
for Complementary and Alternative Medicine, National Institutes
of Health, Bethesda, Maryland
Chronic Tubulointerstitial Disease

Alain Meyrier, MD, PhD
Professor of Medicine, University of Paris-Descartes; Senior
Consultant Nephrologist, Department of Nephrology, Georges
Pompidou Hospital, Public Assistance-Hospitals Paris, Paris, France
Postinfectious Glomerulonephritis

Sharon M. Moe, MD
Stuart A. Kleit Professor of Medicine and Director, Division
of Nephrology, Department of Medicine, Indiana University
School of Medicine; Chief of Nephrology, Roudebush Veterans
Administration Medical Center, Indianapolis, Indiana
*Disorders of Mineral Metabolism: Calcium, Phosphorus, and
Magnesium*

Cynthia C. Nast, MD
Professor of Pathology, Cedars-Sinai Medical Center, David Geffen
School of Medicine at University of California Los Angeles, Los
Angeles, California
Thrombotic Microangiopathies

Lindsay E. Nicolle, MD
Professor of Internal Medicine and Medical Microbiology, University
of Manitoba, Winnipeg, Manitoba, Canada
Urinary Tract Infection and Pyelonephritis

Thomas D. Nolin, PharmD, PhD
Assistant Professor of Pharmacy and Therapeutics, University of
Pittsburgh School of Pharmacy; Assistant Professor of Medicine,
Renal-Electrolyte Division, University of Pittsburgh School of
Medicine, Pittsburgh, Pennsylvania
*Principles of Drug Therapy in Patients with Reduced Kidney
Function*

Ann M. O'Hare, MD, MA
Associate Professor of Medicine, University of Washington; Staff
Physician, Department of Medicine, Veterans Affairs Puget Sound
Healthcare System, Seattle, Washington
Kidney Disease in the Elderly

John F. O'Toole, MD
Assistant Professor of Nephrology, MetroHealth Medical Center,
Case Western Reserve University, Cleveland, Ohio
Nephronophthisis and Medullary Cystic Kidney Disease

Neesh Pannu, MD, SM
Associate Professor of Medicine, Divisions of Nephrology and
Critical Care, University of Alberta, Edmonton, Alberta, Canada
Management of Acute Kidney Injury

Mark A. Perazella, MD, MS
Professor of Medicine, Yale University School of Medicine; Section of
Nephrology, Yale-New Haven Hospital, New Haven, Connecticut
Kidney Disease Caused by Therapeutic Agents

Charles D. Pusey, DSc
Professor of Medicine, Imperial College London; Honorary
Consultant Physician, West London Renal and Transplant Centre,
Imperial College Healthcare National Health Service Trust,
London, United Kingdom
*Goodpasture Syndrome and Other Antiglomerular Basement
Membrane Diseases*

L. Darryl Quarles, MD
Professor of Medicine, University of Tennessee Health Science
Center, Memphis, Tennessee
Bone Disorders in Chronic Kidney Disease

Jai Radhakrishnan, MD, MS
Professor of Clinical Medicine, Department of Medicine, Division
of Nephrology, Columbia University Medical Center; Director,
Nephrology Fellowship, New York Presbyterian Hospital, New
York, New York
Minimal Change Disease

Asghar Rastegar, MD
Professor of Medicine, Section of Nephrology, Yale University
School of Medicine, New Haven, Connecticut
Acute Interstitial Nephritis

Lynn Redahan, MB, BCh, BAO, MRCPI
Nephrology Fellow, Beaumont Hospital, Dublin, Ireland
The Kidney in Cancers

Dana V. Rizk, MD
Associate Professor of Internal Medicine, Division of Nephrology,
University of Alabama at Birmingham, Birmingham, Alabama
Polycystic and Other Cystic Kidney Diseases

Claudio Ronco, MD
Director, Department of Nephrology, San Bortolo Hospital; Director,
International Renal Research Institute, San Bortolo Hospital,
Vicenza, Italy
Acute Cardiorenal Syndrome

Norman D. Rosenblum, MD
Professor of Pediatrics, University of Toronto; Pediatric
Nephrologist, Department of Pediatrics, Senior Scientist, Program
in Developmental and Stem Cell Biology, The Hospital for Sick
Children, Toronto, Ontario, Canada
Kidney Development

Alan D. Salama, MBBS, PhD
Reader and Consultant in Nephrology, University College London Center for Nephrology, Royal Free Hospital, London, United Kingdom
Goodpasture Syndrome and Other Antiglomerular Basement Membrane Diseases

Paul W. Sanders, MD
Thomas E. Andreoli Professor in Nephrology, Department of Medicine, University of Alabama at Birmingham, Birmingham, Alabama
Dysproteinemias and Amyloidosis

Mark J. Sarnak, MD, MS
Professor of Medicine, Tufts University School of Medicine; Director of Research, Division of Nephrology, Tufts Medical Center, Boston, Massachusetts
Cardiac Function and Cardiovascular Disease in Chronic Kidney Disease

Steven J. Scheinman, MD
President and Dean, The Commonwealth Medical College, Scranton, Pennsylvania
Genetically Based Renal Transport Disorders

Jurgen B. Schnermann, MD
Senior Investigator, Branch Chief, Kidney Disease Branch, National Institute of Diabetes, Digestive, and Kidney Diseases, National Institutes of Health, Bethesda, Maryland
Overview of Kidney Function and Structure

Richard C. Semelka, MD
Professor and Vice Chair Quality and Safety, Department of Radiology, University of North Carolina at Chapel Hill, Chapel Hill, North Carolina
Kidney Imaging

Anushree Shirali, MD
Assistant Professor of Medicine, Department of Internal Medicine, Section of Nephrology, Yale University School of Medicine, New Haven, Connecticut
Kidney Disease Caused by Therapeutic Agents

Domenic A. Sica, MD
Professor of Medicine and Pharmacology, Chairman, Clinical Pharmacology and Hypertension, Division of Nephrology, Virginia Commonwealth University, Richmond, Virginia
Edema and the Clinical Use of Diuretics

Gere Sunder-Plassmann, MD
Associate Professor of Medicine, Division of Nephrology and Dialysis, Department of Medicine III, Medical University Vienna, Vienna, Austria
Fabry Disease

Richard W. Sutherland, MD
Associate Professor of Surgery, Division of Urology, University of North Carolina School of Medicine, Chapel Hill, North Carolina
Obstructive Uropathy

Harold M. Szerlip, MD
Professor and Vice-Chairman, Department of Medicine, University of Arizona College of Medicine, Tucson, Arizona
Metabolic Acidosis

Marcello Tonelli, MD, SM
Professor of Medicine, University of Alberta, Alberta Kidney Disease Network, Edmonton, Alberta, Canada

Raymond R. Townsend, MD
Professor of Medicine, Perelman School of Medicine at the University of Pennsylvania, Philadelphia, Pennsylvania
Evaluation and Management of Hypertension

Howard Trachtman, MD
Professor of Clinical Pediatrics, Department of Pediatrics, Director, Division of Nephrology, New York University Langone Medical Center, New York, New York
Minimal Change Disease

Jeffrey M. Turner, MD
Assistant Professor of Medicine, Department of Internal Medicine, Section of Nephrology, Yale University School of Medicine, New Haven, Connecticut
Acute Tubular Injury and Acute Tubular Necrosis

Anand Vardhan, MD
Consultant Nephrologist, Manchester Institute of Nephrology and Transplantation, Central Manchester University Hospitals, Manchester, United Kingdom
Peritoneal Dialysis

Kavitha Vellanki, MD
Assistant Professor of Medicine, Division of Nephrology and Hypertension, Loyola University Medical Center, Maywood, Illinois
The Kidney in Pregnancy

Joseph G. Verbalis, MD
Professor of Medicine, Georgetown University; Chief, Division of Endocrinology and Metabolism, Georgetown University Hospital, Washington, DC
Hyponatremia and Hypoosmolar Disorders

Flavio G. Vincenti, MD
Professor of Clinical Medicine, Kidney Transplant Service, University of California San Francisco, San Francisco, California
Immunosuppression in Transplantation

Sushrut S. Waikar, MD, MPH
Assistant Professor of Medicine, Harvard Medical School; Director, Renal Ambulatory Services, Brigham and Women's Hospital, Boston, Massachusetts
Pathophysiology of Acute Kidney Injury

Daniel E. Weiner, MD, MS
Assistant Professor of Medicine, Tufts University School of Medicine; Division of Nephrology, Tufts Medical Center, Boston, Massachusetts
Cardiac Function and Cardiovascular Disease in Chronic Kidney Disease

Colin T. White, MD
Clinical Associate Professor, Department of Pediatrics, University of British Columbia; Pediatric Nephrologist and Director of Dialysis, British Columbia's Children's Hospital, Vancouver, British Columbia, Canada
The Kidney in Infants and Children

William L. Whittier, MD
Associate Professor of Medicine, Department of Internal Medicine, Division of Nephrology, Rush University Medical Center, Chicago, Illinois
Pathophysiology of Chronic Kidney Disease

Christopher S. Wilcox, MD, PhD
Chief, Division of Nephrology and Hypertension, Director, Center for Hypertension, Kidney and Vascular Health, Georgetown University, Washington, DC
Pathogenesis of Hypertension

Jay B. Wish, MD
Professor of Medicine, Case Western Reserve University; Medical Director, Dialysis Program, University Hospitals Case Medical Center, Cleveland, Ohio
Anemia and Other Hematologic Complications of Chronic Kidney Disease

Vivian Yiu, MB BChir, MRCP
Specialist Registrar, Department of Nephrology, Cambridge University Hospitals National Health Service Foundation Trust, Cambridge, United Kingdom
Hematuria and Proteinuria

目　　录

肾脏结构与功能及临床评估方法

第一篇

1 肾脏结构和功能概览

Josephine P. Briggs, Wilhelm Kriz, Jurgen B. Schnermann 著

郎珈馨 马莹 夏鹏 陈丽萌 译校

基本概念

肾脏功能

肾脏主要有以下几个功能：

1. 维持机体的组成：肾脏通过改变尿液中水和离子的含量来调节机体的体液容量、渗透压、电解质成分和浓度，以及酸碱度，通过改变尿液中的排泄量来调节的电解质包括钠、钾、氯、钙、镁和磷等。

2. 排泄代谢终产物和外源物质：肾脏可排泄以尿素为代表的大量代谢终产物，以及多种毒素和药物。

3. 产生和分泌酶和激素：

   a. 肾素是由球旁器颗粒细胞产生的酶，可催化血管紧张素原（血浆中的球蛋白）转化为血管紧张素。血管紧张素是一种多肽，具有较强的缩血管作用，对水盐平衡和血压调节有重要作用。

   b. 促红细胞生成素是由肾皮质的间质细胞分泌的糖基化蛋白，含有 165 种氨基酸，可促进骨髓内红细胞的成熟。

   c. 1，25 二羟 - 维生素 D_3 是由近端小管细胞分泌的类固醇激素，是活性最强的维生素 D_3 形式，在调节机体钙磷代谢方面有重要作用。

在本书的后续章节，我们将详细阐述肾脏功能紊乱的病理生理学机制及后果。本章将复习基础肾脏解剖知识、尿液形成的生理机制，以及钠、钾、水和酸碱平衡生理机制。

肾脏和稳态

机体正常功能的维持有赖于体液成分和容量在一定范围内维持稳定，例如：

- 心输出量和血压均依赖于合适的血浆容量。
- 大多数酶仅能在较窄的 pH 和离子浓度范围内达到最佳活性。

- 细胞膜电位依赖于钾离子浓度。
- 膜兴奋性依赖于钙离子浓度。

肾脏的主要功能是纠正由于进食、代谢、环境因素和运动所导致的体液成分和容量的波动。在健康人群中，这些波动能在数小时内被快速纠正，从而使体液容量和大部分离子浓度长期维持在正常调定点附近。在疾病状态下，这一调节过程受到影响，导致体液容量和离子浓度长期偏离正常范围。理解正常的生理调节过程是理解异常状态的前提。

平衡的概念

肾脏生理的核心是通过改变尿液组成来维持机体的平衡。维持稳定的体液组成需要机体任一物质形成和排出相互平衡，即：

$$摄入量 + 合成量 = 排泄量 + 消耗量$$

对于机体大部分有机成分来说，平衡是代谢产物的产生和消耗达到的一种稳定状态。然而，电解质并不能被机体产生和消耗，只能通过调节排泄量使其与摄入相平衡。因此，当一个人处于钠、钾和其他离子的平衡状态时，其排泄量必定等于摄入量。鉴于肾脏是调节排泄的主要器官，尿液排泄的溶质与饮食摄入密切相关。

体液组成

很大程度上讲，人体是由水组成的。脂肪组织中含水量很低，因此，肥胖个体的含水比例低于较瘦个体。由于女性身体脂肪含量较高，一般情况下女性含水比例（55%）较男性（60%）低。床旁评估体液组成及容量见表 1.1。细胞内外液经典离子组成见表 1.2。

肾脏结构

肾脏形似蚕豆，位于腹膜后，两肾各重约 150 g。肾脏解剖结构相对复杂，由多种高度特化的细胞通

表 1.1　床旁评估体液组成及容量

识记要点	以 60kg 个体为例
TBW=60%×体重	60%×60 kg = 36 L
细胞内水 =TBW 的 2/3	2/3×36 L = 24 L
细胞外水 =TBW 的 1/3	1/3×36 L = 12 L
血浆水 = 细胞外水的 1/4	1/4×12 L = 3 L
血容量 = 血浆水÷（1 - Hct）	3 L÷（1 - 0.40）= 5 L

Hct，红细胞压积；TBW，机体总水量。

表 1.2　细胞内外液经典离子组成

成分	血浆（mEq/L）	细胞内液（mEq/L）
阳离子		
K^+	4	150
Na^+	143	12
Ca^{2+}	2	0.001
Mg^{2+}	1	28
总阳离子	150	190
阴离子		
Cl^-	104	4
HCO_3^-	24	10
磷酸盐	2	40
蛋白质	14	50
其他	6	86
总阴离子	150	190

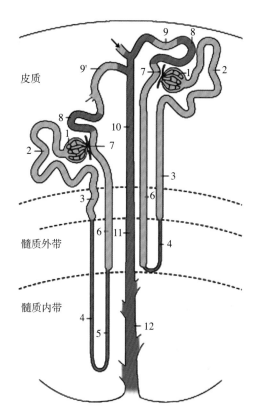

图 1.1　肾单位的组成。人的一个肾脏由大约一百万个肾单位组成，本模式图中显示了 2 个肾单位。每个肾单位包含以下组成部分：肾小球（1），近端小管曲部（2），近端小管直部（3），髓袢降支细段（4），升支细段（5），升支粗段（6），致密斑（7），远端小管曲部（8）和连接小管（9）。几个肾单位汇集于同一集合管，根据位置集合管可分为三段：皮质集合管（10），髓质外带集合管（11）和髓质内带集合管（12）。如图所示，深部肾单位的髓袢深入肾乳头尖端，而表层肾单位髓袢只达到髓质内外带交界处

过三维有序排列构成。肾脏的基本功能单位是肾单位，肾单位由一个肾小球和单层上皮细胞组成的狭长肾小管构成。每个肾脏中有大约一百万个肾单位（图1.1）。依据细胞形态和特殊功能特点，可将一个肾单位分成不同的区段——近端小管、髓袢、远端小管和集合管。

　　肾单位紧密排列组成了肾实质，并形成不同分区。外层为皮质，由全部的肾小球、大部分近端小管和部分远端成分组成。内层为髓质，由大量平行排列的髓袢和集合管组成。髓质有 7～9 个锥形区域，称为肾椎体，肾椎体延伸形成肾盂，肾椎体的尖端为肾乳头。髓质对于尿液浓缩非常重要，这一区域细胞外液的溶质浓度远远高于其血浆浓度，并在肾乳头尖端达到其最高浓度。髓质中的渗透压为血浆的 4 倍。

　　尿液的形成始于肾小球毛细血管襻对血液的滤过，滤液被 Bowman 囊收集，进入迂曲的肾小管，并与一系列具有不同转运功能的特化小管上皮节段接触，滤液成分得以调节。位于肾皮质的近曲小管重吸收约 2/3 的肾小球滤过液，残留在近曲小管的滤过液进入髓袢。髓袢呈发夹样结构，深入髓质后折返回到皮质。小管液体通过原肾小球附近的球旁器，经过远曲小管后进入集合管，并回到髓质，最终通过肾乳头尖端排空到肾盂。在肾小管中，大部分肾小球滤过液被重吸收，另外一些物质被排泄入尿，形成最终的尿液，进入肾盂、输尿管，贮存在膀胱，最终排出体外。

肾脏循环

血液循环解剖

　　肾动脉通过肾门进入肾脏，携带了心输出血量的1/5，因此肾脏血供在所有器官中最为丰富（每100 g

组织约 350 ml/min）。由于灌注充足，肾脏的动静脉血氧浓度差较其他组织小（肾静脉中的血液比体静脉血略红）。肾动脉进入肾脏后分支形成弓形动脉，在皮髓质间呈弓形分布。如图 1.2 所示，弓形动脉向肾脏表面垂直分出小叶间动脉，小叶间动脉向肾脏表层延伸，分支供应肾小球的入球小动脉。

两级毛细血管床

肾脏循环非常独特，为两套分离的毛细血管床：肾小球毛细血管床和小管周围毛细血管床。肾脏血流依次通过这两套串联的毛细血管网。肾小球毛细血管汇聚成出球小动脉离开肾小球，随后分支成为肾小管周围毛细血管网。这一毛细血管网位于肾小管周围，使肾小管重吸收的液体回归血液循环。肾小球毛细血管床压力较高（40~50 mmHg），而小管周围毛细血管床压力与身体其他毛细血管床一致（5~

10 mmHg）。

通过肾小球的血浆约 1/4 通过滤过屏障成为肾小球滤过液，而血细胞、大部分蛋白质和约 75% 的水及小分子溶质会留在毛细血管内，并通过出球小动脉离开肾小球。出球小动脉中的血液具有较高的蛋白质浓度和红细胞浓度，因而具有较高的胶体渗透压，在进入小管周围毛细血管后，可促进液体的重吸收。肾小管周围毛细血管逐渐汇聚，形成小静脉，最终形成肾静脉。

髓质血管供应

肾髓质是由球后血管供应。近髓肾小球的出球小动脉分出特化的肾小管周围毛细血管，为直小血管。直小血管形成和髓质肾小管类似的发夹样环路，并深入髓质。

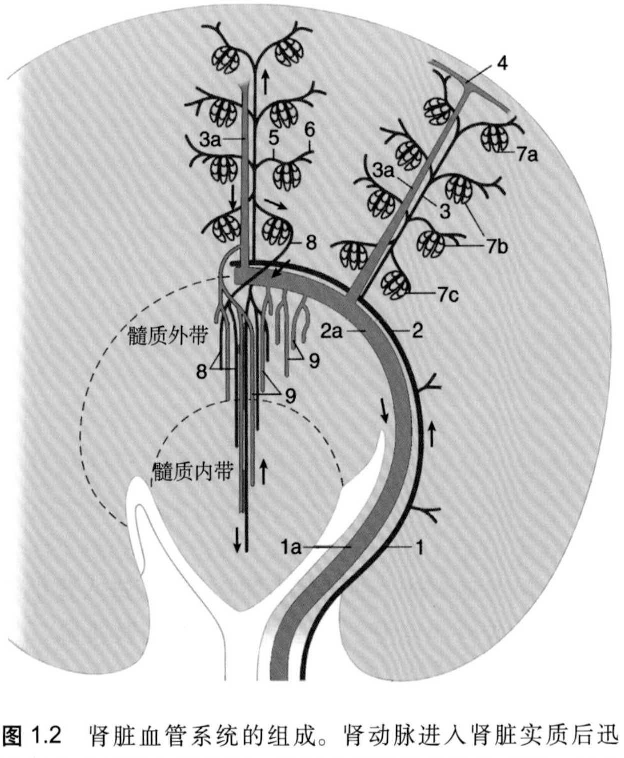

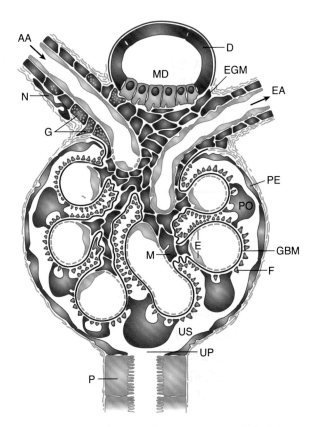

图 1.2 肾脏血管系统的组成。肾动脉进入肾脏实质后迅速分支成弓形血管系统，沿肾皮质髓质交界处走行。图中显示了供应单个肾椎体的血管。一般一个肾脏有 7~9 个肾椎体，动脉和肾小球用红色显示，静脉系统用蓝色显示。肾小管周围毛细血管网起始于出球小动脉，为了简化在本图中被省略。各部分血管命名如下：叶间动静脉（3 和 3a）；弓形动静脉（2 和 2a）；小叶间动静脉（1 和 1a）；星形静脉（4）；入球小动脉（5）；出球小动脉（6）；表层肾小球毛细血管网（7a）皮质中层（7b）近髓（7c）区；近髓出球小动脉供应直小血管降支（8）和升支（9）

图 1.3 肾小球和球旁器截面模式图。AA，入球小动脉；D 远端小管；E，内皮细胞；EA，出球小动脉；EGM，球外系膜细胞；F，足细胞足突；G，球旁器颗粒细胞；GBM，肾小球基底膜；M，系膜细胞；MD，致密斑；N，交感神经末梢；P，近端小管；PE，肾小管上皮主细胞；PO，足细胞；UP，尿极；US，肾小囊腔

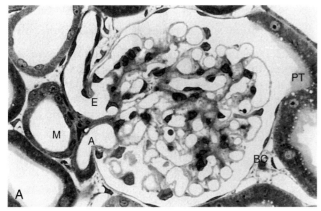

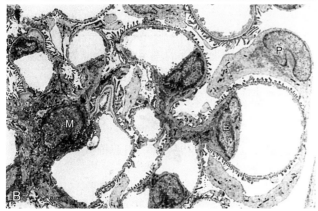

图 1.4　肾小球结构。A 光学显微镜下的肾小球，显示入球小动脉（A），出球小动脉（E），致密斑（M），Bowman 囊（BC）和近端小管起始部（PT）。一般肾小球直径为 100~150 μm，恰好肉眼可见（×400）。B 电子显微镜显示肾小球毛细血管袢，足细胞（P），内皮细胞（E），系膜细胞（M）（×4000）

肾小球

结构

图 1.3 和图 1.4 分别为肾小球模式图和显微照片。肾小球是由毛细血管内皮细胞组成的血管球，这些毛细血管由系膜细胞广泛连接，并被覆特化的上皮细胞。足细胞是高度分化的大细胞，可形成丝状足突覆盖在肾小球毛细血管表面。相邻足细胞通过裂隙隔膜将邻近足突相互连接。在近曲小管的起始部，Bowman 囊形成囊状结构以收集滤过液。

肾小球滤过屏障

尿液形成起始于肾小球滤过屏障。肾小球滤过液的形成需要通过 3 层滤过膜：多孔内皮细胞、肾小球基底膜和足细胞裂隙隔膜（图 1.5）。这一膜复合体可使水和小分子溶质自由通过，而保留大部分蛋白

质大分子物质和血细胞。分子的大小是决定其能否通过肾小球滤过膜的主要因素。小分子物质，如菊酚（5 kDa）可自由通过，小分子蛋白如肌球蛋白（16.9 kDa）也可大量滤过。物质分子量越大其通过滤过膜的能力越低。当分子量达到 60~70 kDa 时，其透过率极低。仅有少量白蛋白可透过肾小球滤过膜，并在近端小管被正常吸收。

足细胞的正常功能对于维持肾小球滤过屏障的完整性和选择性有重要意义，足细胞功能异常可使尿蛋白排泄量增加，引起肾病综合征，详见第 16 章。一些针对蛋白尿患者基因的研究已经识别了一系列对足细胞正常功能有重要作用的蛋白。足细胞是终末分化的细胞，细胞分裂和修复潜能极低，现在人们逐渐认识到足细胞损伤是许多慢性肾脏病的关键机制。

肾小球的滤过

血浆在肾小球的滤过和在其他器官的毛细血管中一样，受到 Starling 力的驱动。肾小球滤过率（glomerular filtration rate，GFR）等于净滤过压（net ultrafiltration pressure，P_{net}）、液体通透性（L_p，permeability）和超滤面积的乘积。

$$GFR = L_p \times Area \times P_{net}$$

有效滤过压（P_{net}，effective filtration pressure）是毛细血管内外静水压差和胶体渗透压差的差值。

$$P_{net} = \Delta p - \Delta \Pi = (P_{GC} - P_B) - (\Pi_{GC} - \Pi_B)$$

P 为静水压，Π 为胶体渗透压，下标 GC 和 B 分别表示肾小球毛细血管和 Bowman 囊。膜通透性和表面积（$L_p \times Area$）或有效滤过压的改变均可影响 GFR。影响有效滤过压的因素包括入球小动脉和出球小动脉阻力。入球小动脉阻力增加（血液进入肾小球前）会导致肾小球毛细血管滤过压和 GFR 下降，出球小动脉阻力增加可导致肾小球内毛细血管的滤过率和 GFR 增加。有效滤过率也会随肾动脉压力增加而升高，进而升高肾小球毛细血管滤过压和 GFR。肾小管堵塞可升高 Bowman 囊内压，降低 GFR；血浆蛋白浓度下降则可升高 GFR。

肾小球滤过率的决定因素

通常通过测定标志物的血浆浓度及其排泄量来测量 GFR，标志物需满足以下要求：
1. 该物质可被肾小球滤过膜自由滤过。

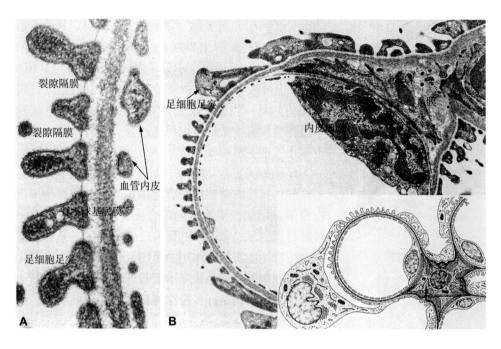

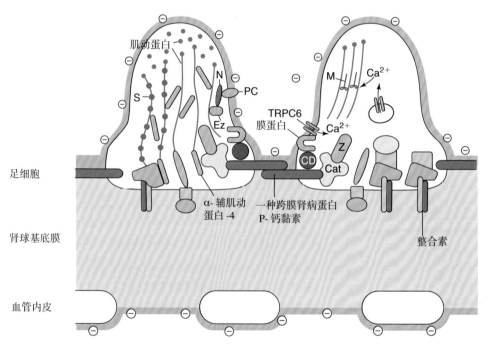

图 1.5　肾小球毛细血管袢和滤过膜的结构。A，肾小球滤过屏障包括内皮细胞、肾小球基底膜（glomerular basement membrane, GBM）、和足细胞足突之间的裂隙膜（SD, slit diaphragm）（×34 000）。B，单个毛细血管袢，可见内皮足突层和黏附到系膜的基底膜层。肾小球毛细血管内压力高于其他毛细血管，如图所示，系膜可提供结构支持，使细胞可耐受高压（×13,000）。C，滤过膜的模式图。图中显示多孔内皮、肾小球基底膜（GBM 由 Ⅳ 型胶原和层粘连蛋白 521 组成）和连接两足突的裂隙隔膜。Cat，连环蛋白；CD，CD2 相关蛋白；Ez，埃兹蛋白（ezrin）；FAT1，FAT 肿瘤抑制类似物 1；M，肌球蛋白；N，Ets 相关转录因子；PC，足细胞糖萼蛋白；S，突触极蛋白；TRPC 6，瞬时受体电位通道 6；Z，紧密连接蛋白 1

2. 该物质不被肾小管重吸收和分泌。

3. 该物质不由肾脏产生，也不被肾脏代谢。

菊酚，是一种大分子糖类，分子量约 5000 Da，符合以上要求，是用于测量 GFR 的经典标志物。假设 P_{in} 是血浆菊酚浓度，U_{in} 是尿菊酚浓度，V 是尿流率，

菊酚滤过量 $=GFR \times P_{in}$

菊酚排泄量 $=U_{in} \times V$

由于滤过量与排泄量相等

$$GFR \times P_{in} = U_{in} \times V$$

因此，

$$GFR = （U_{in} \times V）/ P_{in}$$

其他具有相似特性的分子也被逐渐发现，并用于测量 GFR，如碘肽盐和碘海醇。肌酐是一种内源性

物质，其在肾脏的排泄具有类似菊酚的特性，尽管肌酐作为 GFR 的标志物并不完美，但其血浆浓度可用于 GFR 的估算。肌酐清除率比 GFR 高 15% ~ 20%，这是由于部分肌酐由肾小管排泄，使得肌酐总排泄量略大于滤过量。胱抑素也是一种内源性物质，其在肾脏的清除与 GFR 水平成一定比例，血浆胱抑素水平同样可用于估算 GFR。GFR 的计算详见第 3 章。

　　GFR 与体型、年龄和生理状态相关。一般情况下，成年女性 GFR 正常值约为 100 ml/min，成年男性约 120 ml/min，儿童 GFR 随年龄增长而增加，高蛋白饮食和高盐饮食会导致 GFR 增加，孕期 GFR 显著增加（见第 51 章）。GFR 可随低蛋白饮食和年龄增长而下降。

球旁器

　　致密斑由远端小管部分特化的细胞形成，紧贴肾小球，位于入球和出球小动脉之间，是球旁器的组成部分，在肾单位中具有重要功能。致密斑细胞位于髓袢升支粗段的末端和远曲小管之间，此处小管液中盐浓度变化较为明显。当肾小管内液体流速较低时，此处氯化钠含量较低，可达 15 mEq/L 或更低，反之，此处盐浓度可增加到 40 ~ 60 mEq/L。致密斑细胞可感受小管液氯化钠浓度，通过管球反馈机制，调节肾小球功能：髓袢内液体流速可影响肾小管管腔中的盐浓度，调节入球小动脉的阻力，继而调节肾小球血流和滤过率。

　　球旁器的另一类细胞为分泌肾素的球旁器颗粒细胞。肾素的分泌也受到致密斑局部小管内盐浓度的调节。另外，颗粒细胞受交感神经末梢支配，肾素的分泌也同样受到交感神经系统的控制。

肾小管功能：基本原则

肾小管上皮转运

　　肾小球滤过液在成为尿液之前经过了一系列加工过程，包括溶质的清除（重吸收）和增加（再排泄）（图 1.6）。

1. 重吸收，即水或溶质从小管腔向血液转运的过程，是肾脏处理 Na^+、Cl^-、水、碳酸氢盐（HCO_3^-）、糖、氨基酸、蛋白质、磷酸盐、Ca^{2+}、Mg^{2+}、尿素、尿酸和其他分子的主要过程。重吸收可通过跨细胞转运和细胞旁转运实现。跨细胞转运依赖于细胞膜上特定的转运蛋白，能否通过紧密连接进行

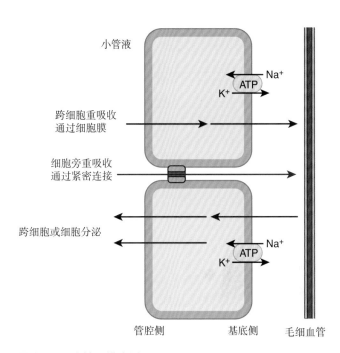

图 1.6　上皮转运模式图。溶质转运的驱动力由基底膜侧 Na^+，K^+-ATP 酶产生。溶质和水通过细胞旁途径（红箭头）和跨细胞转运途径（蓝箭头）从肾小管管腔跨过基底膜。ATP，三磷酸腺苷

细胞旁转运则取决于紧密连接蛋白（claudin）家族的特性。

2. 再排泌，即溶质从血液或细胞内部向小管腔内转运的过程，肾脏在处理 H^+、K^+、NH_4^+ 和一些有机酸碱中发挥重要作用。

　　许多特化的膜蛋白参与了物质在肾小管跨膜转运的过程。表 1.3 阐述了几种重要的跨膜转运机制、相关蛋白及转运物质举例。这些膜蛋白的活性受到多种机制调控：蛋白磷酸化和去磷酸化可引起蛋白物理构象改变，从而影响通道的活性和亲和力，可导致蛋白通过内吞或外分泌作用从细胞膜上插入或清除。如图 1.7、图 1.8、图 1.9、图 1.10 所示，肾小管细胞间具有明显异质性。早期的肾脏解剖学家就已发现近端小管、髓袢和远端小管细胞形态差异明显，如今我们发现，不同节段在功能、转运蛋白分布和对利尿药的反应方面也存在明显差异。

　　大多数来自肾脏或其他器官的上皮细胞具有初级纤毛。随着研究发现编码纤毛蛋白的基因缺陷与肾囊肿的发生相关，纤毛的重要作用逐渐得到重视；而且越来越多的证据表明，纤毛能够决定上皮形态，也能通过剪切力调节细胞内钙浓度，还能通过调节小管内液体流速参与小管功能的调节。纤毛在肾脏囊性疾病中的作用将在第 42 章和第 43 章详细阐述。

表 1.3　肾脏中的跨膜转运机制

机制	转运物质	转运蛋白
易化或载体介导的转运	糖、尿素	GLUT1 载体、尿素载体
主动转运（泵）	Na^+、K^+、H^+、Ca^{2+}	Na^+，K^+-ATP 酶、氢离子泵、Ca^{2+}ATP 酶
偶联转运		
同向转运	Cl^-、糖、氨基酸、叶酸、磷酸盐	NKCC2、SGLT、NaPi Ⅱ
逆向转运	碳酸氢盐、氢离子	Cl^-/HCO_3^- 交换载体（AE1）、Na^+/H^+ 交换载体（NHE3）
渗透作用	水	水通道（水通道蛋白）

ATPase，ATP 酶；GLUT1，葡萄糖转运蛋白 1；NaPi Ⅱ，Ⅱ型钠磷同向转运子；NKCC2，Na^+-K^+-2Cl^- 同向转运子；SGLT，钠糖转运子

近端小管

　　近端小管重吸收大量的小分子溶质，这些溶质在近端小管液中的浓度和其血浆浓度相同。肾小球滤过的近 60% 的钠、氯、钾、钙离子、水和约 90% 的 HCO_3^- 在近端小管被重吸收。近端小管可通过 Na^+ 依赖的共转运子重吸收近全部的糖和氨基酸，还可在甲状旁腺激素的调节下进行磷酸盐的转运。近端小管跨上皮阻力较低（经上皮"回漏"）。回漏现象是由密封蛋白（claudin-2）对阳离子和水具有通透性引起的。除了重吸收，再分泌也可发生在近端小管。近端小管

终末段即 S3 段或直小血管，可分泌多种有机阴离子和阳离子，这一机制可让机体清除多种药物和毒素。

　　近端小管（图 1.7）具有明显的刷状缘，基底侧细胞膜大量交错折叠，大量线粒体沿细胞膜分布，以维持 Na^+，K^+-ATP 酶的能量供应。

髓袢

　　髓袢由近端小管的直部终末段、降支细段、升支细段和升支粗段组成，在髓质浓度梯度形成和尿液稀释方面发挥重要作用。升支粗段通常被称为稀释段，由于在这一节段水不可自由透过，小管液可被稀释；

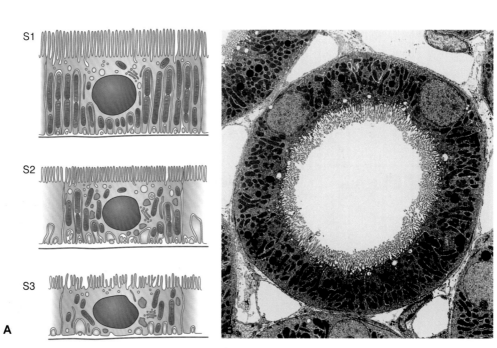

图 1.7　近端小管。近端小管包含 S1、S2、S3 三段。A，三段的典型细胞示意图；B，S1 段横截面。S1 段起始于肾小球，长约数毫米，之后转化为 S2 段。S3 段也称为近端小管直部，深入髓质。近端小管以具有明显的刷状缘为主要特点，可将细胞膜表面积扩展近 40 倍。基底侧细胞膜向胞内折叠，线粒体沿膜分布，相邻细胞的细胞膜在基底侧形成指状交叉（在图中，邻近细胞的突起用阴影显示。）这些特点在近端小管起始端较为明显，而较远处逐渐减弱（×2300）

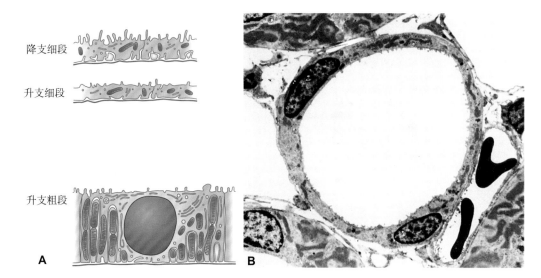

图 1.8　髓袢。髓袢包括近端小管终末段、降支细段（thin descending，tDL）、升支细段（thin ascending，tAL）和升支粗段（the thick ascending limb，TAL）A，细胞形态示意图；B，髓质外髓袢降支细段横截面。细段由扁平的上皮细胞构成，不同于近端小管有大量线粒体。粗段正相反，为柱状上皮，其基底侧膜向胞内反折，线粒体发达，水不能自由通过该节段，溶质的跨膜转运对于间质溶质梯度的形成非常重要（×3000）

二价阳离子如 Ca^{2+}，Mg^{2+} 在这一段可通过细胞旁途径被重吸收。Na^+-K^+-$2Cl^-$ 共转运子（NKCC2）是该段的主要转运蛋白，是袢利尿药呋塞米的靶点。髓袢上皮的形态如图 1.8 所示。

远端小管

　　肾单位远端包括远曲小管、连接管和皮质髓质集合管，是肾单位中调节尿液成分、渗透压和尿量的最终部分。远端小管也是重要的调节激素如醛固酮和血管紧张素的调节位点。远端肾小管是酸和钾排泌的部位，可决定尿液中钾、钠和氯的浓度。远曲小管和集合管与近端小管一样，细胞基底侧都有发达的细胞膜皱襞和丰富的线粒体，但二者均没有明显的刷状缘，可与近端小管相区分（图 1.9）。远曲小管是噻嗪类利尿药的主要作用位点。

　　集合管细胞属于立方上皮，基底侧细胞膜向胞内折叠，细胞之间没有广泛的指状交叉。当存在一定浓度梯度或有水通过上皮时，细胞间隙会相应增宽。从皮质到肾乳头，集合管细胞的形态具有明显改变（图 1.10）。皮质集合管中存在两种不同的细胞，即主细

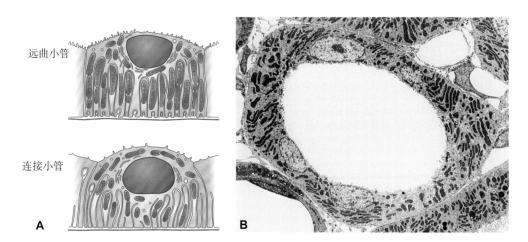

图 1.9　远曲小管。远曲小管通常可分为两部分，即真正的远曲小管（distal convoluted tubule，DCT）和连接小管（connecting tubule，CT），连接小管的细胞形态与集合管相近。A，细胞形态示意图；B，远曲小管横截面（×3000）

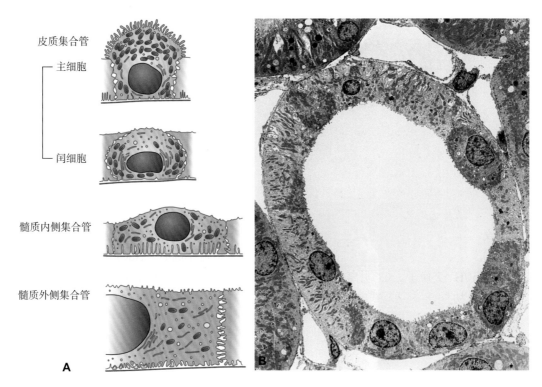

皮质集合管

主细胞

闰细胞

髓质内侧集合管

髓质外侧集合管

图 1.10　集合管。A，细胞形态模式图；B，集合管横截面。集合管从皮质延伸到髓质形态发生改变，皮质集合管有两种细胞类型：主细胞（principal cells，PC）和闰细胞（intercalatedcells，IC）（×3000）

胞和闰细胞。主细胞是水盐转运的主要细胞，闰细胞则主要进行酸碱调节。在髓质集合管的终末段，细胞逐渐成为柱状，并向膀胱移行上皮转化。

盐和容量调节

钠的吸收

因为细胞外液中钠离子浓度高，在肾小球滤过液中存在大量钠离子及伴随的阴离子，吸收滤过的钠是肾小管的主要功能。吸收的钠是肾小球滤过的钠与肾脏最终排泄的钠之间的差值。

$$\text{吸收 Na}^+ = \text{滤过 Na}^+ - \text{排泄 Na}^+$$

或者

$$\text{吸收 Na}^+ = (\text{GFR} \times \text{PNa}) - (\text{V} \times \text{UNa})$$

其中，UNa 是尿 Na^+ 的浓度，PNa 是血浆 Na^+ 的浓度。当肾小球滤过率为 120 ml/min 且血浆 Na^+ 浓度为 145 mEq/L 时，每天有 17.4 mEq（575 g）的 Na^+ 滤过。由于每天只有 100～250 mEq 的 Na^+ 被排泄（这反映了典型的西方饮食结构中钠的平均摄入水平），可以估算，小管重吸收 Na^+ 超过肾小球滤过量的 99%。钠的排泄分数是指尿中排泄的钠在滤过的钠中所占的比例。用肌酐估算 GFR，FENa 可计算如下：

$$FE_{Na} = \frac{\text{Excreted Na}^+}{\text{Filtered Na}^+} = \frac{U_{Na} \times V}{P_{Na} \times GFR}$$

$$= \frac{U_{Na} \times V}{P_{Na} \times (U_{Cr}/P_{Cr} \times V)} = \frac{U_{Na}/P_{Na}}{U_{Cr}/P_{C}}$$

其中，UCr 和 PCr 分别是尿肌酐和血肌酐。
Excreted Na^+：排泄的钠离子
Filtered Na^+：滤过的钠离子
U_{Na}：尿钠离子
P_{Na}：血浆钠离子

FENa 通常小于 1%。然而，它依赖于钠的摄入量，生理情况下，钠摄入量极低时的 FENa 接近 0%，钠摄入量极高时，FENa 可变为 2%。在疾病状态下，当肾小管转运 Na^+ 受损时（例如急性肾损伤的多数情况下），FENa 可超过 1%。

钠离子的吸收机制

肾小管对 Na^+ 的吸收是 Na^+，K^+-ATP 酶介导的主动转运过程。如同身体内的大多数细胞一样，在肾脏的上皮细胞上，这一离子泵将 Na^+ 转出细胞（K^+ 转入细胞），从而降低细胞内 Na^+ 的浓度（提高细胞

内 K^+ 的浓度）。造成净余 Na^+ 从肾小管管腔中进入血液的关键之处在于这种酶的非对称性分布，它仅仅存在于所有肾单位各节段的细胞膜基底侧（血液侧）。Na^+ 的转运是顺化学梯度，沿 Na^+ 通道穿过细胞膜管腔膜侧进入细胞内。因为管腔侧细胞膜对 Na^+ 的通透性大于基底侧细胞膜，所以由管腔内 Na^+ 池提供 Na^+ 进入细胞。形成这种非对称通透性的原因是很多转运蛋白和通道仅仅存在于管腔侧细胞膜。

许多管腔转运子都是利尿药的靶分子。在肾单位的多个节段中，Na^+ 和 Cl^- 进入细胞主要机制如下：

1. 近端小管起始段：Na^+ 依赖的协同转运子，Na^+/H^+ 交换子（NHE3）。
2. 近端小管末段：Na^+/H^+ 交换子，Cl^- 阴离子交换子。
3. 升支粗段：NKCC2 协同转运子（呋塞米敏感的转运子）。
4. 远曲小管：Na^+/Cl^- 协同转运子（NCCT）（噻嗪类利尿药敏感的转运子）。
5. 集合管：上皮细胞 Na^+ 通道（ENaC）（阿米洛利敏感的通道）。

盐排泄的调节

因为细胞外液中钠盐最丰富，而体内钠的含量（体内总钠）决定细胞外液容量。因此，肾脏排泄或潴留钠盐是调节细胞外液容量的关键，疾病状态下常常存在容量调节紊乱，尤其是盐潴留加重。交感神经系统、肾素 - 血管紧张素 - 醛固酮系统、心房钠尿肽和血管加压素代表了四种主要的调节系统，当液体容量变化时，它们的活性随之发生改变，进而影响体液容量本身对尿 Na^+ 排泄的调节。

交感神经系统

细胞外液容量变化可被血管牵张感受器感受到，主要是位于胸腔中循环压力较低一侧的器官（如上腔静脉、心房和肺血管）。当容量感受器传入神经冲动减少时，延髓心血管中枢交感神经传出冲动增加，肾脏交感神经活化，增加肾脏对盐的重吸收，同时可以快速降低肾血流量。除了这种直接作用外，交感神经活化促进另一种潴盐系统的活化，即肾素 - 血管紧张素系统。

肾素 - 血管紧张素系统

肾素是由靠近肾小球的入球小动脉管壁上的颗粒细胞合成和释放的一种酶。这些颗粒细胞是肾小球旁器的一部分（图 1.3），血管紧张素原是一种大分子的循环蛋白，主要在肝合成。血管紧张素原经肾素裂解后成为血管紧张素 Ⅰ；血管紧张素 Ⅰ 是一种十肽，经过血管紧张素转换酶修饰后，成为有生物活性的血管紧张素 Ⅱ；肾素是血管紧张素 Ⅱ 合成的限速步骤，因此，血浆肾素水平决定血浆中血管紧张素 Ⅱ 的浓度。有三种主要的机制调控肾素的释放：

1. 致密斑机制：致密斑是指髓袢升支粗段和远端小管之间的一组致密的上皮细胞，与相应肾单位的肾小球相接触。流经该处的 NaCl 浓度为 30 ~ 40 mEq/L，直接随肾小管液流率变化而变化（也就是说，当小管液流率高时，NaCl 浓度增加，小管液流率低时，NaCl 浓度降低）。致密斑处的 NaCl 浓度降低可强烈刺激肾素释放，NaCl 浓度增加则抑制其释放。致密斑机制与体液容量调节机制的关联点是流经致密斑细胞的盐浓度及液体流率，当盐过量时液体流率快，当盐不足时液体流率慢。
2. 压力感受器机制：当动脉压降低时，通过压力、牵张和剪切力等，作用于入球动脉管壁上的压力感受器，刺激肾素释放。
3. β 肾上腺能刺激：肾脏交感神经活性增加，或者循环儿茶酚胺增加，都可通过刺激肾小球旁器颗粒细胞的 β 肾上腺能受体刺激肾素释放。

血管紧张素 Ⅱ 可以直接或者间接促进盐潴留。它可以直接增加近端小管对 Na^+ 的重吸收（通过刺激 Na^+/H^+ 交换子），或者通过刺激肾上腺皮质球状带合成和释放类固醇激素醛固酮，间接影响盐平衡。

醛固酮

醛固酮作用于集合管，通过增加盐通道 ENaC 的活性，增加盐的重吸收。醛固酮在肾脏的第二个重要的作用是刺激 K^+ 的排泄。这一效应不依赖于血管紧张素；高 K^+ 可以直接刺激醛固酮分泌。在远端肾单位，醛固酮的这两种效应并不总是同时存在，近期研究证据显示，被称为 WNK 激酶的激酶类家族参与调节远端肾单位钠钾排泄，如血容量不足时允许 NaCl 最大限度的重吸收，高钾血症时最大限度的 K^+ 排泄，这类激酶之所以是重要的分子开关，其主要证据来自于对 Ⅱ 型假性醛固酮减少症患者的基因研究，这些患者的遗传表型为伴有高钾血症的高血压。

心房钠尿肽

心房钠尿肽（ANP）是心房肌细胞合成的一种

激素，当心房扩张时释放。因此，体液容量增加时 ANP 的分泌增加，体液容量不足时 ANP 分泌减少。ANP 主要通过抑制集合管对 Na^+ 的重吸收，从而导致盐排泄增加。

血管加压素或者抗利尿激素

　　血管加压素或者抗利尿激素（ADH）主要受体液渗透压的调节。然而，当血浆渗透压一定时，若血管内容量不足，血管加压素释放的调定点上调，血管加压素的水平高于正常值，这种变化促进水的潴留，有利于体液容量的恢复。

水和渗透压

体液渗透压的调节

　　当水摄入不足或者从体内大量丢失时［例如低渗性液体，（比如汗液）］，肾脏通过浓缩尿液、减少尿量保留水分。脱水时，尿量少于 1 L/d（<0.5 ml/min），尿渗透压可达到 1200 mOsm/kg H_2O。当水分摄入多时，尿量可以多达 14 L/d（10 ml/min），尿渗透压低于血浆渗透压（75～100 mOsm/kg）。尿体积和尿渗透浓度大范围的变化并不一定会影响每日溶质的排泄，例如，每日有超过 1200 mOsm 溶质可随 12 L 尿（尿渗透压 =100 mOsm/L）或者 1 L 尿（尿渗透压 =1200 mOsm/L）排泄。调节尿液体积和渗透压的激素是抗利尿激素（血管加压素）。

抗利尿激素在调节渗透压方面的作用

　　抗利尿激素（ADH）是下丘脑的视上核和室旁核的神经元产生的九肽，由位于垂体后叶（神经垂体）的突触神经末梢内的颗粒贮存和释放。ADH 的释放对于血浆渗透压（P_{osm}）的变化十分敏感，P_{osm} 高于阈值，即 285 mOsm/kg 时，会导致 ADH 分泌及血浆 ADH 浓度升高。如前所述，释放 ADH 的实际调节点受体液容量影响。

　　ADH 最重要的作用是调节远端肾单位，尤其是集合管对于水的通透能力。如图 1.11 所示，ADH 与集合管细胞膜基底侧的特异性受体结合（V2 受体），活化腺苷酸环化酶，形成环磷酸腺苷（cAMP）。活化 cAMP 依赖的蛋白激酶，触发含有水通道蛋白 -2 的小囊泡发生膜溶解，引起集合管细胞膜管腔侧对水的通透性迅速增加；当 ADH 水平下降时，水通道蛋白 -2 以胞吞的方式迅速从细胞膜管腔侧离开。

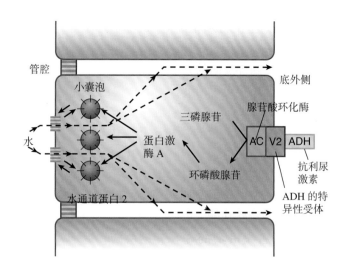

图 1.11　集合管 ADH 作用机制。ADH 与基底侧受体（V2）结合，V2 受体与腺苷酸环化酶（AC）成对存在。环磷酸腺苷（cAMP）的产生导致蛋白激酶 A 的活化，反过来磷酸化水通道蛋白 2。含有水通道蛋白 2 的小囊泡嵌入管腔膜，增加水的通透性

肾小管对水的吸收

　　在肾单位的各个部分，肾小管内液体的渗透压都低于肾髓质渗透压。这种不同的跨小管渗透压提供了促进肾小管水分重吸收的动力。肾单位各部位对水的重吸收率决定于渗透压梯度的大小以及其对水通透性的高低。跨近端肾小管上皮的渗透压梯度小（3～4 mOsm/L），但水的吸收率高，这是因为这一部位对水的通透性大。然而，跨髓袢升支粗段的渗透压梯度高达 250 mOsm/L，实际并没有水分通过这一部位，因为其对水分子无通透性。髓袢升支粗段只吸收 Na^+ 和 Cl^-，不吸收水分，从而稀释尿液。

　　近端小管及髓袢升支粗段对水分通透性是恒定不变的，而集合管对水分子的通透性变化很大，受 ADH 调节。当 ADH 缺乏时，集合管对水的通透性及重吸收能力降低，集合管中依然是产自髓袢升支粗段的低渗液，从而排出稀释的尿液。当 ADH 增加时，集合管对水的通透性高，水分重吸收增加，直至集合管内液体渗透压与肾髓质中的高渗平衡，最终导致尿量减少、尿液浓缩和渗透性增高。

髓质高渗

　　为了使溶质浓度梯度驱动水分重吸收，髓质的渗透浓度必须略高于集合管腔内液体渗透浓度。例如当排泄的终尿渗透压浓度为 1200 mOsm/kg 时，肾乳头

顶端髓质的浓度必须稍高于 1200 mOsm/kg。这种独特的细胞外环境由肾髓质逆流倍增系统产生，这一系统由 Henle 髓袢反向的升支和降支组成。

逆流倍增

在逆流倍增系统的纵轴线上，通过流经两个毗邻的、方向相反的管道，小管内的液体可以获得不同的渗透浓度，且每个部位的渗透浓度均远远超过该部位髓质的渗透浓度水平。形成逆流倍增，需依赖这两个管道系统的特殊功能，并需消耗能量。

代表逆流倍增的髓袢通过以下机制形成渗透梯度：

1. 髓袢升支粗段对于 NaCl 的主动转运（所谓逆流系统的单次效应），使得小管液和周围髓质的渗透浓度不同。
2. 升支对水的通透性低，防止渗透压梯度消失。
3. 降支对水的通透性高，允许降支溶质与周围髓质达到平衡。

沿着皮质乳头轴，渗透浓度进行性升高的机制如图 1.12 所示。第 1 步（时间为零），降支和升支管腔内和髓质中的液体与血浆等渗；第 2 步，NaCl 从髓袢升支进入髓质直到形成 200 mOsm/kg 的渗透压梯度；第 3 步，通过水分的自由移动，降支内的液体与髓质等渗；第 4 步，接近逆流倍增系统顶端部位的溶质浓度增加，升支粗段内形成高渗液体；第 5 步，沿升支 NaCl 主动转运再次建立 200 mOsm/kg 的渗透压梯度，髓质浓度增加，并通过水的吸收增加降支内液体浓度（第 6 步），小管顶端的髓质浓度高于基底部的髓质浓度。该机制持续运行，逐渐导致高渗梯度产生，在顶端的渗透浓度最高（第 7 步）。小管液离开髓袢升支逆流倍增系统后是高渗的，而髓质本身的渗透压也已经不断形成。

小管液从集合管到达乳头顶端的途中经过渗透压较高的髓质，小管液可经过渗透梯度逐渐浓缩。

尿素在逆流机制中的作用

除了 Na^+ 和 Cl^-，尿素是肾髓质的另一个主要溶质。尿素沿集合管重吸收进入髓质。由于集合管各部分对尿素的通透性显著不同，尿素仅仅在通过集合管末段前重吸收进入髓质。集合管起始的部分对尿素通透性低，不存在尿素重吸收。受 ADH 的影响，水分离开肾小管，小管液内尿素渗透浓度逐渐升高。结果

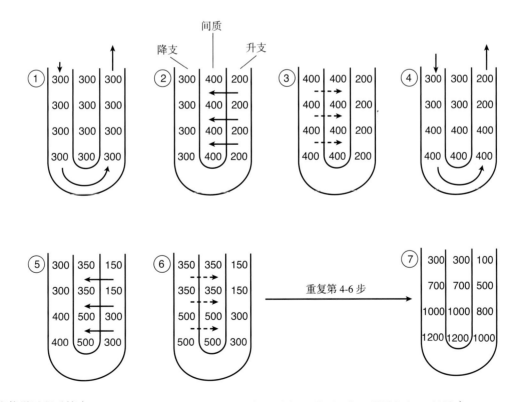

图 1.12 逆流倍增过程（摘自 Koeppen BM，Stanton BA: Renal physiology. St. Louis，CV Mosby，1992.）

产生了尿素浓度梯度，在尿素被允许通过时，这一浓度梯度提供了尿素重吸收动力。髓质内带尿素不断堆积，由于尿素分子大约构成了髓质内带渗透压的二分之一，该部位对水渗透性吸收相当显著。因此，当蛋白摄入减少导致尿素合成降低时，将显著影响肾脏的浓缩功能。

容量调节与渗透压调节的比较

渗透压调节受 ADH 单一激素调控，然而容量调节受一系列复杂而重叠的调控机制调节。ADH 缺乏或者过多会导致明确的、戏剧性的水丢失过多或者水潴留临床综合征；而某一种容量调节机制欠缺，由于同时存在其他多种调节机制，通常仅导致细微的异常。醛固酮过多只导致轻微的容量潴留，因为其他的调节机制可使 Na^+ 的排泄恢复正常。同样，过多的 ANP 只产生适度的容量减少，因为 Na^+ 异常排泄并不能够持续太长时间。严重的盐潴留状态，如肝硬化或充血性心力衰竭，其特征是所有的容量调节机制活化。

最后，渗透压调节异常与容量调节异常的症状特点不同，渗透压调节紊乱导致低钠血症和高钠血症，容量调节紊乱导致水肿或血容量不足。血浆钠浓度与体内总钠或细胞外液体积无关，实际上，钠过多或钠不足都可出现低血钠，但血浆钠浓度是决定细胞外液渗透压的主要物质。通常 Na^+ 浓度异常来自渗透压调节缺陷，而不是容量调节缺陷。

体内钾和酸的调节

体液中钾离子和氢离子浓度都很低，K^+ 是 $4\sim5$ mEq/L，H^+ 是 40 nEq/L，两种离子的特征如下：
1. K^+ 和 H^+ 浓度发生相对小的变化都可能威胁生命，因此调节 K^+ 和 H^+ 需要高度敏感和精确的调节系统。
2. K^+ 和 H^+ 浓度的长期恒定是通过调节尿液中这两种离子的排泄来实现的。然而，同时存在其他机制，直接保护其血浆浓度免于过度异常。
3. 集合管分泌 K^+ 和 H^+ 的变化范围大，实现肾脏对于 K^+ 和 H^+ 排泄的调节。集合管主细胞调节 K^+ 分泌，闰细胞负责 H^+ 分泌（图 1.10）。
4. 醛固酮增加 K^+ 和 H^+ 的分泌。
5. K^+ 平衡紊乱可引起酸失衡，酸失衡可扰乱 K^+ 稳态。

体液中的钾调节
体内钾的分布

所有细胞膜上都存在 Na^+-K^+-ATP 酶，K^+ 是细胞内的主要阳离子。体内含 3500 mEq 的钾，只有 $1\%\sim2\%$ 的 K^+ 存在于细胞外，浓度为 $4\sim5$ mEq/L。其余的 K^+（约 98%）存在于细胞内。这种分布存在潜在风险，细胞内释放一小部分 K^+（如胰岛素不足、细胞溶解或剧烈运动）可以显著提高血浆 K^+ 浓度；另一方面，K^+ 在细胞内和细胞外的不同分布可以缓冲血浆 K^+ 浓度的急性变化，例如，单次大量口服补钾后，由于上述机制的存在，其实际能引起的血浆 K^+ 浓度变化要显著小于所补充的钾留存于细胞外间隙时预计的浓度变化。在胰岛素和肾上腺素的影响下，钾离子转运进入细胞内，因为两种激素都活化 Na^+-K^+-ATP 酶。另一个决定 K^+ 分布的重要因素是血浆 H^+ 浓度，H^+ 浓度增加，进入细胞内交换出细胞内的 K^+，因此，酸中毒将增加血浆 K^+ 浓度，碱中毒降低血浆 K^+ 浓度。

肾对钾的处理

K^+ 稳态的维持需要排出每天摄入的钾（$50\sim150$ mEq），即 K^+ 排泄分数（FEK）约为 10%，远远高于 FENa。滤过的钾 $60\%\sim70\%$ 被近端肾小管吸收，K^+ 进一步重吸收发生于髓袢升支粗段；只有大约 10% 的滤过 K^+ 进入远端肾小管，集合管既能分泌又能重吸收 K^+。当饮食中 K^+ 摄入增加时，集合管分泌 K^+ 增加；当饮食中摄入钾低时，集合管分泌 K^+ 几乎可以停止，以吸收为主。因此，尽管 K^+ 在近端肾小管和髓袢升支粗段的吸收量并不随摄入水平而变化，但是集合管对 K^+ 的分泌是可变的，这种变化几乎可以完全解释尿 K^+ 排泄的变化。

钾离子分泌的机制

钾离子由集合管上皮细胞 Na^+-K^+-ATP 酶驱动跨细胞分泌，经基底侧细胞膜摄入后，使细胞内 K^+ 浓度升高，高于电化学平衡的水平；随后 K^+ 可沿管腔侧细胞膜的钾离子通道，顺着电化学梯度从细胞内转移到小管腔内。

三种主要的变化决定了集合管对 K^+ 的分泌率：
1. Na^+-K^+-ATP 酶活性影响细胞膜基底侧摄取 K^+ 以及细胞内 K^+ 浓度，泵活性增加可以提高细胞内 K^+ 水平，刺激 K^+ 分泌。

2. 电化学梯度的变化影响 K^+ 跨管腔膜移动的驱动力，无论是细胞内 K^+ 浓度增加还是管腔内负电荷增加，都将增加 K^+ 排泌的驱动力。

3. 细胞膜管腔侧通透性变化决定电化学驱动力相同的情况下 K^+ 的分泌量。管腔膜 K^+ 通透性增加时，K^+ 分泌增加。

钾分泌的调节

血浆 K^+ 浓度

血浆 K^+ 浓度是决定 K^+ 分泌的重要因素之一，例如，当饮食中 K^+ 摄入增加时，血浆 K^+ 增加，K^+ 分泌增加，而血浆 K^+ 对于分泌的影响，也直接受到细胞内 K^+ 浓度的部分影响。

醛固酮

不论血浆 K^+ 浓度如何，K^+ 的排泄依赖于血浆醛固酮水平。醛固酮通过活化细胞膜基底侧的 N^+-K^+-ATP 酶以及增加细胞膜管腔侧对 K^+ 的通透性，来增加 K^+ 的分泌。醛固酮部分参与了饮食诱导的 K^+ 分泌增加，因为醛固酮的合成和分泌直接受血浆 K^+ 浓度调节，该作用不依赖于血管紧张素。

小管液体流量

流经主细胞的小管液体流速增加时，刺激 K^+ 的分泌，反之减少 K^+ 分泌。当小管液体流速增加时，K^+ 通过细胞膜管腔侧的浓度梯度增加；可能是因为肾小管细胞膜上纤毛方向的改变，增加了 K^+ 的通透性。

远端钠转运

当更多的 Na^+ 被转运至远端肾单位时，重吸收增加，管腔内的负电荷增加，这种电化学梯度能够增加 K^+ 的分泌。

氢离子

碱血症时，H^+ 离子浓度降低，刺激 K^+ 的分泌。这是由碱血症时细胞内 K^+ 浓度增加所导致的。

利尿药和钾离子的分泌

利尿药增加小管液流速。如袢利尿药和噻嗪类利尿药抑制集合管前段对 NaCl 和水的重吸收（NaCl 在髓袢，水在远端小管），增加流经集合管的液体流速，促进 K^+ 的分泌。此外，利尿药导致容量降低，刺激醛固酮分泌，也会促进 K^+ 的分泌。

体液酸的调节

基本问题

机体依赖缓冲系统的作用来维持细胞外液 pH 稳定性于 7.4 左右，当 H^+ 增加时缓冲系统接受 H^+，当 H^+ 消耗时缓冲系统释放 H^+。机体总缓冲对的需求状态取决于对 HCO_3^-/CO_2 系统的评估，HCO_3^-/CO_2 是最主要的细胞外缓冲对。这一缓冲系统的作用法则如下：

$$pH=6.1+\log\frac{[HCO_3^-]}{[CO_2]}$$

括号代表该物质的浓度。HCO_3^- 的单位是 mEq/L，CO_2 的单位是 mmHg。因为 $[CO_2]$ 等于 CO_2 溶解度系数乘以二氧化碳分压（P_{CO_2}），方程可以写成：

$$pH=6.1+\log\frac{[HCO_3^-]}{0.03\times P_{CO_2}}$$

这个著名的 Henderson-Hasselbalch 公式告诉我们，pH 恒定依赖于这两个缓冲物质浓度的比值恒定。无论 HCO_3^- 增加或者 CO_2 减少引起二者的比值增加，pH 将升高（碱中毒）。无论 HCO_3^- 减少或者 CO_2 增加引起二者的比降低，pH 将降低（酸中毒）。肾脏主要调节 HCO_3^- 的功能，呼吸系统的功能是调节 CO_2。

肾脏对 HCO_3^- 浓度的调节由两个部分组成：

1. HCO_3^- 的吸收：当 GFR 高或者血浆 HCO_3^- 浓度高（24 mEq/L）时，大量的 HCO_3^- 被肾小球滤过，吸收这些滤过的 HCO_3^- 对酸碱平衡很关键。肾脏吸收 HCO_3^- 的过程仅仅防止滤过的 HCO_3^- 随尿丢失，并不向血中增加新的 HCO_3^-，因此，肾脏吸收 HCO_3^- 不能纠正一个已经存在的代谢性酸中毒。

2. H^+ 的分泌：正常的饮食条件下，每日产生将近 $40\sim80$ mmol/L 的 H^+（主要是含硫氨基酸代谢产生的硫酸）。缓冲这些 H^+ 需要消耗 HCO_3^-，肾脏必须分泌 H^+ 来产生 HCO_3^-。因此这部分也可以被认为是产生"新"的 HCO_3^-。

碳酸氢盐吸收的机制

肾小管尤其是近端肾小管可有效吸收肾小球滤过的 HCO_3^-（大约 4300 mEq/d）。正常酸碱情况下，尿液中含有非常少的 HCO_3^-。原则上，小管重吸收 HCO_3^- 是继发于肾脏分泌 H^+ 的结果，而不是直接吸收 HCO_3^-。在细胞内部 H_2O 分解不断产生（或者 CO_2 和 H_2O 反应产生）H^+，然后转运至管腔；在管腔内，

分泌的 H^+ 与滤过的 HCO_3^- 结合形成碳酸，它被位于管腔刷状缘的碳酸酐酶催化，分解为 CO_2 和 H_2O；最后 CO_2 和 H_2O 被动吸收。在这一过程中产生的

OH^- 在细胞内与 CO_2 结合形成 HCO_3^-，这一反应被细胞内的碳酸酐酶催化，HCO_3^- 穿过基底侧细胞膜，进入血中与 Na^+ 结合。这一过程可被表达如下：

$$H_2O + CO_2 \leftarrow H_2CO_3 \leftarrow HCO_3^- + H^+ \leftarrow H_2O \rightarrow OH^- + CO_2 \rightarrow HCO_3^- + Na^+$$

| 管腔 | 细胞内 | 血 |

肾脏上皮细胞特异性转运蛋白使得 H^+ 和 HCO_3^- 向正确的方向移动。细胞膜管腔侧有两种不同的机制，负责 H^+ 移动进入管腔液。

1. 第一个机制是受 Na^+ 梯度驱动的 Na^+/H^+ 交换子（NHE_3），存在于近端小管。按照转运的毫克当量计算，对 HCO_3^- 重吸收的贡献最大。

2. 第二个机制是 H^+ 主动转运。有证据表明集合管闰细胞管腔侧的细胞膜上的 H^+-ATP 酶，类似于胃黏膜壁细胞上 H^+-K^+-ATP 酶。与 Na^+/H^+ 交换相比，H^+ 主动转运负责分泌较少量的 H^+，但它可以逆浓度梯度进行。

HCO_3^- 也可通过至少两种机制通过细胞膜基底侧。近端小管主要的转出机制是 Na^+ 和 HCO_3^- 协同转运。在集合管，HCO_3^- 离开基底膜主要通过 Cl^-/HCO_3^- 交换子（与红细胞阴离子交换蛋白，即红细胞电泳处于第 3 条带的蛋白类似）。

碳酸氢盐的分泌

尽管整个肾脏净余 HCO_3^- 的变化是朝向重吸收方向的，皮质集合管上的闰细胞也可以分泌 HCO_3^-。这些碳酸氢盐分泌细胞的极性与分泌质子的细胞相反；它们基底侧细胞膜上有 H^+-ATP 酶，很可能管腔侧细胞膜上有 Cl^-/HCO_3^- 交换子。消化碱性食物、纠正代谢性碱中毒时，HCO_3^- 的分泌很重要。

质子的分泌（形成新的碳酸氢根离子）

尿液中的酸，在任何情况下都不会以游离 H^+ 的形式存在。尿液最低 pH 大约是 4.5，相当于 H^+ 浓度只有 0.03 mEq/L。由于每日需分泌的 H^+ 为 40～80 mEq，很显然，大多数 H^+ 必须以结合形式或者缓冲形式排泄。有两种排泄结合 H^+ 的方式：通过与管腔中的非碳酸氢盐缓冲阴离子结合，以及通过肾脏合成和分泌铵离子。

可滴定酸

分泌的 H^+ 与滤过的非碳酸氢盐缓冲阴离子结合，引起尿中可滴定酸的形成和分泌（可滴定酸度的定义：将尿 pH 变回 7.4 时需要加入 NaOH 的摩尔数）。缓冲 H^+ 的能力依赖于解离系数（pK）和缓冲剂的数量。正常情况下，只有 $HPO_4^{2-}/H_2PO_4^-$ 缓冲对有足够的数量，能够作为小管内 H^+ 受体。这一缓冲对的 pH 是 6.8，每日分泌量大约是 50 mmol。将磷酸盐缓冲对代入 Henderson-Hasselbalch 公式中（$pH = 6.8 + \log[HPO_4^{2-}]/[H_2PO_4^-]$），考虑到实际上只有部分的总磷酸盐被分泌（占滤过磷酸盐总量的 25%～30%），可以算出表 1.4 中的关系。

这一表格显示，当小管中液体的 pH 足够低时，HPO_4^{2-} 的缓冲能力可以被充分利用。某些情况下，其他尿液缓冲系统也很重要。在糖尿病酮症酸中毒时，大量的 β 羟基丁酸盐被分泌（例如 300 mmo/L）。尽管这一缓冲成分的 pK 是 4.8，每升尿液中，它可结合 150 mmol H^+。

铵的分泌

尿中结合 H^+ 的第二种形式是铵。分泌的 $NH4^+$ 等于产生的 HCO_3^- 或者分泌的 H^+。尿中铵的主要来源是谷氨酰胺，它来自谷氨酸盐，在肝合成，经近端小管细胞膜管腔侧和基底侧摄取机制从血中摄取。在近端小管，谷氨酰胺降解成谷氨酸盐，进一步变成 α-酮戊二酸，代谢产生铵，产生的是 $2NH_4^+$ 和 $2HCO_3^-$（而不是 NH_3、CO_2，和 H_2O）。然而，NH_4^+ 离子经特殊的转运途径分泌进入近端小管管腔，HCO_3^- 则补充进入血 HCO_3^- 池。

肾脏近端小管产生的 NH_4^+，非常关键的步骤是优先分泌进入小管管腔腔，然后进入尿液。假如合成的 NH_4^+ 被肾脏小管上皮细胞重吸收（或者优先入血），

表 1.4　肾小管的酸化对缓冲能力的影响

部位	pH	HPO$_4^{2-}$（mmol/d）	H$_2$PO$_4^-$（mmol/d）	被缓冲的 H$^+$（mmol/d）
滤过	7.4	40	10	0
近端小管末端	6.8	25	25	15
尿	4.8	0.5	49.5	39.5

它将合成尿素（H$_2$NCONH$_2$）。尿素合成的过程中形成质子，消耗产生的碳酸氢盐，减少净碳酸氢盐的产生。如以下反应所示：

$$2NH_4^+ + CO_2 \rightarrow 尿素 + H_2O + 2H^+$$

或

$$2NH_4^+ + 2HCO_3^- \rightarrow 尿素 + CO_2 + 3H_2O$$

尿每日以 NH$_4^+$ 的形式分泌 40~50 mmol 的 H$^+$，在代谢性酸中毒时可更多。慢性肾脏病时代谢性酸中毒的主要原因是近端小管不能合成足够的 NH$_4^+$。

质子分泌的调节
细胞内pH

机体 pH 发生变化，无论是血浆 HCO$_3^-$ 变化引起的（代谢性）还是 PCO$_2$ 变化引起的（呼吸性），都将改变 H$^+$ 的分泌（也因此影响 HCO$_3^-$ 的吸收）。细胞内酸性时（例如酸中毒）刺激 H$^+$ 分泌，细胞内碱性（碱中毒）时抑制 H$^+$ 分泌。

醛固酮

除了影响 Na$^+$ 吸收和 K$^+$ 分泌外，醛固酮刺激集合管分泌 H$^+$。

钾

血浆 K$^+$ 浓度变化可以影响 H$^+$ 分泌，部分通过改变细胞内 pH 来实现。例如，低钾血症增加细胞内酸度，刺激 H$^+$ 离子分泌，尽管低钾血症单独产生的影响相当小，但是当低钾血症存在时，会引起血浆醛固酮水平升高，将显著刺激 H$^+$ 分泌。在原发性醛固酮增多症或者使用利尿药时，肾脏出现代谢性碱中毒。

肾脏对糖和氨基酸的处理

肾小管的另一个重要功能是回吸收肾小球滤过液中的糖和氨基酸，假如它们不被重吸收，将从体内丢失。在很大程度上，这是近端肾小管的功能，近端小管功能受损疾病的特征是糖及氨基酸转运紊乱。

近端小管通过存在于细胞膜管腔侧的转运蛋白，实现糖的转运，这种蛋白同时携带葡萄糖分子和钠离子，即钠葡萄糖协同转运子。这一转运子利用钠浓度梯度（细胞外 Na$^+$ 浓度更高）驱动葡萄糖经细胞膜管腔侧进入细胞。然后在第二个转运蛋白的帮助下葡萄糖分子通过细胞膜基底侧扩散出去。重吸收的过程是非常高效的。在正常情况下，几乎所有滤过的葡萄糖都可从近端小管液中重吸收，结果是尿液中不含葡萄糖。

当血浆葡萄糖浓度升高时，葡萄糖分子的滤过增加。血浆葡萄糖浓度达某一水平时，葡萄糖的滤过量超过近端肾小管重吸收能力。这一最大重吸收率称为肾小管葡萄糖最大转运量（TmG）。当葡萄糖转移超过 TmG 时，超出的葡萄糖将被分泌进入尿液（图1.13）。

这一原理也适用于氨基酸的重吸收。氨基酸吸收也是非常高效的，不到1% 的滤过氨基酸进入尿液中。

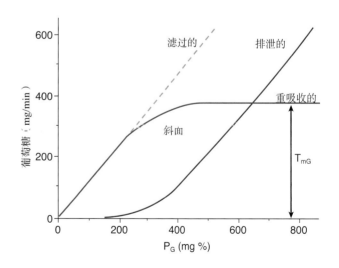

图 1.13　典型的肾脏葡萄糖重吸收的滤过曲线。当血葡萄糖浓度低于 200 mg/dl 时，滤过的葡萄糖被完全重吸收，没有葡萄糖分泌进入尿液。当血浆葡萄糖浓度高于这个水平时，葡萄糖滤过量超过肾小管的转运能力，葡萄糖出现在尿液中。PG，血浆葡萄糖；TmG，肾小管葡萄糖最大转运量

将氨基酸从肾小球滤过液中移走需要多种不同的、位于细胞膜管腔侧和基底侧的转运蛋白。一种转运蛋白携带二碱基氨基酸、L- 精氨酸和 L- 赖氨酸，另一种蛋白负责从小管液中移动酸性氨基酸。也存在类似于钠 - 葡萄糖协同转运子的管腔转运子，利用钠的浓度梯度实现共转运。其他细胞膜基底侧的载体分子协助氨基酸转出细胞。

参考文献

Aronson PS, Giebisch G: Effects of pH on potassium: new explanations for old observations, J Am Soc Nephrol 22:1981-1989, 2011.

Bindels RJ: Minerals in motion: from new ion transporters to new concepts，J Am Soc Nephrol 21:1263-1269，2009.

Brater DC: Diuretic therapy， N Engl J Med 339:387-395, 1998.

Castrop H, Hocherl K, Kurtz A, et al: Physiology of kidney renin，Physiol Rev 90:607-673, 2010.

D'Agati VD, Kaskel FJ, Falk RJ: Focal segmental glomerulosclerosis, N Engl J Med 365:2398-2411, 2011.

Fenton RA, Knepper MA: Mouse models and the urinary concentrating mechanism in the new millennium, Physiol Rev 87:1083-1112, 2007.

Giebisch G, Windhager E: The urinary system. In Boron WF, Emile L, Boulpaep EL, editors: Medical physiology: a cellular and molecular approach. section VI, Philadelphia, 2003, WB Saunders, pp 735-875.

Greka A, Mundel P: Cell biology and pathology of podocytes, Annu Rev Physiol 74:299-323, 2012.

Guyton AC, Hall JE: Unit V: the body fluids and kidney. In Guyton AC, Hall JE, editors: Textbook of medical physiology, ed 11, Philadelphia, 2006, Elsevier.

Jefferson JA, Shankland SJ: The molecular mechanisms of proteinuria. In Mount DB, Pollak MR, editors: Molecular and genetic basis of renal disease, Philadelphia, PA, 2007, Saunders Elsevier.

Lifton RP: Genetic dissection of human blood pressure variation: common pathways from rare phenotypes, Harvey Lect 100:71-101, 2004.

Schrier RW: The sea within us: disorders of body water homeostasis, Curr Opin Investig Drugs 8:304-311, 2007.

Stevens LA, Coresh J, Greene T, et al: Assessing kidney function: measured and estimated glomerular filtration rate, N Engl J Med 354: 2473-2483, 2006.

Zhou J: Polycystins and primary cilia: primers for cell cycle progression, Annu Rev Physiol 71:83-113, 2009.

肾脏的发育 **2**

Norman D. Rosenblum 著

徐鲁斌 吴海婷 陈丽萌 译校

哺乳动物肾脏的发育

肾脏发育概览

后肾（metanephros）是哺乳动物的永久肾。在后肾形成之前，有另外两个间充质来源的肾样结构：前肾（pronephros）与中肾（mesonephros）。前肾与中肾都是成对的肾样结构，它们短暂存在，并不参与构成永久肾。前肾位于较前端，在哺乳动物中，前肾退化。中肾位于前肾的后方，在男性参与构成生殖器官，包括睾丸网、输出小管、附睾、输精管、精囊和前列腺。而在女性，沃尔夫管（Wolffian duct）的中肾部分退化。

后肾由后肾间充质（metanephric mesenchyme）和输尿管芽（ureteric bud）构成，这两者都来源于间介中胚层（图 2.1）。后肾间充质是构成成熟肾单位的所有上皮细胞类型的组织来源。输尿管芽来源于中肾管尾端一个上皮突起（图 2.1A）。通过后肾间充质和输尿管芽之间的相互诱导作用形成：①肾发生，即形成肾小球和集合管近端所有肾小管；②分支形态发生，即输尿管芽生长、分支，继而形成肾脏集合系统，包括皮质与髓质集合管、肾盏和肾盂。

肾脏集合系统的发育

妊娠第 5 周时，在邻近的后肾间充质释放信号的诱导下，中肾管长出输尿管芽。如果输尿管芽不能长出，将导致肾缺如；而如果长出多个输尿管芽，可导致包括双集合系统、双输尿管等的肾畸形。中肾管上输尿管芽长出的位置是由调控基因组成的网络决定的。输尿管芽与后肾间充质之间的相对位置对于它们之间的相互作用至关重要。输尿管芽的位置异常会影响它与后肾间充质之间的相互作用，进而可导致肾脏发育异常。研究者们认为，输尿管芽的位置还影响输尿管膀胱连接部的完整性。与这个假说相一致，控制输尿管芽生长的 *BMP4* 基因突变与人类膀胱输尿管反流有关（表 2.1）。

输尿管芽侵入后肾间充质后立刻开始分支，输尿管芽分支的顶端诱导后肾间充质的一系列细胞形成肾单位，因而输尿管芽分支的数目是最终肾单位数目的主要决定因素。输尿管芽反复分支（图 2.1C），形成大约 15 级分支。在人类中，大约妊娠第 15 周，前 9 级分支就已形成。在这些分支形成的同时，新分支的顶端与周围的后肾间充质相互诱导，形成新的肾单位。妊娠第 20 周到第 22 周，输尿管芽的分支就已完成。之后，输尿管芽的外周分支延长形成集合管，而集合管的终末分支顶端周围形成新的肾单位。输尿管芽的分支受到一些基因的正向调控，比如，*PAX2* 是一个正向调控输尿管芽分支的基因，*PAX2* 突变失活导致肾 - 视神经盘缺损综合征和肾发育不全（表 2.1）。

在胚胎发育的第 22 周和 34 周之间，发育中的肾脏逐渐分为外周（皮质）和中央（髓质）两部分。肾脏皮质占出生时肾脏总体积的 70%，是围绕在肾脏外周一圈的相对致密的组织。肾脏髓质占出生时肾脏总体积的 30%，由一个个锥体组成。锥体底部与皮质相连，锥体顶部称为肾乳头，由内髓部的集合管汇聚而成。髓质和皮质的集合管形态截然不同：髓质集合管形态细长，分支较少，排列成束，在肾小球较少的区域汇集在一起；而皮质集合管则继续诱导后肾间充质生成肾单位。输尿管芽的前 5 级分支构成了集合系统最中央的节段，它们经过重塑，生长扩张成为肾盂和肾盏。髓质集合系统的完整性依赖于对细胞增殖的调控。在 Simpson-Golabi-Behmel 综合征中，*GPC3* 基因突变导致髓质集合管内囊泡的形成。在人类 p57[KIP2] 基因（一个细胞增殖的抑制物）突变和 Beckwith-Wiedemann 综合征中，也会有肾髓质发育异常。

肾单位的形成

肾单位由后肾间充质经过一个称为"肾发生"（nephrogenesis）的过程形成。输尿管芽侵入后肾间充质后，邻近输尿管芽的间充质细胞受到诱导完成间

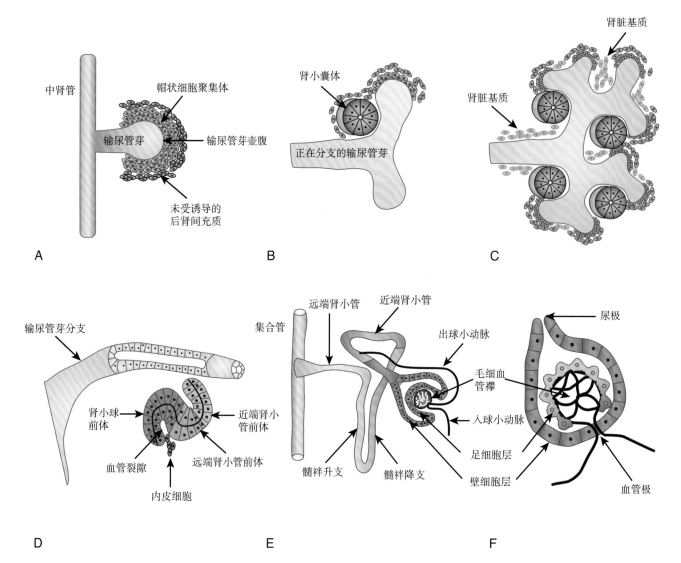

图 2.1　肾脏形成的不同阶段。A，输尿管芽诱导后肾间充质细胞聚集在输尿管芽顶端。B，间充质 - 上皮转分化。有极性的肾小囊体形成。C，分支形态发生。基质细胞分泌影响肾发生和分支形态发生的因子。D，"S" 形小体。血管母细胞侵入近端的裂隙，形成 "S" 形小体。E，完整的肾单位与集合管相连接。F，肾小球已经表现出毛细血管襻、足细胞和壁层上皮细胞的结构

充质 - 内皮转分化。开始时，间充质细胞围绕着侵入的输尿管芽壶腹聚集，形成由四到五层细胞组成的帽状细胞聚集体（cap condensate）（图 2.1A）。在输尿管分支与壶腹部交界处附近，帽状细胞聚集体上分离出的细胞形成一个椭圆形的细胞团，称为小管前聚集体（pretubular aggregate）（图 2.1B）。小管前聚集体内部形成一个腔，这时它改称肾小囊体（renal vesicle）。肾小囊体中的多能前体细胞将分化形成肾单位内所有的上皮细胞类型。肾小囊体中相继形成两个裂隙，开始了肾单位分为小球和小管的过程。下方的裂隙即血管裂隙（vascular cleft）形成后，肾小囊体成为逗号形小体。上方的裂隙形成后，逗号形小体

成为由三个节段组成的 "S" 形小体（图 2.1D）。中间的节段发育成为近曲小管，而上方的节段发育成为髓袢降支、髓袢升支和远曲小管。

　　肾小球的形成始于血管裂隙逐渐加宽加深，"S"形小体下方的节段形成一个杯状的结构（图 2.1D 和 F）。杯状结构内侧的上皮细胞将形成脏层上皮细胞，即足细胞。杯状结构外侧的上皮细胞将形成壁层上皮细胞，分布于肾小囊的外层（图 2.1F）。内皮细胞和系膜细胞前体的募集和增殖，形成肾小球毛细血管襻。血管母细胞和系膜细胞前体募集进入血管裂隙，导致 "S" 形小体的下半部分变形成为一个杯状的结构（图 2.1E）。在这个阶段，一个原始的血管丛逐

渐形成。足细胞失去了有丝分裂的能力，开始形成以肌动蛋白为骨架的细胞质突起（即足突）和特化的细胞间连接，即裂孔隔膜。肾小球毛细血管襻的进一步发育需要毛细血管产生大量的分支并形成内皮窗孔。而系膜细胞占据毛细血管襻的中心位置，分泌细胞外基质，为毛细血管襻提供结构上的支持。妊娠 32 到 34 周之间，人类胚胎肾脏中的肾小球得以发育成形，"肾发生"至此结束。出生时，最后形成的肾小球（即浅表肾小球）体积显著小于最早形成的肾小球，即髓旁肾小球。之后肾小球继续增大，在 3.5 岁左右达到成人体积。

肾脏畸形

定义与概述

肾脏与尿路畸形是最常检测到的宫内畸形

（10%～70% 妊娠），也是儿童时期肾衰竭的主要原因。因为肾脏和尿路的发育在宫内完成，它们的畸形根据定义属于先天畸形。在 30% 的患者中肾脏与尿路畸形跟其他非泌尿系畸形并存，表现为一种遗传综合征。至少有 70 种不同的综合征可以表现为某种形式的肾脏和尿路畸形（框 2.1）。

肾脏与尿路畸形的分类如下：

· 肾缺如：肾脏组织先天缺失。
· 单纯肾脏发育不全：肾脏长度小于同年龄平均长度两个标准差，肾单位数目较少而肾脏结构正常。
· 肾脏发育异常 ± 肾囊肿：组织构成异常。
· 单纯肾盂扩张 ± 输尿管（集合系统）。
· 位置异常，包括异位肾和融合肾（马蹄肾）。

肾脏与输尿管畸形可为单侧，也可为双侧。50% 的肾脏畸形患者合并尿路畸形，包括膀胱输尿管反流（25%）、肾盂输尿管连接部梗阻（11%），以及输尿

表 2.1　表现为肾脏形态发育缺陷的人类基因突变

原发病	基因	肾脏表现型
Alagille 综合征	JAGGED1	囊性发育异常
Apert 综合征	FGFR2	肾积水
Bardet-Biedl 综合征	BBS1	囊性发育异常
Beckwith-Wiedemann 综合征	$p57^{KIP2}$	髓质发育异常
BOR 综合征	EYA1, SIX1	单侧或双侧肾缺如 / 发育异常，发育不全或集合管异常
Campomelic 发育异常	SOX9	肾脏发育异常，肾积水
Duane radial ray（Okihiro）综合征	SALL4	单侧肾缺如，膀胱输尿管反流，旋转不良，交叉融合异位肾，肾盂积水
Fraser 综合征	FRAS1	肾缺如，肾脏发育异常
HDR 综合征	GATA3	肾脏发育异常
Kallmann 综合征	KAL1, FGFR1, PROK2, PROK2R	肾缺如
乳腺 - 尺骨综合征	TBX3	肾脏发育异常
Meckel-Gruber 综合征	MKS1, MKS3, NPHP6, NPHP8	囊性发育异常
肾单位肾痨	CEP290, GLIS2, RPGRIP1L, NEK8, SDCCAG8, TMEM67, TTC21B	囊性发育异常
Pallister-Hall 综合征	GLI3	肾脏发育异常
肾 - 视神经盘缺损综合征	PAX2	肾脏发育不全，膀胱输尿管反流
单纯肾脏发育不全	BMP4, RET	肾脏发育不全
RTD	RAS 系统组成成分	肾小管发育异常
肾囊肿和糖尿病综合征	HNF1b	肾脏发育异常，肾脏发育不全
Rubinstein-Taby 综合征	CREBBP	肾缺如，肾脏发育不全
Simpson-Golabi-Behmel 综合征	GPC3	髓质发育异常
Smith-Lemli-Opitz 综合征	7- 羟基胆固醇还原酶	肾缺如，肾脏发育异常
Townes-Brocks 综合征	SALL1	肾脏发育不全，肾脏发育异常，膀胱输尿管反流
Zellweger 综合征	PEX1	膀胱输尿管反流，囊性发育异常

BOR，腮 - 耳 - 肾；HDR，甲状腺功能减低 - 感音神经性耳聋与肾脏发育异常；RTD，肾小管发育不良

框 2.1　表现为肾脏和尿路畸形的综合征，染色体异常和代谢疾病

综合征	VATER 综合征
Beckwith-Wiedemann 综合征	WAGR 综合征
脑 - 眼 - 肾（cerebro-oculo-renal）综合征	Williams Beuren 综合征
CHARGE 综合征	Zellweger（脑肝肾）综合征
DiGeorge 综合征	
缺指，外胚层发育不良与唇 / 腭裂（ectrodactyly，ectodermal dysplasia and cleft lip/palage）综合征	**染色体异常**
Ehlers Danlos 综合征	21 三体
范可尼贫血	Klinefelter 综合征
Fraser 综合征	DiGeorge 综合征，22q11
Fryns 综合征	45，XO（Turner 综合征）
Meckel 综合征	（XXY）Klinefelter 综合征
马方综合征	嵌合 9 三体，13 三体，18 三体，4q 缺失，18q 缺失，3q 重复，10q 重复
MURCS 综合征	三倍体
眼 - 耳 - 脊柱（oculo-auriculo-vertebral，Goldenhar）综合征	
OFD 综合征	**代谢性疾病**
Pallister-Hall 综合征	过氧化物酶体缺陷
肾囊肿和糖尿病综合征	糖基化缺陷
SGBS 综合征	线粒体病
结节性硬化	Ⅱ 型戊二酸尿症
Townes-Brocks 综合征	肉碱棕榈酰转移酶 Ⅱ 缺乏症

CHARGE，眼部缺损、先心病、鼻后孔闭锁、生长发育迟缓、生殖器发育不全、耳异常 / 耳聋；MURCS，苗勒管发育不全 / 缺如、肾缺如与颈胸体节发育异常；OFD，眼 - 面 - 指；SGBS，Simpson-Golabi-Behmel；VATER，椎体、肛门、气管、食管与肾；WAGR，肾母细胞瘤、无虹膜、泌尿生殖道畸形、精神发育迟滞

管膀胱连接部梗阻（11%）。肾脏发育异常是一组异质性疾病，在微观层面上可表现为间充质和上皮细胞的异常分化、肾单位数目减少、皮质和髓质之间分界区域的缺失，或者间充质化生为软骨和骨。肾脏发育异常时，肾脏既可以扩张变大，有许多囊肿；也可以体积较小，有或没有囊肿。区分单纯发育不全和肾脏发育异常需要病理检查。在没有病理检查的情况下，肾脏体积偏小，囊泡较小，超声下不可见，则分类为肾脏发育不全 / 肾脏发育异常。多囊性肾发育不良（multicystic dysplastic kidney，MCDK）是肾脏发育异常的极端情况。

总体来说，肾脏与尿路畸形都归类为肾脏与尿路先天畸形（congenital anomalies of the kidney and urinary tract，CAKUT）。这种分类方法得到以下临床观察的支持：在一个患者中，肾脏和尿路可以同时受累（如肾脏和膀胱输尿管连接部同时受累）；同一基因突变在不同的患者中，可以表现为不同的尿路畸形（肾 - 视神经盘缺损综合征可表现为一系列肾脏异常与膀胱输尿管反流）；不同基因的突变可以导致相似的肾脏与尿路表型（比如肾脏发育不全在 Townes-Brocks 综合征中与 EYA1 突变相关，而在肾 - 视神经盘缺损综合征中与 PAX2 突变相关）。

人类肾脏与尿路畸形的病因

肾脏与尿路先天畸形（CAKUT）大部分时候为散发病例。大部分患儿既没有明显的综合征表现，也难以观察到孟德尔遗传模式。对于没有明确家族史也没有遗传综合征证据的双侧肾缺如或双侧肾发育不全的先证者，9% 的一级亲属 B 超可发现某种肾脏或尿路异常。对于大约 30% 的 CAKUT 患者，肾脏与尿路畸形为某种遗传综合征、某种染色体异常或者某种先天代谢性缺陷的表现之一（参见框 2.1）。已经发现超过 30 种基因的突变可以导致有 CAKUT 表现的多器官畸形综合征（表 2.1）。

出生前的药物暴露，包括处方药和非处方药，也可导致 CAKUT（框 2.2）。血管紧张素转化酶抑制药与血管紧张素 Ⅱ 受体拮抗药可以导致一种特殊类型的 CAKUT——肾小管发育不良（renal tubular

致畸物质暴露史

血管紧张素转化酶抑制药和血管紧张素Ⅱ受体拮抗药

乙醇

烷化剂

可卡因

三甲双酮

维生素 A 同源物

体检发现

高位肛门闭锁

外生殖器畸形

多乳头症

耳郭前窝和耳赘，颈部囊肿或瘘管

听力丧失

无虹膜眼

眼部缺损或视神经盘发育异常

偏侧肥大

ACE, Angiotensin converting enzyme; *ARB*, angiotensin receptor blockers.

dysgenesis, RTD）。RTD 是一种严重的围产期疾病，表现为分化的近端肾小管缺失或减少、早期严重羊水过少、围产儿死亡。在产前超声检查中，RTD 的肾脏往往外观正常。RTD 也可由编码肾素、血管紧张素原、血管紧张素转化酶以及血管紧张素Ⅱ1 型受体的基因突变导致。

肾脏与尿路先天畸形的临床处理

出生之前的考虑

妊娠 23 周的产前超声筛查对于肾脏与尿路先天畸形（CAKUT）的敏感性约为 80%。羊水体积是评估的关键指标。妊娠第 9 周胎儿开始产生尿液，孕中期开始胎儿尿液成为羊水的重要来源。到妊娠 20 周时，90% 的羊水来自胎儿产生的尿液。所以，20 周或以后的羊水过少是胎儿肾脏功能障碍的替代指标。当双侧肾脏存在时，羊水过少见于双侧发育不全或严重发育不良、双侧输尿管梗阻、膀胱出口梗阻或尿道梗阻；而在孤立肾的情况下，羊水过少可由肾发育不良或尿路梗阻导致。严重的羊水过少以及体积较小、回声较高的肾脏提示出生后预后不良。

出生之后的处理

出生后肾脏畸形的临床表现取决于有功能的肾实质的多少、是否存在双侧尿路梗阻，以及是否发生尿

路感染。双侧肾缺如或严重发育异常，由于肾功能受损伴少尿或多尿，往往出生后迅速表现出来；或者，肾脏畸形的患者可能表现为腰部肿物或无症状的肾脏影像学异常。

对于所有产前发现肾脏与尿路先天畸形（CAKUT）的新生儿需要进行细致的病史采集和体格检查（框 2.2），尤其需要评估致畸物质的暴露情况。呼吸系统体格检查需要注意是否存在肺部发育不全导致的气胸。腹部体格检查可能会发现肿物——多囊性肾发育不良的肾脏（MCDK）、梗阻积水的肾脏或后尿道瓣膜患者中扩张的膀胱。单脐动脉与 CAKUT，尤其是膀胱输尿管反流具有相关性。患有梨形腹综合征的男婴有腹壁肌肉的缺失和隐睾。另外，体格检查可能还会发现有 CAKUT 表现的多器官综合征的其他畸形，常见的畸形有肛门开口位置异常、外生殖器畸形、耳郭旁窝与眼部缺损。

应该详细记录尿量。对于具有羊水过少、产前进行性肾积水、产前超声示膀胱扩张、或双侧严重输尿管肾积水病史的患者，需要在出生后 24 h 以内进行上尿路和下尿路的 B 超评估。对于男婴，膀胱扩张和双侧输尿管肾积水可能由后尿道瓣膜所导致，需要立即进行肾脏影像学评估和临床干预。总体来说，单侧肾脏异常不需要出生后紧急干预。不推荐出生后 72 h 内对单侧肾积水进行 B 超评估。因为随着肾血流量和肾小球滤过率的提高，出生后 24~48 h 内尿量逐渐增加。因此，在这个转换期进行评估可能会低估尿路扩张的程度。

在双侧肾脏疾病或孤立肾受到疾病累及时，应考虑测量血肌酐水平。但是，血肌酐应该等到出生 24 h 后再测量，因为出生 24 h 内反映的是母体的血肌酐水平［往往≤1.0 mg/dl（88 μmol/L）］。对于足月儿，出生后约 1 周肌酐下降至 0.3~0.5 mg/dl（27~44 μmol/L），早产儿需要 2~3 周下降到这个水平。

某些特定畸形的临床路径

胎儿肾脏高回声

单侧或双侧肾脏高回声是胎儿肾脏疾病的常见表现。*TCF2* 缺失是导致胎儿肾脏高回声的最常见突变。其他遗传学原因包括常染色体显性和常染色体隐性多囊肾。TCF2 突变还可表现为其他肾脏畸形，如肾脏发育不全与发育异常、囊肿性肾脏发育不良（MCDK）、肾缺如、马蹄肾和肾盂输尿管连接部梗

阻。产前肾脏高回声的新生儿应通过肾脏超声进一步确定表现型。此时，多囊肾可能已显著可见。一些肾外表现提示遗传代谢性疾病，没有那些肾外表现时，应详细进行体格检查和盆腔超声以除外生殖器畸形。

单侧肾缺如

诊断单侧肾缺如要求确证另一个肾脏不存在，这个肾脏可能位于盆腔或者其他异常的位置。若正常位置的肾脏代偿性肥大，则支持单侧肾缺如的诊断。在20%～40%的病例中，单侧肾缺如会伴有对侧尿路畸形，如肾盂输尿管连接部梗阻和膀胱输尿管反流，因此对存在的肾脏及尿路进行影像学评估极为重要。评估应包括泌尿系超声和排泄性膀胱尿道造影（voiding cystourethrogram，VCUG）。对患者的处理取决于孤立肾的功能状况，若血肌酐正常，则长期预后佳。但有研究表明，相当一部分孤立肾患者最终进展出现蛋白尿与高血压，因此，推荐孤立肾的患者定期监测血压和尿蛋白是合理的。

肾脏发育异常

大多数情况下，发育异常的肾脏由于肾发生过程的不足，与同年龄组相比体积较小，也称为肾脏发育异常。但是，在两类疾病中，发育异常肾脏可以体积偏大。首先，囊性结构可能导致肾脏体积增大，其中最极端的情况为多囊性肾脏发育不良（MCDK）。其次，过度生长综合征，如Beckwith-Wiedemann综合征和Simpson-Golabi-Behmel综合征等，可能导致发育异常的肾脏体积偏大。单侧肾脏发育异常往往在产前偶然发现。双侧肾脏发育异常在不伴有羊水过少的情况下，也可偶然发现。出生后，双侧肾脏发育不全往往表现为肾功能减退，其严重程度与发育异常程度成正比。出生后，发育异常的肾脏超声可表现为回声增强、皮髓质分界不清及皮质囊肿等。临床随访包括定期监测肾功能。由于肾脏发育异常可与膀胱输尿管反流等尿路畸形并存，需要通过排泄性膀胱尿道造影（VCUG）等对尿路进行影像学评估。

多囊性肾发育不良

多囊性肾脏发育不良（MCDK）是一种严重的肾脏发育异常，可表现为腰部肿物。肾脏超声示位于肾窝的巨大囊性肿物，其中实性组织稀少，往往描述为"葡萄串样"。MCDK的肾脏没有功能，往往单侧发生。若双侧发生，会导致Potter综合征。MCDK的

并发症包括高血压和泌尿系感染，但是发生率较低。也有MCDK发生肾母细胞瘤和肾细胞癌的报道，但是恶性并发症的发病率与一般人群并无显著性差异。大约25%的MCDK病例伴有对侧尿路畸形，包括肾脏旋转和位置的异常、肾脏发育不全、膀胱输尿管反流，以及肾盂输尿管连接部梗阻。

按照MCDK的自然病程，患侧肾脏体积将逐渐缩小。到2岁时，60%患儿的肾脏会缩小，20%～25%会缩小到超声检测不到的程度。MDCK患侧肾脏体积增大较为少见，此时需要考虑切除以排除恶变，超声上对侧肾脏往往代偿性肥大。由于存在对侧肾脏畸形的风险，需要评估对侧是否存在膀胱输尿管反流，并监测血压。推荐1岁以前每3个月进行一次超声检查，1岁后每6个月一次，直至患侧肾脏退化或至少随访至5岁。当患侧肾脏体积增大或婴幼儿期到儿童期早期出现高血压时，应该考虑患侧肾脏切除。

异位肾

异位肾定义为位置异常的肾脏。正常情况下，肾脏位于脊柱两侧腰部腹膜后的肾窝里。胚胎发育时，由于尾端的快速生长，肾脏由盆腔上升至腰部。肾脏一边上升一边旋转90°，故上升完成时，肾门朝向内侧。妊娠8周时，肾脏上升和旋转已完成。

最常见的异位肾是盆腔肾。某些不常见的情况下，肾脏会位于身体对侧，称为交叉异位肾。异位肾在临床上可以有症状也可以没有。异位肾可以在产前常规超声检查中偶然发现。或者，体格检查可能会触及盆腔肿物。异位肾常常伴有尿路畸形，其中最常见的是膀胱输尿管反流，见于20%的交叉异位肾、30%的单纯异位肾和70%的双侧单纯异位肾患者。其他可能的泌尿系畸形包括对侧肾脏发育异常（4%）、隐睾（5%）和尿道下裂（5%）。异位肾患者也可有女性生殖系统畸形，如子宫阴道缺如和单角子宫。肾上腺、心脏与骨骼系统畸形也有报道。

异位肾发现后应仔细进行体格检查，观察是否有其他畸形存在。需要测量血肌酐浓度以监测肾功能。应进行排泄性膀胱尿道造影（VCUG）以排除膀胱输尿管反流，其发生率在异位肾患者中较高，且可能与泌尿系感染相关。另外还推荐进行锝-99m标记的二巯基丁二酸（DMSA）扫描以评估分肾功能。如果对侧肾脏外观正常且异位肾没有积水的证据，则不需要进一步评估。而如果肌酐水平升高，或对侧肾脏外观

异常，则需要继续随访。如果异位肾严重肾积水，但VCUG 正常，则需利尿后进行巯基乙酰基三甘氨酸（MAG3）或二乙烯三胺五乙酸（DTPA）扫描来评估梗阻程度。对于轻到中度的肾积水，需要定期进行超声检查。

融合肾

融合肾定义为双肾的融合。最常见的融合畸形是马蹄肾，双肾的融合发生在一极，通常是下极。融合肾可以位于中线（对称马蹄肾），或者偏离中线（非对称马蹄肾）。在交叉融合异位肾患者中，一侧的肾脏越过中线与对侧肾脏融合。一般认为，肾脏融合发生在肾脏从盆腔上升至腰背部之前，所以融合肾很少位于正常解剖位置。由于未能正常上升，融合肾的血供可能来自髂血管。

其他与融合肾相关的泌尿系畸形包括双输尿管、异位输尿管和下腔静脉后输尿管；生殖道畸形包括双角子宫、纵隔子宫、尿道下裂和隐睾。其他肾外畸形包括消化道畸形（肛门闭锁等肛门直肠畸形、旋转不良及 Meckel 憩室）、中枢神经系统畸形（神经管缺陷）和骨骼畸形（如肋骨畸形、马蹄内翻足及先天性髋关节脱位）。

大部分马蹄肾患者无症状，只是偶然发现。然而有些患者由于肾积水伴或不伴梗阻或感染，表现为疼痛和（或）血尿。肾积水的原因包括膀胱输尿管反流、肾结石导致的集合系统梗阻、肾盂输尿管连接部梗阻，及异常血管导致的输尿管外压。感染和结石可能是尿潴留增加的结果。

如产前诊断马蹄肾，需要产后超声检查来证实这一诊断，并评估是否存在其他泌尿生殖系畸形；需进行排泄性膀胱尿道造影（VCUG）以排除膀胱输尿管反流。如果观察到梗阻，需要评估血肌酐水平。

致谢

这项工作由加拿大健康研究院、加拿大肾脏基金会及加拿大发育肾脏病学研究主席授予 Norman D. Rosenblum 的科研基金支持。

参考文献

Abdelhak S, Kalatzis V, Heilig R, et al: A human homologue of the Drosophila eyes absent gene underlies Branchio-Oto-Renal (BOR) syn- drome and identifies a novel gene family, Nat Genet 15:157-164, 1997.

Barbaux S, Niaudet P, Gubler M-C, et al: Donor splice-site mutations in WT1 are responsible for Frasier syndrome, Nat Genet 17:467-470, 1997.

Bamshad M, Lin RC, Law DJ, et al: Mutations in human TBX3 alter limb, apocrine and genital development in ulnar-mammary syn- drome, Nat Genet 16:311-315, 1997.

Cain JE, Di Giovanni V, Smeeton J, et al: Genetics of renal hypoplasia: insights into mechanisms controlling nephron endowment, Pediatr Res 68:91-98, 2010.

Cano-Gauci DF, Song HH, Yang H, et al: Glypican-3-deficient mice exhibit the overgrowth and renal abnormalities typical of the Simpson-Golabi-Behmel syndrome, J Cell Biol 146:255-264, 1999.

Cheng HT, Kim M, Valerius MT, et al: Notch2, but not Notch1, is required for proximal fate acquisition in the mammalian nephron, Development 134:801-811, 2007.

Cullen-McEwen LA, Caruana G, Bertram JF: The where, what and why of the developing renal stroma, Nephron Exp Nephrol 99:e1-e8, 2005.

Franco B, Guioli S, Pragliola A, et al: A gene deleted in Kallmann's syndrome shares homology with neural cell adhesion and axonal path-finding molecules, Nature 353:529-536, 1991.

Hatada I, Ohashi H, Fukushima Y, et al: An imprinted gene p57KIP2 is mutated in Beckwith Wiedemann syndrome, Nat Genet 14:171-173, 1996.

Kang S, Graham JM Jr, Olney AH, et al: GLI3 frameshift mutations cause autosomal dominant Pallister-Hall syndrome, Nat Genet 15:266-268, 1997.

Kohlhase J, Wischermann A, Reichenbach H, et al: Mutations in the SALL1 putative transcription factor gene cause Townes-Brocks syn- drome, Nat Genet 18:81-83, 1998.

Kreidberg JA: Podocyte differentiation and glomerulogenesis, J Am Soc Nephrol 14:806-814, 2003.

Mackie GG, Stephens FD: Duplex kidneys: a correlation of renal dys- plasia with position of the ureteral orifice, J Urol 114:274-280, 1975.

McGregor L, Makela V, Darling SM, et al: Fraser syndrome and mouse blebbed phenotype caused by mutations in FRAS1/Fras1 encoding a putative extracellular matrix protein, Nat Genet 34:203-208, 2003.

Oda T, Elkahloun AG, Pike BL, et al: Mutations in the human Jagged1 gene are responsible for Alagille syndrome, Nat Genet 16:235-242, 1997.

Piscione TD, Rosenblum ND: The molecular control of renal branch-ing morphogenesis: current knowledge and emerging insights, Differentiation 70:227-246, 2002.

Porteous S, Torban E, Cho N-P, et al: Primary renal hypoplasia in humans and mice with PAX2 mutations: evidence of increased apop- tosis in fetal kidneys of Pax21Neu +/- mutant mice, Hum Mol Genet 9:1-11, 2000.

Sakaki-Yumoto M, Kobayashi C, Sato A, et al: The murine homolog of SALL4, a causative gene in Okihiro syndrome, is essential for embry- onic stem cell proliferation, and cooperates with Sall1 in anorectal, heart, brain and kidney development, Development 133:3005-3013, 2006.

Weber S, Moriniere V, Knuppel T, et al: Prevalence of mutations in renal and developmental genes in children with renal hypodysplasia: results of the ESCAPE study, J Am Soc Nephrol 17:2864-2870, 2006.

Weber S, Taylor JC, Winyard P, et al: SIX2 and BMP4 mutations associ- ate with anomalous kidney development, J Am Soc Nephrol 19:891-903, 2008.

急慢性状态下肾小球滤过率的评估

3

Lesley A. Inker, Andrew S. Levey　著

陈沛沛　吴海婷　秦　岩　译校

肾脏的排泄功能指肾小球滤过血浆，然后由肾小管和集合管对水及溶质的选择性重吸收和排泌来共同维持机体的内环境稳定。肾小球滤过率（glomerular filtration rate，GFR）是公认的评估整体肾功能的最佳指标，本章将重点介绍 GFR 及其评估方法，关于其他肾脏功能回顾可见本书的其他章节。

肾小球滤过率

肾小球滤过率是指单个肾单位（肾脏的过滤单位）的平均滤过率乘以两侧肾单位的数量。GFR 的正常水平可依据年龄、性别、体型、体力活动、饮食、药物治疗及生理状态如妊娠等而存在较大的差异。为了矫正肾脏体积（肾脏体积与体型成正比）差异造成的肾功能差异，GFR 需要经过由身高和体重计算得来的体表面积进行校正，然后 GFR 以每 1.73 m² 体表面积为单位表示（年轻男性或女性的平均体表面积为 1.73 m²）。在青年人中，男性和女性 GFR 正常的平均值分别约为 130 ml/(min·1.73 m²) 和 120 ml/(min·1.73 m²)。

GFR 的降低可能由肾单位数量的减少或单个肾单位肾小球滤过率（single nephron GFR，SNGFR）下降导致。SNGFR 下降可由生理状态或血流动力学的改变引起。SNGFR 的升高可由增加的滤过压（如肾小球毛细血管压力增加）或表面积（如肾小球肥大）引起。升高 SNGFR 可代偿肾单位数量减少，所以 GFR 水平可能不能反映肾单位的减少。因此，在 GFR 下降之前可能存在实质性的肾脏损害。

肾小球滤过率的测量方法

肾小球滤过率不能直接测量出来，通常说的"测量"肾小球滤过率是通过检测一个理想的滤过标志物的肾脏清除率来判断。某物质的肾脏清除率的计算公式为该物质尿流率（urinary flow rate，V）与尿液中的浓度（urinary concentration，U_x）的乘积除以血浆中该物质的浓度（plasma concentration，P_x）。某种物质的尿液排泄受到肾小球滤过和肾小管及集合管的分泌和重吸收的影响。理想的滤过标志物是指该物质全部由肾小球滤过，在肾小管和集合管内既不重吸收也不分泌，肾小球滤过是该物质排出体外的唯一途径，该物质尿清除率才能准确反映肾小球的滤过率，可用于测量 GFR。菊粉是最理想的评估肾小球滤过率的标志物，可以替代的外源性滤过标志物还包括碘酞酸盐、碘海醇、乙二胺四乙酸（EDTA）和二乙三胺五醋酸（DTPA）等，EDTA 或 DTPA 通常与放射性同位素螯合，便于检测。尿清除率需要定时收集尿来检测尿量，特别需要避免尿液收集不完整，影响清除率计算的准确性。血浆清除率可作为测定 GFR 的替代方法，具有不依赖定时尿液收集的优点，但会受到肾外清除因素的影响。所有的这些因素意味着测量出的 GFR 会与真正的肾小球滤过率（称为 GFR"真"值）存在差异，了解每个标记物的优势和局限性利于我们对肾小球滤过率的测量结果进行合理解释。

肾小球滤过率的评估

内源性滤过率标志物

由于测量 GFR 存在各种困难，GFR 通常由内源性滤过标志物的血清浓度来评估。在临床上，肌酐是最常被使用的内源性滤过率标志物。在过去，尿素氮也被广泛应用；而如今，胱抑素 C 具有一定的应用前景。对于所有的这些标志物，它们在血浆中的水平与 GFR 的水平呈倒数相关，但其血浆中的水平受到标志物的生成、肾小管与集合管的排泌与重吸收及肾外清除因素的影响。这些因素统称为血清

浓度的"非 -GFR 的决定性因素"（图 3.1）。在机体稳定的状态下，因标志物的生成量等于尿液排泄量和肾外清除量，所以血清中的标志物水平保持稳定。因 GFR 的评估公式纳入了人口统计学和临床变量以代替非 -GFR 的决定因素，提供了比单一血清浓度倒数更为精确的 GFR 估计值。在机体的非稳定状态下，GFR 的估计值与 GFR 的测量值可能出现差异；替代指标用于评估肾小球滤过的非 -GFR，其平均值可与实际情况不符。其他错误的来源包括对滤过标志物的测量误差（如测量方法未校准至开发公式时的检测方法）或在开发公式中 GFR 的测量误差。原则上，在测量较高的 GFR 时，所有误差往往会加大，而这些错误在测量较低的 GFR 中可能更具有临床意义。以下阐述的概念对儿童以及成人都重要，但本文重点讨论成人 GFR 的估算。表 3.1 也包含两个在儿童中最常用的 GFR 评估公式。

肌酐
新陈代谢以及排泄

肌酐是肌肉组织的终末代谢产物，其分子量为 113 Da。它来源于肌肉中磷酸肌酸的代谢，增加肉类

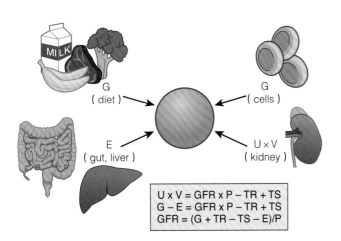

Figure 3.1 Determinants of the serum level of endogenous filtration markers. The serum level (P) of an endogenous filtration marker is determined by its generation (G) from cells and diet, extrarenal elimination (E) by gut and liver, and urinary excretion (U × V) by the kidney. Urinary excretion is the sum of filtered load (GFR × P), tubular secretion (TS), and reabsorption (TR). In the steady state, urinary excretion equals generation and extrarenal elimination. By substitution and rearrangement, GFR can be expressed as the ratio of the non- GFR determinants (G, TS, TR, and E) to the serum level. (Adapted from Stevens LA, Levey AS: Use of measured GFR as a confirmatory test, *J Am Soc Nephrol* 20:2305-2313, 2009.)（应版权方要求保留英文）

或营养保健品的摄入会使其生成增加。肌酐的优点在于它可自由经肾滤过，容易检测且检测成本低。最主要的缺点是存在大量的非 -GFR 的决定性因素（图 3.1），这些影响因素导致即使血清肌酐水平相同，但 GFR 并不相同，且差别可能很大（表 3.2）。在 GFR 降低的患者中，肾小管排泌及肾外的清除作用对血清肌酐的水平影响较大。在临床上，GFR 减少的情况中很难区分血清肌酐升高是由于肌酐分泌受到抑制或是肾外清除量的减少所致，但如果血清尿素氮保持不变，应高度怀疑以上原因。另一个局限性在于，不同的实验室检测肌酐的方法各异，尤其是在血清肌酐浓度较低的情况下。但随着近年来国际化标准的建立，后一个问题已经得到解决。

肌酐清除率

肌酐清除率通常是在机体稳定的状态下，使用 24 h 尿液的肌酐排泄量和单次测量的血清肌酐值进行计算所得。在完整的样本采集条件下，健康的青年男性和女性正常的肌酐排泄量分别为 20 ~ 25 mg/(kg·d) 和 15 ~ 20 mg/(kg·d)。这一方法的偏差可源于样本收集的时间或尿液收集不完整。因为肾小管排泌肌酐，使用该肌酐清除率会系统性高估 GFR。过去认为，在 GFR 处于正常水平的情况下，经肾小管排泌进入尿液的肌酐是相对较少的（10% ~ 15%），但最近，更为精确的分析表明，肾小管排泌的肌酐量可能比既往认为的比例更大。机体在非稳定的状态下（例如急性肾脏病或透析间期），为了更精确地评估平均血清肌酐的浓度，在尿液收集期间进行额外的血液样本收集是十分有必要的。

基于血清肌酐的肾小球滤过率评估公式

肾小球滤过率可以通过基于血清肌酐值的公式来评估，这个公式需要考虑年龄、性别、种族、体型作为肌酐生成因素的替代物（表 3.1）。尽管在过去的几年中基于血清肌酐值的公式在评估 GFR 的精确度方面取得了重大的进展，但还是受限于血清肌酐的非 -GFR 决定性因素（见图 3.1）的变化，尤其是患者处在不同程度的肢体截肢、肌肉萎缩、过多或过少摄入肉类（表 3.2）的情况下，肌酐的产生出现了极端变化，这些公式都难以准确反映 GFR。因为身体成分的差异，通过一个种族或族裔群体开发得出的 GFR 评估公式也不太可能准确地适用于其他种族的人群。接下来，我们将描述在成人中最常用的三个评

表 3.1　GFR 评估公式

基于血清肌酐的 GFR 评估公式
Cockcroft-Gault 公式
C_{cr}（ml/min）=（140 年龄）× 体重（kg）/72 × Scr[×0.85 女性]
MDRD 研究公式（4 变量）
GFR（ml/（min·1.73m²）=175 × $Scr^{-1.154}$ × 年龄$^{-0.203}$ [× 0.742 女性] [× 1.210 黑种人]

GFR（ml/（min·1.73 m²）=141 × min（Scr/κ，1）α × max（Scr/κ，1）$^{-1.209}$ × $0.993^{年龄}$ × 1.018 [女性] × 1.157 [黑种人]

Scr（mg/dl），κ =0.7（女性）或 0.9（男性）；α= -0.329（女性）或 -0.411（男性）；min 指 Scr/κ 或 1 中的较小值，max 指 Scr/κ 或 1 中的较大值

女性	≤0.7 →	GFR=144 ×（Scr/0.7）$^{-0.329}$		
	>0.7 →	GFR=144 ×（Scr/0.7）$^{-1.209}$		
男性	≤0.9 →	GFR=141 ×（Scr/0.9）$^{-0.411}$	× $0.993^{年龄}$	× 1.157[黑种人]
	>0.9 →	GFR=141 ×（Scr/0.9）$^{-1.209}$		

Schwartz 公式（年龄≤18 岁）

GFR=0.413 × 身高（cm）/Scr

eGFR=40.7 × [身高（m）/ Scr]$^{0.640}$ × [30/BUN]$^{0.202}$

基于胱抑素 C 的 GFR 评估公式

CKD-EPI Cystatin C 公式 2012

GFR= 133 × min（Scys C/0.8，1）$^{-0.499}$ × max（Scys C/0.8，1）$^{-1.328}$ × $0.996^{年龄}$ × 0.932[女性]

性别	血清胱抑素 C（mg/L）	GFR 公式（年龄≥18 岁）
女性	≤0.8	GFR= 133 ×（Scys C/0.8，1）$^{-0.499}$ × $0.996^{年龄}$ × 0.932
	>0.8	GFR= 133 ×（Scys C/0.8，1）$^{-1.328}$ × $0.996^{年龄}$ × 0.932
男性	≤0.8	GFR= 133 ×（Scys C/0.8，1）$^{-0.499}$ × $0.996^{年龄}$
	>0.8	GFR= 133 ×（Scys C/0.8，1）$^{-1.328}$ × $0.996^{年龄}$

联合血肌酐值和胱抑素 C 的 GFR 评估公式

CKD-EPI Creatinine-Cystatin C 公式 2012

GFR=135 × min（Scr/，1）α × max（Scr/κ，1）$^{-0.601}$ × min（Scys C/0.8，1）$^{-0.375}$ × max（Scys C/0.8，1）$^{-0.711}$ × $0.995^{年龄}$ × 0.969 [女性] × 1.08 [黑种人]

Scr（mg/dl），Scys C（mg/L）；κ =0.7（女性）或 0.9（男性）；α=-0.248（女性）或 -0.207（男性）；min 指 Scr/κ 或 1 中的较小值，max 指 Scr/κ 或 1 中的较大值。

性别	Scr（mg/dl）	Scys C（mg/L）	公式（年龄≥18 岁）
女性	≤0.7	≤0.8	130 ×（Scr/0.7）$^{-0.248}$ ×（Scys C/0.8，1）$^{-0.375}$ × $0.995^{年龄}$ × 1.08[黑种人]
		>0.8	130 ×（Scr/0.7）$^{-0.248}$ ×（Scys C/0.8，1）$^{-0.711}$ × $0.995^{年龄}$ × 1.08[黑种人]
	>0.7	≤0.8	130 ×（Scr/0.7）$^{-0.601}$ ×（Scys C/0.8，1）$^{-0.375}$ × $0.995^{年龄}$ × 1.08[黑种人]
		>0.8	130 ×（Scr/0.7）$^{-0.601}$ ×（Scys C/0.8，1）$^{-0.711}$ × $0.995^{年龄}$ × 1.08[黑种人]
男性	≤0.9	≤0.8	135 ×（Scr/0.7）$^{-0.207}$ ×（Scys C/0.8，1）$^{-0.375}$ × $0.995^{年龄}$ × 1.08[黑种人]
		>0.8	135 ×（Scr/0.7）$^{-0.207}$ ×（Scys C/0.8，1）$^{-0.711}$ × $0.995^{年龄}$ × 1.08[黑种人]
	>0.9	≤0.8	135 ×（Scr/0.7）$^{-0.601}$ ×（Scys C/0.8，1）$^{-0.375}$ × $0.995^{年龄}$ × 1.08[黑种人]
		>0.8	135 ×（Scr/0.7）$^{-0.601}$ ×（Scys C/0.8，1）$^{-0.711}$ × $0.995^{年龄}$ × 1.08[黑种人]

Schwartz 公式（年龄≤18 岁）

GFR=39.1 × [身高（m）/Scr]$^{0.516}$ ×（1.8/Scys C）$^{0.294}$ ×（30/BUN）$^{0.169}$ × [身高（m）/1.4]$^{0.188}$ × 1.099[男性]

单位：年龄（岁）；体重（kg）；身高（cm/m）；Scr 血清肌酐（mg/dl）；除 Cockcroft-Gault 公式外，所有公式中的 Scr 均按参照标准矫正。如用 MDRD 公式，肌酐没有矫正时，截距为 186

估公式。

Cockcroft-Gault 公式

Cockcroft-Gault 公式（表 3.1）用血清肌酐、年龄、

体重、性别 4 个变量来计算内生肌酐清除率。考虑到女性的肌肉含量较低，比理论肌酐生成值低 15%，公式中设置了相关的调整系数。与肌酐清除率的正常值比较时需要计算体表面积，将标准化结果调整到

表3.2　影响血清肌酐浓度的因素

因素	血清肌酐的变化	机制/说明
年龄		
	下降	与年龄相关的肌肉含量减少导致肌酐生成下降
女性		
	下降	肌肉含量少导致肌酐生成下降
种族		
非裔美国人	上升	非裔美国人平均肌肉含量较高导致肌酐生成增多；而非裔美国人和白种人之外的种族肌肉含量情况不明
饮食		
素食	下降	肌酐的生成下降
熟肉类或含肌酐物质的摄入	上升	肌酐一过性生成增多；但会因一过性增加的 GFR 而减少
体质情况		
肌肉发达	上升	肌肉含量高加上蛋白质摄入增多使得肌酐生成增多
营养不良	下降	肌肉含量低加上蛋白质摄入减少导致肌酐生成下降
肌肉萎缩截肢术后		
肥胖	无变化	脂肪含量增多，而肌肉含量不变，不影响肌酐的生成量
药物		
甲氧苄氨嘧啶、西米替丁	上升	抑制肾小管分泌肌酐
纤维酸类调脂药（除吉非罗齐外）		
酮酸	上升	影响测量肌酐的苦味酸盐
某些头孢菌素抗生素	上升	破坏肠道菌群，干扰肾外排泄

来自：Stevens LA, Levey AS: Measurement of kidney function, Med Clin North Am 89:457-473, 2005.

$1.73\ m^2$。因将体重放在公式中分子的位置，该公式就会系统性地高估水肿或肥胖患者的肌酐清除率；该公式评估的肌酐清除率也会随着年龄的增加而急剧下降；因存在肾小管排泌肌酐的问题，该公式会系统性地高估 GFR；但更重要的是，由于使用了旧的检测方法测定血清肌酐，该公式也会系统性地高估肌酐清除率。基于以上的原因，Cockcroft-Gault 公式较后续的新公式准确性略差。

MDRD 公式

肾脏病饮食改良（modification of diet in renal disease，MDRD）研究公式最初是通过测量尿液中 ^{125}I 标记的碘酞酸盐，计算肾脏清除率作为参照，开发出的 GFR 评估公式。该公式最初纳入血清肌酐、血清尿素、白蛋白、年龄、性别和种族 6 个独立相关的变量，随后 MDRD 工作组对该公式进行了简化，仅保留了血清肌酐、年龄、性别、种族 4 个变量（表 3.1）。这个公式已经在非裔美国人、糖尿病肾病患者和肾移植受者中得到验证。MDRD 公式的准确性比 Cockcroft-Gault 公式高，但是在 GFR 处于较高水平的患者中，使用该公式会低估其 GFR。虽然 MDRD 公式在评估 GFR 方面有广泛的应用，但由于其估算高水平 GFR 的精确度存在局限性，建议当评估结果 <60 ml/（min·1.73 m²）时报告具体数值，而当评估结果 >60 ml/(min·1.73 m²) 时，不宜再报告确切值，而统一以 "> 60 ml/（min·1.73 m²）" 表示。

为了使简化的 MDRD 公式适用于黑种人和白种人之外的其他种族，有学者在全球范围内报道了一些改良后的 MDRD 公式。通常意义下，改良后的 MDRD 公式应该提高该研究人群 GFR 评估的精确性，但由于此类研究的不一致性，改良后公式的准确性还有待考量。

慢性肾脏病流行病学（CKD-EPI）公式

慢性肾脏病流行病学（chronic kidney disease epidemiology，CKD-EPI）公式（参见表 3.1）的开发应用了大型数据库，研究人群涵盖了不同临床特征人群，包括有或无肾脏疾病的受检者、糖尿病患者和有器官移植史的人群。CKD-EPI 公式采用了与简化的 MDRD 研究公式相同的 4 个变量作为基础，使用了双"S"曲线模型对 GFR 和血清肌酐之间的关系进行了阐述；这样就能部分地校正当 GFR 处在较高水平的情况下使用 MDRD 公式造成的 GFR 评估偏低现象。总体上讲，在 eGFR ＞ 60 ml/（min·1.73 m²）的情况下，CKD-EPI 公式比 MDRD 公式更精确；即使在低水平的 eGFR 情况下，CKD-EPI 公式与 MDRD 公式相比也只有轻度的精确性下降（图 3.2）；也就是说，在较宽范围内，包括针对不同年龄、性别、种族、体重指数、是否患有糖尿病或是否进行过器官移植的个体，CKD-EPI 公式比 MDRD 公式能更准确地评估 GFR。正因为 CKD-EPI 公式可以在全范围内评估 GFR 且无大的偏倚，一些临床试验已经开始使用该公式作为评价肾功能的指标。

尿素

血清尿素浓度（在美国用尿素氮来表示）由于受到大量非 -GFR 决定因素的影响，在评估 GFR 中的应用价值受到了限制。主要的非 -GFR 决定因素为尿素的生成和肾小管重吸收这两个方面。尿素是由肝生成的分子量为 60 Da 的蛋白质代谢分解的终产物，其可通过肾小球自由滤过，之后在近端和远端肾单位进行被动重吸收。由于肾小管的重吸收作用，尿素的肾脏清除率往往会低估了 GFR 的水平。当肾脏灌注下降和抗利尿情况下（例如血容量不足或心力衰竭）都会使肾脏对尿素的重吸收增加，这将导致检测的尿素清除率下降较实际 GFR 的下降程度更为明显。当测得的 GFR 小于 20 ml/(min·1.73 m²) 时，由于存在肾小管分泌肌酐的影响而导致使用肌酐清除率计算会高估 GFR 水平，等同于尿素在肾脏被动重吸收而导致使用尿素清除率计算低估 GFR 的水平；因此，尿素清除率与肌酐清除率的平均值近似测量的 GFR。尿素生成增加相关的因素包括高营养状态下蛋白质的超负荷或是胃肠道出血后导致的血液重吸收。由于感染、肾上腺皮质激素的应用或化疗导致的高分解代谢状态也会增加尿素的生成，而严重的营养不良和肝病则会减少尿素的生成。

胱抑素 C

新陈代谢及排泄

胱抑素 C（cystatin C，CysC）是一种由 122 个氨基酸残基组成的、分子量为 13 kDa 的蛋白质。编

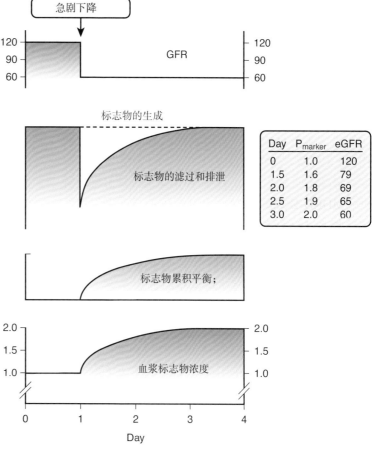

图 3.2　GFR 急剧下降对内源性滤过标志物的生成、滤过、排泄、平衡和血清浓度的影响。在 GFR 急剧下降之后，标志物的生产量不变，但是滤过和排泄减少，使标志物滞留（上升趋势）和血清浓度上升（非稳定状态）。在这段时间内，GFR 估计值（eGFR）会低于 GFR 测量值（mGFR）。尽管 GFR 持续下降，但是血清浓度的水平上升使得滤过负荷（GFR 乘以标志物血清水平）增加，直到滤出量等于生成量。与此同时，标志物累积平衡量和血清浓度会在一个新的水平达到稳态。在这个新的稳定状态下，eGFR 约等于 mGFR，肾小管的分泌和重吸收及肾外清除率假设为零。GFR 以 ml/（min·1.73 m²）为单位表示。（来自：Stevens LA, Levey AS: Use of measured GFR as a confirmatory test, J Am Soc Nephrol 20:2305-2313, 2009. Original permission from Kassirer JP: Clinical evaluation of kidney function—glomerular function, N Engl J Med 285:385-389, 1971.）

Day	P_marker	eGFR
0	1.0	120
1.5	1.6	79
2.0	1.8	69
2.5	1.9	65
3.0	2.0	60

码 CysC 的基因属于管家基因，能在所有的有核细胞内以恒定速度持续转录与表达，产生量恒定。它的分子量小和基础 pH 使得其可以自由从肾小球滤过。经过肾小球滤过后，大约 99% 的 CysC 在近曲小管上皮细胞被重吸收后并于细胞内完全代谢分解，不重新回到血液中。研究证据表明，存在肾小管分泌以及肾外清除的作用，占经肾脏清除的 15%~21%。

由于 CysC 不从尿液排出，所以研究 CysC 的生成和肾脏处理过程较为困难。因此，除了要了解 CysC 的决定性因素以外，还要了解 GFR 流行病学因素。在两项研究中，调整肌酐清除率或 GFR 测量值后仍然导致 CysC 处在较高水平的关键因素是高龄、男性、脂肪含量、白种人、糖尿病、较高水平的 C- 反应蛋白和白细胞计数及较低的血清白蛋白水平。另外的研究表明，炎症、肥胖症、甲状腺疾病、恶性肿瘤、吸烟和肾上腺皮质激素的应用可能会增加 CysC 的水平。综上所述，这些研究表明在解释 CysC 的水平时除了考虑与 GFR 相关之外，还需要考虑其他的影响因素。

肾小球滤过率的血清胱抑素 C 评估公式

一些研究表明，较高水平的胱抑素 C 比根据血清肌酐值计算的 eGFR 能够更好地预测心血管疾病的风险及整体病死率。这样的结果是否归功于 CysC 作为滤过标志物的优越性还是由于 CysC 和肌酐的非 -GFR 决定因素混杂所致，仍有待进一步考量。

某些研究比较了血清胱抑素 C 和肌肝用于评估 GFR 计算值（mGFR）的准确性，发现前者与后者相比能更好地评估 GFR。然而，与血清肌酐评估公式相比，CysC 本身或者仅基于 CysC 的评估公式精确度优势并不明显（表 3.1）；而在无论是否具有慢性肾脏病受检者中，联合 CysC 和肌酐值能最准确地评估 GFR 水平。

与肌酐情况相同，CysC 在检测中的差异也可以导致 eGFR 出现差异。最近 CKD-EPI 公布的开发公式都对检测方法进行了标准化。近期涵盖了有或无肾脏病的受检者、糖尿病患者和有器官移植史等不同临床特征人群的大型数据库，开发了 CKD-EPI creatinine-cystatin C 评估公式及 CKD-EPI CysC 评估公式（表 3.1）。同时使用肌酐和胱抑素 C 的 CKD-EPI 公式比肌酐或胱抑素 C 单一因素公式计算 eGFR 更准确（图 3.3）。若标化的胱抑素 C 可应用于临床，那么 CKD-EPI creatinine-cystatin C 公式可作为低值

eGFR（肌酐）的确证实验。

在某些人群中，如儿童、老人、移植受者及患有神经肌肉疾病或肝病患者，CysC 被假定为能更精确地评估 GFR 的水平，但这种假设还需要通过更严格的研究确认。在急性肾损伤患者中，血清 CysC 的水平比肌酐升高得更迅速。还需要更多的数据来研究在评估 GFR 快速变化时，CysC 的敏感性是否优于血清肌酐。

评估肾小球滤过率的临床应用

慢性肾脏病

GFR 的水平可用来定义和分级慢性肾脏病（CKD）。因此，GFR 的评估在 CKD 的诊断、评价和管理过程中相当重要。目前指南推荐在 CKD 高危人群中，使用血白蛋白水平作为肾脏损伤的标志，同时检测血清肌酐值来评估 GFR，而单血清肌酐值评估 GFR 会导致 CKD 分级错误和延误诊断。GFR 的各种公式使检测标志物在测定后的第一时间即可获得 GFR 估测数值。

急性肾脏病

急性肾损伤（acute kidney injury，AKI）根据血清肌酐值上升速度来定义和分级，而非根据 GFR 的水平。AKI 是急性肾脏病中的一种表现，此时血清肌酐值处于非稳定状态，同时 GFR 可能存在波动。处于非稳定状态时，因内源性的滤过标志在体内积聚需要一段时间，所以血清肌酐值水平上升有一定滞后（图 3.4）。相反，随着 GFR 的恢复，排泄滞留的滤过标志物也需要一段延滞期。所以在这段时期内，无论是血清标志物水平，还是 eGFR 都不能准确地反映 GFR 的测量值。尽管如此，在非稳定状态 eGFR 的改变对提示 eGFR 的变化幅度大小和方向是很有益的。如果 eGFR 在下降，其下降程度要低于 mGFR 幅度；相反，如果 eGFR 在上升，那么其上升程度要高于 mGFR 的上升幅度。如果 eGFR 变化迅速，那么 mGFR 的变化会更为剧烈。

药物剂量调整

Cockcroft-Gault 公式已经被广泛应用于肾功能受损患者的药代动力学评价中，仍然是常用来指导药物剂量调整的方法。近来，因为临床实验室开始常规使用 MDRD 公式或 CKD-EPI 计算并报告

eGFR，也逐渐出现使用 eGFR 来调整药物剂量的趋势。无论使用哪个公式，肌酐检测的变化导致应用过去的药代动力学来指导现代的临床药物剂量调节可能带来不可预知的结果。因此，对比更新、更精确的公式来说，继续使用 Cockcroft-Gault 公式不利于临床上指导对药物剂量的调整。最近有研究表明，使用 Cockcroft-Gault 公式比基于 MDRD 公式指导药物剂量的调整的准确度下降。因此，最近在改善全球肾脏病预后组织（Kidney Disease Improving Global Outcomes，KDIGO）的研讨发布会上，建议使用最准确的 eGFR 公式指导 CKD 患者的药物剂量调整。

验证试验的必要性

当存在影响血清肌酐的相关因素时，所有以肌酐为基础的评估公式的精确度都会降低（参见图 3.1）。在这样的情况下，为了更精确地评估 GFR，需要检测外源性滤过标志物的清除率或定时收集尿液标本中的肌酐来计算肌酐清除率。在未来，肌酐联合 CysC 的 eGFR 公式、CysC 和其他潜在新的内源性滤过标志物，能够更准确地评估 GFR，能减少对任何一种标志物的非 -GFR 决定性因素的影响。最为理想的是，我们可实现联合内源性标志物评估 GFR，从而达到和测定 GFR 一样准确的目的。

参考文献

Earley A, Miskulin D, Lamb EJ, et al: Estimating equations for glomeru- lar filtration rate in the era of creatinine standardization: a systematic review, Ann Intern Med 156:785-795, 2012.

Inker LA, Eckfeldt J, Levey AS, et al: Expressing the CKD-EPI (Chronic Kidney Disease Epidemiology Collaboration) cystatin C equations for estimating GFR with standardized serum cystatin C values, Am J Kid- ney Dis 58:682-684, 2011.

Inker LA, Lafayette R, Upadhyay A, et al. In: Schrier RW, editor: Diseases of the kidney & urinary tract, ed 9, New York, 2012, Lippincott Williams & Wilkins.

Inker LA, Schmid CH, Tighiouart H, et al: Estimating glomerular fil- tration rate from creatinine and cystatin C, N Engl J Med 367:20-29, 2012.

Ix JH, Wassel CL, Stevens LA, et al: Equations to estimate creatinine excretion rate: the CKD epidemiology collaboration, Clin J Am Soc Nephrol 6:184-191, 2011. Epub 2010.

Knight EL, Verhave JC, Spiegelman D, et al: Factors influencing serum cystatin C levels other than renal function and the impact on renal function measurement, Kidney Int 65:1416-1421, 2004.

Kottgen A, Selvin E, Stevens LA, et al: Serum cystatin C in the United States: the Third National Health and Nutrition Examination Survey (NHANES III), Am J Kidney Dis 51:385-394, 2008.

Levey AS, Deo A, Jaber BL: Filtration markers in acute kidney injury, Am J Kidney Dis 56:619-622, 2010.

Levey AS, Stevens LA, Schmid CH, et al: A new equation to estimate glomerular filtration rate, Ann Intern Med 150:604-612, 2009.

Peralta CA, Shlipak MG, Judd S, et al: Detection of chronic kidney dis- ease with creatinine, cystatin C, and urine albumin-to-creatinine ratio and association with progression to end-stage renal disease and mor- tality, JAMA 305:1545-1552, 2011.

Rule AD, Teo BW: GFR estimation in Japan and China: what accounts for the difference? Am J Kidney Dis 53:932-935, 2009.

Schwartz GJ, Munoz A, Schneider MF, et al: New equations to estimate GFR in children with CKD, J Am Soc Nephrol 20:629-637, 2009.

Schwartz GJ, Work DF: Measurement and estimation of GFR in children and adolescents, Clin J Am Soc Nephrol 4:1832-1843, 2009.

Stevens LA, Coresh J, Greene T, et al: Assessing kidney function—measured and estimated glomerular filtration rate, N Engl J Med 354:2473-2483, 2006.

Stevens LA, Coresh J, Schmid CH, et al: Estimating GFR using serum cystatin C alone and in combination with serum creatinine: a pooled analysis of 3,418 individuals with CKD, Am J Kidney Dis 51:395-406, 2008.

Stevens LA, Levey AS: Measured GFR as a confirmatory test for esti- mated GFR, J Am Soc Nephrol 20:2305-2313, 2009.

Stevens LA, Levey AS: Use of the MDRD study equation to estimate kidney function for drug dosing, Clin Pharmacol Ther 86:465-467, 2009.

Stevens LA, Nolin TD, Richardson MM, et al: Comparison of drug dos- ing recommendations based on measured GFR and kidney function estimating equations, Am J Kidney Dis 54:33-42, 2009.

Stevens LA, Padala S, Levey AS: Advances in glomerular filtration rate- estimating equations, Curr Opin Nephrol Hypertens 19:298-307, 2010. Stevens LA, Schmid CH, Greene T, et al: Factors other than glomerular

filtration rate affect serum cystatin C levels, Kidney Int 75:652-660, 2009.

Full bibliography can be found on www.expertconsult.com.

4 尿液分析及尿液显微镜检查

Arthur Greenberg 著

彭晓艳 吴海婷 陈丽萌 译校

常规尿液分析运用相对简单的化学检测方法，能迅速提供多种原发和继发性肾脏病的重要信息。尿沉渣显微镜检查是评估患者肾功能受损、蛋白尿、血尿、尿路感染和泌尿系结石等不可或缺的手段。尿沉渣可提供肾实质相关的重要线索。试纸检测法可自动化，流式细胞术可鉴定尿液中的部分细胞，但自动分析仪不能检测特殊类型细胞或鉴别管型，目前尚没有任何方法可替代尿液镜检，且尿液镜检对操作者的经验依赖性极强，非专业人员难以胜任。研究表明，相比于临床生化实验室报告的尿液分析结果，由肾脏病专科医师完成的尿液分析对临床正确诊断更有益，而没有受过专科训练的内科医师进行尿液分析的准确性欠佳。完整的尿液分析特点如框 4.1 所示。

样品采集和处理

尿液采集应尽量减少污染，以清洁中段尿为宜。如采样有困难，成人可行膀胱导尿术，单次导尿引起尿路感染的风险可忽略不计；婴儿可行耻骨上穿刺尿液吸引；对于不合作的男性患者，可采用清洁导尿管连接尿袋以收集标本。膀胱留置导尿管的患者，尿袋中的贮积尿液不宜送检，如将连接尿袋的导管夹闭，从其上游收集的新鲜尿液可用于化验。

尿液的化学成分可因直立发生改变，有形成分亦可随时间推移而降解。最理想的化验标本是新鲜尿液，其次是经短期冷藏保存的尿液。细菌在室温下可迅速繁殖，因此未冷藏的尿液细菌计数结果不可靠。清晨第一次尿标本通常具有浓缩性强和偏酸性的特点，这种环境有利于尿中有形成分的保持，因此对诊断可疑的肾小球肾炎有特殊的价值。

尿液的理化特性外观

外观

正常尿液因尿色素的存在呈现清亮的淡黄色，尿液浓缩后颜色加深；胆红素、其他病理代谢产物以及各种药物可改变尿液的颜色或气味；悬浮的红细胞、白细胞或晶体使尿液变浑浊。与尿液外观或气味改变相关的情况在表 4.1 列出。

尿比重

液体的重量与等体积蒸馏水重量的比值称为比重。尿比重由渗透压决定，并在一定程度上代表渗透压。尿比重在 1.001～1.035 时，代表尿渗透压为 50～1000 mOsm/kg。尿比重接近 1.010 时称为等渗尿，即尿渗透压接近血浆渗透压。与渗透压对应，当高浓度的溶质（如蛋白、葡萄糖或造影剂等）存在时尿比重升高。

有三种方法可用于测定尿比重。比重计是金标准，但需要足够体积的尿液使比重计漂浮并使尿标本

框 4.1　常规尿液分析

外观

比重

化学检测（试纸法）

酸碱度（pH）

蛋白

葡萄糖

酮体

潜血

尿胆原

胆红素

亚硝酸盐

白细胞酯酶

显微镜检查（有形成分）

晶体：尿酸盐、磷酸钙、草酸盐或碳酸盐、三磷酸盐、胱氨酸、药物

细胞：白细胞、红细胞、肾小管上皮细胞、卵圆脂肪小体、移行上皮、鳞状上皮

管型：透明管型、颗粒状管型、红细胞管型、白细胞管型、小管上皮细胞、退化细胞、宽大管型、蜡样管型、脂质管型

微生物感染：细菌、酵母菌、滴虫、线虫

其他：精子、黏丝、纤维、淀粉、毛发及其他污染物

表 4.1　可能改变尿液外观或气味的物质

颜色改变	物质
白色	乳糜、脓汁、磷酸钙晶体
粉色 / 红色 / 棕色	红细胞、血红蛋白、肌红蛋白、卟啉类、甜菜、番泻叶、药鼠李皮、左旋多巴、甲基多巴、去铁胺、酚酞类、食用色素、甲硝唑、非那西汀、蒽醌类、阿霉素、吩噻嗪类
黄色 / 橘红色 / 棕色	胆红素、尿胆素、非那吡啶尿止痛药、药鼠李皮、麦帕克林（抗疟药）、铁复合物、呋喃妥英、核黄素、大黄、柳氮磺吡啶、利福平、荧光素、苯妥英、甲硝唑
棕色 / 黑色	高铁血红蛋白、尿黑酸（尿黑酸尿症）、黑色素（黑色素瘤）、左旋多巴、甲基多巴
蓝色或绿色，绿色 / 棕色	胆绿素、铜绿假单胞菌感染、染料（如亚甲蓝、靛胭脂）、氨苯蝶啶、维生素 B 复合物、美索巴莫、靛青苷、苯酚、叶绿素、丙泊酚、阿米替林（抗抑郁药）
紫色	大肠埃希菌感染、铜绿假单胞菌感染、肠球菌感染及其他
气味	物质或状况
甜味或果味	酮体
氨味	尿素分解性细菌感染
枫糖味	枫糖尿病
霉味或鼠味	苯丙酮酸尿
汗足味	异戊酸或异戊二酸血症、丁酸 / 己酸过多
腐臭味	高甲硫胺酸血症、酪氨酸血症

达到比重计所标的校准温度。在明确尿比重和折光指数的关系后，发展出折光计方法，商业化折光计经单位比重校准，只需一滴尿液即可。另外，尿比重也可通过试纸法测定。

尿比重用于评价尿液是否浓缩或能否被浓缩。糖尿病患者的渗透性利尿、利尿药治疗或泌尿系梗阻解除后的尿液为等渗性。相反，水分过多引起的水利尿或糖尿病尿崩症中，尿比重可低至 1.004 以下。如无蛋白尿、糖尿或者未使用碘对比剂时，尿比重超过 1.018 常提示浓缩功能尚可。尿比重的测定可用于鉴别肾前性氮质血症和急性肾小管坏死（acute tubular necrosis，ATN）。另外，因尿蛋白浓度影响蛋白指示条的反应，随机尿中检测到处于临界浓度的蛋白时，可根据尿比重来综合评估其临床价值。

常规试纸法

尿液试纸是一种塑料条带，其上贴有含化学试剂的纸标签，每个标签上的试剂均可显色。该试剂与尿液经过一定时间的反应，使试纸标签呈现不同颜色，与比色表进行比对。某些反应是高度特异性的，另一些则受干扰性物质或极端 pH 条件的影响。尿液中胆红素或血液的污染可能掩盖其颜色的变化。

酸碱度 pH

pH 测试所使用的染料指示剂可随 pH 的不同而发生颜色改变。尿液的正常 pH 为 4.5 ~ 8.0。尿素分

解性细菌的生长和二氧化碳的减少可使 pH 升高，故尿液采集后迅速检测才能获得准确的结果。此外，细菌分解葡萄糖所产生的有机酸可以使 pH 降低，因此仅凭此项难以诊断肾小管酸中毒。

蛋白质

蛋白测定利用指示剂蛋白质误差的原理，在特定的 pH 环境下，指示剂可随溶液中蛋白浓度的变化而变色。蛋白指示条带在接近其变色点的酸性环境中进行缓冲平衡，被含蛋白的尿液湿润后改变颜色。对蛋白反应进行评分时可采用等级法（微量至 4+）或浓度法，二者对应关系如下：微量，5 ~ 20 mg/dl；1+，小于 30 mg/dl；2+，小于 100 mg/dl；3+，小于 300 mg/dl；4+，超过 2000 mg/dl。高度碱化的尿液（尤其受某些皮肤清洁剂污染后）可产生假阳性结果。

蛋白试纸条对白蛋白高度敏感，对球蛋白、血红蛋白和轻链的敏感性减弱。对于可疑的轻链蛋白尿，应采用敏感性更高的检测方法。酸沉淀试验（acid precipitation tests）是向尿标本中加入可使蛋白变性的酸性物质，所得沉淀物的密度与蛋白浓度相关。若尿标本经试纸法检测阴性而磺基水杨酸沉淀试验阳性，则高度怀疑轻链存在。甲苯磺丁脲、大剂量青霉素、磺胺类及造影剂等可导致比浊反应假阳性。对于轻链，需要采用敏感性和特异性更高的检测方法，如免疫电泳或免疫沉淀法。

如尿液高度浓缩，尿检可能呈弱阳性，这并不能

代表显性蛋白尿；然而，单纯的尿液浓缩极少出现尿蛋白定性 3+ 或 4+；相反，尿液也可能被过度稀释呈现尿蛋白定性的阴性结果，此时亦不能除外显性蛋白尿的可能。常规试纸分析法采用的蛋白质指示剂对于检测微量白蛋白尿不敏感。

潜血

用于检测尿潜血的试剂条有赖于血红蛋白的过氧化物酶活性来催化一种有机过氧化物及后续指示剂染料的氧化。游离的血红蛋白呈现均一的颜色，完整的红细胞呈点状着色；当尿液被其他氧化剂如碘伏、次氯酸盐或细菌的过氧化物酶等污染时，可出现假阳性反应；抗坏血酸盐导致假阴性结果；肌红蛋白因其固有的过氧化物酶活性也同样检测阳性。当某尿标本经试纸法检测到血液成分，而显微镜下未见红细胞，则应怀疑肌红蛋白尿或血红蛋白尿。溶血可导致血清粉色样变，但游离肌红蛋白常难以浓缩到足以改变血浆颜色的程度，可用尿肌红蛋白的特异性检查来确诊。

尿比重

尿比重试纸条实际测定的是离子强度，使用的指示剂随离子强度依赖的解离常数（pKa）而变色，但不能检测葡萄糖或者造影剂的成分。

葡萄糖

该试纸条（试剂有特异性）检测葡萄糖依赖于葡萄糖氧化酶催化尿中葡萄糖释放过氧化氢，后者与过氧化物酶和一种色素原反应导致变色。高浓度维生素 C 或酮酸降低反应的灵敏度。糖尿病酮症酸中毒时尽管有尿酮体的存在，但依然难以掩盖尿葡萄糖的阳性结果。

酮体

酮体试剂条依赖于乙酰乙酸盐与硝基氢氰酸盐反应后产生的紫色。某些试纸条也可检测丙酮，但无一能与 β- 羟基丁酸发生反应。患者服用左旋多巴或含游离巯基的药物如卡托普利类和美司钠等，可出现假阳性结果。

尿胆原

尿胆原是消化道代谢胆红素产生的无色物质，部分经粪便排出，其余随尿液重吸收和分泌。梗阻性黄疸患者胆红素不能到达肠道，尿液排出的尿胆原减少。其他类型黄疸中，尿胆原增加。尿胆原检测理论基础是埃利希反应（Ehrlich reaction），酸性介质中二乙氨基苯甲醛可与尿胆原反应呈粉色。磺胺类药物导致假阳性结果；尿胆原降解为尿胆素则导致假阴性。对于梗阻性黄疸，临床上有更有效的诊断方法。

胆红素

胆红素试纸条的原理是胆红素和重氮盐的发光反应。正常情况下尿液中无结合胆红素，服用氯丙嗪或非那吡啶药物的患者可出现假阳性；而维生素 C 的存在则导致假阴性。

亚硝酸盐

亚硝酸盐过筛试验检测细菌尿，原理是革兰氏阴性菌可将尿液中的硝酸盐转化为亚硝酸盐从而激活色素原。肠球菌或其他不产生亚硝酸盐的病原体感染、尿液在膀胱中存留时间太短（少于 4 h，转化的亚硝酸盐不足）或维生素 C 等均可导致假阴性结果。

白细胞

中性粒细胞酯酶可水解吡咯氨基酸酯，产生游离吡咯，后者可与色素原反应。检验阈值为每高倍视野 5 ~ 15 个白细胞（5 ~ 15 WBCs/HPF）。糖尿、高渗尿、头孢氨苄、四环素类药物或草酸排泄过多时可出现假阴性；阴道分泌物的污染会导致非尿路感染状态下的假阳性。

微量白蛋白试纸

早期糖尿病肾病患者可用白蛋白选择性的试纸条进行微量白蛋白尿初筛。因运动增加白蛋白排泄，故最佳样本为清晨首次尿。常用的一种试纸采用比色法检测与金标抗体结合的白蛋白，正常情况下，尿白蛋白浓度低于此类试纸的检测阈值即 20 mcg/L。若通过该方法未检测到患者的尿白蛋白，则微量白蛋白尿的可能性极小，除非尿液被过度稀释。因尿液浓度变化较大，该方法与其他检测浓度的方法有同样的局限性。因此，该方法只适用于筛选试验，如发现白蛋白尿，则需要进行更准确的检验。

第二种试纸带有可测定白蛋白和肌酐浓度的双重标签，可用于计算尿白蛋白 / 肌酐。与本章节介绍的其他试纸法不同，这种试纸不能通过简单的视觉比色法来读取结果，而需要通过仪器来实现，该方法适用于快速检测，一次以上的尿白蛋白肌酐比值为

30 ~ 300 mcg/mg 则意味着微量白蛋白尿。关于微量白蛋白尿的具体内容详见第 5 章和第 25 章。

尿沉渣显微镜检查

样本准备及观察

将尿液离心后的颗粒物重悬，于每高倍视野（400 倍）观察到的细胞或管型的数目即为尿液的内容物。这种半定量方法的精确度和可重复性取决于所用尿液体积的准确性。在圆锥形离心管中将 12 ml 的尿标本以 1500 ~ 2000 rpm（450 g）的速度离心 5 min，倒掉上清，可用手指轻触管底或用移液器配合完成，仍残留的少许几滴尿液用于重悬颗粒。弃上清时需要注意保留颗粒，避免过多晃动。

用移液管滴一滴尿液至载玻片，尿滴大小应适宜，以标准的（22×22）mm^2 盖玻片刚好覆盖且边缘仍有薄层的尿液为宜。如尿滴太小，样品很快风干；如尿滴过大，可能在盖玻片下流动或污染显微镜物镜。商业化的快速尿染色法或巴氏染色法（Papanicolaou stain）可用于改善观测效果，但大多数肾脏病专科医师倾向于观察未染色的尿液。暗光是必需的，可调节聚光器和光圈以使对比度和清晰度最大化。如尿液被稀释导致有形成分少，检测尿中悬浮物质的运动来保证正确的焦点平面。通常在低倍镜下（100×）观察得到尿液内容物的整体印象，然后移至高倍镜（400×）下以观察特定区域。先低倍后高倍的顺序有助于观察感兴趣的局部结构。各细胞成分的定量应在高倍视野中进行（计数），并至少观察 10 个高倍视野以提高估计或计算的准确性；管型应在低倍镜下进行计数以作定量分析，但大多数的观察者常使用一些非专业术语，如稀少、偶有、很少、频繁或大量。

细胞成分

尿液中主要的有形成分在框 4.1 中列出，部分有形成分见本章节的图片内容。

红细胞

在肾小球和尿道口之间的任一部位出现的红细胞（RBC）（图 4.1A 和 B）均可进入尿液，每高倍视野下红细胞超过 2 ~ 3 个则认为是病理性的。红细胞呈两面凹圆盘状，直径约 7 μm，在高渗尿中变为锯齿状，在低渗尿中可肿胀、破裂成血影细胞；来源于肾实质的红细胞为异形性，如针状、泡状，膜下胞质沉积，细胞膜折叠并形成囊泡；来源于集合系统的红细胞则保持正常形态。有经验的观察者通过相差显微镜系统性的检查，可以从集合系统出血中甄别肾实质损伤所引发的血尿，普通显微镜难以有效进行此类鉴别。

白细胞

中性粒细胞（polymorphonuclear leukocytes，PMNs）（图 4.1C）直径约 12 μm，在其多形核或颗粒降解前是新鲜尿标本中最易被辨认的成分。含明显颗粒的肿胀的中性粒细胞因布朗运动现象被称为"闪烁细胞"（glitter cells）。中性粒细胞的存在可提示泌尿系统炎症、肾实质内病变（如肾小球肾炎或间质性肾炎）或上 / 下尿路感染。输尿管周炎症如局限性回肠炎或急性阑尾炎亦可引起脓尿。

肾小管上皮细胞

小管上皮细胞（图 4.1D）比中性粒细胞稍大，直径 12 ~ 20 μm。近端小管上皮细胞呈椭圆形或卵圆形，一般比远端小管立方上皮细胞更大。但细胞的大小可随尿渗透压改变，仅凭大小并不能区分这几类细胞。低渗尿中，较难将小管细胞与肿胀的中性粒细胞鉴别；正常尿液中可见少量小管上皮细胞；更多的情况下，小管上皮细胞提示急性肾小管坏死或间质性肾炎中的小管损伤及炎症。

其他细胞

尿路、阴道或皮肤来源的鳞状上皮细胞（图 4.1E）较大，是小核的扁平细胞。移行上皮细胞（图 4.1F）来自肾盂、输尿管、膀胱及近端尿道，是一种圆形细胞，大小是白细胞的数倍，通常呈团块状出现，低渗尿中易与肿胀的小管上皮细胞混淆。

管型及其他有形成分

管型根据形态和来源命名。免疫荧光显示远端小管或集合管中以 Tamm-Horsfall 尿糖蛋白（尿调节素）为基质形成相应形状的管型，常有整齐的边缘，有助于将其与团块状的细胞或碎片进行区分。

透明管型

透明管型（图 4.2A）只含蛋白质，其折光率与尿液接近，因此难以被发现，需要在暗光下仔细调节可变光圈以增加折射和视觉对比度。透明管型为非特异性，健康人的浓缩尿液或者多种病理状态下均可出现。

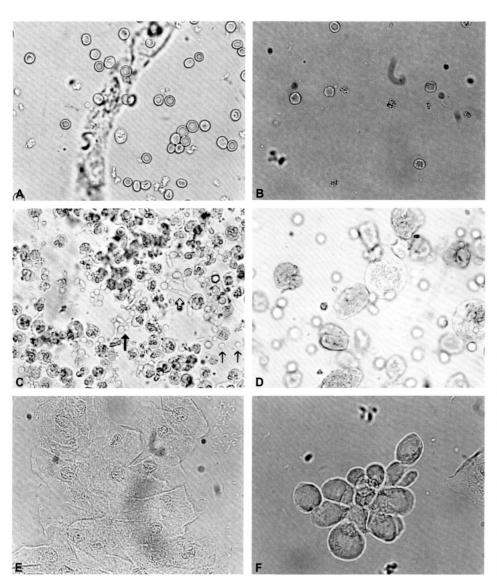

图 4.1　尿液中的细胞成分。本图及下文的图片中，所有照片均来自未染色的沉渣，除特殊注明外均为放大 400 倍拍摄。A. 未变形的红细胞，呈正常的两面凹圆盘状。B. 来自 IgA 肾病患者的变形红细胞，不规则，膜呈泡状或针状。C. 来自膀胱留置导尿管患者的尿液，可见大量白细胞，图示单个细胞（小箭头所示）、出芽（单个粗箭头）及菌丝（开放箭头）等。D. 肾小管上皮细胞，形状多样，比背景中的红细胞大很多。E. 鳞状上皮细胞。F. 呈典型团块状的移行上皮细胞。

颗粒管型

颗粒管型（图 4.2B）包含或细或粗的颗粒状物质，免疫荧光显示细颗粒来自变异的血清蛋白，粗颗粒可能来自嵌入性细胞的降解产物。颗粒管型并非特异，但多为病理性改变，运动后或单纯容量不足时可出现，急性肾小管坏死、肾小球肾炎或小管间质性病变时也可出现。

蜡样管型

蜡样管型又称宽大管型（图 4.2C），由玻璃样物质组成，折光率远大于透明管型，因此呈蜡样。蜡样管型比透明管型易碎，通常在边缘有裂纹。宽大管型常形成于扩张或萎缩的小管内，可提示慢性实质性病变。

红细胞管型

红细胞管型的存在提示实质性出血，是肾小球肾炎的标志，在小管间质性病变中少见。健康人运动后可出现血尿和红细胞管型。新鲜的红细胞管型（图 4.2D）保留着含铁血黄素，由管型基质及红细胞构成。随着时间的延长，细胞的正常轮廓和血红素的颜色均消失；随着进一步降解，红细胞管型将难以与粗颗粒管型区别。红细胞管型可通过其伴随现象进行诊断，它们常出现在血尿合并有异形红细胞、颗粒管型及蛋白尿的背景下。有时，透明管型中有嵌入性红细胞也是肾实质出血的依据，与红细胞管型有类似的病理生理学意义。

白细胞管型

白细胞管型由蛋白基质及白细胞构成，是肾盂

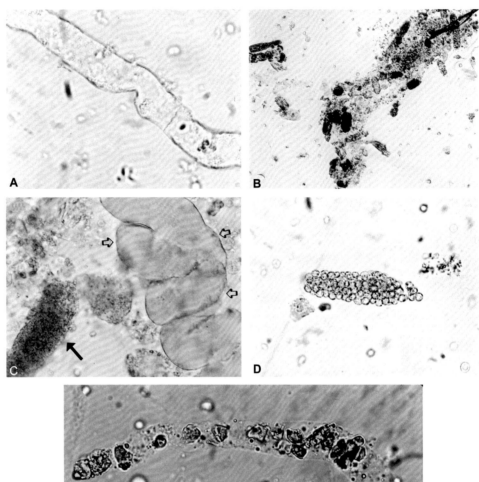

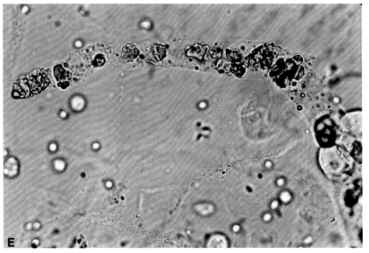

图 4.2　管型。A.透明管型。B.来自急性肾小管坏死患者的浑浊棕色颗粒管型和无定形碎片（放大 100 倍）。C.来自狼疮性肾炎患者叠缩样沉渣中的蜡样管型（开放性箭头）和颗粒管型（实线箭头），背景为血尿。D.红细胞管型。背景亦可见血尿。E.小管上皮细胞管型，可见基质透明细胞管型

肾炎的特征，在鉴别诊断下尿路病变中意义重大。间质性肾炎及其他的小管间质病变中也可见白细胞管型。

小管上皮细胞管型

　　少量小管上皮细胞出现在透明基质中，或脱落的小管上皮细胞致密堆积，均可形成上皮细胞管型（图 4.2E），可见于浓缩尿液标本，也是急性肾小管坏死小管上皮细胞脱落的特征。

细菌、酵母菌及其他感染源

　　球菌或杆菌在未染色的尿液中易分别。未离心的尿液经革兰氏染色可计数细菌。每高倍视野下一个微生物相当于 20 000 个 /mm³。念珠菌感染或定植时，尿中可见单个和出芽的酵母菌及菌丝。念珠菌的大小与红细胞相近，为绿色球状，不同于红细胞的两面凹圆盘状；当出芽或菌丝出现时，酵母细胞清晰可辨（图 4.1C）。通过泪滴状和运动的鞭毛可鉴别毛滴虫。

脂肪尿

　　肾病综合征合并脂肪尿时，小管上皮细胞重吸收管腔的脂肪；含脂滴的小管上皮细胞坏死脱落，称为卵圆形脂肪小体；游离的脂滴或含脂肪的小管上皮细胞组成脂肪管型。光镜下的脂滴呈绿色圆形；胆固醇

酯呈非均质，含胆固醇小滴，可偏转偏振光产生马耳太小体（Maltese cross）。三酰甘油的光镜表现与之类似，但呈均质性。因晶体、淀粉颗粒、矿物油及其他尿液污染物也呈非均质，观察者需要综合偏振光和明视野下的视图来判断这些非均质的物质是否都是脂质（图4.3）。

结晶

尿中结晶可自发产生，或于尿标本冷藏后析出。晶体形状相似，因此常难以鉴别。常见的尿液晶体参见表4.2。很多尿液成分的溶解度是酸碱度依赖的，因此 pH 是重要的鉴别依据。最具特色的三种晶体形

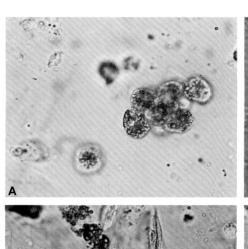
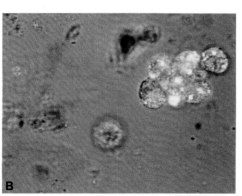
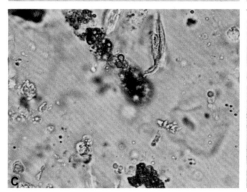
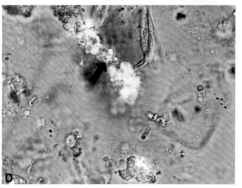

图4.3 脂质。A，椭圆形脂肪小体，明视野下可见；B，与 A 同一视野，偏振光下所见；C，富含脂质管型，明视野所见；D 与 C 为同一视野，偏振光下所见。箭头指向典型的马耳太小体

表4.2 常见尿液结晶

类型	成分	注释
酸性尿中的晶体		
无定形	尿酸	除了通过尿 pH 外不能与无定形磷酸盐鉴别
	尿酸钠	可被尿色素染成橘色
长菱形、棱镜形	尿酸	
花环形	尿酸	
双锥体形	草酸钙	也称为"信封状"
哑铃形	草酸钙	
针叶形	尿酸	临床病史提供有力证据
	磺胺类药	磺胺可类似麦秆束状；尿酸盐和造影剂晶体较厚重
	造影剂	
六角形薄片状	胱氨酸	如存在，可经硝基氢氰酸盐试验确诊
碱性尿中的晶体		
无定形	磷酸盐	除 pH 外不能与尿酸盐鉴别
棺盖状（斜棱柱形）	铵镁磷酸盐	见于尿素分解菌感染和菌尿
颗粒团块或哑铃状	碳酸钙	比无定形磷酸盐大
黄棕色刺球形或树根形	重尿酸铵	
矩形平板状，扇形，星光状	茚地那韦	可导致肾结石或肾绞痛。体外，在极低 pH 下溶解度增加；但体内能实现的 pH 下限尚不能达到减少结晶尿的足够酸度

式为胱氨酸晶体、草酸钙晶体和磷酸铵镁晶体；胱氨酸晶体（图 4.4A）呈六角形薄片状，如同苯环；对草酸钙晶体（图 4.4A）的经典描述是"信封状"，但显微镜下尿液中旋转的晶体则呈双椎体形。棺盖状三价磷酸盐晶体（图 4.4B）呈带斜面的矩形；哑铃状的晶体中可能也有草酸盐成分（图 4.4C）；尿酸盐晶体形式多样，包括菱形（图 4.4D）或针叶状（图 4.4E）。

典型的尿液沉渣

尿沉渣提供丰富的诊断信息，少数情形下，单项结果（如胱氨酸晶体）即可提示疾病信息。更多的情况下，尿沉渣需要结合临床及其他实验室检查结果来进行解读和综合判断。以下几种情形需要特别注意。

急性肾炎综合征患者尿液有时呈粉色或浑浊的浅褐色，试纸法可检测出潜血和中等量蛋白尿，显微镜检查显示异形红细胞和红细胞管型、颗粒及透明管型，白细胞管型少见。肾病综合征的尿液呈清亮或黄色，因尿中蛋白含量较高，尿液表面张力改变，尿中泡沫明显。与肾炎患者相比，肾病患者尿沉渣较少，主要是透明管型、含卵圆形脂肪小体的脂肪尿或脂肪管型，亦可见颗粒管型、少量小管上皮细胞及红细胞。慢性肾小球肾炎的某些类型可见"叠缩样"沉渣（图 4.2C），指肾炎性尿沉渣的成分与宽大管型（或蜡样管型）同时出现，后者提示小管萎缩，试纸法可检测出大量蛋白尿。肾盂肾炎中可见白细胞管型、大量白细胞及细菌。下尿路感染亦可见白细胞管型。急性肾小管坏死患者尿沉渣中可见小管上皮细胞、小管上皮细胞管型及浑浊的棕色颗粒管型（图 4.2B）。近来一项单中心研究显示，根据每高倍视野下小管上皮细胞的个数和每低倍视野下颗粒管型的数量进行尿沉

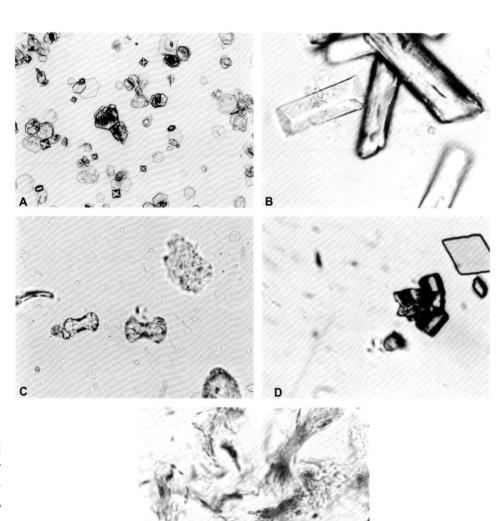

Figure 4.4 Crystals. A, Hexagonal cystine and bipyramidal or envelopeshaped oxalate. B, Coffin-lid–shaped triple phosphate. C, Dumbbellshaped oxalate. D, Rhomboid urate. E, Needle-shaped urate. (A, Courtesy Dr. Thomas O. Pitts.)（应版权方要求保留英文）

渣评分，有助于鉴别急性肾小管坏死与其他病因所导致的 AKI。其他类似的指标至少有一项已得到推荐。这种定量方法显示了广阔的应用前景，但目前尚无一项评分系统得到广泛验证或普遍认可。各种肾脏疾病的典型尿液改变将在相应章节进行阐述。

参考文献

Birch DF, Fairley KF, Becker GJ, et al: A color atlas of urine microscopy, New York, 1994, Chapman & Hall.

Canaris CJ, Flach SD, Tape TG, et al: Can internal medicine residents master microscopic urinalysis? Results of an evaluation and teaching intervention, Acad Med 78:525-529, 2003.

Claure-Del Granado R, Macedo E, Mehta RL: Urine microscopy in acute kidney injury: time for a change, Am J Kidney Dis 57:657-660, 2011.

Fairley KF, Birch DF: Hematuria: simple method for identifying glo-merular bleeding, Kidney Int 21:105-108, 1982.

Fassett RG, Owen JE, Fairley J, et al: Urinary red-cell morphology dur-ing exercise, Br Med J 285:1455-1457, 1982.

Fogazzi GB, Cameron JS: Urinary microscopy from the seventeenth century to the present day, Kidney Int 50:1058-1068, 1996.

Fogazzi GB, Ponticelli C, Ritz E: The urinary sediment: an integrated view, ed 2, Oxford, 1999, Oxford University Press.

Fogazzi GB, Verdesca S, Carigali G: Urinalysis: core curriculum 2008, Am J Kidney Dis 51:1052-1067, 2008.

Foot CL, Fraser JF: Uroscopic rainbow: modern matula medicine, Post- grad Med 82:126-129, 2006.

Graff L: A handbook of routine urinalysis, Philadelphia, 1983, JB Lippincott. Kincaid-Smith P: Haematuria and exercise-related haematuria, Br Med J 285:1595-1597, 1982.

Kopp JB, Miller KD, Mican JM, et al: Crystalluria and urinary tract abnormalities associated with indinavir, Ann Intern Med 127:119-125, 1997.

Perazella MA, Coca SG: Traditional urinary biomarkers in the assess- ment of hospital-acquired AKI, Clin J Am Soc Nephrol 7:167-174, 2012.

Raymond JR, Yarger WE: Abnormal urine color: differential diagnosis, South Med J 81:837-841, 1988.

Rutecki GJ, Goldsmith C, Schreiner GE: Characterization of proteins in urinary casts: fluorescent-antibody identification of Tamm-Horsfall mucoprotein in matrix and serum proteins in granules, N Engl J Med 284:1049-1052, 1971.

Schumann GB, Harris S, Henry JB: An improved technic for examin- ing urinary casts and a review of their significance, Am J Clin Pathol 69:18-23, 1978.

Stamey TA, Kindrachuk RW: Urinary sediment and urinalysis: a practical guide for the health professional, Philadelphia, 1985, WB Saunders.

Tsai JJ, Yeun JY, Kumar VA, et al: Comparison and interpretation of uri- nalysis performed by a nephrologist versus a hospital-based clinical laboratory, Am J Kidney Dis 46:820-829, 2005.

Voswinckel P: A marvel of colors and ingredients: the story of urine test strips, Kidney Int 46(Suppl):3-7, 1994.

血尿和蛋白尿　5

David Jayne, Vivian Yi　著

李冠虹　吴海婷　高瑞通　译校

血尿和蛋白尿是泌尿系统疾病常见的表现。由于病人常常无症状，所以偶然的尿检发现血尿和蛋白尿是提示潜在疾病的第一线索。某些人群有较高的肾脏病患病风险，如糖尿病病人，这些病人接受常规的尿检可以早期发现肾脏疾病以防止发生终末期肾病（end-stage renal disease，ESRD）。

一旦病人检测到血尿和或蛋白尿应该对其行进一步检查，并转诊给相应的专家（肾内科专家或泌尿外科专家）。确诊病人的诊断需要我们充分了解尿检技术、血尿及蛋白尿的病理生理机制以及对病人系统的病史采集和体格检查。

血尿

概念

血尿是指尿液中出现红细胞。血尿有时肉眼可见（肉眼血尿 / 可见血尿），或只在尿检时检测到（镜下血尿 / 不可见血尿）。尿液中的颜色不一定能反映尿中血液的量，因为仅 1 ml 的血液就可以引起 1 L 尿液发生颜色改变。由于红细胞仅出现在沉淀里，因此分析红 - 棕色尿液的第一步是对尿液进行离心。如果上清是棕红色的，则应该对尿液进行肌红蛋白或血红蛋白的检测。尿蛋白电泳对血红蛋白和肌红蛋白的检测更为准确。如果血红素是阴性的，那么应该考虑的造成尿液颜色改变的罕见原因如卟啉症、食用甜菜根或药物的使用如利福平。

在健康人尿液中也会出现少量的红细胞，应在剧烈运动（"jogger's 肾炎"）或月经来潮结束后几天再行尿检。留置导尿管和膀胱外伤同样也能引起尿中红细胞数增加。镜下血尿定义为尿液离心后沉淀，光学显微镜每高倍镜下（400×）视野出现 ≥2 个红细胞，或未离心的每毫升尿液少于 13 000 个红细胞。健康人群中多达 3% ~ 6% 的人会出现血尿，慢性肾脏病患者的健康家属上述数据为 5% ~ 10%。

病因

肉眼血尿，尤其是发作性肉眼血尿并伴血凝块形成，常见于非肾小球性疾病。其病因因年龄而不同。最常见的病因包括前列腺和膀胱的感染或炎症，或肾结石。对于年龄大于 40 岁的患者，应该考虑并除外恶性疾病（图 5.1）。

美国泌尿外科协会最佳指南列出了泌尿系恶性疾病的几个危险因素：

1. 年龄大于 40 岁。
2. 有吸烟史（危险性随暴露率增加而增加）。
3. 有苯或胺染料的职业暴露史（印刷工人，油漆工人）。
4. 有肉眼血尿史。
5. 有慢性膀胱炎史。
6. 有盆腔放射性照射史。
7. 有环磷酰胺服用史。
8. 有滥用止痛药史。

肾小球基底膜损伤致红细胞（red blood cell，RBC）从肾小球毛细血管进入 Bowman 囊。常见原因是炎症条件下（肾小球肾炎 - 尤其是 IgA 肾病和新月体性肾炎）浸润的白细胞、免疫复合物或被激活的肾小球细胞使基底膜发生改变或断裂。其他非炎症性原因包括 Alport 综合征、薄基底膜肾病或糖尿病肾病。正常情况下被基底膜阻挡的血浆白蛋白此时也可以出现在尿液里，导致相关性蛋白尿。肾小管的炎症可以导致肾小管周围毛细血管红细胞进入小管腔内（常伴有适量的蛋白尿），例如肾小管间质性肾炎或急性肾小管坏死。

肾小球来源的肉眼血尿常出现在 IgA 肾病、血管炎和抗凝治疗的并发症中。此外，继发性肾小管损伤和急性肾损伤（AKI）也可以导致肾小球性肉眼血尿。

肾小球来源的持续的、孤立性血尿在流行病学研究中有预后价值，提示 ESRD 的风险增加。主要有以下四种病因：

1. IgA 肾病，表现为镜下血尿和阳性家族史。

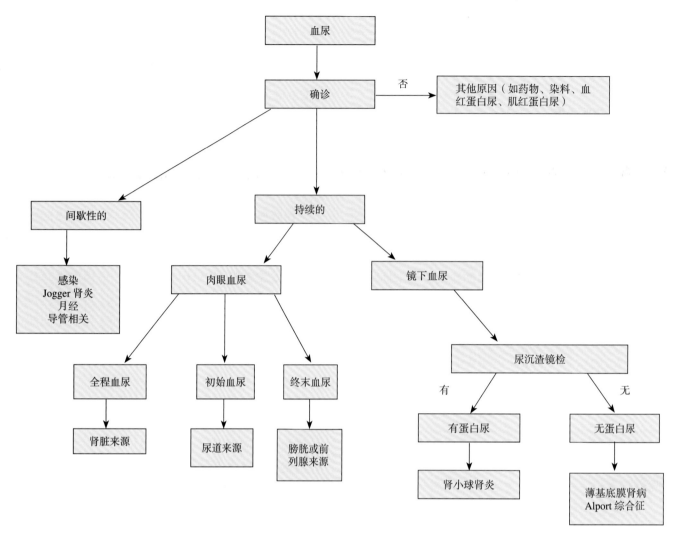

图5.1   血尿的原因

2. Alport 综合征，常伴随耳聋、角膜疾病和阳性家族史。

3. 无 IgA 沉积的系膜增生性肾小球肾炎。

4. 薄基底膜肾病，有阳性家族史和常染色体显性遗传模式。

　　引起血尿的罕见原因包括遗传性出血性毛细血管扩张症、血吸虫病（疾病流行地区常见）和放射性膀胱炎。动静脉畸形可以是先天性或获得性疾病，也可以引起肉眼血尿。动静脉畸形可以通过计算机断层扫描或血管造影发现，可以采用栓塞疗法。胡桃夹现象中，左肾动脉被压迫于主动脉和肠系膜上动脉之间，可引起左腰部疼痛、直立性蛋白尿和血尿。治疗措施包括左肾动脉支架置入术或左肾动脉转位术。腰痛血尿综合征和畸形红细胞尿及腰痛（常较严重）有关，但肾功能通常正常。

检测

　　以下尿液分析的结果提示肾小球性血尿：红细胞管型、蛋白尿大于 500 mg/d 和畸形的红细胞。这些可通过光学显微镜检测到，也可以发现其他的异常如白细胞尿和微生物。检测所使用的样品通常是新鲜留取的尿液，因为存放过久会引起红细胞的损伤。用伊红 -Y 或 Steinheimer-Malbin 进行体外染色或相差显微镜观察可以提高检测的质量。若这些技术都不能检测出来，可以通过降低显微镜的亮度和调整聚光镜以增加衍射，从而更好地观察红细胞形态。长时间离心会破坏管型，降低阳性率（图 5.2）。

　　非肾小球性血尿（其红细胞形态正常）应该是圆形的、形状统一的，但它们通过肾小管或肾小球里的管状组织后会发生变形。几种肾小球出血疾病（如

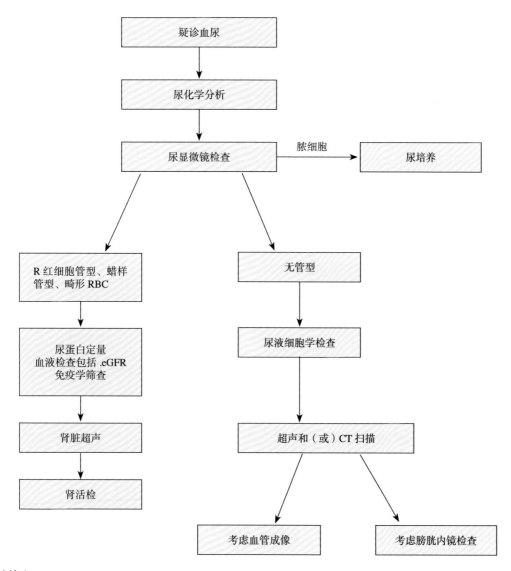

图 5.2　*血尿的检查*

IgA 肾病或新月体肾炎）可能会出现正常形态红细胞和畸形红细胞。稀释度很大的尿液会引起 RBC 的渗透裂解形成"鬼影细胞"。棘红细胞属于畸形红细胞，一般为肾小球性的红细胞，其细胞膜表面有许多棘或气泡样的突起。对红细胞进行实验室分析可以量化（RBC/ml）和评估平均红细胞体积（少于 70 fl 是典型的畸形红细胞尿的表现）。颗粒管型、椭圆形脂肪体和蜡样管型与红细胞管型同时出现意味着潜在的肾脏损害。

尿浸润试纸用邻位联甲苯胺浸润后对尿液中低水平的 RBC（每高倍视野 2 个细胞）非常敏感，因此阳性结果应该经光学显微镜确诊。尿液中存在肌红蛋白或血红蛋白时会出现假阳性。引起假阴性的因素包括尿试纸保存方法不正确或过期，或患者服用过量的维生素 C。

血尿通过尿沉渣检查中 RBC 的数量进行定量（RBC/ 高倍镜视野），或者用血细胞计数仪计数（RBC/ml），如 Fychs-Rosenthal 计数仪。血细胞计数仪可以避免尿液在离心的时候黏附在离心管壁或是被留弃在离心后的上清里。然而，还没有简单易行的技术可以控制尿液的浓度。

评估血尿患者
病史

表格中列出的关于患者病史的几个关键点可帮助提示血尿的来源（表 5.1）。肉眼血尿出现的方式可能提供一些信息。膀胱的损害（如日本血吸虫病）往往为终末血尿，而尿道出血为初始血尿。肾脏来源的血

表 5.1　血尿的原因

肾小球性血尿		感染	
		肾盂肾炎	
原发性	膜增生性肾小球肾炎	结核	
肾小球肾炎	系膜增生性肾小球肾炎	BK 病毒肾病	
	新月体性肾小球肾炎	遗传性疾病	多囊肾
	抗基底膜疾病		髓质海绵肾
	局灶节段性肾小球肾炎	创伤	
	膜性肾病（少于 30%）	特发性血尿	
	微小病变肾病（少于 20%）	尿道源性	恶性肿瘤
	纤维样肾小球病		移行上皮细胞癌
多系统或自身免	SLE		膀胱 / 前列腺癌
疫疾病	血管炎		血管疾病
	硬皮病肾病		畸形 / 痣
	血栓性微血管病变		感染
其他	遗传性（Alport 综合征，		膀胱炎
	Fabry 病，薄基底膜肾病		前列腺炎
	感染相关性肾小球肾炎		结核
			血吸虫病
非肾小球源性的血尿			结石
			炎症
肾源性	肾小管间质性肾炎		腹膜后纤维化 / 大动脉炎
	过敏性间质性肾炎		子宫内膜异位症
	TINU		憩室炎 / 克罗恩病
	干燥综合征		过敏性膀胱炎
	血管疾病	血管炎	
	恶性高血压		Churg-Strauss 综合征
	肾动脉或静脉血栓形成		结节性多动脉炎
	AVM	药物	
	硬皮病肾危象		环磷酰胺
	多发性动脉炎		创伤 / 异物
	肾乳头坏死		腰痛血尿综合征
	恶性肿瘤		获得性肾囊肿
	肾细胞瘤		凝血障碍
	肾母细胞瘤		人为因素
	淋巴瘤 / 白血病		
	转移癌		

AVM, 动静脉畸形；SLE, 系统性红斑狼疮；TINU, 葡萄膜炎的肾小管间质性肾炎

尿则为持续全程血尿。肾小球出血常常导致深棕色尿（"可口可乐尿"），而膀胱或前列腺出血则导致鲜红色尿。

　　血尿为发作性或持续性可以为病因提供重要的线索。血尿伴尿频和排尿困难可能提示尿路感染，但也可以是急性出血性膀胱炎或膀胱的恶性病变。单侧腰部疼痛可能提示尿路被结石或血凝块梗阻（尤其是疼痛症状向大腿根部放射），但也可以是恶性病变的一种信号，罕见病因是腰痛 - 血尿综合征。老年男性患者出现排尿延迟、尿末滴沥或排尿中断提示前列腺梗阻，因为良性前列腺肥大的新生血管易破裂出血。

　　上呼吸道感染后几天内出现肉眼血尿可能提示 IgA 肾病或感染后肾小球肾炎。应询问患者的旅游史，特别是患者是否去过日本血吸虫病或结核病流行

地区。应该排除血尿是否由近期损伤、剧烈运动和月经引起。伴随症状如水肿、蛋白尿（"尿泡沫增多"）、高血压和肾小球滤过率（GFR）降低提示肾小球性血尿。如有血管炎、糖尿病或恶性疾病的相关症状对明确病因有帮助。

应全面询问用药史，以期发现肾炎可能的病因，抗凝情况，或恶性疾病的危险因素（如环磷酰胺）。家族史对多囊肾、镰刀细胞性贫血和薄基底膜肾病的诊断很重要。

非肾小球性血尿

尿液镜检和尿培养可以帮助诊断大部分细菌感染和寄生虫感染，尽管无菌性脓尿可出现在结核病中。若怀疑泌尿系结核，需要进行多次晨尿标本培养，以及血 T-spot 或 QuantiFERON 检测。肾结石可以通过 X 线片和 CT 平扫诊断。如果发现泌尿系结石，需要收集患者的 24 小时尿以进一步筛查代谢异常，以确定有无高血钙、高尿酸血症或高草酸尿症。对于老年男性患者，前列腺特异性抗原试验和尿细胞学检查可以帮助确定恶性病因，但患者需要做膀胱镜检，尤其是患者有排出血凝块时。

对于无法解释的非肾小球性血尿患者推荐的显像方法是 CT 扫描——理想的方法是把常规 CT 扫描和尿路 CT 造影结合。应用造影剂前，肾实质期和排泄期的肾和尿路影像有助于发现肾脏肿块和移行细胞癌。超声诊断有利于显示更小的肾脏肿瘤，血管造影术可以用于诊断动静脉畸形。

如果找不到病因，应考虑罕见情况如人为造成肉眼血尿（可以通过直接观察明确）或腰痛血尿综合征。持续性肉眼血尿需要进行随访以期发现潜在的严重疾病。患有尿路上皮肿瘤的患者应该筛查其余的泌尿道损害。

肾小球性血尿

肾小球性血尿的病因包括原发性肾小球肾炎或自身免疫性疾病如系统性红斑狼疮（SLE）、血管炎、硬皮病和血栓性微血管病。其他病因还包括遗传性疾病（Alport 综合征，Fabry 病，薄基底膜病）或感染（HIV 相关性肾病，感染性心内膜炎）。进一步检查应旨在明确肾病的严重程度、疾病的肾外表现，继而明确病因（表 5.2）。

应行蛋白尿定量检查及尿相差显微镜检查，以明确有无 RBC 管型。血液检查应包括 C 反应蛋白（CRP），其水平在急性肾小球肾炎和感染时升高。如果有高危因素出现时，应进行感染筛查包括 HIV、乙肝病毒和丙肝病毒感染。对于怀疑链球菌感染后肾小球肾炎的儿童，抗链球菌素 O（ASO）滴度和抗链球菌 DNA 酶抗体水平升高。如果感染的原因不明确，可考虑行经食管超声心动图寻找心内膜炎，或 CT 扫描寻找潜在的脓肿。基因筛查可用于 Alport 综合征，

表 5.2　肾小球性血尿的实验室检查	
诊断	**相关检查**
膜增生性肾小球肾炎	C3/C4，C3 肾炎因子，冷球蛋白，乙型 / 丙型肝炎
抗肾小球基底膜病	抗肾小球基底膜抗体，胸部 X 线检查
纤维样肾小球病和免疫触须样肾小球病	血尿蛋白电泳，C3/C4，血钙，骨髓活检，骨骼检查
SLE	ANA，抗 -dsDNA，ENAs，C3/C4，抗磷脂抗体
血管炎（肉芽肿性多血管炎，	ANCA: c-ANCA/PR3-ANCA 或
显微镜下多血管炎，Churg-Strauss 综合征）	p-ANCA/MPO-ANCA
血栓性微血管病	抗心磷脂抗体，狼疮抗凝物
遗传性疾病	
Alport 综合征	听力测定
Fabry 病	血浆 α- 半乳糖苷酶活性
感染相关性肾小球肾炎	
HIV 相关性肾病	HIV
链球菌感染后肾小球肾炎	ASO，抗链球菌 DNA 酶抗体，C3/C4，类风湿因子
感染性心内膜炎	超声心动图，C3/C4，类风湿因子
ANA，抗核抗体；ANCA，抗中性粒细胞胞浆抗体；ASO，抗链球菌溶血素 O; ENAs，可提取性核抗原；HIV，人类免疫缺陷病毒 ;SLE，系统性红斑狼疮 .	

测定血浆的 α 半乳糖苷酶活性有助于明确 Fabry 病的诊断。

如果肾小球性血尿患者有肺出血、红细胞管型或肾功能恶化应做免疫检查项目，包括抗核抗体（ANAs）、抗中性粒细胞胞浆抗体（ANCAs）、补体水平、蛋白电泳和抗肾小球基底膜（抗-GBM）抗体。如果 ANA 检查结果阳性，应进一步筛查寻找相关的自身抗体（表 5.2）。新月体性肾炎的典型表现是镜下血尿、尿检蛋白尿大于 100 mg/dl（2+）和肾脏功能恶化（图 5.3）。

超声检查是第一个用于确定肾脏解剖的影像检查项目（常作为肾脏穿刺活检前的检查项目），可用以排除肿物和显示急性炎症状态下的皮髓质分界。多普勒超声检查可用于排除肾静脉血栓（引起非肾小球性血尿的病因）。

肾脏穿刺活检常常作为确诊的手段，肾活检标本应进行光镜、免疫荧光和电镜检查。肾活检前需要进行风险效益比评估。对于孤立性肉眼血尿的患者（无蛋白尿或血清肌酐的升高），不建议做肾活检，因为肾活检结果不影响患者的诊治。该情况常见于 IgA 肾病或薄基底膜肾病。

蛋白尿

整个人群中蛋白尿的患病率接近 2%，老年人和有并发症的患者的蛋白尿患病率更高。蛋白尿是肾脏病的一个标志物，起着筛查、诊断和检测的作用。大型的流行病学研究表明蛋白尿是心血管事件和进展性肾脏疾病的独立危险因素。

概念

正常成人尿蛋白排泄量小于 100 mg/24 h。更大的排泄量（大于 200 mg/24 h）提示肾小球病理状态，导致正常情况下不能滤过的大分子如白蛋白被滤过。直

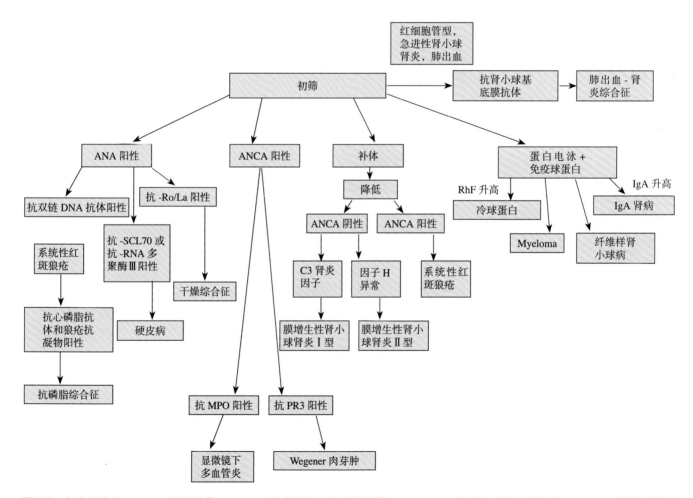

图 5.3　免疫学检查。ANA，抗核抗体；ANCA，抗中性粒细胞胞浆抗体；anti-GBM，抗肾小球基底膜抗体；MPGN，膜增生性肾小球肾炎；RPGN，急进性肾小球肾炎；SLE，系统性红斑狼疮

立状态、劳累和发热会导致排泄量增多。升压药，如血管紧张素和去甲肾上腺素可增加蛋白尿（表 5.3）。

蛋白尿通常不伴临床表现，在常规体检时通过尿检发现（如参加高中体育运动、参军、或产前咨询）。如果排泄率高时，患者常诉有泡沫尿，这与低

表 5.3 蛋白尿的原因

肾小球性蛋白尿		
原发性肾小球疾病	微小病变肾病	
	IgA 肾病	
	局灶节段性肾小球硬化	
	膜性肾病	
	膜增生性肾小球肾炎	
	纤维样肾小球病和免疫触须样肾小球病	
	新月体性肾小球肾炎	
继发性肾小球疾病	系统性疾病	
	SLE	
	血管炎	
	淀粉样变	
	硬皮病	
	糖尿病	
	恶性肿瘤	
	多发性骨髓瘤	
	白血病	
	实体肿瘤	
	感染	
	细菌	
	病毒	
	真菌	
	寄生虫	
	药物	
	金	
	青霉胺	
	锂	
	非甾体类消炎药	
	家族性	
	Alport 综合征	
	肾消耗病	
	Fabry 病	
	先天性肾病综合征	
	其他	
	先兆子痫	
	移植肾小球病	
	反流性肾病	
其他	发热性蛋白尿	
	运动相关性蛋白尿（30 岁以上人群罕见）	
	直立性蛋白尿	
肾小管蛋白尿		
药物、毒物	管腔损害	
	轻链肾病	

续表

表 5.3 蛋白尿的原因

肾小管性蛋白尿		
	溶菌酶（髓系白血病）	
	外源性	
	重金属（铅，镉）	
	马兜铃酸（巴尔干肾病）	
	四环素	
肾小管间质性肾炎	过敏（包括药物、毒素）	
	系统性疾病	
	SLE	
	干燥综合征	
	特发性急性间质性肾炎	
其他	范可尼综合征	
溢出性蛋白尿		
单克隆球蛋白	骨髓瘤	
	轻链病	
淀粉样变		
血红蛋白尿		
肌红蛋白尿		

SLE，系统性红斑狼疮

白蛋白血症、水肿一起作为肾病综合征表现的一部分。其他引起泡沫尿的原因包括胆红素尿、逆行射精和气尿。蛋白排泄率大于 3000 mg/24 h 时称*肾病范围蛋白尿*（图 5.4）。

正常健康人的蛋白尿来源于肾小管蛋白的排泄，尤其是 Tamm-Horsfall 蛋白。白蛋白是通过肾小球排泄的主要蛋白，因此它是肾小球病理状态最常用的标志物。在正常健康人，尿里的蛋白含的白蛋白量很少（约 12 mg/24 h），因为蛋白通过 GBM 后主要通过受体介导的内吞作用而被重吸收和降解。此过程允许阳离子蛋白通过，白蛋白的通过有限，出现微量白蛋白尿，范围为 30~300 mg/24 h（20~200 μg/min）。这相当于男性的尿白蛋白 - 肌酐比（ACR）17~250 mg/g，女性 ACR 25~355 mg/g。白蛋白及其配体、巨蛋白（megalin）、微管蛋白（cubulin）可诱导炎症的发生以及纤维化诱导因子如 TGFβ，继而引起肾小管损伤。

检测和量化

尿检所使用的标准干化学分析依赖于白蛋白和指示剂之间的比色反应（如四溴酚蓝或溴甲酚绿），可用于蛋白尿的半定量和分级。尿化学分析法不能检测非白蛋白如免疫轻链，否则会导致假阴性，且稀释尿（比重小于 1.005）将会得出假阴性结果。当尿液呈强碱性，pH 大于 8 时会超过干化学分析法里的缓冲液

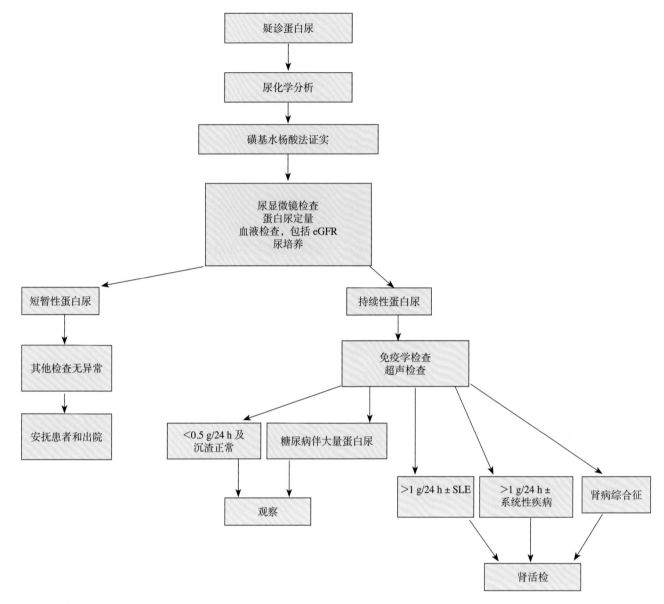

图 5.4　蛋白尿的检查。eGFR，肾小球滤过率估算值；SLE，系统性红斑狼疮

的缓冲能力，会得因此出假阳性的结果。使用某些药物（甲苯磺丁脲、头孢菌素类）和碘造影剂时也会得出错误的检测结果。

干化学分析法检测蛋白尿分级 Trace 到 4+：

Negative

Trace	15 ~ 30 mg/dl
1+	30 ~ 100 mg/dl
2+	100 ~ 300 mg/dl
3+	300 ~ 1000 mg/dl
4+	超过 1000 mg/dl

实验室检查中通常使用双缩脲法和应用水杨酸（SSA）的比浊法，用以检测低水平的蛋白尿

（>5 mg/dl）和非白蛋白的蛋白。这些方法一开始在尿化学分析法阴性的 AKI 病例中使用。尿化学分析法阴性而 SSA 试验强阳性提示尿存在球蛋白，如轻链。正如尿化学分析法一样，在使用某些药物和造影剂会出现假阳性，因此应避免在造影剂使用后 24 h 内进行检测。

尿蛋白的准确定量不仅对于诊断重要，且对于诊治慢性肾脏病的患者也很重要。良性孤立性蛋白尿患者一般排泄量为 1 ~ 2 g/d。对于患肾小球疾病的患者，蛋白尿的程度与预后有关；肾病范围的蛋白尿提示患者有较高的风险进展到 ESRD。治疗有效常意味蛋白尿量减少。

蛋白尿定量的金标准为定时留尿（通常为 24 h）。然而，这些收集的方法通常容易出错，且转运大量的尿液存在困难，特别是需要定期监测的持续性蛋白尿患者。另一种方法是使用更少的尿量，通过计算蛋白肌酐比值调整为尿液的浓度（PCR，mg/mg 或 g/g）。此比值与以 g/1.73 m² 体表面积为单位的蛋白排泄量相关。此方法最好采用晨尿，以清洁中段尿为佳，也可用于随机尿样。ACR 对于诊断低水平蛋白尿的敏感性更高。PCR 和 ACR 在临床试验中均与 24 小时尿的测量有较好的相关度。PCR 和 ACR 正常的范围分别是少于 300 mg/g 和少于 30 mg/g。

正如前述，标准的尿化学分析法对于检测蛋白的特异性较高但敏感性并不太高，因此常用于检测微量白蛋白尿。有专门为检测微量白蛋白尿而设计的检测条，可用于筛查糖尿病、高血压和系统疾病如 SLE。蛋白尿是心血管疾病患者或 GFR 下降的患者进展至 ESRD 的独立危险因素，目前已在一些国家开展人群的蛋白尿常规筛查，但目前尚无证据支持这一做法。

病因

尿蛋白的 2/3 是被滤过的（肾小球蛋白尿），1/3 是被分泌的（肾小管蛋白尿）。肾小球性蛋白尿可被尿化学分析法检测，其中大多数为持续性蛋白尿。当蛋白通过 GBM，超过肾小管重吸收的能力时即出现蛋白尿。GBM 是一个超滤能力很强的膜，蛋白通过对流或顺浓度梯度扩散。足细胞表面蛋白 [肾病蛋白（nephrin）或足蛋白（podocin）] 或足细胞胞内蛋白的突变影响膜的完整性，导致出现蛋白尿。GBM 因肾小球内皮细胞表面存在硫酸肝素而带负电，可阻碍电荷相近的蛋白（如白蛋白）通过。任何损害 GBM 电荷状态的肾小球疾病均可导致蛋白尿。轻微肾小球损伤（如微小病变肾病）导致选择性蛋白尿，但随着 GBM 的损伤加重，蛋白尿中出现大分子蛋白。肾小球疾病如 Dent 病、Lowe 综合征、间质性肾炎和重金属中毒导致肾小管正常滤过或分泌的小分子蛋白不能被重吸收。这些蛋白包括 α 球蛋白、β 球蛋白（如 α 微球蛋白和 β2 微球蛋白），可通过尿蛋白电泳检测。蛋白尿范围在 200 ~ 2000 mg/24 h，其中肾小球疾病和肾小管疾病可共同存在。

当异常蛋白质超过近端肾小管重吸收的能力时出现溢出性蛋白尿。排泄的蛋白量反映了潜在疾病的严重程度。在溶血性贫血的情况下，不与结合珠蛋白结合的游离的血红蛋白出现在尿里。患有横纹肌溶解症的情况下肌红蛋白水平大量增加，导致肌红蛋白尿。

评估蛋白尿患者的情况

详细的病史采集有助于发现潜在的系统性或肾脏疾病，如糖尿病、心衰或可能导致蛋白尿的肾小球损伤病史。检查包括测量血压、评估液体平衡、心脏状况，及有无血管炎的征象或其他全身性疾病的迹象。抽血检查包括血细胞计数（白细胞分类）和生化检查包括肾功能、电解质、白蛋白、球蛋白、胆固醇、钙、磷、肝功能和尿酸。此外，有潜在风险的患者需要进行免疫学筛查和病毒学检测。肾活检前须行肾脏超声评估肾脏大小和结构。

尿化学分析法发现的蛋白尿经过实验室分析和定量来确诊。尿显微镜检也应该用于寻找肾小球疾病的其他征象如血尿和红细胞管型。尿化学分析法应重复至少一次，如果后一次的检测是阴性的，可能提示假阳性（如造影剂的使用）或应考虑短暂性蛋白尿。

一过性蛋白尿常见，在男性和女性中的发病率高达 4% 和 7%。剧烈的运动、发热或使用升压药可增加蛋白尿的量。青少年患者应考虑直立性蛋白尿（发生率 2% ~ 5%），但在 30 岁以上的人则不常见。其特点是直立姿势时尿中出现蛋白，平躺姿势后则尿蛋白正常。确切的病理生理机制尚不明确，但总的蛋白量很少超过 1 g/24 h。可用独立容器收集一天一夜即 24 小时的尿液进行检测确诊。直立性蛋白尿是良性的，不需要进一步随诊且可随着时间而消退。

对持续性蛋白尿少于 2000 mg/24 h，无预后不良的表现如 GFR 的下降、血尿、免疫学试验阳性或系统性疾病表现的患者，应观察几个月再行进一步诊治。出现下列情况应考虑行肾活检：

- 原因不明的肾小球或肾小管性蛋白尿。
- 蛋白尿随着血肌酐而逐渐升高。
- 存在肾病范围内的蛋白尿。
- SLE 病史阳性的患者持续性蛋白尿大于 500 mg/24 h。
- 疑诊血管炎。

糖尿病合并微量白蛋白尿的患者一般不需要行肾活检。然而，对突然发生肾病范围内蛋白尿的糖尿病患者进行病因诊断有时比较困难，其中少数患者尚存在其他肾小球疾病。同样，低水平蛋白尿的高血压患者突然发生肾病综合征常常存在其他的病因。

免疫学检查包括检测循环中的抗体、异常补体水平、免疫球蛋白或免疫复合物。ANAs 和抗 dsDNA

抗体或抗 ENA 抗体（尤其是 Ro、Sm 或 RNP）阳性提示 SLE。SLE 一般伴低补体水平。蛋白尿患者出现血尿和 ANCA 阳性强烈提示显微镜下多血管炎［髓过氧化物酶（MPO）-ANCA 阳性可确诊］或 Wegener 肉芽肿［经蛋白酶 3（PR3）-ANCA 阳性确诊］。蛋白尿患者同时类风湿因子阳性提示冷球蛋白血症相关蛋白尿（图 5.3）。

老年人的恶性疾病可能以蛋白尿伴膜性肾病或膜增殖性肾小球肾炎（常为乳腺癌、结肠癌、胃癌和肺癌）起病。霍奇金和非霍奇金淋巴瘤与微小病变肾病相关，单克隆球蛋白与纤维样肾小球病及溢出性蛋白尿相关。必要时应行适当的筛查与骨髓检查、骨骼检查、CT 扫描、胃肠道内镜和乳腺放射检查。

在无肌肉损伤情况下出现肌红蛋白尿应评估是否有药物毒害或遗传性疾病。阵发性睡眠性血红蛋白尿可造成血管内溶血。其他遗传疾病如 Fabry 病可出现蛋白尿。

肾小管性蛋白尿可检测 β2 微球蛋白排泄率的比率及其与白蛋白的比值。人为向尿液里添加鸡蛋蛋白或其他蛋白可通过尿电泳检测出。肾小管性蛋白尿患者应该筛查有无重金属（镉、铅、锑）中毒和全身性疾病（干燥综合征、恶性疾病）。

参考文献

Cohen RA, Brown RS: Microscopic hematuria, *N Engl J Med* 348:2330-2338, 2003.

Fairley K, Birch DF: A simple method for identifying glomerular bleeding, *Kidney Int* 21:105-108, 1982.

Fogazi GB, Ponticelli C, Ritz E: *The urinary sediment: an integrated view*, ed 2, Oxford, 1999, Oxford University Press.

Gaspari F, Perico N, Remuzzi G: Timed urine collections are not needed to measure urine protein excretion in clinical practice, *Am J Kidney Dis* 47:8-14, 2006.

Grossfeld GD, Litwin MS, Wolf JS, et al: Evaluation of asymptomatic microscopic haematuria in adults: The American Urological Association best practice policy. Part 1: Definition, detection, prevalence and etiology, *Urology* 57:599-603, 2001.

Grossfeld GD, Litwin MS, Wolf JS, et al: Evaluation of asymptomatic microscopic haematuria in adults: The American Urological Association best practice policy. Part 2: Patient evaluation, cytology, voided markers, imaging, cystoscopy, nephrology evaluation and follow-up, *Urology* 57:604-610, 2001.

Hogg RJ, Furth S, Lemley KV: National Kidney Foundation's Kidney Disease Outcomes Quality Initiative Clinical Practice Guidelines for Chronic Kidney Disease in children and adolescents: evaluation, classification and stratification, *Pediatrics* 111:1416-1421, 2003.

National Kidney Foundation: Clinical Practice Guidelines for Chronic Kidney Disease: Evaluation Classification and Stratification. Part 4: Definition and classification of stages of chronic kidney disease, *Am J Kidney Dis* 39(Suppl 1):46-75，2002.

肾脏影像学

6

Hina Arif-Tiwari, Bobby Kalb, Richard C. Semelka, Diego R. Martin 著

田东丽　吴海婷　陈丽萌　译校

近年来，影像诊断方法的变革和进展极大地提高了肾脏疾病的诊断技术水平。影像诊断方法多种多样，包括传统的 X 线透视研究、核医学技术，和基于超声波、计算机断层扫描（CT）及核磁共振（MRI）的断层检查方法。在技术持续和快速发展的今天，患者能否获得恰当诊断很大程度上取决于影像学的合理应用及利弊权衡，这是一个极具挑战性的任务。

影像学方法

腹部平片和静脉肾盂造影（intravenous urography，IVP）

腹部平片及静脉肾盂造影是评估肾脏疾病的初始工具，但是，对于大部分泌尿系统疾病，这些传统的检查方法其灵敏性和特异性都极有限。目前，已经有一些先进的影像学技术取代了腹部平片和 IVP 来诊断局灶性或弥漫性的肾实质病变及肾结石。

超声检查（ultrasonography，US）

超声检查是利用非电离技术实时生成图像，用于初步诊断肾脏疾病的影像学方法，与传统的 CT 及

MRI 相比，具有安全、无创、操作简便以及低成本的优势，在临床中得到广泛应用。此外，对于无法使用含碘造影剂的肾衰竭患者，我们可以使用超声检查，能很容易地区分肾脏衰竭的原因是梗阻性（外科）还是非梗阻性（内科）。但是，超声成像的质量和细节受到患者体型及操作者技术的限制。

超声是肾脏影像学检查中一种非常有价值的方法，不仅可以提供包括肾脏大小，皮质厚度以及回声强弱等多种信息（图 6.1），还可以很容易地鉴别肾肿块是实性还是囊性。但是由于软组织分辨率的限制，用于鉴别复杂性肾囊肿和囊性肾肿瘤还存在局限性。总之，经超声检查发现的局部损伤还需要通过 CT 或 MRI 等影像学检查进一步评估。超声检查对发现肾盂积水也非常敏感。在肾结石方面，其敏感性因结石好发部位而有所不同：对于发生在肾盂内且直径大于 3～5 mm 的结石灵敏度较高，而对于发生在输尿管的结石其灵敏度相对较低。可以联合使用灰阶超声及彩色多普勒成像技术来评估肾脏血管的通畅程度和血流速度，这在移植肾检查中尤为重要。

计算机断层扫描（computed tomography，CT）

在美国，CT 是常用的肾脏影像学诊断方法，能

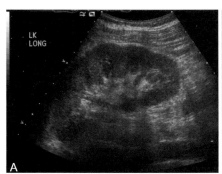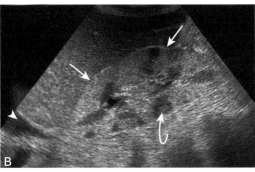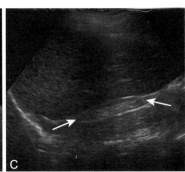

图 6.1 正常肾脏和异常肾脏的超声成像。纵轴：A，正常人：右肾皮髓质分界清晰；B，急性肾实质病变：肾盂肾炎患者，皮髓质分界突出伴皮质回声增强（直线箭头所示）；额外的局灶皮质回声下降提示小脓肿（弯箭头所示），请注意到右侧少量胸腔积液（箭头所示）；C，慢性肾脏病：明显的实质萎缩和瘢痕形成，伴有皮髓质分界消失（箭头所示）

够提供很好的空间分辨率，包括肾脏实质、血管以及集合系统的详细解剖结构。与其他成像技术相比，CT 在检测肾脏实质及整个泌尿系统的钙化方面具有极高的灵敏度，这使得平扫 CT 成为检测结石性疾病的最佳选择。

CT 多期增强扫描常被用来评估肾脏肿块，其优点是具有较高的空间分辨率，但是软组织对比度相对受限，所以在评估复杂肾囊性病变时，需要采用更精确的诊断方法来测量增强前后的单位密度变化。CT 多期增强扫描成倍增加了患者接受的放射性剂量，人群暴露于诊断性放射剂量的主要来源是泌尿系统的 CT 检查。在 3～4 次 CT 检查，或一次 CT 检查中的多期扫描所接受的辐射剂量接近于原子弹幸存者中引起癌症发生风险的剂量。而造影剂过敏比较常见，造影剂相关性肾病（contrast-induced nephropathy，CIN）是一种对含碘造影剂过敏为特征的疾病。肾功能中度受损的患者是 CIN 的高危人群，其他危险因素包括高龄、糖尿病、高血压、心脏衰竭和容量不足。

双能 CT（dual-energy computed tomography，DECT）是一种最新的 CT 检查设备，能够提供物质在不同能量下的影像。DECT 在生成虚拟平扫数据集和改进低能量含碘物质的检测图像方面很有前景，值得继续研究和发展，可以达到降低辐射剂量的目的。DECT 的潜在应用包括：区分高密度的肾囊肿和肾细胞癌、鉴别集合系统充填来自肾结石还是造影剂以及根据肾结石成分的不同区别是尿酸来源还是非尿酸来源。三维重建图像的后期处理作为 CT 的另一最新应用，也可显著降低放射性剂量。

肾动态显像

肾脏的核素检查主要用于提供基于影像学的肾脏功能性评估，但是这些技术受到空间分辨率的限制，在结构和功能上不能提供详细的分析；肾动态显像是一项基于时间分辨的影像学检查，在将放射性药物静脉注入后，存在两种情况：被滤过（如三胺五乙酸，Tc-DTPA），或者是被小管分泌（如锝巯基乙酰甘氨酸，Tc-MAG3）。在需要重复检测的患者中（特别是年轻患者）应用放射性示踪剂引发了人们对于辐射风险的关注。

磁共振成像（imagnetic resonance imaging，MRI）

磁共振成像已经发展成为一种强大的成像技术，能够用来全面评估肾脏和集合系统（图 6.2）。与 CT 和超声相比，MRI 具有很好的内在组织对比和高空间分辨率，使其在区分局灶性和弥漫性的肾脏病理改变，包括复杂的囊性病变方面更为敏感和特异。同时因为不存在电离辐射，MRI 也是评估肾脏肿物的一种理想的影像学技术，特别是年轻患者和需要持续观察的患者。钆螯合造影剂（gadolinium-chelate–based contrast agents，GBCA）与肾源性系统性纤维化（nephrogenic systemic fibrosis，NSF）关系密切，对此我们将单独进行讨论。

MRI 的优点包括多轴位成像、多期对比增强成

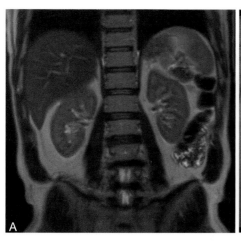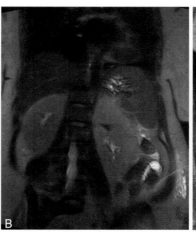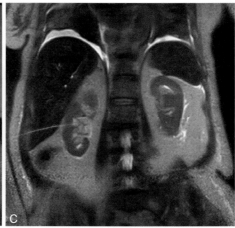

图 6.2　正常肾脏及异常肾脏的磁共振成像。冠状位 T2W 加权 MRI：A，正常人：皮髓质分界清晰，因髓质含水量较皮质多，T2W 图像表现为较亮的信号；B，急性肾实质病变：在急性肾损伤患者中，肾脏体积增大，伴有弥漫性肾实质水肿，表现为异常 T2 信号增强，皮髓质分界消失；C，慢性肾脏病：弥漫性肾实质萎缩伴皮髓质分界消失

像、利用序列数组同时获得多种软组织对比，这确保了所检测疾病的特征处于最佳软组织对比度。而这一系列的图像对比都可以通过这一最新的快速成像技术MRI 获得，总时间不超过 20 min，又不必担心会像CT 检查一样带来辐射。

能够产生特定组织信号的多序列比对被用于 MRI中，对流体敏感的 T2 加权成像中半傅里叶采集单次激发快速自旋回波（half-Fourier acquisition single-shot echo train，HASTE）和 T2-like 真实稳态自由感应序列（true free induction with steady-state free precision，TFISP）可借助尿液固有的高强度信号来评估集合系统。平扫和动态增强扫描后的 T1 加权三维梯度回波抑脂相在动脉期、毛细血管期、静脉期和延迟期成像可提高空间分辨率，这对于明确肿块和血管的解剖关系非常重要。

用磁共振尿路造影（magnetic resonance nephrourography，MRNU）获得的功能数据评估肾脏生理，这在之前是不可能实现的技术。该项检查通过测量肾血流量（renal blood flow，RBF）和肾小球率过滤（glomerular filtration，GFR）实现了同时对肾脏结构和功能的评估。

结构影像学

T2 加权及稳态磁共振成像（TFISP）能够对肾脏结构提供很好的影像学评估，还能借助尿液固有的高亮信号很好地展示集合系统的形态，即使其处于非扩张状态，在没有造影剂排泄对比情况下，也能够区分局灶性病变、充盈缺损和梗阻性尿路扩张。

功能影像学

菊粉和含钆造影剂在肾小球可自由滤过，既不被肾小管分泌也不被重吸收。因此，含钆造影剂在肾小球的吸收率与肾血流量相关。当含钆造影剂流经动脉、进入肾实质时，MRI 快速的三维梯度回波序列能够改善其成像效果；其流经肾实质的速度与肾脏的血液灌流速度相当。其中一部分造影剂会通过肾静脉离开肾脏，而另一部分造影剂因肾小球滤过后留在肾脏排泄系统；可以基于数学模型的半自动化方法，根据 RBF 和 GFR 评估肾实质体积和肾灌注速度。

MRNU 可以鉴别肾脏集合系统梗阻的病因，包括先天性畸形，如先天性肾盂输尿管连接部梗阻（图6.3），和后天性疾病，如结石病、上下消化道移行细胞癌和腹膜后纤维化的外在压迫等。以肾细胞癌为

例，应用 MRNU 对肾功能进行术前评估可以指导手术方案的制订，尽量减少肾脏切除范围。关于肾移植供体和受体的综合成像技术，将在后面章节进行讨论。

造影剂成像在肾脏疾病中的利与弊

肾功能下降的患者，包括透析患者，是选择增强CT 还是 MRI 检查应根据预期诊断结果决定。

肾源性系统性纤维化（nephrogenic systemic fibrosis，NSF）是一种系统性纤维化疾病，主要发生在进展期 CKD 患者和因为暴露于一种或多种造影剂而发生严重急性肾损伤的患者。造影剂的延迟排泄及组织的长时间暴露很可能是 GFR 下降和 NSF 形成的关键因素。这种情况主要发生在透析患者中（血透或腹透），他们在造影剂暴露和透析之间存在延迟。通常，受累的 NSF 患者已经暴露于多次小剂量造影剂或者单次大剂量造影剂，其中已经记录在案的大部分病例和钆贝葡胺（钆双胺，gadodiamide）相关。现有的来自临床报告和动物研究的数据认为不同的造影剂（GBCA）对 NSF 有不同的相对风险，这与药物相对的化学稳定性密切相关。为了尽量减少 NSF 的发生风险，基本原则是使用结构相对稳定的大环 GBCAs，或具有高弛豫稳定的线性 GBCAs。弛豫性能用来衡量 GBCA 产生的信号，造影剂的弛豫性能越高，所需剂量越低。暂不论是否应用 GBCA，最终目标是应用最小剂量的造影剂起到 MRI 的诊断作用。血液透析能够有效降低造影剂（GBCAs）的血药浓度，但要求在 GBCA 开始后 24 h 内进行。因为血液透析本身的风险远大于 GBCAs 暴露后发生 NSF 的风险，用透析进行清除的方法仅适用于 MRI 检查前已经开始透析的患者，降低 NSF 风险的预防措施包括使用性质更为稳定的 GBCA、选取尽可能低的剂量和维持透析患者的术后透析。除了遵循这些预防措施，还要求我们在肾脏病患者中更加谨慎的使用 GBCA。自 2010年以来，美国再无关于 NSF 的最新病例被报道，说明使用的 GBCA 性质越稳定，NSF 的风险越低；最近有很多报道称，在遵循以上预防措施的前提下，MRI 检查中继续有选择地使用 GBCA，即使是处于透析的患者，NSF 的发生率均有所下降。

造影剂相关性肾病（CIN）的定义是指在排除其他原因后，暴露于碘造影剂（iodinated contrast agents，ICAs）后引起的急性肾功能下降，这是医院

获得性急性肾损伤最常见的第三大原因。与 CIN 相关的危险因素很多，包括肾小球滤过率降低、容量不足、糖尿病、充血性心力衰竭、高龄及 ICA 的类型和剂量。有证据表明，ICA 的渗透压和黏度可能与 CIN 的风险相关；对于透析患者，保留残余肾功能与改善预后相关，而 ICAs 可能会损害这些患者的残余肾功能。

造影剂的选择，是 GBCAs 还是 ICAs，还是不用造影剂，应就个体进行谨慎的风险 - 效益评估。关于造影剂的替代研究，包括检查方案的调整也应该进行。通常 MRI 比 CT 更适用于软组织及血管成像的评估。如果增强 CT 或 MRI 是必要的，评价诊断最主要的因素是尽可能减少延误或误诊的风险，以及减少需要重复研究的风险。

肾脏囊性病变

肾囊肿

肾囊肿是成人最常见的肾脏病变，根据肾囊肿的特点将其归为四类：Ⅰ类：单纯良性囊肿，发展为恶性肿瘤的可能性可忽略不计；Ⅱ类：良性囊性病变，复杂度极低；ⅡF 类（F 为补充）：囊肿复杂度低于 Ⅲ类，良性的可能性大，需要后续随访研究来证明其本质；Ⅲ类：更复杂的囊性病变，需要影像学随访和（或）外科手术切除；Ⅳ类：明确是恶性囊性癌的肿块。

影像学特征

超声检查是区分囊性和实性病变的首选，因为其操作简便且成本较低。它也能准确区分单纯性肾囊肿和复杂性肾囊性肿块（图 6.3）。虽然 CT 广泛应用于肾囊性肿块的检测和描述，但是应该注意的是螺旋 CT 三期增强扫描才是评估肾脏疾病最好的方法，尽管放射性风险逐渐增高（三期即平扫期、动脉期和实质期）。通过增加隔离厚度、固体成分，或者在注射造影剂后改变 10 ~ 15 个亨氏单位（Hounsfield units，HU）的衰减量来降低辐射的效果遭到质疑。囊性血管平滑肌脂肪瘤、嗜酸细胞瘤和感染也可显示增强效果，而血供较少的乳头状癌则可显示较少的增强效果。MRI 对软组织的对比分辨率具有 100% 的敏感度和 95% 的特异度，有助于良性和恶性肾囊肿的区分，T1 加权成像可以很容易地鉴别 ⅡF 类肾囊肿的囊内出血，而这对于 CT 是具有挑战性的。MRI 三维动态增强 T1 加权梯度回波序列（gradient echo sequences，GRE）可以根据信号强度的变化描述囊肿间隔、固体成分、囊肿内的液体成分及囊壁。T2 加权序列与 T1 加权 GRE 序列相比能够更加准确地描述肾囊肿的特征（图 6.4）。

常染色体显性遗传性多囊肾病

常染色体显性遗传性多囊肾病（autosomal dominant polycystic kidney disease，ADPKD）是最常见的遗传性肾囊肿性疾病，也是导致终末期肾衰竭的第三大病因。ADPKD 的影像学特征可根据病情的严重程度有所不同，肾脏大小与 GFR 存在负相关。

影像学特征

随着 ADPKD 的进展，双肾体积大幅度增加，同时伴有结构扭曲变形，MRI 显示为众多大小不等的囊肿（图 6.4）。虽然 US 也可观察到囊肿，但是随着肾脏体积的增大，在后期随访中 US 可重复性会严重受到限制。CT 平扫可以评估囊肿出血和钙化。在

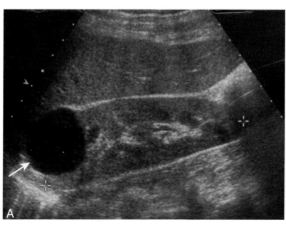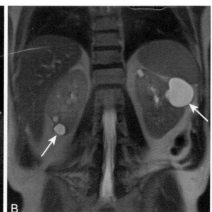

图 6.3 单纯性肾皮质囊肿。超声纵轴（A）显示了一个起源于肾上极的单发的、外生性囊肿，与 Bosniak 肾囊肿分类中的 Ⅰ类一致；（B）显示一个多发的单纯性皮质肾囊肿，表现为带有薄壁的无隔腔流体信号

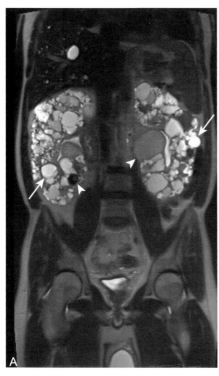
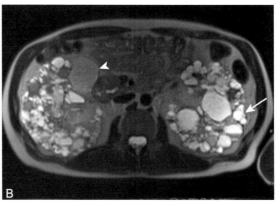

图 6.4　多囊肾（ADPKD）。T2 加权成像的冠状位（A）和矢状位（B）：肾脏体积明显增大，伴有许多囊肿，绝大多数囊肿显示与囊内液体一致增强的 T2 信号（直线箭头所示），但是在不同年龄段，有很大一部分显示与血液相似的 T2 信号（箭头所示）。虽然程度较轻，仍应注意肝囊性疾病的存在（A）

肝和胰腺等肾外囊肿可通过 CT 或 MRI 鉴别。多囊肾病影像学研究协会（The Consortium for Radiologic Imaging Studies of Polycystic Kidney Disease，CRISP）支持用 MRI 测量肾脏和囊肿体积，将二者大小的相关性作为疾病进展或治疗反应的指标。当疾病进展与肾脏体积增大、GFR 的下降相平行时，可以通过 MRI 准确估算肾血流量。虽然 ADPKD 不增加发生肾细胞癌（renal cell carcinoma，RCC）的风险，但是在多发囊肿中，MRI 仍然是评估实体肿物的首选方法。

透析患者获得性囊性疾病

透析患者获得性囊性疾病主要发生在持续透析的患者。随着时间的推移，萎缩的肾脏衍生出多个皮质区和典型外生性的囊肿，这些囊肿可增加出血及肾细胞癌发生的风险。

影像学特征

超声检查显示肾脏为小和低的回声，提示肾脏多发囊肿。超声可用来鉴别囊内出血等并发症，及无症状患者中 RCC 的进展。CT 平扫可检测囊肿出血及肾或输尿管结石，多期增强 CT 常用于对囊性肾脏进行综合评估，同时也可评估发生 RCC 的可能性。MRI 非常适用于评估透析患者的囊性肾病，在应用性质稳定和（或）高弛豫性能的 GBCA 后，可以安全高效地区分囊内出血（平扫 T1 加权图像中的高亮信号）及血管化的肾细胞癌。

肾脏实性肿块

错构瘤

错构瘤也称血管平滑肌脂肪瘤（angiomyolipoma，AML），是一种由平滑肌、血管和脂肪细胞组成的良性肾肿瘤。它的诊断依赖脂肪细胞的检测。80% 的错构瘤是单侧、散发，另外 20% 是双侧、多发，可伴有结节性硬化症，增大的 AMLs 存在出血的风险。

影像学特征

AML 在超声检查中表现为与肾静脉窦相似的回声。CT 是基于 –10 或更低的衰减信号来检测脂肪的存在，从而鉴别 AML。同为血管病变，AML 与

RCC 的区分也是根据脂肪的存在和分布。通过 MRI T2W 序列和 T1W GRE 增强前后图像的对比，信号缺失区域代表病灶内肉眼可见的饱和脂肪组织，从而进一步确诊 AML（图 6.5）。

肾细胞癌

US、CT 和 MRI 等影像学技术的逐渐发展，使得肾脏肿瘤能及早发现。目前，接近 30% 的 RCC 是由于其他原因进行影像检查时偶然发现。

影像学特征

超声可描述直径大于 25 mm 的肾肿块，当直径小于 25 mm 时，其灵敏度下降 25%。US 在区别良恶性肾肿块时也有局限性。扩展到肾静脉和下腔静脉的病变可以应用彩色多普勒超声进行评估（图 6.6）。CT 可描述直径大于 10 mm 的肾肿块，动态增强 CT 是检测肾实质肿瘤最敏感的方法，表现为不均一的实性肿块，伴有或不伴有囊肿 / 坏死。血管浸润及潜在转移会影响治疗方案的选择。CT 多期扫描会增加患者辐射的风险，而 MRI 无辐射，且具有多期、多维成像及对软组织优越性等特点，这有助于增加 RCC 检测敏感性并进行分期（图 6.6）。T1 加权 3D-GRE 成像增强前后对比有助于鉴别良性肾脏病变与囊性肾细胞癌，即使是 <2 cm 的肿块；而减影成像可进一步增加出血或蛋白质囊性肿块的敏感度。

肾结石和梗阻性肾病

急性腰痛是急诊科（emergency department，ED）常见的临床症状，因急性腹痛做 CT 检查的急诊患者中，约 22% 被临床疑诊为泌尿系结石。

影像学特征

腹部平片（包括肾、输尿管和膀胱）和静脉尿路造影已不再是诊断肾结石病的首选方法。对于肾绞痛的评估，US 是一个快速、安全和简便的方法。虽然 US 检查体积较小的肾结石和输尿管结石灵敏度不高，但是对于梗阻性肾积水很容易检测（图 6.7）。在年轻患者、妊娠期妇女，以及需要长期随访的患者中，US 应用价值较大。CT 平扫在尿石症检测中灵敏度（95% ~ 98%）和特异度（96% ~ 98%）都是最好的（图 6.9）。常规检查可以鉴别结石的数量、大小及位置，以及是否存在肾积水。MRI 在评估急诊患者急性腹痛的病因时，仍然起着很重要的作用。虽然因为结石中钙成分不能产生 MR 信号而限制了 MRI 在肾结石病中的应用，但是 MRI 可以通过检测肾周流体效应作为评估肾是否存在梗阻和其他腹部疾病的指标。

肾感染

肾盂肾炎、肾脓肿通常起源于泌尿道的上行感染，在无并发症的情况下，一般不需通过常规影像学检查来辅助诊断或治疗。

急性肾盂肾炎的影像学特征

虽然与肾积水相关的肾实质病变在超声检查时也会出现回声的改变，比如水肿（低回声）、出血（高回声），以及低灌注（多普勒可见），但是 US 诊断肾盂肾炎的敏感度并不高。使用放射性标记白细胞或镓的肾动态显像可用于感染定位，因为局部或整体的放射缺损会减少小管对示踪剂（Tc DMSA）的重吸收，进

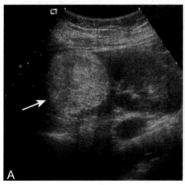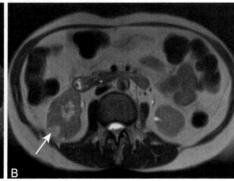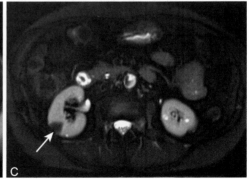

图 6.5 主要成分为脂质的错构瘤（AML）。A，纵向超声图显示：边界清晰伴有回声的肾肿块（箭头所示）；脂肪组织在超声检查显示回声增强。B，矢状位 T2 加权成像显示：右肾包膜下小病灶，该 AML 患者不伴有脂肪抑制信号（箭头所示）。这种病变显示无信号。C，在矢状位 T2 加权成像显示：脂肪含量较高的 AML 患者伴有脂肪抑制信号（箭头所示）

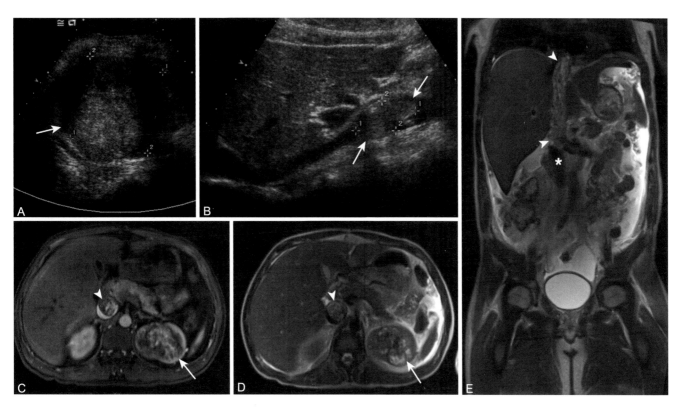

图 6.6　肾细胞癌（RCC）伴有下腔静脉（inferior vena cava，IVC）转移。A，左肾纵向超声图显示：一个外生性、异质性的实性肾肿块（箭头所示）；B，超声矢状位图：显示 IVC 肿瘤血栓形成（箭头所示）；C，MRI 脂肪抑制序列 T1 加权 GRE 成像显示：RCC 在不同患者表现为不同的强化，同时可见 IVC 肿瘤血栓的形成；D，MRI 矢状位：同样可见左肾 RCC 及 IVC 内肿瘤血栓形成；E，MRI 冠状位 T2 加权成像（对移动不敏感）显示：转移到下腔静脉膈水平的瘤栓，表现为高亮信号，而在正常人 MRI 检查中可以观测到的流体信号消失

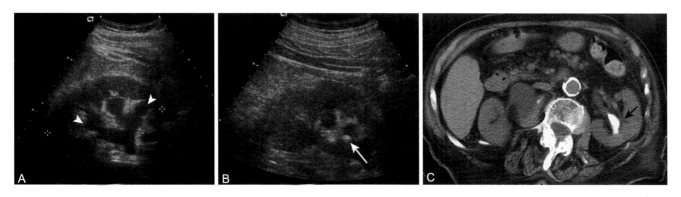

图 6.7　肾结石和肾盂积水。A，超声纵向图显示肾集合系统的中度膨胀，表示肾积水（箭头所示）；B，在肾下极可见非梗阻性的伴有强回声的结石（箭头所示）；C，轴位 CT 平扫显示左肾结石高密度影（黑色箭头所示）

而被观察到。在增强 CT 扫描或 MRI 图像中，肾脏感染表现为交替的增强带（纹状改变）和肾周深筋膜区的炎症改变。

肾脓肿的影像学特征

　　肾脓肿在 US 多普勒成像中缺乏内部流动的传输，表现为低回声肿块，以此和实性肿块相鉴别。在增强 CT 可见一个伴有周边增强的低密度区，通过 CT 或 MRI 可以区分肾外脓肿。随着周围炎性水肿的增加，MRI T1 和 T2 加权成像中出现混合信号。增强 T1 加权成像显示核心为非增强信号，伴有肾周明显的增强信号。

肾动脉狭窄（renal artery stenosis，RAS）

肾血管性高血压（renovascular hypertension，RVH）是导致继发性高血压潜在的主要原因，早期诊断肾动脉硬化可延缓高血压的发生，并阻止肾功能损伤。总而言之，高血压的病因有 1%～5% 来自肾血管病变，其中至少 2/3 是由动脉粥样硬化引起，而其余大多数是肌纤维发育不良所致。虽然血管造影是诊断 RAS 的金标准，但是也可采用最新一代非侵入性技术的替代检查方法，CT 和 MR 血管造影具有与血管造影等同的诊断性能。

影像学特征

多普勒超声是一种准确度好、性价比高、依赖于人工操作的初步诊断 RAS 的技术。血管收缩峰值速度大于 100～200 cm/s 被认为是 RAS 的特征，在患有 RVH 的患者中，血管紧张素转化酶抑制药（angiotensin converting anzyme inhibitior，ACEI）显像可用于显示肾功能受损；关于肾脏大小、灌注和排泄能力等重要信息，可以从扫描显像获得的图像和计算机生成的时间-活性曲线获得。用于肾核素扫描显像主要有两种试剂：锝-DTPA、小球滤过剂；或 MAG-3、小管排泄剂。利用这些技术，可根据以下 2 个标准诊断肾动脉狭窄：①双侧肾脏大小和功能不对称；②显示卡托普利诱导特异性的肾图改变。然而，闪烁扫描法在诊断 RAS 诱导的 RVH 的整体灵敏度和特异度遭到质疑。

CT 血管造影（CT angiography，CTA）是一种很好的检查方法，能够获取动脉解剖结构及狭窄程度的评价。具有高空间分辨率的 CTA，与先进的图像处理软件相结合，可以生成三维效果图，提供更容易理解的图像。如今，MR 技术的进步为我们提供了详细的血管解剖；此外，MRI 已经发展为可以对肾功能进行评估，包括肾实质灌注体积、血流量及 GFR 的测量。肾动脉成像已经可以通过 GBCA 增强的 MR 血管造影常规获得。较新的方法是使用流敏感平衡式快速梯度回波技术作为 GBCA 的替代品。大多数研究表明，当肾动脉狭窄程度 >50% 时，传统的血管造影和 MR 血管造影具有很好的相关性（灵敏度 >95%，特异度 >90%）。此前有报道指出 MR 血管成像的局限性包括高估中度狭窄，但最新一代 MR 技术显著提高了产生高质量图像的能力。血管造影仍然是诊断 RAS 的金标准，但这是一种侵入性检查，需要将高渗的碘造影剂直接灌入肾脏；对于高危患者，与急性和长期肾功能损伤有明显相关性。

介入

从根本上说，治疗手段包括球囊血管成形术和支架置入术。不幸的是，无论是单侧还是双侧，均未发现动脉狭窄程度与短期和长期疗效相关。预测血管成形术和支架置入术的长期反应仍然是一个值得关注的领域。

肾实质病变与肾移植

弥漫性肾实质病变

弥漫性肾实质病变是常见的医学疾病，各种疾病的进展都可能涉及实质的改变，可分为以下几类：肾小球疾病、急性和慢性肾小管间质病、糖尿病肾病、肾硬化及其他形式的微血管病、肾主动脉病变引起的缺血性肾病、梗阻性肾病及感染性肾病。X 线摄影在诊断各类弥漫性肾实质疾病的特异性有限，因为这些疾病的病理影像学特征相互重叠。临床上急需一个准确度高、重复性好和无创评估肾功能的方法。

影像学特征

超声作为初始的影像学检查，可以区分梗阻性和非梗阻性肾衰竭的原因。肾脏大小和实质厚度是评价慢性病程的有效参数，肾脏增大通常提示一个急性的实质病变，但是在一些慢性浸润性肾脏疾病也可以看到，如糖尿病肾病和 HIV 相关性肾病。萎缩的肾脏常提示慢性病程（图 6.1 和图 6.2）。肾皮质回声的增强可用来提示肾实质性疾病的存在。肾衰竭对使用具有肾毒性的碘造影剂有所限制，而且 CT 平扫不能提供更多的诊断信息。用核素扫描计算 GFR 已经成为评估肾功能的主要方法，但是这些方法都要求定时采血，而且随着 GFR 的下降，精确度也降低，尤其是当 GFR<30 ml/min 时。应用 MRI 中 MRNU 可以进一步明确皮髓质分界，提供肾实质和集合管详细的解剖学信息，还可评估单侧肾脏的肾功能。

肾移植

肾移植已成为治疗终末期肾病（end-stage renal

disease，ESRD）患者的方法之一，与透析相比，肾移植可以改善患者生存质量，降低医疗成本。鉴于肾脏移植的重要性和肾脏供体来源的有限性，详细分析影响肾移植存活率的因素显得至关重要。

影像学特征

在移植肾中 US 是主要的影像学检查方法，可用于围术期患者的床旁检查，用于评估包括肾周积液、血肿和尿性囊肿等并发症。此外，多普勒超声可用来评估肾静脉血栓形成和测量肾动脉阻力指数（resistive index，RI）。肾主动脉及其分支 RI 升高（＞0.80）被认为是移植失败的指标。超声没有电离辐射，可以安全应用于后续连续观察。超声也经常用来指导移植肾的穿刺活检。

术前对潜在的供者进行 CT 血管造影检查，来描绘变异动脉和静脉的解剖、血管病变，以及其他意想不到的异常情况。无论是供体还是受体，电离辐射的使用都受到限制。而且发生 CIN 的风险可能会阻碍碘造影剂在肾移植受者 CT 成像中的使用。CT 平扫成像技术在盆腔软组织、移植肾、集合系统及肾血管的评估中价值有限。

放射性同位素研究引起的移植肾功能受损是由于尿液流出受阻或其他因素，核医学检查并不能提供更多的信息进一步解释肾衰竭的原因。

磁共振尿路造影（MRNU）

MRI 的优点在于可以避免辐射，即使不使用造影剂，对软组织也有很好的分辨率。可用于潜在肾脏供体和受体术前影像学评估。术前对肾脏供体的评估包括肾实质、动脉、静脉和输尿管解剖，以及肾功能差异性测量。

MRI 术后可对供体进行全面的结构和功能分析。

- **解剖影像学**：T2 加权 HASTE 序列和 TFISP 图像可以根据尿液的高亮信号，提供集合系统的形态学特征，有助于鉴别梗阻的原因，比如狭窄、外在压迫或移植输尿管吻合口的纤维化。
- **功能影像学**：术后集合系统的血肿和蛋白质碎片，或出血可以通过平扫 T1 加权成像中的高亮信号来鉴别。肾核素扫描可以用来区分肾功能性体积、RBF 和 GFR。动态增强 3D GRE T1 加权成像有助于准确分析术后并发症及移植失败的原因。

MRI 还可以用来评估受体移植后的一些情况，包括：

1. 血管病变：
   a. 肾动脉血栓或狭窄：表现为血管造影时，肾脏主要动脉或分支出现狭窄或突然中断。肾动脉区节段性灌注不足可以通过功能影像学诊断。
   b. 肾静脉血栓：血栓在 T2 加权成像显示为血管腔内明显的充盈缺损。
2. 肾脏本身病变：
   a. 急性肾小管坏死（acute tubular necrosis，ATN）：正常肾皮质增强，伴有髓质的灌注和排泄显著延迟，这与 ATN 在放射性核素扫描图所显示的情形类似。
   b. 超急性、急性加速期排斥反应：体内移植物功能障碍，伴有缺血性微血管损伤，常表现为纹状改变。
   c. 急性排斥反应：血氧水平依赖（blood oxygen level dependent，BOLD），MRI 可以检测血红蛋白氧合度的变化，评估肾组织氧化能力。这有助于鉴别 ATN 与急性排斥反应。
   d. 慢性排斥反应：在 T2 和 T1 加权成像可以观察到肾皮质髓质交界区缺失，但这是评估肾功能受损的一个非特异性的表现。

总结

医学影像学在肾脏病的诊断和治疗中起着重要作用，并且随着技术的不断进步，其作用不断提升。超声是评估大多数局灶性肾脏病变的首选方法，包括实性肿块、囊性肿块的检测，肾积水和肾结石的诊断。CT 对包括肾结石在内的肾及泌尿道钙化具有很高的灵敏度，而且已用于肾脏肿块的检测和鉴别，但囊性病变的检测需要更具挑战性的增强 CT 扫描与定量密度测量相结合。目前，MRI 发展迅速，可以替代 US 和 CT 来更好地检测和描述实性和囊性肿块。另外，MRI 技术正在向提供定性和定量评估弥漫性实质性疾病和肾功能测量的方向发展，包括肾血流量、实质灌注和肾小球滤过率。CT 和 MRI 都会用到对肾功能有损伤的具有潜在毒性的造影剂，虽然这些风险可以得到有效控制，但是了解含碘和钆螯合物造影剂势在必行。总之，由于辐射暴露的风险，过度使用 CT 所带来的安全问题日渐受到关注。而 US 和 MRI 具有更高的安全性，可以作为 CT 的替代检查。

参考文献

Craig W, Wagner B, Travis M: Pyelonephritis: Radiologic-Pathologic Review, *RadioGraphics* 28:255-276, 2008.

Escobar GA, Campbell DN: Randomized trials in angioplasty and stenting of the renal artery: tabular review of the literature and critical analysis of their results, *Ann Vasc Surg* 26(3):434-442, 2012.

Hartman D, Choyke P, Hartman M: A practical approach to the cystic renal mass, *RadioGraphics* 24:S101-S115, 2004.

Heinz-Peer G, Schoder M, Rand T, et al: Prevalence of acquired cystic kidney disease and tumors in native kidneys of renal transplant recipients: a prospective us study, *Radiology* 195:667-671, 1995.

Kalb B, Sharma P, Salman K: Acute abdominal Pain – Is there a potential role for MRI in the setting of the Emergency Department in a patient with renal calculi? *J Magn Reson Imaging* 32(5):1012-1023, 2010.

Kalb B, Vatow J, Salman K, et al: Magnetic resonance nephrourography: current and developing techniques, *Radiol Clin North Am* 46:11-24, 2008.

Martin DR: Nephrogenic system fibrosis: A radiologist's practical perspective, *Eur J Radiol* 66:220-224, 2008.

Martin DR, Brown M, Semelka R: *Primer on MR imaging of the abdomen and pelvis*, ed 1, 2005, New York, John Wiley & Sons, pp 153-222.

Martin DR, Kalb B, Salman K, et al: Kidney transplantation: structural and functional evaluation using mr nephro-urography, *J Magn Reson Imaging* 28:805-822, 2008.

Martin DR, Krishnamoorthy S, Kalb B, et al: Decreased incidence of nsf in patients on dialysis after changing gadolinium contrast-enhanced mri protocols, *J Magn Reson Imaging* 31:440-446, 2010.

Martin DR, Semelka R, Chapman A, et al: Nephrogenic systemic fibrosis versus contrast-induced nephropathy: risks and benefits of contrast-enhanced mr and ct in renally impaired patients, *J Magn Reson Imaging* 30:1350-1356, 2009.

Martin DR, Sharma P, Salman K, et al: Individual kidney blood flow measured by contrast enhanced magnetic resonance first-pass perfusion imaging, *Radiology* 246:241-248, 2008.

Michaely H, Schoenberg S, Oesingmann N: Renal artery stenosis— functional assessment with dynamic mr perfusion measurements— feasibilty study, *Radiology* 238:586-596, 2006.

Mousa AY, Campbell JE, Stone PA, et al: Short- and long-term outcomes of percutaneous transluminal angioplasty/stenting of renal fibromuscular dysplasia over a ten-year period, *J Vasc Surg* 55:421-427, 2012.

Prando A, Prando D, Prando P: Renal Cell Carcinoma: Unusual Imaging Manifestations, *RadioGraphics* 26:233-244, 2006.

Radermacher J, Mengel M, Ellis S, et al: The renal arterial resistance index and renal allograft survival, *N Engl J Med* 349:115-124, 2003.

Semelka RC, Shoenut JP, Magro CM, et al: Renal cancer staging: comparison of contrast-enhanced ct and gadolinium-enhanced fatsuppressed spin-echo and gradient-echo mr imaging, *J Magn Reson Imaging* 3:597-602, 1993.

Silva A, Morse B, Hara Robert B, et al: Dual-energy (spectral) ct: applications in abdominal imaging, *RadioGraphics* 31:1031-1046, 2011.

Soulez G, Pasowicz M, Benea G, et al: Renal artery stenosis evaluation:diagnostic performance of gadobenate dimeglumine–enhanced mrangiography—comparison with DSA, *Radiology* 273-285, 2008.

Williams G, Macaskill P, Chan SF, et al: Comparative accuracy of renal duplex sonographic parameters in the diagnosis of renal artery stenosis: paired and unpaired analysis, *AJR* 188:798-811, 2007.

水、电解质和酸碱平衡紊乱　第二篇

7 低钠血症和低渗透压性疾病

Joseph G. Verbalis 著

武 祯 吴海婷 李 航 译校

低钠血症的发生率因患者人群和诊断标准而异。若定义为血清钠浓度（$[Na^+]$）小于 135 mEq/L，其院内发生率为 15%～22%，但大多数研究定义为血清 $[Na^+]$ 小于 130 mEq/L，发生率则只有 1%～4%，小于 120 mEq/L 时，则不到 1%。近期研究表明其患病率波动在 7%（门诊患者）～38%（急性住院患者）。老年人更易发生低钠血症，据报道，社会福利机构的老年患者中发生率高达 53%。尽管大多数病例程度较轻，但低钠血症在临床上非常重要，原因如下①急性重度低钠血症可能引起大量的疾病和死亡；②在其他疾病的治疗过程中，轻度低钠血症可能进展为更危险的水平；③低钠血症会提高许多疾病患者的总病死率；④慢性低钠血症纠正过快可能导致严重的神经系统并发症，甚至死亡。

定义

低钠血症只有能反映出相应的血浆低渗透压才有临床意义。血浆渗透压（plasma osmolality，P_{osm}）可由渗透压测定法直接测得，单位为毫渗透摩尔每千克水（mOsm/kg H_2O），也可由血清 $[Na^+]$［单位为毫当量每升（mEq/L）]、血糖、血尿素氮（blood urea nitrogen，BUN）［单位均为毫克每分升（mg/dl）]水平计算得出，公式如下：

$$P_{osm}=（2 \times 血清 [Na^+]）+ 血糖 /18+BUN/2.8$$

与钠浓度相比，血糖和 BUN 浓度非常低，甚至可忽略不计，因此渗透压可用血清 $[Na^+]$ 的两倍简单估算。大部分情况下，三种方法结果相似。然而，总渗透压并不总等于有效渗透压，有时又被称为血浆张力。主要组成细胞外液（extracellular fluid，ECF）的溶质可以产生跨细胞膜渗透梯度，从而引起水从细胞内液（intracellular fluid，ICF）向 ECF 的渗透性流动，因此为有效溶质。与此相比，可以自由透过细胞膜的溶质（如尿素、乙醇、甲醇）不是有效溶质，不能产生跨细胞膜渗透梯度，因此其与继发性水转移无关。

只有血浆有效溶质的浓度可决定是否存在有临床意义的低渗透压。大多数情况下，有效溶质包括钠、与其有关的阴离子和葡萄糖（仅限于胰岛素抵抗时，可产生 ECF/ICF 葡萄糖梯度）；最重要的是，尿素可以自由透过细胞膜，并不包括在内。

低钠血症和低渗透压常为同义词，但在两种情况下例外。第一，当血清中脂质或蛋白显著升高时可导致假性低钠血症。这种情况下，每升血清水中 Na^+ 的浓度不变，但每升血清中的 Na^+ 浓度因脂质和蛋白质占据部分相对增多而假性降低。尽管目前大多临床实验室采用离子特异性电极法检测血清或血浆 $[Na^+]$，比火焰光度法测定血清 $[Na^+]$ 受高血脂、高蛋白浓度影响小，但仍然存在此类误差。但 P_{osm} 的直接测定是基于溶质的依数性，只与溶质中粒子数有关，因此脂质或蛋白增加不会影响 P_{osm} 的测定。第二，Na^+ 以外的其他有效溶质浓度升高可导致血清 $[Na^+]$ 相对降低而不改变 P_{osm}；这通常与高血糖症共同出现。为避免误诊，可直接测定 P_{osm}，或当血糖浓度大于 100 mg/dl 时，血糖每升高 100 mg/dl，血清 $[Na^+]$ 增加 1.6 mEq/L 进行校正（近期研究表明，2.4 mEq/L 可能是更精确的校正系数，特别是当血糖显著升高时）。

发病机制

显著的低渗透压提示 ECF 中水相对多于溶质，因为水可在 ICF 和 ECF 间自由流动，这也提示体内总水量相对多于总溶质量。水与溶质的失衡可能源于体内溶质消耗多于水，或因为体内水增加多于溶质而使溶质稀释（框 7.1）。然而，这两种表述过于简单，事实上大多低渗透压状态包括多种溶质消耗和水潴留的作用。例如，急性失血时溶质等张丢失并不会导致低渗透压，但随后摄入或输入低张液引起剩余 ECF 溶质继发性稀释，则可能引起低渗透压。尽管如此，这一概念构建出理解低渗透压性疾病的诊断和治疗的框架，还是非常有用的。

消耗（原发性体内总溶质减少 + 继发性水潴留） [*]

肾性溶质丢失

使用利尿药

溶质性利尿（葡萄糖、甘露醇）

耗盐性肾病

盐皮质激素缺乏

非肾性溶质丢失

经胃肠道（腹泻、呕吐、胰腺炎、肠梗阻）

经皮（出汗、烧伤）

失血

稀释（原发性体内总水量增多 ± 继发性溶质消耗） [†]

肾性自由水排泄受损

近端肾小管重吸收增加

　甲状腺功能减退

远端肾小管稀释功能受损

　抗利尿激素不适当分泌综合征（syndrome of inappropriate antidiuretic hormone secretion，SIADH）

　糖皮质激素缺乏

近端肾小管重吸收增加合并远端肾小管稀释功能受损

　充血性心衰

　肝硬化

　肾病综合征

肾溶质排泄减少

　啤酒性躁狂

水摄入增多

原发性烦渴症

稀释性婴儿配方食品

Modified from Verbalis JG: The syndrome of inappropriate antidiuretic hormone secretion and other hypoosmolar disorders. In Schrier RW, editor: Diseases of the kidney, Philadelphia, 2007, Lippincott Williams & Wilkins, pp 2214-2248.

[*] 由于肾脏对低血容量的反应，几乎所有溶质消耗性疾病都伴有一定程度的继发性水潴留；这一机制使得即使溶质通过低张或等张的体液丢失，也可能导致低渗透压。

[†] 水潴留性疾病最初引起低渗透压时不伴溶质丢失，但在某些 SIADH 病例中，由于对高血容量的反应而出现继发性溶质丢失，会进一步加重低渗透压（然而，这一病理生理机制可能并不适用于水肿形成状态的低钠血症，如充血性心衰和肝硬化。因为这些情况下，多种有利于钠潴留的因素可导致体内总钠负荷增加）。

鉴别诊断

　　低渗透压性疾病的诊断流程应包括详细的病史（特别要关注用药史和饮食情况）；体格检查，特别强调 ECF 容量状态的临床评估和全面的神经系统评估；血清或血浆电解质、葡萄糖、BUN、肌酐、尿酸测定；计算和（或）直接测定 P_{osm}；同时测定尿钠和尿渗透压。因研究人群不同，患病率有所差异。对

一家大型教学医院住院低钠血症患者的序列分析显示，其中近 20% 为低血容量性，20% 为水肿形成状态，33% 为等血容量性，15% 为高血糖诱导低钠血症，10% 为肾衰竭。因此，这一低钠血症患者序列中，等血容量性低钠血症为最大的一组。起病时通常难以明确诊断，但大多病例可以根据患者临床 ECF 容量状态进行初步分类，从而选择最合适的起始治疗（图 7.1）。

细胞外液容量不足（低血容量性）

　　临床上可通过仔细测量体位改变时血压和脉率的变化，以敏感地发现低血容量，常反映某种程度上的溶质消耗。实验室检查 BUN、尿酸浓度升高与 ECF 容量降低有关。即使等张或低张容量丢失，若摄入或输入水或低张液替代，也会导致低渗透压性疾病。这类病例中低尿钠浓度（urine sodium concentration，U_{Na}）提示非肾性溶质消耗，而高 U_{Na} 则提示肾性溶质消耗（框 7.1）。使用利尿药是低血容量性低渗透压性疾病最常见的原因，与袢利尿药（如呋塞米）相比，噻嗪类利尿药更易引起严重低钠血症。

　　尽管利尿药是溶质消耗的典型代表，但其实利尿药相关的低渗透压性疾病的病理生理机制非常复杂，有很多原因，其中包括自由水潴留。许多患者并没有明显的低血容量的临床表现，一部分原因是由于摄入的水对非渗透压刺激性分泌的精氨酸加压素（arginine vasopressin，AVP）的反应而保留，几乎所有溶质消耗性疾病都存在这一现象。U_{Na} 高低取决于前一次利尿药使用的时间和剂量，这也使诊断更为复杂。因此，当怀疑与利尿药使用有关时，应仔细鉴别诊断。除利尿药外，其他引起低钠血症和低渗透压的疾病很少导致严重低钾血症，因此血清 $[K^+]$ 降低可作为利尿药使用的重要线索。当怀疑利尿药使用的可能性，但缺乏相应病史时，应进行尿液利尿药筛查。

　　临床上其他导致肾性或非肾性溶质丢失，从而引起低血容量性低渗透压性疾病的原因大多是比较清晰的，但某些耗盐性肾病（如慢性间质性肾病、多囊肾、梗阻性肾病、Bartter 综合征）或盐皮质激素缺乏（如 Addison 病）的早期诊断颇有挑战性。

细胞外液容量正常（正常血容量性）

　　事实上，若通过标准方法进行临床评估，所有与低渗透压有关的疾病都可以表现为 ECF 容量正常。因为 ECF 容量状态的临床评估敏感性差，血清 BUN

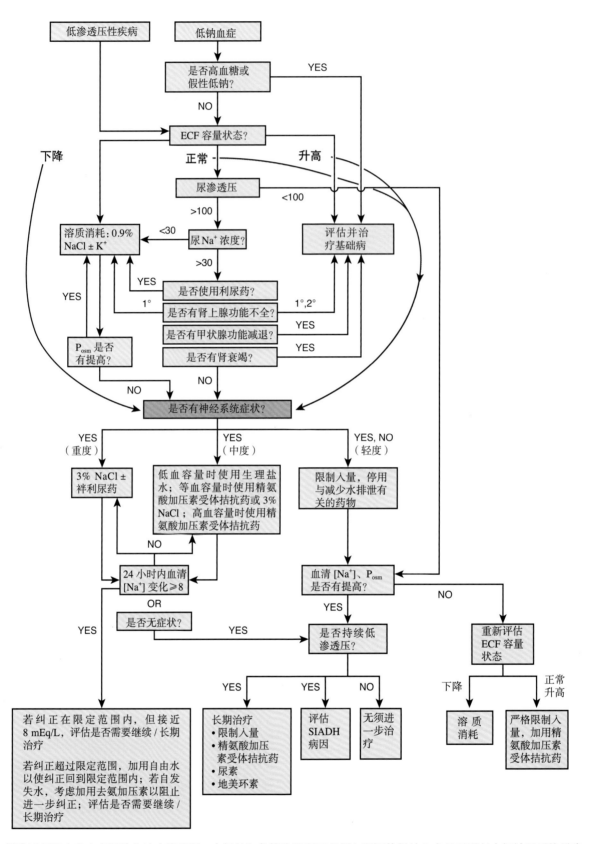

图 7.1 低渗透压性疾病患者评估和治疗流程图。中间的红色箭头强调了必须立即评估低钠血症是否引起中枢神经系统异常，若患者存在严重症状，即使尚在诊断流程中，也应立即开始相应治疗。渗透压单位为 mOsm/kg H₂O，Na⁺ 浓度单位为 mEq/L。Δ，（浓度）变化；1°，原发；2°，继发。（Modified from Verbalis JG: The syndrome of inappropriate antidiuretic hormone secretion and other hypoosmolar disorders. In Schrier RW, editor: Diseases of the kidney, Philadelphia, 2007, Lippincott Williams & Wilkins, pp 2214-2248.）

和尿酸正常或偏低常提示 ECF 容量相对正常。

低 U_{Na} 提示存在继发于 ECF 丢失的消耗性低渗透压性疾病，随之用水或其他低张液进行容量补充；如前文所述，这些患者所有用于评估 ECF 容量状态的常用临床指标都可能表现为容量正常。除甲状腺功能减退外，原发性稀释性疾病很少表现为低 U_{Na}（小于 30 mEq/L）。

高 U_{Na}（≥30 mEq/L）常提示稀释性低渗透压性疾病，如 SIADH（框 7.1）。SIADH 是临床上引起正常容量性低渗透压最常见的原因。从 1967 年 Bartter 和 Schwartz 提出 SIADH 的诊断标准以来，基本没有更改过（框 7.2），但需要强调几点：首先，必须是真性低渗透压，必须除外继发于假性低钠血症或高血糖的低钠血症；其次，尿渗透压（urinary osmolality，U_{osm}）必须与低 P_{osm} 不符。但 U_{osm} 不一定大于 P_{osm}，而仅要求尿液没有被最大程度稀释（比如成人 U_{osm} 大于 100 mOsm/kg H_2O）。U_{osm} 无须在任何 P_{osm} 水平下都不适当升高，而仅需在 P_{osm} 小于 275 mOsm/kg H_2O 的某一水平时符合。这常见于渗透调定点重设的患者，在某一血透渗透压水平时 AVP 分泌受抑制，可致血浆渗透压低于这一水平时最大限度的尿液稀释和自由水排出。虽然有理论认为渗透调定点重设是一种独立的疾病，而非 SIADH 的亚型，但这些病例仍然表明某些低渗透压性疾病的患者可在某些（即便并非所有）血浆渗透压水平下表现为适当的尿液稀释。第三，SIADH 诊断必须在临床正常血容量时作出，而低血容量或严重水肿状态的患者无法诊断。重要的是，这并不意味 SIADH 患者不能因其他原因导致低血容量，但若患者未恢复正常血容量，是无法诊断 SIADH 的。第四，肾性耗盐可能最易与 SIADH 混淆。这一标准的重要性在于可用于有效循环血量减少引起的低渗透压（此时出现肾脏保 Na^+）与稀释性疾病的鉴别，在稀释性疾病中，由于 ECF 容量增多，尿 Na^+ 排泄正常或增加。然而，在肾性耗盐疾病，如利尿药使用或 Addison 病中，U_{Na} 也可升高。反之，SIADH 患者若强制限盐限水，可能产生低容量或溶质消耗，也有可能使尿 Na^+ 排泄减少。因此，尽管高尿 Na^+ 排泄通常发生于 SIADH 患者，但并不能以此明确诊断，反之也不能排除诊断。最后一条标准强调 SIADH 是一个排除性诊断，必须首先明确没有其他引起低渗透压的潜在病因。糖皮质激素缺乏和 SIADH 很难鉴别，因为无论原发或继发的肾上腺皮质功能减退，都会引起血浆 AVP 水平升高，从而直接作用于肾脏，影响最大限度尿液稀释。因此，慢性低钠血症患者若未彻底评估肾上腺功能，无法诊断 SIADH。最好通过快速促肾上腺皮质激素（adrenocorticotropin，ACTH）刺激试验评估（有明确原因的急性低钠血症，如手术后或与肺炎相关；若无其他提示肾上腺功能不全的临床体征或症状，可不评估肾上腺功能而直接治疗）。许多不同的疾病都与 SIADH 有关，可被分为几大组（框 7.3）。

有些正常容量性低钠血症并不完全符合稀释性或消耗性的分类。这些低钠血症患者中很多是由于长期摄入大量啤酒而进食量不足，称为啤酒性躁狂。虽然这些病例中摄入的液体量似乎并不足以影响肾脏稀释机制，但其肾溶质排泄极低，限制了自由水排泄，从而导致水潴留和稀释性低钠血症。此外，因为这些患者钠摄入也极低，某些病例中体内 Na^+ 储备的相对消耗也可能进一步导致低渗透压性疾病。

细胞外液容量增加（高血容量性）

临床上高血容量多表现为严重水肿和（或）腹水，提示全身钠过多，而这些患者的低渗透压则提示有效循环血量或血压相对不足，血浆 AVP 水平升高，肾小球滤过液远端转运减少，从而引起水潴留。这些患

> **框 7.2　SIADH 的诊断标准**
>
> **必要标准**
> 1. ECF 有效渗透压降低（P_{osm}＜275 mOsm/kg H_2O）
> 2. 尿液在对应血浆渗透压水平下的不适当浓缩（肾功能正常时 U_{osm}＞100 mOsm/kg H_2O）
> 3. 临床表现为容量正常，即无低血容量（体位性低血压、心动过速、皮肤弹性下降、黏膜干燥）或高血容量（皮下水肿、腹水）表现
> 4. 水盐摄入正常时尿钠排泄增加
> 5. 甲状腺功能、肾上腺功能、肾功能正常
>
> **补充标准**
> 6. 水负荷试验异常（在 20 ml/kg 水负荷下，4 h 内无法排出至少 80% 和（或）无法将 U_{osm} 稀释至 100 mOsm/kg H_2O 以下）
> 7. 血浆 AVP 水平相对于血浆渗透压不适当升高
> 8. 补充容量无法显著纠正血清钠浓度（[Na^+]），限制入量后可改善
>
> Modified from Verbalis JG: The syndrome of inappropriate antidiuretic hormone secretion and other hypoosmolar disorders. In Schrier RW, editor: Diseases of the kidney, Philadelphia, 2007, Lippincott Williams & Wilkins, pp 2214-2248.
>
> AVP, 精氨酸加压素；ECF, 细胞外液；P_{osm}, 血浆渗透压；U_{osm}, 尿渗透压.

框 7.3　SIADH 的常见原因

肿瘤

肺 / 纵隔肿瘤（支气管肺癌、间皮瘤、胸腺瘤）

非胸部肿瘤（十二指肠癌、胰腺癌、输尿管 / 前列腺癌、子宫癌、鼻咽癌、白血病）

中枢神经系统疾病

占位（肿瘤、脑脓肿、硬膜下血肿）

炎症（脑炎、脑膜炎、系统性红斑狼疮、急性间歇性卟啉病、多发性硬化）

退行性 / 脱髓鞘疾病（Guillain-Barré、脊髓损伤）

其他（蛛网膜下腔出血、颅脑外伤、急性精神病、震颤谵妄、垂体柄切断术、经鼻腺垂体切除术、脑积水）

药物

刺激 AVP 释放（烟碱、吩噻嗪、三环类抗抑郁药）

直接作用于肾脏和（或）增强 AVP 的抗利尿作用（去氨加压素、催产素、前列腺素合成酶抑制药）

混合或不确定作用 [血管紧张素转换酶（angiotensin-converting enzyme，ACE）抑制药、卡马西平和奥卡西平、氯磺丙脲、安妥明、氯氮平、环磷酰胺、3，4- 亚甲基二氧基甲基苯丙胺（"摇头丸"）、奥美拉唑、5- 羟色胺再摄取抑制药、长春新碱]

肺部疾病

感染（结核、急性细菌性或病毒性肺炎、曲霉菌病、脓胸）

机械性 / 通气性 [急性呼吸衰竭、慢性阻塞性肺疾病（chronic obstructive pulmonary disease，COPD）、正压通气]

其他

艾 滋 病（acquired immunodeficiency syndrome，AIDS） 或 AIDS 相关综合征

长时超负荷运动（马拉松、铁人三项、超长距离马拉松、天气炎热时爬山）

手术后状态

老年性萎缩

特发性

Modified from Verbalis JG: The syndrome of inappropriate antidiuretic hormone secretion and other hypoosmolar disorders. In Schrier RW，editor: Diseases of the kidney，Philadelphia，2007，Lippincott Williams & Wilkins，pp 2214-2248.

AVP，精氨酸加压素

者常因继发性醛固酮增多症而存在低 U_{Na}，但某些情况下 U_{Na} 也可升高（如糖尿病患者的糖尿、利尿药治疗等）。低钠血症多在疾病进展期才出现，如充血性心衰、肝硬化、肾病综合征等，故并不难诊断。肾衰竭也可引起水钠潴留，但其限制过量体液排出的机制并非有效循环血量不足，而是肾小球滤过滤下降。

需谨记的是，虽然许多引起水肿的疾病都会因有效动脉血容量下降而继发血浆 AVP 水平升高，但由于不符合临床等血容量的标准，并不能诊断为 SIADH（框 7.2）。尽管可以认为这只是语义上的区别，然而这一标准仍然非常重要，可以将有明确病因的低钠血症区分开来，以实现不同的评估和治疗方法。

有些情况会因急性水负荷过多，超过肾脏排泄能力而引起低钠血症。一小部分存在某种程度潜在 SIADH 的原发性烦渴症的患者可有低钠血症，特别是长期服用抗精神病药的精神分裂症患者，或肾功能正常的患者，仅仅是摄入的容量超过肾自由水排泄率上限 500 ~ 1000 ml/h。

耐力运动，如马拉松或超长距离马拉松赛，有时与致死性低钠血症有关，多是由于运动期间摄入大量低张液体，超过了肾脏排水能力。这被称为运动相关低钠血症（exercise-associated hyponatremia，EAH）。许多患 EAH 的运动员在刚结束长时间运动后符合 SIADH 的诊断标准，可能在运动期间及运动后进一步降低其自由水排泄容量。耐力运动期间刺激 AVP 分泌的机制尚不完全清楚，可能的原因包括压力感受器激活、恶心、横纹肌溶解导致细胞因子释放及运动本身。大多 EAH 病例可有体重增加，反映过量水潴留，但由于只有水潴留而无钠过量，通常不会引起水肿、腹水等高血容量的临床表现，故临床上常将其归为等血容量。

低钠血症的临床表现

低渗透压可引起广泛的神经系统症状，从轻微的、非特异症状（如头痛、恶心）到严重的缺损症状（如定向力障碍、意识障碍、迟钝、局灶性神经功能缺损、癫痫等）。最严重的病例中，可因小脑扁桃体疝继发脑干受压，从而导致呼吸抑制而死亡。这些神经系统症状称为低钠性脑病，主要反映了有效 P_{osm} 降低引起水向脑内渗透性移动，从而导致脑水肿。血清 $[Na^+]$ 低于 125 mEq/L 时才会出现明显的症状，严重程度大致与低渗透压程度相关。然而，由于存在显著个体差异，无法预测某个特定患者在何种血清 $[Na^+]$ 水平下出现症状。

此外，除低渗透压严重度外，还有其他因素也会影响神经系统功能缺损程度。最重要的是低渗透压的进展速度。严重低渗透压快速进展常引起严重神经系统症状，而若在几天或几周内缓慢进展，尽管可达到相当程度的低渗透压，但常只引起相对轻的症状。这是因为大脑可以通过分泌细胞内溶质，如电解质和有

机质来缓冲渗透性水肿，这一过程称为脑容量调节。这一过程为时间依赖性，低渗透压若快速进展，在适应出现前即可导致脑水肿，而低渗透压若缓慢进展，脑细胞消耗的溶质足以阻止脑水肿及神经功能抑制。

　　潜在的神经系统疾病对出现中枢神经系统症状的低渗透压水平亦有重要影响。例如，中度低渗透压在健康人中通常不会引起严重症状，但对于癫痫患者，就可能诱发癫痫发作。同样，非神经系统代谢性疾病（如低氧、高碳酸血症、酸中毒、高钙血症）也会影响出现中枢神经系统症状的 P_{osm} 水平。最近有研究表明，某些患者容易陷入恶性循环，低渗透压引发脑水肿，引起非心源性肺水肿，其导致的低氧血症和高碳酸血症进而损伤脑容量调节能力，引起更严重的脑水肿和神经功能恶化，某些病例甚至会死亡。也有临床研究表明，月经期女性和儿童在低钠血症时神经系统症状的发病率和病死率更高，特别是在急性手术后。临床实际发病率和这些灾难性后果的病理生理机制尚待进一步研究。

　　最后，关于轻到中度低钠血症是否真正"无症状"的说法受到了一项研究的挑战，这项研究发现低钠血症患者出现轻微的认知功能和步态稳定性缺陷，在疾病缓解后是可逆的。一项针对比利时患者的研究也表明了步态不稳具有重要意义，所有存在不同水平的低钠血症的患者进入急诊室（emergency department，ED）时都被判定为"无症状"，但其更容易跌倒。多项独立研究表明，低钠血症患者骨折多发。最近发表的研究表明实验动物中低钠血症与骨量丢失增多有关；另外，在 NHANES Ⅲ 数据库中，大于 50 岁人群的股骨骨质疏松比值比明显增加。因此，慢性低钠血症最重要的临床意义可能在于增加老年人跌倒和骨折的发病率和病死率。在更大的样本数中证实这一结论，将会对慢性低钠血症的管理有重要意义。

治疗

　　尽管关于低钠血症患者渗透压纠正速度尚存争议，但目前对大多数病例的合适治疗已有相对统一的共识（图 7.1）。如果临床上存在任何程度的低血容量，应考虑患者存在溶质消耗性低渗透压，应根据估计的容量消耗，以合适的速度输入等张（0.9%）NaCl 溶液。若明确或可疑有利尿药使用，因患者存在全身钾消耗倾向，故即使血清 [K^+] 不低，液体中也应补钾（30～40 mEq/L）。利尿药所致低钠血症患者通常对等张 NaCl 反应良好，除非有严重症状，否则无须使用 3% NaCl 溶液。然而，此类患者 ECF 容量损失纠正后，低容量对 AVP 分泌的刺激作用解除，常出现无电解质水性多尿，导致血清 [Na^+] 纠正比生理盐水输入速度预计更快。

　　大多情况下，低渗透压患者临床表现为等血容量，但有些时候，即使在临床上无明显低容量表现的患者，也应重新考虑是否存在潜在溶质消耗，包括低 U_{Na}（小于 30 mEq/L）、近期利尿药使用史、原发性肾上腺功能不全的相关提示。只要有消耗而非稀释的可能，存在低渗透压时就应立即用等张 NaCl 治疗。即使患者存在 SIADH，当 P_{osm} 变化不大时，也可排出多余的 NaCl，故有限的（1～2 L）生理盐水输入并不会引起严重损伤。然而，长期持续输入等张 NaCl 溶液可能会通过水潴留的累积作用而进一步重低钠血症，所以若血清 [Na^+] 无改善，则应停止该治疗。

　　等血容量性低渗的治疗因表现而异。若除 U_{osm} 低外，符合 SIADH 的所有标准，可能提示一过性 SIADH，可自发缓解，故仅需观察。若怀疑原发性或继发性肾上腺功能不全，则应在完成快速 ACTH 刺激试验后立即开始糖皮质激素替代治疗。糖皮质激素治疗开始后立即出现水性多尿，则强烈支持糖皮质激素功能不全，但若缺乏快速反应，并不能除外该诊断，因为需要使用数天糖皮质激素治疗才能使 P_{osm} 恢复正常。

　　高容量性低渗透压起始治疗常用利尿药，以及直接治疗原发病。这类患者很少需要急性提高 P_{osm} 的治疗，相反，不同程度地限制水钠摄入，减少体液潴留，会使之获益。然而，强效襻利尿药治疗联合持续或增加液体摄入和（或）液体限制无效会加重低钠血症，有时需要额外治疗低钠血症，特别是生理盐水输入加重液体潴留，需要使用加压素受体拮抗药（vaptans）时。

　　任何一个严重低钠血症的病例都面临 P_{osm} 应以什么速度纠正的问题。尽管低钠血症与一系列神经系统症状有关，严重病例甚至会导致死亡，但严重低钠血症纠正过快会引起一种脑脱髓鞘病变，即渗透压相关性脱髓鞘综合征，也可能引起神经系统症状，甚至死亡。临床和试验结果均表明，每个低钠血症患者的治疗都必须平衡低钠血症的风险和纠正的风险。应考虑几个因素：低钠血症严重程度、低钠血症持续时间、患者症状负担。血清 [Na^+] 高于 125 mEq/L 的患者很少出现低钠血症后遗症或治疗后脱髓鞘，但某些病例中，如果血清 [Na$^+$] 下降速度过快，即使高于 125 mEq/L，也可能出现严重症状。低钠血症的持续时间和症状负担的重要性在于其与机体应对低钠血症而产生脑容量调节的反应有关，因而也与快速纠正所致脱髓鞘的危险程度有关。急性低钠血症（简单定义为 48 h 或以内发生的低钠血症）若程度严重（即小于 125 mEq/L），常有症状。这些患者由低钠血症本身引起神经系统并发症的风险高，血清 [Na$^+$] 应尽快纠正至更高水平，除非患者有自发性排水，无须干预即可纠正，否则应予 3% NaCl 溶液。相反，慢性低钠血症（持续 48 h 以上）仅有轻到中度神经系统症状的患者，其由于低钠血症本身导致并发症的风险低，而过快纠正则可能导致脱髓鞘。这些患者不应过快纠正血清 [Na$^+$]，而应采用缓慢起效的治疗，如限制液体入量或伐普坦类，血清 [Na$^+$] 纠正应超过 24～48 h，不应用 3% NaCl 溶液。

尽管这些极端情况都有明确的治疗指导，但大多数低钠血症患者持续时间不明确，神经系统损害程度不一。这些患者低钠血症已持续足够长时间，已有一定程度的脑容量调节，但又不足以阻止脑水肿和神经系统症状发展，故其治疗决策具有一定挑战性。大多专家建议因这些患者存在症状，故需要立即治疗，但应有限度地纠正低钠血症。合理纠正血清 [Na$^+$] 的速度为 0.5～2 mEq/(L·h)，头 24 小时不应超过 12 mEq/L，头 48 小时不应超过 18 mEq/L。然而，若存在渗透压相关性脱髓鞘的危险因素，包括酒精中毒、肝病、营养不良、低钾血症、血清 [Na$^+$] 极低（≤105 mEq/L），最大纠正速度应更慢（24 h 内不超过 8 mEq/L）。应根据患者的症状在这一限制内选择治疗。对仅有轻微症状的患者，应在推荐低限 0.5 mEq/(L·h)；而对神经系统症状更严重的患者，起始纠正速度在 1～2 mEq/(L·h) 更为合适。

因为等血容量性低渗透压性疾病（如 SIADH）患者通常对等张 NaCl 无反应，故可通过高张（3%）NaCl 溶质持续输入来实现低钠血症的控制性纠正。起始输入速率可用预计血清 [Na$^+$] 增长速度（单位为毫当量每升每小时）乘以患者的体重（单位为千克）来计算。例如，一个 70 kg 的患者，以 70 ml/h 输入 3% NaCl 溶液可使血清 [Na$^+$] 增长 1 mEq/(L·h)，而以 35 ml/L 输入则使血清 [Na$^+$] 增长 0.5 mEq/(L·h)。

若预计某些患者可能因输入钠而引起容量过多，可用呋塞米（20～40 mg 静脉输入）治疗 3% NaCl 溶液导致的容量负荷过多。此外，还可选择伐普坦类，通过刺激肾自由水排泄来增加血清 [Na$^+$]，从而提高大多数 SIADH、充血性心衰或肝硬化患者的血清 [Na$^+$]。虽然何时选择 AVP 受体拮抗药尚未完全明确，美国食品药品监督管理局（Food and Drug Administration，FDA）已批准了两种伐普坦类用于治疗等血容量性或高血容量性低钠血症。

考尼伐坦经 FDA 批准用于住院患者等血容量或高血容量性低钠血症治疗。其只有静脉制剂，初始剂量为 20 mg 负荷量，输入时间应超过 30 min，随后以 20 mg/d 或 40 mg/d 持续输入。一般在头 24 小时持续输入 20 mg 以监测初始反应。若认为血清 [Na$^+$] 纠正不足（如小于 5 mEq/L），则输入速率可增加为 40 mg/ 天。因其可与其他经 CYP3A4 肝同工酶代谢的药物发生相互作用，治疗的最长时间应限定在 4 d。更重要的是，对于考尼伐坦及其他所有伐普坦类，在低钠血症纠正活跃期应密切监测血清 [Na$^+$] 浓度（最少每 6～8 小时测定一次，对于渗透压相关性脱髓鞘综合征高危患者应更频繁）。如果头 24 h 纠正达到 12 mEq/L，应停止输入，患者应在监护下限制液体入量。若纠正超过 12 mEq/L，应考虑给予足够的水，可口服或静脉输入 5% 葡萄糖溶液，使总纠正量低于 12 mEq/L。对于存在前文所述渗透压相关性脱髓鞘高危因素的患者，头 24 h 内最大纠正量应限制在 8 mEq/L 以下。最常见的副作用包括注射部位反应，但通常为轻度，不足以导致治疗中断，以及头痛、口渴、低钾血症。

托伐普坦是一种口服 AVP 受体拮抗药，经 FDA 批准用于稀释性低钠血症治疗。与考尼伐坦不同，口服给药使其既可以短期用于低钠血症治疗，也可用于长期治疗。与考尼伐坦类似，托伐普坦起始治疗必须在医院内进行，以便密切监测其纠正速度。托伐普坦起始治疗的适应证为血清 [Na$^+$] 小于 125 mEq/L；如果血清 [Na$^+$]≥125 mEq/L，只有患者由于低钠血症引起相应症状且尝试限制液体量无效时才能使用托伐普坦治疗。托伐普坦起始剂量为第一天 15 mg，24 h 后如果血清 [Na$^+$] 仍小于 135 mEq/L 或头 24 h 血清 [Na$^+$] 增加≤5 mEq/L，则剂量可定为 30～60 mg。与考尼伐坦类似，在低钠血症纠正活跃期应密切监测血清 [Na$^+$] 浓度（最少每 6～8 h 测一次，对于渗透压相关性脱髓鞘综合征高危患者应更频繁）。低钠血症安全纠正限制和纠正过快的补救方法与前文所述考尼伐坦相同。有助于避免托伐普坦纠正过快的一个额外因素是在纠正活跃期不建议限制液体入量，从而以患者的口渴来补救大量排水。副作用包括口干、口渴、尿频、头晕、恶心。

因为在低血容量性低渗透压性疾病患者中，通过利尿或促排水诱导肾脏液体排泄增加，可能引起或加重低血压，因此这些患者禁用托伐普坦。考尼伐坦或托伐普坦在等血容量和高血容量性低渗透压性疾病患者的临床试验均未观察到可引起有严重临床表现的低血压，但有关于促排水引起体位性低血压的报道。尽管肾功能下降并不是托伐普坦的禁忌证，但血清肌酐大于 2.5 mg/dl 时药物效果通常会下降。

无论选择何种治疗方法或初始纠正速度，在达到以下三条终点事件时，都应终止急性期治疗：①患者症状消失，②达到安全血清 [Na$^+$]（一般指 125 mEq/L），或③总纠正量达 16 ~ 18 mEq/L。应遵循以下建议：必须在治疗活跃期密切监测血清 [Na$^+$] 水平（3% NaCl 溶液输入时每 2 ~ 4 h 测一次；使用伐普坦类时每 6 ~ 8 h 测一次）以调整治疗，使其保持在指南可接受的范围内。应反复强调急性期只需将 P$_{osm}$ 纠正至安全范围，而不必到正常水平。实践中还应注意，急性纠正达到 8 mEq 后，应仔细评估是否还需要继续急性期治疗，因为若继续治疗，到下一次测定血清 [Na$^+$] 时，就可能过分纠正（图 7.1）。某些情况下，患者可能通过水性利尿自发纠正低钠血症。如果为急性低钠血症（如精神性多饮伴水中毒），患者无脱髓鞘风险。然而，如果为慢性低钠血症（如肾上腺皮质功能不全、利尿药治疗），干预手段应考虑限制血清 [Na$^+$] 纠正的速度和总量，如静脉注射 1 ~ 2 μg 去氨加压素或输入低张液以维持尿量，治疗终点与急性期纠正相同。

有些患者可从出院后持续治疗低钠血症中获益，但渗透压调定点重置综合征患者除外；这些患者的低钠血症不会继续进展，而是在重置的血清 [Na$^+$] 水平附近波动，因此一般无须治疗。对大多数轻到中度 SIADH 患者来说，限制液体入量是副作用最小的治疗选择。对于难治性病例来说，需要严格限制液体入量才能避免低渗透压，患者不能或不愿坚持时，应尝试药物干预进行初始治疗。一般来说，以 U$_{osm}$ 或尿 Na$^+$ 量、尿 K$^+$ 量反映的尿溶质浓度越高，肾脏电解质自由水排泄越低，限制液体入量越难成功。

如果需要药物治疗，可选的药物包括尿素、呋塞米联合氯化钠片、地美环素和加压素受体拮抗药。虽然这些治疗在个体情况下均有效，但 FDA 唯一批准用于治疗低钠血症的药物是加压素受体拮抗药。对

于在院内对考尼伐坦或托伐普坦有反应的患者，其出院后应考虑继续使用托伐普坦。在慢性低钠血症患者中，每天使用托伐普坦可有效维持 [Na$^+$] 正常长达 4 年。然而，许多住院期间低钠血症的患者仅为一过性 SIADH，无须长期治疗。在考尼伐坦的开放标记研究中，将近 70% 的住院期间接受 4 d 伐普坦类治疗的患者在停用伐普坦类 7 ~ 30 d 后血清 [Na$^+$] 正常，未接受低钠血症的长期治疗。决定哪些住院期间低钠血症的患者需要接受长期治疗，应取决于 SIADH 的病因，有些 SIADH 的病因更有可能导致持续低钠血症，可从出院后长期托伐普坦治疗中获益。无论如何，对于患者个体来说，这仅仅是是否需要长期治疗的评估。对于所有病例，应在出院后 2 ~ 4 周试验性停药观察低钠血症是否复发，然后做出判断。在托伐普坦 SALT 临床试验显示停用托伐普坦 7 d 足以评估是否存在 SIADH 复发。患者低钠血症持续时间越长，低血清 [Na$^+$] 过快纠正引起渗透压相关性脱髓鞘的风险越高，因此停用托伐普坦后，应每 2 ~ 3 d 监测血清 [Na$^+$]，以便对于低钠血症复发患者尽快恢复用药。

关于低钠血症的治疗，特别是 vaptans 的作用的指南仍然在更新，接下来几年可能会有显著变化。进一步研究将会着眼于以下几点：对低钠血症是否有更有效的治疗以减少老年人跌倒和骨折的发生、对住院和门诊低钠血症患者的卫生资源的使用、多种疾病患者低钠血症的高发生率和病死率。已有关于伐普坦类在治疗心衰中的潜在作用的研究；一项大型试验（EVEREST）表明其可短期改善呼吸困难，但无长期生存优势。然而，这项研究并不足以评估合并心衰的低钠血症患者的结局。因此，伐普坦类对于水潴留性疾病的治疗作用尚需进一步设计试验以评估低钠血症患者的结局，以及更好地评价低钠血症的所有治疗方法的疗效和副作用。无论如何，毫无疑问，伐普坦类已经将低钠血症的治疗带入了一个新时代。

参考文献

Berl T, Quittnat-Pelletier F, Verbalis JG, et al: Oral tolvaptan is safe and effective in chronic hyponatremia, J Am Soc Nephrol 21:705-712, 2010.

Fenske W, Stork S, Koschker AC, et al: Value of fractional uric acid excretion in differential diagnosis of hyponatremic patients on diuretics, J Clin Endocrinol Metab 93:2991-2997, 2008.

Greenberg A, Verbalis JG: Vasopressin receptor antagonists, Kidney Int 69:2124-2130, 2006.

Hawkins RC: Age and gender as risk factors for hyponatremia and hypernatremia, Clin Chim Acta 337:169-172, 2003.

Hoorn EJ, Rivadeneira F, van Meurs JB, et al: Mild hyponatremia as a risk factor for fractures: the Rotterdam Study, J Bone Miner Res 26:1822-1828, 2011.

Kovesdy CP, Lott EH, Lu JL, et al: Hyponatremia, hypernatremia, and mortality in patients with chronic kidney disease with and without congestive heart failure, Circulation 125:677-684, 2012.

Renneboog B, Musch W, Vandemergel X, et al: Mild chronic hypona- tremia is associated with falls, unsteadiness, and attention deficits, Am J Med 119:71-78, 2006.

Rosner MH, Kirven J: Exercise-associated hyponatremia, Clin J Am Soc Nephrol 2:151-161, 2007.

Schrier RW, Gross P, Gheorghiade M, et al: Tolvaptan, a selective oral vasopressin V2-receptor antagonist, for hyponatremia, N Engl J Med 355:2099-2112, 2006.

Sterns RH, Nigwekar SU, Hix JK: The treatment of hyponatremia, Semin Nephrol 29:282-299, 2009.

Verbalis JG: The syndrome of inappropriate antidiuretic hormone secretion and other hypoosmolar disorders. In Schrier RW, edi- tor: Diseases of the kidney, Philadelphia, 2007, Lippincott Williams & Wilkins, pp 2214-2248.

Verbalis JG, Barsony J, Sugimura Y, et al: Hyponatremia-induced osteo- porosis, J Bone Miner Res 25:554-563, 2010.

Verbalis JG, Goldsmith SR, Greenberg A, et al: Hyponatremia treatment guidelines 2007: expert panel recommendations, Am J Med 120:S1- S21, 2007.

Wald R, Jaber BL, Price LL, et al: Impact of hospital-associated hyponatremia on selected outcomes, Arch Intern Med 170:294-302, 2010.

高钠血症 8

Paula Dennen, Stuart L. Linas　著

施潇潇　夏　鹏　王海云　译校

血钠水平异常可分为低钠血症和高钠血症。发病人群分布广，从新生儿到老年人、从门诊患者到重症患者均可出现。血钠水平异常很常见，及时诊断及恰当治疗可以降低发病率和病死率。本章节将重点介绍高钠血症。

值得重视的是，水电解质平衡是动态变化的，因此治疗过程中必须反复评估以患者的治疗反应。密切监测有利于早期发现预料之外的临床变化，避免潜在的治疗并发症。

定义

正常血钠浓度（$[Na^+]$）是 $135\sim145$ mEq/L。虽然水盐摄入的个体差异很大，但大多数人血钠水平均维持在上述范围内。高钠血症定义为 $[Na^+]$ 超过 145 mEq/L，反映细胞处于脱水状态。*通常由水代谢障碍引起，有时与钠代谢障碍有关*。血 $[Na^+]$（渗透压及张力的衡量手段之一）和机体的总水、盐状态之间并无预测相关性。更具体地说，虽然高钠血症提示相对缺水状态，但仅有实验室检查发现血 $[Na^+]$ 超过 145 mEq/L 并不能反映个体的人体具体容量状态。在低血容量、正常血容量或高血容量时均可能出现高钠血症。

脱水及容量不足

虽然"脱水（dehydration）"一词常被用来描述个体的容量状态，但这种用法并不确切。脱水并不等同于容量不足。事实上，*脱水*描述的是水平衡状态，而*容量不足（volume depletion）*则是针对钠平衡而言的。虽然二者在临床上可同时出现，但应避免将其混淆，更重要的是不能互换使用。高钠血症时，水从细胞内转移至细胞外间隙，细胞将出现脱水皱缩。

高渗及高张状态

高钠血症即提示高渗状态，反之则未必，比

如高渗状态也可由高血糖或急慢性肾衰竭血尿素氮（blood urea nitrogen，BUN）水平升高引起。另外，高渗状态并不等同于高张状态。例如尿毒症属于高渗状态，但并不是高张状态。这是因为尿素可自由通过细胞膜，可以增加渗透压却不能提高张力。而与尿素氮相反，钠不能自由通过细胞膜，属于有效溶质，是影响血浆渗透压（plasma osmolarity，P_{osm}）的主要电解质。高钠血症属于高张状态，钠可以有效地引起水从细胞内向细胞外间隙转移。

背景

高钠血症其实完全是水的异常所致，甚至更适合被称为"低水血症"，按照字面意思即是血管内水过少，继而结果也造成细胞内缺水。在讨论高钠血症（或低钠血症）之前，有必要理解血钠水平异常的本质是水平衡紊乱。

水在全身间隙均有分布，2/3 位于细胞内间隙，其余 1/3 在细胞外间隙。细胞外间隙水的 3/4 位于组织间隙，其余 1/4 在血管内。水丢失（或获得）是按照其在上述各间隙的分布比例而分配的。故在纯水丢失的早期，并不会出现血浆容量或血流动力学明显改变，此时水在全身各间隙中按正常比例分布。举例来说，每丢失 1 L 水，仅有约 80 ml 从血管内（血浆）丢失。

流行病学

高钠血症在住院患者中的发生率不到 $1\%\sim3\%$，但是在重症患者中总患病率达 $9\%\sim26\%$，其中 $\leqslant80\%$ 为医院获得性。入院时就存在高钠血症的成年患者，主要为老年人、精神疾病或感觉中枢受损者，并且大多数合并感染。对于这部分患者的治疗通常早于在院期间出现高钠血症的患者，这可能与入院时的对实验室检查及容量状态更受为关注有关。

相反，医院获得性高钠血症患者更为年轻，年龄分布与普通住院患者类似。医院获得性高钠血症大多数是由不充分或不恰当的液体治疗等医源性因素造成的，因而多数可以预防。具体病因包括饮水能力下降、疾病进展使不显失水增加、渴感受损。约半数医院获得性高钠血症患者是气管插管而无法自由饮水者，剩余的半数患者多存在神志改变。

医院获得性高钠血症的高危患者包括年龄极小或极大者（婴儿和老人和婴儿）、神志改变者、无法饮水者（如气管插管或极度衰弱者）。另外，老年人除了渴感受损和尿浓缩能力下降外，还存在基线全身水含量较低的特点，微小的变化就可造成明显的临床表现。

临床表现

体征

高钠血症的体征各异，取决于病因及严重程度。低血容量或正常血容量者，多数存在锁骨下及前臂皮肤张力异常和感觉改变，而血容量过多者则主要表现为典型的容量过负荷体征，如颈静脉充盈和水肿。

症状

高钠血症的临床症状主要与细胞内失水导致的细胞脱水（细胞皱缩）有关。细胞内水分丢失可遍布全身，但主要症状为见于神经系统症状。神经系统症状的严重程度取决于血清 $[Na^+]$ 升高的速度而非数值。尿崩症患者无论是否存在高钠血症，均常出现多尿和烦渴症状。

神经系统症状是一个连续谱，从乏力、嗜睡、易激惹到意识模糊，甚至进展到癫痫发作和昏迷。其他的高钠血症相关其他症状包括厌食、恶心、呕吐和广泛肌无力。神志改变可与高钠血症互为因果，临床上有时难以鉴别。此外，细胞脱水（细胞皱缩）可使脑静脉受牵拉而破裂，从而导致局部颅内和蛛网膜下出血，这在婴儿中更为常见。

病理生理

必须充分理解水盐平衡的正常生理机制，方可正确理解和处理血钠水平异常。细胞内外间隙存在着渗透的平衡。高钠血症多数发生在因摄入不足而造成的同时水分丢失增加的情况下，但也可能由钠摄入过多导致。

血浆 $[Na^+]$ 的调节取决于水平衡的变化。钠是 P_{osm}（血浆渗透压）的主要决定物质。P_{osm} 正常值为 285～295 mOsm/kg。如果 P_{osm} 上下波动 1%～2%，正常生理机制会调整其恢复正常。高钠血症或高渗状态下，下丘脑的受体细胞感受到 P_{osm} 升高，促进渴感产生，增加水摄取，同时促进抗利尿激素（antidiuretic hormone，ADH）释放，限制肾脏失水（通过增加集合管重吸收水）。正常情况下，机体可严格调控血浆渗透压，维持"正常血钠水平"的目的标是避免细胞容量改变，从而预防可能的细胞结构及功能紊乱。机体对高钠血症的正常生理防御措施包括两方面：经肾脏保水及激发内源性渴感。

与其他电解质平衡紊乱类似，高钠血症的病理生理过程可简单分为两阶段：起始阶段和维持阶段。简而言之，起始或产生阶段必须由水的净丢失或钠的净增加引起，后者相对少见。高钠血症如非一过性出现，则必定存在维持阶段，前提是须有水的摄入不足。

水代谢主要由血管加压素（arginine vasopressin，AVP）（或常称为 ADH）进行调控。ADH 由下丘脑（视上核和室旁核）产生，在垂体后叶贮存和释放。P_{osm} 增加、平均动脉压或血容量下降均可促进 ADH 释放。出现高钠血症时，下丘脑渗透压感受器分泌物质促进 ADH 释放。ADH 作用于集合管的血管加压素 2 型受体（V_2），导致管腔内水通道蛋白 -2 插入增加，从而增加水的重吸收。

肾脏在高钠血症中的主要作用在于最大限度地浓缩尿，阻止非溶质水进一步丢失。此功能的实现包括以下过程：①形成肾髓质间质浓缩状态；②在 ADH 作用下促进水通道蛋白 -2 插入集合管的顶端细胞膜；③促使集合管对 ADH 有反应。

在稳态状态下，水的摄入等于水排出。水在肾脏的必须丢失量直接取决于溶质排出和尿液浓缩能力。如果人体每天需要排出 700 mOsm 电解质（主要为 Na^+，K^+ 和尿素），最大尿渗透压（urine osmolarity，U_{osm}）是 100 mOsm/kg，那么最小尿量应为 7 L。但是，如果肾脏能将尿液浓缩至 U_{osm} 700 mOsm/kg，尿量则仅需 1 L。

另一方面，渴感是一种不依赖于 ADH 的防止高张状态的机制。与 ADH 释放类似，渴感由下丘脑的渗透压感受器激发。高钠血症引起的渴感在神志改变、下丘脑疾病及老年患者中可能受损或丧失。值得注意的是，患者即使出现不含电解质水丢失的中重度增加，仍可维持正常血钠水平，这得益于强大的渴感调节机制。例如，锂剂使用导致的不完全肾性尿崩症患者如果能自由摄入水，血 $[Na^+]$ 可正常，但如果无法自由摄入（如急性神志改变或机械通气），则可能出现明显症状（伴明显的高钠血症）。

虽然 ADH 是预防高渗状态的重要生理机制，但唯有增加水摄入方可弥补缺水状态。集合管处 ADH 活性增加有助于减少水分的继续丢失，但是但不能弥补已经丢失的水分。因此，ADH 依赖和非依赖的机制相结合共同组成机体对高钠血症或高渗状态的防御机制。

大脑具备多种防御机制以预防细胞脱水引起的不良反应。当血 $[Na^+]$ 升高时，水从细胞内移向细胞外间隙，以期将血浆渗透压降至正常。几乎同时，血电解质（主要是 Na^+ 和 K^+）净转移至细胞内，增加细胞内渗透压。此外，脑脊液产生增加，可进入脑组织间隙。在后续的约 24 h 内，脑细胞将产生有机溶质（如氨基酸、三甲胺、肌醇），作为渗透物质或内源性渗透性分子，试图将水分重新拉入细胞内。细胞内渗透压升高可使细胞内容量得到恢复，从而减轻高钠血症的不良临床反应（如细胞脱水）。跨细胞电解质转运增加多为暂时的，因为如持续时间较长，将会干扰正常的细胞功能。产生内源性渗透性分子的细胞适应过程则需要数天时间起到最大作用。内源性渗透性分子

很显然具有保护作用，但当恢复至等张状态时，其被清除同样较慢（数天）。此缓慢清除过程的临床意义在于提示高钠血症需要逐步纠正，以避免细胞水肿或脑水肿发生。

诊断方法和发病机制

高钠血症多数由水丢失增加和水摄取减少共同导致。任何可引起水丢失增加或水摄入减少的临床情况均可能导致高钠血症。一般情况下，只有水排出速度超过水摄取，才会引起高钠血症。例外的是钠负荷增加继发的高钠血症，但较少见。不显失水包括经皮肤或呼吸道的水分丢失。不显失水增加可见于发热、烧伤、开放性伤口及过度通气。

虽然高钠血症由水平衡紊乱导致，但也可伴发钠失衡。对于高钠血症患者，在详细采集病史及仔细查体后，第一步需要确定患者的容量状态（图 8.1）。高钠血症可见于低血容量、正常血容量或高血容量患者。

低血容量性高钠血症

低血容量性高钠血症时水和盐均缺乏，主要由低张液体丢失导致（框 8.1）。此类患者存在水和盐的持续丢失，但水丢失相对更多；通常有典型的容量不足表现，如心动过速、体位性低血压。测定尿钠浓度

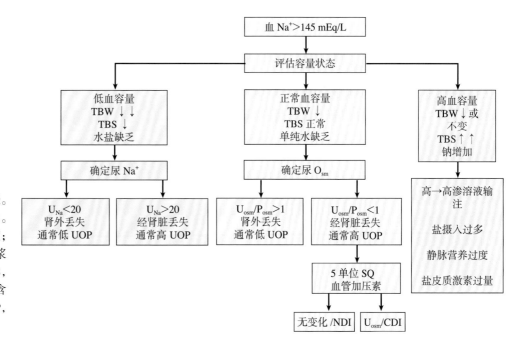

图 8.1　高钠血症诊断路径。具体病因细节请参考框 8.1。Δ，改变；CDI，中枢性尿崩症；NDI，肾性尿崩症；P_{osm}，血浆渗透压；SQ，皮下注射；TBS，全身盐含量；TBW，全身水含量；U_{Na}，随机尿钠浓度；UOP，尿量；U_{som}，尿渗透压

框 8.1　高钠血症的病因

低血容量性高钠血症（TBW ↓↓，TBNa ↓，水和盐缺乏）

经肾脏丢失（尿 [Na+]>20 mEq/dl）

　祥利尿药

　AKI 多尿期

　梗阻后多尿期

渗透性利尿（高血糖、甘露醇、尿素）

经肾外丢失（尿 [Na+]<20 mEq/dl）

　经胃肠道（呕吐、腹泻、鼻胃管引流、肠外瘘）

　经皮肤（出汗、烧伤）

正常血容量性高钠血症（TBW ↓，TBNa 正常，纯水丢失）

经肾脏丢失（$U_{osm}/P_{osm}<1$）

尿崩症（ADH 依赖性机制）

中枢性尿崩症

　ADH 释放完全或部分性缺乏（病因详见框 8.2）

肾性尿崩症（遗传性）

　X 连锁隐性遗传（血管加压素 V2 受体或水通道蛋白缺陷）

　ADH 完全或部分性不敏感

妊娠性尿崩症

　外周 ADH 降解

　血管加压素酶介导

获得性肾性尿崩症（尿液浓缩功能障碍，ADH 非依赖）

　电解质紊乱（高钙血症、低钾血症）

药物相关（锂、去甲金霉素、两性霉素 B、膦甲酸、甲氧氟烷、V2 受体拮抗药）

慢性肾脏病（例如髓样囊性变、镰刀细胞疾病、淀粉样变性、干燥综合征）

营养不良（髓质浓度梯度降低）

经肾外丢失（$U_{osm}/P_{osm} >1$）

不显性失水增加

　经皮肤（发热、出汗、环境温度增加、烧伤）

　经呼吸道（呼吸过快）

摄入减少

　原发性渴感减退（下丘脑或渗透压感受器功能障碍，高龄）

　渗透压稳态重置

　饮水减少（神志改变、医源性因素）

转移

　水分进入细胞（癫痫、剧烈运动）

高血容量性高钠血症（TBW ↓或不变，TBNa ↑↑）

钠入量增加

Na^+ 补充过多（生理盐水或碳酸氢钠）

营养支持过度（全肠外营养）

摄入盐过多

婴儿配方中糖误改为盐

盐皮质激素过量

高渗性透析

ADH，抗利尿激素；AKI，急性肾损伤；P_{osm}，血浆渗透压；TBNa，全身钠含量；TBW，全身水含量；U_{osm}，尿渗透压

（urine sodium concentration，U_{Na}）可鉴别经肾脏和肾外丢失，经肾脏丢失包括利尿药使用、渗透性利尿（$U_{Na} >20$ mEq/dl），而经肾外丢失包括腹泻、呕吐（$U_{Na} <20$ mEq/dl）等。

正常血容量性高钠血症

　　正常血容量性高钠血症由不含电解质的液体或纯水丢失造成（框 8.1）。此类患者体内钠含量正常（因此血容量正常），但体内总水量缺乏。与低血容量性高钠血症评价方式类似，正常血容量性高钠血症可进一步分为经肾脏和肾外丢失所致。此种情形下尿渗透压（U_{osm}）比 U_{Na} 更有用。U_{osm} 可反映 ADH 水平及功能。U_{osm} 低提示经肾脏丢失，从而说明 ADH 水平或功能减低（尿崩症，DI），而 U_{osm} 高则提示经肾外丢失自由水，ADH 的分泌及作用正常。

　　尿崩症病因包括中枢性（框 8.2），肾性和妊娠性。鉴别中枢性和肾性 DI 关键在于评价对外源性激素（如血管加压素）替代治疗的反应。给予外源性血

管加压素后，如 U_{osm} 无变化，提示肾性 DI。但是值得注意的是，中枢性或肾性 DI 均可呈部分性：ADH 存在但数量不足，为部分性中枢性 DI；集合管对 ADH 的反应不完全，为部分性肾性 DI。

　　一种罕见类型的 DI 称为妊娠性或妊娠相关性 DI，由胎盘血管加压素酶的产生引起。妊娠性 DI 根

框 8.2　中枢性尿崩症

先天性（常染色体显性或隐性）

外伤

神经外科手术

原发或继发 CNS 肿瘤

浸润性疾病（如淀粉样变性、结节性硬化症）

缺氧性脑病（心脏停搏后、席恩综合征）

出血

感染（脑膜炎、脑炎）

动脉瘤

特发性

CNS，中枢神经系统

据病史不难诊断。临床表现与肾性 DI 类似，给予外源性血管加压素后 U_{osm} 并无变化；但是妊娠性 DI 对醋酸去氨加压素（desmopressin acetate，dDAVP）有反应。dDAVP 是一种人工合成的 ADH 类似物，不会被血管加压素酶降解。

肾性 DI 可分为遗传性（V_2 受体或者水通道蛋白基因缺陷）和获得性。获得性肾性 DI 可能具有可逆性，涵盖导致肾脏无法最大限度浓缩尿液的所有临床情况，最常见原因为长期锂剂使用。锂剂导致肾性 DI 的具体机制包括 V_2 受体密度下降和水通道蛋白 -2 表达水平下降。其他可逆性肾性 DI 的常见病因包括高钙血症、低钾血症以及严重的营养不良。高钙血症可抑制亨利袢重吸收钠，损伤髓质浓度梯度的建立，降低浓缩能力，从而导致可逆性肾性 DI。此外，高钙血症还可引起水通道蛋白 -2 调节异常。低钾血症可减弱集合管对 ADH 的反应性，引起肾性 DI。蛋白质摄入减少则可使尿素产生减少，降低髓质浓度梯度，导致尿液浓缩能力下降。

正常血容量高钠血症时，U_{osm} 高提示经肾外的水分丢失。为保证较高的 U_{osm}，肾脏必须能够正常浓缩尿液，这依赖于完整的 ADH 作用过程。对于此类患者，不显性失水是非溶质水的主要丢失方式。不显性失水增加的方式包括经皮肤（烧伤、出汗）、呼吸道（呼吸急促）或两者兼有。

最后，渴感减低或缺乏的患者亦可出现正常血容量性高钠血症。其中大多数肾脏功能正常，但水分摄入不足。此类患者的典型表现为 U_{osm} 升高、尿量减少。虽然存在特发性渴感减低，但是当渴感受损成为高钠血症的首要病因时，必须更详尽地评估神经系统以排除下丘脑肿瘤及其他类型疾病。尿崩症如果合并渴感受损或水摄入不足，可能导致严重的高钠血症，甚至危及生命。

高血容量性高钠血症

高血容量性高钠血症由钠摄入增加导致，是最少见的高钠血症类型（框 8.1）。全身钠含量均匀增加，但全身水含量视病因不同可增加或者保持不变。临床上可出现细胞外容量增加的相关表现。高血容量性高钠血症多为医源性所致，比如输注高渗液体（氯化钠或碳酸氢钠），导致钠摄入超过水分摄入。盐皮质激素活性增加亦可为病因之一，尤其在无明确医源性因素存在时，临床医生需要评估有无导致盐皮质激素增加的原因。

举例来说，血流动力学稳定的高钠血症患者发生急性呼吸窘迫综合征（acute respiratory distress syndrome，ARDS）伴中心静脉压升高时，可出现*相对性*高血容量性高钠血症。此情形说明水和盐均处于失衡状态。通常临床医生会顾虑此时补充自由水纠正血 [Na⁺]（如 3 L）可能导致患者液体负荷过多，这与 ARDS 治疗中的容量负平衡目标背道而驰。但是因为水的正常分布，无论是静脉或者肠内补充的水分，只有不足 10%（如补充 3 L，<300 ml）会留存在血管内。因此补液治疗并不会影响患者的容量状态。而且必须认识到，进一步利尿治疗来获得负钠平衡，反而会使尿液中水分丢失增加，加剧自由水的不足，从而加重高钠血症。

治疗

高钠血症治疗目标包括补充自由水的不足以及预防或减少进一步水分丢失。补液的量、途径及速度取决于症状的严重程度、起病的快慢、临床情况及容量状态。无论高钠血症程度如何，容量复苏永远是第一步。对于血流动力学不稳定的患者，在水不足纠正前需要先使用正常生理盐水弥补细胞外液的不足。一旦血流动力学稳定，需要重点关注高钠血症的治疗，因为高钠血症的并发症通常并非电解质紊乱本身造成，而是来自不恰当的治疗。高钠血症的治疗除纠正高渗状态外，还需要包括病因治疗，具体治疗方案一般可分解为下述步骤（框 8.3）。

框 8.3　高钠血症的治疗方案

步骤 1. 确定容量状态。
步骤 2. 计算自由水缺失量。
步骤 3. 选择补液剂型。
步骤 4. 确定补液速度。
步骤 5. 计算"显性"失水继续丢失量。
步骤 6. 计算"不显"失水继续丢失量。
步骤 7. 尽可能明确病因。

步骤 1. 确定容量状态。评估患者容量状态对于高钠血症的诊断和治疗而言都是极其重要的第一步。需要通过详尽采集病史及查体获得相关信息。

步骤 2. 计算自由水缺失量（框 8.4）。在开始治疗前，需要谨慎恰当地计算水分缺失量并制订个体化治疗计划。水分缺失量的计算仅针对某一时间点。如果能够阻止不显性及显性失水进一步丢失水分，那么计算出的水分缺失量即为纠正血 [Na$^+$] 所需的液体总量，如框 8.4 公式 1 所示：

$$水分缺失量 = TBW \times （血 [Na^+]/140-1） = （0.5 或 0.4） \times 去脂体重 \times （血 [Na^+]/140-1）$$

其中去脂体重单位为 kg。全身水含量（TBW，total body water）一般认为是去脂体重的 60%（男性）或 50%（女性）。公式中的最后一项（血 [Na$^+$]/140-1）可以代入目标血 [Na$^+$]，例如，如果目前血 [Na$^+$] 为 160 mEq/L，目标 24 h 内降低 10 mEq/L，则可用 150 mEq/L 代入公式。此种方法适用于计算任何目标血 [Na$^+$] 值对应的水缺失量。

框 8.4

公式 1   水分缺失量 = TBW × （血浆 [Na$^+$]/140-1）
          = (0.5 or 0.4) × 去脂体重
          × 血浆 [Na$^+$]/140-1

公式 2 $\Delta [Na^+]_s = \dfrac{[Na^+]_{inf}-[Na^+]_s}{TBW+1}$

公式 3   尿量 = C 电解质 + C 非电解质溶质
          或 C 非电解质溶质 = V × [1-(U$_{Na}$ + U$_K$)/P$_{Na}$]

公式 1：水分缺失量 = TBW × （血 [Na$^+$]/140-1）= (0.5 或 0.4) × 去脂体重 × （血 [Na$^+$]/140-1）

步骤 3. 选择补液剂型。 补液具体类型取决于临床容量状态。具体来说，纯水丢失时只需补充水，而低张液体丢失时则需同时补充水及盐。一般而言，丢失纯水的患者可经肠内（经口或鼻胃管）补充自由水或静脉予以 5% 葡萄糖溶液（5% dextrose in water，D$_5$W）。低血容量性高钠血症需同时补充水及盐，可予以 0.2% 或 0.45% 盐水或者分别单独补水及盐。分开单独补充的潜在优势在于可以避免容量不足纠正后仍持续补充盐。

补液途径亦需要确定。与营养支持治疗类似，可经肠内途径补充自由水，但是患者常有神志改变，故而可能难以实现。如果胃肠功能未受损，还可考虑经鼻胃管补充。推荐优先采用经肠内途径补充水分，是因为可以避免静脉使用葡萄糖溶液。静脉输注葡萄糖溶液可能通过升高血糖增加血浆渗透压，产生渗透性利尿，从而额外增加肾脏对非溶质水的清除率。当然，多数情况下经静脉补液至少在早期可以实现对自由水不足的纠正。

步骤 4. 确定补液速度。 血 [Na$^+$] 的纠正速度推荐为 0.5 mEq/(L·h) 左右，或者 24 h 内下降 10~12 mEq/L。在人体内尚无研究证实上述补液速度的合理性。但是根据动物实验，上述速度反映了大脑去适应化的速度，或者说符合大脑清除因适应细胞脱水而获得的电解质及内源性渗透性分子所需的速度。重要的例外情况是，对于出现急性症状如癫痫、急性反应迟钝等并且可能需要气管插管保护气道的患者，血 [Na$^+$] 起始纠正速度可达 1~2 mEq/(L·h)，但总速度仍需要满足 24 h 内下降幅度不超过 10~12 mEq/L。因为急性症状性患者高钠血症出现较快，大脑尚无时间适应，所以快速纠正血 [Na$^+$] 导致脑水肿的风险较小。如果高钠血症持续时间不明，临床医生要小心谨慎，避免快速纠正。但如果明确是急性出现（如近 12 h 内发生），大脑的适应过程尚未开始，血 [Na$^+$] 则可快速纠正。

步骤 2（见公式 1）中所示计算水分缺失量的方法对于纯水丢失的高钠血症患者尤为适用。但是在多个观察性研究中，超过 50% 的高钠血症患者存在低血容量。因此常需要同时补充水及盐的不足，此时 0.2% 或 0.45% 盐水可能较为合适（表 8.1 列出了常用静脉补液制剂的钠浓度）。公式 2 适用于临床上预测输注 1 L 某种剂型液体可引起的血 [Na$^+$] 改变量，以供确定合适的输注速度。

$$\Delta [Na^+]s = \frac{[Na^+]_{inf}-[Na^+]_s}{TBW+1}$$

TBW 是理想体重乘以 60%（男性）或 50%（女性），单位为升（L）（见步骤 2 中注解），Δ[Na$^+$] 是每输注 1 L 液体可导致的血 [Na$^+$] 改变量，[Na$^+$]$_{inf}$ 是输注液体的钠浓度，[Na$^+$]$_s$ 是患者目前血钠浓度。

步骤 5. 计算"显性"失水继续丢失量。 计算水缺失量（见步骤 2）和输注液体引起的钠改变量的公式均假设的是一个封闭系统，并未考虑经肾脏或肾外的后续丢失。DI、因高血糖导致渗透性利尿以及使用甘露醇的患者，经肾脏继续丢失大量水分。公式 3 在临床上适用于计算经肾脏的水分继续丢失量，主要根据尿液中电解质和非电解质溶质的清除率计算。

$$尿量 = C_{电解质} + C_{非电解质溶质}$$
$$或 \quad C_{非电解质溶质} = V \times [1-(U_{Na}+U_K)/P_{Na}]$$

U$_{Na}$ 指尿钠浓度，U$_K$ 指尿钾浓度，P$_{Na}$ 指血钠浓度，单位均为 mEq/L。V 指容量，可对应不同的持续时间，可外推至 24 h。

表 8.1　常用静脉补液制剂组分

液体	输注 [Na$^+$]（mEq/L）	ECF 中分布比例 %*	血管内分布比例 %
D$_5$W	0	33（$^1/_3$）	8（$^1/_4 \times ^1/_3$）
含 0.225% NaCl 的 D$_5$W	38.5	50	12.5
0.45% NaCl	77	62.5	15.5
林格液	130	100	25
0.9% NaCl 溶液	154	100	25

D$_5$W，5% 葡萄糖溶液；ECF，细胞外液；[Na$^+$]，钠离子浓度；NaCl，氯化钠。
* 假定水的分布为细胞内 $^2/_3$ 和细胞外 $^1/_3$，其中细胞外的 $^1/_4$ 在血管内、$^3/_4$ 在间质中

下面将举例说明如何使用此公式计算自由水清除率。如果随机尿 U_{Na}=25 mEq/L，U_K=15 mEq/L，P_{Na}=160 mEq/L，那么尿液的 25% 是由于对电解质的清除而产生，75% 则为非溶质水。当血 [Na$^+$] 为 160 mEq/L 时，尿液中 75% 为非溶质水，这并不合理。尿渗透压可协助鉴别如此高的自由水清除率是渗透性利尿药或者 DI 作用的结果。尿渗透压高提示渗透性利尿药（葡萄糖、尿素、甘露醇）的使用，而尿渗透压低则支持 DI。

步骤 6 计算"不显"失水继续丢失量。 水分的继续丢失包括尿液、粪便，还包括经过皮肤和呼吸道的不显性失水。通常假定的不显性失水量，女性为 10 ~ 15 ml/（kg·d），男性为 15 ~ 20 ml/（kg·d），但发热、环境温度升高、感染、烧伤、开放性伤口、呼吸急促可增加不显性失水。

步骤 7. 尽可能明确病因。 虽然治疗高钠血症主要在于补充水分，但亦需考虑预防进一步丢失。对于中枢性 DI，予以 V$_2$ 拮抗药（如去氨加压素）治疗至关重要。肾性 DI 被认为更难治疗，但可通过使用噻嗪类利尿药创造轻度容量不足状态，从而减少水分向集合管的运输。低蛋白和低盐饮食亦可减少固有溶质的清除，从而减少尿量。框 8.5 中列举了更多特定情形的推荐治疗方案。

上述治疗方法主要适用于低血容量和正常血容量性高钠血症。而高血容量性高钠血症的治疗则不同，主要依赖于使用利尿药纠正高容量状态。这种情况下重要的是，尽管钠摄入增加是主要异常，但是仍存在水分的相对缺乏。如不补充水分而单独利尿治疗会加重高钠血症。袢利尿药可影响肾脏的浓缩机制，因此除利尿作用外还可导致不恰当的非溶质水丢失。因此此类患者需要补充自由水，并需要使用公式 3 计算水分继续丢失量（见步骤 5）以保证合理补充。这对于无法自由饮水的患者如气管插管患者尤为重要。

框 8.5　高钠血症治疗的特别推荐

低血容量性高钠血症
纠正水和盐不足
治疗基础病因（如高血糖、尿路梗阻）

正常血容量性高钠血症
纠正水不足
CDI：dDAVP，纠正病因
GDI：dDAVP，血管加压素酶不会降解 dDAVP
NDI（可逆性）：去除可疑药物，纠正电解质紊乱
NDI（不可逆性）：噻嗪类利尿药，NSAIDs，减少盐摄入
NDI（锂剂相关）：阿米洛利

高血容量性高钠血症
纠正水不足和容量负荷（盐）过多
利尿药
如合并肾衰可予透析

CDI，中枢性尿崩症；dDAVP，去氨加压素；GDI，妊娠性尿崩症；NDI，肾性尿崩症；NSAIDs，非甾体抗炎药

高钠血症治疗中的常见错误包括纠正不足和纠正过度。纠正不足主要源于低估显性及不显性失水的继续丢失量。公式 3 可帮助临床医生更精确地计算肾脏非溶质水的继续丢失量。此外，恰当地评估不显失水丢失量亦相当重要。纠正过度或过快危害更大。文中描述的公式仅有指导作用，但难以精确适合每个个体，所以需要密切监测血生化指标，确保实际纠正速度与预期相符。临床医生可随时调整治疗方案，避免纠正过度引起灾难性的神经系统并发症。

所有高钠血症治疗的公式均存在不足之处。如前所述，它们并不包含显性及不显性失水的继续丢失量。并且公式 1 和 2 的关键参数 TBW 仅是通过年龄和性别粗略计算所得，并不准确。这些公式仅供参考，并不能取代实际扎实的临床判断。有时仅使用公式估算而非基于适当的临床评估来指导治疗是有危害的。因此，密切监测血 [Na$^+$] 极为重要（通常初期每

2 小时监测一次），可评价患者的治疗反应是否符合预期。这对于水分丢失量大且无法测量（如腹泻、烧伤）以及水分继续丢失量较大（中枢性 DI 常见）的患者尤为重要。

　　患者的容量状态必须通过床旁评估确定，对于诊断及正确选择补液治疗的液体种类极其重要。另外纠正速度视情况而定，部分需要结合临床症状。例如，癫痫或严重神志改变的患者血 [Na$^+$] 纠正要较快。相反，如果患者并无症状，即便血 [Na$^+$] 超过 170 mEq/L，快速纠正仍会显著增加并发症的发生率，因此需要小心谨慎地缓慢纠正。

高钠血症的并发症

　　在多项大规模观察性研究中，高钠血症与住院时间延长、病死率增加独立相关。其中病死率从 40% 至超过 60%，但对于高钠血症是单纯反映疾病严重程度还是它本身即可增加病死率并不明确。成人急性（≤24 h）高钠血症如血 [Na$^+$] 超过 160 mEq/L，病死率高达 75%，而慢性高钠血症病死率则明显减低，仅约 10%。医院获得性高钠血症即使为轻度，如血 [Na$^+$] 超过 150 mEq/L，也与病死率增加相关，其疾病校正的死亡相对危险度为 2.6。高钠血症相关的病死率增加，住院时间延长，涉及的疾病人群种类很广泛，包括心脏手术术后和外科 ICU 患者。高钠血症并发症中的意识障碍是与病死率相关的重要预后指标。虽然病死率增加机制不明，但是诊断和治疗高钠血症仍相当重要（框 8.6）。

　　如前所述，神经系统后遗症可出现于高钠血症及其纠正后。细胞容量下降可损伤组织功能，而在大脑产生适应后过快纠正可导致脑水肿。除中枢神经系统并发症外，高钠血症亦可抑制胰岛素释放，增加胰岛素抵抗，易出现高血糖。高钠血症还可减弱肝糖原合成、乳酸清除及心脏功能。患者的意识水平而非血

[Na$^+$] 绝对值是病死率的预测指标。

　　高钠血症的并发症常常不易发现，导致治疗延迟。研究表明医院获得性高钠血症患者中只有要不到 50% 能够在血 [Na$^+$] 第 1 次升高的 24 h 内得到自由水的补充，多数超过 72 h 才得到治疗。此外，72 h 内高钠血症得到纠正的患者病死率相对低。鉴于医院获得性高钠血症与并发症发生、病死率增加、住院时间延长相关，ICU 患者的高钠血症不应再被认为是偶然出现或微不足道的电解质异常。

参考文献

Adler SM, Verbalis JG: Disorders of body water homeostasis in critical illness, Endocrinol Metab Clin North Am35:873-894, 2006.

Adrogue HA, Madias NE: Aiding fluid prescription for the dysnatre-mias, Intensive Care Med23:309-316, 1997.

Adrogue HJ, Madias NE: Hypernatremia.N Engl J Med342:1493-1499, 2000.

Alshayeb HM, Showkat A, Babar F, et al: Severe hypernatremia correc-tion rate and mortality in hospitalized patients, Am J Med Sci341:356-360, 2011.

Berl T, Robertson G: Pathophysiology of water metabolism. In Brenner BM, editor: The Kidney, ed 6, Philadelphia, 2000, WB Saunders, pp 866-893.

Chassagne P, Druesne L, Capet C, et al: Clinical presentation of hyper-natremia in elderly patients: a case control study, J Am Geriatr Soc54:1225-1230, 2006.

Darmon M, Timsit J, Francais A, et al: Association between hypernatrae-mia acquired in the ICU and mortality: a cohort study, Nephrol Dial Transplant25:2502-2510, 2010.

Funk G, Lindner G, Druml W, et al: Incidence and prognosis of dys-natremias present on ICU admission, Intensive Care Med36:304-311, 2010.

Hall JB, Schmidt GA, Wood LDH: Electrolyte disorders in critical care. In Hall JB, Schmidt GA, Wood LDH, editors: Principles of Critical Care, ed 3, New York, 2005, McGraw-Hill, pp 1161-1166.

Hoorn EJ, Betjes M, Weigel J, et al: Hypernatraemia in critically ill patients: too little water and too much salt, Nephrol Dial Transplant23:1562-1568, 2008.

Liamis G, Kalogirou M, Saugos V, et al: Therapeutic approach in patients with dysnatraemias, Nephrol Dial Transplant21:1564-1569, 2006.

Lien YH, Shapiro JI, Chan L: Effect of hypernatremia on organic brain osmoles, J Clin Invest85:1427-1435, 1990.

Lindner G, Funk G, Lassnigg A, et al: Intensive care-acquired hyperna-tremia after major cardiothoracic surgery is associated with increased mortality, Intensive Care Med36:1718-1723, 2010.

Lindner G, Funk G, Schwarz C, et al: Hypernatremia in the critically ill is an independent risk factor for mortality, Am J Kidney Dis50:952-957, 2007.

框 8.6　高钠血症的要点

- 高钠血症通常反映高渗状态。
- 高钠血症通常由水代谢障碍引起，有时可与钠代谢障碍有关。
- 高钠血症持续存在是由于患者的渴感机制受损或水摄入受限所致。
- 钠浓度本身并不反映全身钠含量或容量状态。
- 水缺失量的计算仅可反映某一时间点的情况。
- 最常见的治疗错误是忽略显性及不显性失水的继续丢失量。

Nguyen MK, Kurtz I: Analysis of current formulas used for treatment of the dysnatremias, Clin Exp Nephrol8:12-16, 2004.

Palevsky PM: Hypernatremia.Semin Nephrol18:20-30, 1998.

Palevsky PM, Bhagrath R, Greenberg A: Hypernatremia in hospitalized patients, Ann Intern Med124:197-203, 1996.

Polderman K, Schreuder W, van Schijndel R, et al: Hypernatremia in the intensive care unit: an indicator of quality of care? Crit Care Med 27:1105-1108, 1999.

Rose BD, Post TW: Clinical Physiology of Acid-Base and Electrolyte Disorders，ed 3, New York, 2001, McGraw-Hill, pp 775-784.

Shoker AS: Application of the clearance concept to hyponatremic and hypernatremic disorders: a phenomenological analysis, Clin Chem 40:1220-1227, 1994.

Stelfox HT, Ahmed SB, Khandwala F, et al: The epidemiology of inten-sive care unit-acquired hyponatraemia and hypernatraemia in medi-cal-surgical intensive care units, Crit Care12:1-9, 2008.

9 水肿及利尿药的临床应用

Domenic A. Sica, Todd W.B. Gehr 著

乐 偲 夏 鹏 郑 可 译校

1958 年，氢氯噻嗪的出现开启了现代的利尿治疗，最初用于治疗水肿，随后很快用于治疗高血压。如今，使用利尿药仍是重要的治疗手段。利尿药可以降低血压，从而降低由于血压控制不佳所致的致病率和死亡率，因而被国家高血压教育计划的高血压检测、评估和治疗联合国家委员会推荐为一线降压药物之一。此外，利尿药可以改善肾病综合征、肝硬化、心力衰竭等疾病中特征性的充血性症状，因而在这些疾病的容量过负荷治疗中占据重要地位。本章将介绍利尿药的分类及生理作用，及其应用于治疗高容量状态和高血压的理论基础。

利尿药的分类

图 9.1 归纳了不同类别的利尿药在肾单位的作用部位。不同类别的利尿药，以及同类的不同种利尿药间，作用部位存在差异。主要的利尿药可归为五大类：近端小管利尿药，远端小管利尿药、袢利尿药、保钾利尿药和渗透性利尿药

近端小管利尿药

碳酸酐酶（carbonic anhydrase，CA）抑制药可达到快速碱利尿的效果。这类药物通过抑制碳酸酐酶而减少细胞内氢离子（H^+）的产生，细胞内 H^+ 是钠离子（Na^+）重吸收的先决条件（图 9.1）。碳酸酐酶抑制药作用于 Na^+ 的主要重吸收部位即近端小管，其最终利尿效果常被肾单位更远端部位的 Na^+ 重吸收所抵消。目前这类药物中只有乙酰唑胺用于利尿治疗，其他则用于青光眼的局部治疗。乙酰唑胺容易吸收，约 50% 经肾小管排泌；因其药效持续时间短暂，且反复给药有导致代谢性酸中毒的风险，临床应用受到局限。值得注意的是，每日使用 250 ~ 500 mg 乙酰唑胺可以纠正氢氯噻嗪或其他利尿药导致的代谢性碱中毒。在进展期肾衰竭中，乙酰唑胺反复给药可能导致药物蓄积及神经系统副作用，应慎。此外，静脉使用乙酰唑胺可能降低肾小球滤过率（glomerular filtration rate，GFR），但这一作用与剂量的相关性尚不明确。抗癫痫药托吡酯也可抑制碳酸酐酶，导致代谢性酸中毒，因此在有泌尿系结石或肾小管酸中毒病史的患者中，使用托吡酯要非常谨慎，除非在没有其他替代治疗方案的情况下，尽量不使适用该药物。

远曲小管利尿药

噻嗪类利尿药的主要作用部位是远曲小管（distal convoluted tubule，DCT）近段，通过抑制 Na^+ 和 Cl^- 共转运发挥作用。在高剂量应用时，水溶性噻嗪如氢氯噻嗪（hydrochlorothiazide，HCTZ）可通过抑制碳酸酐酶进一步增加 Na^+ 排泌。噻嗪类利尿药还可抑制髓质集合管的 NaCl 和液体重吸收。除了这些影响 Na^+ 排泌的不同作用外，噻嗪类利尿药还降低尿液的稀释能力，而不影响其浓缩机制，减少钙离子（Ca^{2+}）和尿酸的排泄，并增加镁（Mg^{2+}）的排泄。氢氯噻嗪是最常用的噻嗪类利尿药，此外氯噻酮亦应用甚广。摄入氢氯噻嗪后，2 h 内出现利尿效果，3 ~ 6 h 达峰，其剂量依赖性的药效可长达 12 h。在失代偿心力衰竭及肾衰竭患者中，氢氯噻嗪的半衰期（$T_{1/2}$）延长。与氢氯噻嗪 100 ~ 200 mg/d 等效剂量的噻嗪类利尿药可以对慢性肾脏病（chronic kidney disease，CKD）患者产生利尿作用，其利尿反应与 GFR 和滤过的 Na^+ 负荷相关。

远端小管利尿药的降压作用及对远期心血管结局的影响是否具有"类别效应"？这一问题尚存在争议。近来关于利尿药类别效应的争论主要集中于氯噻酮和氢氯噻嗪之间的差异。虽然氯噻酮和氢氯噻嗪具有相似的结构，但其药代动力学差异很大。氯噻酮的半衰期（40 ~ 60 h）较氢氯噻嗪长（3.2 ~ 13.1 h），分布容积溶剂更大，这是由于氯噻酮会广泛大范围地分布进入红细胞。后者，作为氯噻酮的贮存库，造成氯噻酮药物的流动（红细胞→血浆→小管分泌）。这种半衰期的差别与氯噻酮更强的利尿和降压作用相关相

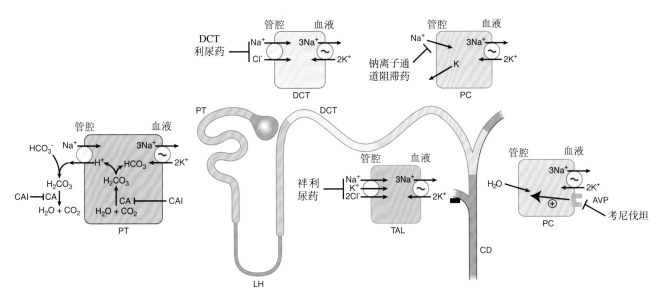

图 9.1　常用利尿药的主要作用位点及作用机制。不同的颜色代表了利尿药在肾单元的不同作用位点及相应受影响的细胞类型。近端小管（proximal tubule，PT，紫色）以典型的 PT 细胞为代表，以紫色表示；髓襻（the loop of Henle，LH）包括髓襻升支粗段（thick ascending limb，TAL，绿色），典型的 TAL 细胞以绿色表示。远曲小管（distal convoluted tubule，DCT，蓝色）以典型的 DCT 细胞为代表，以蓝色表示。集合管（collecting duct，黄色和橙色）包括主细胞（principal cells，PC），均表示为黄色。注意：水和盐的通路同时存在于同一个细胞中，但为便于说明，图中画出了 2 个主细胞。碳酸酐酶（carbonic anhydrase，CA）抑制药对细胞内和管腔分布的 CA 的抑制作用，对于减少远端肾小管的钠离子（Na⁺）重吸收很重要。注意：Na⁺ 通道阻断药很可能作用于 DCT 的后半段、接合小管以及集合管。螺内酯和依普利酮（未在图中画出）是竞争性的盐皮质激素受体拮抗药，并主要作用于皮质集合管。排水利尿药，如考尼伐坦，通过阻断精氨酸加压素 V₂ 受体，抑制 PC 的水重吸收。V₂ 受体介导水通道蛋白 -2 在主细胞顶膜的表达

关，这或许可解释了一系列研究提示所发现的同等剂量下氯噻酮的降压效果优于氢氯噻嗪的原因。

襻利尿药

　　襻利尿药主要作用于髓襻升支粗段（thick ascending limb，TAL）小管上皮细胞顶膜，通过与 Cl⁻ 竞争性结合 Na⁺/K⁺/2Cl⁻ 共转运子，抑制 Na⁺ 和 Cl⁻ 重吸收。襻利尿药对于肾单位其他部位的 Na⁺ 重吸收也具有微弱的抑制作用。襻利尿药具有临床意义的其他作用还包括：在高容量负荷的情况下减少自由水的吸收而在脱水状态下减少自由水分泌；使 Ca²⁺ 排泄分数增加约 30%；显著增加 Mg²⁺ 的排泄；一过性增加尿酸排泄后，持续地降低尿酸排泄。襻利尿药还促进肾脏前列腺素合成，尤其是具有扩血管功能的前列腺素 E₂（prostaglandin E₂，PGE₂）。静脉应用襻利尿药可致血管紧张素 Ⅱ 和 PGE₂ 合成增多，并很可能借因此使得肾血流（renal blood flow，RBF）从肾脏内部皮质向外部皮质分布。不过，正常人应用襻利尿药时，并不改变总 RBF 和 GFR。

　　目前可供选择的襻利尿药包括布美他尼、利尿酸、呋塞米和托拉塞米。这些药物与白蛋白高度结合，因

此，为了到达其在肾小管管腔的作用位点，过其必须通过近端小管（proximal tubule，PT）的对丙磺舒敏感的有机阴离子转运子分泌，这一机制与肾小管分泌噻嗪类利尿药的机制相似。内源性有机酸水平升高可能阻碍襻利尿药在肾小管的排泌。在 CKD 患者以及服用经同一转运子分泌的药物（如水杨酸和 NSAIDs 类药物）的患者会出现上述状况。尿毒症毒素和脂肪酸可减少襻利尿药与蛋白的结合，从而改变利尿药的药代动力学。

　　利尿药的排泄率基本等同于药物向髓质 TAL 的转移率，在应用襻利尿药后所观察到的钠利尿反应也与其排泄率相关，尿中药物排泄率与钠利尿效应呈 S 型曲线。典型的剂量效应关系可见于未经治疗的高血压患者，而多种临床状况、容量缺乏或者疾病状态改变如心力衰竭或肾病综合征，均可导致曲线下移或右移。例如，NSAIDs 会通过抑制前列腺素的合成来减弱利尿效果；而在肾病综合征中，襻利尿药和尿蛋白的结合似乎并不是利尿效果不佳的主要原因。

　　呋塞米是最常用的襻利尿药。的不同的呋塞米产品其口服吸收的变异系数为 25% ~ 43%，其而其生物利用度范围同样很大、为 10% ~ 100%。因此，用一

种口服呋塞米代替另一种时，无法在患者中达到标准化的疗效。值得注意的是，布美他尼和托拉塞米都比呋塞米口服吸收更好。因托拉塞米吸收程度一致，药效持续时间也更长，故对于慢性心力衰竭患者可以考虑使用托拉塞米利尿治疗。袢利尿药的肾脏清除率随GFR下降而降低，但这类药物仍广泛应用于CKD患者中。总体来说，由于呋塞米经肾脏代谢、其肾脏代谢和清除率在CKD中均降低，故相对于其他袢利尿药，呋塞米的药代动力学特性受CKD影响更大，其肾脏代谢和完整药物清除率均明显降低。相应的，布美他尼和托拉塞米主要经肝代谢，受CKD影响轻微，因此在CKD中，它们的药代动力学特性仅随着肾脏对完整药物清除的降低而改变。

远端保钾利尿药

保钾利尿药分为两类：醛固酮的竞争性拮抗如螺内酯，以及独立于醛固酮发挥作用的药物如阿米洛利和氨苯蝶啶。这类药物可以减少Na^+在远端集合管（distal collecting duct，DCT）或集合管（collecting duct，CD）的重吸收。这一作用导致基外侧膜Na^+-K^+-ATP酶活性降低，细胞内钾离子浓度降低，进而降低分泌钾的电化学梯度。保钾利尿药还可以减少Ca^{2+}和Mg^{2+}的排泄，这一特性对于心力衰竭患者很有价值。由于保钾利尿药的钠利尿作用微弱，因此临床上主要利用其保钾特性，尤其是在使用其他作用于肾小管更近端的利尿药导致远端小管钠转运增加的情况下，或在原发或继发性醛固酮增多症中。

螺内酯吸收良好，与蛋白高度结合，具有良好的脂溶性，半衰期为20 h。螺内酯通常起效缓慢，首次使用后，其药效需48 h或更长时间达峰。7α-硫甲基螺内酯和坎利酮是螺内酯的两种主要代谢产物，在螺内酯对盐皮质激素受体的阻断作用中起主要作用。不同于阿米洛利和氨苯蝶啶，螺内酯仍作为利尿药和降压药被广泛应用于进展期肾衰竭中，因为其作用位点在基外侧膜，不需要经肾小球滤过即可达到它的作用位点。依普利酮是一种盐皮质激素受体拮抗药，对醛固酮受体具有高度选择性，而与雄激素和孕激素受体的亲和性很低，因此使用该药导致男性乳房发育远低于螺内酯。依普利酮利尿效果极弱，其降压效果主要源于利尿效果之外的作用。

阿米洛利和氨苯蝶啶通过阻断集合管管腔膜上皮的Na^+通道（epithelial Na^+ channels，ENaC）发挥作用。这两种药物由位于近端肾小管的阳离子转运子主动分泌，钠利尿效果很弱，因此在心衰中的主要作用是保钾、保镁。与螺内酯不同，阿米洛利和氨苯蝶啶主要在肾脏清除，在GFR降低的情况下，反复给药可导致药物蓄积。

精氨酸加压素（arginine vasopressin，AVP）也称为抗利尿激素（antidiuretic hormone，ADH），对水排泄的调节在很大程度上独立于NaCl的处理。ADH的靶分子是血管紧张素2（V_2，vasopressin 2）受体，位于连接小管以及皮质、髓质集合管主细胞的基外侧膜。当ADH与V_2受体结合，水通道2随即插入远端肾单位上皮细胞顶膜，使水的重吸收增加。因此阻断V_2受体可以增加自由水的清除。目前有数种抗利尿激素拮抗药可供选择，如考尼伐坦和托伐普坦。这些药物可以在容量正常或偏高的低钠血症患者中提升血钠水平，因此是限水的有效替代措施。

渗透性利尿药

甘露醇是一种静脉应用的多糖利尿药，在肾小球自由滤过。甘露醇在肾小管几乎不被重吸收，因此可以产生剂量依赖的渗透效应。这一渗透效应将水和溶质保留在小管液中，增加Na^+、K^+、Cl^-和HCO_3^-的排泄。甘露醇的半衰期取决于肾功能，但通常为30～60 min，故而利尿效应较短暂。虽然，甘露醇曾被用于预防体外循环术后、横纹肌溶解或造影剂肾病导致的急性肾损伤（acute kidney injury，AKI），但临床试验的结果并不支持在上述情况下使用甘露醇。在心力衰竭患者中应慎用甘露醇，因其可以增加细胞外液（extracellular fluid，ECF）容量，加重这类患者的肺水肿。此外，过量使用甘露醇，尤其是在GFR降低的情况下，可引起稀释性低钠血症、高钾血症和（或）肾衰竭。甘露醇导致的肾衰竭呈剂量依赖性，与入球小动脉的收缩有关，并通常随着药物清除而纠正，或需要血液透析纠正。

对利尿治疗的适应

利尿药可以抑制肾单位特定节段的钠重吸收，同时导致其他节段对利尿药的适应。这种适应的重要意义在于其不仅限制了利尿药的降压和利尿效果，还参与了副作用的产生。利尿药抵抗在一定程度上是应用利尿药的正常后果，在临床中与疾病状态相关的利尿药抵抗也很常见，如在心力衰竭、肝硬化，以及肾衰竭时。

初次给予利尿药常可迅速产生利尿效果，但随后很快达到一种新稳态，使得每日的水电解质排泄与摄入匹配或偏低，从而维持体重稳定。对于使用噻嗪类利尿药或襻利尿药的非水肿患者，这种适应称为"刹车效应"（braking effect），通常出现在开始利尿治疗 1~2 d 内，并将体重净下降控制在 1~2 kg。这一效应在使用襻利尿药的正常人中最为显著。例如，让摄入高钠饮食（270 mmol/24 h）的受试者口服呋塞米，最初钠排泄速度加快，并在随后的 6 个小时中出现负钠平衡，但在随后的 18 个小时中，钠排泄量减少到远低于钠摄入的水平，导致正钠平衡。这种利尿后钠潴留抵消了最初的钠利尿效果，最终导致中性的钠平衡，体重不降。在连续应用 3 d 呋塞米之后，每天均表现出类似的钠丢失和潴留模式（图 9.2）。这一现象具有相当的可重复性，在应用呋塞米 1 个月后仍然明显。但是，如果钠摄入被控制在极低的水平，在单次使用呋塞米后，即使初始的钠利尿反应有所减弱，仍可维持负钠平衡。

刹车效应的机制很复杂。在接受低钠饮食的个体中，钠利尿和呋塞米排泄率间的关系曲线右移，导致小管反应迟钝。尽管还存在着 ECF 容量之外的影响因素，ECF 容量不足对于利尿后钠潴留的重要性已经非常明确影响。利尿后钠潴留似乎与醛固酮无关，因为螺内酯治疗对于钠潴留几乎无影响。在长期应用静脉襻利尿药的大鼠中，可以观察到远端肾单位的结构性增生。这些结构改变使得远端肾单位钠、氯重吸收及排钾增加，且独立于醛固酮。这些结构性适应很可能也导致人体利尿后钠潴留和利尿药耐受，从而有力地解释了停用襻利尿药后可长至 2 周的持续性钠潴留。

对利尿药的神经内分泌反应

在应用静脉利尿药后的数分钟之内，出现独立于容量丢失和（或）交感神经系统（sympathetic nervous system，SNS）激活的血肾素活性（plasma renin activity，PRA）和血醛固酮水平上升。PRA 的升高是由致密斑水平对氯化钠重吸收抑制以及襻利尿药刺激肾脏前列腺素释放所导致。这第一波的神经内分泌效应虽然短暂，却可显著增加后负荷，并在短时间内降低襻利尿药的疗效。在 PRA 最初上升之后不久，利尿药引起更为持久的 PRA 升高，以及由 SNS 激活（β-激动）和 ECF 下降所致的醛固酮水平升高。肾前列腺素合成增加或可解释在应用襻利尿药 15 min 之内出现的前负荷降低和心室充盈压下降。

水肿的利尿治疗

水肿患者中水钠潴留的病理生理学表现以复杂的

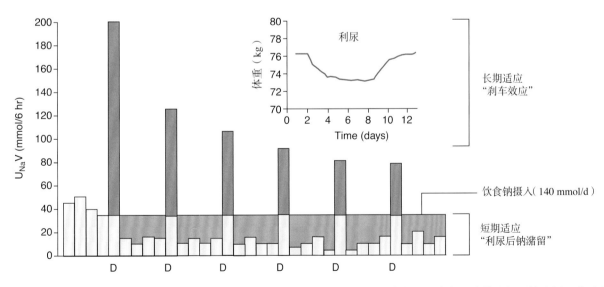

图 9.2　襻利尿药对尿钠（Na⁺）排泄的影响。每一个柱子代表 6 h 的时间间隔。紫色柱子代表尿钠排泄超过饮食摄入的阶段。D 代表给予襻利尿药。蓝色的区域代表利尿后钠潴留的阶段，在此阶段饮食钠摄入超过尿钠排泄。黑色水平线代表每 24 h 的钠摄入量。钠利尿反应在数日内的变化反映了刹车效应。右上方的小图显示了使用利尿药过程中的体重随时间的变化（反映了细胞外液容量的变化）。（Data redrawn from Wilcox CS, Mitch WE, Kelly RA et al: Response of the kidney to furosemide: I. Effects of salt intake and renal compensation, J Lab Clin Med 102: 450-458, 1983.）

血流动力学和神经内分泌因素的相互作用为特征。例如，在心力衰竭患者中，有效循环血容量不足导致体位相关的水钠潴留。神经内分泌激活的水平、肾血管收缩的程度，以及肾灌注减少的程度均参与调节这一过程。在另一些情况下，如在 GFR 下降和（或）肾病综合征中，水钠潴留更多由原发的肾脏病变本身导致。在上述情况下，尽管可考虑使用利尿药，仍但治疗重点为直接纠正基础疾病状态。

在利尿治疗开始前后，需要注意两个重要的因素：第一，限制膳食钠摄入量（每日 2 ~ 4 g）；第二，减量或停用促进钠潴留的药物，例如非甾体抗炎药、非特异性血管扩张药如肼屈嗪、米诺地尔，以及口服降糖药噻唑烷二酮。初始治疗药物的种类和剂量的选择通常具有一定的主观性，也取决于水肿的病因及严重程度。就噻嗪类利尿药而言，在水肿患者中可优先选择长效剂型，如氯噻酮。25 ~ 60 mg/d 的氯噻酮对于轻、中度水肿相当有效。更严重的水肿通常见于基础疾病恶化和（或）膳食钠摄入控制不满意时，需要考虑采取以祥利尿药为基础的利尿方案。当严重水肿需要"序贯肾单位封闭"的多种利尿药治疗时，和（或）基础疾病对于非祥利尿药非常敏感（如在肝硬化腹水患者中应用螺内酯 50 ~ 400 mg/d），可考虑利尿药联合治疗。

确定明确达到预期利尿效果所需的最低剂量需要一定的临床尝试，尤其是在 GFR 下降的患者中（图9.3）。可以从小剂量开始，逐渐增加利尿药的剂量，直到出现疗效，得出最低有效剂量；此后，可以根据临床需求调整给药频率。起始剂量依据 GFR 以及水肿严重程度而定。在肾功能减退的情况下，剂量 - 反应曲线右移，基于绝对钠排泄的最大疗效可能显著降低，因此限制钠摄入非常重要。对于严重水肿的CKD 患者，可以从呋塞米 40 mg、托拉塞米 10 mg或布美他尼 1 ~ 2 mg 每日两次开始，逐渐加量，直到达到预期疗效。通常情况下，达到有效利尿所需的利尿药剂量在一段时间内恒定不变，除非基础疾病状态恶化和（或）钠摄入过多。值得注意的是，达到正常容量状态后，在坚持低钠饮食的情况下，利尿药剂量有时可以减少。

利尿药抵抗：原因和处理

多数水肿患者可以通过系统性应用利尿原则有效控制容量负荷。但是在住院和门诊患者中，利尿药抵抗很常见。对于住院患者，利尿药抵抗与容量

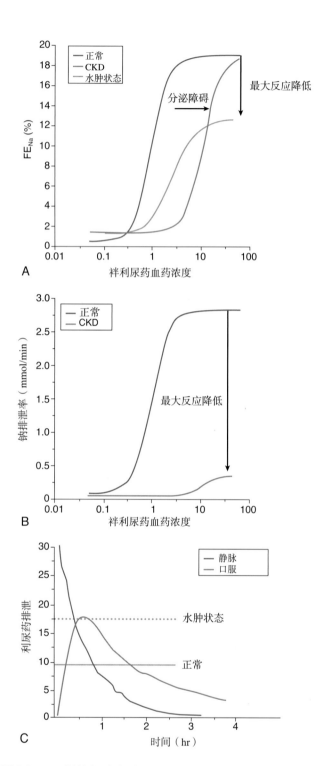

图 9.3　A，慢性肾脏病（chronic kidney disease，CKD）及水肿状态中祥利尿药的剂量 - 反应关系，以钠排泄分数（fractional Na$^+$ excretion，FE_{Na}）代表利尿反应。在 CKD 中，利尿药向管腔的分泌减少，使得达到起效部位的药物减少（药代动力学异常）；而在水肿状态，机体对分泌至管腔的利尿药的反应降低（药效动力学异常）。B，CKD 对机体对祥利尿药的绝对反应的影响（与 A 图对比）。C，静脉和口服祥利尿药的药代动力学。水平线代表正常人和水肿状态下利尿药的起效阈值。正常个体对口服或静脉应用利尿药均有适度反应，而对于一部分水肿患者只有在静脉使用利尿药的情况下才能达到起效阈值

负荷状态的复杂性有关，这类患者常常存在多系统脏器受累，严重和复杂的疾病状态是导致利尿药抵抗的主要原因。对于门诊患者，利尿药抵抗的主要原因是过量的饮食钠摄入，而这一情况原因常被忽视。水肿患者的"干体重"或者"目标体重"，通常由症状的缓解、患者的舒适度、共患疾病的严重程度以及在所能采取的治疗措施下能达到的合理目标共同决定。通过系统规范的方法，可以制订出安全有效的利尿方案（图 9.4）。

如前所述，利尿药通过产生负钠平衡发挥作用，而钠摄入过多会限制这种效果。24 h 尿钠超过 100 mmol 代表利尿效果充分，但留取 24 h 尿标本操作烦琐。作为代替，可以在服用口服吸收良好的袢利尿药，如托拉塞米之后 1～2 h 测定 FE_{Na}，如果超过 2%，则可基本除外真性利尿药抵抗。对于口服吸收缓慢且吸收程度不一的利尿药，如呋塞米，所谓的"利尿药抵抗"可能更多由药代动力学的变化所致。在应用较大剂量的呋塞米时（超过 80～120 mg/d），上述情况会相应改善。

肾脏对利尿药的清除减少可能是导致利尿效果减弱的原因之一。在 CKD 中，肾小管对袢利尿药的分泌减少，因此需要更高的剂量以达到足够的血清浓度水平，才能抵消病理状态下药物向管腔转运的减少浓度。袢利尿药的静脉剂量与口服剂量间并无固定的转换关系。对于呋塞米，为达到同等的利尿效果，口服剂量约为静脉剂量的 2 倍。不过，由于口服袢利尿药的吸收具有不确定性，所谓的"利尿药抵抗"或许只是利尿药剂量不够或给药频率不足。

肾病综合征常表现出抗利尿药抵抗。在这种情况下，袢利尿药的药效动力学和药代动力学均发生改变，导致疗效不佳。由于肾脏对利尿药的分泌高度依赖于血浆白蛋白浓度，在低白蛋白血症的情况下，袢利尿药的转运受到影响。在肾病综合征的患者，利尿作用的剂量 - 效应曲线右移（阈值升高）和下移（最大反应或敏感性降低）。利尿药可以与肾小管液中的白蛋白结合，降低能与管腔受体结合的游离、具有活性的药物浓度。当尿白蛋白浓度大于 4 g/L 时，小管液中的利尿药 65% 与白蛋白结合。在这种情况下，建议以正常剂量的 2～3 倍作为起始剂量，以确保有足够的游离药物达到作用位点。相应的，对于肾病综合征患者，降低尿蛋白的治疗或可有助于利尿。肾病综合征相关性水肿的治疗基石是限制钠摄入，这一过程通常需要利尿治疗支持。但是，由于利尿反应降

低，通常需要更频繁地给予袢利尿药。其他的治疗包括联合应用袢利尿药和白蛋白的联合应用。血流动力学因素也可能影响利尿药抵抗，尤其是在收缩性心力衰竭时。在这种情况下，正性肌力药物如多巴酚丁胺可以改善肾血流量，从而改善利尿反应。通过限制对肾素 - 血管紧张素 - 醛固酮系统（renin-angiotensin-aldosterone system，RAAS）的抑制，允许血压适当升高，以减轻系统性低血压及肾脏低灌注，也有助于利尿反应的恢复。

其他针对利尿药抵抗的利尿方案包括高剂量口服袢利尿药、更迭利尿、联合利尿、利尿药持续输注、混合输注白蛋白和呋塞米、混合输注高剂量袢利尿药及高渗盐水、混合输注奈西立肽及袢利尿药，以及后叶加压素受体拮抗药。这些利尿方案并不相互排斥，多数缺乏充分的证据支持。不过，当采用这些方法时，多数利尿药抵抗的患者可以产生程度不一的治疗反应。但是，在高容量负荷患者中，利尿治疗的主要瓶颈是利尿导致的 GFR 下降。因此，维持对细胞外液容量的有效控制是一项艺术，需要仔细掌握利尿治疗的时机，以避免出现可能影响利尿效果的 GFR 降低和电解质紊乱。审慎掌握这些原则，可以使更多高容量负荷患者获得安全有效的利尿效果。

利尿药的给药策略

少见的偶然情况下，针对利尿药抵抗的初步措施（图 9.4）并不能奏效。在这种情况下，还可尝试若干其他方法来去控制这些患者的水肿症状，包括简单增加利尿药的给药频率。

高剂量口服袢利尿药

使用很高剂量袢利尿药是利尿药抵抗时的一种备选方案可作为替代选择，尽管这种方法存在毒副作用的顾虑。不过，在一项针对进展性心力衰竭的门诊患者的队列研究中，每日口服呋塞米 700～1000 mg 既安全又有效。至于药物毒性问题，这种情况下，呋塞米吸收延迟且不充分，从而降低了此种给药方式的血药峰浓度，而这部分得益于肠道水肿。

更迭利尿

更迭使用不同类别的利尿药或同类不同种利尿药，有时可对既往利尿药抵抗的患者产生疗效。这一方法尚未经严格验证，因而至多只是一种经验。对同类不同种的口服利尿药的不同反应，很可能反映了药

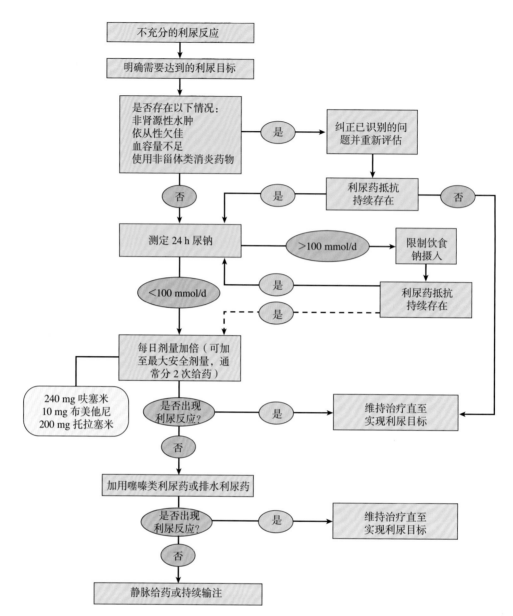

图 9.4　利尿药抵抗诊治流程。联合利尿方案详见文字部分。黄色框中给出了袢利尿药单次给药的最大推荐剂量。对于存在急性肾损伤的患者建议采用更高剂量。大剂量利尿药由于药效更持久，可能改善钠利尿反应，但副反应也相应增加。(Modified with permission from Wilcox CS: Diuretics. In Brenner B, editor: *Brenner and Rector's the kidney*, ed 5, Philadelphia, WB Saunders，1996.)

物吸收率的差异以及药物经尿液更有效转运的正面效果。此外，利尿药"更迭"后血流动力学状态改进可能为"恢复"反应的基础提供了证据。

联合利尿

　　联合使用不同类别的利尿药可以序贯作用于肾单位的不同位点。因此，对于利尿药抵抗状态，如肾病综合征或心力衰竭，联合利尿理论上可以产生协同作用。另一方面的考虑是噻嗪类利尿药可以拮抗

袢利尿药所致的远端肾小管细胞肥大引起的钠重吸收。虽然所有的利尿药排列组合方式在临床上均被尝试过，但最常用的联合方案是噻嗪类联合袢利尿药，在此基础上可以联用或不联用保钾利尿药。袢利尿药联合美托拉宗是常用组合之一，但由于美托拉宗的吸收并不稳定，这一组合的利尿效果难以预测。为使美托拉宗血药浓度达到足以与袢利尿药发生协同作用的水平，可能需要在数小时至数天内反复给药。若需要静脉使用远曲小管利尿药，可以联合使

用氯噻嗪（500～1000 mg）和袢利尿药。对于病情相对平稳的门诊患者，可以从每日或隔天 2.5～5 mg 美托拉宗开始，联合应用袢利尿药。开始联合治疗后，通常不再调整袢利尿药的剂量，直到出现明显的利尿效果。一旦出现利尿效果，可以减少美托拉宗给药频次，袢利尿药也常可减量。在所有情况下，都要密切观察利尿反应，以避免过度利尿和严重电解质紊乱。一旦出现上述不良反应，两种药物均应停用，并针对可能持续存在的利尿作用采取治疗措施，因为美托拉宗的血浆半衰期很长，尤其在 GFR 下降的情况下。

利尿药持续输注

药代动力学和药效动力学研究显示，持续静脉输注袢利尿药对于利尿药抵抗的患者具有潜在的获益。然而，新近的一项研究并不支持这一观点。该研究在急性失代偿性心力衰竭患者中比较了呋塞米的使用方式，在全身症状评估或血清肌酐变化方面，采用呋塞米持续输注的患者均不优于采用间断静脉注射呋塞米的患者。因此，是否采用持续静脉输注的方式给药更多取决于个人偏好。

白蛋白联合呋塞米

对于水肿伴低白蛋白血症的患者，可以单独输注白蛋白和呋塞米，或将两种药物预混后给药。这些治疗方式是否能产生具有可重复性的利尿效果尚不明确。如果预期使用单独输注白蛋白和呋塞米的方法，可能仅应限于在积极应用传统方法利尿效果仍不满意的严重低白蛋白血症患者中使用。一项研究在肝硬化伴腹水的患者中评估了袢利尿药联合白蛋白预混输注的疗效，40 mg 呋塞米和 25 g 白蛋白体外预混后输注与 40 mg 呋塞米单独应用相比，并未产生更好的利尿反应，说明这一方法并不值得推荐。

高张盐水联合袢利尿药

在高容量负荷的情况下，这种联合似乎有些反常。然而，高张盐水似乎可以暂时补偿疾病状态导致的有效循环血容量不足，改善全身及肾脏血流动力学，从而增加对利尿药的反应性。研究表明，呋塞米 250～1000 mg 每日 2 次静脉使用，配合输注高张盐水（1.4～4.6% 的盐水 100 ml），在肝硬化伴难治性腹水的住院患者中安全有效，可作为反复穿刺放腹水

的替代治疗。

奈西立肽联合袢利尿药

奈西立肽可以产生有利于心脏血液动力学的作用，并改善心力衰竭时的神经内分泌特征，从而提高袢利尿药的疗效，在稳定的心力衰竭患者中的近期研究表明，奈西立肽联用呋塞米相对于单独使用呋塞米，并不增加尿钠排泄。这可能与两药联用时血压下降，进而减少呋塞米向肾小管的转运有关。对于患 CKD 且血压够高、足以耐受药物造成血压下降的患者而言，奈西立肽可作为强化利尿治疗的最后手段。

血管加压素受体拮抗药

这类排水药物与袢利尿药联用，可增强袢利尿药的利尿效果。在这方面，考尼伐坦可以增加袢利尿药对慢性心力衰竭患者的利尿、利钠反应，而不会对血流动力学参数、神经内分泌特征、肾血流量或肾小球滤过率造成不利影响。不过，血管加压素受体拮抗药与袢利尿药联合治疗尚在临床应用的成熟期早期，不应作为利尿药抵抗患者的常规治疗。

水肿治疗中的特殊注意事项

单纯超滤

对于存在高容量状态以及顽固性水肿的患者，经外周静脉 - 静脉单纯超滤（ultrafiltration，UF）或许有效，尤其是在高容量负荷伴急性失代偿性心力衰竭的患者中。这一操作可在床旁完成，无须复杂的技术和人员培训。在急性失代偿性心力衰竭患者中进行的小规模研究表明，相对于利尿药，超滤能更有效地减轻容量负荷，从而提高生活质量，更快速地改善症状并降低再住院率。对于这一方法的质疑包括超滤带来的获益是否可以在治疗结束之后持续存在、容量状态以及神经内分泌激活的改善在继续维持，以及因极度利尿药抵抗而进行超滤患者的利尿反应是否能恢复。超滤在失代偿性心力衰竭中的疗效尚需进一步评价。

透析

透析患者在透析间期的体重可能显著增长。如果残余肾功能足以产生有效的利尿反应，可以考虑使用袢利尿药。对于具有一定残余肾功能的患者（24 h 尿量 ≥ 200 ml），使用利尿药治疗者在 1 年后仍可保留

尿量的比例几乎是不使用利尿药患者的 2 倍。由于所有的袢利尿药都具有较高的白蛋白结合率，而常规血液透析对体内袢利尿药的清除不足 10%，因此不需要根据透析调整利尿药剂量。

利尿药相关的不良反应

利尿药相关的不良反应中，部分机制已经相对明确，如电解质和代谢异常，另一些则机制不明，如阳痿和特应性药物反应。电解质紊乱是利尿药最常见的副作用，在利尿效果较强的袢利尿药中最为明显。不过，相对于利尿效果的强度，利尿药药效持续时间更为关键。例如，长效噻嗪类利尿药，如氯噻酮和美托拉宗，虽然利尿效果远弱于袢利尿药，但仍可以导致严重的低钾血症和低镁血症。

低钠血症

低钠血症是利尿治疗潜在的严重并发症。噻嗪类利尿药相对于袢利尿药更易导致低钠血症，因其在保留肾脏固有浓缩能力的同时增加钠离子排泄，避免尿液稀释。噻嗪类利尿药导致的低钠血症最常见于老年女性，通常出现于治疗开始的最初数周内。对于轻度的无症状低钠血症，可以通过停用利尿药物、限水、纠正可能合并的低钾血症等措施治疗。严重的症状性低钠血症伴癫痫发作需要紧急处理（参见第 7 章）。

低钾血症和高钾血症

在接受袢利尿药和（或）噻嗪类利尿药治疗的患者中，低钾血症很常见。其机制包括增加远端肾单位中流量依赖的钾离子分泌、远端肾小管管腔氯离子浓度降低、代谢性碱中毒，以及利尿药刺激醛固酮和（或）血管加压素的释放，这两种激素均促进远端小管钾离子分泌。在门诊患者中，除非患者摄入高钠饮食和（或）使用长效利尿药（如氯噻酮），利尿药很少会使血钾低于 3.0 mmol/L。虽然轻度的利尿药导致的低钾血症可增加心室异搏并影响糖代谢，利尿药所致的低钾血症的临床意义仍然存有争议。血清钾浓度小于 2.5 mmol/L 的严重低钾血症可能导致全身肌无力，而血钾水平极低时，可能导致横纹肌溶解和急性肾损伤。

可应用保钾利尿药（如氨苯蝶啶和阿米洛利）和盐皮质激素受体拮抗药（如螺内酯和依普利酮）的保钾能力，以弥补噻嗪类和袢利尿药治疗时的钾丢失。在某些情况下，这些保钾药物可能导致钾潴留，引起高钾血症。保钾利尿药所致的高钾血症多见于下列情况："GFR 下降、慢性肾衰竭急性加重、使用血管紧张素转换酶抑制药/血管紧张素受体阻滞药和（或）非甾类消炎药治疗，以及存在其他易患因素时，包括代谢性酸中毒、低肾素低醛固酮活性、应用磺胺甲噁唑或肝素治疗（包括皮下肝素）等。"

酸碱平衡异常

噻嗪类利尿药常导致轻度的代谢性碱中毒，尤其在高剂量使用时，而袢利尿药可导致严重的代谢性碱中毒。利尿药导致代谢性碱中毒的机制主要是 HCO_3^- 低含量的液体经尿液丢失，导致细胞外液减少。利尿药相关的代谢性碱中毒可以通过补充氯化钾或氯化钠纠正，然而后者在高容量负荷的患者中可能无效（如在心力衰竭的情况下）。在这种情况下，可以考虑使用保钾利尿药或碳酸酐酶抑制药，如乙酰唑胺。代谢性碱中毒也会改变袢利尿药的钠利尿反应，可能与利尿药抵抗相关。所有的保钾利尿药均可引起代谢性酸中毒，这在老年人和 CKD 患者中更需要注意。

低镁血症

袢利尿药阻断髓袢对镁离子的重吸收，肾小球滤过的镁离子约有 30% 在髓袢重吸收。所有保钾利尿药均可拮抗噻嗪类利尿药或袢利尿药导致的尿镁排泄。接受噻嗪类利尿药治疗的患者中，即便血清镁浓度正常，仍有 20%～50% 的患者存在细胞内镁缺乏即便。低镁血症相关的症状包括抑郁、肌无力、难治性低钾血症、低钙血症，以及房性或室性心律失常。多数上述症状，尤其是难治性低钾血症和低钙血症，随着血镁纠正可迅速缓解，即使仅补充极少量的镁。

高尿酸血症

噻嗪类利尿药可以增加血清尿酸浓度高达 35%，这种影响主要由于肾脏对尿酸的清除减少所致，且在治疗前尿酸清除率较高的患者中最为明显，并且具有剂量依赖性。尿酸清除的减少可能继发于利尿药相关的细胞外液容量减少，以及利尿药对肾小管尿酸分泌的竞争性拮抗，因为尿酸和利尿药均通过同一有机阴离子转运途径经肾小管分泌。高尿酸血症是新发高血压、心血管事件及进展为 CKD 的危险因素，但利尿药相关的高尿酸血症是否增加上述风险尚不明确。

高血糖

长期应用噻嗪类利尿药可能导致糖耐量异常，并可偶尔诱发糖尿病易感。利尿药诱导的低钾血症可能伴随高血糖及抑制 β 细胞分泌胰岛素。利尿药相关的糖耐量减低呈剂量相关性，较少见于袢利尿药，且通常可逆，随停药而缓解（虽然在氢氯噻嗪治疗的患者中，关于可逆性的数据存在矛盾）。总之，长期使用噻嗪类利尿药对空腹血糖影响甚微，且联用保钾利尿药可抵消此作用。

高脂血症

短期应用噻嗪类利尿药可导致血清总胆固醇和三酰甘油水平升高、低密度脂蛋白胆固醇水平轻度升高、高密度脂蛋白胆固醇浓度基本稳定。这一效应呈剂量依耐性，除吲哒帕胺之外，包括袢利尿药在内的所有的利尿药均可能导致血脂异常。利尿药引起脂代谢紊乱的机制尚不明确，目前已知可能与胰岛素抵抗和（或）容量不足导致 RAAS 的反射性激活以及交感神经反应相关。

耳毒性

袢利尿药的耳毒性是公认的。袢利尿药直接抑制髓袢 $Na^+/K^+/2Cl^-$ 转运子，而耳蜗血管纹分泌内淋巴液的边缘细胞和暗细胞中也存在该转运系统，因此袢利尿药可能间接通过改变内淋巴液的离子成分和容量产生耳毒性。袢利尿药诱导的耳毒性作用通常发生于静脉应用后 20 min 内，通常可逆，但亦有永久失聪的报道，尤其是利尿酸。耳毒性与利尿药的输注速度和血药峰浓度相关，呋塞米导致耳毒性的风险似乎高于布美他尼。一般情况下，呋塞米输注速度不应超过 4 mg/min、血清浓度应低于 40 mg/ml。肾衰竭且同时使用氨基糖苷类药物治疗的患者具有最高的耳毒性风险。

药物过敏

噻嗪类利尿药或呋塞米所致的光敏性皮炎罕见。一般来说，氢氯噻嗪比其他噻嗪类利尿药更容易导致光敏性。伴发热、皮疹和嗜酸粒细胞增多的急性过敏性间质性肾炎，虽然是一种少见的利尿药并发症，但是如持续用药可能导致永久性的肾衰竭。这种情况可能突然发生，也可在使用利尿药后数月出现；主要见于使用噻嗪类利尿药，亦可见于呋塞米。利尿酸的化学结构不同于其他袢利尿药，因此对利尿药过敏的患者是一种安全的替代用药。

药物不良相互作用

袢利尿药可增加氨基糖苷类药物的肾毒性。利尿药可造成低钾血症，增加洋地黄毒性。在容量明显不足的情况下，利尿治疗可能增加血锂浓度，因此对于所有同时应用锂剂和利尿药的患者，应密切监测锂水平。非甾体类消炎药可拮抗利尿药疗效，并可能在接受利尿药治疗的患者中造成可逆性 AKI。吲哚美辛和氨苯蝶啶联用可能很危险，可能导致持续的 AKI。氨苯蝶啶还可以形成结晶，并导致肾结石。对于接受 RAAS 抑制药治疗的患者，过度利尿可能导致可逆的 GFR 降低。

参考文献

Brater DC: Diuretic therapy, N Engl J Med 339:387-395, 1998.

Chalasani N, Gorski JC, Horlander JC, et al: Effects of albumin/furosemide mixtures on responses to furosemide in hypoalbuminemic patients, J Am Soc Nephrol 12:1010-1016, 2001.

Costanzo MR, Ronco C: Isolated ultrafiltration in heart failure patients, Curr Cardiol Rep 14:254-264, 2012.

Felker GM, Lee KL, Bull DA, et al: NHLBI Heart Failure Clinical Research Network: Diuretic strategies in patients with acute decom- pensated heart failure, N Engl J Med 364:797-805, 2011.

Fliser D, Schröter M, Neubeck M, et al: Co-administration of thiazides increases the efficacy of loop diuretics even in patients with advanced renal failure, Kidney Int 46:482-488, 1994.

Freda BJ, Slawsky M, Mallidi J, et al: Decongestive treatment of acute decompensated heart failure: cardiorenal implications of ultrafiltra- tion and diuretics, Am J Kidney Dis 58:1005-1017, 2011.

Goldsmith SR, Gilbertson DT, Mackedanz SA, et al: Renal effects of conivaptan, furosemide, and the combination in patients with chronic heart failure, J Card Fail 17:982-989, 2011.

Hari P, Bagga A: Co-administration of albumin and furosemide in patients with the nephrotic syndrome, Saudi J Kidney Dis Transpl 23:371-372, 2012.

Hix JK, Silver S, Sterns RH: Diuretic-associated hyponatremia. Semin Nephrol 31:553-566, 2011.

Karadsheh F, Weir MR: Thiazide and thiazide-like diuretics: an oppor- tunity to reduce blood pressure in patients with advanced kidney dis- ease, Curr Hypertens Rep 14, 2012. 416–320.

Rosner MH, Gupta R, Ellison D, et al: Management of cirrhotic ascites: physiological basis of diuretic action, Eur J Intern Med 17:8-19, 2006.

Shankar SS, Brater DC: Loop diuretics: from the Na-K-2Cl

transporter to clinical use, Am J Physiol Renal Physiol 284:F11-F21, 2003.

Sica DA, Gehr TW: Diuretic combinations in refractory oedema states: pharmacokinetic-pharmacodynamic relationships, Clin Pharmacoki- net 30:229-249, 1996.

Sica DA, Gehr TW: Diuretic use in stage five chronic kidney disease and end-stage renal disease, Curr Opinion Nephrol Hypertens 12:483-490, 2003.

Sica DA: Diuretic use in chronic kidney disease, Nat Rev Nephrol 8:100-109, 2011.

Tuttolomondo A, Pinto A, Parrinello G, et al: Intravenous high-dose furosemide and hypertonic saline solutions for refractory heart fail- ure and ascites, Semin Nephrol 31:513-522, 2011.

Wilcox CS: New insights into diuretic use in the patient with chronic renal disease, J Am Soc Nephrol 13:798-805, 2002.

Zillich AJ, Garg J, Basu S, et al: Thiazide diuretics, potassium, and the development of diabetes: a quantitative review, Hypertension 48:219-224, 2006.

钾代谢异常

Michael Allon 著

张鑫 李超 李航 译校

10

钾离子稳态机制

人体内的总含钾量约为 3500 mmol，其中大约 98% 的钾都存于细胞内，主要是骨骼肌细胞，还有少量存在肝之中。剩余 2% 左右（约 70 mmol）的钾存于细胞外液中。人体通过两套稳态调节系统维持体内的钾离子稳态。第一套系统调节钾离子的排泄（肾脏和肠道），第二套系统调节钾离子在细胞内外的转运。

外源钾离子平衡

普通美式饮食的平均含钾量为 100 mmol/d，但每一天饮食中的钾摄取量变化很大。为了维持钾离子平衡，当饮食中的钾增加时，人体排出的钾就要增多，反之亦然。通常情况下，肾脏每天排出 90%~95% 饮食中的钾，其余 5%~10% 则通过肠道排出。肾脏排钾是一个相对缓慢的过程，一次急性钾负荷需要 6~12 h 才能完全排泄。

肾脏如何处理钾离子

要了解决定肾脏排钾的生理因素，有必要先回顾肾小管处理钾的主要特点。血浆钾离子可以从肾小球毛细血管自由滤过到近端肾小管中，随后被近端肾小管和汉勒袢完全重吸收。在远端肾小管和集合管中，钾离子被分泌到管腔内。实际上，尿钾排泄反映了钾离子分泌到远端肾小管和集合管管腔内的过程。因此，任何刺激钾离子分泌的因素都会增加尿钾排泄；反之，抑制钾离子分泌的因素会减少尿钾排泄。

肾脏排钾的生理调节

有五大生理因素刺激远端钾离子分泌，增加排钾：醛固酮、钠离子高度远端转运、高尿流率、小管细胞内高钾离子浓度和代谢性碱中毒。醛固酮可直接提高集合管细胞钠 - 钾 -ATP 酶的活性，增加细胞内钾含量，促进钾离子分泌到管腔内。阻断醛固酮合成或分泌的疾病状态（如糖尿病肾病、慢性间质性肾炎）或抑制醛固酮合成或作用的药物 [如非甾体抗炎药（nonsteroidal anti-inflammatory drugs，NSAIDs）、血管紧张素转换酶抑制药（angiotensin converting enzyme inhibitor，ACEI）、血管紧张素受体阻滞药（angiotensin receptor blockers，ARB）、肝素、螺内酯] 可减少肾脏分泌钾。与之相反，升高醛固酮水平的疾病状态（原发性醛固酮增多症、利尿药或呕吐导致的继发性醛固酮增多症）则增加肾脏分泌钾。虽然充血性心力衰竭和肝硬化可出现明显继发醛固酮增多症，但上述两种情况可能与高钾血症有关，其原因是转运至肾单位远端的钠离子减少。多种利尿药可增加尿钾排泄，其机制各不相同，包括钠离子高度远端转运、高尿流率、代谢性碱中毒、容量减少导致的高醛固酮血症。控制不佳的糖尿病通常可导致尿钾排泄增加，其原因在于渗透性利尿伴高尿流率和钠离子高度远端转运。

集合管通过选择性钠离子通道重吸收钠离子，从而使得小管管腔内的电荷相较于小管上皮细胞为负电性，反过来促进阳离子（钾离子和氢离子）分泌到管腔内。因此，阻断集合管内钠离子通道的药物可减少钾离子分泌。与之相反，在 Liddle 综合征患者中，该钠离子通道变为组成性开放，导致钠大量重吸收和钾过度分泌。

慢性肾脏病的适应性调节

慢性肾脏病（chronic kidney disease，CKD）患者的肾脏通过提高排钾效率得以代偿。显而易见，肾脏这种代偿作用有限，当肾功能显著下降时，排钾功能随之受损，因而容易出现钾离子正平衡，导致高钾血症倾向。在大多数 CKD 患者中，通常只有在肌酐清除率降低至 10 ml/min 以下时才会出现明显的高钾血症。血清醛固酮水平在许多 CKD 患者中是升高的。醛固酮可刺激钠 - 钾 -ATP 酶和氢 - 钾 -ATP 酶的活性，促进钾离子向集合管的分泌，从而对抗高钾血症的发生。在急性肾损伤（acute kidney injury，AKI）患者中，这些适应机制的作用弱于 CKD 患者。此外，AKI 患者通常出现低血压，导致组织低灌注和缺血肢体钾离子释放入血。因此，AKI 患者严重高钾血症的发生率高于 CKD 患者。

部分 CKD 患者在肾小球滤过率（GFRs）中度降低时即发生高钾血症，这是由于醛固酮水平无法升高所致，特别是合并高氯血症、正常阴离子间隙代谢性酸中毒（四型肾小管酸中毒）时。这种情况最常见于糖尿病肾病和慢性间质性肾炎。此外，服用抑制醛固酮生成或分泌的药物（如 ACEI、ARBs、NSAIDs、肝素）可增加轻中度 CKD 患者高钾血症的风险。

肠道钾离子排泄

与肾集合管类似，小肠和结肠可对醛固酮做出应答，分泌钾离子。正常个体肠道钾分泌在钾离子稳态中只起次要作用。然而，在进展期 CKD 患者身上，肠道分泌钾可增至 3～4 倍，因此，此时肠道泌钾对钾离子稳态作用显著。但这种适应性改变作用有限，不能完全代偿肾衰竭患者经肾排泄钾的功能障碍。

内源钾离子平衡

概述

细胞外液钾离子浓度约为 4 mEq/L，而细胞内液钾离子浓度约为 150 mEq/L。由于钾离子在细胞内外分布不均，即使是相对少量的钾离子从细胞内向细胞外净流出，也能造成血浆钾离子浓度明显升高。与之相反，相对少量的钾离子从细胞外向细胞内净流入也会造成血浆钾离子浓度明显降低。由于肾脏排泄钾离子需要数小时，因此钾离子在细胞内外液体空间的转运（也被称为肾外钾清除）就显得极其迅速，在数分钟内即可发生。

十分清楚的是，在患有 CKD 且钾排泄能力已处于边缘的患者中，为了避免进食富含钾的食物之后出现威胁生命的高钾血症，肾外钾清除能力在此方面发挥了重要作用。以下案例将充分说明这一重要原则：假设一位体重 70 kg 正在接受透析的患者血钾浓度为 4.5 mmol/L，当他吃下一杯斑豆（约含 35 mmol 钾）时，食物中的钾首先被吸收进入细胞外液（$0.2 \times 70 = 14$ L），该剂量饮食中的钾会使血清钾浓度提高 2.5 mmol/L（3.5 mmol/14 L）。如果没有肾外钾清除能力，该患

者的血清钾将急性升高至 7.0 mmol/L，该血钾浓度常与严重室性心律失常的发生有关。实际上，由于有效的生理机制使得细胞外钾迅速转运至细胞内液，血清钾升高幅度远小于计算值。

胰岛素和儿茶酚胺对于肾外钾清除的影响

胰岛素和肾上腺素是刺激钾从细胞外向细胞内液转运的两种主要生理因素。胰岛素和 β_2-肾上腺素能受体激动药通过钠-钾-ATP 酶活性介导，主要在骨骼肌细胞中清除肾外钾。对上述两种生理机制的干扰（分别是胰岛素缺乏或 β_2-肾上腺素阻断药）可诱发高钾血症。另一方面，过高的胰岛素或肾上腺素易导致低钾血症。

生理浓度范围的血浆胰岛素降钾的作用是剂量相关的，且独立于其降糖作用。即使是空腹状态下较低生理水平的胰岛素也能促进肾外钾清除。非糖尿病患者高血糖会刺激内源胰岛素分泌，进而降低血钾。在胰岛素依赖型糖尿病患者中，内源胰岛素分泌受限，可能出现明显高糖血症。高糖血症导致血浆高渗，促进钾离子向细胞外转运，导致反常性高钾血症。

肾上腺素降钾作用通过激活 β_2-肾上腺素能受体介导，可被非选择性 β 受体阻滞药阻断，但选择性 β_1-肾上腺素能受体阻滞药无此作用。α 肾上腺素能受体激活可促进钾离子由细胞内向细胞外液转运，导致血钾升高。肾上腺素兼具激动 α、β 肾上腺素能受体的作用，因此其影响血钾的净效应反映了其激活 β-肾上腺素能（降血钾）和 α-肾上腺素能（升血钾）效应间的平衡。在正常人中，肾上腺素的 β-肾上腺素能效应强于 α-肾上腺素能效应，导致血钾降低。与之相反，在肾衰竭患者中，α 肾上腺素能升血钾的效应更强，因此透析患者对肾上腺素的降血钾效应存在抵抗。

酸碱平衡障碍对于肾外钾清除能力的影响

酸碱平衡障碍使得内源钾离子的转运方式难以预测。一般情况下，代谢性碱中毒导致钾向细胞内转运，而代谢性酸中毒则相反。然而，代谢性酸中毒的特性决定了其对于血清钾的效应。由于细胞膜对于氯离子的通透性相对较差，在无机酸中毒的情况下，氢离子进入细胞（不包括氯离子）导致钾离子被排出细胞以保持电中性。与之相反的是，细胞膜对于有机阴离子是高通透性的，有机酸在细胞外液中浓度上升导致氢离子和有机阴离子平行进入细胞，不导致电位平

衡的改变，钾离子并不会被排出细胞。因此，矿物质酸中毒（如高氯血症、正常阴离子间隙酸中毒）通常会导致高钾血症，而有机酸中毒（如乳酸中毒）并不会影响血清钾浓度。肾功能正常的个体服用碳酸氢盐可出现血钾降低，但此效应很大程度上依赖肾脏加强对钾的排泄。与之相反的是，透析患者服用碳酸氢盐（尿钾排泄功能已可忽略不计）并不会快速降低血钾。此外，透析患者使用碳酸氢盐不会增强胰岛素或沙丁胺醇降低血钾的效应。

评估钾离子紊乱的实验室检查

低钾血症和高钾血症的鉴别诊断

临床病史、用药史、家族史和体格检查足以对大多数血钾紊乱的病因快速做出鉴别诊断。部分患者如低钾血症或高钾血症的原因不明确，可能需要进一步行肾脏专科实验室检查。测定钾排泄分数（FE_K）和肾小管钾梯度（TTKG）有助于鉴别肾性和非肾性高钾/低钾血症。上述检查的普遍原理在于肾脏通过增加钾排泄对高钾血症进行代偿，而低钾血症则相反。相比之下，当钾排泄和血清浓度不匹配时，提示肾脏病因导致钾紊乱。若要在鉴别诊断时合理利用 FE_K 和 TTKG，则应在纠正钾离子紊乱（高钾血症或低钾血症）之前进行上述检查。

钾排泄分数

FE_K 是滤过到近端肾小管的钾离子出现在终尿的百分比，它代表了经 GFR 校正的钾离子清除率，或者 Cl_K/Cl_{Cr}：

$$FE_K = ClK/ClCr$$

由于任何一种物质的清除率可以通过 UV/P 计算而知，则 Cl_K/Cl_{Cr} 的比值可以用代数方法转化为：

$$FE_K = \frac{(V \times U_K/S_K)}{(V \times U_{Cr}/S_{Cr})} \times 100\%$$

将分子和分母中的 V 约去，产生了简化公式：

$$FE_K = \frac{U_K/S_K}{U_{Cr}/S_{Cr}} \times 100\%$$

其中，U_K 和 U_{Cr} 是尿钾和尿肌酐的浓度，S_K 和 S_{Cr} 是与之对应的血清浓度。对于一个肾功能正常、饮食摄入钾为平均水平的人而言，FE_K 大约为

10%。当肾外因素导致低钾血症时（低钾饮食、胃肠道丢失、钾离子向细胞内转运），肾脏会保钾，FE_K降低。与之相反的是，当低钾血症是由肾脏丢失所致时，FE_K 则升高。同理，当高钾血症发生时，FE_K 升高则提示肾外病因，而低 FE_K 则与肾性病因相符。如果无法检测尿肌酐，医务人员也可以单用 U_K 对高钾血症的肾性或肾外型因素进行鉴别。特别是对低钾血症患者，$U_K > 20$ mEq/L 提示存在肾性病因，而$U_K < 20$ mEq/L 则提示存在肾外病因。

肾小管钾梯度

TTKG 是估算肾单位远端的尿液和血液之间钾离子浓度梯度的公式。其计算方式如下：

$$TKKG = [U_K \div (U_{OSM}/P_{OSM})] \div P_K$$

在公式中，U_{OSM} 和 P_{OSM} 分别是尿液和血浆的渗透压。公式中引入了 U_{OSM}/P_{OSM} 是为了校正因脱水和尿液浓缩导致的 U_K 升高。TTKG 参考值来源于正常人群在不同生理条件下的经验测量值。在正常环境里，一个健康个体的 TTKG 为 6~8。高 TTKG 的低钾血症提示肾性失钾，而低 TTKG 的低钾血症则提示肾外性因素失钾。同样，低 TTKG 的高钾血症提示了肾性病因，而高 TTKG 的高钾血症提示的是肾外病因。

诸多因素限制了 FE_K 和 TTKG 在鉴别诊断钾离子紊乱时的实用性。当饮食摄取的钾增加时，FE_K 和 TTKG 升高，反之亦然。此外，在 CKD 患者中，每个具有功能的肾单位的排钾能力会适应性增强，因此导致 FE_K 和 TTKG 升高。这意味着对于特定个体的"正常值"可发生明显变异，使其难以判断一个偏高或偏低的 FE_K 和 TTKG 的意义。

低钾血症

低钾血症与钾离子缺乏

区分钾离子缺乏与低钾血症是十分必要的，钾离子缺乏指的是持续钾离子负平衡的状态，即钾的排泄多于钾的摄入。而低钾血症指的是低血浆钾离子浓度，低钾血症的原因可以是钾离子缺乏（钾摄入不足或钾丢失过多）或钾离子从细胞外到细胞内液的净流入。一个患者可以有严重的钾离子缺乏却不表现出低钾血症。一个重要的例子是糖尿病酮症酸中毒患者，此类患者通常表现出持续数天的严重高血糖和渗透性

利尿，导致高度的肾脏排钾和钾离子缺乏。然而，由于胰岛素缺乏和高渗的存在，此类患者同时发生了钾离子由细胞内向细胞外液的转运。当到达医院的时候，他们常常表现为血钾正常甚至高钾血症，当补充外源胰岛素之后，钾离子迅速转运到细胞内，在数小时之内导致显著的低钾血症。与之相反，入院的急性心肌梗死患者由于应激导致儿茶酚胺释放和肾外排钾增多，即使这类患者的外源钾平衡是正常的，他们仍通常表现为低钾血症。

与低钾血症相关的临床疾病

框 10.1 列举了常见的低钾血症病因。由于肾脏保钾的能力很强，因此钾摄入不足导致的低钾血症是十分罕见的，通常需要很长时间的绝食（"茶和面包饮食"）。低钾血症通常是由于肾脏或肠道的钾丢失过多，或细胞外钾向细胞内液转运所致。长时间呕吐可导致钾丢失，部分是由于胃分泌液中含有钾离子（约 10 mEq/L），但通常情况下因为容量减少继发醛固酮增多，主要经肾脏丢失。严重腹泻，无论是疾病或泻药滥用所致，都会导致粪便中的钾排出过多。

在多种临床综合征当中，肾脏失钾过多是低钾血症的原因。从概念上看，根据血压情况对低钾血症进行分类十分有帮助（图 10.1）。当低钾血症合并高血压时，测定血浆肾素和醛固酮对于鉴别诊断十分重要。多项生理观测与此有关：①醛固酮是一种盐皮质激素，可刺激集合管对钠的重吸收和钾的分泌。②醛固酮的分泌受到肾素 - 血管紧张素轴活化的生理刺激。此外，醛固酮介导的钠潴留通过负反馈抑制了肾素 - 血管紧张素轴。③高浓度的糖皮质激素可与盐皮质激素受体结合，模拟其生理作用。④促肾上腺激素（ACTH）刺激糖皮质激素分泌，而糖皮质激素通过负反馈抑制 ACTH 产生。

框 10.1   低钾血症的原因
钾摄入不足（严重营养不良）
肾外钾离子丢失
呕吐
腹泻
尿钾丢失所致低钾血症
利尿药（袢利尿药、噻嗪类利尿药、乙酰唑胺）
渗透性利尿（如高血糖）
伴高血压的低钾血症
原发性醛固酮增多症
糖皮质激素可治性高血压
恶性高血压
肾血管源性高血压
分泌肾素肿瘤
原发性高血压伴过度利尿
Liddle 综合征
11β- 羟化类固醇脱氢酶缺乏
遗传性
药物相关（嚼用烟草、甘草、某些法式葡萄酒）
先天性肾上腺增生
血压正常的低钾血症
远端肾小管酸中毒（Ⅰ 型）
近端肾小管酸中毒（Ⅱ 型）
Bartter 综合征
Gitelman 综合征
低镁血症（顺铂、酒精中毒、利尿药）
钾离子转运导致的低钾血症
使用胰岛素
儿茶酚胺过量（急性应激）
家族性周期性低钾麻痹
甲状腺毒性低钾麻痹

*原发性醛固酮增多症*由肾上腺皮质自主分泌醛固酮（非肾素介导）引起，导致肾单位远端大量钠潴留和钾分泌。出现这种情况的患者会表现出容量依赖的高血压、低钾血症和代谢性碱中毒。生化分析显示醛

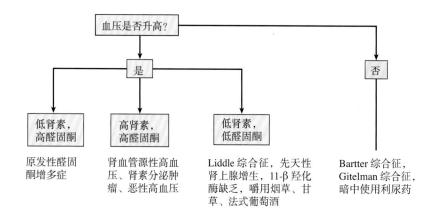

图 10.1　根据血压、肾素活性和醛固酮水平鉴别诊断低钾血症

固酮水平升高，而血浆肾素活性受抑制。腹部 CT 扫描显示单侧肾上腺腺瘤或双侧肾上腺增生，前者可通过手术切除，而后者可口服螺内酯治疗。

糖皮质激素可治性醛固酮增多症（GRA）是一种罕见的、常染色体显性遗传疾病，11β- 羟化酶和醛固酮合成酶基因融合，导致 ACTH 可刺激醛固酮分泌，导致醛固酮浓度异常升高，但可被地塞米松抑制。GRA 患者临床表现特点通常与原发性醛固酮增多症类似（容量依赖高血压、低钾血症、高血清醛固酮、低血清肾素活性），不同之处在于 GRA 患者起病更早、有高血压家族史。

患有肾血管源性高血压、肾素分泌肿瘤和恶性高血压的患者可表现为严重的高血压和低钾血症。与原发性醛固酮增多症患者相反，上述患者有继发性的醛固酮增多症，伴有高血浆肾素活性和高醛固酮水平。因此，接受袢利尿药或噻嗪利尿药治疗的原发性高血压患者也可表现出低钾血症和高血浆肾素及醛固酮水平。

*11β- 羟化皮质醇脱氢酶缺乏*是一种罕见的遗传性疾病，该病患者无法将外周组织内的皮质醇转化为皮质酮，导致了组织内皮质醇浓度升高，激活盐皮质激素受体，导致低钾血症和高血压。此类患者的血浆肾素活性和醛固酮水平是降低的。嚼用烟草、某些品牌的甘草和部分法式葡萄酒含有甘草酸，可抑制 11β- 羟化皮质醇脱氢酶。摄入此类物质可导致低钾血症、容量相关高血压和低血浆肾素及醛固酮水平，类似于先天性 11β- 羟化皮质醇脱氢酶缺乏。

*先天性肾上腺增生*患者的 11β- 羟化酶缺乏，该酶在合成盐皮质激素和糖皮质激素的共同通路上发挥关键作用。这类患者的血浆肾素活性和醛固酮水平是降低的，而醋酸去氧皮质酮（DOCA，一种盐皮质激素）水平升高，且雄激素水平升高，不仅可导致男性性早熟，还可导致女性男性化，具体表现为女性多毛和阴蒂肥大。可通过补充外源性糖皮质激素抑制 ACTH 改善此类患者临床表现。

*Liddle 综合征*是一种罕见的常染色体显性遗传病，由于肾单位远端的钠离子通道异常导致钠离子重吸收和钾分泌均增加。患者可表现为低钾血症、高血压和容量过多。其生化指标显示低血浆肾素活性和醛固酮水平。使用阿米洛利抑制该钠通道可显著改善患者的血压和血清钾水平。

肾性钾排泄过多导致的低钾血症可见于许多临床情况，通常此类情况中高血压并不常见。除正常阴离子间隙代谢性酸中毒之外，远端（Ⅰ型）和近端（Ⅱ型）肾小管酸中毒（RTA）还和尿钾排泄及低钾血症有关。远端 RTA 通常和高钙尿症及草酸钙肾结石相关。近端 RTA 成人发病罕见，与一种广泛的近端肾小管功能缺陷有关，表现为尿糖阳性（血糖范围正常）、伴高磷酸盐尿的低磷血症、伴尿尿酸增多的低尿酸水平。

*Bartter 综合征*是一种罕见的家族性疾病，具有低钾血症、代谢性酸中毒、高钙尿症、血压正常和高血浆肾素活性及醛固酮水平的特点。该病与在汉勒祥的升支粗段多种抑制钠重吸收的基因突变有关，包括钠 - 钾 - 氯转运体、氯通道（ClC-Kb）和外髓质钾通道（ROMK）（参阅第 40 章）的突变。此类患者表现得和长期服用袢利尿药一致，因此临床上很难与那些暗中服用利尿药的患者相鉴别。上述患者与 Gitelman 综合征患者不同的是后者具有低钙尿症和低镁血症。Gitelman 综合征和肾脏的噻嗪敏感钠 - 氯转运体突变有关，此类患者表现与长期服用噻嗪类利尿药的患者类似。

*家族性周期性低钾麻痹*是一种罕见的、常染色体显性疾病，患者可出现周期性发作的、与显著低钾血症相关的严重肌无力。这是由于钾离子从细胞外液快速转运到细胞内液。有趣的是，即使患者出现完全瘫痪，膈和球肌也不会受累，患者可以呼吸、吞咽、谈话和眨眼。麻痹症状在补钾治疗数小时内消失。在急性发作的间隔期，患者没有症状并且血钾正常。*甲状腺毒性低钾麻痹*是一种罕见的甲状腺功能亢进导致的临床疾病，主要见于亚洲人群。其临床表现和低钾周期性麻痹类似，不同之处在于甲状腺功能亢进纠正之后，麻痹消失。

药物诱发低钾血症

有多种药物可以刺激肾脏钾排泌，或可阻断肾外钾清除，导致低钾血症。外源盐皮质激素模拟了醛固酮的效应，可刺激肾单位远端钾分泌。大剂量糖皮质激素可模拟盐皮质激素活性，具有类似的效应。大多数利尿药，包括袢利尿药、噻嗪类利尿药和乙酰唑胺可增加肾脏钾排泄。其他药物，包括乙醇、利尿药和顺铂可引起肾性排镁和低镁血症。虽然具体机制不清，但低镁血症可损害肾脏的保钾能力。上述患者可因此伴发低钾血症，若不纠正低镁血症，补钾效果通常不佳。

促进肾外钾清除的药物也可能导致低钾血症。这一现象通常可见于急性中毒剂量胰岛素注射。与之类似的还有 β₂ 受体激动药（静脉注射或喷雾），包括沙丁胺醇和特布他林，可导致急性低钾血症。

低钾血症临床表现

低钾血症可导致心电图异常，包括 T 波低平和 U 波（图 10.2）。低钾血症还可增加缺血性心脏病患者或服用地高辛患者的室性心律失常风险。严重的低钾血症和不同程度的骨骼肌无力有关，甚至可能导致麻痹。低钾血症所致膈麻痹偶尔可导致呼吸暂停，而平滑肌动力下降可导致肠梗阻和尿潴留。罕见情况下，严重的低钾血症可导致横纹肌溶解。

严重的低钾血症还可影响远端肾单位的尿液浓缩机制，导致肾源性尿崩症，此类患者血渗透压升高，但尿渗透压降低，且垂体后叶素治疗无效。

低钾血症的治疗

低钾血症的紧急治疗需要补钾，可通过静脉或口

服补钾。在低钾血症患者中，血清钾浓度和总体钾缺乏量之间的相关性较差，一个特定的血清钾数值代表了外源钾平衡和跨细胞膜钾转运之和。补充的外源钾离子中，能留在细胞外液的比例是不固定的，因此对于一个患者而言，预测补钾量是困难的。对于一个体内缺乏钾离子，进而表现为低钾血症的患者，需要补充钾的量是十分巨大的。与之相反，对于钾跨膜转运导致的低钾血症患者，需要补的量则相对较少。如果不能充分监测血钾，很有可能补钾过量，导致高钾血症。因此，应小剂量多次补钾，并监测血钾水平。

口服补钾较静脉补钾更为安全，导致补钾过度的可能性较小。每次口服补钾量不应超过 20～40 mEq。只有当出现严重的、有症状的低钾血症（血钾 <3.0 mEq/L），或患者无法口服补钾时才考虑静脉补 KCl。在没有连续心电监护的情况下，静脉注射 KCl 的速度不应超过 10 mmol/h。每隔 2～3 个小时复查血钾，以确保疗效及避免过量。

治疗导致低钾血症的病因可避免纠正低钾血症后的复发。如果患者存在持续性尿钾丢失的慢性疾病，低钾血症很可能复发，因此应鼓励患者进食富含钾的食物（如新鲜水果、坚果和豆类），在某些患者中可能需要长期口服补钾。

高钾血症

假性高钾血症是一种由于血细胞在体外释放钾导致的血清钾假性升高。假性高钾血症可见于体外溶血、血小板增多或严重的白细胞增多。溶血导致的假性高钾血症的血清是粉红色的，容易辨别。严重的血小板增多或白细胞增多导致的假性高钾血症的诊断可通过同时往含有抗凝药和不含抗凝药的试管中注入血液样本，如果在后者（血清）中的钾浓度高于前者（血浆），即可确诊。

真性高钾血症是由于正性钾平衡（钾摄入增加或排泄减少），或钾由细胞内液向细胞外液的净转运增多所致。框 10.2 列出了常见的高钾血症病因。实际上，大多数患者血钾升高是多因素导致的。例如中度 CKD 的糖尿病肾病患者服用 ACEI 治疗，可导致轻度血钾升高。然而，当开始使用吲哚美辛治疗急性痛风性关节炎的时候，该患者可迅速发展为严重的高钾血症。

药物诱发的高钾血症

许多药物有导致高钾血症的潜在风险，或抑制

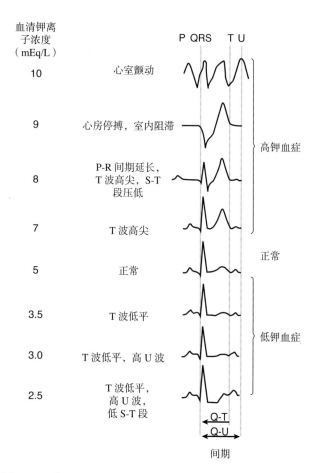

图 10.2 典型的低钾血症和高钾血症所致心电改变（引自 Seldin DW, Giebisch G, editors: The regulation of potassium balance, New York, 1989, Raven）

框 10.2　高钾血症的原因
假性高钾血症
溶血
血小板增多
严重的白细胞增多
握拳
肾脏排钾减少
急性或慢性肾病
醛固酮缺乏（如Ⅳ型肾小管酸中毒），常合并糖尿病肾病、慢性间质性肾炎或梗阻性肾病
肾上腺功能不全（Addison 病）
抑制钾排泄的药物（参阅框 10.3）
损伤远端肾小管功能的肾病
镰状细胞贫血
系统性红斑狼疮
钾分布异常
缺乏胰岛素
β 受体阻滞药
代谢性或呼吸性酸中毒
家族性高钾性周期性麻痹
钾离子从细胞中异常释放
横纹肌溶解
溶瘤综合征

框 10.3　药物导致高钾血症的机制
肾脏排钾减少
阻断肾单位远端钠离子通道
保钾利尿药：阿米洛利，氨苯蝶啶
抗生素：甲氧苄氨嘧啶，戊烷脒
阻断醛固酮生成
ACE 抑制药（如卡托普利、依那普利、赖诺普利、贝那普利）
血管紧张素受体阻滞药
NSAIDs 和 COX-2 抑制药
肝素
他克莫司
阻断醛固酮受体
螺内酯
依普利酮
阻断肾单位远端钠 - 钾 -ATP 酶活性
环孢素
抑制肾外钾清除
阻断 β₂ 肾上腺素能受体介导的肾外钾清除：非选择性 β 受体阻滞药
阻断骨骼肌细胞上钠 - 钾 -ATP 酶活性：过量使用地高辛（非治疗剂量）
抑制胰岛素分泌（如生长抑素）
受损细胞中释放钾离子
药物诱发横纹肌溶解（如洛伐他汀、可卡因）
药物相关溶瘤综合征（急性白血病、高级别淋巴瘤的化疗药物）
去极化麻醉剂（如琥珀酰胆碱）
药物诱发的急性肾损伤
ACE，血管紧张素转化酶；NSAIDs，非甾体抗炎药物

了肾脏对钾的排泄，或阻断了肾外钾清除过程（框 10.3）。大多数人服用这些药物并不会导致高钾血症。进展期 CKD 患者发生高钾血症的风险最高，特别是当高钾饮食或额外服用容易导致高钾血症的药物时。大多数利尿药（袢利尿药、噻嗪类利尿药和乙酰唑胺）增加尿钾排泄，倾向于导致低钾血症。然而，保钾利尿药通过两种机制中的一种抑制尿钾排泄，易导致高钾血症。螺内酯和依普利酮是醛固酮的竞争性抑制药，与集合管上的醛固酮受体结合，抑制钠 - 钾 -ATP 酶活性，间接抑制钾分泌。有趣的是，免疫抑制药环孢素也可抑制肾单位远端的钠 - 钾 ATP 酶活性。其他两种保钾利尿药——阿米洛利和氨苯蝶啶可与集合管上的钠通道结合，抑制了远端肾单位对钠的重吸收，限制了钾分泌所需的电化学梯度的产生。两种抗生素——甲氧苄氨嘧啶（复方新诺明的成分之一）和戊烷脒同样可以阻断集合管内的钠离子通道，导致患者易发生高钾血症。此外，甲氧苄氨嘧啶被证实可抑制集合管中的氢 - 钾 -ATP 酶活性。

由于螺内酯在增强肾衰竭患者肾脏钾排泄的过程中发挥重要作用，抑制螺内酯产生的药物（直接或间接）使患者易发生高钾血症。血管紧张素Ⅱ具有强力刺激肾上腺皮质合成醛固酮的作用。ACEI 可抑制血管紧张素Ⅱ的产生，因此降低醛固酮水平。与之类似的是，血管紧张素Ⅱ受体阻断药也可以抑制醛固酮产生。前列腺素可直接刺激肾素合成，前列腺素抑制剂（非甾体抗炎药，NSAIDs）可抑制肾素产生，因此对醛固酮的合成有间接抑制作用。这一效应甚至可见于"具有肾脏保护作用的 NSAIDs"，如亚磺酰茚酯酸（一种非选择性 COX-1 和 COX-2 抑制药）。选择性 COX-2 抑制药同样可导致高钾血症。肝素可直接抑制肾上腺皮质内螺内酯合成，主要是通过降低球状带内血管紧张素Ⅱ受体的数量和亲和力。即使是为了预防住院患者静脉血栓形成而使用的低剂量皮下注射小剂量肝素注射（如每 12 小时 5000 单位），也具有这一效应。作为一种免疫抑制药，他克莫司可通过抑制醛固酮合成导致高钾血症。含有屈螺酮（一种孕酮）的口服避孕药可抑制肾脏钾排泄，可能在 CKD 女性患者中导致诱发高钾血症。

鉴于 β 肾上腺素能受体激动药可兴奋肾外钾清除能力，β_2 受体阻滞药可导致高钾血症不足为奇。这一效应通常见于非选择性 β 受体阻滞药（如普萘洛尔和纳多洛尔），而不是选择性 β 受体阻滞药（如阿替洛尔和美托洛尔）。由于局部使用的 β 受体阻滞药全身性吸收显著，极罕见的情况下，噻吗洛尔滴眼液可导致高钾血症。抑制内源性胰岛素释放的药物，如生长抑素，在极少的肾衰竭患者中可导致高钾血症，据推测长效生长抑素类似物，如奥曲肽或具有类似的作用。地高辛过量服用可抑制骨骼肌细胞上钠 - 钾 -ATP 酶活性，导致高钾血症。这一效应在常规治疗剂量中十分罕见。全身麻醉中使用的去极化麻醉剂，如琥珀酰胆碱有时会促使钾离子流出细胞，导致高钾血症。

最后，药物还可通过促进受损细胞内的钾离子向细胞外释放，间接导致高钾血症（如他汀和可卡因相关的横纹肌溶解，或治疗急性白血病或高级别淋巴瘤的化疗药物导致的溶瘤综合征）。此外，药物相关 AKI 也可能和继发高钾血症有关。

临床上常可以见到以下的两难境地：一个 CKD 患者在使用 ACEI 或 ARB 之后出现高钾血症，由于此类药物的肾脏保护作用，医师倾向于让患者继续服用该药。对于这种情况的治疗选择应包括减少 ACEI 或 ARB 的剂量，增加袢利尿药或噻嗪类利尿药的剂量，停用其他可能导致高钾血症的药物，加强对饮食钾的限制。氟氢可的松（0.1 ~ 0.2 mg/d）可用于顽固性高钾患者，尽管其可促进水钠潴留，导致外周水肿和高血压。最后，应询问患者的便秘病史，加用泻药或可促进粪便中的钾排出。

透析患者空腹状态下的高钾血症

延长空腹状态可降低血浆胰岛素浓度，因此促进钾离子从细胞内向细胞外转运。正常个体多余的钾离子可被尿液排出，以维持血钾稳定。但在透析患者中，空腹状态下进入细胞外液的钾离子无法排出，导致进展性高钾血症。这种空腹高钾血症的状态对于那些手术前或行放射科检查前需要禁食 8 ~ 12 h 的透析患者具有重要的临床意义。偶尔这些患者会因此出现威胁生命的高钾血症，要预防这种情况，可选择在空腹期间静脉注射右旋糖（以刺激内源胰岛素分泌）。如果该患者有糖尿病，右旋糖注射时还应加入胰岛素以预防反常性高钾血症。

高钾血症临床表现

高钾血症可导致进展性心电异常，包括 T 波高尖、P 波低平或消失、QRS 波增宽和正弦波（图 10.2）。严重高钾血症的主要风险在于发生威胁生命的室性心律失常。

严重的高钾血症和严重低钾血症一样，可以导致骨骼肌无力，甚至达到瘫痪和呼吸肌衰竭的程度。高钾血症可通过减少集合管顶端的氢 - 钾 -ATP 酶数目，削弱尿液酸化能力，导致肾小管酸中毒（Ⅳ 型 RTA）。高钾血症可刺激内源性醛固酮分泌，但不刺激胰岛素分泌。

高钾血症的治疗

当严重高钾血症患者出现危及生命的心电图改变时，需要紧急处理（图 10.3）。如果患者的心电图表现疑诊为高钾血症，应立刻开始治疗，无须等待实验室检查结果。如果患者有肾衰竭的问题，需要急诊透析清除患者体内血钾。由于开始透析不可避免出现延迟，因此必须立即采取以下临时措施：

1. *稳定心肌*。紧急静脉注射葡萄糖酸钙并不能改变

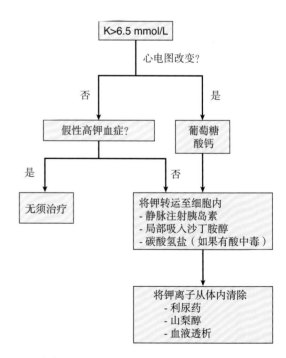

图 10.3　高钾血症治疗方法（引自 Shingarev R, Allon M: A physiologic approach to the treatment of acute hyperkalemia. Am J Kidney Dis 56:578-584, 2010）

血浆钾浓度，但可暂时改善心电图表现。1 min 注射 10 ml 10% 葡萄糖酸钙之后，其临床效应几乎是立刻出现的。如果心电图表现在 3~5 min 之内没有改善，可重复上述剂量。

2. 将钾离子从细胞外液向细胞内液转运，快速降低血清钾浓度，包括使用胰岛素和 β_2 受体激动剂。

a. *静脉注射胰岛素是降低血钾最快捷的方法*。血钾在给药后 15 min 内开始下降，同时静脉注射葡萄糖以预防低血糖症。患者应接受 10 单位普通胰岛素和 50 ml 的 50% 右旋糖（1 安瓿的 D_{50}）的负荷剂量，其后以 100 ml/h 的速率静脉持续输入 5% 右旋糖以预防迟发低血糖症。在糖尿病患者中，使用血糖仪监测血糖水平，如果血糖高于 300 mg/dl，医师可仅给予静脉胰岛素注射（不同时使用 50% 右旋糖）。医师永远不要在不搭配胰岛素的情况下单独使用右旋糖以紧急降钾，如果患者内源性胰岛素产生不足，高糖血症和高渗透压可导致血钾反常性升高。

b. *β 受体激动药*。10 min 吸入 20 mg 沙丁胺醇（β_2 受体激动药），30 min 内会发挥作用。可使用沙丁胺醇的浓缩剂型（5 mg/ml）以减少吸入量。由于只有小部分局部吸入的沙丁胺醇可被全身吸收，通常而言降低血钾所必需的剂量显著高于治疗哮喘所需剂量。因此，静脉注射 0.5 mg 的沙丁胺醇（美国未上市）与吸入 20 mg 沙丁胺醇降低血钾的效应相当。沙丁胺醇降低血钾的效应可与胰岛素叠加。

c. *碳酸氢钠*。尚未开始透析的 CKD 患者，使用碳酸氢盐通过促进肾脏钾排泄而降低血钾。然而，碳酸氢盐在治疗无残余肾功能患者的高钾血症时，其价值尚不明确。在透析患者使用碳酸氢盐之后，至少需要 3~4 个小时血钾才开始下降，因此该疗法并不适用于高钾血症的急性处理。此外，碳酸氢盐并不能增强胰岛素或沙丁胺醇降低血钾的效应。在严重代谢性酸中毒（血清碳酸氢根浓度 <10 mmo/L）的患者中，碳酸氢盐仍有应有指征。

3. 在上述临时措施实施之后，还需要其他进一步的处理以清除体内的钾离子。

a. 利尿药。利尿药仅在患者肾功能尚可时发挥作用。

b. *降钾树脂*。这种交换树脂可清除血液中的钾离子，将其转移至肠道，并交换相同数量钠离子。降钾树脂起效相对慢，需要 1~2 个小时才能观察到血钾下降，每 1 克的降钾树脂可清除 0.5~1.0 mmol 的钾。将 50 g 降钾树脂溶于 30 ml 的山梨醇中口服或 50 g 降钾树脂灌肠治疗。直肠给药较口服起效更快，且更可靠。一项近期研究显示，血钾正常的透析患者口服单次标准剂量降钾树脂，尽管可记录到经肠道排泄的钾增多，但在 4 h 之内或不能观察到血钾降低。降钾树脂对于高钾血症的透析患者，或者多次给药是否有效，都尚需进一步研究证实。正因其疗效的不确定性，使用降钾树脂治疗的高钾血症患者需要频繁监测血钾浓度。罕见情况下，降钾树脂使用与结肠坏死有关。

c. *血液透析*。对于进展性肾衰竭伴严重高钾血症患者而言，血液透析是有明确疗效的治疗方式。

对于中度高钾血症且不伴心电图改变的患者，通常停用易导致高钾血症的药物即可为了预防高钾血症在紧急处理之后复发，可采取以下有效措施；

1. 教育患者日常饮食限钾，每天 40~60 mEq（表 10.1）。

表 10.1　部分食物含钾量

食物	含钾量（mg）	含钾量（mEq）
斑豆（1 杯）	1370	35
葡萄干（1 杯）	1106	28
蜜瓜（1/2 个）	939	24
坚果（1 杯）	688	18
豇豆（1 杯）	625	16
羽衣甘蓝（1 杯）	498	13
香蕉（1 根中等大小的）	440	11
西红柿（1 个中等大小的）	366	9
橙子（1 个大的）	333	9
牛奶（1 杯）	351	9
薯条（10 根）	226	6

2. 避免使用干扰肾脏排钾的药物（框 10.3），ACEI 和 ARB 类药物在延缓 CKD 进展中起重要作用，因此当服用该类药物的患者出现高钾血症时，应首先减少食物中的钾摄入量，如有便秘，可先治疗便秘以增加肠道排钾，停有其他导致高钾血症的药物，加用利尿药，减少 ACEI 或 ARB 的剂量。只有当上述所有措施都不能控制高钾血症的时候，才考虑停用 ACEI 和 ARB。

3. 避免使用干扰钾离子从细胞外向细胞内液转运的药物（如非选择性 β 受体阻滞药）。

4. 当血液透析患者为准备手术或放射科检查而禁食时，可按 50 ml/h 的速度静脉补充 10% 的右旋糖，

以预防高钾血症。如果患者有糖尿病，可在每 1 L
的 10% 右旋糖中加入 10 单位普通胰岛素。

5. 特定的患者长期使用袢利尿药可促进尿钾排泄。

6. 如果可行，以下病因的高钾血症患者需要特殊治
疗，例如肾上腺功能不全的患者需要外源糖皮质
激素和盐皮质激素替代治疗。高钾性周期性麻痹
（一种罕见的常染色体显性遗传病，患者可周期性
发作严重肌肉无力和高钾血症）患者预防性吸入沙
丁胺醇可避免出现运动诱发的高钾血症和肌无力。

参考文献

Allon M: Hyperkalemia in end-stage renal disease: mechanisms and management, J Am Soc Nephrol 6:1134-1142, 1995.

Allon M: Treatment and prevention of hyperkalemia in end-stage renal disease, Kidney Int 43:1197-1209, 1993.

Allon M, Takeshian A, Shanklin N: Effect of insulin-plus-glucose infu- sion with or without epinephrine on fasting hyperkalemia, Kidney Int 43:212-217, 1993.

DuBose TD: Hyperkalemic hyperchloremic metabolic acidosis: patho- physiologic insights, Kidney Int 51:591-602, 1997.

Ethier JH, Kamel KS, Magner PO, et al: The transtubular potassium concentration in patients with hyperkalemia and hypokalemia, Am J Kidney Dis 15:309-315, 1990.

Farese RV, Biglieri EG, Shackleton CHL, et al: Licorice-induced hyper- mineralocorticoidism, N Engl J Med 325:1223-1227, 1991.

Gruy-Kapral C, Emmett M, Santa Ana CA, et al: Effect of single dose resin-cathartic therapy on serum potassium concentration in patients with end-stage renal disease, J Am Soc Nephrol 9:1924-1930, 1998.

Kamel KS, Halperin ML, Faber MD, et al: Disorders of potassium bal- ance. In Brenner BM, editor: The Kidney, 1996, WB Saunders Co, pp 999-1037.

Kamel KS, Wei C: Controversial issues in the treatment of hyperkale- mia, Nephrol Dial Transplant 18:2215-2218, 2003.

Krishna GG, Steigerwalt SP, Pikus R, et al: Hypokalemic states. In Narins RG, editor: Clinical disorders of fluid and electrolyte metabolism, 1994, McGraw-Hill, pp 659-696.

Kurtz I: Molecular pathogenesis of Bartter's and Gitelman's syndromes, Kidney Int 54:1396-1410, 1998.

Lifton RP, Dluhy RG, Powers M, et al: A chimaeric 11 beta-hydroxylase/ aldosterone synthase gene causes glucocorticoid-remediable aldoste- ronism and human hypertension, Nature 355:262-265, 1992.

Putcha N, Allon M: Management of hyperkalemia in dialysis patients, Semin Dial 20:431-439, 2007.

Salem MM, Rosa RM, Batlle DC: Extrarenal potassium tolerance in chronic renal failure: implications for the treatment of acute hyper- kalemia, Am J Kidney Dis 18:421-440, 1991.

Shimkets RA, Warnock DG, Bositis CM, et al: Liddle's syndrome: heri- table human hypertension caused by mutations in the beta subunit of the epithelial sodium channel, Cell 79:407-414, 1994.

矿物质代谢异常：钙、磷、镁

11

Sharon M. Moe, Jacques R. Daoud 著

乐　偲　夏　鹏　郑　可　译校

在慢性肾脏病（CKD，chronic kidney disease）中，矿物质代谢异常常见，尤其是钙、磷、镁的稳态异常。人体钙、磷、镁的稳态调节维持其血清浓度、细胞内水平以及骨骼矿物成分的正常。这种平衡调节主要由甲状旁腺素（PTH）、维生素 D 及其代谢物、成纤维细胞生长因子 23（FGF23）完成，经肠道、肾脏和骨骼三个主要靶器官发挥作用。为正确诊治钙、磷、镁代谢异常，有必要对正常的生理机制加以了解。

正常生理

甲状旁腺素

甲状旁腺素（parathyroid hormone，PTH）由低钙血症刺激分泌（图 11.1），并通过三种机制维持钙平衡：①增加骨矿物质溶解，释放骨骼中的钙和磷；②增加肾脏对钙的重吸收和对磷的排泄；③通过影响1,25 羟维生素 D 的合成，间接增加胃肠道的钙、磷吸收。在健康个体中，低钙血症导致的 PTH 水平升高，能够有效恢复血钙至正常水平，而维持血磷水平正常。

甲状旁腺素促进 25 羟维生素 D（骨化二醇）向1,25 羟维生素 D（骨化三醇）转化，后者通过负反馈机制，降低甲状旁腺 PTH 分泌。在原发性甲状旁腺功能亢进中，甲状旁腺腺瘤样增生自主分泌 PTH，而自主不受反馈机制调节。与之相反，在继发性甲状旁腺功能亢进中，甲状旁腺最初对低钙刺激的反应正常，导致 PTH 分泌增多；但随着 CKD 和继发性甲状旁腺功能亢进病程的延长，甲状旁腺由弥漫增生发展至腺瘤样增生，PTH 分泌再不受负反馈机制的调节。PTH 进入血液循环后，与遍布全身的 PTH 受体相结合，因此 PTH 过量或不足不仅影响血清钙磷水平，还会导致骨骼、心脏、皮肤、神经系统等出现相应表现。

PTH 是由 84 个氨基酸组成的蛋白，在甲状旁腺中由前体激素切割而产生，并与其他 PTH 蛋白片段共同储存于分泌颗粒中以备释放。一经释放，循环中 1-84 肽 PTH 的血半衰期为 2～4 min，PTH 被迅速切割为 N 末端、C 末端以及中间段，最终经肝、肾代谢。低钙血症、高磷血症或骨化三醇缺乏都会刺激 PTH 的分泌，而严重的低镁血症会减少 PTH 的分泌。血清离子钙浓度对于 PTH 水平的实时调控最为重要。低钙血症通过钙敏感受体（calciumsensing receptor，CaSR）介导 PTH 从分泌颗粒中释放，CaSR 基因的突变可以导致 PTH 分泌的调节异常，引起高钙血症或低钙血症。CaSR 在甲状腺 C 细胞和肾脏表达；在肾脏中，血钙水平的变化通过影响 CaSR，调节髓袢升支粗段对钙的分泌。

近年来，PTH 检测方法的灵敏度越来越高。精确检测 PTH 的主要困难在于检测试剂可能会与 CKD 患者血循环中蓄积的无活性 PTH 蛋白片段发生交叉反应。最早的方法通过检测 PTH 蛋白 C 端来检测 PTH 水平，但由于肾脏病患者中代谢片段的蓄积，检测精度有限。随后发展出检测 N 端的方法，也存在类似的问题。双抗体夹心法［通常称为 iPTH 检测（"INTACT" PTH）］可以检测全长完整 PTH（84 肽，或活性 PTH）分子，使检测精确性较前提高。这种方法采用两种抗体检测 84 肽 PTH：一抗为捕获抗体，结合于 PTH 的 N 端，而二抗结合于 C 端。不过，虽然这一方法较此前的方法有所进步，但由于 N 端抗体针对第 7 位氨基酸而非第 1 位氨基酸，仍会检测到部分残留的 C 端片段。这些片段在 CKD 患者中蓄积，导致 iPTH 水平假性升高高于，此时在骨骼中却可能出现甲状旁腺功能减退的并发症。除此之外，PTH 的分泌每分钟都有所波动，导致所检测到的 PTH 水平有差异。不过，尽管存在上述局限性，iPTH 仍是目前临床上应用最为广泛应用的 PTH 检测方法。

维生素 D

维生素 D 之所以被称为"维生素"，意指它是一种必需营养物质，如果人体内无法合成充足分量，则

必须经外源性摄入。不过这一命名用词不当，因为维生素 D 可以在皮肤合成，实际上是一种激素。来源于植物的维生素 D_2（麦角骨化醇）和主要来源于富含油脂的鱼类的维生素 D_3（胆骨化醇），是西方饮食结构中除了食品添加成分以外主要的维生素 D 来源。在阳光的作用下，皮肤中的 7- 脱氢胆固醇转化为维生素 D_3。当使用皮肤保护因数（skin protection factor，SPF）超过 8 的防晒霜时，这一过程受到抑制。进入血液后，来自于饮食或皮肤的维生素 D_2 和 D_3 与维生素 D 结合蛋白相结合，并被转运至肝，羟化为 25 羟维生素 D，通常称为骨化二醇；因此，血骨化二醇水平是评估营养饮食摄入和皮肤转化维生素 D 的直接指标。一些临床检测方法可以分别检测羟基化的维生素 D_2 和 D_3，而另一些检验方法则检测总 25 羟维生素 D（包括维生素 D_2 和 D_3）。25 羟维生素 D（骨化二醇）随后在肾脏被 1α- 羟化酶转化为 1,25 羟维生素 D（骨化三醇），该酶是细胞色素 P-450 家族的 CYP27B1 同工酶。在肾脏，CYP27B1 的活性几乎受到所有与钙平衡有关的激素影响，其活性受 PTH、雌激素、降钙素、泌乳素、生长激素、低血钙及低血磷刺激上调，而受骨化三醇和成纤维细胞生长因子 23（fibroblast growth factor 23，FGF23）抑制。

骨化三醇在血液中与维生素 D 结合蛋白相结合。游离 1,25 羟维生素 D 进入靶细胞，作用于细胞核的维生素 D 受体（vitamin D receptor，VDR）。这一复合物随后与维甲酸 X 受体相结合，形成异源二聚体，进一步与靶基因上的维生素 D 应答元件（VDRE，vitamin D response element）相互作用。1,25 羟维生素 D 在以下三个靶器官实现其主要功能：①小肠：调节肠道对钙的吸收，对磷的调节略弱，还可能调节镁的吸收；②甲状旁腺：在信使 RNA 转录层面抑制 PTH 合成；③骨骼的成骨细胞和破骨细胞：直接刺激 FGF23 分泌。需要强调的是，肾脏 CYP27B1 在骨化三醇与 PTH 和 FGF23 间的反馈环路中扮演着重要角色。

除了维生素 D 对矿物质代谢的作用以外，VDR 表达于多种脏器，而 1α 羟化酶活性也可在包括免疫细胞、肌细胞以及心肌细胞等肾外组织中检测到。25 羟维生素 D 和 1,25 羟维生素 D 均可被肾外细胞摄取，前者随后在细胞内被转化为 1,25 羟维生素 D。这些特征可能介导维生素 D 在其经典靶组织之外的自分

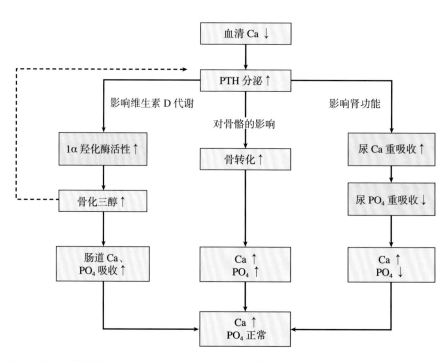

图 11.1　针对低钙血症的正常生理调节机制。当存在低钙血症时，甲状旁腺激素（parathyroid hormone，PTH）分泌增多，并作用于三个靶器官。在肠道，PTH 通过增加肾脏 1α- 羟化酶活性间接发挥作用：1α- 羟化酶将骨化二醇转化为骨化三醇，后者促进肠道对钙和磷的吸收，并通过负反馈机制抑制甲状旁腺分泌 PTH（虚线）。在骨骼，PTH 促进骨转化，导致骨骼中的钙、磷释放。最后，PTH 直接作用于肾脏，增加尿钙重吸收，并减少尿磷重吸收。上述生理过程的净效应是血钙上升，血磷维持不变。蓝色框表明在慢性肾脏病患者中存在异常的生理过程。在慢性肾脏病中，由于功能性肾组织减少，骨化二醇向骨化三醇的转化减少，磷排泄减少

泌或旁分泌作用，尤其是对细胞分化、增殖及免疫功能的作用。近来的研究表明，在正常人和 CKD 患者中均广泛存在维生素 D 不足或缺乏。前体激素向骨化三醇的转化水平低下可以在普通人群中导致甲状旁腺功能亢进、跌倒、骨折、心血管疾病、死亡以及肿瘤。

FGF23

成纤维细胞生长因子 23（fibroblast growth factor 23，FGF23）是磷调蛋白的一种。在针对于尿磷损耗导致低磷血症的遗传性疾病以及伴随高尿磷的肿瘤诱导的骨软化症的研究中，发现了这一类蛋白。FGF23 由骨细胞产生，后者是成骨细胞的一个亚类，在骨松质（骨小梁）中通过骨小管相互连接。FGF23 通过下调肾脏中的 CP27B1 直接抑制 25 羟维生素 D 向 1, 25 羟维生素 D 的转化。FGF23 还抑制 PTH，而 1, 25 羟维生素 D 和 PTH 刺激 FGF23 分泌，形成负反馈环路（图 11.2）。因此，FGF23 是 PTH- 骨相互作用及肾 - 骨相互作用的重要中间环节。CKD 患者的 FGF23 水平升高很可能是由于净磷潴留或 1, 25 羟

维生素 D 缺乏所致，而 CKD 患者中较高的 FGF23 水平与左室肥厚及更高的死亡率相关。在肾脏中，FGF23 通过 FGF 受体及其共受体 Klotho 蛋白发挥作用；然而，在心肌细胞中，FGF23 的作用独立于 Klotho 蛋白。除 FGF23 之外，还存在其他磷调蛋白，如细胞外基质磷酸化糖蛋白（matrix extracellular phosphoglycoprotein，MEPE），参与肠 - 肾相互作用。

钙

血清钙水平被严格控制于一个狭窄的范围，通常为 8.5 ~ 10.5 mg/dl（2.1 ~ 2.6 mmol/L）。不过，血清钙并不能反映全身的总钙水平，因为人体内几乎所有的钙都储存于骨骼中，血管内钙仅占细胞外钙的 0.1% ~ 0.2%，因此仅代表了全身总钙含量的 1%。只有占总血清钙 50% 的离子钙具有生理活性，剩余的 50% 与白蛋白或阴离子结合，包括枸橼酸、碳酸氢根和磷酸根（图 11.3）。

血清离子钙降低刺激 PTH 分泌，从而促进离子钙恢复正常水平（图 11.1）。PTH 促进骨钙释放、肾脏钙重吸收，以及 25 羟维生素 D 向 1, 25 羟维生素 D 在肾脏的转化，进而促进胃肠道钙吸收。在肾功能正常的个体中，净钙平衡随年龄而变化。由于骨骼生长伴随的骨质增加，儿童和年轻人通常处于轻度的正钙平衡状态；而 25 岁至 35 岁之后，骨骼停止生长，钙平衡通常处于中立性状态。正常个体能够通过激素调节，增加尿钙排泄并减少肠道钙吸收，以避免钙负荷过高。

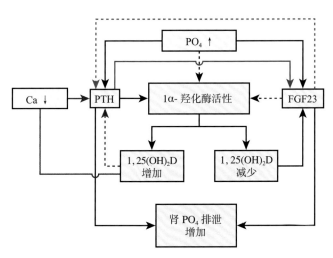

图 11.2 磷的激素调节机制。在磷摄入增加或高磷血症时，PTH 和 FGF23 均升高，导致肾脏排磷增加。但是，这两种激素对于 CYP27B1（1α- 羟化酶）的作用相反，分别导致 1, 25（OH）$_2$D（骨化三醇）合成增多和减少。骨化三醇增多负反馈抑制 PTH 分泌，而骨化三醇减少导致 FGF23 分泌减少（正常情况下骨化三醇刺激 FGF23 分泌）。实线代表激素或磷水平的升高，虚线代表激素水平的降低或受抑制。（Adapted from Moe SM, Sprague SM. Chronic kidney disease–mineral bone disorder. In Taal MW, Chertow GM, Marsden PA, Skorecki K, Yu ASL, Brenner BM, editors: *Brenner and Rector's The Kidney*, ed 9, Philadelphia, 2012, Elsevier Saunders, p. 2023.）

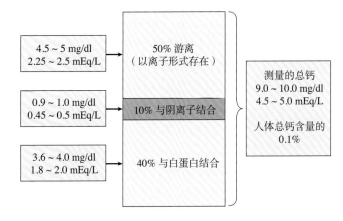

图 11.3 细胞外钙的分布。人体的总钙储备中只有 0.1% 位于细胞外液，剩余 99.9% 位于骨骼。实验室检测的血钙浓度代表了血清总钙水平，但只有 50% 的血清钙以具有生物活性的离子钙形式存在，剩余 40% 与白蛋白结合，10% 与阴离子结合，包括碳酸根、磷酸根以及枸橼酸根

钙在小肠黏膜上皮细胞的吸收存在两条途径：维生素 D 依赖的途径，以及独立于维生素 D 的浓度依赖的被动吸收。钙主要在十二指肠吸收，尽管其他节段的小肠和结肠也会参与净钙吸收。除此之外，在肠道亦存在持续的钙分泌。即使摄入无钙饮食，钙质仍会从粪便流失，造成机体的负钙平衡。在肾脏，绝大多数钙质（60%～70%）通过水、钠重吸收产生的浓度梯度，在近端小管被动重吸收。另有 20%～30% 的钙在髓袢升支粗段通过管腔正净电荷驱动的细胞旁转运重吸收。剩余 10% 的钙在远曲小管、连接小管以及皮质集合管重吸收，在这些远端部位完成对尿钙排泄的最终调控。

在小肠和肾脏，钙通过专门的离子通道瞬时电位受体（transient receptor potential，TRP）阳离子通道 TRPV5 和 TRPV6 进入上皮细胞，随后经钙结合蛋白转运通过细胞，最终经钠钙交换体（NCX1，Na^+/Ca^{2+} exchanger）或钙 - 腺苷泵（PMCA1b，Ca^{2+}-ATPase pump）穿过基底膜。这些转运子的基因缺陷导致一系列与钙平衡异常相关的罕见疾病。所有这些通道和转运子都受到骨化三醇的活跃调控，而维生素 D 缺乏导致肠道钙吸收异常。在肾脏水平，维生素 D 和 PTH 协同作用，调控钙的排泄。

磷

无机磷对于多种重要的正常生理功能具有至关重要的作用，包括骨骼发育、细胞膜磷脂成分和功能、细胞信号传导、血小板聚集以及线粒体代谢介导的能量转运。正常人血清磷水平维持于 2.5～4.5 mg/dl（0.81～1.45 mmol/L）。*磷*和*磷酸盐*这两个名词常常交互使用，但是，严格来说，"磷酸盐"指磷的无机形式，在生理 pH 条件下以 HPO_4^{2-} 和 $H_2PO_4^-$ 的形式平衡存在（pK=6.8），比例约为 4∶1。因此，通常采用毫摩尔（mmol）而非毫当量（mEq）每升（L）作为磷的计量单位。不过，由于多数实验室将这种无机磷组分称为"磷"，我们将在本章后续部分采用这种称谓。血磷水平在婴幼儿时期最高，随着年龄增长而下降，并在青春期后期降低至接近成年人水平。

成人体内的总磷储备约为 700g，其中 85% 位于骨骼。剩余部分中，14% 位于细胞内，仅 1% 位于细胞外。这部分细胞外磷中，70% 是有机磷，存在于磷脂中，30% 为无机磷。无机磷中，15% 结合于蛋白；剩余 85% 或结合于钠、镁、钙，或以游离的一氢或二氢形式存在于血循环中。因此，人体内的磷元素仅有 0.15%（占细胞外磷的 15%）是自由循环的，所能检测的也正是这一部分。因此，和钙一样，血清检测值仅反映了机体总磷储备的很小一部分，在异常平衡状态下（如 CKD 中）无法反映机体的总磷储备。

美国人的每日饮食中平均含 1000～1400 mg 磷，而推荐的每日磷摄入量为 800 mg。摄入的磷约 2/3 经尿排泄，剩余 1/3 经粪便排泄。概括而言，高蛋白饮食及乳制品含磷量最高，而水果和蔬菜含磷量最低。此外，谷物蛋白（如大豆）中所含的磷结合于植酸，其生物利用度更低。很多加工食物或快餐食物含有额外的磷作为防腐剂，在食物标签上可能没有体现。因此，很难仅凭食物种类精确计算饮食磷摄入。60%～70% 的饮食摄入磷在肠道吸收，小肠全段均有吸收。磷结合剂可以通过结合易于吸收的游离磷，来减少肠道对磷的吸收。在 CKD 患者中，这类药物被用于弥补肾脏排磷障碍。

在肠道，磷通过上皮刷状缘的钠 - 磷共转运子（NPT2b），由耗能的基外侧钠 - 钾 -ATP 酶转运子产生的钠离子浓度驱动，进行被动重吸收（取决于管腔磷浓度）。NPT2b 位于终网，储存于邻近刷状缘的"随时备用的"小囊泡中，可在磷浓度发生急性或慢性改变时转运至刷状缘。骨化三醇能上调 NPT2b，从而增加磷的吸收。

多数无机磷在肾小球自由滤过。近端小管是肾脏调控磷重吸收的主要部位，70%～80% 滤过的磷负荷在近端小管重吸收，剩余 20%～30% 在远端肾小管重吸收。低磷血症刺激 CYP27B1 分泌，从而增加骨化二醇向骨化三醇的转化，继而增加肠道磷吸收。骨化三醇还可以刺激肾小管磷的重吸收，导致尿磷排泄减少。在高磷血症的情况下，血清磷水平、PTH 以及 FGF23 介导尿磷排泄迅速增加。此外，尽管影响较小，容量增加、代谢性酸中毒、糖皮质激素、降钙素可增加尿磷排泄，而生长激素和甲状腺激素则减少尿磷排泄。由于肾脏具有在高磷血症的情况下增加尿磷排泄的能力，肾功能正常时，临床上并不会出现持续的高磷血症。

镁

镁在维持神经肌肉功能、调控心肌自主性及血管张力、线粒体功能和能量代谢以及 DNA 和蛋白质合成等方面发挥着重要的生理作用。镁还是涉及钠、钾、钙调控的多个转运子的辅助因子。正常的血清镁浓度为 0.7～1.1 mmol/L（1.4～2.2 mEq/L）。与钙和磷类似，人体内的镁元素仅有一小部分（1%）位于细胞外液，绝大多数（约60%）储存于骨骼。镁是细胞内液中含量第二多的阳离子，其含量仅次于钾离子。人体中20%的镁储备位于肌细胞内，20%位于其他软组织。其结果是，与钙、磷类似，血清镁水平并不能很好地代表人体的总镁储备。

目前并不知道存在特异性调节镁平衡的激素。镁的转运与碳水化合物依赖的主动转运有关。胰岛素、维生素 B_6 和1,25羟维生素 D 有利于镁向细胞内转移。经饮食摄入的镁中约30%被吸收，主要吸收部位在小肠，少部分在结肠。这种吸收受瞬时受体膜电位阳离子通道6（transient receptor membrane potential 6 channel，TRMP6）介导，而细胞内镁浓度升高使该通道表达下调。高磷饮食抑制镁在胃肠道的重吸收，而维生素 D 和 B_6 可能增加其重吸收。镁通过包括 TRMP6 和 TRMP7 在内的特异性通道进入细胞。TRMP7 广泛存在，维持细胞镁平衡，影响细胞生长；而 TRMP6 则分布于肾单位的远曲小管和胃肠道。

经肾小球滤过的镁中约10%~20%在近曲小管重吸收，而当细胞外液容量增多时，镁的重吸收降低，与钠和钙的重吸收减少相平行。与其他二价阳离子不同，绝大多数镁（75%）在髓袢升支粗段，在管腔正电压驱动下，通过紧密连接蛋白 Claudin-16（旧称 paracellin）和 Claudin-19 形成的阳离子通道被动重吸收。Claudin-19 基因突变导致伴随高尿钙及肾结石的家族性低镁血症。5%~10%的镁在远曲小管重吸收，主要由电压门控的钾离子通道产生的管腔膜电位驱动，通过位于远曲小管管腔膜的 TRMP6 实现。

骨骼

人体内绝大多数的钙和磷以羟基磷灰石 $[Ca_{10}(PO_4)_6(OH)_2]$ 的形式储存于骨骼中。骨松质（骨小梁）钙化率为15%~20%。骨松质主要位于长骨骨骺，发挥代谢作用。同位素 Ca^{45} 转化率的检测表明，骨松质和血清之间存在相对快速的钙交换（以日或周计）。相反，骨密质（骨皮质）位于长骨骨干，钙化率为80%~90%。这部分骨骼的主要功能是机械和保护作用，其钙转化率以月计。骨骼的非矿化部分主要由高度结构化的 I 型胶原纤维交联而成（90%），剩余部分由糖蛋白和包括骨桥蛋白、骨钙素、骨黏连蛋白以及碱性磷酸酶在内的"非胶原蛋白"组成。骨转化所涉及的主要细胞为破骨细胞和成骨细胞，前者是一种循环造血母细胞来源的骨吸收细胞，后者是一种

骨髓来源的骨形成细胞。这些细胞受激素、细胞因子以及机械应力改变的影响，进一步作用于钙磷平衡，从而对于骨骼重塑很起重要作用。

矿物质代谢紊乱

高钙血症

离子钙代表着血清总钙中具有生物活性的部分。当存在低白蛋白血症时，离子钙相对于总钙的比例升高，因此在低白蛋白血症患者中检测总钙可能会低估具有生理活性的离子钙的含量。常用的根据血清总钙和白蛋白水平估算离子钙的公式是：血清白蛋白低于4 mg/dl 时，每降低1 mg/dl，离子钙水平增加0.8 mg/dl。在特定的情况下，如可结合钙的蛋白（如磷酸盐和枸橼酸）浓度升高、副蛋白血症或血 pH 异常升高或降低时，有必要直接检测血清离子钙水平，尤其是在准备静脉补钙之前。

高钙血症的临床表现

高钙血症所致临床症状的严重程度取决于血清钙升高的程度和速度。胃肠道症状包括恶心、呕吐、便秘、腹痛，偶见消化性溃疡疾病。神经肌肉症状包括神志异常、注意力不集中、疲劳、嗜睡以及肌无力。高钙血症可损害肾脏对水平衡的调控，造成肾性尿崩和肾性失钠。由此造成的利尿作用进一步加重高钙血症，因为容量不足限制了保护性的高尿钙并且加剧了容量依赖的近端小管钙重吸收。除此之外，容量不足可能导致急性肾损伤，进一步抑制尿钙排泄，加重高钙血症。持续高钙血症导致的高尿钙偶可导致泌尿系结石和肾脏钙化。心血管方面的影响包括高血压以及心电图 QT 间期缩短。心律失常并不常见，但在服用洋地黄的患者中，高钙血症可诱发洋地黄中毒。

高钙血症的鉴别诊断

高钙血症最常见的原因是恶性肿瘤和甲状旁腺功能亢进。在多数病例系列中，这两项原因所致的高钙血症占全部病例的80%以上。其他原因列于框11.1中。下面将针对其中的主要病因加以讨论。

恶性肿瘤

恶性肿瘤是高钙血症最常见的原因。合并高钙血症的肿瘤患者预后不佳。转移性肿瘤直接侵及骨骼 [局部溶骨性高钙血症（local osteolytic hypercalcemia，

框 11.1　高钙血症的病因

恶性肿瘤
　　局部溶骨性高钙血症
　　恶性肿瘤伴随的体液性高钙血症（PTHrp）
　　血液系统恶性肿瘤如淋巴瘤导致的异位骨化三醇合成
甲状旁腺功能亢进
甲状腺功能亢进
肉芽肿性疾病（结节病、组织胞浆菌病、结核）
药物
　　维生素 D
　　噻嗪类利尿药
　　雌激素和抗雌激素
　　雄激素（治疗乳腺癌）
　　维生素 A
　　锂
制动
全肠外营养
肾功能不全（AKI 或 CKD），通常由药物导致，如含钙磷结合剂或骨化三醇及其类似物

AKI，急性肾损伤；*CKD*，慢性肾脏病；*PTHrp*，甲状旁腺素相关肽

LOH）] 可以导致高钙血症。在 LOH 中，骨髓中的肿瘤细胞产生一系列炎症因子统称破骨活化因子，导致净骨吸收和高钙血症，PTH 水平受高钙血症抑制而相应地降低。这一机制常见于乳腺癌或多发性骨髓瘤导致的高钙血症。此外，肿瘤细胞还可以产生循环中刺激破骨细胞骨重吸收的刺激因子，导致高钙血症。肿瘤细胞可以分泌甲状旁腺激素相关肽（parathyroid hormone-related peptide，PTHrp）。PTHrp 的结构仅在起始的 8 个氨基酸与 PTH 相似，但是这一同源性结构可以与 PTH 受体结合，导致骨转化增加和高钙血症。特异性的检查可以区分 PTHrp 和 PTH。最后，恶性肿瘤可导致骨化三醇产生增多，骨化三醇促进胃肠道钙吸收，从而导致高钙血症。多种淋巴系统肿瘤，尤其是霍奇金淋巴瘤，可以产生大量的骨化三醇。

甲状旁腺功能亢进

在过去 30 年里，*原发性甲状旁腺功能亢进*的发病率有所降低，但仍然是高钙血症的第二大病因。在多数情况下，原发性甲状旁腺功能亢进是由单个甲状旁腺的良性腺瘤自主分泌 PTH 所致。这一疾病可能是散发的、家族性的，或者作为多发性内分泌腺瘤（multiple endocrine neoplasia，MEN）症候群的一部分，为遗传性疾病。PTH 水平升高可以刺激骨化三

醇产生，增加肠钙吸收，同时增加破骨细胞活性和肾小管钙质重吸收。但是，由于血钙升高，肾小球的钙滤过负荷超过肾脏对钙的重吸收能力，导致高尿钙，从而易诱发泌尿系结石。*继发性甲状旁腺功能亢进*是由全部 4 个甲状旁腺在持续的刺激因素如低钙血症或高磷血症作用下弥漫增生所致。医源性高钙血症可见于使用含钙磷结合剂或骨化三醇及其衍生物治疗的继发性甲状旁腺功能亢进患者。当弥漫增生的甲状旁腺出现腺瘤样增生而失去对钙离子浓度的应答时，也会增加骨重吸收，导致高钙血症，这种情况称为*三发性甲状旁腺功能亢进*。

锂可以与 CaSR 相互作用，"重设"甲状旁腺的钙敏感性，导致需要更高的钙浓度才会引起 PTH 的降低。临床上，这些患者可能表现为甲状旁腺功能亢进，但一旦停用锂剂，高钙血症随即缓解。

维生素D过量

过量摄入外源性天然维生素 D（麦角骨化醇和胆骨化醇）很少导致高钙血症，因为 1α 羟化酶（CHYP27B1）的活性受到钙水平的严格调控。相反，过量使用骨化三醇或其他活性维生素 D 类似物，如帕立骨化醇或度骨化醇，由于绕过了这一肾脏水平的调控，则可能引起高钙血症。这些药物常用于治疗 CKD 中的继发性甲状旁腺功能亢进。肾外组织是过量的内源性骨化三醇的来源之一。淋巴瘤和肉芽肿性疾病，如结节病、肺结核和麻风病，可能通过增加具有 1α 羟化酶活性的单核细胞和巨噬细胞中骨化三醇的合成而导致高钙血症。

家族性低尿钙性高钙血症

家族性低尿钙性高钙血症（familial hypocalciuric hypercalemia，FHH）是一种罕见的常染色体显性遗传病，由 CaSR 的失活突变导致。在 FHH 中，钙无法激活突变的受体，小管液中钙重吸收增加，进而引起高钙血症。尿钙排泄量通常小于 100 mg/d。由于这一突变还可能影响到位于甲状旁腺的 CaSR，可能导致 PTH 水平轻度升高，与高钙血症的程度不成比例。无症状高钙血症家族史是提示这一诊断的线索，先证者通常由于高钙血症在甲状旁腺切除术后仍不能纠正而被发现。

高钙血症的诊断思路

临床医师在诊治高钙血症患者时可以参考框 11.1

中列举的条目。另一种思路是基于钙平衡的生理（图 11.4）进行鉴别诊断，根据所怀疑的病理生理机制做诊断性检查。

甲状旁腺

对高钙血症的正常反应是 PTH 分泌受抑制。对 PTH 水平的解读（正常值：$10 \sim 65$ pg/ml）必须始终结合同期的血钙水平。例如，如果血钙为 11.5 mg/dl，PTH 水平为 50 pg/ml，则 PTH 循环水平不恰当升高，表明存在甲状旁腺功能亢进。相反，如果血钙为 8.5 mg/dl，而 PTH 水平为 70 pg/ml，则 PTH 的升高是恰当的。由于 PTH 增加尿磷排泄，正常或正常偏高的 PTH 水平伴高钙血症和降低或正常低值的血磷水平，对于原发性甲状旁腺功能亢进是具有诊断意义的。放射性核素 MIBI（甲氧基异丁基乙腈）显像或许有助于腺瘤样增生腺体的定位诊断，但是假阴性率较高。经验丰富的甲状旁腺外科医生通常可以通过触摸定位增大的腺体。在少见的情况下，腺体位于纵隔。甲状旁腺癌分泌过多的 PTH，导致严重的甲状旁腺功能亢进，可能出现明显的高钙血症。

骨骼

骨骼来源的高钙血症的病因为：肿瘤局部侵袭导致骨转化增加（破骨细胞活性大于成骨细胞活性，或净骨吸收大于骨形成），或肿瘤细胞异常分泌激素（PTHrp、骨化三醇及 PTH）。此外，制动也可能导致骨钙释放，尤其是在骨转化增多的情况下。骨源性高钙血症的诊断性检查包括 PTH，PTHrp，血、尿蛋白电泳和免疫固定电泳（以诊断骨髓瘤），以及碱性磷酸酶。后者在 Paget 病和其他高骨转化的情况下明显升高。

小肠

循环中骨化二醇或骨化三醇水平升高会导致肠钙吸收增多。这种情况可见于过高的骨化二醇水平导致的维生素 D 中毒、继发性甲状旁腺功能亢进接受骨化三醇治疗时、产骨化三醇的肉芽肿性疾病和淋巴瘤，以及甲状旁腺功能亢进（促进骨化三醇合成）。此外，过量的钙摄入，尤其是与碱性物质同时摄入时（这一组合在质子泵阻滞药出现之前被用于治疗消

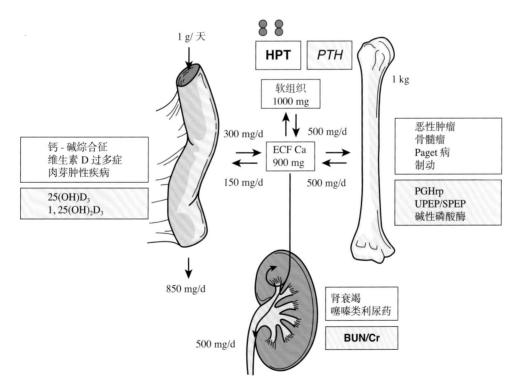

图 11.4 高钙血症的诊断思路。图中展示了正常的每日钙平衡，包括钙在血清、肠道、骨骼之间的转移，以及钙的排泄。出现高钙血症的患者必然伴随甲状旁腺（上）、肠道（左）、骨骼（右）或肾脏（下）水平的异常。黄色框代表与各个靶器官相关的高钙血症病因。蓝色框代表在这些疾病中可能出现异常的检查。BUN，血尿素氮；Cr，肌酐；ECF，细胞外液；HPT，甲状旁腺功能亢进；PTH，甲状旁腺激素；PTHrp，甲状旁腺激素相关肽；SPEP，血清蛋白电泳；UPEP，尿蛋白电泳

化性溃疡疾病），可以导致高钙血症，称为钙 - 碱综合征（calcium-alkali syndrome），旧称乳 - 碱综合征（milk-alkali syndrome）。评价维生素 D 中毒，需要同时检测 25 羟维生素 D（骨化二醇）和 1, 25 羟维生素 D（骨化三醇）。在摄入外源维生素 D 的情况下，骨化二醇水平升高，而骨化三醇水平正常或升高。在产骨化三醇的肉芽肿性疾病中，骨化三醇水平升高，骨化二醇水平通常为正常低限而不具有诊断意义。

肾脏

容量不足时，血钙升高并导致轻度高钙血症。噻嗪类利尿药通过阻断远端小管对钠重吸收，促进钠钙交换，导致尿钙排泄减少和高钙血症。这一效应被用于治疗合并肾结石的高尿钙。多数情况下，噻嗪类利尿药引起的血清钙升高，并不导致临床明显的高钙血症；如果出现了高钙血症，则可能存在潜在的甲状旁腺功能亢进。PTH 作用于肾脏，增加肾小管对钙的重吸收。即便如此，在甲状旁腺功能亢进所致的高钙血症中，由于钙的滤过负荷升高，往往伴随尿钙升高。在原发性甲状旁腺功能亢进中时，尿钙 / 肌酐（比值）通常大于 0.2（mg/mg），而在 FHH 患者中，尿钙 / 肌酐（比值）小于 0.01（mg/mg）。理想情况下，应收集 24 h 尿进行上述检测，不过次尿的检测也有助于区分原发性甲状旁腺功能亢进和 FHH。

高钙血症的治疗

治疗的终极目标是去除高钙血症的潜在病因。不过，对于高钙血症导致的急性症状，需要立即治疗，降低血钙水平。对于心、肾功能正常的患者，最为安全有效的治疗是静脉生理盐水扩容，以减少近端肾小管的水、钠、钙重吸收。多数症状性高钙血症的患者表现出容量不足，这与高钙血症导致的多尿和钠利尿有关。在严重的情况下，可能需要非常激进的液体复苏，同时密切监测患者的心肺状况以避免容量负荷过重。完成充分扩容后，应用静脉袢利尿药，如呋塞米，可以进一步减少钙的重吸收：襻利尿药抑制髓襻升支粗段的 $Na^+/K^+/2Cl^-$ 共转运子，从而阻断扰乱有利于钙被动重吸收的电化学梯度。为了避免加重低血容量和高钙血症，在使用利尿药前应确保已补足容量，精确评估患者的出入量对于优化治疗至关重要。

如果上述保守治疗未能使血钙恢复正常，应当采用其他药物治疗（表 11.1）。由于这些药物不能即刻降低血钙，对于严重的症状性高钙血症，在病程早期使用或许较为合适。在美国，两种双膦酸盐——帕米膦酸和唑来膦酸被批准用于治疗恶性肿瘤相关的高钙血症。双膦酸盐通过诱导破骨细胞凋亡来阻断破骨细胞介导的骨吸收。通常情况下，在 2～4 d 内可以看到临床疗效，在第 4～7 d 血清钙达到谷值。有报道显示在输注过快或容量不足的情况下，双膦酸可以导致急性肾损伤，使用时应加以注意。降钙素可以快速降低血清钙，但持续时间短且存在快速耐药性限制了其使用。如果高钙血症由肉芽肿性疾病或淋巴瘤导致的循环骨化三醇水平升高所致，则糖皮质激素结合扩容、利尿是有效的一线治疗。轻度的高钙血症通常没有症状，也可能不需要积极的治疗。

对于甲状旁腺功能亢进所致高钙血症的治疗方法更具有争议性。对于原发性甲状旁腺功能亢进，可以仅在出现症状（肾结石、嗜睡、疲劳）时予以干预。美国国立卫生研究院的共识会议建议当存在以下

表 11.1　高钙血症的治疗

药物	作用机制	剂量
静脉生理盐水扩容	增加小管液量并增加尿钙排出	根据患者的心、肾功能，200~500 ml/h
静脉用呋塞米或其他袢利尿药	阻断髓袢 NKCC2 通道，降低有利于钙重吸收的正电化学梯度	纠正容量不足后予 20~40 mg IV，可能需要根据肾功能调整剂量
静脉用双膦酸盐	抑制破骨细胞活性	帕立骨化醇 60~90 mg 在 4 h 内输注 唑来膦酸盐 4~8 mg 在 15 min 内输注
降钙素	抑制骨钙吸收，促进钙排泄	4~12 IU/kg，IM/SQ 每 12 小时
糖皮质激素	抑制 25 羟维生素 D 向 1,25 羟维生素 D 转换	氢化可的松 200 mg/d IV × 3 天 泼尼松 60 mg/d PO × 10 天
西那卡塞	CaSR 的变构激活药，模拟高钙状态，降低 PTH	30 mg 每日 1~2 次，最大剂量 90 mg 每日 2 次；与食物同服以减轻胃肠道反应

CaSR，钙敏感受体；*IV*，静脉注射；*IM*，肌内注射；*SQ*，皮下注射；*NKCC2*，$Na^+/K^+/2Cl^-$ 共转运子；*PTH*，甲状旁腺激素

任一情况时行甲状旁腺切除：①血清钙超过正常上限 1.0 mg/dl；②尿钙排泄量超过 400 mg/d；③肌酐清除率降低≥30%；④双能 X 线吸收法（dual-energy X-ray absorptiometry，DEXA）测定主要部位骨密度 T 值达 -2.5；⑤年龄 <50 岁。甲状旁腺切除术的替代方法是使用西那卡赛（Cinacalcet，一种拟钙剂）。这一药物是一种 CaSR 变构激活剂，通过"模拟"高水平的钙，降低甲状旁腺激素分泌和血钙水平。对于原发性甲状旁腺功能亢进，剂量通常是 30 mg 每日两次，逐渐加量至 90 mg 每日两次。

低钙血症

在真性低钙血症中，游离钙离子浓度降低；然而，在低蛋白血症患者中，虽然存在总钙的减少，但离子钙浓度并不一定降低。在枸橼酸过剩（如输注血制品）或快速给予碳酸氢盐的情况下，与阴离子结合的钙比例增加，导致离子钙水平降低，而通常对总钙影响甚小。急性呼吸性碱中毒也可以降低离子钙水平。在这种情况下，氢离子浓度的降低会导致质子从其他蛋白的质子结合位点解离，增加离子钙与蛋白的结合，降低离子钙水平。这些情况对离子钙水平的实际影响可能很难预测，因此最好直接测量游离钙离子浓度。

低钙血症的临床表现

只有离子钙水平低下时才会导致症状出现，且多数轻度低钙血症的患者症状不明显。离子钙水平的突然或大幅度降低可导致口周麻木、手足痉挛。部分患者可能出现手足搐搦或癫痫发作。神经肌肉兴奋性的增加可以表现为 Chvostek 征或 Trousseau 征。Chvostek 征的检查方法是：在颞下颌关节附近敲击面神经，观察是否出现面部肌肉痉挛导致的面部表情异常。Trousseau 征的检查方法是：伸展前臂，绑上血压计袖带，加压至收缩压以上并维持 3 min，观察是否存在手部痉挛。这两个征象中，Trausseau 征更为特异。如果存在上述临床征象，应当检测离子钙以证实低钙血症。

低钙血症的鉴别诊断

低钙血症的原因可以按照机制归纳如下。

维生素D缺乏

活性维生素 D（即骨化三醇）是影响肠钙吸收的主要因素。导致维生素 D 缺乏的可能原因包括：吸收减少（如吸收不良、短肠，或营养不良），缺少日照，肝骨化二醇向骨化三醇转化异常（肝硬化、某些药物），或肾脏骨化二醇向骨化三醇转化减少（CKD）。这些患者的维生素 D 水平降低，PTH 水平升高。

甲状旁腺功能减退

PTH 缺乏或活性降低可导致低钙血症。甲状旁腺功能减退的可能原因包括：甲状腺手术中不慎切除甲状旁腺、放疗损伤、先天性缺陷或自身免疫性疾病。这些患者的 PTH 水平相对于血清钙水平异常低下。当 PTH 缺乏时，增加血清钙的唯一机制是补充维生素 D（通常予以活性维生素 D、骨化三醇）刺激肠道对钙的吸收，以及口服钙剂。低镁血症也可导致 PTH 抵抗，并抑制 PTH 的释放。

假性甲状旁腺功能减退

假性甲状旁腺功能减退这一术语用于描述表现为低钙血症、低磷血症、PTH 水平升高，以及组织对 PTH 缺乏反应的一组疾病。镁和骨化二醇水平是正常的。PTH 负荷试验可用于确认组织的 PTH 抵抗。PTH 静脉注射通常会导致尿中环磷酸腺苷（cyclic adenosine monophosphate，cAMP）和磷的排泄增多，但假性甲状旁腺功能减退患者缺乏这种反应。假性甲状旁腺功能减退最常见的形式是 I a 型，即 Albright 遗传性骨营养不良，通常伴有身材矮小、满月脸、肥胖、短指以及其他缺陷。

钙的组织消耗

低钙血症可能由钙在骨骼之外的组织沉积所致，如胰腺炎所致的低钙血症。此外，某些恶性肿瘤的成骨性转移导致过量骨形成可能促使骨骼急性摄入大量的钙。甲状旁腺切除术后，由于 PTH 水平急剧下降，"骨饥饿综合征"导致骨摄入钙、磷迅速增加，造成血清磷、钙水平急剧下降。这一现象在采用甲状旁腺切除术治疗肾衰竭患者严重的继发性甲状旁腺功能亢进时常更为严重而持久。在横纹肌溶解或溶瘤综合征所致的急性高磷血症中，磷与钙结合，致离子钙水平降低。同样，如前所述，输注枸橼酸（一种应用于库存血制品的防腐剂）可以降低离子钙水平。最后，脓毒血症也可导致低钙血症，但机制尚不清楚。

低钙血症的治疗

静脉补钙仅用于有症状的低钙血症，且不应对伴有严重高磷血症的患者静脉补钙，因为这样会增加了异位钙化的风险。静脉使用的钙剂有两种形式：葡萄糖酸钙（10 ml/安瓿，含 94 mg 元素钙）和氯化钙（10 ml/安瓿，含 273 mg 元素钙）。由于输注过程伴有疼痛且可能导致静脉硬化，因此氯化钙通常仅在心肺复苏时使用，因为输注过程伴有。需要强调的是，对于无症状患者，应首选口服补钙，而非静脉补钙。最常见的口服钙剂是碳酸钙（每 1250 mg 含 500 mg 元素钙），从每天 1～2 g 元素钙开始，与进餐间隔开。同时应用骨化三醇（起始剂量 0.25 μg/d）有助于促进钙吸收，如果并存低镁血症则应同时治疗。可能的话，应将襻利尿药更换为氢氯噻嗪，以减少尿钙排泄。

高磷血症

高磷血症的病因包括：肠道吸收增加、细胞内磷释放或迅速从细胞内向细胞外转移、肾脏排泄减少。持续的高磷血症（>12 h）几乎仅见于肾功能不全。肠道磷吸收增多通常见于应用含磷泻药或灌肠剂，或维生素 D 过量。组织磷释放增加通常见于急性溶瘤综合征、横纹肌溶解、溶血、过热、极度的高分解代谢状态或急性白血病。这些疾病还可以导致急性肾损伤，减少肾磷排泄，从而进一步加剧高磷血症。在少见的情况下，甲状腺功能亢进或肢端肥大症也可能导致高磷血症。急性高磷血症通常无症状，除非同时合并严重的低钙血症。急性高磷血症的治疗包括扩容、透析以及使用磷结合剂。在肾功能正常或轻中度肾脏病的情况下，高磷血症通常是自限性的，因为肾脏可以排泄一部分磷负荷。与慢性肾脏病相关的高磷血症的后果和治疗（包括骨病和心血管疾病）将在第 56 章中详述。56 章中详细讨论了 CKD 相关高磷血症的后果及治疗，包括骨病和心血管疾病。

低磷血症

低磷血症的病因包括磷摄入减少（肠道吸收减少或胃肠道丢失增加）、肾小管缺陷或甲状旁腺功能亢进导致肾脏排磷增多，以及细胞外磷向细胞内转移。在转移性低磷血症中，身体的总磷水平可能并不缺乏。根据血清磷水平，通常将低磷血症划分为轻度（<3.5 mg/dl）、中度（<2.5 mg/dl）和重度（<1.0 mg/dl）。中、重度低磷血症通常见于多种病因

并存的情况（框 11.2）。

低磷血症的临床表现

低磷血症相当常见。约 3% 的住院患者、10% 的乙醇依赖的住院患者以及 70% 的机械通气患者中存在低磷血症。低磷血症的临床表现包括肌肉无力（脱机困难）、溶血、血小板和白细胞功能异常、横纹肌溶解等，中重度低磷血症患者可出现神经系统异常。在重症监护室中，低磷血症很可能会被过度治疗，那些"脱机困难"的患者可能会接受补磷治疗，但实际上低磷血症是由于呼吸性代谢性碱中毒引起的急性细胞外磷向细胞内转移所致。详细回顾患者血磷水平随动脉血气中 pH 的变化趋势有助于分辨真正需要治疗的低磷血症患者。

低磷血症的鉴别诊断

鉴别诊断和治疗取决于病因以及磷流失的部位。低磷血症通常存在临床明确的原因，即便但如果原因不明，最简单的方法是检测 24 h 尿磷。正常情况下，低磷血症时肾脏的磷重吸收增多。如果尿磷排泄低于

框 11.2　低磷血症的病因

肠道吸收减少

滥用抗酸药或过量补充钙剂

吸收不良和慢性腹泻

维生素 D 缺乏

饥饿或厌食症

酗酒

尿排泄增加

原发性甲状旁腺功能亢进

肾移植术后

高容量负荷

糖尿（DKA 经治疗后）

梗阻后利尿或 ATN 多尿期

乙酰唑胺

Fanconi 综合征

X 连锁低磷性佝偻病和维生素 D 依赖性佝偻病

肿瘤相关的骨软化症

重分布

呼吸性碱中毒

乙醇戒断

严重烧伤

骨饥饿综合征

白血病急变

胰岛素治疗高血糖

ATN，急性肾小管坏死；*DKA*，糖尿病酮症酸中毒

100 mg/24 h，则肾脏对低磷血症的反应正常，可排除肾性丢失这一原因，导致低磷血症的原因为摄入不足、胃肠道丢失或细胞外向细胞内转移。

经口摄入减少

美国人的饮食结构整体来说含有大量的磷。所有的蛋白类食物和乳制品均含磷，而在加工食物中磷被广泛用作防腐剂。磷摄入的减少通常仅见于进食不佳、腹泻及吸收不良导致的胃肠道丢失或酗酒。偶然情况下，大量摄入抗酸剂或过量摄入钙剂也会导致低磷血症，这两类药物均可以与磷结合，影响其胃肠道吸收。

重新分布

约 15% 的骨外磷分布于细胞内，磷向细胞内转移可能导致低磷血症。在多数情况下，这种转移在临床上难以被察觉，但如果已经存在基础的磷缺乏，则可能导致低磷血症加重。转移性低磷血症最常见于伴或不伴酮症酸中毒的高血糖。高血糖引起渗透性利尿，导致磷净流失，而胰岛素增加细胞对葡萄糖的摄取，进一步导致在细胞糖原储备恢复的同时胞外磷向细胞内转移。在这种情况下，低磷血症通常呈一过性且不需治疗。在营养不良的患者中，突然的"再喂养复食"可能导致磷向细胞内转移。呼吸性碱中毒也会增加磷向细胞内的转移，而代谢性碱中毒则不会。即使在正常人中，严重的过度通气［二氧化碳分压（PCO_2）<20 mmHg］可能会使血磷浓度降低至 1.0 mg/dl 以下。因此，在机械通气的患者中，动脉血气可能有助于鉴别转移性低磷血症和真性低磷血症。最后，在甲状旁腺切除术后的骨饥饿综合征（见前述）中，骨骼摄磷增加，结果导致低磷血症。

肾脏丢失增多

肾脏对磷的清除主要取决于血磷浓度、尿流量、PTH、FGF23 以及其他磷调蛋白。在高容量负荷的患者中，近端小管磷重吸收减少，与水、钠重吸收减少相平行。同样，糖尿和梗阻后利尿会增加尿流量，从而增加磷的流失。在原发性甲状旁腺功能亢进中，PTH 水平升高导致尿磷排泄增加。先天性和获得性 Fanconi 综合征均表现为近端小管重吸收障碍所致的尿磷增多，伴肾性葡萄糖尿、低尿酸血症、氨基酸尿以及近端小管酸中毒（Ⅱ型）。获得性 Fanconi 综合征可见于多发性骨髓瘤和应用化疗药物（顺铂、异环磷酰胺和 6- 巯基嘌呤）、四环素或抗反转录病毒药物替诺福韦时。

佝偻病和骨软化症

低磷血症可导致骨矿化受损。许多遗传性疾病与儿童低磷血症和佝偻病有关，包括常染色体显性低磷性佝偻病（autosomal dominant hypophosphatemic rickets，ADHR）和 X 连锁低磷性佝偻病（X-linked hypophosphatemic rickets，XLH）。这些患者临床表现为高尿磷、低血磷、骨化三醇水平异常降低、PTH 水平正常或轻度升高、血钙正常。XLH 的缺陷基因是内切酶 PHEX。据推测，PHEX 异常可能导致 FGF23 代谢异常，从而引起 XLH 的相关表现，但这一推论尚未经证实。ADHR 中存在 FGF23 基因突变，造成 FGF23 清除异常以及持续低尿磷（参看第 40 章）。在肿瘤相关的骨软化症中，间充质来源的肿瘤分泌包括 FGF23、MEPE 或 FRP4 在内的磷调蛋白，这些物质上调肾脏钠磷共转运子的表达，导致肾脏排磷增多。

低磷血症的治疗

中、重度低磷血症通常需要治疗。治疗方法首选口服补磷，因为静脉磷剂可与血清钙结合，导致骨骼之外的异位钙化。口服补磷可以采用脱脂牛奶（磷含量 1000 mg/ 夸脱）、全脂牛奶（磷含量 850 mg/ 夸脱）、Neutra-Phos 磷钾胶囊（磷含量 250 mg/ 粒，可用至每 6 小时 3 粒）或 Neutra-Phos 溶液（磷含量 128 mg/ml）。口服磷剂可能诱发或加重腹泻，牛奶耐受性更好，营养丰富且经济实惠。同时补充维生素 D 可以增加磷的吸收。必要时也可静脉补磷，可单次应用磷酸钾（磷含量 3 mmol/ml，钾含量 4.4 mEq/ml）或磷酸钠（磷含量 3 mmol/ml，钠含量 4.0 mEq/ml），加入 50 ml 生理盐水静脉输注。

高镁血症

高镁血症定义为血清镁浓度 >2.9 mg/dl，不过通常在镁浓度高于 4 mg/dl 时才会出现临床症状。症状和体征包括反射减弱（通常是最早出现的征象）和无力，严重者发展至肌肉麻痹并可累及膈。心脏的表现包括心动过缓、低血压以及心搏骤停。心电图改变包括 PR 间期延长、QRS 增宽、QT 间期延长；当血镁浓度高至 15 mEq/L 时可能出现完全性传导阻滞。注意，中等程度的高镁血症可以抑制 PTH 的分泌，继而导致低钙血症和 QT 间期延长。

高镁血症的鉴别诊断

高镁血症本身可以促进肾脏排镁，因此通常能"自我调节"，持续的高镁血症一般来说仅见于肾功能不全的情况。高镁血症通常是医源性的，由于使用泻药、抗酸药或静脉镁剂所致。在子痫时，需要较高的血镁水平以达治疗目的，但随着治疗终止，经由肾脏排泄后血镁水平迅速恢复正常。其他导致轻度高镁血症的原因包括茶碱中毒、溶瘤综合征、肢端肥大症、家族性低尿钙性高钙血症以及肾上腺功能不全。

高镁血症的治疗

高镁血症的治疗首先应为避免在肾功能不全的患者中应用含镁的药物，包括一些泻药和抗酸药。在肾功能正常的情况下，无症状高镁血症会自行缓解，无须治疗。如果存在症状性高镁血症，需要在 10～20 min 内静脉注射葡萄糖酸钙（含 90～180 mg 元素钙）以拮抗高镁血症。对于严重的高镁血症，必要时需要予以机械通气或放置临时起搏器进行支持治疗。在肾功能正常的情况下，静脉滴入生理盐水扩容有助于肾脏对镁的排出。在肾衰竭的情况下，则需要透析治疗。

低镁血症

低镁血症定义为血清镁 <0.65 mmol/L（1.3 mEq/L）。与钙和磷类似，仅有一小部分镁存在于细胞外液。但是，与钙不同，离子镁尚无法检测。因此，血镁水平正常并无法除外镁缺乏。另一方面，当存在严重的镁缺乏时，通常存在低镁血症。对于血镁水平正常而临床怀疑低镁血症的患者，应当检测尿镁，尿镁降低则证实镁缺乏。

当存在低镁血症而 24 小时尿镁超过 2 mEq（或 >24 mg），或镁排泄分数 >2% 时，则可诊断肾性失镁。镁排泄分数的计算如下：

$$FE_{Mg} = \frac{U_{Mg} / (0.7 \times P_{Mg})}{U_{Cr}/P_{Cr}} \times 100$$

其中，U_{Mg} 代表尿镁，U_{Cr} 代表尿肌酐，P_{Mg} 代表血镁，P_{Cr} 代表血肌酐。

低镁血症的临床表现

低镁血症见于 10% 的住院患者和 20% 的 ICU 患者。40% 的低镁血症伴随低钾血症，20% 伴随低钙血症、低磷血症或低钠血症。值得注意的是，在补足镁之前，低钾血症可能非常顽固，说明在低钾血症中应当重视对于血镁水平的评估。严重的低镁血症可能导致神经系统或心血管系统异常，包括肌肉痉挛、乏力和肠梗阻；随着血镁水平进一步降低，可能出现意识障碍、共济失调、眼震、肌肉震颤、反射亢进、肌束抽动、手足抽搐以及癫痫。心律失常也可能会发生，尤其是在服用地高辛的患者中，可以出现 PR 间期延长、QT 间期延长、QRS 增宽、尖端扭转型室性心动过速等心电图表现。

低镁血症的鉴别诊断

低镁血症的可能原因包括：①摄入减少，见于长期酗酒以及营养不良；②胃肠道丢失增多；③肾脏丢失增多；④血管内螯合以及血管外沉积，如低钙血症中所见（框 11.3）。最后一种情况见于血液中存在可以与镁结合的物质，如枸橼酸或急性胰腺炎中释放的脂肪酸，亦见于甲状旁腺切除术后的骨饥饿综合征。肾性失镁见于高钙血症（钙在髓袢升支粗段与镁竞争性重吸收）、渗透性利尿、容量扩张（肾小管液流量增加导致镁重吸收减少）、导致肾小管镁转运障碍的遗传性疾病，或使用致肾小管镁转运障碍的药物。导致肾性失镁的主要药物包括利尿药、氨基糖苷类抗生素、两性霉素 B、顺铂以及环孢素，因此在使用这些药物期间，应当监测血镁水平。与钙和磷类似，镁可以从细胞外向细胞内转移，尤其是在治疗糖尿病酮症酸中毒的过程中及乙醇戒断时。与钙磷可从骨骼中迅速释放以维持血清水平的情况不同，镁的潜在代偿机制可能需要几个星期起效，因此无法在短时间内迅速恢复血镁平衡。

低镁血症的治疗

对于肾功能不全的患者，镁的补充要非常谨慎。尽管口服镁盐常伴随腹泻等胃肠道副反应，但对于无症状的低镁血症仍可口服镁盐，每日最多可口服补充 720 mg 元素镁。在一些患者中，阿米洛利会有效减少肾脏的镁排泄。对于严重的低镁血症，可以在 15～30 min 的时间内静脉输注 1～2 g 硫酸镁，并在随后的 24 h 内继续输注 5～6 g，同时每日监测血镁，以避免矫枉过正。由于仅有一部分静脉输注的镁会保留于体内，需要数日后复查血镁，以评估补镁的有效性。静脉和口服补镁的剂量归纳于表 11.2。

框 11.3	低镁血症的病因

摄入减少

 长时间禁食

 长期酗酒

 蛋白质 - 热量营养不良

 肠外营养不足

胃肠道丢失

 慢性腹泻

 滥用泻药

 吸收不良综合征

 小肠大部切除

 新生儿低镁血症

肾性丢失

 药物

  利尿药

  两性霉素 B

  氨基糖苷类抗生素

  顺铂

  喷他脒

  质子泵抑制药

  环孢素

  他克莫司

  膦甲酸钠

  西妥昔单抗

 多尿状态

  梗阻后利尿

  急性肾小管坏死多尿期

  移植后多尿

 遗传性低镁血症

  Gitelman 综合征

  Bartter 综合征

  其他先天性瞬时受体电位异常性疾病

 原发性醛固酮增多症

 高钙血症

 低磷血症

 慢性代谢性酸中毒

 特发性肾性失镁

其他

 急性胰腺炎

 骨饥饿综合征

 糖尿病酮症酸中毒

 急性间歇性卟啉病

表 11.2　常见补镁药物的剂型和含镁量

剂型	元素镁含量[*]
Mag-Ox 400 PO（氧化镁）	240 mg/ 片 =20 mEq/ 片
Uro-Mag 140 PO（氧化镁）	85 mg=7 mEq
Magnesium Gluconate 500（葡萄糖酸镁，片剂或口服液）	27 mg=2.3 mEq
Slow-Mag PO（氯化镁）	64 mg=5.3 mEq
MagTab SR（每片含 84mg 元素镁）	84 mg/ 片 =7 mEq
硫酸镁 1g IV	96 mg=8 mEq

IV，静脉剂型；*PO*，口服剂型；*SR*，缓释剂型

[*] 每片药物的元素镁含量分别以 mg 和 mEq 为单位

参考文献

Aloia JF: Clinical review: the 2011 report on dietary reference intake for vitamin D: where do we go from here? J Clin Endocrinol Metab 96(10):2987-2996, 2011 Oct.

Atsmon J, Dolev E: Drug-induced hypomagnesaemia: scope and man- agement, Drug Saf 28:763-788, 2008.

Glaudemans B, Knoers NB, Hoenderop JG, et al: New molecular play- ers facilitation Mg(2+) reabsorption in the distal convoluted tubule, Kidney Int 77:17-22, 2010.

Herroeder S, Schonherr ME, De Hert SG, et al: Magnesium— essentials for anesthesiologists, Anesthesiology 114:971-993, 2011.

Hoenderop JG, Bindels RJ: Calciotropic and magnesiotropic TRP chan- nels, Physiology 23:32-40, 2008.

Huang CL, Kuo E: Mechanism of hypokalemia in magnesium deficiency, J Am Soc Nephrol 18:2649-2652, 2007.

Juppner H: Phosphate and FGF-23, Kidney Int 79(Suppl 121):524-527, 2011.

Kuro OM: Phosphate and klotho, Kidney Int Suppl S20-S23, 2011. Makariou S, Liberopoulos EN, Elisaf M, et al: Novel roles of vitamin D in disease: what is new in 2011? Eur J Intern Med 22(4):355-362, 2011 Aug.

Marcocci C, Cetani F: Primary hyperparathyroidism, N Engl J Med 365:2389-2397, 2011.

Renkema KY, Alexander RT, Bindels RJ, et al: Calcium and phosphate homeostasis: concerted interplay of new regulators, Ann Med 40: 82-91, 2008.

Romani AM: Cellular magnesium homeostasis, Arch Biochem Biophys 512:1-23, 2011.

Santarpia L, Koch CA, Sarlis NJ: Hypercalcemia in cancer patients: pathobiology and management, Horm Metab Res 42(3):153-164 Mar.

Vucinic V, Skodric-Trifunovic V, Ignajatovic S: How to diagnose and manage difficult problems of calcium metabolism in sarcoidosis: an evidence-based review, Curr Opin Pulm Med 17:297-302, 2011.

Ward DT, Riccardi D: New concepts in calcium-sensing receptor phar- macology and signaling, Br J Pharmacol 165:35-48, 2011.

12 酸碱平衡紊乱的处理

Ankit N. Mehta, Michael Emmet 著

张 鑫 乐 偲 李 航 译校

酸碱平衡紊乱具有重要的临床意义和诊断价值。严重酸碱平衡紊乱时，异常 pH 本身即可造成严重的病理生理后果。例如，极端 pH 可导致蛋白质四级结构改变，影响酶活性及离子转运系统，进而影响到各个代谢通路。此外，极端的酸血症可抑制心脏功能，影响血管对于儿茶酚胺的反应性，致小动脉舒张、静脉收缩，从而引发系统性低血压及肺水肿。酸血症的其他效应还包括胰岛素抵抗、肝乳酸盐摄取减少，以及高分解代谢。碱血症则可增加神经肌肉兴奋性，致心律失常及组织缺氧。碱血症还可降低脑和心肌的血流灌注，引发呼吸抑制。酸碱平衡紊乱还常伴有血钾异常，同样促进了疾病的发生。

轻 - 中度酸碱平衡紊乱未必直接影响到生理功能，却可能为潜在的严重疾病提供诊断线索。面对酸碱平衡紊乱应积极寻找潜在病因，其重要性甚或超过纠正酸碱平衡紊乱。这种类似于对体温异常的处理：虽然极端体温后果严重需要积极纠正，但识别体温异常的原因更为重要。同样，面对酸碱平衡紊乱需要积极寻找原因，而对于混合型酸碱平衡紊乱则要对其每一成分进行病因分析。

细胞外液（extracellular fluid，ECF）的 pH 维持于 7.36 ~ 7.44（氢离子浓度 [H$^+$] 44 ~ 36 nEq/L）。这一精确调节是通过包括 ECF、细胞和骨骼在内的多重缓冲系统来实现的。上述缓冲系统中，二氧化碳分压（pCO$_2$）和血清碳酸氢根浓度（[HCO$_3^-$]）最为重要：前者主要受神经呼吸系统调控，后者则主要受肾脏 / 代谢调控。

目前，用于描述单纯性和混合性酸碱平衡紊乱的常用方法有三种。

1. 生理学法（波士顿法）：检测动脉血 pH、pCO$_2$、和 [HCO$_3^-$]，计算阴离子间隙（anion gap，AG），并根据一系列代偿规则进行分析。
2. 碱剩余（base excess，BE）法（哥本哈根法）：检测动脉血 pH 和 PCO$_2$，计算 AG 和 BE。
3. 生理化学法（斯图尔特法）：检测动脉血 pH、pCO$_2$，计算表观强离子差（strong iron difference apparent，SIDa）和有效强离子差（strong iron difference effective，SIDe），进而计算强离子间隙（strong iron gap，SIG，SIG=SIDa-SIDe）和血浆弱酸的总浓度（Atot）。

上述方法均可对酸碱平衡紊乱进行有效分类并各有优劣，每一方法都有其特点，并适用于某些特定情境。不过，我们认为生理学法或波士顿法最为简单明了、好懂易用，适用于多数临床情境。本章将基于该方法进行讨论。

采用生理学法评价酸碱平衡紊乱，需掌握以下信息：

1. 病史和体格检查为诊断提供线索。
2. 检测血清 [HCO$_3^-$]、动脉血 pH 和 pCO$_2$。血气分析并非诊断所必需，但复杂病例通常需要血气分析。
3. 单纯型酸碱平衡紊乱的代偿反应预计值。
4. 计算 AG，并结合每一患者推测基础 AG。
5. 计算 AG 变化值（Δ）和 [HCO$_3^-$] 变化值，计算 Δ[AG]/Δ[HCO$_3^-$] 以评价其变化程度是否相称。

酸血症、碱血症、酸中毒和碱中毒

动脉血 pH 的正常范围是 7.36 ~ 7.44（[H$^+$] 44 ~ 36 nEq/L）。酸血症定义为动脉血 pH<7.36（[H$^+$]>44 nEq/L），原因包括 pCO$_2$ 升高和（或）[HCO$_3^-$] 下降。碱血症定义为动脉血 pH>7.44（[H$^+$]<36 nEq/L），原因包括 [HCO$_3^-$] 升高和（或）pCO$_2$ 下降。

pH、pCO$_2$ 和 HCO$_3^-$ 浓度之间的相互关系符合汉 - 哈氏公式（Henderson-Hasselbalch equation）* ：

$$pH = 6.1 + \log\left(\frac{HCO_3^-}{0.03 \times PCO_2}\right)$$

酸中毒和碱中毒若不经治疗手段或合并疾病矫正，将导致酸血症或碱血症的病理生理过程。

单纯型（单一）酸碱平衡紊乱及代偿

单纯型酸碱平衡紊乱可划分为原发性代谢性酸碱平衡紊乱及原发性呼吸性酸碱平衡紊乱。每种单纯型或单一酸碱平衡紊乱均可产生代偿效应，调节血 pH 趋于正常范围。传统上，生理学法将单纯型酸碱平衡紊乱的代偿效应归为酸碱平衡紊乱的一部分。因此，原发性单纯型酸碱平衡紊乱可分为四类（如果将呼吸性酸碱平衡紊乱分为急性和慢性，则可归为六类）：

- 代谢性酸中毒：其潜在的病理生理变化倾向于降低血清碳酸氢盐浓度 $[HCO_3^-]$。[*]病因包括代谢酸产生过量、外源性酸摄入过量，肾脏排酸减少，或 HCO_3^- 丢失过多（通常通过粪便或尿液）。代谢性酸中毒降低动脉血 pH，同时导致代偿性的高通气，通过降低动脉血 pCO_2，改善酸血症程度。
- 代谢性碱中毒：其潜在的病理生理变化倾向于增加 $[HCO_3^-]$。病因包括外源性碳酸氢盐（或者可被转化为 HCO_3^- 的盐）摄入过多和（或）内源性 HCO_3^- 生成过多，以及肾脏对 HCO_3^- 排泄减少。代谢性碱中毒升高动脉血 pH，同时导致代偿性的低通气，通过增加动脉 pCO_2，改善碱血症程度。
- 呼吸性酸中毒：其潜在的病理生理变化倾向于增加动脉血 pCO_2。其代偿效应包括短期和长期：短期内机体缓冲系统迅速释放 HCO_3^-，提升血 $[HCO_3^-]$；长期效应则表现为数日后肾脏的 HCO_3^- 产生增加、排出减少。
- 呼吸性碱中毒：其潜在的病理生理变化倾向于降低动脉 pCO_2。相应代偿机制可降低血浆 $[HCO_3^-]$，也包括短期和长期：短期内缓冲系统快速释放 H^+，而长期效应则表现为数日后肾脏排泄 HCO_3^- 增多和（或）排泄减少。

代偿效应的程度通常与原发性酸碱代谢紊乱的程度相匹配。通常来说，原发代谢性酸碱平衡紊乱可在很短的时间内激发呼吸代偿（通常在 1 小时之内），并在 12～36 个小时内代偿充分。与之相反，原发呼吸性酸碱平衡紊乱的代谢性代偿可被分为两个阶段：化学缓冲反应通常在数分钟内即发挥作用（急性），而代偿能力更显著的肾脏代偿则需要数天才能充分发挥作用（慢性）。因此，每一种原发性呼吸性酸碱平衡紊乱又可划分为急性和慢性紊乱，其代偿程度估计值有所不同。

通过对单纯型酸碱平衡紊乱患者以及在健康个体中人为制造酸碱平衡紊乱的研究，已建立了单纯型酸碱平衡紊乱代偿程度的估计值。这些数据被用于绘制各种酸碱列线图表、建立简单的数学关系以及多种代偿程度范围的预测规则。图 12.1 和表 12.1 列出了部分"代偿规则"。针对酸碱平衡紊乱的代偿应当在适当的范围，否则应考虑复杂或混合型酸碱平衡紊乱。

通常而言，代偿反应将 pH 向正常范围调整，但不能完全使其恢复正常。但慢性呼吸性碱中毒例外，其代偿可将 pH 调至正常范围。而对于其他类型的酸碱平衡紊乱，即使经充分代偿，仍存在不同程度的酸血症或碱血症。在代谢性酸碱平衡紊乱的患者中，代偿导致的 pCO_2 变化和原发 $[HCO_3^-]$ 改变方向一致，而在呼吸性酸碱平衡紊乱的患者中，代偿导致的 $[HCO_3^-]$ 变化和原发 pCO_2 改变方向一致（表 12.1）。如果 pCO_2 和 $[HCO_3^-]$ 变化方向不一致（如 pCO_2 或 $[HCO_3^-]$ 升高，但另一参数下降），则必然存在混合性酸碱平衡紊乱。

阴离子间隙

图 12.2A 展示了血清中的离子成分。在所有溶液中，总阳离子电荷浓度和总阴离子电荷浓度相同（检测单位为电荷浓度，如 mEq/L）。现仅考虑血清电解质中浓度最高的三种：Na^+、Cl^- 和 HCO_3^-，阳离子电荷浓度 $[Na^+]$ 通常大于阴离子电荷浓度 $[Cl^-]$ 和 $[HCO_3^-]$ 的总和，用 $[Na^+]$ 减去两种阴离子的总和，即可得到"阴离子间隙（AG）"（图 12.2B）。

$$AG = [Na^+] - [Cl^-] + [HCO_3]$$

这一 AG 公式仅纳入了血清中三种"主要"的电解质，而未考虑血清中存在的其他离子。尽管如此，这一 AG 计算方法非常实用。

由于监测方法的差异，"正常范围"的不同，AG 的正常范围在不同实验室之间存在差异。通常认为，AG 的正常范围在 8～12 mEq/L。正常的 AG 主要由带负电荷的白蛋白构成，其次是包括其他蛋白质、硫酸盐、磷酸盐、尿酸和乳酸在内的多种有机酸阴离子。通常而言，如果这些"不可测"的阴离子浓度增高，AG 也随之增高。与之相反，如果不可测的阴离子浓度下降，AG 随之下降。例如，低白蛋白血症是

---

[*] 尽管我们在此采用血清碳酸氢根，但临床通常检测的是总 CO_2。后者包括了碳酸氢根（HCO_3^-），碳酸（H_2CO_3）和溶解的 CO_2。由于后两种成分通常占比极少（正常 pCO_2 下约 1.2 mEq/L），因此临床上通常视总 CO_2 等同于血清碳酸氢根（HCO_3^-）

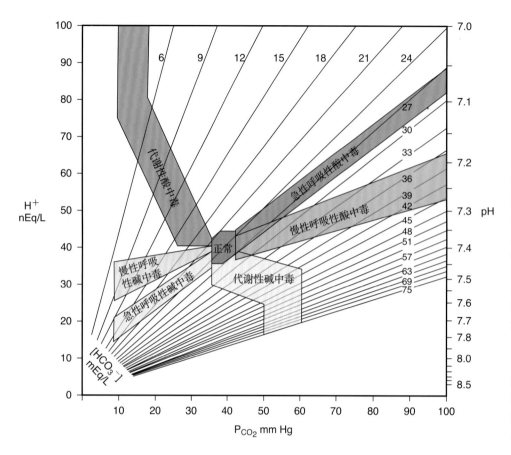

图 12.1　各种类型酸碱平衡紊乱时血浆 pH、PCO_2、HCO_3^- 变化示意图。着色区域代表单纯型酸碱平衡紊乱代偿能力的 95% 置信区间。编号对斜线代表了血浆碳酸氢根浓度（$[HCO_3^-]$）。落在着色区域内的实验室检验结果符合单纯型酸碱平衡紊乱。如果数值落在涂色区域以外，则可能为混合型酸碱平衡紊乱。（修改并引自 Goldberg M, Green SB, Moss ML, Marhacli MS, Garfinkel D: Computer-based instruction and diagnosis of acid-base disorders. JAMA 223: 269-275, 1973）

表 12.1　"酸碱平衡代偿规则"：单纯型酸碱平衡紊乱中 pH、PCO_2、$[HCO_3^-]$ 的变化及代偿效应估计值

酸碱平衡异常分类	pH	始动因素	代偿反应	代偿反应估计值
代谢性酸中毒	低	↓ $[HCO_3^-]$	↓ PCO_2	PCO_2=（1.5 × $[HCO_3^-]$）+8 ± 2
				PCO_2=$[HCO_3^-]$+15
				PCO_2=（pH-7）× 100
代谢性碱中毒 *	高	↑ $[HCO_3^-]$	↑ PCO_2	PCO_2 不同程度上升
				PCO_2=（0.9 × $[HCO_3^-]$）+9
				PCO_2=（0.7 × $[HCO_3^-]$）+20
呼吸性酸中毒				
急性	低	↑ PCO_2	↑ $[HCO_3^-]$	PCO_2 每增加 10 mmHg，$[HCO_3^-]$ 增加 1 mEq/L
慢性	低	↑ PCO_2	进一步的 ↑ $[HCO_3^-]$	PCO_2 每增加 10 mmHg，$[HCO_3^-]$ 增加 3~4 mEq/L
呼吸性碱中毒				
急性	高	↓ PCO_2	↓ $[HCO_3^-]$	PCO_2 每降低 10 mmHg，$[HCO_3^-]$ 降低 2 mEq/L
慢性	高	↓ PCO_2	进一步的 ↓ $[HCO_3^-]$	PCO_2 每降低 10 mmHg，$[HCO_3^-]$ 降低 5 mEq/L

$[HCO_3^-]$，血清碳酸氢根浓度；PCO_2，动脉二氧化碳分压
* 由于在特定的 $[HCO_3^-]$ 水平之下，不同代谢性碱中毒患者 PCO_2 差别很大，因此其代偿公式的置信区间较宽

AG 降低的常见原因之一，在正常范围以下，白蛋白每下降 1 g/dl，AG 下降大约 2.5 mEq/L。

产生代谢性酸中毒的疾病可进一步根据 AG 是否增高进行划分。根据 AG 计算公式可知，当 AG 保持正常时，$[HCO_3^-]$ 下降的唯一原因是 $[Cl^-]$ 相较于 $[Na^+]$ 增加了。因此，所有"正常 AG"的代谢性酸中毒都

高氯性代谢性酸中毒，如图 12.3 所示。

AG 的升高通常提示代谢性酸中毒的存在，但以下情况除外：

- 脱水，即机体失水多于失盐，所有电解质浓度均升高，包括白蛋白和其他不可测量的离子，从而导致 AG 升高。

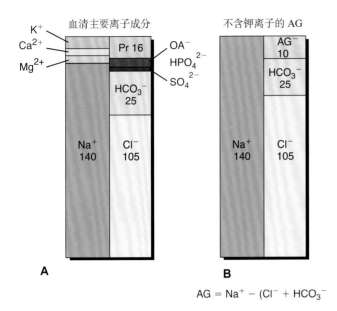

$$AG = Na^+ - (Cl^- + HCO_3^-)$$

图 12.2　血浆中的离子构成。所有单位均为毫当量每升（mEq/L）。A，正常血清的离子成分。B，只采用钠离子、氯离子和碳酸氢根离子浓度计算的阴离子间隙（AG）。OA，有机酸；Pr，蛋白质

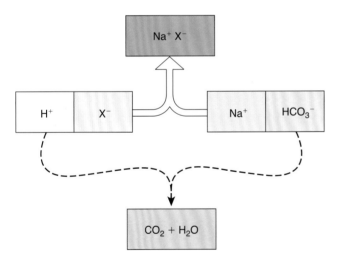

	正常范围	代谢性酸中毒	
		高氯性酸中毒	高 AG 酸中毒
Na^+	140	140	140
Cl^-	105	115	105
HCO_3^-	25	15	15
AG	10	10	20
ΔHCO_3^-	0	−10	−10
ΔAG	0	0	+10
乳酸	1	1	11

图 12.3　代谢性酸中毒的病理机制。如果所有的相对强酸，HX（X^- 为阴离子）被加入到含有 $NaHCO_3$ 的溶液中，部分 HCO_3^- 将分解为 H_2O 和 CO_2，X^- 浓度将相应升高。如果 HX 是 HCl，则将出现高氯性代谢性酸中毒或正常阴离子间隙酸中毒。如果 HX 是除 HCl 之外的其他酸，如乳酸或酮酸，则会出现高阴离子间隙酸中毒

- 快速补液，可代谢的钠盐短暂蓄积，包括乳酸盐、乙酸盐、柠檬酸盐等。这些盐经代谢产生碳酸氢钠，并不影响 AG；如果代谢过程延缓，则可导致 AG 升高。

- 输入氯化钠或碳酸氢钠以外的其他不可代谢的钠盐、阴离子抗生素，如羧苄青霉素和青霉素 G 可能以钠盐（或钾盐）的形式输入，当总量累积至一定程度，可导致 AG 升高。

- 代谢性碱中毒可引起 AG 的小幅度升高（通常小于 3～4 mEq/L），其诱因①代谢性碱中毒促进代谢生成有机酸（主要是乳酸），有机酸阴离子的蓄积可引起 AG 升高；②细胞外液浓缩导致白蛋白浓度升高。

- 一种或多种离子的实验室检测错误或检测伪像。

混合型酸碱平衡紊乱

混合型平衡紊乱是两种或多种单纯型酸碱平衡紊乱的同时存在。不同的酸碱平衡紊乱成分可同时或先后发生。混合型酸碱平衡紊乱可由对 pH 影响相似的酸碱平衡紊乱类型相互叠加，也可包括对 pH 影响相反的酸碱平衡类型，其对 pH 的影响相互抵消。有时可能同时存在三种酸碱平衡紊乱。

识别混合型酸碱平衡紊乱非常重要，原因如下。第一，当上述紊乱是叠加的（如同时出现的代谢性和呼吸性酸中毒或同时出现的代谢性和呼吸性碱中毒），pH 可能变得十分严重，导致毒性后果。当互相抵消的平衡紊乱同时存在时，pH 可能正常或接近正常。尽管如此，分辨这些平衡紊乱可为识别潜在的病理因素提供重要的诊断线索。混合型酸碱平衡紊乱常提示特定的临床情况，例如，同时存在的高 AG 代谢性酸中毒和呼吸性碱中毒是水杨酸盐中毒的典型表现，当糖尿病酮症酸中毒患者呕吐频繁时，可表现为高 AG 代谢性酸中毒和代谢性碱中毒。

代偿不足或"代偿过度"

酸碱列线图列出了代偿反应的估计值（图 12.1），表 12.1 详细描述了代偿计算公式，用以确定代谢性平衡紊乱的呼吸性代偿或呼吸性平衡紊乱的代谢性代偿程度是否适当，是否有不足或过度的情况。动脉血 pH、pCO_2、$[HCO_3^-]$ 值是计算所需的基本参数；因此，为了解酸碱平衡紊乱的全貌，血气分析必不可少。如

果一名代谢性酸中毒患者的 pCO_2 低于代偿反应估计值，则在该患者中同时还存在呼吸性碱中毒。与之相反，如果 pCO_2 太高则提示存在并发的呼吸性酸中毒。与之类似，如果存在原发呼吸性酸碱平衡紊乱，测定的 $[HCO_3^-]$ 应在列线图或代偿公式计算的预测范围之内（图 12.1 和表 12.1）。值得注意的是，对于任一原发呼吸性平衡紊乱，区分急性起病（从几分钟到 1~2 天）或慢性起病（>2 天）对于恰当代偿范围的确定也是十分必要的，这需要充分采集患者病史并进行详细体格检查。对于呼吸性酸中毒，如果测定的 $[HCO3-]$ 高于代偿范围估计值，则要考虑是否有并存的代谢性碱中毒；反之，如果 $[HCO_3^-]$ 过低，则需要考虑代谢性酸中毒共存的可能性。表 12.2 到表 12.5 列出了上述混合型酸碱平衡紊乱的例子，我们将在本章的后半部分予以讨论（参阅临床病例部分）。

AG 变 化 值 /HCO₃⁻ 变 化 值（ΔAG/ ΔHCO₃⁻）

另一类混合型酸碱平衡紊乱是同时存在的代谢性酸中毒和代谢性碱中毒。例如，糖尿病酮症酸中毒患者（高 AG 型代谢性酸中毒）通常伴有恶心呕吐，导致并发的代谢性碱中毒。最终 pH 可能呈酸性、碱性或正常，这取决于不同酸碱平衡紊乱的相对严重程度。当 AG 的升高程度超过了 $HCO3-$ 的降低程度（或 $\Delta AG/\Delta HCO_3^-$），则应考虑存在这一类型的酸碱平衡紊乱，其中的联系将稍后讨论。

在单纯型高 AG 代谢性酸中毒中，AG 升高的程度与 $[HCO_3^-]$ 降低的程度应在数值上相近。在酮症酸酸中毒中，随着酮酸的累积，AG 每增加 10 mEq/L，则 $[HCO_3^-]$ 应相应降低约 10 mEq/L（图 12.3）。AG 和 $[HCO_3^-]$ 变化的绝对值应相等，即 $\Delta[AG]=\Delta[HCO_3^-]$。

如果 AG 自基线升高（ΔAG）的值大于 $[HCO_3^-]$ 自 24 mEq/L 的基线下降的值，那么可能存在其他酸碱平衡紊乱导致的 $[HCO_3^-]$ 升高。这种不一致主要见于两种情形：多数时候是由于同时存在代谢性碱中毒（表 12-6）；另一种可能是同时存在慢性呼吸性酸中毒，其代偿导致 $[HCO_3^-]$ 升高的值超过了通常范围（图 12.4）。临床医师应通过动脉血 pH 和 pCO_2 变化判断属于哪一种情况。

与之相反，如果 AG 升高的值小于 $[HCO_3^-]$ 自 24 mEq/L 的基线下降的值（例如 $\Delta AG<\Delta HCO_3^-$），

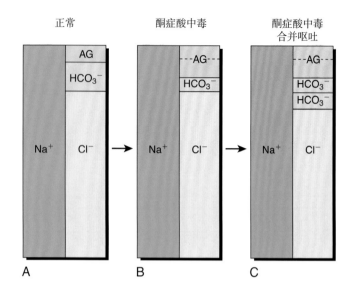

图 12.4　酮症酸中毒合并呕吐对于血液中离子构成的影响。A，正常的电解质构成；B，典型的高阴离子间隙（AG）代谢性酸中毒；C，呕吐的叠加效应，导致氢离子丢失，但有机酸阴离子未减少。这导致血清氯离子浓度降低，碳酸氢根离子浓度升高。后者可使得 $[HCO_3^-]$ 数值正常，但由于呕吐不导致酮酸浓度改变，因此 AG 依然很高

则一定存在相对于 $[Na^+]$ 的 $[Cl^-]$ 过剩。相对高氯血症的出现通常提示存在高氯性代谢性酸中毒，或对慢性呼吸性碱中毒的代偿。同样，临床医师应通过动脉血 pH 和 pCO_2 变化判断属于哪一种情况。

$\Delta AG/\Delta HCO_3^-$ 的对比通常假设基线状态的 AG 是正常的。如果基础 AG 值异常低下（例如患者有严重的低白蛋白血症），那么应根据较低的基线值计算偏移值（或 Δ）。

临床病例

临床病例 1

患者因败血症导致乳酸酸中毒。如果同一患者发生急性呼吸窘迫综合征（ARDS），则还可能出现轻到重度的呼吸性酸中毒（表 12.2）。

临床病例 2

慢性阻塞性肺病（chronic obstructive pulmonary disease，COPD）患者可能表现为慢性呼吸性酸中毒，如表 12.3 中第三列所示；服用袢利尿药治疗的患者可能出现代谢性碱中毒，如表 12.3 中第四列所示。如果一名 COPD 患者同时服用袢利尿药，则可能发生表 12.3 中第五列所示的情况。请注意对于慢性升

高的 55 mmHg 的 pCO_2，$[HCO_3^-]$ 约代偿至 31 mEq/L，因此 34 mEq/L 的 $[HCO_3^-]$ 就过高了。同时请注意这导致 pH 过度升高到 7.41。慢性呼吸性酸中毒患者的 pH 水平不会处在正常居中范围内，即使充分代偿之后，他们的 pH 通常也略微偏酸。

临床病例 3

单纯型高 AG 代谢性酸中毒患者的 $[HCO_3^-]$ 降低，pCO_2 成比例降低，pH 偏酸。若同时合并呼吸性碱中毒可进一步降低 pCO_2，同时 pH 向正常范围升高，甚至导致碱血症（表 12.4）。过量服用阿司匹林的患者常表现出混合性酸碱紊乱，水杨酸对正常氧化代谢反应的抑制可导致多种有机酸的蓄积，导致高 AG 代谢性酸中毒。乙酰水杨酸自身亦可导致 AG 升高。同时，中毒剂量的水杨酸可刺激中枢高通气，表 12.4 最后纵列中的模式是患有此类紊乱的成人的典型表现。水杨酸中毒的婴儿通常较少出现呼吸性碱中毒，因此动脉血气 pH 通常是偏酸的。

临床病例 4

代谢性碱中毒可致 $[HCO_3^-]$ 升高，代偿应使 pCO_2 相应升高。呼吸性碱中毒可降低 pCO_2，其代偿

表 12.2　代谢性酸中毒合并呼吸性酸中毒（临床病例 1）

检测指标	正常值	高 AG 代谢性酸中毒伴适当代偿	混合高 AG 代谢性酸中毒和呼吸性酸中毒	
			混合高 AG 代谢性酸中毒伴轻度呼吸性酸中毒	混合高 AG 代谢性酸中毒合并严重呼吸性酸中毒
Na^+	140	140	140	140
K^+	4.0	5.0	5.0	5.0
Cl^-	105	105	105	105
HCO_3	25	15	15	15
AG	10	20	20	20
PCO_2	40	30	40	50
pH	7.42	7.32	7.20	7.10

表 12.3　代谢性碱中毒合并慢性呼吸性酸中毒（临床病例 2）

检测指标	正常值	慢性呼吸性酸中毒伴适当的代偿	代谢性碱中毒伴适当代偿	混合慢性呼吸性酸中毒合并代谢性碱中毒
Na^+	140	140	140	140
K^+	4.0	5.0	3.4	3.5
Cl^-	105	98	98	90
HCO_3^-	25	32	31	37
AG	10	10	12	13
PCO_2	40	60	43	60
pH	7.42	7.35	7.47	7.41

表 12.4　代谢性酸中毒合并呼吸性碱中毒（临床病例 3）

检测指标	正常值	高 AG 代谢性酸中毒伴适当的代偿	代谢性酸中毒合并呼吸性碱中毒	
			轻度呼吸性碱中毒	严重呼吸性碱中毒
Na^+	140	140	140	140
K^+	4.0	5.0	5.0	5.0
Cl^-	105	105	105	105
HCO_3^-	25	15	15	15
AG	10	20	20	20
PCO_2	40	30	25	20
pH	7.42	7.32	7.4	7.5

AG，阴离子间隙；PCO_2，动脉二氧化碳分压

可降低 [HCO₃⁻]。因此，在单纯碱中毒中，代偿的方向都是相同的。如果 [HCO₃⁻] 升高而 pCO₂ 降低，则同时存在代谢性碱中毒和呼吸性碱中毒（表 12.5）。这种混合型酸碱平衡紊乱通常见于严重肝病患者。在这类患者中，由于膈上抬、动静脉分流和激素分泌紊乱导致高通气，慢性呼吸性碱中毒十分常见。而由于频繁的恶心呕吐及经鼻胃管的使用，常常导致慢性代谢性碱中毒。呼吸性碱中毒和代谢性碱中毒的同时存在可能导致严重的碱血症。

临床病例 5

高 AG 型代谢性酸中毒合并代谢性碱中毒可见于以下情况：

1. 高 AG 代谢性酸中毒可能发生于此前存在代谢性碱中毒的患者中。在这种情况下，[HCO₃⁻] 从一个异常的高水平下降，而 AG 水平升高。
2. 代谢性碱中毒可发生于高 AG 代谢性酸中毒的患者中。代谢性碱中毒使得 [HCO₃⁻] 升高，同时 AG 保持较高水平。
3. 高 AG 代谢性酸中毒和代谢性碱中毒同时发生。

在上述几种情况之下，升高的 AG 仍是代谢性酸中毒的标志。然而，AG 升高的幅度高于 [HCO₃⁻] 自基线降低的幅度，即 Δ[AG]/Δ[HCO₃⁻] 比值将超过 1（Δ[AG]>Δ[HCO₃⁻]）。

糖尿病酮症酸中毒患者存在高 AG 代谢性酸中毒。如果同时伴有恶心呕吐，酸性胃液的丢失会导致同时发生的或随后出现的代谢性碱中毒。尽管最终的动脉 pH 通常是酸性的，如果碱中毒程度比酸中毒更严重，pH 也可能正常或碱性。无论 pH 和 [HCO₃⁻] 如何变化，高 AG 仍是代谢性酸中毒的主要诊断线索。类似的情况可见于合并恶心呕吐的尿毒症患者。

然而，当患者出现高氯型（正常 AG）代谢酸中毒合并代谢性碱中毒，由于 AG 正常，很难识别这种混合型酸碱平衡紊乱（表 12.6）。当怀疑出现该型混合酸碱平衡紊乱时，诊断需要基于临床病史和体格检查（参见下一部分）。

表 12.5　代谢性碱中毒合并呼吸性碱中毒（临床病例 4）

检测指标	正常值	单纯型碱中毒		代谢性碱中毒合并慢性呼吸性碱中毒	
		代谢性碱中毒伴适当代偿	慢性呼吸性碱中毒伴适当代偿	轻度代谢性碱中毒	严重的代谢性碱中毒
Na⁺	140	140	140	140	140
K⁺	4.0	3.2	3.4	3.1	2.9
Cl⁻	105	96	108	103	96
HCO₃⁻	25	32	19	23*	29
AG	10	12	12	14	15
PCO₂	40	44	30	30	30
pH	7.42	7.48	7.42	7.51	7.61

AG，阴离子间隙；PCO₂，动脉二氧化碳分压

* 请注意在慢性呼吸性碱中毒中，缺乏代谢性代偿（血清 [HCO₃⁻] 未下降）与同时存在代谢性酸中毒相符合。这种情况还可见于单纯型急性呼吸性碱中毒

表 12.6　代谢性酸中毒合并代谢性碱中毒（临床病例 5）

检测指标	正常值	高 AG 代谢性酸中毒伴适当代偿	正常 AG 代谢性酸中毒伴适当代偿	代谢性酸中毒合并代谢性碱中毒	
				高 AG 代谢性酸中毒合并代谢性碱中毒	正常 AG 代谢性酸中毒合并代谢性碱中毒
Na⁺	140	140	140	140	140
K⁺	4.0	5.0	3.8	4.0	4.0
Cl⁻	105	105	115	95	105
HCO₃⁻	25	15	15	25	25
AG	10	20	10	20	10
PCO₂	40	30	30	40	40
pH	7.42	7.32	7.32	7.42	7.42

AG，阴离子间隙；PCO₂，动脉二氧化碳分压

其他混合型酸碱平衡紊乱

高氯性代谢性酸中毒合并代谢性碱中毒通常较难以诊断。在这类患者中，AG 升高不突出，无法提示代谢性酸中毒的存在。高氯性酸中毒中，[HCO₃⁻] 降低，[Cl⁻] 升高，而代谢性碱中毒升高 [HCO₃⁻]，降低 [Cl⁻]。如果这两种平衡紊乱的程度差不多，最终的 [HCO₃⁻] 和 [Cl⁻] 可在正常范围内，AG 不高。诊断这种混合型酸碱平衡紊乱需要基于病史、临床表现和体格检查。例如，一个患有胃肠炎，有水样泻和呕吐病史的患者可能出现这种混合型酸碱平衡紊乱，尽管他的 pH、pCO₂、[HCO₃⁻]、AG、和 [Cl⁻] 都是正常的。这类患者可能存在明显的低钾血症。如果呕吐缓解但腹泻持续，则可能呈现高氯性代谢性酸中毒的特点。

其他类型的混合酸碱平衡紊乱包括不同代谢性酸中毒的组合，或较少见于不同的代谢性碱中毒的组合。例如，酮症酸中毒合并乳酸酸中毒的例子并不少见，与之类似的还有腹泻或肾小管酸中毒导致的高氯性酸中毒，可以和乳酸酸中毒或尿毒症酸中毒同时存在。部分患者出现恶心呕吐时倾向于自己用小苏打治疗，呕吐可生成 HCO₃⁻，而小苏打是外源性碳酸氢钠的来源之一。

混合型呼吸性酸碱平衡紊乱也有可能发生，通常基于病史和临床表现即可诊断，不需要依赖特定的实验室检查结果。慢性阻塞性肺病的患者近期因痰栓或肺炎导致肺功能减退时，可出现慢性呼吸性酸中毒和叠加的急性呼吸性酸中毒。通气过度的孕妇服用过量的镇静药物，导致呼吸抑制的时候会出现慢性呼吸性碱中毒和叠加的急性呼吸性酸中毒。

三联酸碱平衡紊乱

一个相当常见，且容易诊断的三联酸碱平衡紊乱情况是高 AG 代谢性酸中毒、代谢性碱中毒合并呼吸性酸中毒或碱中毒。同时存在的代谢性酸中毒和碱中毒的效应相互抵消，导致 [HCO₃⁻] 可降低、升高或保持正常。不论 [HCO₃⁻] 水平如何，ΔAG 超过 Δ[HCO₃⁻]，是诊断代谢性酸中毒合并碱中毒的线索。两种紊乱相互影响下的最终 [HCO₃⁻] 决定了呼吸代偿的程度和 pCO₂。如果 pCO₂ 低于预期值，则存在第三种酸碱平衡紊乱，即呼吸性碱中毒；如果 pCO₂ 高于预期值，则第三种酸碱平衡紊乱是呼吸性酸中毒。

表 12.7 展示了一个临床案例。病例 1 是一名呕吐的患者，出现了代谢性碱中毒。[HCO₃⁻] 升高至 38 mEq/L，pCO₂ 升高至 46 mmHg，AG 轻度升高。病例 2 阐释了高 AG 代谢性酸中毒，如乳酸酸中毒的预期检验结果。[HCO₃⁻] 下降了 13 mEq/L，而 AG 升高与之相应。当病例 1 出现了严重的细胞外液容积减少时，乳酸酸中毒很可能随之发生（病例 3）。同样，如病例中 HCO₃⁻ 从 38 mEq/L 降低到 25 mEq/L（ΔHCO₃⁻=13 mEq/L），AG 升高了 Δ=23 mEq/L。病例 3 展示了上述变化的评估情况，尽管 AG 升高到 23 mEq/L，但 [HCO₃⁻] 是正常的。HCO₃⁻ 正常和 AG 升高间的矛盾是诊断这类混合型酸碱平衡紊乱的主要线索。正常的 HCO₃⁻ 是严重程度相同的代谢性酸中毒和代谢性碱中毒的结果，应对应正常的 pCO₂。最后的纵列（病例 4）展示了 pCO₂ 过低，提示第三种平衡紊乱即呼吸性碱中毒的存在。如果 pCO₂ 超过 50 mmHg，则三联酸碱平衡紊乱分别是呼吸性酸中毒、代谢性碱中毒和代谢性酸中毒。

表 12.7　代谢性酸中毒、代谢性碱中毒、呼吸性碱中毒：三联酸碱平衡紊乱

检测指标	正常值	病例 1：代谢性碱中毒伴适当代偿	病例 2：高 AG 代谢性酸中毒伴适当代偿	病例 3：代谢性酸中毒合并代谢性碱中毒	病例 4：代谢酸中毒合并代谢性碱中毒和呼吸性碱中毒
Na⁺	140	140	140	140	140
K⁺	4.0	3.4	4.5	4.5	4.5
Cl⁻	105	89	105	92	92
HCO₃⁻	25	38	12	25	25
AG	10	13	23	23	23
PCO₂	40	46	26	40	30
pH	7.42	7.54	7.29	7.42	7.54

AG，阴离子间隙；PCO₂，动脉二氧化碳分压

图 12.5 和图 12.6 分别归纳了酸血症和碱血症的诊断流程。

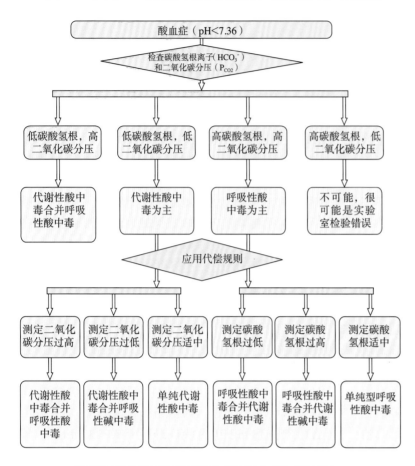

图 12.5 酸血症的诊断流程图

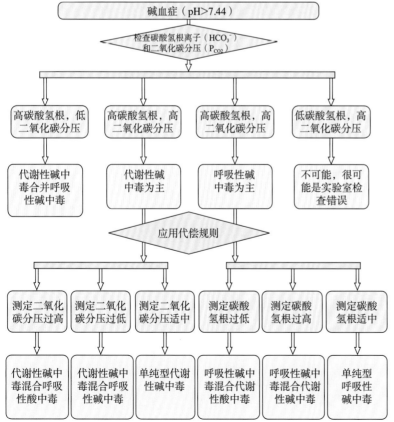

图 12.6 碱血症的诊断流程图

参考文献

Adrogué HJ, Gennari FJ, Galla JH, et al: Assessing acid-base disorders, Kidney Int 76:1239-1247, 2009.

Emmett M, Narins R: Clinical use of the AG, Medicine 56:38-54, 1977.

Emmett M, Seldin DW: Evaluation of acid-base disorders from plasma composition. In Seldin DW, Giebisch G, editors: The regulation of acid- base balance, New York, 1989, Raven Press, pp 213-263.

Gabow PA, Kaehny WD, Fennessey PV, et al: Diagnostic importance of an increased serum anion gap, N Engl J Med 303:854-858, 1980.

Madias NE: Renal acidification responses to respiratory acid-base disor- ders, J Nephrol 23(Suppl 16):S85-S91, 2010.

Madias NE, Adrogué HJ: Respiratory alkalosis and acidosis. In Seldin DW, Giebisch G, editors: The kidney: physiology and pathophysiology, ed 3, Philadelphia, 2000, Lippincott/Williams & Wilkins, pp 2131-2166.

Narins RG, Emmett M: Simple and mixed acid-base disorders: a practi- cal approach, Medicine 59:161-187, 1980.

Palmer BF, Alpern RJ: Metabolic alkalosis, J Am Soc Nephrol 8:1462-1469, 1997.

Rastegar A: Use of the Delta AG/DeltaHCO3 ratio in the diagnosis of mixed acid-base disorders, J Am Soc Nephrol 18:2429-2431, 2007.

13 代谢性酸中毒

Harold M. Szerlip 著

谢怀娅 乐 偲 李 航 译校

代谢性酸中毒描述了不挥发酸在体内积聚的过程。在临床实践中，代谢性酸中毒的原因为氢离子（H^+）增加，或者碱丢失。这一过程的结果是主要的细胞外缓冲物质，即碳酸氢盐减少，如果未能完全中和，会出现细胞外 pH 下降。不过，取决于可能同时存在的其他酸碱平衡紊乱的种类及程度，细胞外 pH 可能降低、正常、甚至升高。正常的血 pH 为 7.36 ~ 7.44，对应的 H^+ 浓度为 44 ~ 36 nmol/L。

由于机体严格抵御 pH 的变化，故 pH 下降可致敏外周感受器，促进每分钟通气量增加。这种代偿性的呼吸性碱中毒可帮助抵消部分酸中毒，否则 pH 会显著下降。因为通气量增加是酸血症激发的一种补偿机制，因此通气量增加不可能使 pH 恢复至正常值。对于任意程度的代谢性酸中毒，二氧化碳分压（PCO_2）的预计值可通过 Winter 公式估算：

$$P_{CO_2} = (1.5 \times [HCO_3^-]) + 8 \pm 2$$

酸 – 碱平衡概述

为维持细胞外 pH 处于正常范围，机体每日产生的所有酸都必须被排出体外（图 13.1）。绝大多数酸性物质的产生来源于饮食中碳氢化合物和脂肪的代谢。代谢底物完全氧化产生二氧化碳（CO_2）和水。每日产生的 15 000 mmol CO_2 可有效地经肺呼出，因此被认为是可挥发酸。只要通气功能保持正常，可挥发酸并不引起酸 - 碱平衡改变。不可挥发酸又称固定酸，主要来自于含硫及含磷的氨基酸代谢。此外，脂肪和碳氢化合物不完全氧化也产生少量乳酸和其他有机阴离子，这些不完全代谢产物经尿液排出，意味着碱丢失。典型的含肉类饮食将导致每日产生 1 mmol/ kg 体重的 H^+。经粪便可排泄少量碱，这也参与构成了每日总酸的生成。

肾脏不仅负责排出每日产生的固定酸，也负责重吸收滤过的碳酸氢根（HCO_3^-）。HCO_3^- 重吸收的部

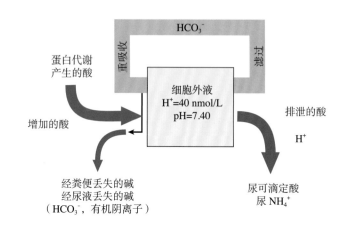

图 13.1 维持酸 - 碱平衡需要通过排泄以平衡体内增加的酸。固定生成的不可挥发酸主要来源于蛋白质代谢。少量碱也从粪便和尿液中丢失。酸的排泄是通过肾脏泌 H^+，所分泌的 H^+ 通过可滴定酸和铵根（NH_4^+）缓冲。正常情况下，经肾脏滤过和重吸收 HCO_3^- 是一个中性过程。ECF，细胞外液

位主要位于近端小管，通过钠 - 氢离子（Na^+- H^+）交换蛋白。位于远端小管活跃的转运蛋白逆浓度梯度分泌 H^+。尽管尿 pH 可低至 4.5，如果尿中没有缓冲物质，所排泄的酸仍然极其有限。例如，若尿中没有缓冲物质，而尿 pH 达到最小值 4.5，则需要每日尿量达 5000 L 以排泄 100 mmol H^+。幸运的是，H^+ 的中和物质，包括尿磷酸盐和尿肌酐，协助缓冲 H^+，允许肾脏以可滴定酸（TA）形式排泄 40% ~ 50% 的每日固定酸负荷量。所谓 TA，是指这些酸可以定量测定，通过滴定使尿 pH 回升至与血浆 pH 一致，即 7.4。除 TA 外，肾脏还通过产氨作用排泄酸。氨（NH_3）的生成位于近端小管，谷氨酰胺经脱酰胺生成谷氨酸，谷氨酸进一步脱酰胺生成 NH_3 和 α- 酮戊二酸。酸中毒和低钾血症时，负责催化这些反应的酶水平上调，促进胺产生。反之，高钾血症抑制产氨作用。NH_3 在肾间质逐渐累积，在集合管全程被动弥散进入管腔，并在集合管腔内被 H^+ 捕获。

酸生成增加时，正常肾脏首先通过增加 NH_3 生成促进酸排泄。肾脏的酸排泄量直接随酸生成率变

化。肾脏净排酸（NAE）等于 TA 和铵根（NH_4^+）总和减去排出的 HCO_3^-

肾脏净排酸 =（$TA + NH_4^+$）$–HCO_3^-$

因此，代谢性酸中毒的病因可分为四大类：①固定酸产生过多；②肾外碱丢失增加；③肾脏分泌 H^+ 能力下降；④肾脏无法重吸收滤过的 HCO_3^-（图13.2）。

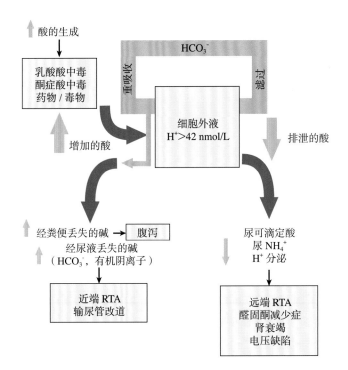

图 13.2 代谢性酸中毒可来源于酸生成增加，经类便或尿液丢失的碱增加、或者远端小管泌 H^+ 下降。图中展示了这些过程的病因。ECF，细胞外液；RTA，肾小管酸中毒

评估尿液酸化功能

代谢性酸中毒的原因通常可以通过临床过程推测而知。然而，由于肾脏既负责重吸收滤过的 HCO_3^-，又负责排泄每日产生的固定酸，因此，为评估代谢性酸中毒，分析肾脏是否能适当地重吸收 HCO_3^-、逆浓度梯度分泌 H^+，以及排泄 NH_4^+ 是十分重要的（框13.1）。最简单的检验是测定尿 pH。尽管尿 pH 可通过试纸测定，但这种方式缺乏准确性，不可用于临床决策。理想情况下，应该用油封闭尿液表面，并采用 pH 电极测定。在酸负荷的情况下，尿 pH 可低于 5.5。高于 5.5 的尿 pH 通常反映了远端分泌 H^+ 功能受损。

给予患者袢利尿药呋塞米后测定尿 pH 可提高检测敏感度，这是由于呋塞米为远端小管提供了可重吸收的钠离子（Na^+）。Na^+ 的重吸收在管腔内创造了负性势能环境，可促进 H^+ 分泌。不过，如果泌尿系感染了可分解尿素的微生物，尿 pH 也会升高，需注意鉴别。尿 pH 升高还可见于容量不足和低钾血症，如腹泻时。容量不足使得到达远端肾小管的 Na^+ 量减少，影响远端 H^+ 分泌；这种情况下要避免使用呋塞米。低钾血症则可通过促进产氨作用，提高尿 pH。

框 13.1　肾脏酸排泄的检验
尿 pH（通过呋塞米提高）
NH_4^+ 排泄
尿 NH_4^+
尿阴离子间隙
尿渗透压间隙
碳酸氢盐负荷的尿 P_{CO_2}
HCO_3^- 排泄分数

由于肾脏排泄的 NH_4^+ 为所排泄酸的主要部分，测定尿 NH_4^+ 浓度可提供重要信息。很多机制可导致尿 NH_4^+ 排泄减少，包括慢性肾脏病（CKD）时近端小管产氨作用原发性下降，或者远端小管 NH_3 捕获减少，后者可继发于 H^+ 分泌减少或 HCO_3^- 流量增加，HCO_3^- 首先会缓冲 H^+，从而阻碍 NH_4^+ 形成。虽然可直接测定 NH_4^+ 的临床实验室越来越多，而这也是诊断的金标准，但仍有很多实验室不进行此项分析。幸运的是，通过计算尿阴离子间隙（UAG）或尿渗透压间隙，很容易获得 NH_4^+ 排泄量的估算值。如果在正常情况下，阴离子可平衡 NH_4^+ 和氯离子（Cl^-）的电荷，则

$$UAG =（Na^+ + K^+）–Cl^-$$

应为负数，这是因为 Cl^- 超过了 Na^+ 和钾离子（K^+）的总和（图 13.3）。尽管酸负荷条件下测定 UAG 通常反映了 NH_4^+ 的排泄，但若存在 Cl^- 以外的阴离子（比如酮体或马尿酸盐），则这种测定方法不如通过尿渗透压间隙测定的 NH_4^+ 可靠。通过测定尿渗透压，尿渗透压间隙计算如下：

尿渗透压间隙 = 尿渗透压（U_{osm}）$–[2（Na^+ + K^+）+$ 尿素氮 /2.8+ 葡萄糖 /18]/2

尿渗透压间隙的主要组成为铵盐。因此，该间隙通常代表 NH_4^+ 浓度。超过 100 mmol/L 的渗透压间隙

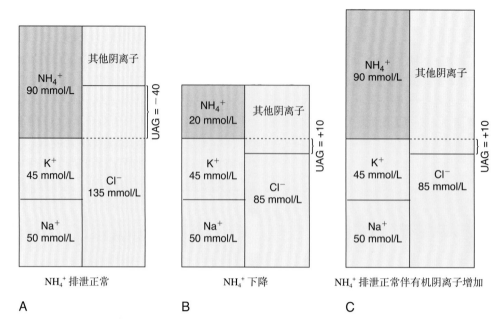

图 13.3 存在酸血症时，肾脏增加 NH_4^+ 分泌。尿阴离子间隙（UAG）是一种间接估算尿 NH_4^+ 的方法。A，NH_4^+ 排泄正常。如果伴随阴离子是 Cl^-，则 UAG（$Na^+ + K^+ - Cl^-$）将为负值，反映尿中存在大量 NH_4^+。B，NH_4^+ 排泄下降。NH_4^+ 排泄正常见于产氨作用减少、H^+ 分泌受损、或 HCO_3^- 被送达远端小管。在这些病例中，UAG 将反常地为阳性。C，NH_4^+ 排泄正常伴有机阴离子增加。如果排泄除 Cl^- 外的有机阴离子（如酮体、马尿酸），则尽管 NH_4^+ 排泄增加，UAG 仍为阳性，因为这些阴离子并不用于计算此间隙

标志着 NH_4^+ 排泄正常。

评估远端泌氢能力的另一个检测是在碳酸氢盐负荷的情况下测定尿 PCO_2。碳酸氢钠负荷使得 HCO_3^- 出现在远端小管液中；远端小管泌 H^+ 能力正常时，尿 PCO_2 相应升高。当存在远端小管泌 H^+ 障碍时，尿 PCO_2 不升高。为准确测定尿 PCO_2 需要用油封尿液，以避免 CO_2 在空气中丢失。

酸中毒的并发症

虽然普遍认为细胞外 pH 下降对很多生理参数有不利影响，应当被积极治疗，但这一观点也不乏质疑。支持者认为酸中毒抑制心肌收缩，阻碍肾上腺素能受体活化，并抑制关键酶的活性。然而，由于难以区分酸中毒的影响和潜在疾病的影响，无对照的临床试验结果不易解释，而多数研究酸中毒对细胞过程影响的对照试验都在独立细胞或器官中进行；因此酸血症对于机体整体生理的影响和是否适用于人类尚不明确。

pH 对于心脏功能的影响一直是讨论热点。多种因素决定心输出量，而正是这些单一因素的效果总和决定了酸血症对于心脏功能的净影响。心肌收缩强度及血管张力改变决定了心血管表现，而酸血症情况下任一因素的相对贡献有待阐明。由于酸血症对于收缩强度、血管张力和交感激活的影响不同，研究离体的心肌细胞或灌注心脏很难预测心输出量的变化。一个研究发现，在持续输注乳酸的过程中，心输出量增加；然而，这并未被其他研究证实。值得注意的是，即使在严重酸中毒时，经体表超声心动图评估的左心室的短轴缩短率仍表现正常，而在此 pH 下心输出量和血压下降原因不明。

酸 – 碱平衡紊乱的临床路径

酸 - 碱状态的完全评估需要常规行电解质、血清白蛋白测定和动脉血气分析（第 12 章）。传统上，代谢性酸中毒诊断需要进一步计算阴离子间隙（AG），以进一步将代谢性酸中毒分为 AG 升高型和 AG 正常型，或所谓的高氯性代谢性酸中毒（hyperchloremic metabolic acidosis，HCMA；图 13.4）。AG 定义为主要阳离子 Na^+ 与 Cl^- 及 HCO_3^- 之和的浓度差。

$$AG = [Na^+] - ([Cl^-] + [HCO_3^-])$$

由于 K^+ 浓度变化很小，其对 AG 的贡献可忽略

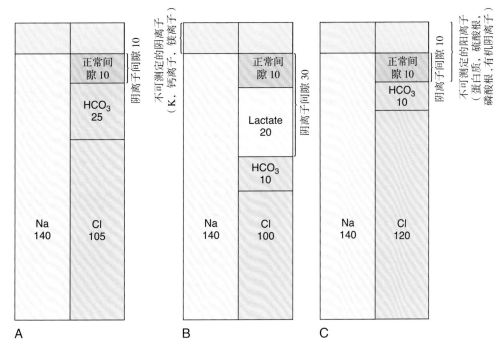

图 13.4　正常阴离子间隙（AG），AG 升高型酸中毒以及高氯性酸中毒。A，在正常病例中，AG 等于 [Na$^+$] – （[Cl$^-$] + [HCO$_3^-$]），也等于不可测定的阴离子减去不可测定的阳离子；B，在 AG 升高型酸中毒中，[HCO$_3^-$] 下降而有机阴离子上升（如乳酸），导致 AG 升高；C，在高氯性酸中毒中，[HCO$_3^-$] 下降而 [Cl$^-$] 升高，AG 不变

不计。因为电中性是必然存在的，故阴离子总量需要与阳离子总量相等。AG 的出现是由于不可测定的阴离子多于不可测定的阳离子，前者如硫酸盐、磷酸盐、有机阴离子以及弱酸性蛋白，尤其是白蛋白，后者如 K$^+$、钙离子以及镁离子。因此，在生化检验组套中，可检测的阳离子超过了阴离子，AG 由此产生。正常 AG 范围为 10 ± 2 mEq/L。即使 pH 正常甚或呈碱性，只要 AG 上升，就意味着酸的积蓄以及存在酸中毒。构成 AG 的阴离子通常不易识别。

需要注意，由于正常情况下 AG 主要由带负电荷的白蛋白产生，故低白蛋白血症时，AG 需要根据血清白蛋白水平校正。血清白蛋白每下降 1 g/dl，所计算的 AG 应增加 2.5 mEq/L。故修正的 AG（AG$_c$）为：

$$AG_c = AG + 2.5（4 – 血清白蛋白）$$

未经修正的 AG 值可能掩盖代谢性酸中毒的存在。尤其是对于重症患者，这些患者的血浆白蛋白水平普遍下降。

AG 升高型代谢性酸中毒

如前所述，AG 升高代表了不含氯的酸的蓄积。

为便于记忆，高 AG 型酸中毒的病因可根据首字母归纳为 GOLD MARK（图 13.5）。AG 升高型酸中毒可被归纳为四大类（框 13.2）：①乳酸酸中毒；②酮症酸中毒；③毒物 / 药物；④严重肾脏功能不全。除肾脏功能不全以外，所有其他原因的酸积蓄都是由于产生增加所致。这些酸经分解可产生被 HCO$_3^-$ 迅速缓冲的 H$^+$ 和相应的共轭碱，即不可测定阴离子。只要这些阴离子存在于体内未被排出，就会导致 AG 升高。

乳酸酸中毒

乳酸酸中毒是一种常见的 AG 升高型酸中毒，也是所有 AG 升高型酸中毒中最严重的一种。葡萄糖的

- 乙二醇
- 氧脯氨酸（焦谷氨酸 - 对乙酰氨基酚）
- 左旋乳酸
- 右旋乳酸

- 甲醇
- 阿司匹林
- 肾衰竭
- 酮症酸中毒

图 13.5　AG 升高型代谢性酸中毒的常见原因：GOLD MARK

框 13.2　AG 升高型代谢性酸中毒的病因

乳酸酸中毒
　A 型
　B 型
　右旋乳酸酸中毒
酮症酸中毒
　DKA
　AKA
　饥饿性酮症
毒物 / 药物
　甲醇
　乙二醇
　对乙酰氨基酚
　水杨酸盐
肾衰竭（严重 GFR 下降）

AKA，酒精性酮症酸中毒；DKA，糖尿病酮症酸中毒；GFR，肾小球滤过率

无氧代谢（糖酵解）发生在线粒体外的细胞质中，并生成中间产物丙酮酸。如果这是糖酵解过程的终点，将净生成 2 个 H^+，并将 1 个烟酰胺腺嘌呤二核苷酸（NAD）不完全代谢还原形成 NADH（还原型）。幸运的是，丙酮酸迅速进入以下代谢途径之一：①在无氧条件下，由于 NADH/NAD 比例较高，丙酮酸由乳酸脱氢酶迅速还原为乳酸，释放能量，消耗 1 个 H^+，并降低 NADH/NAD 比例以允许糖酵解继续进行；或者②在有氧条件下，丙酮酸弥散进入线粒体，经丙酮酸脱氢酶（PDH）复合体氧化，进入三羧酸循环，被完全氧化为 CO_2 和水。这两条代谢途径均不产生 H^+。在糖酵解过程中，葡萄糖代谢产生 2 分子乳酸、2 分子三磷酸腺苷（ATP）。正是 ATP 的水解（$ATP=ADP+H^++Pi$）释放了 H^+。故而酸中毒的出现并不是由于乳酸生成，而是由于在缺氧条件下，ATP 分解多于 ATP 生成。因此，乳酸的蓄积是 ATP 在缺氧状态下消耗的一个替代标志。

尽管乳酸的日平均生成量约 1300 mmol，但由于乳酸可重新氧化生成丙酮酸，或者进入三羧酸循环，或者被肝及肾利用进入糖异生的 Cori 循环，故血清乳酸正常水平低于 1 mmol/L。由此可见，乳酸浓度上升来源于氧化磷酸化减少、糖酵解增加，或糖异生减少。住院患者乳酸水平升至 2 ~ 3 mmol/L 很常见，其中一部分患者可能发展成明显的酸中毒，而另一些则止步于此。乳酸酸中毒定义为乳酸水平超过 5 mmol/L。

动脉 pH、计算所得 AG 以及血清乳酸水平之间并无很好的相关性，即使血清乳酸水平高于 5 mmol/L。

在乳酸水平为 5 ~ 9.9 mmol/L 的患者中，约 25% pH 高于 7.35，半数 AG 低于 12。

传统上乳酸酸中毒被分为 A、B 两型（框 13.3）。A 型，或缺氧性乳酸酸中毒，是由于氧供无法满足需求所致。B 型乳酸酸中毒，氧供正常但氧化磷酸化受损，常见于先天性代谢异常或服用药物或毒物。日益明确的一点是，乳酸酸中毒的病因常为同时存在的缺

框 13.3　乳酸酸中毒的类型和病因

A 型
癫痫大发作
过度运动
休克
心脏停搏
低心输出量
严重贫血
严重低氧血症
一氧化碳中毒

B 型
败血症
硫胺素缺乏
未控制的糖尿病
恶性肿瘤
低血糖症
药物 / 毒素
　乙醇
　二甲双胍
　反转录酶抑制药（如齐多夫定）
　水杨酸盐
　利奈唑胺
　异丙酚
　烟酸
　异烟肼
　硝普钠
　氰化物
　儿茶酚胺
　可卡因
　对乙酰氨基酚
　链脲霉素
　山梨醇 / 果糖
嗜铬细胞瘤
疟疾
先天性代谢异常

其他
肝衰竭
呼吸或代谢性碱中毒
丙二醇
右旋乳酸酸中毒

氧和非缺氧因素，并且在很多情况下，二者难以区分。例如，存在先天性不完全线粒体代谢缺陷，或年龄相关的细胞色素Ⅳ复合体活性下降的患者，相较于正常个体，更容易在较轻的缺氧程度下出现乳酸酸中毒。即使对于休克这种显然的组织缺氧状态，门脉血流及肝乳酸清除下降也在酸中毒中有所参与。与之相似，对于败血症患者，组织灌注和利用氧的能力均降低。因此，这种仅基于病因分为 A 型和 B 型的方法，很大程度上受到历史和观念的影响。

乳酸酸中毒是不良预后的指征。有研究表明，当乳酸水平超过 4 mmol/L，存活的概率骤降。然而，尚不清楚血乳酸水平是否是死亡的独立危险因素，或者仅代表了疾病的严重程度。机体在重建组织灌注后代谢乳酸的能力对预后同样重要。复苏 18 h 内，能清除体内乳酸一半的患者存活概率明显较高。无法代谢乳酸很可能是器官功能不全的标志。

A 型乳酸酸中毒

乳酸酸中毒常见于氧供不足的情况，如低心输出量、低血压、严重贫血，以及一氧化碳中毒。与低氧状态相比，低灌注状态更易导致乳酸蓄积。在低氧状态，心输出量增加、红细胞生成增加以及血红蛋白对氧气亲和力降低等代偿机制，常能维持组织氧供。在 A 型乳酸酸中毒中，线粒体氧供不足，无法进入三羧酸循环的丙酮酸被还原为乳酸。

B 型乳酸酸中毒
败血症

虽然败血症常伴随低灌注，从而通常导致出现 A 型乳酸酸中毒，但在败血症中，也可能出现 B 型乳酸酸中毒，即使氧供和组织灌注正常。实际上，在适当的临床情况下，乳酸水平超过 4 mmol/L 是严重败血症的独立标志物，与低血压无关，称为代偿性休克。据推测，在败血症中，既存在过量丙酮酸生成，又存在 PDH 活性抑制（氧化磷酸化的限速步骤）。由于 NADH/NAD 比例增加，丙酮酸迅速被还原为乳酸。二氯乙酸是 PDH 复合体的激活物，可显著降低乳酸水平。在出现乳酸酸中毒的败血症患者体内，二氯乙酸提示组织氧供足以支持氧化磷酸化，因此组织氧供不是限制因素。

药物

很多药物和毒物可能导致乳酸酸中毒。双胍衍生物苯乙双胍和二甲双胍可导致乳酸酸中毒。值得注意的是，由于苯乙双胍使用后乳酸酸中毒发生频率高，该药在 1976 年从美国市场退出。两种药物均与线粒体呼吸链的复合体 1 结合并抑制其活性。二甲双胍是一种较新的双胍类药物，其乳酸酸中毒发生率显著降低，这可能是因为该药脂溶性较低，因此限制了药物跨过线粒体膜与线粒体复合体结合的能力。在几乎所有上报的与二甲双胍相关的乳酸酸中毒的病例中，患者都存在基础疾病 CKD。研究指出，目前糖尿病患者乳酸酸中毒的发生率并不高于引入二甲双胍前的发生率，因此，二甲双胍的乳酸酸中毒联系更多的是一种"连坐"。这种致病作用来源于在离体线粒体中观察到二甲双胍可以抑制呼吸链，而当药物按照推荐处方使用时，乳酸酸中毒的发生率趋近为零。

在因感染人类免疫缺陷病毒而服用核苷类反转录酶抑制药的患者中，乳酸酸中毒越来越多。这些药物包括司他夫定、齐多夫定、去羟肌苷、阿巴卡韦和拉米夫定，在出现严重乳酸酸中毒的同时，多伴有肝脂肪变性。核苷类似物抑制线粒体 DNA 聚合酶 γ，这导致线粒体中毒，氧化磷酸化下降，造成肝脂肪累积，及丙酮酸氧化减少。注意，服用这些药物的患者多出现无明显乳酸酸中毒的高乳酸血症。是什么原因将这种乳酸水平轻度升高状态转变为明显的乳酸酸中毒尚属未知。

水杨酸中毒常常导致乳酸酸中毒。这是由于水杨酸既可诱发呼吸性碱中毒刺激乳酸产生，还可以抑制线粒体氧化。摄入乙醇可导致乳酸水平轻度上升，这是肝将乳酸转化为葡萄糖的功能受损的后果。此外，乙醇代谢增加了 NADH/NAD 比例，促进丙酮酸转化为乳酸。酗酒者常伴有硫胺素缺乏，可能加重酸中毒。利奈唑胺是一种噁唑烷酮类抗生素，被批准用于治疗耐甲氧西林和万古霉素的革兰氏阳性球菌感染，有报道称其与乳酸酸中毒相关。可能的机制是线粒体毒性。

维生素缺乏

硫胺素是 PDH 的辅因子，其缺乏可导致乳酸酸中毒。如果没有在营养液中补充这种维生素，硫胺素缺乏可见于全肠外营养的患者。在全国肠外维生素制剂短缺的时期，报道了大量由于硫胺素补充不足导致乳酸酸中毒的病例。

系统性疾病

糖尿病常与乳酸酸中毒相关。糖尿病患者在基础状态即存在轻度乳酸水平升高，这被认为是继发于 PDH 活性降低，从而使肝和肌肉氧化游离脂肪酸所致。在糖尿病酮症酸中毒（DKA）时乳酸水平进一步升高，可能继发于肝清除下降。乳酸蓄积导致酮症酸中毒中 AG 上升。

恶性肿瘤

乳酸酸中毒可见于急性快速进展的血液系统肿瘤，如白血病或淋巴瘤。乳酸水平通常与疾病活动度平行。急性白血病常出现血液黏滞度以及微血管聚集物增加，导致局部低灌注。过度生成的乳酸也来源于较高的瘤负荷和快速的细胞分解。

代糖

使用静脉山梨醇或果糖作为前列腺手术或根管填充的冲洗剂，可导致乳酸酸中毒。这些糖类代谢消耗 ATP、抑制糖异生，并促进糖酵解，导致过多的乳糖蓄积。

丙二醇

丙二醇是多种药物的常用载体，包括外用的磺胺嘧啶银，以及硝酸甘油、地西泮、劳拉西泮、苯妥英、依托咪酯和复方新诺明等药物的静脉制剂。尽管丙二醇通常相对安全，但仍有致乳酸酸中毒的病例报道。40%～50% 摄入的丙二醇被乙醇脱氢酶氧化生成乳酸。中毒患者多出现不可解释的 AG 升高型酸中毒以及血渗透压上升。考虑到频繁使用这些溶解于丙二醇的药物的患者可能存在其他导致酸中毒的原因，因此意识到这种医源性的乳酸酸中毒很重要。随药物停用，乳酸酸中毒迅速缓解。

右旋乳酸酸中毒

这是一种不常见的 AG 升高型酸中毒，原因是乳酸的右旋异构体累积。与动物体内糖酵解产生的乳酸左旋异构体不同，结肠细菌产生左旋和右旋异构体。右旋乳酸过度生成见于短肠综合征，诱因常为高碳水化合物摄入。缩短的肠道导致运送至结肠的碳水化合物增加，以及细菌过度生长，共同导致了右旋乳酸过度生成。哺乳动物对右旋乳酸的清除效率远低于对左旋乳酸的清除效率，在肠道中生成的右旋乳酸升高并在血液中蓄积。由于常规乳酸检测方法仅测定左旋乳酸，而无法测定右旋乳酸，诊断需要依赖于高度可疑的临床表现。患者的典型表现为精神状态变化、共济

失调和眼球震颤。治疗包括禁食、静脉营养，以及通过口服抗生素重建肠道正常菌群。在严重病例中，血液透析可降低右旋乳酸浓度。

乳酸酸中毒的治疗

乳酸酸中毒的治疗矛盾重重。要首要环节是纠正基础疾病。在败血症中，通过机械通气重建氧供以及通过血管活性药或强心药物恢复灌注至关重要，尽管这些干预并不总是能改善乳酸酸中毒。在部分药源性乳酸酸中毒患者中，停药也许就可以解决问题。有病例报道在获得性免疫缺陷症患者中，使用核黄素或左旋肉碱成功治疗了与核苷类似物抗病毒药相关的乳酸酸中毒。

不过，上述措施常常失败，则临床医生面临是否给予碳酸氢盐以提高血 pH。这一治疗措施存在很多潜在的问题。第一，如前所述，酸中毒的危害程度尚不明确，因此并不清楚纠正 pH 是否有益。此外，升高的 pH 可能进一步促进乳酸产生。碳酸氢盐通常以高张溶液的形式输注，可能导致高渗透压及细胞脱水。更重要的后果或许是输入 HCO_3^- 可能导致细胞内 pH 下降，而细胞外 pH 升高。HCO_3^- 与 H^+ 结合形成碳酸，进而分解为 CO_2 和水。因此，随着酸被 HCO_3^- 中和，PCO_2 增加，CO_2 迅速弥散进入细胞导致细胞内酸化，而 HCO_3^- 滞留于细胞外。所以，如果仅仅为纠正酸血症，推荐使用碳酸氢盐的理由是不充分的。然而，如果血 pH 低于 7.1，尽管缺乏支持数据，多数临床医生仍选择碳酸氢盐治疗，因为血清 HCO_3^- 进一步轻微下降会严重影响血 pH。

从这一角度，其他缓冲物质的耐受度可能会更好，因为它们缓冲 H^+ 而不增加 CO_2。三羟甲基氨基甲烷（THAM）是这类缓冲物质中的一种。THAM 是一种天然生物氨基酸，可同时缓冲 CO_2 以及 H^+。它不会导致 CO_2 生成，因此在封闭体系工作良好。该分子质子化后由肾脏排泄，故在肾衰竭患者中需谨慎使用。潜在的副作用包括高钾血症、低血糖、通气抑制，以及新生儿肝坏死。尽管已使用多年，没有研究证实使用 THAM 可改善结局。溶液浓度为 0.3 mol/L 时，药物的紧急剂量毫升数可用下列公式计算：剂量（ml）= 净体重（kg）× 与正常相比下降的 HCO_3^-（mmol/L）。该剂量的前 25%～50% 在 5 min 内输注完成，余下的药物输注时间为 1 h。此外，该药物也可以连续数日静脉输液，用量不超过 3.5 L/d。

二氯乙酸也被用于治疗乳酸酸中毒。这种药物促

进 PDH 活性，增加丙酮酸氧化速度，从而降低乳酸水平。一项大型多中心人体试验显示，使用二氯乙酸可以减少血清乳酸，提高 pH，提高高乳酸血症的缓解率。尽管存在这些积极变化，但血流动力学参数或死亡率并未发现改善。

多种形式的肾脏替代治疗被用于乳酸酸中毒。标准的碳酸氢盐血液透析主要通过透析液中碳酸氢盐弥散进入血液从而治疗酸中毒，因此尽管这种方式具有很多优势，但实际上是碳酸氢盐另一种使用形式。不同于静脉应用碳酸氢盐，血液透析无须考虑高渗及容量过负荷。此外，血液透析除提高 HCO_3^- 外，还可清除乳酸。乳酸清除并不提高血 pH，有证据表明乳酸分子本身有害。遗憾的是，暂缺乏随机、前瞻性试验证明透析对乳酸酸中毒有益，因此在没有合并其他透析指征时，并不常规推荐采用血液透析治疗乳酸酸中毒。

一些研究表明，使用乳酸或碳酸氢盐置换液的高容量血液滤过可迅速纠正代谢性酸中毒。不过这些研究规模较小，且酸中毒的程度和类型特征不明。而且，由于通常同时采用了其他治疗措施，很难独立评价血滤治疗的疗效。尽管如此，血滤仍是一种可行的治疗选择。

腹膜透析也被用于治疗代谢性酸中毒。尽管有病例报道成功使用这种方法，但一项随机研究比较了采用乳酸缓冲体系的腹膜透析和持续血滤，结果显示与腹膜透析相比，血滤纠正酸中毒更快也更有效。新的碳酸氢盐缓冲的腹膜透析液是否更为有效仍有待评价。

酮症酸中毒

糖尿病酮症酸中毒

糖尿病酮症酸中毒（DKA）是另一种导致 AG 升高型酸中毒的常见原因。DKA 可以是糖尿病的首发表现，更多的 DKA 发生于确诊的糖尿病患者中，不是未依从胰岛素治疗方案，就是有其他诱因例如感染。患者普遍表现为多尿和多饮，但如果容量严重不足，尿量可能并不增多。经典的 DKA 多见于 1 型糖尿病，但也可见于 2 型糖尿病。DKA 的病因是胰岛素缺乏，同时升糖激素例如胰高血糖素、肾上腺素和皮质醇增加。这种激素环境导致细胞不能利用葡萄糖，而是利用脂肪酸作为燃料，结果是产生大量酮酸。DKA 的诊断需要 pH 低于 7.35，AG 升高，在至少 1 : 2 的稀释液中血清酮体阳性，以及血清 HCO_3^- 下降；然而，并非所有 DKA 患者都满足这些标准。

如果肾脏灌注及肾小球滤过率（GFR）良好，酮体（阴离子）可经肾脏迅速排出，由氯离子替代。伴随这些阴离子经尿丢失，AG 升高型酸中毒可转变为混合的 AG 升高型 / 高氯性酸中毒，或者甚至是单纯高氯性酸中毒。此外，在 DKA 病程中常见 NADH/NAD 比例升高，这导致酮体由乙酰乙酸转化为 β- 羟丁酸，而用于测定血和尿酮体的标准硝普盐检验无法测定 β- 羟丁酸。这种情况下，血酮体可能呈阴性或仅为微量阳性。最后，呕吐可能导致代谢性碱中毒，此时血 HCO_3^- 浓度回升至正常范围。在此类病例中，血 AG 几乎肯定会上升，而细致的临床医生不会忽略。

治疗

DKA 的治疗包括三个部分：液体复苏，使用胰岛素，纠正钾缺乏。DKA 患者常存在严重的低钠血症和脱水状态。只要存在血流动力学不稳定的表现，应首先纠正低血容量。患者应迅速接受 0.9% 的氯化钠溶液 1 ~ 2 L 直到血压稳定。此后，应使用低张溶液，即 0.45% 的氯化钠溶液纠正游离水缺乏，同时持续扩容。胰岛素的使用必须在液体复苏开始之后。如果未经液体复苏，胰岛素治疗会使细胞迅速摄取葡萄糖，导致细胞外渗透压降低，细胞外水向细胞内转移，这可能导致循环衰竭。常规胰岛素首剂剂量为静脉注射 0.1 U/kg，序贯为持续输注胰岛素 0.1 U/(kg·h)。如果血糖没有以 50 ~ 100 mg/(dl·h) 的速度下降，则胰岛素输注应当增加 50%。随着组织灌注改善，β- 羟丁酸被转化为乙酰乙酸，血酮体反常性上升，但之后会下降。血葡萄糖多在酮体消失前就趋于正常。当葡萄糖浓度低于 250 mg/dl，静脉输液可调整为 5% 右旋葡萄糖溶液，避免等待生酮作用停止的过程中出现低血糖。胰岛素输注应当一直持续至 AG 恢复正常，HCO_3^- 升至 14 mmol/L 以上，且患者可经口进食。尽管美国糖尿病协会推荐胰岛素输注直至 HCO_3^- 达到 18 mmol/L，但在生酮作用结束后，HCO_3^- 可能需要额外 24 h 再生，而这一过程不会由于应用胰岛素而加速。在静脉胰岛素停止前至少 1 h，应当注射皮下胰岛素避免酮症反跳。

多数 DKA 患者整体钾缺乏。然而，由于严重的胰岛素缺乏，细胞内储存的钾转运至血中，患者的血钾可能正常甚至升高。当胰岛素浓度恢复，细胞迅速摄取细胞外钾，继而出现严重的低钾血症。因此，只要血钾低于 4.5 mEq/L，推荐在静脉输液中补钾 10～20 mEq/L。当然，补钾过程中必须密切监测血钾水平。

尽管碳酸氢盐治疗被用于严重的 DKA，但其使用并没有文献支持。实际上，在血 pH 低于 7.0 的患者中注射碳酸氢盐没有显示出好处。在几乎所有病例中，合理处置即可使酸中毒迅速改善，而无须使用碳酸氢盐。因此，不常规推荐 DKA 患者使用碳酸氢钠。然而，密切监测患者的动脉血气和电解质是十分重要的。

酒精性酮症酸中毒

酒精性酮症酸中毒（AKA）多表现为 AG 升高型酸中毒和酮血症，但没有显著的高血糖。典型表现是患者曾大量饮酒，出现恶心和呕吐，并停止进食。临床表现通常出现在停止经口进食 24～48 h 后，也可伴有腹痛和呼吸困难的主诉。AKA 发生时乙醇水平较低，或者甚至检测不到。AKA 的激素状态类似于 DKA 的胰岛素缺乏和升糖激素上升状态；事实上，两种疾病中激素水平相似。在 AKA 中，尽管激素环境有利于血糖升高，正常血糖或低血糖很常见，这是由于 NAD 下降减少肝糖异生，以及饥饿消耗糖原储备。然而，AKA 患者偶可出现高血糖，在这些病例中，AKA 与 DKA 的鉴别诊断较为困难。AKA 几乎总是表现为 AG 升高，但酸血症不那么普遍。患者多并存由呕吐所致的代谢性碱中毒或由肝病所致的呼吸性碱中毒。因此，AKA 患者可能不表现为酸中毒，且极少出现单纯性代谢性酸中毒。由于 NADH/NAD 比例增加，主要酮酸形式是 β- 羟丁酸，因此血酮体可为阴性。这种 NADH/NAD 比例也有助于形成乳酸。最后，电解质紊乱，包括低钾血症、低磷血症和低镁血症也是常见表现。

治疗

AKA 的治疗以对症处理为主，包括扩容、补充葡萄糖（除外那些高血糖患者）和纠正电解质紊乱。由于呕吐及经口进食不佳，患者多存在容量不足。硫胺素补充必须在补充葡萄糖之前或同时进行，以避免诱发 Wernick 脑病。机体对葡萄糖输注的反应为胰岛素上升、升糖激素下降，在这一过程中酸中毒可缓解。临床医生必须对 AKA 保持高度警惕，因为经常规实验室检查反映的酸 - 碱平衡紊乱可能很轻微，患者常仅出现 AG 升高。慢性酗酒者多有低蛋白血症，可能进一步影响对 AG 的解读。任何患者存在恶心、呕吐，近期有酗酒史，应当首先按照 AKA 治疗，直

到该诊断被排除。

饥饿性酮症

在长期禁食过程中，胰岛素水平受到抑制，而胰高血糖素、肾上腺素、生长激素和皮质醇水平升高。这种激素环境导致脂肪分解增加，释放脂肪酸入血，促进肝生成酮体。在数周内，β- 羟丁酸和乙酰乙酸浓度升高，出现轻度的 AG 升高型代谢性酸中毒。

毒物和药物
乙二醇

多种毒素的摄入可导致严重的 AG 升高型代谢性酸中毒，故对于这类病例需要考虑到中毒的可能性。乙二醇是一种有甜味的液体，多用于防冻剂。摄入超过 100 ml 的乙二醇可能致命。乙二醇由乙醇脱氢酶代谢为羟基乙酸，随后代谢为草酸。该过程产生 NADH，促进乳酸生成。乙二醇多种酸性代谢产物的蓄积以及乳酸酸中毒可导致 AG 升高型酸中毒。由于乙二醇难以通过常规毒理分析检测，可能诊断困难。对于任何中毒患者，如果出现血乙醇水平降低，AG 显著增高的代谢性酸中毒而不伴酮血症，需要怀疑乙二醇中毒。血渗透压间隙有助于识别乙二醇。血渗透压间隙是计算所得血渗透压 [（[Na$^+$] × 2）+（葡萄糖 /18）+（BUN/2.8）] 和实验室检测所得实际血渗透压之间的差值。这一差值超过 10～15 mOsm/kg 则提示存在不可测量的、具有渗透活性的物质，在特定的临床情况下可能是毒物。然而，这种方法有其局限性。一些实验室使用蒸汽压力法而不是凝固点降低法测定血渗透压，而可挥发物质例如乙醇可能未被测定。具有渗透活性的乙醇可被代谢为多种酸性物质，导致渗透压间隙消失，因此，在摄入毒物早期，渗透压间隙升高，而无显著 AG 增加。随着乙醇代谢，渗透压间隙下降，而 AG 升高。尿液检查可能显示草酸钙结晶，是乙二醇中毒的特征性表现；然而，如果没有发现草酸钙结晶，也不能除外乙二醇摄入。草酸钙沉淀可能导致低钙血症。由于在防冻剂中常添加荧光素作为着色剂，摄入防冻剂的患者尿液可能在紫外线照射灯下显示荧光。

甲醇

甲醇是醇的一种，多见于溶剂或乙醇性饮料的掺杂物。摄入 30 ml 甲醇即可导致中毒，甲醇吸入中毒不乏报道。甲醇经乙醇脱氢酶代谢生成甲醛，随后代

谢为甲酸，导致 AG 升高型酸中毒。与摄入其他醇类物质相似，NAD 缺乏将促进乳酸生成。与乙醇或乙二醇相比，甲醇中毒较为少见。甲醇中毒最特征性的症状是视物模糊，2/3 的患者可出现胰腺炎。如前所述，摄入甲醇早期可出现渗透压间隙。通过特殊的毒理分析可诊断乙二醇和甲醇中毒，但不可在等待结果期间延误治疗。

乙二醇及甲醇中毒的治疗

乙二醇和甲醇中毒的治疗基于以下事实，即其代谢产物有害，以及两种物质的代谢都需乙醇脱氢酶；因此，抑制乙醇脱氢酶的活性可阻止代谢性酸中毒，并允许乙二醇经肾脏排泄或经透析清除。由于乙醇脱氢酶对乙醇的亲和性高于对乙二醇或者甲醇的亲和性，传统治疗方法使用乙醇作为竞争性抑制剂。治疗所需的乙醇溶液浓度为 10%，是将乙醇溶于 5% 的糖水溶液（D5W）制成的。初始负荷剂量为 0.8 ~ 1.0 g/kg 体重，序贯以 100 mg/(kg·h) 静脉输注，这一速度应足以维持血乙醇水平在 100 ~ 150 mg/dl。然而，在一些存在显著乙醇耐受的患者中，该速度需要倍增。甲吡唑（4- 甲基吡唑）是乙醇脱氢酶的竞争性抑制剂，已取代了乙醇的治疗地位。与乙醇相比，甲吡唑是更为有效的乙醇脱氢酶抑制剂，且不会导致中枢神经系统（CNS）抑制。初始负荷剂量为 15 mg/kg 体重，12 h 后序贯以每 12 h 给药 10 mg/kg，共 4 次，随后每 12 h 给药 15 mg/kg，共给药 4 次或更多。尽管由于甲吡唑的效能，透析的必要性已引起质疑，但直到更多研究可用之前，对所有怀疑摄入乙二醇或甲醇的患者，如出现终末器官损害（肾衰竭或视力损害），或者血 pH 低于 7.2，推荐进行透析。两种物质都可以通过血液透析迅速清除。血液透析也可以通过提供碳酸氢盐来源帮助改善酸中毒。当患者接受血液透析时，将乙醇输注速度翻倍或增加甲吡唑剂量是很重要的。对于任意一种毒物摄入，使用活性炭洗胃应当在摄入发生前 2 ~ 3 h 内进行。

水杨酸

摄入水杨酸是导致混合酸 - 碱紊乱的重要原因，引起呼吸性碱中毒和代谢性酸中毒并存。水杨酸是一种直接的呼吸兴奋药。代谢性酸中毒是由于乳酸和酮酸的蓄积，而水杨酸本身仅占极少量的酸负荷。水杨酸中毒通常出现的体征是呼吸急促。当血清水杨酸浓度达 20 ~ 45 mg/dl 甚至更高时，患者也主诉耳鸣。

其他 CNS 临床表现为易激惹、癫痫，甚至昏迷。此外还可能出现非心源性肺水肿，及上消化道出血。低血糖可见于儿童，但在成人少见。其他症状包括恶心、呕吐以及高热。

在水杨酸过量的情况下，血清浓度在摄入 4 ~ 6 h 后达峰。摄入毒物的严重程度可由 Done 列线图预测，该图绘制了在摄入水杨酸后不同时间点毒性水杨酸的水平。该列线图不可用于慢性摄入或服用肠溶阿司匹林的患者。水杨酸中毒的治疗包括支持治疗，通过活性炭洗胃清除未被吸收的复合物，应用碳酸氢盐，以及必要时行血液透析。由于水杨酸的解离常数为 3.0，碱化可维持药物出于解离状态，阻止水杨酸弥散进入 CNS。此外，由于组织水杨酸与血浆未解离的复合物处于平衡状态，碱化也可降低组织水杨酸水平。尿液同步碱化可在肾小管内捕获水杨酸，促进其排泄。血液透析的指征包括：精神状态改变，肾脏衰竭从而肾脏排泄减少，容量过负荷无法应用碳酸氢盐，或水杨酸水平超过 100 mg/dl。

焦谷氨酸中毒

谷胱甘肽缺乏所致的 AG 升高型酸中毒正被逐渐认识。这种较少报道的酸中毒见于存在潜在感染并经对乙酰氨基酚治疗的患者，即使药物是治疗剂量。谷胱甘肽缺乏降低了对 γ- 谷氨酰半胱氨酸合成酶的负反馈抑制，导致焦谷氨酸（5- 氧脯氨酸）升高。测定尿中 5- 氧脯氨酸水平可确诊。

肾脏衰竭

肾脏衰竭导致的代谢性酸中毒广为人知。由于 CKD 中肾单位减少，近端小管产氨作用下降。很多肾功能下降的患者也存在特殊的酸化障碍，表现为肾小管酸中毒（RTA）。随着 GFR 下降，肾脏不能分泌每日产生的固定酸。当 GFR 下降低于 40 ml/(min·1.73m²) 时，血 HCO_3^- 开始下降。

肾脏衰竭的酸中毒可表现为 AG 升高或 AG 正常。轻度至中度的 GFR 下降，构成 AG 的阴离子正常排泄，酸中毒反映了产氨作用下降，因此是高氯性酸中毒。肾衰竭进一步加重，肾脏失去了滤过和排泄多种阴离子的能力，硫酸盐、磷酸盐及其他阴离子的累积导致 AG 上升。近来由于血磷控制更好，饮食管理更好，以及开始透析时机更早，即使开始肾脏替代治疗的患者也常无 AG 升高的表现。

即使每日净正酸平衡，但 HCO_3^- 下降低于

15 mmol/L 并不常见。尚不清楚为何在 CKD 中少见严重酸中毒。这种严重性的缺乏是否继发于骨骼存留以缓冲 H⁺，或继发于滞留的有机阴离子多经尿液排泄而不是继续转化生成 HCO₃⁻，仍存在争议。通过骨骼缓冲 H⁺ 导致钙丢失及负钙平衡。此外，慢性酸中毒导致蛋白分解、肌肉消耗以及负氮平衡。维持酸 - 碱平衡接近正常可阻止这些结果。

　　CKD 患者的代谢性酸中毒很容易通过口服碳酸氢盐纠正。通常口服 2 片 650 mg（7.8 mEq）的碳酸氢钠片剂每日三次即可维持血 HCO₃⁻ 在正常范围内。很少单纯为纠正酸中毒而开始维持性血液透析。

高氯性代谢性酸中毒

　　正常 AG 的酸中毒（HCMA）病因数量有限（图 13.6）。HCMA 可见于 CKD 患者，这类患者由于肾脏产氨作用受损，排泄每日酸负荷的能力受损。肾功能正常或接近正常的患者，则可分为两组，一组病例的病因是肾脏不能重吸收 HCO₃⁻ 或分泌每日固定负荷的 H⁺，通常称为肾小管酸中毒（RTAs），另一组则肾脏酸 - 碱调节正常。与 AG 升高型酸中毒不同，多数 HCMA 的病例可通过补碱轻松治疗。

肾脏所致高氯性代谢性酸中毒

　　肾小管酸中毒代表了一组导致 HCMA 的异质性的病因，此类患者肾脏不能维持酸 - 碱平衡，尽管其肾功能保持正常或接近正常（正常 GFR）。关于 RTAs 常存在混淆，因为缺乏标准命名，涉及多种多样的转运缺陷，以及文献中的矛盾性信息。理解潜在的病理生理过程有助于理解这些疾病的病因。RTAs 可被分为 4 大类：①主要缺陷在于产氨障碍；②醛固酮减少症；③近端小管障碍，以及④远端小管障碍。远端小管障碍可进一步分为伴低钾血症和伴高钾血症（图 13.7）。

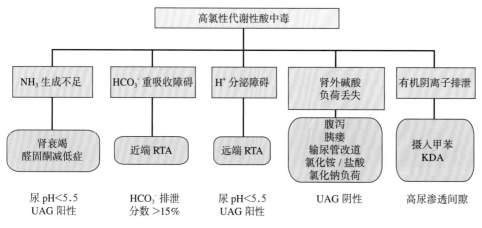

图 13.6　高氯性代谢性酸中毒的原因及诊断手段。AG，阴离子间隙；DKA，糖尿病痛症酸中毒；PHA，假性醛固酮减低症；RTA，肾小管酸中毒；UAG，尿阴离子间隙

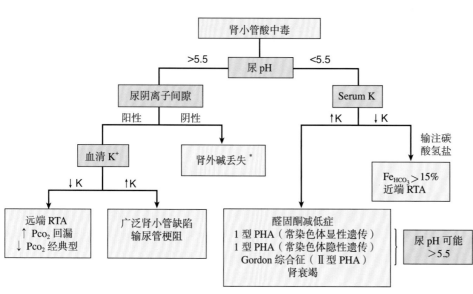

图 13.7　评估 RTA。*肾外碱丢失并不是 RTA 的一种类型，列在这里是由于使用这种方法可引导出其诊断。FE_HCO₃，HCO₃⁻ 排泄分数；PHA，假性醛固酮减低症；RTA，肾小管性酸中毒

产氨作用缺陷

CKD 导致肾脏不能产氨是 HCMA 最常见的原因之一。从定义来说，RTA 是指尽管肾功能正常或接近正常，但肾脏存在特殊的酸排泄障碍。因此，需要强调 CKD 所致 HCMA 不被归类为 RTA。因为 CKD 患者肾单位数量减少，氨的生成比例下降。正如在 AG 升高型代谢性酸中毒一章所提及的，当 GFR 下降低于 $40 \, ml/(min \cdot 1.73 \, m^2)$ 时，肾脏不能排泄每日的酸负荷，HCO_3^- 开始下降，同时血清 Cl^- 上升，导致 HCMA。仅当 GFR 下降低于 $15 \sim 20 \, ml/(min \cdot 1.73 \, m^2)$ 时，肾脏才丧失分泌阴离子的能力，从而从 HCMA 转变为 AG 升高型酸中毒。需要强调的是，肾脏衰竭所致酸中毒，无论是表现为高氯血症或是 AG 升高，主要原因是产氨作用缺陷。因此，由于氨排泄减少，UAG 为阳性，而尿 pH 小于 5.5。

醛固酮减少症

原发性或继发性醛固酮减少症是导致高钾血症和代谢性酸中毒的常见疾病（框 13.4）。其中以低肾素性醛固酮减少症（Ⅳ型 RTA）最为常见，多见于糖尿病及轻度 CKD 患者。导致低肾素血症的明确病因尚不清楚，但高血压为常见临床表现，且此类疾病可通过长期使用呋塞米部分逆转，这提示了肾素抑制可能继发于慢性容量过负荷。同样未被充分阐明的是醛固酮减少症的病因。单纯肾素抑制并不应该导致低醛固酮，因为高钾血症可有效刺激醛固酮分泌，且无肾脏的个体仍分泌醛固酮。醛固酮减少导致高钾血症，产氨减少，是酸中毒的主要原因。醛固酮减少症中，远端 Na^+ 重吸收减少，也导致管腔负性势能减少而不影响泵的电动势，因而 H^+ 分泌速度下降。由于 H^+ 泵没有缺陷，尿 pH 多低于 5.5。

框 13.4 醛固酮减少症的病因
原发性
Addison 病
先天性酶缺陷
药物
肝素
血管紧张素转换酶抑制药
血管紧张素受体拮抗药
低肾素性醛固酮减低症（Ⅳ型 RTA）
Ⅰ型 PHA（常染色体显性遗传）—盐皮质激素抵抗
PHA，假性醛固酮减低症；RTA，肾小管酸中毒

Ⅳ型 RTA 多无症状，实验室检查异常多不明显（轻度高钾血症和 HCO_3^- 下降）。然而，当由于各种应激，肾脏排 K^+ 进一步紊乱时，可出现显著的高钾血症，继而出现产氨作用下降。这些应激因素包括 Na^+ 缺乏，这减少了远端小管 Na^+ 运送；高钾饮食；以及保钾利尿药或进一步降低肾素和醛固酮水平的药物，例如血管紧张素转换酶抑制药、血管紧张素受体拮抗药、非甾体类抗炎药物或肝素。多数患者的治疗包括去除影响钾平衡的病因，限制钾摄入，以及补充碳酸氢盐。Ⅳ型 RTA 的存在需要证明在 Na^+ 缺乏情况下存在低肾素和低醛固酮水平。出于可行性考虑，多数患者很少进行这些检验，而是根据经验治疗。

常染色体显性遗传的 Ⅰ型假性醛固酮减少症（PHA）是一种不常见的疾病，病因是肾脏盐皮质激素受体变异，导致受体与醛固酮亲和性下降。这种基因异常导致儿童时期出现醛固酮减少、高钾血症、代谢性酸中毒、盐耗竭以及低血压。常染色体显性遗传的 Ⅰ型 PHA 随年龄增长严重程度逐渐下降。甘珀酸和甘草酸（见于真甘草）均抑制 11-β- 羟化类固醇脱氢酶，在肾脏中该酶将结合盐皮质受体的皮质醇转化为不与该受体结合的皮质酮。甘珀酸和甘草酸通过增加肾内供应的盐皮质激素，可用于治疗此类疾病。

近端肾小管酸中毒

近端 RTA，常称为 Ⅱ型 RTA（由于它是第二种被描述的类型），是近端小管重吸收滤过的 HCO_3^- 的能力缺陷（框 13.5）。在 Ⅱ型 RTA 中，近端小管重吸收 HCO_3^- 的阈值下降（约 15 mmol/L，而非正常的 24 mmol/L）。当血浆 HCO_3^- 下降低于该阈值时，HCO_3^- 在近端小管完全重吸收。近端 RTA 可以是先天性的或获得性的，可以是孤立的 HCO_3^- 重吸收缺陷，或作为 Fanconi 综合征，是一种更广泛的转运障碍的一部分。在 Fanconi 综合征中近端小管其他溶质的重吸收也下降。若近端 RTA 源于 Fanconi 综合征，患者除 HCO_3^- 丢失以外，也无法经尿液恰当分泌氨基酸、葡萄糖、磷以及尿酸。

如所推测，孤立的遗传性或散发性近端 RTA 与位于管腔膜的 $Na^+- H^+$ 交换蛋白、位于基外侧膜的 $Na^+- HCO_3^-$ 同向转运蛋白，以及细胞质内碳酸酐酶的突变有关。多种药物抑制碳酸酐酶，包括利尿药乙酰唑胺和抗惊厥药物托吡酯，也导致单纯的 HCO_3^- 丢失。Fanconi 综合征所致近端 RTA 常见于胱氨酸贮积症、Wilson 病、Lowe 综合征、多发性骨髓瘤以及

框 13.5　近端肾小管酸中毒的病因

单独的 HCO_3^- 重吸收障碍
　碳酸酐酶抑制药
　乙酰唑胺
　托吡酯
　磺胺米隆
　碳酸酐酶缺乏
近端小管转运广泛缺陷
　胱氨酸贮积症
　Wilson 病
　Lowe 综合征
　半乳糖血症
　多发性骨髓瘤
　轻链病
　淀粉样变
　维生素 D 缺乏
　异环磷酰胺
　西多福韦
　铅
　氨基糖苷类

轻链病等疾病。ATP 生成下降，减少了基底外侧膜 Na^+-K^+-ATP 酶活性，是这种广泛转运缺陷的可能原因。药物，特别是环磷酰胺类似物异环磷酰胺，以及用于治疗巨细胞病毒视网膜炎的西多福韦，也与此广泛的近端小管疾病相关。

由于远端 H^+ 分泌正常，当血 HCO_3^- 低于降低的阈值且尿 HCO_3^- 消失时，稳态下尿 pH 低于 5.5。在这种临床情况下，血清 HCO_3^- 为 15～18 mEq/L。需注意，一旦 HCO_3^- 升高超过重吸收阈值，尿中会出现 HCO_3^- 且尿 pH 会高于 6.5。尽管近端 RTA 的产氨作用完好，但直接或间接测定尿 NH_4^+ 可能呈反常的低分泌，这是由于逃脱近端小管重吸收的 HCO_3^- 成为所分泌 H^+ 的缓冲池，使得 NH_3 捕获减少。近端 RTA 的诊断依据是，当补充碳酸氢盐以增加血清 HCO_3^- 至正常时，HCO_3^- 排泄分数超过 15%。

治疗近端 RTA 是困难的，因为使用的碱会迅速经尿排泄。由于常需要使用极大量的碱 10～15 mmol/（kg·d），因而患者依从性受限。运送至远端肾单位的 HCO_3^- 增加诱发或加重低钾血症。目前推荐高频使用混合的碳酸氢类和柠檬酸类钠盐和钾盐治疗。

远端肾小管酸中毒
经典的伴低钾血症的远端肾小管酸中毒

远端 RTA，也被称为 Ⅰ 型 RTA，代表远端小管

不能酸化尿液（框 13.6）。类似于近端 RTA，远端 RTA 可为先天性或获得性。异常既可见于管腔 H^+-ATP 酶，又可见于基外侧膜 Cl^--HCO_3^- 交换蛋白。获得性类型与自身免疫病相关，特别是系统性红斑狼疮和干燥综合征、异常蛋白血症，以及肾移植排斥反应。免疫细胞化学研究显示，患有获得性远端 RTA 的患者，H^+-ATP 酶和 Cl^--HCO_3^- 交换蛋白的染色下降。与近端 RTA 相关的异环磷酰胺也可导致远端缺陷。两性霉素影响成膜离子通道，通过允许 H^+ 跨肾小管膜回漏导致远端 RTA。Ⅰ 型 RTA 的经典表现是尿 pH 反常性升高（超过 5.5）。

框 13.6　伴低钾血症的远端肾小管酸中毒的病因

家族性
　Cl^--HCO_3^- 交换蛋白缺陷（常染色体显性遗传）
　H^+-ATP 酶缺陷（常染色体隐性遗传）
地方性
　泰国地方性远端 RTA
药物
　两性霉素
　甲苯
　锂
　异环磷酰胺
　膦甲酸钠
　钒
系统性疾病
　干燥综合征
　巨球蛋白血症
　系统性红斑狼疮
　肾移植排斥反应

RTA，肾小管酸中毒

由于远端 RTA 分泌 H^+ 缺陷，在管腔能捕获形成的 NH_4^+ 较少，而阳性 UAG 反映了这种 NH_4^+ 分泌的减少。除外出现反常升高的尿 pH 以及阳性的 UAG，远端 RTA 的特点可通过在输注 HCO_3^- 时测定尿 PCO_2 进一步评价。正常泌 H^+ 能力存在时，输送至远端的 HCO_3^- 导致尿 PCO_2 升高。当存在泌 H^+ 缺陷时，尿 PCO_2 不会升高。正如预期，在两性霉素所致的 RTA 中，H^+ 分泌未受到影响，因而尿 PCO_2 正常升高。腹泻诱发的 HCMA 有时候和远端 RTA 很难鉴别。腹泻可导致 HCMA 和低钾血症。因为低钾血症会促进肾脏产氨作用，尿 pH 会反常升高。因此，从表面上看，两种形式的酸中毒表现类似。然而，测定 UAG 可轻易鉴别，腹泻患者尿 NH_4^+ 显著升高但 UAG 阴

性，而远端 RTA 患者 NH_4^+ 分泌低下但 UAG 阳性。需注意，Na^+ 必须可运送至远端小管，尿 Na^+ 高于 20 mmol/L 可资证明。

经典的远端 RTA 常表现为低钾血症（由于远端过度泌 K^+ 代替泌 H^+ 与 Na^+ 重吸收交换）、低柠檬酸盐尿（源于增加的近端小管细胞重吸收）、高钙血症（由于骨骼缓冲 H^+ 和钙质丢失）以及肾脏钙盐沉着。治疗远端 RTA 只需简单补充足量碱（2～3 mmol/kg/d）以中和每日固定生成的酸。治疗药物可为混合的碳酸氢类或柠檬酸类钠盐和钾盐。

伴高钾血症的远端肾小管酸中毒

伴高钾血症的远端 RTA 可被进一步分为两大类：①远端小管泌 H^+ 和泌 K^+ 普遍缺陷，或②原发性 Na^+ 转运体缺陷，多被称为"电压缺陷"（框 13.7）。

框 13.7　伴高钾血症的远端肾小管酸中毒的病因

狼疮性肾炎
梗阻性肾病
镰刀型细胞贫血症
电压缺陷
家族性
　Ⅰ 型 PHA（常染色体隐性遗传）
　Ⅱ 性 PHA（常染色体隐性遗传）—Gordon 综合征
药物
　阿米洛利
　氨苯蝶啶
　甲氧苄啶
　喷他脒
PHA，假性醛固酮减少症

远端小管广泛缺陷

与经典远端 RTA 不同，这是一种远端小管更为广泛的缺陷，泌 H^+ 和泌 K^+ 均受损伤。该病通常见于输尿管梗阻以及由于镰刀形细胞贫血病或系统性红斑狼疮所致肾脏间质疾病的患者中。在输尿管梗阻的动物中，免疫化学染色显示管腔侧 H^+-ATP 酶丢失。为何出现高钾血症尚不清楚。由于利尿药不能增加 K^+ 排泄，因而病因可能主要是 K^+ 转运体缺陷。与经典远端 RTA 类似，尿 pH 高于 5.5。

远端 Na^+ 转运体缺陷

很多疾病的典型特征为远端小管 Na^+ 转运体缺陷。远端小管重吸收 Na^+ 产生了管腔内负性势能。这

种负性电势帮助促进分泌 K^+ 和 H^+。任何药物或疾病，若影响这种管腔内负性势能的建立，就会减少 K^+ 和 H^+ 分泌。这些药物或疾病被统一分类为电压缺陷。常染色体隐性遗传的 Ⅰ 型 PHA 是一种综合征，其远端小管上皮的 Na^+ 通道（ENaC）功能缺失。已知该通道各个亚基的多种变异均可导致该病。这种疾病在儿童时期出现，表现为显著高钾血症、代谢性酸中毒、高醛固酮血症以及盐耗竭。由于 ENaC 也存在于其他组织，包括肺、结肠和汗腺，此类疾病患者多存在相关器官缺陷。治疗主要包括增加盐摄入。抑制 ENaC 的药物会产生类似的代谢异常。这些药物包括保钾利尿药阿米洛利和氨苯蝶啶，以及甲氧苄啶和喷他脒。

另一个广为人知的远端转运体疾病是 Ⅱ 型 PHA，也被称为 Gordon 综合征（第 39 章和第 67 章）。此类患者存在轻度容量过负荷，伴肾素和醛固酮低下、高血压、高钾血症以及代谢性酸中毒。这种综合征的病因已知为丝氨酸-苏氨酸激酶家族的两个成员，即 WNK1 和 WNK4 发生变异。这些激酶似乎在多种不同组织中发挥着调节 Cl^- 转运的重要作用。这些激酶的缺陷可能导致中性氯化钠（NaCl）转运体（NCCT）的数量增加，从而使跨远曲小管的 NaCl 转运增加。运送至更远节段的远端小管的以供重吸收的 Na^+ 减少，阻止了管腔负性势能的产生，导致 H^+ 和 K^+ 分泌减少。拮抗 NCCT 的药物噻嗪类利尿药可用于治疗 Ⅱ 型 PHA，支持这一推测。

所有 Na^+ 转运体障碍中的酸中毒继发于由远端小管中不利的电梯度引起的 H^+ 分泌减少以及由高钾血症引起的生氨作用减少。尿 pH 是否低于 5.5 取决于 H^+ 分泌被影响的严重程度。

合并近端和远端肾小管酸中毒

合并近端和远端肾小管性酸中毒是一种很罕见的疾病，又称为 Ⅲ 型 RTA。如所预期，该病既存在近端 HCO_3^- 重吸收障碍，又出现远端 H^+ 分泌损伤。其病因是编码细胞质内碳酸酐酶的基因变异。正如此前的讨论，异环磷酰氨也可导致这种联合损伤。

不完全性远端肾小管酸中毒

不完全性远端肾小管酸中毒的患者通常由于钙结石疾病寻求医疗处理。患者血清 HCO_3^- 是正常的，但尿 pH 从不会低于 5.5，即使是通过氯化铵（NH_4Cl）或氯化钙（$CaCl_2$）施加酸负荷。这种疾病是远端

RTA 表现较轻的一种形式。当患者出现腹泻或其他需要通过增加肾脏 H^+ 分泌而代偿的情况时，会出现明显的代谢性酸中毒。

肾外因素所致高氯性代谢性酸中毒

肾外碳酸氢盐丢失

在腹泻或过度使用泻药的过程中，碱的丢失与 HCMA 相关。HCO_3^- 丢失也出现在胰瘘或胰腺移植后，如果胰管引流进入膀胱。使用孤立的乙状结肠肠袢行输尿管改道与 HCO_3^- 丢失相关，这是因为在肠袢发生 Cl^--HCO_3^- 交换。使用回肠行输尿管改道已大部分代替了输尿管-乙状结肠造口术，在前种术式中，HCO_3^- 丢失的表面积较小，且接触时间较短；然而，如果出现梗阻，HCMA 仍会发生。

酸负荷

HCMA 一个明显的病因是摄入或输注某种酸的氯盐。NH_4Cl 和 $CaCl_2$ 都会导致代谢性酸中毒，可用于激发试验评估尿液酸化。此外，在全肠外营养中使用了多种氨基酸的盐酸盐，如果混合注射液中添加的碱（多为醋酸盐）量不足，也可产生代谢性酸中毒。另一种酸负荷形式是氯化钠（NaCl）溶液。使用 0.9%NaCl 溶液进行容量复苏多出现 HCMA，被称为稀释性酸中毒。其发生是由于较多酸性氯化钠溶液（pH 7.0）稀释了血浆 HCO_3^-，以及扩容减少了近端 HCO_3^- 的重吸收。

阴离子经尿丢失

如前所述，如果有机阴离子经尿排泄，则代表了机体碱丢失。尽管涉及肾脏，但此类疾病不能被视作由内源性肾脏缺陷所致。由于肾脏排泄酮酸的阈值低，DKA 患者如果不能维持其血管内容量或经容量复苏后，将排泄这些阴离子替代 Cl^-，导致 HCMA。相似的代谢性酸中毒出现在暴露于甲苯后。甲苯是一种涂料和胶水中常用的溶剂。甲苯暴露主要是通过有意或无意吸入。皮肤和黏膜迅速吸收甲苯并将其代谢为马尿酸。马尿酸盐经肾脏快速排泄，导致 HCMA。尽管马尿酸盐不是一种碱，但其经尿迅速排出，掩盖了这种疾病中 AG 的来源。在充分采集病史后，两种疾病都很容易被发现。

参考文献

Adrogue HJ, Madias NE: Management of life-threatening acid-base dis- orders, N Engl J Med 338:26-34, 1998, and 107-111.

Alper SL: Genetic diseases of acid-base transporters, Annu Rev Physiol 64:899-923, 2002.

Bonny O, Rossier B: Disturbances of Na/K balance: pseudohypoaldo-steronism revisited, J Am Soc Nephrol 13:2399-2414, 2002.

Brent J, McMartin K, Phillips S, et al: Fomepizole for the treatment of methanol poisoning, N Engl J Med 344:424-429, 2001.

Carlisle EJ, Donnelly SM, Vasuvattakul S, et al: Glue-sniffing and distal renal tubular acidosis: sticking to the facts, J Am Soc Nephrol 1:1019-1027, 1991.

Chang CT, Chen YC, Fang JT, et al: Metformin-associated lactic acid- osis: case reports and literature review, J Nephrol 15; 398-394, 2002.

Claessens YE, Cariou A, Monchi M, et al: Detecting life-threatening lac- tic acidosis related to nucleoside-analog treatment of human immu- nodeficiency virus-infected patients, and treatment with l-carnitine, Crit Care Med 31:1042-1047, 2003.

Dargan PI, Wallace CI, Jones AL: An evidence based flowchart to guide the management of acute salicylate (aspirin) overdose, Emerg Med J 19:206-209, 2002.

DuBose TD Jr, Mcdonald GA: Renal tubular acidosis. In Dubose TD, Hamm LL Jr, editors: Acid-base and electrolyte disorders: a companion to Brenners and Rector's The Kidney, Philadelphia, 2002, WB Saunders, pp 189-206.

Figge J, Jabor A, Kazda A: Anion gap and hypoalbuminemia, Crit Care Med 26:1807-1810, 1998.

Fraser AD: Clinical toxicologic implications of ethylene glycol and gly- colic acid poisoning, Ther Drug Monit 24:232-238, 2002.

Han J, Kim G-H, Kim J, et al: Secretory-defect distal renal tubular aci- dosis is associated with transporter defect in H+-ATPase and anion exchanger-1, J Am Soc Nephrol 13:1425-1432, 2002.

Hood VL, Tannen RL: Protection of acid-base balance by pH regulation of acid production, N Engl J Med 339:819-826, 1998.

Igarashi T, Sekine T, Inatomi J, et al: Unraveling the molecular patho- genesis of isolated proximal renal tubular acidosis, J Am Soc Nephrol 13:2171-2177, 2002.

Ishihara K, Szerlip HM: Anion gap acidosis, Semin Nephrol 18:83-89, 1998.

Izzedine H, Launay-Vacher V, Isnard-Bagnis C, et al: Drug-induced Fan- coni's syndrome, Am J Kidney Dis 41:292-309, 2003.

Karet FE: Inherited distal renal tubular acidosis, J Am Soc Nephrol 13:2178-2184, 2002.

Kirschbaum B, Sica D, Anderson F: Urine electrolytes and the urine anion and osmolar gaps, J Lab Clin Med 133:597-604, 1999.

Lemann J Jr, Bushinsky DA, Hamm LL: Bone buffering of acid and base in humans, Am J Physiol Renal Physiol 285:F811-F832, 2003.

Levraut J, Grimaud D: Treatment of metabolic acidosis, Curr Opin Crit Care 9:260-265, 2003.

Full bibliography can be found on www.expertconsult.com.

代谢性碱中毒

14

Thomas D. DuBose, Jr. 著

李冠虹 乐偲 高瑞通 译校

发病机制

代谢性碱中毒的病理生理机制主要包括两个过程：①发生期和②维持期。代谢性碱中毒的发生期是碳酸根离子（HCO_3^-）的净增加或非挥发性酸通过细胞外液体的净丢失（通常是呕吐丢失HCl）。新产生的碳酸可能源于肾和肾外疾病。

在正常情况下，肾脏具有惊人的排泄HCO_3^-的能力。然而在代谢性碱中毒的维持期，肾脏由于容量收缩、低肾小球滤过率（GFR）或氯离子（Cl^-）和钾离子（K^+）缺乏而不能正常排泄HCO_3^-。因此，代谢性碱中毒的维持期肾脏不能以正常的方式清除HCO_3^-。当出现下列情况时，肾脏更倾向于潴留而非排泄过多的碱：①容量丢失，Cl^-和K^+缺乏伴随着GFR的下降，或②因自主性醛固酮增多症引起的低钾血症。在前一种情况中，碱中毒可以通过输注NaCl和KCl纠正，然而在后一种情况中，需要药物或手术干预措施而非注射盐溶液来纠正碱中毒。

在评估代谢性碱中毒的患者时，应考虑下列两个问题：①碱增加（或酸丢失）的来源为何？②肾脏防止过多HCO_3^-流失，从而维持而非纠正碱中毒的机制是什么？

鉴别诊断

为明确代谢性碱中毒的原因（框14.1），需评估细胞外液体容量（ECV）状态，测量患者平卧和直立血压，检测血清钾离子浓度（$[K^+]$），以及评估肾血管紧张素系统。例如，碱中毒的患者出现慢性高血压和慢性低钾血症提示盐皮质激素过量或高血压患者接受了利尿药治疗。对于未摄入利尿药的患者出现低血浆肾素活性和尿$[Na^+]$、$[Cl^-]$大于20 mEq/L提示原发性盐皮质激素增多综合征。

血压正常、无水肿的患者同时出现低钾血症和碱中毒可源于不同的因素。可能的原因包括Bartter或Gitelman综合征、镁缺乏、呕吐、外源性碱和利尿药的摄入。测定尿电解质（尤其是$[Cl^-]$）和筛查尿液中的利尿药很有帮助。检测尿氯浓度时（表14.1），应同时评估患者的ECV状态。低尿$[Cl^-]$（即<10 mEq/L）提示大量的Cl^-被肾脏潴留以及ECV减少（即使尿Na^+水平高，如>15 mEq/L）。然而在未使用利尿药的情况下，高尿$[Cl^-]$提示由小管受损或盐皮质激素增多导致的异常尿氯排泄。如果尿液呈碱性，伴$[Na^+]$和$[K^+]$的升高，$[Cl^-]$低于10 mEq/L，诊断通常为呕吐（显著或非显著的）或碱摄入。如果尿呈相对酸性并显示低浓度$[Na^+]$、$[K^+]$和$[Cl^-]$，最可能的诊断是呕吐史、出血后状态或摄入利尿药史。另一方面，如果$[Na^+]$、$[K^+]$和$[Cl^-]$均不低，应考虑镁缺乏、Bartter综合征和Gitelman综合征，或利尿药使用期间。Gitelman综合征与Bartter综合征所不同的是前者有低尿钙，偶有低镁血症。

由碳酸根盐负荷引起的代谢性碱中毒

碱的摄入

肾功能正常者给予碱通常很少引起碱中毒，因为肾脏具有强大的排泄HCO_3^-的能力。然而，对于存在血液动力学紊乱的患者，给予碱可能会导致碱中毒，原因是体内过多的碱已经超出了肾脏排泄HCO_3^-的能力，或是肾加强了对HCO_3^-的重吸收，例如，口服或静脉补充HCO_3^-、乙酸盐（肠外高营养）、柠檬酸盐（输血、连续性肾脏替代治疗，或婴儿配方奶）、抗酸剂加阳离子交换树脂（氢氧化铝和聚苯乙烯磺酸钠）。

给急性肾损伤或严重慢性肾病患者补充碱后可发生显性的碱中毒，因为体内过多的碱已经超出了肾脏排泄HCO_3^-的能力或合并有血液动力学紊乱导致的肾重吸收HCO_3^-加强。这种情况下需要怀疑小苏打的使用，尤其是小苏打是一种治疗消化不良的家庭常用药物。老年人长期管饲也可导致代谢性碱中毒，因

框 14.1　代谢性碱中毒的原因

外源性 HCO_3^- 负荷	**ECV 扩张，高血压，缺 K^+ 和盐皮**
快速碱输注	**质激素增多症**
综合征乳碱综合征	**高肾素相关**
肾动脉狭窄	肾动脉狭窄
吸食霹雳可卡因或街道可卡因时使用 NaOH、滥用 $NaHCO_3$	急进性高血压
滥用 $NaHCO_3$	肾素瘤
妊娠期滥用 $NaHCO_3$	使用雌激素治疗
在急性或慢性肾脏病使用碳酸氢盐前体（柠檬酸酯）	低肾素相关
专业的疗养院的患者使用鼻胃管进食	原发性醛固酮增多症
有效 ECV 收缩，血压正常	腺癌
缺 K^+ 和继发性高肾素 - 醛固酮增多症	增生
胃肠道来源	癌
呕吐	可被糖皮质激素抑制
胃内容物吸入	肾上腺酶缺乏
先天性氯化物腹泻	11β- 羟化酶缺乏
绒毛膜腺癌	17α- 羟化酶缺乏
聚苯乙烯磺酸钠联合	库欣综合征 / 库欣病
（阳离子交换树脂）和氢氧化铝	异位促肾上腺皮质激素
囊性纤维化和容量消耗	肾上腺癌
胃膀胱成形术	肾上腺腺瘤
长期滥用泻药	原发性垂体疾病
婴儿配方奶粉缺 Cl⁻	*其他*
肾源性	甘草
利尿药（噻嗪类利尿药和髓襻利尿药作用在远端肾小管）	甘珀酸
水肿状态	咀嚼烟草（含甘草酸）
高碳酸血症型状态后	平克汉姆片
高钙血症 - 甲状旁腺功能减退症	上皮钠离子通道的功能突变与
从乳酸性酸中毒或酮症酸中毒中恢复	**ECV 扩张、高血压、钾缺乏，高肾素 - 醛固酮增多症**
不可吸收的阴离子（例如青霉素、羧苄青霉素）	Liddle 综合征
缺 Mg^{2+}	
缺 K^+	
Bartter 综合征	
Gitelman 综合征	
饥饿后摄入碳水化合物	

Pendred 综合征（噻嗪类利尿药使用期间或并发疾病）

ECV，细胞外容量；ENaC，上皮钠离子通道

为管饲营养液是老年人中很常见且容易忽略的碱来源。对于这些患者，血电解质监测应更加频繁。其他因摄入碱导致急性代谢性碱中毒的例子包括妊娠期间的小苏打异食癖。此外，有报道吸入快客可卡因（crack cocaine）在维持性血液透析患者中导致严重碱中毒，因为这种可吸入的精炼可卡因制剂在盐酸可卡因基础上添加了碱盐（NaOH 作为洗涤剂）。

乳碱综合征

长期过量服用牛奶和抗酸剂（称乳碱综合征）曾是引起代谢性碱中毒的重要原因。自 20 世纪 90 年代以来，由于广泛使用碳酸钙和维生素 D 治疗骨质疏松，乳碱综合征卷土重来。多数乳碱综合征患者是无症状的女性患者，伴高钙血症、未予重视的 CKD 和低磷血症。服用利尿药和 ACE 抑制药的老年女性是该病的高危人群。高血钙和维生素 D 过量可增加肾脏对 HCO_3^- 的重吸收。该病的关键部分是 GFR 的下降。乳碱综合征患者倾向于发生肾结石、肾功能损害和代谢性碱中毒。停止碱摄入通常可以纠正碱中毒，但是如果肾结石进展，肾脏疾病可能不可逆。

连续性肾脏替代治疗中使用枸橼酸盐

如果在连续性肾脏替代治疗中采用枸橼酸局部抗凝，可能会发生代谢性碱中毒。肝和骨骼肌代谢枸橼酸造成 HCO_3^- 的净增加。采用枸橼酸葡萄糖配方 A 替代枸橼酸三钠，有助于减少局部枸橼酸钠抗凝剂引起的并发症（低血钙，代谢性碱中毒，应用 0.1 N 的 HCl 和继发的低钠血症）。

细胞外液体容量收缩、K^+ 消耗及继发性高肾素 – 醛固酮增多症相关性代谢性碱中毒

胃肠性代谢性碱中毒

胃肠道通过呕吐物或胃液引流丢失 H^+、Cl^-、Na^+ 和 K^+，导致 HCO_3^- 潴留。丢失液体和电解质导致 ECV 收缩和肾素 - 血管紧张素系统激活。容量收缩引起 GFR 的下降及肾小管重吸收 HCO_3^- 能力增强。过多的血管紧张素 II 刺激 Na^+/H^+ 在近端肾小管的交换。在剧烈的呕吐情况下，HCO_3^- 持续地进入血浆用于交换 Cl^-，进而血浆的 HCO_3^- 超过了近端肾小管重吸收的能力。醛固酮和内皮素刺激远端肾单位质子 - 三磷酸腺苷转移酶（H^+-ATPase），导致远端肾单位重吸收 HCO_3^- 的能力增强和反常性酸性尿。当过量的 $NaHCO_3$ 到达远端肾小管时，醛固酮增强远端肾小管对钾离子的分泌，减少对阴离子、HCO_3^- 的转运。因此，低钾血症主要由于钾离子通过肾脏丢失，而非胃肠道丢失钾离子。

低钾血症对肾脏重吸收碳酸盐和铵离子的产生有选择性作用而对抗代谢性碱中毒。低钾血症能显著增加皮质集合管的质子泵的活性（H^+, K^+-ATPase），从而使其重吸收 K^+ 增加，但是以酸排泄和 HCO_3^- 的净吸收增加为代价。低钾血症也会导致不依赖酸 - 碱状态的产氨增加，由于 H^+ 分泌增加，导致铵离子产生和排泄的增加；这反过来又会导致新的碳酸盐进入到全身循环系统中（酸的净排泄增加）。因此，低钾血症在肾脏对碱中毒的"不良适应"中起重要作用。由于 ECV 收缩和低氯血症，肾脏积极地潴留 Cl^-，表现为尿钠浓度降低（表 14.1）。采用等渗 NaCl 溶液补足 ECV 和补充丢失的 K^+ 有助于这种酸碱平衡紊乱的纠正。

先天性氯化物腹泻

先天性氯化物腹泻是一种常染色体隐性遗传病，

表 14.1　代谢性碱中毒的诊断

低尿 $[Cl^-]$ (<10 mEq/L)	高 - 正常的尿 $[Cl^-]$ (>15~20 mEq/L)
血压正常	**高血压**
呕吐，鼻胃管放置	原发性醛固酮增多症
胃内容物吸入	库欣综合征
利尿药	肾动脉狭窄
高碳酸血症后	肾衰竭 + 碱剂治疗
碳酸氢钠治疗有机性酸中毒	
缺 K^+	**血压正常或低血压**
	缺 Mg^{2+}
	严重缺 K^+
高血压	Bartter 综合征
Liddle 综合征	Gitelman 综合征
	使用利尿药

其通过肾外机制如严重腹泻、大便的酸丢失和 HCO_3^- 的潴留引起代谢性碱中毒。该病的原因是 *SLC26A3* 基因突变，破坏了回肠和结肠 Cl^-/HCO_3^- 阴离子交换机制，以至 Cl^- 不能被吸收。Na^+/H^+ 离子交换体转运正常，重吸收 Na^+，分泌 H^+。因此，粪便中含高浓度 H^+ 和 Cl^-，造成细胞外液中 Na^+、HCO_3^- 潴留。碱中毒状态因伴随而来的 ECV 收缩、醛固酮增多症、K^+ 缺乏而得以维持。由于容量收缩，转运至远端肾单位的 Cl^- 量减少。在囊性纤维化疾病中，HCO_3^- 的低转运导致 β 闰细胞分泌受损。治疗措施包括补充 NaCl 和 KCl。质子泵抑制药减少壁细胞分泌氯离子，近来被推荐用于治疗及减轻腹泻。如果每日补充 NaCl 和 KCl，该病远期预后良好。

绒毛膜腺癌

代谢性碱中毒可见于绒毛膜腺癌。由于结肠分泌物呈碱性，K^+ 缺乏很可能诱引发碱中毒。

肾性代谢性碱中毒

肾性机制通过远端肾单位分泌 H^+，增加酸的净排泄（以铵离子的形式）引起代谢性碱中毒，包括以下三个过程：①大量 Na^+ 被转运至远端肾单位；②盐皮质激素分泌增多；③K^+ 缺乏（图 14.1）。

利尿药

诱导钠盐远端运输的药物，如噻嗪类和袢利尿药（呋塞米）、布美他尼、托拉塞米、依他尼酸，减少

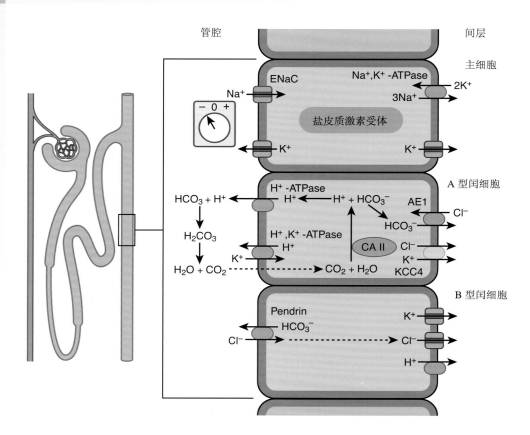

图 14.1　远端肾单位对维持碱中毒状态的作用。细胞外容量耗竭通过增强盐皮质激素的合成（继发性醛固酮增多症）增加主细胞的上皮钠离子通道的活性而维持碱中毒状态（顶细胞，标记为 ENaC）；这进一步通过增加跨上皮的电压负势能加剧了钾的丢失。同样，继发性醛固酮增多症增加 A 型闰细胞对 H^+ 的分泌，同时不适当地增加了 HCO_3^- 的吸收而非排泄。纠正容量耗竭的代谢性碱中毒需要纠正 ECF 不足和钾缺乏，成功纠正后肾脏可以有效地排泄 HCO_3^-

ECV 而不改变体内碳酸盐的量。因此，血清 HCO_3^- 增多。长期使用利尿药可通过增加远端盐转运如刺激集合管分泌 K^+ 和 H^+，造成代谢性碱中毒。只要继续使用利尿药，ECV 收缩、醛固酮增多、K^+ 缺乏以及 H^+，K^+-ATPase 激活都将持续。低钾血症也可以增加铵离子产生和分泌。停止使用利尿药、使用等渗盐水纠正 ECV 不足和补充 K^+ 可纠正碱中毒。

Bartter 综合征

经典型 Bartter 综合征和产前型 Bartter 综合征都是常染色体遗传性疾病，该病出现髓袢升支粗段（TAL）盐吸收受损，这导致盐丢失、容量耗竭、肾素 - 血管紧张素系统激活。这些表现的原因是编码 TAL 上吸收 NaCl 的三个转运子中的一个发生突变致功能失活。最常见是 *NKCC2* 基因突变，*NKCC2* 编码顶膜上的 Na^+-K^+-$2Cl^-$ 共转运子。第二常见的是 *KCNJ1* 基因突变，其编码 ATP 敏感型顶膜 K^+ 电转运通道（ROMK），ROMK 与 Na^+-K^+-$2Cl^-$ 共转运子一起循环运输 K^+，以上两种突变均与经典型 Bartter 综合征 / 产前型 Bartter 综合征相关。编码电压 - 门控氯离子通道（ClC-Kb）的 *CLCNKb* 基因突变与经典型 Bartter 综合征相关，属轻型，罕见肾结石。三种

缺失有共同的净效应：TAL 上 Cl^- 转运障碍。

产前型 Bartter 综合征在一个患有与染色体 1p31 相关的感音神经性耳聋疾病的家族中发现，主要基因是一个编码 barttin 的名为 *BSND* 的基因，其定位在 ClC-Kb 通道和内耳里分泌 K^+ 的上皮细胞。Barttin 似乎对于电压 - 门控 Cl^- 通道的功能是必需的。当 barttin 的表达发生突变时，ClC-Kb 的表达也缺失。因此，BSND 的突变是 Bartter 综合征四类之一。

上述缺失可导致 ECV 收缩、高肾素 - 醛固酮增多症，并增加远端肾单位对 Na^+ 的转运，导致碱中毒、肾 K^+ 丢失和低 K^+ 血症。继发性出现前列腺素产生过多、肾小球旁器肥大和血管加压反应。大多数患者有高钙血症和正常的血镁水平，须与 Gitelman 综合征鉴别。

Bartter 综合征是一种常染色体隐性遗传病，大多数患者为这四个基因各种突变的纯合子或混合杂合子，少数患者存在临床症状却没有这些基因的明显突变，有可能是由于存在其他未知基因突变、杂合突变的显性负效应或其他机制。近来，两组研究者报告了所有常染色体显性低钙血症和钙敏感受体突变的 Bartter 综合征患者的特点。TAL 上的基外侧膜的 CaSR 突变抑制了 RDMK 的功能。因此 CaSR 突变可

以代表与 Bartter 综合征相关的 1/5 基因突变。

在诊断上，Bartter 综合征需要和隐秘的呕吐、利尿药的使用和通便药滥用相关。低尿氯有助于鉴别呕吐患者（表 14.1）。Bartter 综合征患者的尿 Cl^- 的浓度应该正常或升高，而非下降。治疗上使用心得安、阿米洛利、螺内酯、前列腺素抑制药和血管紧张素转换酶抑制药来抑制肾素 - 血管紧张素 - 醛固酮系统或前列腺素 - 激肽系统，以及补充 K^+ 和 Mg^{2+} 纠正低 K^+ 血症。

Gitelman 综合征

Gitelman 综合征与 Bartter 综合征相似，临床表现为常染色体隐性遗传的代谢性碱中毒，伴低钾血症、正常血压到低血压，容量不足伴继发性高肾素及醛固酮增多症和球旁器增生。临床上两者的鉴别点是，Gitelman 综合征表现为持续性低尿钙和频繁的低镁血症。这些表现与长期使用噻嗪类利尿药的表现相似。SLC12A3 基因编码远曲小管（NCCT）上噻嗪 - 敏感型 NaCl 共转运子，该基因的大量错义突变被认为与临床特点包括典型低尿钙表现有关。然而，目前还不清楚为什么这些患者有明显的低镁血症。一项研究表明，Gitelman 综合征患者外周血单核细胞表达突变的 NCCT 信使 RNA（mRNA）。在一个大的贝都因人血缘家族里，发现 CLCNKb 错义突变，但 Gitelman 综合征和 Bartter 综合征的临床症状是重叠的。

与 Bartter 综合征相比，Gitelman 综合征出现症状更迟并伴有轻度盐丢失。一项纳入确诊的 Gitelman 综合征伴 NCCT 突变的成人患者的大型研究表明，相对于年龄、性别匹配的正常对照组，Gitelman 综合征患者更容易出现需盐的增加、尿频、抽搐和疲劳、乏力。女性患者容易在月经期出现症状加重，且更容易出现妊娠并发症。

Gitelman 综合征的治疗措施包括高钾饮食，并补充镁剂。在 10 mg 每天两次的高剂量，阿米洛利往往比螺内酯或依普利酮更有帮助。阿米洛利可以联合螺内酯或依普利酮使用。重要的是，几乎所有的 Gitelman 综合征患者表现出不同程度上的盐需求，某些患者表现为极度盐需求状态。应尽可能限制盐摄入，因为盐负荷导致远端 NaCl 的转运增强，从而大大增强了皮质集合管对 K^+ 的分泌，该段集合管不涉及远端肾小管 NCCT 的功能突变。为发现患者异常的盐需求，需仔细询问饮食习惯。例如，笔者的一位

患者承认喜喝小茴香泡菜水。血管紧张素转换酶抑制药被推荐用于没有明显低血压的患者。

Pendred 综合征

Pendred 综合征由 pendrin 蛋白基因（由 SLC26A4 编码）缺陷所致，表现为感音神经性耳聋和碘吸收障碍引起的甲状腺肿。Pendrin 表达于集合管的 B 型闰细胞顶膜。尽管这些患者通常没有酸碱平衡紊乱，但近来报告两例伴低钾血症的严重代谢性碱中毒患者（一例患者服用了噻嗪类利尿药，另一例患者酗酒及和人工耳蜗植入后发生严重呕吐），表明这些患者因 B 型闰细胞不能分泌碳酸盐而易发生代谢性碱中毒。上述报告强调了在碱负荷状态下碱分泌的重要性。Pendred 综合征患者不宜使用利尿药，临床医师应该认识到长期呕吐可以导致严重的代谢性碱中毒。

不可重吸收的阴离子和镁缺乏

大剂量给予不可吸收的阴离子，如青霉素或氨苄青霉素，可以通过增加上皮两侧的电位差，而增强远端的酸化作用和 K^+ 的分泌。镁缺乏通常伴随着低钾血症，为改善代谢性碱中毒须纠正钾和镁电解质紊乱。

钾缺乏

单纯的 K^+ 缺乏可导致代谢性碱中毒，尽管通常程度不重。低钾血症直接促进肾脏产氨，进而增强净酸排泄，促使碳酸盐回收。限制盐和 K^+ 摄入时，碱中毒更为严重。慢性低钾血症激活肾集合管上的 H^+, K^+-ATPase 在维持碱中毒上可能起着主要的作用。具体来说，慢性低钾血症可以增加外髓质集合管的 H^+, K^+-ATPase 的 mRNA 及蛋白表达。与 K^+ 缺乏相关的严重碱中毒对盐补充抵抗，必须纠正 K^+ 缺乏以改善碱中毒。

乳酸酸中毒或酮症酸中毒治疗后

当乳酸和酮酸生成的诱因被快速清除，如改善循环血容量和补充胰岛素治疗后，乳酸或酮经代谢产生等量的 HCO_3^-。除有机阴离子代谢产生 HCO_3^- 以外，其他来源的 HCO_3^- 也导致过量的碱负荷。这些 HCO_3^- 来源包括此前的酸中毒期肾脏酸排泄增强导致循环 HCO_3^- 增加，以及治疗酸中毒时应用的外源性 HCO_3^-。此外，持续的 Na^+ 吸收也导致容量扩张、高血压、低钾血症，以及代谢性碱中毒。

高碳酸血症治疗后

长期 CO_2 潴留与慢性呼吸性酸中毒增强肾 HCO_3^- 吸收，及 HCO_3^- 产生（净酸分泌增加）。如果通过机械通气或其他途径使动脉血二氧化碳分压（$PaCO_2$）恢复正常，HCO_3^- 的持续升高将导致碱血症。由于可能同时存在 ECV 收缩，碱中毒无法单纯通过改善 $PaCO_2$ 纠正，碱中毒状态维持直至容量收缩纠正。

细胞外液的体积扩张、高血压和醛固酮增多症相关性代谢性碱中毒

医源性应用盐皮质激素，或盐皮质激素产生过多（见于原发性醛固酮增多症、库欣综合征或肾上腺皮质酶缺陷）使得净酸排泄增加，从而可能导致代谢性碱中毒，而 K^+ 缺乏则可能加重碱中毒。盐潴留引起 ECV 扩张，导致高血压，拮抗肾小球滤过率的下降，并由于醛固酮和 K^+ 缺乏导致小管酸化作用增强。尿钾排泄进一步加重 K^+ 缺乏，导致尿液浓缩障碍、多尿和多饮。醛固酮水平升高可能是由于原发或继发于高肾素水平导致的醛固酮分泌增多所致。在两种情况下，ECV 对醛固酮产生的负反馈机制受损，从而导致容量潴留相关的高血压。

Liddle 综合征

Liddle 综合征的患者儿童期出现严重的高血压，伴有低钾相关的代谢性碱中毒。这些症状类似于原发性醛固酮增多症，但肾素和醛固酮水平不高（假性醛固酮增多症）。Liddle 综合征最初用于描述一组低肾素、低醛固酮水平，且对螺内酯无反应的患者。该病呈常染色体显性单基因遗传，临床表现为高血压，病因是编码皮质集合管主细胞顶膜的肾上皮 Na^+ 通道（ENaC）的 β 或 γ 亚单位的基因缺陷。这一缺陷导致该通道的结构性激活。两种突变都可能导致受影响的亚基胞浆侧（C- 末端）缺失。C- 末端包含一个高度保守的 PY 氨基酸基序，且 Liddle 综合征患者基本所有的突变均涉及此基序的断裂或缺失。这些 PY 基序可以与 Nedd4- 样家族泛素蛋白连接酶的 WW 域结合，对调节管腔膜上的钠离子通道的数量起着重要的作用。PY 基序的断裂使得细胞表面的 ENaC 不能通过 Nedd4 途径吸收或降解，从而大幅增加 ENaC 复合物在细胞表面的表达。最终，持续的 Na^+ 吸收导致容量扩张、高血压、低钾血症和代谢性碱中毒。

肾上腺皮质激素治疗有效的醛固酮增多症

肾上腺皮质激素治疗有效的醛固酮增多症是一种常染色体显性遗传的高血压病，临床表现类似原发性醛固酮增多症（低血钾性代谢性碱中毒和容量依赖的高血压）。然而，对该病患者使用糖皮质激素可以纠正高血压以及尿液 18- 羟类固醇的过量排泄。这一疾病源于两个位于 8 号染色体的邻近基因之间的不平衡交叉。这导致编码 11-β- 羟化酶基因的糖皮质激素反应启动子区域（*CYP11B1*）连接到 *CYP11B2* 基因编码的醛固酮合成酶的结构部分。这个嵌合基因产生过量醛固酮合酶，且对血清钾或肾素水平反应迟钝，但可被糖皮质激素所抑制。虽然这一综合征是原发性醛固酮增多症的罕见原因，但该病的诊断很重要，因为涉及不同的治疗策略，且该病可能导致严重的高血压和卒中，尤其是在妊娠期间。

库欣病和库欣综合征

肾上腺腺瘤、肿瘤或异位促肾上腺皮质激素导致异常的糖皮质激素增多症，可导致代谢性碱中毒。碱中毒可能由于盐皮质激素（去氧皮质酮、皮质类固醇和皮质酮）的高分泌所致。此外，糖皮质激素可以提高净酸分泌并促进 NH_4^+ 生产，这可能是由于与盐皮质激素受体的交叉反应所致。

其他疾病和原因

摄入甘草或含有甘草的咀嚼烟草会导致一种典型的盐皮质激素过多症。真正的甘草含的甘草酸抑制 11β- 羟基类固醇脱氢酶。这种酶负责将皮质醇转换为可的松，是保护皮质醇盐不与皮质激素受体结合的一个重要步骤。当这种酶失活，皮质醇可以结合 I 型肾盐皮质激素受体，模拟醛固酮的功能。遗传性盐皮质激素过多（AME）类似于过量摄入甘草酸，伴容量扩展、肾素和醛固酮水平低和盐敏感性高血压，也可能包括代谢性碱中毒和低血钾。高血压对噻嗪类利尿药和螺内酯有反应，但尿液中没有异常类固醇产物。遗传性 AME 中存在 11β- 羟固醇缺陷，且伴单基因遗传的高血压。

代谢性碱中毒的症状

代谢性碱中毒患者的中枢和外周神经系统症状与低钙血症类似。症状包括精神紊乱、反应迟钝、易

患癫痫、麻木、肌肉痉挛、搐搦症，心律失常加重，以及如果存在慢性阻塞性肺疾病可能导致低氧血症。相关的电解质紊乱包括低钾血症和低磷血症。

代谢性碱中毒的治疗

代谢性碱中毒状态的维持表现在肾脏由于缺氯、缺钾或连续的盐皮质激素的产生而不能有效地排碱。治疗上针对代谢性碱中毒的病因，主要包括纠正刺激 HCO_3^- 产生的潜在原因和恢复肾脏排碱。患者的尿氯、动脉血压和容量状态有助于代谢性碱中毒的诊断和治疗（尤其是否有体位性低血压；框 14.1）。询问患者是否有呕吐史、利尿药使用史或碱剂治疗史对诊治很有帮助。

高血压和高尿氯提示存在原发性盐皮质激素增多。若诊断醛固酮增多症，纠正潜在的病因（腺癌、双侧肾上腺增生、库欣综合征）可逆转碱中毒。双侧肾上腺增生的患者可能会对螺内酯有反应。如果可以除外利尿药的使用和呕吐，血压正常的高尿氯患者可能患有 Bartter 或 Gitelman 综合征。相对的低血压和低尿氯水平提示呕吐或鼻胃管吸引所致的氯反应性代谢性碱中毒。经胃或肾丢失 H^+ 可以通过使用质子泵抑制药或停用利尿药缓解。治疗的第二个方面是消除维持 HCO_3^- 吸收的因素，如 ECV 收缩或缺 K^+。尽管缺 K^+ 可以通过补充纠正，若出现低尿 Cl^- 提示 ECV 收缩，补充 NaCl 通常足以逆转碱中毒。

重症监护的患者出现充血性心衰或难以解释的容量扩张提示情况棘手。患者尿氯水平低通常提示氯反应性的代谢性碱中毒，可能不能耐受正常生理盐水的输注。如果可排除输注生理盐水引起的相关表现（如出现肺毛细血管楔压升高或充血性心衰的证据），使用碳酸酐酶抑制药乙酰唑胺（250 mg 静脉注射）可加速肾对 HCO_3^- 的排泄。乙酰唑胺在肾功能储备足够的患者通常有好的疗效，但它可以加重 K^+ 经肾脏的丢失和引起低钾血症。通过中心静脉输注稀释的盐酸（0.1N HCl）同样有效，但可能引起溶血且控制滴定量有困难。若使用稀盐酸，目标应是维持 pH 而非纠正至正常，可维持接近 7.5 的水平。或者，排除肝病的后口服 NH_4Cl 也可以起到酸化作用。重症监护病房患者接受持续肾脏替代疗法使用的高碳酸透析液或局部使用枸橼酸抗凝剂可能会导致代谢性碱中毒。治疗应包括透析时降低透析液里碳酸盐的浓度、减少碱负荷，或者在枸橼酸抗凝后输注稀释盐酸（0.1N HCl）。

参考著作

Birkenhager R, Otto E, Schurmann MJ, et al: Mutation of BSND causes bartter syndrome with sensorineural deafness and kidney failure, *Nat Genet* 29:310-314, 2001.

Conn JW, Rovner DR, Cohen EL: Licorice-induced pseudoaldosteronism: hypertension, hypokalemia, aldosteronopenia, and suppressed plasma renin activity, *JAMA* 205:492, 1968.

Cruz DN, Shaer AJ, Bia MJ, et al: Gitelman's syndrome revisited: an evaluation of symptoms and health-related quality of life, *Kidney Int* 59:717-719, 2001.

Diskin CJ, Stokes TJ, Dansby LM, et al: Recurrent metabolic alkalosis and elevated troponins after crack cocaine use in a hemodialysis patient, *Clin Exp Nephrol* 10:156-158, 2006.

DuBose TD Jr: Disorders of acid-base balance. In Brenner BM, editor: *Brenner and Rector's The Kidney*, ed 8. Philadelphia, 2010, Saunders, pp 505-546.

Felsenfeld AJ, Levine BS: Milk alkali syndrome and the dynamics of calcium homeostasis, *Clin J Am Soc Nephrol* 1:641-654, 2006.

Fitzgibbons LJ, Snoey ER: Severe metabolic alkalosis due to baking soda ingestion: case reports of two patients with unsuspected antacid overdose, *J Emerg Med* 17(1):57-61, 1999.

Galla JH: Metabolic alkalosis. In DuBose TD, Hamm L, editors: *Acid-base and electrolyte disorders: a companion to Brenner and Rector's the kidney*, Philadelphia, 2002, Saunders, pp 109-128.

Grotegut CA, Dandolu V, Katari S, et al: Baking soda pica: a case of hypokalemic metabolic alkalosis and rhabdomyolysis in pregnancy, *Obstet Gynecol* 107:484-486, 2006.

Hebert SC, Gullans SR: The molecular basis of inherited hypokalemic alkalosis: bartter's and gitelman's syndromes, *Am J Physiol* 271:F957- F959, 1996.

Hernandez R, Schambelan M, Cogan MG, et al: Dietary NaCl determines severity of potassium depletion-induced metabolic alkalosis, *Kidney Int* 31:1356, 1987.

Hihnala S, Kujala M, Toppari J, et al: Expression of SLC26A3, CFTR and NHE3 in the human male reproductive tract: role in male subfertility caused by congenital chloride diarrhea, *Mol Hum Reprod* 12:107- 111, 2006.

Jamison RL, Ross JC, Kempson RL, et al: Surreptitious diuretic ingestion and pseudo-Bartter's syndrome, *Am J Med* 73:142, 1982.

Kamynina E, Staub O: Concerted action of ENaC, Nedd4-2, and Sgkl in transepithelial Na$^+$ transport, *Am J Physiol Renal Physiol* 283:F377, 2002.

Lifton RP, Dluhy RG, Powers M, et al: Hereditary hypertension caused by chimaeric gene duplications and ectopic expression of aldosterone synthase, *Nat Genet* 2:66-74, 1992.

Morgera S, Haase M, Ruckert M, et al: Regional citrate anticoagulation in continuous hemodialysis: acid-base and electrolyte balance at an increased dose of dialysis, *Nephron*

Clin Pract 101(4):c211-c219, 2005.

Sanei-Moghaddam A, Wilson T, Kumar S, et al: An unfortunate case of pendred syndrome, *J Laryngol Otol* 125(9):965-967, 2011 Sep.

Schroeder ET: Alkalosis resulting from combined administration of a "nonsystemic" antacid and a cation-exchange resin, *Gastroenterology* 56:868, 1969.

Shimkets RA, Warnock DG, Bositis CM, et al: Liddle's syndrome: heritable human hypertension caused by mutations in the beta subunit of the epithelial sodium channel，*Cell* 79:407, 1994.

Yi JH, Han SW, Song JS, et al: Metabolic alkalosis from unsuspected ingestion: use of urine pH and anion gap, *Am J Kidney Dis*, 2012.

Zelikovic I, Szargel R, Hawash A，et al: A novel mutation in the chloride channel gene, CLCNKB, as a cause of gitelman and bartter syndromes, *Kidney Int* 63:24-32, 2003.

呼吸性酸中毒和碱中毒 15

Nicolaos E. Madias, Horacio J. Adrogué　著

施潇潇　吴海婷　乐　偲　译校

呼吸性酸中毒

呼吸性酸中毒或原发性高碳酸血症，是一种由体液内二氧化碳分压升高或全身 CO_2 储存增加所致的酸碱平衡紊乱。高碳酸血症使内环境酸化，血浆碳酸氢根浓度（$[HCO_3^-]$）相应代偿性升高，是呼吸性酸中毒病生理改变的一部分。单纯呼吸性酸中毒定义为动脉 CO_2 分压（PCO_2）在静息状态下海平面处的测定值超过 45 mmHg。某些情况下，PCO_2 低于此值时可能提示原发性高碳酸血症合并其他酸碱平衡紊乱（如代谢性酸中毒时出现正常碳酸血症而非代偿性的低碳酸血症）。呼吸性酸中毒的另一种特殊的情况见于是严重的急性心输出量降低而呼吸功能相对完好，这类患者静脉血二氧化碳分压升高，而动脉血二氧化碳分压可能正常甚或降低（假性呼吸性碱中毒）。

病理生理

肺通气系统负责维持 PCO_2 在正常范围内。这一功能通过调节分钟通气量（minute ventilation，V_E）与 CO_2 生成速度相匹配而实现。V_E 包括两部分：肺气体交换单元通气（即肺泡通气，alveolar ventilation，V_A）和无效腔通气（ventilation wasted in dead space，V_D）。高碳酸血症可由 CO_2 产生增加、V_A 下降或二者共同导致。而 V_A 下降则可由 V_E 减低、V_D 增加或二者共同导致。通气系统的主要组成部分包括呼吸泵及其阻力负荷，前者可产生形成气流所需的压力梯度。呼吸泵包括小脑、脑干、激素、膈神经、肋间神经及呼吸肌。呼吸负荷则包括通气需求（CO_2 产生、O_2 消耗）、气道阻力、肺的弹性回缩及胸腹壁顺应性。原发性高碳酸血症常由呼吸泵和呼吸负荷的失衡导致，从而致 V_A 下降。呼吸泵受损可由中枢驱动减弱、神经肌肉传导异常、肌肉功能紊乱引起。呼吸负荷增加则包括通气血流比失衡（V_D 增加）、气道阻力增加、肺 / 胸膜 / 胸壁顺应性减低以及通气需求增

加。临床上 V_D 增加可见于肺气肿、囊性纤维化、哮喘等肺内疾病及胸廓疾病。原发性高碳酸血症的一个少见原因是 CO_2 转运异常，可由肺灌注减低（心脏停搏时）、循环衰竭及肺栓塞（血栓、脂肪栓塞、空气栓塞）导致。

CO_2 产生过度通常伴随 CO_2 排出增加以维持平衡、防止高碳酸血症发生。但是对于肺储备能力有限以及接受持续机械通气治疗的患者，如果出现肌肉做功增加（烦躁、肌阵挛、寒战、抽搐）、败血症、发热或甲状腺功能亢进，CO_2 产生的增加可能导致呼吸性酸中毒。CO_2 产生增加还可见于营养不良或重症患者大量摄入碳水化合物（>2000 kcal/d）以及输注碳酸氢根治疗代谢性酸中毒的过程中。

对于自然状态下呼吸未吸氧的患者，CO_2 潴留的最大危害在于其伴随的低氧血症。动脉血氧分压（PO_2）降至 40～50 mmHg 以下可产生有害后果，快速降低时后果更为严重。呼吸停止的患者如不及时给氧，数分钟内即会出现严重的低氧血症，此时高碳酸血症远未出现。由于肺泡气体平衡的限制，只要 PO_2 适宜，PCO_2 不会远超 80 mmHg。极高的 PCO_2 仅见于高浓度吸氧时，实际上这通常是氧疗不当的后果。

继发性生理反应

急性高碳酸血症时血浆 $[HCO_3^-]$ 的迅速升高主要是机体非碳酸氢根缓冲系统的作用。此适应过程可在 PCO_2 升高后的 5～10 min 内完成。平均情况下，PCO_2 每急性升高 1 mmHg，血浆 $[HCO_3^-]$ 升高约 0.1 mEq/L，从而血浆氢离子浓度（$[H^+]$）升高约 0.75 nEq/L。因此急性呼吸性酸中毒时血浆 $[HCO_3^-]$ 的代偿范围较小，即使 PCO_2 增加至 80～90 mmHg，血浆 $[HCO_3^-]$ 升高也不超过 3～4 mEq/L。中度低氧血症不会改变急性呼吸性酸中毒时的代偿反应。另一方面，如果基础存在低碳酸氢盐血症（见于代谢性酸中毒或慢性呼吸性碱中毒），在急性高碳酸血症时，碳酸氢根的代偿能力相应提高；反之，如果基础存在高碳酸氢盐血症状

态（代谢性碱中毒或呼吸性酸中毒），代偿能力相应减弱。急性呼吸性酸中毒时还存在其他电解质改变，包括轻度的血钠升高（1～4 mEq/L）、血钾升高（pH每降低0.1单位，血钾升高0.1 mEq/L）和血磷升高，血氯和乳酸水平轻度下降（后者是由于酸性细胞内环境导致6-磷酸果糖激酶活性受抑制，进而导致糖酵解受抑制的后果）。血浆阴离子间歇亦会轻度降低，提示血浆乳酸和血浆蛋白酸度下降。急性呼吸性酸中毒可导致葡萄糖不耐受或者胰岛素抵抗，且肾上腺素受体抑制药不能改善，可能是骨骼肌组织低pH的直接后果。

急性呼吸性酸中毒中观察到的血浆 $[HCO_3^-]$ 代偿性升高，在慢性高碳酸血症中更为显著，这是因为肾脏可新生成碳酸氢盐。近端和远端肾小管的酸化机制均参与这一适应过程，但需要3～5 d。肾脏对慢性高碳酸血症的代偿反应包括尿氯排出及低氯血症。平均情况下，PCO_2 每慢性升高1 mmHg，血浆 $[HCO_3^-]$ 升高约0.35 mEq/L，血浆 $[H^+]$ 相应升高约0.3 nEq/L。近期研究报道提出血浆 $[HCO_3^-]$ 变化曲线可能更为陡直（PCO_2 每慢性升高1 mmHg，血浆 $[HCO_3^-]$ 升高0.51 mEq/L），但是该研究中血气测量的样本量较少，每18名患者仅有1个血气结果，因此仍有待考究。经验性观察结果提示血浆 $[HCO_3^-]$ 最高可代偿至45 mEq/L。

肾脏对慢性高碳酸血症的代偿反应不受限钠或限氯饮食、轻中度缺钾、碱负荷治疗及轻中度低氧血症的影响。目前尚不明确不同程度的慢性肾脏病会在何种程度上影响上述代偿能力。显然，终末期肾脏病患者不具备对慢性高碳酸血症的肾脏代偿能力，因此更容易出现严重的酸中毒。其中血液透析治疗患者酸中毒程度较腹膜透析患者更为严重，这是由于血液透析治疗一般维持的血浆 $[HCO_3^-]$ 浓度相对较低。无氯饮食会严重影响到慢性高碳酸血症的恢复。因此，即使 PCO_2 得到纠正，只要仍存在氯缺乏，血浆 $[HCO_3^-]$ 仍持续升高，这将导致"高碳酸血症后的代谢性碱中毒"。慢性高碳酸血症与阴离子间隙变化程度，血浆钠、钾及磷的浓度并无相关性。

病因学

无论呼吸道和肺是否正常，均可能出现呼吸性酸中毒。表15.1和表15.2分别列举了急性和慢性呼吸性酸中毒的病因。此分类根据不同病因的起病方式和病程特点划分，重点突出双相病程特点，强调了高碳

酸血症的继发性生理性代偿反应过程。原发性高碳酸血症可由疾病或呼吸调节系统功能异常导致，后者包括中枢及外周神经系统、呼吸肌、胸廓、胸腔、气道及肺实质。有时同一患者可出现超过一种的呼吸性酸中毒病因。慢性阻塞性肺疾病（chronic obstructive pulmonary disease，COPD）是最常见的慢性高碳酸血症病因，可具体分为肺气肿、慢性支气管炎及小气道疾病。

临床表现

高碳酸血症几乎均与低氧血症相伴发生，有时难以区分某一具体症状是由 PCO_2 升高还是 PO_2 降低所致。呼吸性酸中毒相关的中枢神经系统表现称为高碳酸血症性脑病，具体表现为烦躁、注意力不集中、头痛、厌食、意识模糊、淡漠、意识障碍、语无伦次、攻击性、幻觉、谵妄以及一过性精神错乱。接受氧疗的患者可能进展至昏迷，尤其是慢性呼吸功能不全急性加重的患者，PCO_2 可能 ≤100 mmHg 或更高；此外可出现视乳头水肿（假性脑瘤）和运动功能障碍，后者包括肌肉抽搐、与肝衰竭症状中类似的扑翼样震颤、持续肌阵挛以及抽搐，另外，还可出现局灶性神经系统症状（如肌肉瘫痪、反射异常等）。神经系统症状严重程度与高碳酸血症程度、发展速度、酸中毒程度以及伴发的低氧血症程度有关。严重的高碳酸血症常被误诊为脑血管事件或颅内肿瘤。

呼吸性酸中毒对血流动力学的影响包括直接降低心肌收缩力。呼吸性酸中毒还可以增加交感神经系统兴奋性，有时程度可较重，导致血浆儿茶酚胺物质增加，但在严重酸中毒（血 pH 低于 7.20）时，儿茶酚胺受体活性反而明显下降。高碳酸血症可直接作用于血管平滑肌，导致全身血管扩张；这在脑循环系统中尤为明显，此处血流量增加与 PCO_2 直接相关。相反，CO_2 潴留可使肺和肾脏血管收缩；肾脏中的这种血流动力学改变可能由交感系统兴奋导致。轻中度高碳酸血症通常导致心输出量增加、血压正常或升高、皮肤温暖、脉搏洪大和大量出汗。而重度高碳酸血症或合并明显低氧血症时，可同时出现心输出量减低和血压下降。联用血管活性药物（β-肾上腺能受体阻断药）或出现充血性心力衰竭，可进一步损伤血流动力学反应。此时常出现心律失常，尤其是与血流动力学紊乱无关的室上性心动过速，在服用地高辛的患者中更为常见。这并不是由高碳酸血症本身引起，而是与合并的低氧血症、交感神经冲动释放、药物、其他电解

表 15.1　急性呼吸性酸中毒的病因

气道及肺正常	气道及肺异常
中枢神经系统抑制	**上呼吸道梗阻**
全身麻醉	昏迷相关的下咽部梗阻
镇静药过度使用	异物或呕吐物误吸
颅脑外伤	喉痉挛或喉头水肿
脑血管事件	阻塞性睡眠呼吸暂停
中枢性睡眠呼吸暂停	喉部插管不当
脑水肿	插管后喉梗阻
脑肿瘤	
脑炎	**下气道梗阻**
	弥漫性支气管痉挛
	严重哮喘（哮喘持续状态）
神经肌肉损伤	婴儿和成人支气管炎
高位脊髓损伤	肺泡疾病
吉兰 - 巴雷综合征	严重双侧肺炎
癫痫持续状态	急性呼吸窘迫综合征
肉毒杆菌毒素中毒，破伤风	严重肺水肿
重症肌无力危象	
低钾性肌病	**肺灌注不足**
家族性低钾周期性麻痹	心脏停搏
	严重循环衰竭 [*]
	大面积肺栓塞
通气受限	脂肪或空气栓塞
肋骨骨折致连枷胸	
气胸	
血胸	
膈功能障碍（如腹膜透析、腹水）	
医源性因素	
麻醉或机械通气时气管插管位置不良	
支气管镜相关的低通气或呼吸暂停	
持续机械通气时 CO_2 产生增加（如高碳水化合物饮食或血液透析使用再生性吸附剂）	

引自 Madias NE, Adrogué HJ: Respiratory alkalosis and acidosis. In Seldin DW, Giebisch G, editors: The kidney: physiology and pathophysiology. Philadelphia, 2000, Lippincott Williams & Wilkins, pp 2131-2166.

[*]May produce "pseudorespiratory alkalosis."

质异常以及基础心脏疾病有关。水钠潴留在持续性高碳酸血症尤其是肺心病患者中较为常见。除了与心力衰竭影响肾脏有关外，还可能有多种因素参与其中，包括交感神经系统和肾素 - 血管紧张素 - 醛固酮轴激活、肾脏血管顺应性增加以及抗利尿激素和皮质醇水平升高。

诊断

一旦怀疑存在低通气，则需要测定动脉血气；或者可通过静脉血气评估酸碱平衡状态及组织氧合情况。如果结果提示高碳酸血症合并酸中毒，那么必然存在呼吸性酸中毒。但是高碳酸血症亦可合并正常或碱性 pH，这是因为存在混合性酸碱平衡紊乱（第 12 章）。最终需要根据病史、体格检查及辅助检查准确评估酸碱平衡状态。

治疗原则

急性呼吸性酸中毒的治疗重点在于 3 个关键步骤：①保证气道通畅；②通过氧疗恢复合适的氧合状态；③确保合适的通气以纠正血气异常指标。气管内插管 / 机械通气指征包括保护气道、缓解呼吸肌疲劳、改善肺泡气体交换、协助呼吸道及肺恢复，以及适当镇静和神经肌肉阻滞。如前文所述，急性呼吸性酸中毒的危害不在于高碳酸血症或酸中毒，而在于伴发的低氧血症。氧疗的目标是维持 $PO_2 \geq$ 60 mmHg、氧饱和度≥90%；但是 PO_2 在 50 ～

表 15.2　慢性呼吸性酸中毒的病因

气道及肺正常	气道及肺异常
中枢神经系统抑制	**上呼吸道梗阻**
镇静药过度使用	扁桃体及其周围肥大
美沙酮／海洛因滥用	声带麻痹
原发肺泡性低通气（Ondine's curse）	声带或喉肿瘤
肥胖相关低通气综合征（Pickwickian 综合征）	长期气管插管后气道梗阻
脑肿瘤	胸腺瘤，主动脉瘤
延髓灰质炎	
	下气道梗阻
神经肌肉损伤	慢性阻塞性肺疾病（气管炎，支气管炎、支气管扩张症，肺气肿）
脊髓灰质炎	
多发性硬化	**肺泡病变**
肌营养不良	严重慢性肺炎
肌萎缩侧索硬化	弥漫性浸润性疾病（如肺泡蛋白沉积症）
膈麻痹	肺间质性纤维化
黏液性水肿	
肌病	
通气受限	
脊柱后凸或侧凸，脊柱关节炎	
肥胖	
纤维胸	
胸腔积液	
膈功能损伤	

引自 Madias NE, Adrogué HJ: Respiratory alkalosis and acidosis. In Seldin DW, Giebisch G, editors: The kidney: physiology and pathophysiology. Philadelphia, 2000, Lippincott Williams & Wilkins, pp 2131-2166.

55 mmHg 可预防高碳酸血症及慢性低氧患者出现呼吸抑制。辅助供氧可用于通过鼻导管、文丘里面罩或非再呼吸型面罩进行自主呼吸的患者。鼻导管时氧流量一般≤5 L/min，每增加 1 L/min，FiO_2 可增加约 4%。文丘里面罩可精确给予 24%～50% 的 FiO_2，从而逐步滴定 PO_2，可降低 CO_2 潴留的风险，最适合于 COPD 患者。

如果经过上述措施仍不能达到目标 PO_2，且患者清醒、可配合、血流动力学稳定并可保护气道，可使用无创面罩机械通气（例如 bilevel positive airway pressure，BiPAP）。BiPAP 的吸气压可减少患者呼吸做功，而呼气压则可预防肺泡塌陷从而改善气体交换。

如果无创措施不能保证恰当的氧合、出现进行性高碳酸血症或反应迟钝，或者患者不能自主咳嗽及排痰，则需要考虑气管内插管联合机械通气。机械通气时较大的潮气量常导致肺泡扩张过度，可引起两种致命的并发症（低血压和气压伤）。为避免此并发症，有人建议将潮气量设定为 6 ml/kg（并非常规的 12 ml/kg），使气道平台压 <30 cmH_2O。此时还会使 PCO_2 增加（但少见超过 80 mmHg），因此该方法称为控制性机械低通气或允许性高碳酸血症。如果高碳酸血症使血 pH 降至 7.20 以下，很多临床医生会给予碳酸氢盐补充，但仍有争议，有些人认为仅当 pH 低于 7.00 时才需干预。部分研究表明允许性高碳酸血症可改善临床预后。深度镇静和神经肌肉阻滞的患者常需此治疗。在神经肌肉阻滞解除后，一些患者会出现持续的肌无力或瘫痪。允许性高碳酸血症的禁忌证包括脑血管疾病、脑水肿、颅内压增高、惊厥、心功能不全、心律失常以及严重肺高压。值得注意的是，这些本身可以是允许性高碳酸血症的并发症，尤其是酸血症明显时。

急性呼吸性酸中毒合并代谢性酸中毒是碱治疗的首要适应证。如果患者仅为轻度呼吸性酸中毒且可自主呼吸，那么补充碳酸氢钠治疗的效果并不确定，还可能存在危害。可能出现 pH 调节的通气功能受抑制、碳酸氢根分解增加 CO_2 产生以及容量扩增。但是碱治疗在严重的支气管痉挛患者中可能有一定作用，可恢复支气管肌肉组织对 β- 肾上腺能激动药的反应。有研究报道对于 pH 小于 7.00 的难治性哮喘患者，补足碳酸氢钠将血 pH 提高至 7.20 以上可协助控制哮喘。

慢性呼吸性酸中毒患者经常会出现急性失代偿发作，后果严重甚至危及生命。常见原因包括肺部感染、麻醉药物使用、过度氧疗。与急性高碳酸血症相反，慢性呼吸性酸中毒患者氧疗不当可能导致肺泡通气进一步下降，出现呼吸功能失代偿，在慢性基础上进一步导致 CO_2 潴留和酸血症。慢性呼吸性酸中毒的病因通常难以根除，但在急性失代偿期有一些简单措施可增加肺泡通气。具体包括使用抗生素、支气管扩张药或利尿药，避免刺激性吸入物、镇静药使用、清理气道分泌物，以及逐渐降低氧疗强度达到目标 PO_2 50 ~ 55 mmHg。继发的代谢性碱中毒（常为利尿药导致）可能会进一步抑制呼吸的驱动力，适量补充氯化物（通常为氯化钾）可预防或纠正代谢性碱中毒。乙酰唑胺可作为辅助治疗，但需要注意避免继发的钾丢失。钾和磷丢失需要积极纠正，因为会损伤骨骼肌功能，引起呼吸衰竭或使其持续。将患者的 PCO_2 恢复至慢性基线水平需要循序渐进，通过数小时至数天实现。过快的降低 PCO_2 可能引起突发的高碳酸血症后碱血症，其存在诸多潜在风险，包括降低心输出量、减少脑血流、心律失常（包括洋地黄中毒倾向）以及癫痫发作。除非合并代谢性酸中毒，或严重酸血症致弥漫性支气管收缩需要机械通气，否则不需要碱治疗。

呼吸性碱中毒

呼吸性碱中毒或称原发低碳酸血症，是一种体液内二氧化碳分压下降导致的酸碱平衡紊乱。低碳酸血症使内环境碱化，血浆 $[HCO_3^-]$ 相应地代偿性下降，是呼吸性碱中毒病理生理改变的一部分。呼吸性碱中毒定义为静息状态下海平面处的 PCO_2 测定值低于 35 mmHg。高于此值的 PCO_2 也可能是混合性酸碱平衡紊乱背景中存在呼吸性碱中毒（如代谢性碱中毒出现正常碳酸血症而非高碳酸血症时）。

病理生理

原发性低碳酸血症大多数由通气动力增加引起肺过度通气所致。通气动力增加由肺内、外周（颈动脉窦和主动脉弓）、脑干化学感受器或者大脑其他中心

的信号引起。低氧血症是肺泡通气的主要刺激源，但是 PO_2 需要低于 60 mmHg 才能持续发挥刺激作用。持续机械通气患者产生原发性低碳酸血症的病因还包括机械通气不当、透析或体外循环导致肺外 CO_2 清除（如人工心肺机）以及 CO_2 产生减少（如镇静状态、骨骼肌瘫痪、低体温、甲状腺功能减低）。

假性呼吸性碱中毒可见于严重心功能不全和肺灌注下降而肺泡通气相对正常的情形，如严重循环衰竭、心肺复苏时。此时肺血流减少，运输至肺排出的 CO_2 减少，从而静脉（和组织）出现高碳酸血症。但是动脉血呈低碳酸血症，这是由于通气血流比增加，使肺循环内单位血液 CO_2 清除能力超过正常水平。然而，CO_2 绝对排出量仍是减少的，因此此时体内仍为 CO_2 正平衡，仍为呼吸性酸中毒而非呼吸性碱中毒。此类患者可能存在严重的静脉血酸血症（常为混合性呼吸性和代谢性酸中毒导致），而动脉血 pH 可波动在轻度酸血症到碱血症之间。此外，尽管静脉血提示严重的低氧血症，动脉血的氧分压水平仍可能正常或偏高。因此，对于严重血流动力学不稳定的患者需要同时采集动脉血和混合（或中心）静脉血以评估酸碱平衡和氧合状态。

继发性生理反应

急性低碳酸血症的代偿反应包括血浆 $[HCO_3^-]$ 迅速下降，这是体液非碳酸氢盐缓冲系统作用的结果。此过程在低碳酸血症出现后的 5 ~ 10 min 内即可完成。PCO_2 每急性下降 1 mmHg，血浆 $[HCO_3^-]$ 平均下降 0.2 mEq/L，继而血浆 $[H^+]$ 下降 0.75 nEq/L。血浆 $[HCO_3^-]$ 的代偿极限大致是 17 ~ 18 mEq/L。血浆氯、乳酸和其他不可测定的阴离子会继发升高，平衡血浆 $[HCO_3^-]$ 的下降，其中每种物质大约可弥补碳酸氢盐下降的三分之一水平。还可出现轻度的血钠下降（1 ~ 3 mEq/L）和血钾下降（pH 每升高 0.1 单位，可下降 0.2 mEq/L）。急性低碳酸血症可出现严重的低磷血症，这是由磷向细胞内转运所致。

慢性低碳酸血症时肾脏的代偿反应包括近端及远端肾小管酸化机制抑制，可使血浆 $[HCO_3^-]$ 大幅下降。此代偿反应需 2 ~ 3 d 完成。PCO_2 每慢性下降 1 mmHg，血浆 $[HCO_3^-]$ 平均下降 0.4 mEq/L，继而血浆 $[H^+]$ 下降 0.4 nEq/L。血浆 $[HCO_3^-]$ 的代偿极限大致是 12 ~ 15 mEq/L。血浆 $[HCO_3^-]$ 下降的三分之二水平由血氯浓度增加平衡，剩余部分反映出血浆不可测定阴离子的增加，这其中小部分为碱化的血浆蛋白，

其余成分尚不明确。慢性低碳酸血症时血乳酸水平并不升高，即使合并中度低氧血症亦是如此。与此类似，血钠浓度亦无改变。与急性低碳酸血症区别最大的是血磷浓度也几乎无变化。虽然慢性低碳酸血症在海平面水平测定的血钾浓度在正常范围内，但如果海拔增加则可观察到低钾血症和肾性失钾。终末期肾脏病患者因为肾脏无法发挥代偿作用，在慢性低碳酸血症时出现严重碱血症的风险明显增加。其中腹膜透析比血液透析更易出现，因为前者通常维持更高的血浆[HCO_3^-]水平。

病因学

原发性低碳酸血症是最常见的酸碱平衡紊乱，在正常妊娠和高海拔居民中均可出现。框 15.1 中列举了呼吸性碱中毒的主要病因。大多数病因引起的是急性低碳酸血症，但在多种情况下足以持续至慢性代偿反应出现，因此未曾将急性或慢性病因区分。呼吸性碱中毒的一部分病因为良性，其他则可能危及生命。原发性低碳酸血症在重症患者中尤为常见，可单独出现或参与混合性酸碱平衡紊乱。低碳酸血症是不良预

框 15.1 呼吸性碱中毒的病因

低氧血症或组织缺氧
吸入 O_2 分压减低
高海拔
细菌性或病毒性肺炎
食物、异物或呕吐物误吸
喉痉挛
溺水
发绀型心脏病
严重贫血
HbO_2 解离曲线左移
低血压 *
严重循环衰竭 *
肺水肿

胸部受体激活
肺炎
哮喘
气胸
血胸
连枷胸
急性呼吸窘迫综合征
心力衰竭
非心源性肺水肿
肺栓塞
间质性肺疾病

中枢神经系统刺激
自发性
疼痛
焦虑
精神错乱

发热
蛛网膜下腔出血
脑血管事件
脑膜炎
脑肿瘤
脑外伤

药物或激素
尼可刹米或香草酰二乙胺
多沙普仑
黄嘌呤类
水杨酸盐类
儿茶酚胺类
血管紧张素 II
血管加压剂
黄体酮
甲羟孕酮
二硝基酚
尼古丁

其他
妊娠
败血症
肝衰竭
机械通气过度
无醋酸血液透析
人工心肺机
体外膜肺（ECMO，extracorporeal membrane oxygenation）
热暴露
代谢性酸中毒恢复后

引自 Madias NE, Adrogué HJ: Respiratory alkalosis and acidosis. In Seldin DW, Giebisch G, editors: The kidney: physiology and pathophysiology. Philadelphia, 2000, Lippincott Williams & Wilkins, pp 2131-2166.

HbO_2，氧合血红蛋白

* 可能导致"假性呼吸性碱中毒"

后的标志，其严重程度与死亡率相关。

临床表现

PCO$_2$急剧下降至正常水平的一半或者更低时，可表现为四肢感觉异常、胸部不适（尤其是气道阻力增加者）、口角麻木、头晕、意识不清，少见症状有肌强直和全身性癫痫发作。这些症状在慢性期少见。急性低碳酸血症可使脑血流减少，严重者可降至<50%，从而导致脑缺氧。这种低灌注现象与其他因素包括低碳酸血症本身、碱血症、pH 相关的氧合血红蛋白解离曲线偏离、离子钙和钾水平下降，共同导致急性呼吸性碱中毒的神经系统表现。有证据显示慢性呼吸性碱中毒时脑血流可恢复正常。

主动高通气的患者可不出现明显的心输出量或血压改变。然而，被动高通气的患者如发生急性低碳酸血症，则可出现心输出量和血压明显下降、外周阻力增加以及高乳酸血症，这在中枢神经系统受抑制或全麻的机械通气患者中常可观察到。二者的差异可能在于被动高通气导致静脉回流减少，而主动高通气则引起反射性心动过速。虽然低碳酸血症在正常受试者中不会导致心律失常，但在缺血性心脏病中可能引起房性和室性快速型心律失常。急性高通气患者，无论有无冠心病，均可能出现胸痛和缺血型 ST-T 改变。敏感患者出现急性低碳酸血症可引起冠脉痉挛和变异型心绞痛。这些表现的具体机制与引起神经系统症状的机制相同。

诊断

密切监测有助于发现异常的呼吸模式，但是即使临床无明显的呼吸费力，仍有可能出现明显的低碳酸血症。因此一旦怀疑高通气，必须行动脉血气分析。实际上代谢性碱中毒尤其是慢性情形，常常被漏诊。临床医生经常把高氯性低碳酸氢盐血症的检查结果误认为是正常阴离子间隙的代谢性酸中毒。如果酸碱指标提示低碳酸血症和碱中毒，则一定存在呼吸性碱中毒。但是在混合性酸碱平衡紊乱中，原发性低碳酸血症的 pH 可正常或偏酸性。值得注意的是，轻度慢性低碳酸血症的血 pH 通常为正常范围中的高值。与前相同，正确评估患者的酸碱平衡状态有赖于仔细采集病史、体格检查及实验室辅助检查（第 12 章）。在诊断代谢性碱中毒后，需要努力寻找病因。代谢性碱中毒的诊断临床意义重大，可为一些不易发现的严重疾病（如败血症）提供线索，还可提示已知病的严重程度。

治疗原则

呼吸性碱中毒的治疗应尽可能去除病因。严重低氧血症导致的呼吸性碱中毒需要予以氧疗。一个普遍观点认为低碳酸血症无论严重与否危害均较小，这并不准确。实际上，低碳酸血症可导致脑、心脏及肺的一过性或持续性损害。此外，迅速纠正严重的低碳酸血症还可引起脑及肺的再灌注损伤。因此住院患者应尽可能预防严重低碳酸血症的发生，一旦发生则需要缓慢纠正。

在密闭系统（如纸袋）里呼吸对焦虑相关的高通气综合征有益，因为可以阻断低碳酸血症生成的恶性循环。高空病以低氧血症和呼吸性碱中毒为特点，予以 250 ~ 500 mg 乙酰唑胺可减轻高空病的症状。考虑到严重碱中毒的危害，有时需要临时通过镇静或偶尔需要肌松、机械通气的方式来纠正严重的呼吸性碱中毒。假性呼吸性碱中毒的处理在于稳定血流动力学。

参考文献

Adrogué HJ, Chap Z, Okuda Y, et al: Acidosis-induced glucose intoler-ance is not prevented by adrenergic blockade, Am J Physiol255:E812-E823, 1988.

Adrogué HJ, Galla JH, Madias NE, editors: Acid-base disorders and their treatment, 2005, Taylor & Francis Group, pp 597-639.

Adrogué HJ, Madias NE: Management of life-threatening acid-base dis-orders, N Engl J Med338:26-34, 1998.

Adrogué HJ, Madias NE: Respiratory acidosis, respiratory alkalosis, and mixed disorders. In Floege J, Johnson RJ, Feehally J, editors: Compre-hensive clinical nephrology, ed 4, St. Louis, 2010, Elsevier, pp 176-189.

Adrogué HJ, Madias NE: Secondary responses to altered acid-base sta-tus: the rules of engagement, J Am Soc Nephrol21:920-923, 2010.

Adrogué HJ, Rashad MN, Gorin AB, et al: Assessing acid-base status in circulatory failure: differences between arterial and central venous blood, N Engl J Med320:1312-1316, 1989.

Amato MB, Barbas CSV, Medeiros DM, et al: Effect of a protective-ventilation strategy on mortality in the acute respiratory distress syn-drome, N Engl J Med338:347-354, 1998.

Arbus GS, Hebert LA, Levesque PR, et al: Characterization and clinical application of the "significance band" for acute respiratory alkalosis, N Engl J Med280:117-123, 1969.

Brackett NCJr, Cohen JJ, Schwartz WB: Carbon dioxide titration curve of normal man: effect of increasing degrees of acute hypercapnia on acid-base equilibrium, N Engl J Med272:6-12, 1965.

Brackett NCJr, Wingo CF, Muren O, et al: Acid-base response to chronic hypercapnia in man, N Engl J Med280:124-130, 1969.

Dries DJ: Permissive hypercapnia, J Trauma39:984-989, 1995.

Epstein SK, Singh N: Respiratory acidosis, Respir Care46:366-383, 2001.

Foster GT, Vaziri ND, Sassoon CSH: Respiratory alkalosis, Respir Care 46:384-391, 2001.

Grocott MPW, Martin DS, Levett DZH, et al: Arterial blood gases and oxygen content in climbers on mount everest，N Engl J Med360:140-149, 2009.

Jardin F, Fellahi J, Beauchet A, et al: Improved prognosis of acute respi-ratory distress syndrome 15 years on, Intensive Care Med25:936-941, 1999.

Kollef M: Respiratory failure. In Dale DC, Federman DD, editors: ACP Medicine, New York, 2006, WebMD, pp 2791-2804.

Krapf R，Beeler I，Hertner D, et al: Chronic respiratory alkalosis: the effect of sustained hyperventilation on renal regulation of acid-base equilibrium, N Engl J Med324:1394-1401, 1991.

Laffey JG, Kavanagh BP: Hypocapnia.N Engl J Med347:43-53, 2002.

Madias NE, Adrogué HJ: Respiratory acidosis and alkalosis. In Adrogué HJ, editor: Contemporary management in critical care: acid-base and electro-lyte disorders, New York, 1991, Churchill Livingstone, pp 37-53.

Madias NE, Adrogué HJ: Respiratory alkalosis. In DuBose TD, Hamm LL, editors: Acid-base and electrolyte disorders, Philadelphia, 2002, WB Saunders, pp 147-164.

Madias NE, Adrogué HJ: Respiratory alkalosis and acidosis. In Seldin DW, Giebisch G, editors: The kidney: physiology and pathophysiology, Philadelphia, 2000, Lippincott Williams & Wilkins, pp 2131-2166.

Madias NE, Wolf CJ, Cohen JJ: Regulation of acid-base equilibrium in chronic hypercapnia, Kidney Int27:538-543, 1985.

Malhotra A: Low-tidal-volume ventilation in the acute respiratory dis-tress syndrome, N Engl J Med357:1113-1120, 2007.

Martinu T, Menzies D，Dial S: Re-evaluation of acid-base prediction rules in patients with chronic respiratory acidosis, Can Respir J10:311-315, 2003.

Tobin MJ: Advances in mechanical ventilation, N Engl J Med344:1986-1996, 2001.

肾小球疾病　第三篇

16 肾小球疾病临床病理综合征

J. Charles Jennette, Ronald J. Falk 著

吴海婷 叶文玲 译校

肾小球损伤可产生多种症状和体征，包括毛细胞血管襻通透性改变所致的蛋白尿、毛细胞壁损伤引起的血尿、氮质废物滤过减少所致的氮质血症，尿酸产生减少所致的少尿或无尿、水盐潴留引起的水肿和高血压等。特定患者疾病的特点和严重程度取决于肾小球损伤的性质及损伤程度。

肾小球疾病的临床综合征包括无症状性血尿或蛋白尿、肾病综合征、肾炎综合征、急进性肾小球肾炎以及肾小球和肾外表现并存的综合征，如肺肾综合征。特定的肾小球疾病往往表现为特征性的肾损伤综合征（表 16.1）。肾小球疾病的诊断需要识别属于哪个综合征，并通过病史采集判断为哪种肾小球疾病；或者，如果不可能或没有必要得出明确的诊断，医生至少应该缩小鉴别诊断的范围。

通常需要对肾活检组织做病理检查以明确肾脏疾病诊断。图 16.1 为经肾活检明确的主要肾小球疾病种类的相对比率。这些疾病在肾活检患者中的发生率不同于以这些综合征为表现的疾病总体患病率，因为有些疾病表现（如急进性肾小球肾炎）较其他肾病（如激素敏感的儿童肾病综合征）进行肾活检的可能性更大。图 16.2 描述了抗体介导的肾小球肾炎患者用于鉴别诊断的一些临床和病理特征。图 16.3 至图 16.6 为常见肾小球疾病的一些特征性的超微结构特点。图 16.7 为免疫荧光显微镜观察的免疫沉积的主要模式，图 16.8 为局灶节段性肾小球硬化（focal segmental glomerulosclerosis，FSGS）的各种病理变异类型。

无症状性血尿和发复发作性肉眼血尿

血尿一般定义为离心尿沉渣镜检每高倍镜视野超过 3 个红细胞（第 4 章和第 5 章）。当患者没有感知到血尿存在且不伴有肾炎或肾病综合征的临床表现（如无氮质血症、少尿、水肿或高血压等）时称为无症状性血尿。普通人群无症状性镜下血尿的发生率为

表 16.1　肾小球疾病表现为肾病和肾炎特征的倾向性[*]

疾病	肾病特点	肾炎特点
微小病变肾病	++++	-
膜性肾病	++++	+
糖尿病肾病	++++	+
淀粉样变性	++++	+
FSGS	+++	++
纤维素样肾小球肾炎	+++	++
系膜增生性肾小球病[†]	++	++
MPGN 和致密物沉积病[‡]	++	+++
增生性肾小球肾炎[†]	++	+++
急性感染后肾小球肾炎[§]	+	++++
新月体性肾小球肾炎[‖]	+	++++

FSGS，局灶节段性肾小球硬化；MPGN，膜增生性肾小球肾炎。

[*] 多数疾病可同时表现为肾病和肾炎特点，但常有一个为主要表现。加号的个数表现倾向性的强度。[†] 系膜增生性和增生性肾小球肾炎（局灶或弥漫）是多数肾小球肾炎病理的表现，包括 IgA 肾病和狼疮肾炎。[‡] 包括 I 型（系膜毛细血管性）和 II 型（致密物沉积病）。[§] 通常是链球菌感染后肾小球肾炎的表现。[‖] 可为免疫复合物介导、抗肾小球基底膜抗体介导，或与抗中性粒细胞胞浆抗体相关

5%～10%。肉眼血尿的特点是尿色改变，通常为茶色或可乐色。复发性肉眼血尿可以见于无症状的镜下血尿患者，也可单独出现。

多数血尿并非来源于肾小球。肾小球疾病仅占单纯性血尿（无蛋白尿）患者的不到 10%。几乎 80% 的血尿是由膀胱、前列腺或尿道疾病所致。高钙血症和高尿酸尿症也可引起无症状性血尿，尤其在儿童。

尿液的显微镜检查有助于判断血尿为肾小球或非肾小球来源。肾小球疾病时，红细胞通过肾单位时由化学因素（如渗透压改变）和物理损伤引起细胞结构改变；而在发生显著的肾实质创伤（如肿瘤或感染）或尿道损伤（如结石造成的肾盂损伤或膀胱炎）时，红细胞直接进入尿液，则不存在结构改变。异形红细胞从肾小球至尿路系统，通常失去了双凹形态和血红蛋白，细胞表面产生多个膜泡，形成棘红细胞和"米奇小鼠"细胞。红细胞管型的存在和明显的蛋白尿

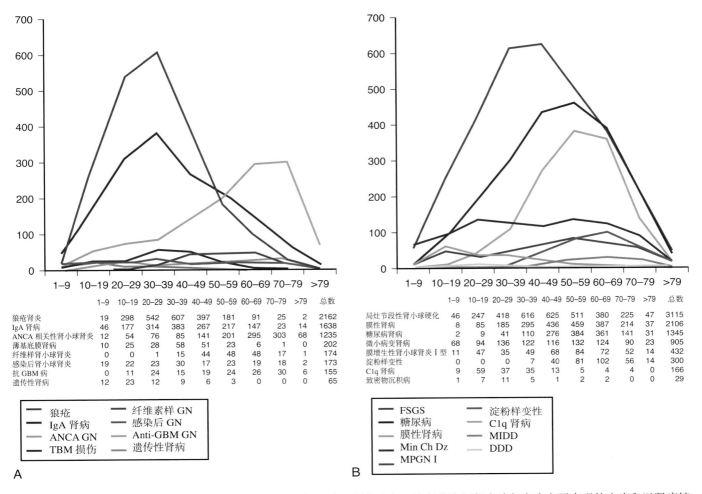

	1-9	10-19	20-29	30-39	40-49	50-59	60-69	70-79	>79	总数
狼疮肾炎	19	298	542	607	397	181	91	25	2	2162
IgA 肾病	46	177	314	383	267	217	147	23	14	1638
ANCA 相关性肾小球肾炎	12	54	76	85	141	201	295	303	68	1235
薄基底膜肾病	10	25	28	58	51	23	6	1	0	202
纤维样肾小球肾炎	0	0	1	15	44	48	48	17	1	174
感染后肾小球肾炎	19	22	23	30	17	23	19	18	2	173
抗 GBM 病	0	11	24	15	19	24	26	30	6	155
遗传性肾病	12	23	12	9	6	3	0	0	0	65

	1-9	10-19	20-29	30-39	40-49	50-59	60-69	70-79	>79	总数
局灶节段性肾小球硬化	46	247	418	616	625	511	380	225	47	3115
膜性肾病	8	85	185	295	436	459	387	214	37	2106
糖尿病肾病	2	9	41	110	276	384	361	141	31	1345
微小病变肾病	68	94	136	122	116	132	124	90	23	905
膜增生性肾小球肾炎 I 型	11	47	35	49	68	84	72	52	14	432
淀粉样变性	0	0	0	7	40	81	102	56	14	300
C1q 肾病	9	59	37	35	13	5	4	4	0	166
致密物沉积病	1	7	11	5	1	2	2	0	0	29

A 图例：
狼疮　　纤维素样 GN
IgA 肾病　　感染后 GN
ANCA GN　　Anti-GBM GN
TBM 损伤　　遗传性肾病

B 图例：
FSGS　　淀粉样变性
糖尿病　　C1q 肾病
膜性肾病　　MIDD
Min Ch Dz　　DDD
MPGN I

图 16.1　1985—2007 年 UNC 肾脏病理实验室各年龄组肾活检诊断的比率。诊断分为以肾小球肾炎为主要表现的疾病和以肾病综合征为主要表现的疾病两组。约三分之一的肾活检患者为非洲裔美国人，这影响狼疮性肾炎与 FSGS 的高发生率。A，以肾炎为主要表现的肾脏疾病；B，以肾病综合征为主要表现的肾脏疾病。ANCA，抗中性粒细胞胞浆抗体；DDD，致密物沉积病；FSGS，局灶节段性肾小球硬化；GBM，肾小球基底膜；GN，肾小球肾炎；IgA，免疫球蛋白 A；Mem，膜性；MIDD，单克隆免疫球蛋白沉积病；Min Ch DZ，微小病变肾病；MPGN，膜增生性肾小球肾炎；Lupus，系统性红斑狼疮；TBM，薄基底膜；UNC，北卡罗来那大学（University of North Carolina）

（大于 2 g/24 h）也支持血尿的肾小球来源。

　　在无症状性血尿患者中进行的肾活检系列研究显示，不同的研究间各种基础肾小球疾病所占的比例存在差异。患者人口学特点的不同（例如新兵入伍与常规体检的患者比较）与病理分析水平的差异（例如早期的研究尚不认识薄基底膜肾病）导致结果的不同。表 16.2 中的数据来源于经肾活检诊断的血尿患者。第一列中的数据等同于无症状血尿，与其他发表的结果相似。在这些血尿患者中，蛋白尿低于 1 g/24 h，血肌酐低于 1.5 mg/dl，主要的三个病理结果为无病理学异常（30%）、薄基底膜肾病（26%）以及 IgA 肾病（28%）。薄基底膜肾病总是表现为无症状性血尿，而 IgA 肾病由于可引起各种类型的肾小球损伤，可有不

同的临床表现，可表现为任何肾脏疾病综合征的一种（图 16.9）。

　　Alport 综合征是编码基底膜Ⅳ型胶原的基因缺陷所致的遗传性疾病（第 43 章）。大约 85% 的患者是由 X 染色体 α5 基因突变引起，15% 是常染色体 α3 和 α4 基因突变所致。在男性患者，Alport 综合征最初表现为无症状性镜下血尿，有时伴有发作性肉眼血尿。在同一家系内表现类似，症状的起始时间从儿童至成年不等，典型的初始表现为单纯的镜下血尿。尽管疾病进展的速度不同，但最终都可能出现蛋白尿的进行性加重，并发展为终末期肾病（ESRD）。女性患者几乎都是杂合子，常有间歇性镜下血尿，但是没有其他肾病表现。

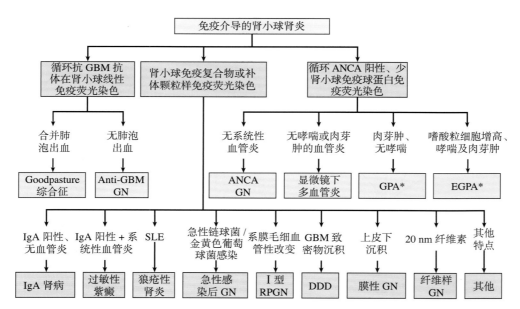

图 16.2   抗体介导的肾小球肾炎不同免疫病理类别间的区别。ANCA，抗中性粒细胞胞浆抗体；DDD，致密物沉积病（为 C3 肾小球病，而非免疫复合物性疾病）；EGPA，嗜酸性肉芽肿多血管炎；GBM，肾小球基底膜；GN，肾小球肾炎；GPA，肉芽肿性多血管炎；IF，免疫荧光显微镜；IgA，免疫球蛋白 A；MPGN，膜增殖性肾小球肾炎；SLE，系统性红斑狼疮。* GPA 和 EGPA 以前分别被称为韦格纳肉芽肿、Churg-Strauss 综合征

无症状性血尿患者一般不进行肾活检，因为病理诊断很少影响这些患者的治疗。但是，肾活检具有预后判断价值。例如，明确为薄基底膜肾病的患者较其他肾病的预后更好，也比 IgA 肾病有更明显的家族聚集倾向。在明确诊断前，许多无症状性血尿患者经常进行重复的侵入性泌尿系统检查。对这些患者，如果肾活检提供诊断，可避免额外的泌尿系检查。

肾活检检查中，如果肾小球基底膜致密层变薄，疑为薄基底膜肾病；如果致基底膜致密层分层，疑为 Alport 综合征。但是，有些患者，特别是杂合子 X 连锁女性患者，基底膜变薄而没有分层也可能是 Alport 综合征的超微结构表现。肾脏和皮肤 Ⅳ 胶原的 α 链的免疫组织化学染色异常也对 Alport 综合征的诊断具有重要价值。系膜区 IgA 或以 IgA 为主的免疫沉积，则诊断为 IgA 肾病（图 16.7）。

急性肾小球肾炎和急进性肾小球肾炎

急性肾小球肾炎或急进性肾小球肾炎为急性起病，通常表现为氮质血症、少尿、水肿、高血压、蛋白尿和血尿，伴有活动性尿沉渣、色素管型和细胞碎片等的肾小球肾炎。急进性肾小球肾炎定义为数周或数月内出现 50% 以上的肾功能丧失。如果发生肾衰竭，可出现尿毒症症状，包括恶心和呕吐、皮肤瘙痒、嗜睡、脑病以及容量负荷过重等。

急性或急进性肾小球肾炎最常见的病理过程为炎症性肾小球损伤。狼疮肾炎与 IgA 肾病是儿童和青壮年最常见的病因，而抗中性粒细胞胞浆抗体（ANCA）相关性肾小球肾炎是老年人最为常见的原因（图 16.1）。肾小球炎症的性质和严重程度与肾小球肾炎的临床特点相关（图 16.9）。图 16.9 显示肾小球炎症随着病程的推移而改变，也与肾小球肾炎临床表现的变化相对应。

光镜下最轻的病理损伤为单纯系膜增生，通常与无症状性蛋白尿 / 血尿，或极轻微的肾炎有关。增生性肾小球肾炎可以是局灶性（受累肾小球少于 50%）或弥漫性（受累肾小球超过 50%），组织学特点不仅是肾小球细胞的增殖（如肾小球系膜细胞、内皮细胞和上皮细胞），也有炎症细胞的浸润，特别是中性粒细胞和单核巨噬细胞。坏死也可能存在，尤其是在 ANCA 相关性肾炎或抗肾小球基底膜抗体（抗-GBM）病。肾小球硬化、肾间质纤维化和小管萎缩等慢性改变在破坏性肾小球炎症起始 1 周内即已开始，并成为慢性肾小球肾炎的主要特点。

狼疮性肾小球肾炎（第 24 章）提供了免疫复合物性肾小球疾病发病机制、病理改变和临床表现间相

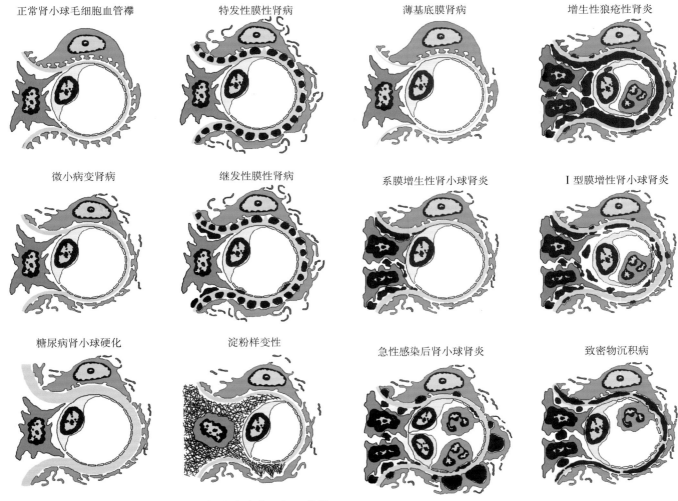

正常肾小球毛细胞血管襻　　特发性膜性肾病　　薄基底膜肾病　　增生性狼疮性肾炎

微小病变肾病　　继发性膜性肾病　　系膜增生性肾小球肾炎　　Ⅰ型膜增性肾小球肾炎

糖尿病肾小球硬化　　淀粉样变性　　急性感染后肾小球肾炎　　致密物沉积病

图 16.3　以肾病综合征为主要表现的肾小球疾病毛细血管襻超微结构改变。在正常肾小球毛细胞血管襻、可见完整足突的脏层上皮细胞（绿色）、内皮细胞窗（棕褐色）、肾小球系膜细胞（棕色）与相邻的系膜基质（浅灰色）、基底膜致密层（亮蓝色）。在微小病变肾病，可见足突融合和微绒毛形成。糖尿病肾小球硬化可见基底膜致密层增厚和系膜基质扩张。在特发性膜性肾病，可见上皮下致密物沉积与邻近基底膜的突起（也见图 16.6）。在继发性膜性肾病，除上皮下致密物沉积外，还可见系膜区和内皮下细小沉积物。在淀粉样变性，可见纤维沉积于肾小球系膜区和毛细血管壁。（Courtesy J. Charles Jennette，M.D.）

图 16.4　引起血尿和肾炎综合征的肾小球毛细血管襻超微结构变化。在薄基底膜肾病，可见基底膜致密层变薄。在系膜增生性肾小球肾炎（如轻度狼疮性肾炎，IgA 肾病），可见系膜区致密物沉积和系膜细胞增生。急性弥漫增生性肾小球肾炎（如链球菌感染后肾小球肾炎）可见毛细血管内细胞增生，包括白细胞、内皮细胞和肾小球系膜细胞，致密物沉积不仅包括明显的上皮下"驼峰"，也有不很明显的内皮下和系膜区沉积。增生性狼疮性肾炎（也见于图 16.5）可见广泛的内皮下及系膜区致密物沉积。在Ⅰ型膜增殖性肾小球肾炎（MPGN），可见系膜细胞在内皮下插入和新基质物质沉积于内皮下沉积，导致基底膜形成双轨。Ⅱ型 MPGN（致密物沉积病）可见基底膜内和系膜区致密物沉积。（Courtesy J. Charles Jennette，M.D.）

互关系的范例（图 16.5）。狼疮肾炎最轻的表现（国际肾脏病协会 / 肾脏病理协会 [ISN/RPS] Ⅰ型轻微系膜病变和Ⅱ型系膜增生性狼疮性肾小球肾炎）主要由系膜区沉积的免疫复合物诱发，通常仅引起轻度肾炎或无症状性血尿和蛋白尿。毛细血管襻的内皮下大量免疫复合物沉积邻近血液中的炎症介质系统，诱导明显的肾小球炎症（局灶性或弥漫增生性狼疮性肾炎，即Ⅲ型或Ⅳ型狼疮性肾炎），通常引起严重的肾炎临床表现。沉积在上皮下区域的免疫复合物不与血液中炎症介质系统接触，诱导膜性狼疮性肾小球肾炎（Ⅴ型狼疮性肾炎），Ⅴ型通常表现为肾病综合征而非肾炎。在特定患者中，导致肾炎性的免疫反应随着时间

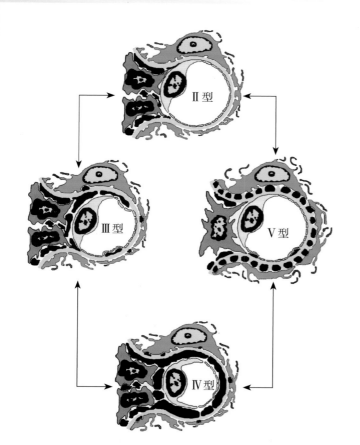

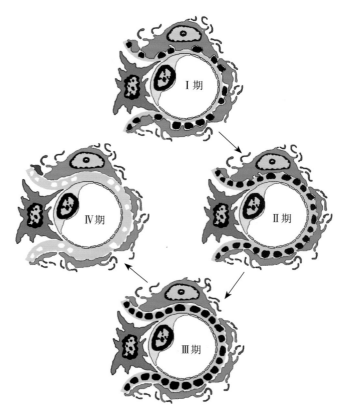

图 16.5　狼疮肾炎主要分型的超微结构特点。在狼疮性肾炎Ⅱ型（系膜增生性），免疫复合物沉积局限于系膜区，仅引起系膜增生和轻度肾功能异常。内皮下大量免疫复合物的沉积，此处毗邻血液中的炎症介质系统，引起局灶（Ⅲ型）或弥漫性（Ⅳ型）增生性狼疮性肾小球肾炎，表现为明显肾炎的症状和体征。免疫沉淀主要定位在上皮下区域导致的膜性（Ⅴ型）狼疮性肾小球肾炎，通常以肾病综合征为主要表现。（Courtesy J. Charles Jennette, M.D.）

图 16.6　膜性肾病各期的超微结构改变。Ⅰ期有上皮下电子致密物沉积，而没有邻近基底膜基质的突起。Ⅱ期有相邻肾小球基底膜（GBM）突起，至Ⅲ期电子密度被包绕在基底膜内。Ⅳ期基底膜明显增厚，GBM 内免疫沉积物吸收，原电子致密物沉积的部位呈为透亮区。（Courtesy J. Charles Jennette, M.D.）

而变化，同时也受治疗影响，狼疮肾炎的类型可发生转换。

活动性肾小球肾炎最严重的类型是新月体性肾小球肾炎，临床上通常表现急进性肾小球肾炎。在新发的有肾炎性尿沉渣和血清肌酐高于 3 mg/dl 的肾脏病患者中，新月体性肾小球肾炎是肾活检最常见的病理类型（表 16.2）。新月体是位于鲍曼囊内的细胞增殖，包括单核巨噬细胞和肾小球上皮细胞。新月体形成是对肾小球毛细血管壁破裂的反应，因此是一个严重的肾小球损伤的标志。但是，新月体不能提示肾小球损伤的病因，许多不同的致病机制都可以导致新月体形成。多少肾小球有新月体才能使用"新月体性肾小球肾炎"这一诊断术语目前仍未达成共识，大多数病理学家将 50% 以上的肾小球含新月体诊断为新月体性

肾小球肾炎，但当新月体少于 50% 时，诊断中应该特别指出新月体肾小球的比例（如 IgA 肾病，为局灶性增生肾小球肾炎伴 25% 新月体）。在一特定的肾小球肾炎类型（例如抗 GBM 病、ANCA 相关疾病、狼疮性肾炎、IgA 肾病、链球菌感染后肾小球肾炎），含新月体肾小球比例越高，预后越差；然而，在发病机制不同的肾小球肾炎种类中，对结果预测而言，其病因可能较新月体的存在更为重要。例如，50% 新月体的链球菌感染后肾小球肾炎，即使不使用免疫抑制治疗，肾脏存活预后较与 25% 新月体的抗 GBM 肾炎或 ANCA 相关性肾炎更好。

发病机制分类对预测肾小球肾炎自然病程有重要性提示，仅依靠光学显微镜下肾小球肾炎的病理形态学分类对最佳的治疗方案指导是不够的，如图 16.9 所示。此外，确定肾小球炎症的形态学严重性的同时，还需要确定疾病的发病机制或免疫病理分类。如果进行肾活检，这是通过免疫组化和电子显微镜进行

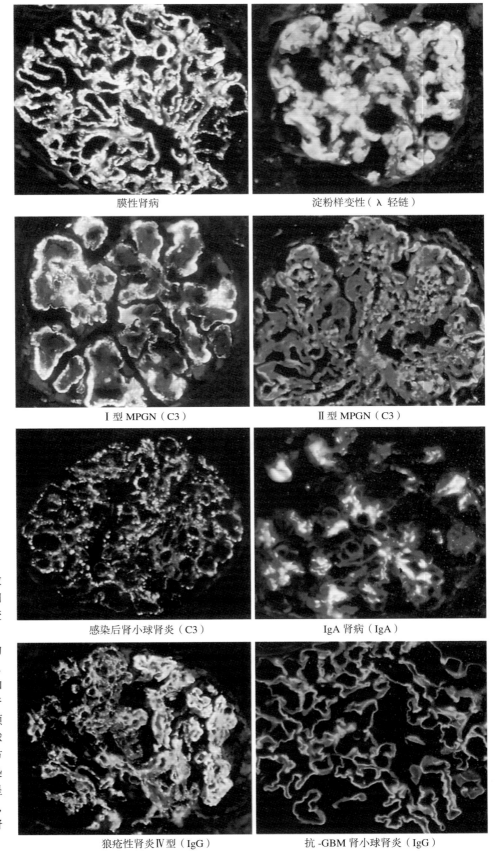

图 16.7　膜性肾病的免疫荧光显微镜染色模式，可见 IgG 沿肾小球毛细血管壁颗粒状染色。在 AL 淀粉样变性，为轻链的不规则蓬松染色。在 I 型 MPGN，可见 C3 在毛细血管襻的颗粒至带状染色。在致密物沉积病，可见 C3 在毛细血管襻的带状染色和系膜区的粗颗粒染色。急性感染后肾小球肾炎可见 C3 沿毛细管壁的粗颗粒染色。在 IgA 肾病，IgA 在肾小球系膜区沉积。IV型狼疮性肾炎可见节段性毛细胞血管壁和系膜区 IgG 染色。抗 GBM 肾炎，IgG 沿 GBM 呈线性染色。GN，肾小球肾炎；IgG，免疫球蛋白 G；MPGN，膜增殖性肾小球肾炎

膜性肾病

淀粉样变性（λ 轻链）

I 型 MPGN（C3）

II 型 MPGN（C3）

感染后肾小球肾炎（C3）

IgA 肾病（IgA）

狼疮性肾炎IV型（IgG）

抗 -GBM 肾小球肾炎（IgG）

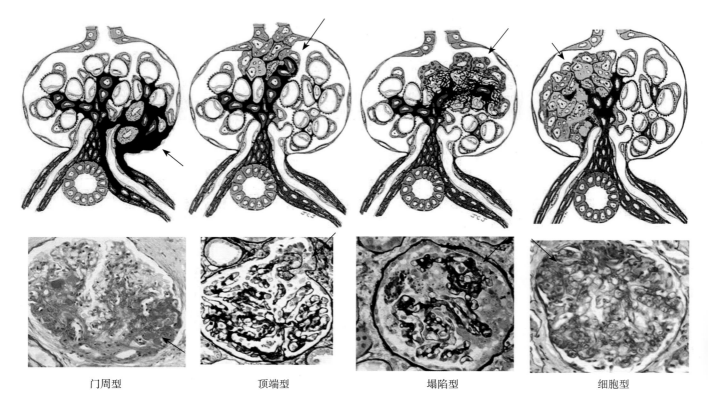

门周型　　　　　　顶端型　　　　　　塌陷型　　　　　　细胞型

图 16.8　局灶节段性肾小球硬化（FSGS）的病理变异类型。图中可见足细胞、壁层上皮细胞和肾小管上皮细胞（绿色）、内皮细胞（黄色）、系膜和小动脉平滑肌细胞（红色）、巨噬细胞（棕褐色）和胶原基质（黑色）。门周型和细胞型 FSGS 的显微照片（PAS 染色）和顶端型损伤、倒塌型的图像（琼斯银染色）。门周型 FSGS 有门部的硬化和粘连，顶端型 FSGS 为邻近近端肾小管起始部毛细胞血管丛的硬化，塌陷型 FSGS 为伴有上皮细胞增生和肥大的毛细血管襻塌陷，细胞型 FSGS 有毛细胞血管内细胞增生伴有泡沫细胞形成

表 16.2　经肾活检的血尿患者的肾脏疾病 [*]				
疾病	尿蛋白 <1 g/24 h，Cr <1.5 mg/dl	尿蛋白 1~3 g/24 h	Cr 1.5~3.0 g/24 h	Cr > 3 mg/dl
正常	30%	2%	1%	0%
薄基底膜肾病	26%	4%	3%	0%
IgA 肾病	28%	24%	14%	8%
非新月体 GN[†]	9%	26%	37%	23%
新月体性 GN[†]	2%	24%	21%	44%
其他肾病[‡]	5%	20%	24%	25%
总计	100%（n=43）	100%（n=123）	100%（n=179）	100%（n=255）

摘自 Caldas MLR, Jennette JC, Falk RJ, Wilkman AS: NC Glomerular Disease Collaborative Network: what is found by renal biopsy in patients with hematuria? Lab Invest 62:15A, 1990. BM，基底膜；Cr，血清肌酐；GN，肾小球肾炎。* 来自北卡罗来那大学（University of North Carolina）肾脏病理实验室肾活检标本的分析。系统性红斑狼疮患者除外。† 增生性或坏死性肾小球肾炎，而非 IgA 肾病或狼疮性肾炎。‡ 包括表现为肾病综合征的疾病，如膜性肾病和局灶节段性肾小球硬化

的（图 16.2 至图 16.7）。免疫组织化学用来检测存在或不存在免疫球蛋白和补体成分。免疫球蛋白和补体的分布（如毛细血管壁、系膜）、模式（如颗粒、线样）和组成（如 IgA 为主、IgG 为主、IgM 为主或 C3 为主等）是用于确定特定肾小球肾炎的类型。有关特定肾小球疾病的细节将在后面章节中讨论。在 C3 肾病中可见 C3 伴或不伴免疫球蛋白在肾小球中沉积，这包括致密物沉积病和 C3 肾小球肾炎。

表 16.3 显示，肾活检证实 50% 以上新月体的肾小球肾炎患者的主要病理类型分布。免疫复合物性肾炎由多种疾病组成，包括狼疮性肾炎、IgA 肾病和感染后肾小球肾炎。大多数 50% 以上新月体的患者肾

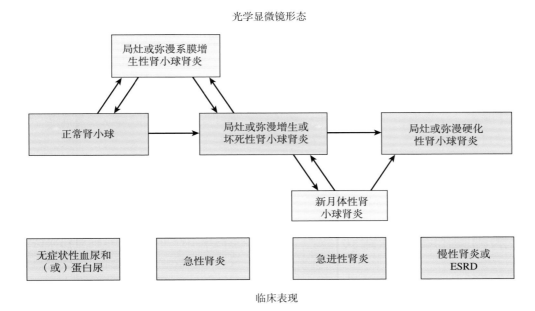

光学显微镜形态

临床表现

图 16.9　肾小球肾炎（上方）不同的病理形态学阶段与常见临床表现（底部）的对应关系。某些肾小球疾病，如抗肾小球基底膜和抗中性粒细胞胞浆抗体相关肾小球肾炎，未经及时治疗，通常表现为新月体肾小球肾炎和肾功能快速下降。其他疾病，如狼疮性肾炎，易引起局灶性或弥漫增生性肾小球肾炎，其进展速度取决于肾小球病变的活动程度。IgA 肾病往往开始为轻度系膜增生性病变，但可能进展为更严重的增生性损伤。典型的链球菌感染后肾小球肾炎通常开始为一个活动的急性增生性肾小球肾炎，然后经过系膜增生性阶段恢复至正常。ESRD，终末期肾病。（引自 Jennette JC, Mandal AK: Syndrome of glomerulonephritis. In Mandal AK, Jennette JC, editors: *Diagnosis and management of renal disease and hypertension*，ed 2, Durham, NC, 1994，经北卡罗来纳州学术出版社许可。）

表 16.3　不同年龄段肾活检为新月体性肾小球肾炎的病理分类 [*]

年龄（岁）	寡免疫	免疫复合物	抗 GBM	其他 [†]
全部（n=632）	60%	24%	15%	1%
1~20（n=73）	42%	45%	12%	0%
21~60（n=303）	48%	35%	15%	3%
61~100（n=256）	79%	6%	15%	0%

摘自 Jennette JC: Rapidly progressive and crescentic glomerulonephritis。Kidney Int 63: 1164-1172, 2003。抗 GBM，抗肾小球基底膜。
[*] 新月体性肾小球肾炎定义为新月体超过 50% 的肾小球疾病。[†] "其他"类包括所有其他肾小球疾病，如血栓性微血管病、糖尿病性肾小球硬化症和单克隆免疫球蛋白沉积病

小球内很少或没有免疫复合物或抗 GBM 的免疫组化证据，即寡免疫性肾小球肾炎。超过 90% 以上寡免疫新月体性肾小球肾炎患者循环中 ANCAs 阳性。因此，ANCA 相关性肾小球肾炎是新月体性肾小球肾炎中最常见的一种形式，特别是在老年人。

光学显微镜结构改变的严重性（如图 16.9 所示的形态学阶段）、免疫病理学和超微结构的类别（如图 16.2 至图 16.7 的分类）都是肾小球肾炎患者预测疾病病程的重要组成部分，因此，最有用的诊断术语应包括关于形态的外观和损伤的病因机制分类等信息，如

"局灶增生性 IgA 肾病""弥漫增生性狼疮性肾炎"和"新月体性抗 GBM 肾炎"。

许多类型的肾小球肾炎是免疫介导的炎症性疾病，使用糖皮质激素、细胞毒性药物或其他抗炎和免疫抑制治疗。治疗的力度应与疾病的严重程度相匹配。例如，活动性Ⅳ型狼疮性肾炎需要免疫抑制治疗，而Ⅰ型或Ⅱ型狼疮性肾炎则不需要。

两个进展最快的肾小球肾炎是抗 GBM 新月体性肾小球肾炎和 ANCA 相关的新月体性肾小球肾炎。疾病的早期诊断和治疗是改善肾脏预后最重要的因

素。在肾小球广泛硬化以及严重的慢性小管间质损伤发生时，不会有明显的治疗反应。这两种疾病需要使用免疫抑制治疗，如甲基强的松龙冲击和静脉或口服环磷酰胺。在合并肺泡出血或严重肾衰竭的抗 GBM 和 ANCA 相关性疾病，通常需要联合血浆置换治疗。在抗 GBM 肾小球肾炎，一般复发的风险很小，免疫抑制药治疗通常可在治疗 4 ~ 5 个月后终止（第 21 章）。ANCA 相关肾小球肾炎最初诱导治疗常常需要 6 ~ 12 个月，甚至约有 25% 复发的风险，需要额外的免疫抑制治疗（第 23 章）。

与系统性疾病相关的肾小球肾炎

一些急性或急进性肾小球肾炎由系统性疾病引起。这些已知系统性疾病为病因的肾小球肾炎称为继发性肾小球肾炎。由感染诱发的免疫复合物介导肾小球肾炎，可能涉及前驱感染或并发感染，如急性链球菌感染后肾小球肾炎发病前存在链球菌性咽炎或脓皮病，Ⅰ型膜增生性肾小球肾炎（MPGN）与丙型肝炎感染有关。而如前所述，图 16.9 中所示的各种肾小球肾炎病理类型，包括膜性肾病，均可由系统性红斑狼疮引起。

因为肾小球是血管团，肾小球肾炎是系统性小血管炎的常见表现，如 IgA 血管炎（过敏性紫癜）、冷球蛋白血症性血管炎、显微镜下多血管炎（MPA）、肉芽肿性血管炎（GPA，原名韦格纳肉芽肿），或嗜酸性肉芽肿性多血管炎（EGPA，原名 Churg-Strauss 综合征）（见第 23 章）。IgA 血管炎是以 IgA 为主的免疫复合物在血管的沉积，在肾小球表现为 IgA 肾病。冷球蛋白血症性血管炎由冷球蛋白在血管壁的沉积引起，常与丙型肝炎病毒感染有关。在肾小球，冷球蛋白血症常引起Ⅰ型 MPGN，但也可表现为其他类型，如增生性，甚至膜性肾小球肾炎。MPA、GPA 和 EGPA 在血管壁缺乏免疫沉淀，通常伴随循环 ANCAs 阳性。ANCAs 相关的肾小球肾炎病理上以纤维素样坏死、新月体形成为特点，通常表现为肾功能快速进行性下降。典型的血管炎相关的肾小球肾炎患者临床上表现为多脏器血管炎症，如皮肤小静脉炎引起的皮肤紫癜、肺泡毛细血管出血引起的咯血、肠道血管炎所致的腹痛以及供应神经的小动脉血管炎引起的外周神经病变（多发性单神经炎）。

肾小球肾炎严重的临床表现为肺肾血管炎综合征，即急进性肾小球肾炎伴发肺出血。ANCA 相关性疾病是肺肾血管炎综合征最为常见的病因，其次为抗 GBM 病。受累血管的组织学和免疫组织学检查也包括肾活检标本的肾小球，有助于明确诊断（图 16.2）。抗 GBM 抗体、ANCA 和免疫复合物疾病标记性的血清学指标（如抗核抗体、冷球蛋白、抗丙型肝抗炎和乙型肝炎的抗体和补体水平等）提示特定的诊断（图 16.2）。

无症状性蛋白尿和肾病综合征

当存在严重蛋白尿时，可导致肾病综合征，而当蛋白尿不严重，或严重的蛋白尿持续时间不长，可能没有明显症状。肾病综合征的特点是大量的蛋白尿（超过 3 g/24 h 每 1.73 m^2）、低蛋白血症（尤其是低白蛋白血症）、水肿、高脂血症和脂肪尿。最具特异性的尿液显微镜分析是存在椭圆形脂肪小体（第 4 章），此为重吸收尿中多余脂类和脂蛋白后脱落的肾小管上皮细胞。

严重的肾病综合征易于发生止血调节蛋白（如抗凝血酶Ⅲ、蛋白 S 和蛋白 C）丢失引起的血栓，继发于免疫球蛋白丢失的感染，以及由高脂血症引发的动脉粥样硬化过程加速。有效循环血量不足和活动减少可能进一步增加肾病患者静脉血栓形成的风险。肾病患者常常合并细菌感染，可能需要给予静脉丙种球蛋白。

任何类型的肾小球疾病都会引起蛋白尿。事实上，虽然蛋白尿是肾小球损伤的敏感指标，但不是所有的蛋白尿均来源于肾小球。例如，肾小管损伤也会导致蛋白尿，但很少超过 2 g/24 h。

如表 16.1 所示，虽然几乎任何一种肾小球疾病都可引起肾病综合征，但某些肾小球疾病比其他肾病更容易表现为肾病综合征。最常表现为肾病综合征的原发性肾病是微小病变肾病、FSGS 和膜性肾病；最常表现为肾病综合征的继发性肾病为糖尿病肾小球硬化和肾脏淀粉样变性。

年龄和种族可能影响某些肾病综合征的发病。在 10 岁以下的儿童，约 80% 的肾病综合征由微小病变肾病引起，而在成年期，微小病变肾病仅占原发性肾病综合征的 10% ~ 15%。在白种成年人，膜性肾病是最常见的原发性肾病综合征的病因，约占 40%，而 FSGS 是非洲裔美国人最常见的原发性肾病综合征的病因，占 50% 以上。图 16.1 显示了经活检证实的不同肾小球疾病在较大年龄范围内的发生率。值得注意的是，这些活检数据与这些疾病占所有肾病的比例无直接关联，因为不是所有原因的肾病综合征以同样的概率接受活检。例如，儿童微小病变肾病和成人糖尿病肾小球硬化通常不进行肾活检。

膜性肾病（第 19 章）是白种人在 40~60 岁最为常见的原发性肾病综合征的原因，病理学以大量的上皮下免疫复合物沉积为特点（图 16.3，图 16.6 和图 16.7）。肾小球损伤随时间而演变，基底膜成分受毛细胞血管壁免疫复合物的刺激进行性堆积（图 16.6），在病情进展的患者中最终发展为慢性小管间质损伤。大多数膜性肾病是由针对脏层上皮细胞的特异性自身抗体引起，即 M 型磷脂酶 A2 受体（抗 -PLA2R），于是在肾小球的上皮下区域形成免疫复合物，而不是在内皮下区域或系膜区。继发于体循环中有抗原和抗体免疫复合物的膜性肾病，除了大量的上皮下免疫复合物沉积外，常常伴有系膜区的免疫复合物沉积，也可包括少量的内皮下的沉积（图 16.3）。因此，超微结构显示系膜区或上皮下免疫复合物沉积应疑为继发性膜性肾病，如系统性自身免疫病（系统性红斑狼疮、混合性结缔组织病和自身免疫性甲状腺炎等）、感染（如乙型或丙型肝炎、梅毒等）或肿瘤（如肺或肠道恶性肿瘤）引起的膜性肾病。尽管膜性肾病在很年轻或很老的患者中不常见，但如果发生，继发性的可能性更大。发生在年轻患者的膜性肾病应考虑系统性红斑狼疮或乙型肝炎病毒感染的可能性，在很老的患者则要考虑潜在恶性肿瘤的可能性。

Ⅰ 型 MPGN 和致密物沉积病（DDD，原名为 Ⅱ 型 MPGN）典型的表现为混合肾病和肾炎的特点，有时伴有低补体血症和 C3 肾炎因子，后者为针对补体旁路途径 C3 转化酶的自身抗体。这两种类型光镜下常表现为肾小球毛细血管壁的增厚和细胞增生。Ⅰ 型 MPGN（系膜毛细胞性肾小球肾炎）的超微结构特点是内皮下免疫复合物沉积，进而刺激内皮下系膜插入和基底膜双轨形成。DDD 的特点为特殊的基底膜内致密物沉积（图 16.4），这个特殊的表现并不总是伴有光镜下 MPGN 改变，所以致密物沉积病（DDD）是更为恰当的诊断术语。MPGN 和 DDD 两者都有广泛的肾小球 C3 染色（图 16.7）。一些 Ⅰ 型 MPGN 患者有明显的免疫球蛋白染色，有些只有补体染色，但 DDD 仅有肾小球补体染色。具有广泛免疫球蛋白沉积的 Ⅰ 型 MPGN 是一种免疫复合物病，可能继发于

冷球蛋白血症、肿瘤或慢性感染（例如，丙型肝炎和乙型肝炎；慢性细菌性心内膜炎；慢性乳突炎等）。只有补体沉积但无免疫球蛋白的 Ⅰ 型 MPGN 和 DDD 不是免疫复合物疾病，而是继发于在补体调节中各种遗传性或获得性异常引起的补体旁路途径的异常激活，如补体调节蛋白因子 H 的遗传缺陷。C3 肾小球病是指 DDD 和以 C3 阳性为主的 Ⅰ 型 MPGN。C3 肾小球病相对少见地表现为增生性或系膜增生性肾小球肾炎（C3 肾小球肾炎）。

各种形式的增生性肾小球肾炎占肾病范围蛋白尿患者的大部分。增生性肾小球肾炎和明显蛋白尿的患者通常也有肾炎的特点，尤其是血尿。本组包括肾病范围蛋白尿的狼疮肾炎与 IgA 肾病患者。在美国，大约 15% 肾病范围蛋白尿的成人患者肾活检诊断为 IgA 肾病。

FSGS 是非洲裔美国人肾病综合征最为常见的病因，当然 FSGS 可影响所有种族。临床表现包括无症状蛋白尿、缓慢发生的肾病综合征、快速起病的肾病综合征，以及伴有快速进展性肾衰竭的肾病综合征。有些 FSGS 在肾移植后复发，提示循环因子的致病作用（可能有可溶性尿激酶型纤溶酶原激活因子受体）。哥伦比亚分类系统识别五种病理变异型：顶端型、塌陷型、细胞型、门周型和非特异型（NOS）（图 16.8）。NOS 最为常见，通常表现为无症状蛋白尿或缓慢发生的肾病综合征。虽然其他的变异型可以有任何类型的蛋白尿表现，但蛋白尿的程度和发生的速度有所不同。顶端型 FSGS 通常表现为快速起病的严重蛋白尿，类似于微小病变肾病；塌陷型 FSGS 表现为严重蛋白尿和快速进展的肾衰竭；门周型 FSGS 蛋白尿量相对较少，常常为非肾病范围。FSGS 可为原发性（特发性）疾病或继发于其他病因。例如，FSGS NOS 型可能继发于足细胞基因的突变，塌陷型 FSGS 继发于人类免疫缺陷病毒感染，而门周型 FSGS 继发于肥胖。

淀粉样变性是肾病综合征的原因之一，通常见于老年人。大约 10% 的成人无法解释的肾病综合征肾活检结果为淀粉样变。目前，在美国引起肾病综合征的淀粉样变性约 75% 为 AL 型淀粉样变性，而不是 AA 型；大约 75% 的 AL 型淀粉样变性由 λ 链组成，而非 κ 链。κ 链副蛋白和肾病综合征的患者更易表现为轻链沉积病，而非淀粉样变性（第 26 章）。淀粉样物质沉积可通过荧光显微镜（图 16.7）或质谱法明确。在慢性感染发病率高的欠发达国家，AA 淀粉样变性

较 AL 淀粉样变性更常见。

慢性肾小球炎和肾衰竭

除无并发症的微小病变肾病和薄基底膜肾病外，大多数肾小球疾病可进展为慢性肾小球硬化，临床表现为肾功能逐步下降，最终进展至终末期肾病。在美国，慢性肾小球疾病是继糖尿病和高血压肾损伤后导致终末期肾病的第三位病因。肾小球疾病的临床病理学研究显示肾小球疾病中的自然病程存在明显的差异。有些疾病，如抗 GBM 和 ANCA 相关性新月体性肾小球肾炎，在未经治疗的情况下，有快速进展至 ESRD 的高风险。其他疾病，如 IgA 肾病和肾小球硬化，则是缓慢但持续进展的病程，最终部分患者发展为 ESRD。某些形式的肾小球肾炎，如急性链球菌感染后肾小球肾炎，最初可能表现为严重的肾炎，但通常完全缓解，进展至 ESRD 的风险很小。而有些疾病不可预测，如膜性肾病，可能是自发缓解，可能肾病持续数十年而肾功能没有下降，或几年后可能进展至 ESRD。

慢性肾小球肾炎的特征性病理改变为不同程度的肾小球瘢痕，常伴皮质肾小管萎缩、间质慢性炎症细胞细胞浸润和纤维化、动脉硬化。当肾小球、间质和血管硬化加重到一定程度，肾组织学检测不能显示初始肾损伤的原因，ESRD 可能是唯一能得出的结论。

肾活检：适应证和方法

对一个肾脏病患者，肾活检提供用于决定诊断、查找病因、预测预后、指导治疗以及用于研究的肾组织标本，当然不是每一次肾活检都能达到以上所有目的。

当肾脏病的患者满足以下三个条件时需要进行肾活检：①无创诊断方法不能或不足以确定病因；②症状和体征提示病理可诊断的肾脏实质性病变；③对需要采用不同治疗方法、不同预后的几种疾病进行鉴别诊断。

肾活检具有重要诊断价值的疾病包括成人肾病综合征、儿童激素抵抗型肾病综合征、除明确的急性链球菌感染后肾小球肾炎外的成年肾小球肾炎以及原因不明的急性肾衰竭。在某些根据临床资料诊断相对明确的肾脏疾病，肾活检的价值不仅是为确定诊断，也用于评估损伤为活动性还是慢性，以及损伤的严重程

度（如可疑的狼疮性肾炎患者）。虽然抗 GBM 抗体和 ANCA 肾小球肾炎通过血清学检查的阳性结果强力支持其诊断，但这类疾病的治疗具有严重的毒副作用，因此，需要肾活检对病变严重程度以及肾小球损伤的潜在可逆性等信息提供更高水平的确认。图 16.1 为送至北卡罗来那大学（University of North Carolina）肾脏病理实验室检测的肾活检患者的肾脏疾病类型。80% 的肾活检是肾脏病专科医师在社区进行。通常引起肾病综合征的疾病（如膜性肾病和 FSGS）是肾活检最常见的病理类型，其次为引起肾炎的疾病（如狼疮性肾炎、IgA 肾病等）。

经皮肾穿刺活检的绝对或相对禁忌证包括不合作、孤立肾、出血性体质、没有控制的严重高血压、严重贫血或容量衰竭、囊性肾病、肾盂积水、肾多发动脉瘤、急性肾盂肾炎、肾脓肿、肾肿瘤以及终末期肾病。对这些高危因素的患者，一些学者主张采用经颈静脉肾活检或开放肾活检等更为安全的肾活检技术。

肾活检具有临床意义的并发症并不多，但当评估肾穿刺风险收益时必须提高警觉性。通过仔细检查，影像学（如超声）检出的肾周小血肿比较常见。肉眼血尿的发生率低于 10%，动静脉内瘘低于 1%，需要外科处理的出血少于 1%，死亡率不到 0.1%。

现行的经皮穿刺活检程序通常使用实时超声或计算机断层扫描引导。目前，大多数肾活检进行弹簧式一次性枪装置。经验和多个发表的研究表明，与细针（如 18 G）相比，使用更粗的活检针（如 15 G 和 16 G）在提供更多的组织外，并没有增加并发症。细针穿刺更容易出现用于诊断的组织不足，特别是用于预后判断时组织不足的情况。因此，15 和 16 号穿刺针可能为患者提供更好的风险受益比率。

尽管光学显微镜可对移植后几周内移植肾功能异常的评估提供足够的信息，但单独的光学显微镜不足以诊断自体的肾脏疾病。所有自体的肾活检至少应进行光学显微镜和免疫荧光显微镜检查。大多数肾病理学家主张对所有的肾活检标本进行电镜检查，但是，有些只在其他显微镜的结果提示电子显微镜检查有意义时才进行。

穿刺活检的组织应用放大镜或解剖显微镜确定是否是肾组织，以及是肾皮质还是髓质。当轻轻推动穿刺针的卡槽，穿刺出的肌肉组织为小块状，而肾组织为圆柱形。在 15 倍或更高的放大倍数下，脂肪组织看起来像一团微小的脂肪滴（即脂肪细胞），骨骼肌

呈红棕色，可见不规则的纤维束，肾组织呈淡粉色至褐色。肾皮质的肾小球为红色团状结构，或从组织表面呈半球状突起（图 16.10）。直小血管产生直的红色条纹为髓质标志。如果有广泛的肾小球源性血尿，皮质区肾小管像红色的螺丝锥结构。组织的标记明确后，分成三份分别进行光镜、荧光和电镜处理。

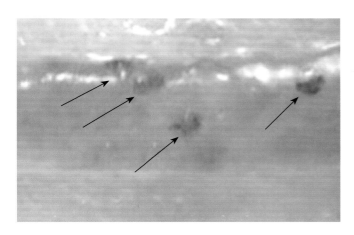

图 16.10　15 G 穿刺针穿刺的新鲜肾活检组织图片，显示肾皮质肾小球呈红色小团

　　每年有 200 多个不同肾脏病学者寄给我们肾活检标本，从经验来看，他们多数来自社区医疗机构，约 6% 的肾活检标本不足以明确诊断。这一不足的主要原因是肾组织太少或没有肾皮质，这可通过活检针在肾皮层取样来解决。显然，如果活检针插入过深，穿刺组织可能只有髓质，而没有皮质。当然，即使被认为是不足以明确诊断的标本也可能为临床提供有用的信息。例如，在肾病综合征患者，光镜或电镜组织无肾小球，如果免疫荧光检查的一个肾小球免疫球蛋白、补体染色阴性，即可排除任何形式的免疫复合物性肾小球肾炎（如膜性肾病），而集中在微小病变肾病和 FSGS 的鉴别诊断。

参考文献

D'Agati VD, Fogo AB, Bruijn JA, et al: Pathologic classification of focal segmental glomerulosclerosis: a working proposal, Am J Kidney Dis 43:368-382, 2004.

Eddy AA, Symons JM: Nephrotic syndrome in childhood, Lancet 362:629-639, 2003.

Glassock RJ: The pathogenesis of membranous nephropathy: evolution and revolution, Curr Opin Nephrol Hypertens 21:235-242, 2012.

Jennette JC: Rapidly progressive and crescentic glomerulonephritis, Kidney Int 63:1164-1172, 2003.

Hicks J, Mierau G, Wartchow E, et al: Renal diseases associated with hematuria in children and adolescents: a brief tutorial, Ultrastruct Pathol 36:1-18, 2012.

Hudson BG, Tryggvason K, Sundaramoorthy M, et al: Alport's syn- drome, Goodpasture's syndrome, and type IV collagen, N Engl J Med 348:2543-2556, 2003.

Jennette JC: An approach to the pathologic diagnosis of glomerulo-nephritis. In D'Agati V, Jennette JC, Silva FG, editors: Non-neoplastic renal disease, Washington, D.C, 2005, American Registry of Pathology, pp 239-268, Chapter 10.

Jennette JC: The kidney. In Ruben R, Strayer D, editors: Rubin's pathol- ogy, ed 6, Philadelphia, 2012, J.B. Lippincott, pp 753-807, Chapter 16.

Jennette JC, Kshirsagar AV: How can the safety and diagnostic yield of percutaneous renal biopsies be optimized? Nat Clin Pract Nephrol 4:126-127, 2008.

Jennette JC, Olson JL, Schwartz MM, et al: Primer on the pathologic diagnosis of renal disease. In Jennette JC, Olson JL, Schwartz MM, Silva FG, editors: Heptinstall's pathology of the kidney, ed 6, Philadelphia, 2007, Lippincott Williams & Wilkins, pp 100-126.

Kambham N: Crescentic glomerulonephritis: an update on Pauci-immune and Anti-GBM diseases, Adv Anat Pathol 19:111-124, 2012.

Reiser J, Wei C, Tumlin J: Soluble urokinase receptor and focal segmen- tal glomerulosclerosis, Curr Opin Nephrol Hypertens 21:428-432, 2012.

Sethi S, Nester CM, Smith RJ: Membranoproliferative glomerulone- phritis and C3 glomerulopathy: resolving the confusion, Kidney Int 81:434-441, 2012.

Smith RJ, Alexander J, Barlow PN, et al: New approaches to the treat- ment of dense deposit disease, J Am Soc Nephrol 18:2447-2456, 2007.

Suzuki H, Kiryluk K, Novak J, et al: The pathophysiology of IgA nephropathy, J Am Soc Nephrol 22:1795-1803, 2011.

Walker PD, Cavallo T, Bonsib SM: Ad Hoc committee on renal biopsy guidelines of the renal pathology society: practice guidelines for the renal biopsy, Mod Pathol 17:1555-1563, 2004.

Thomas DB, Franceschini N, Hogan SL, et al: Clinical and pathologic characteristics of focal segmental glomerulosclerosis pathologic vari- ants, Kidney Int 69:920-926, 2006.

Weening JJ, D'Agati VD, Schwartz MM, et al: The classification of glo- merulonephritis in systemic lupus erythematosus revisited, Kidney Int 65:521-530, 2004.

17 微小病变肾病

Howard Trachtman, Jonathan Hogan, Jai Radhakrishnan 著

刘岩 夏鹏 吴海婷 译校

命名和组织病理学

微小病变肾病（minimal change disease，MCD）是导致肾病综合征（nephrotic syndrome，NS）的常见病因，此疾病也曾被称为类脂性肾病（lipoid nephrosis）、Nil 病及微小病变肾病（minimal change nephropathy）。肾脏病理方面，微小病变肾病在光镜下表现相对正常，没有其他肾小球病所具有的特征性病理表现，如明显的肾小球细胞增生、炎症细胞浸润、免疫复合物沉积、小管间质病变或肾小球基底膜（GBM）改变。MCD 特征性病变表现为电镜下肾小球足细胞广泛足突消失（effacement）及融合（fusion），且没有电子致密物沉积。典型的免疫荧光表现为阴性，偶见 IgM 和 C3 微弱阳性。

尽管 MCD 为符合以上表现的病理诊断，但根据其对激素的良好反应性亦可做出临床诊断。在儿童中，MCD 占原发性肾病综合征病因的 90%，除非存在提示可能为其他诊断的情况，才需要行肾穿刺活检明确病理。这些情况包括起病年龄小于 6 个月或在青春期后、存在无法解释的系统性表现、C3 水平减低等；而不存在以上特征的儿童患者，典型肾脏病理都为 MCD，且对激素反应良好，这类患者被称为激素敏感性肾病综合征（steroid-sensitive nephrotic syndrome，SSNS）。激素反应良好提示较好的长期预后。相反，激素抵抗性肾病综合征（steroid resistant nephrotic syndrome，SRNS）的患者此后可能需要肾活检明确病理，其肾脏病理更可能表现为局灶节段性肾小球硬化（focal segmental glomerulosclerosis，FSGS），预后较差。成人肾病综合征病因较多，包括患病率更高的膜性肾病（membranous nephropathy，MN）和膜增生性肾小球肾炎（membranoproliferative glomerulonephritis，MPGN），MCD 仅占 10%～15%，因此通常需要行肾活检明确病因。

病理生理学

MCD 的发病机制尚未完全明确。足细胞足突消失是 MCD 特征性病变，可能由细胞内多种信号通路介导。比如已被证实的局灶性粘附复合物介导的 Crk 依赖性信号通路，其标志物在 MCD 患者中表达增加，但 FSGS 患者无相似表现。此外，在 MCD 模型中，足细胞生成的 CD80 及血管生成素样蛋白 4 的产生增多，也支持足细胞损伤为 MCD 起病的核心原因。目前认为虽然肾小管重吸收障碍可能起到一定作用，但肾小球选择性滤过屏障受损为产生蛋白尿的主要原因。

MCD 特征性地表现为内皮细胞、基底膜及足细胞表面负电荷减少，并导致选择性蛋白尿。患者全身毛细血管内皮亦出现相似的弥漫性负电荷减少，导致外周循环中白蛋白渗漏及多浆膜腔积液。负电荷密度减低可能通过免疫介导机制抑制了硫酸根整合入 GBM，而非足细胞蛋白基因突变。除此以外，免疫效应细胞可能通过合成可溶性分子，如血管内皮生长因子（VEGF），直接增加基底膜通透性。在 MCD 及 FSGS 患者中，导致蛋白尿的循环通透因子是不同的。近来有研究指出，在 70% 的 FSGS 患者中，可溶性尿激酶受体（suPAR）水平升高，但在 MCD 或 MN 患者中并不能被测出。

30 多年前 Shalhoub 首先提出异常的 T 细胞功能与 MCD 发病机制的关联，此后许多研究证明在儿童 MCD 患者中确实存在淋巴细胞亚群的分布及活性改变。但近来有研究证实，在免疫缺陷的 NOD/SCID 小鼠体内注射从 MCD 或 FSGS 患者中分离的 CD34+ 的干细胞可以导致蛋白尿及足细胞足突消失，这项试验结果动摇了免疫系统在 MCD 发病机制中的核心地位。但在 MCD 儿童患者中，Th17/Treg 细胞比例升高支持了可能存在的免疫系统异常。

MCD 病程中出现的器官功能异常可能为内在结构异常与免疫功能紊乱等多种因素相互作用的结果。虽然存在家族性 MCD，但不像 FSGS 已知存在 Wilms 肿瘤 -1、TRPC6 或 α- 辅肌动蛋白 -4 等相关蛋白，MCD 目前尚未发现致病基因。但近来有研究发现，反复复发的儿童 MCD 患者在肾病蛋白基因上存在等位基因异质性，而肾病蛋白是裂隙膜的关键成分，也是先天性 NS 的主要突变基因。中国一项纳入 214 名 MCD 患者的研究中发现，足突蛋白基因的变异比健康对照更多见，且与尿蛋白水平相关。儿童 MCD 患者中组蛋白 H3 赖氨酸 4 三甲基化改变，提示表观遗传学改变可能导致 MCD 发生。

MCD 也和各种"继发性"原因相关（框 17.1），包括药物、感染、毒物及恶性肿瘤。这些继发因素与 MCD 发病的病理生理学关系仍未明确。

MCD 可以为短期病程，也可表现为长期反复复发至成年的慢性病程。对于较严重病例，一线及二线治疗方案都可导致严重药物毒性。因此，虽然 MCD 长期预后良好，但仍需要权衡疾病活动风险及用药毒副作用。本章综述 MCD 定义、发病率、临床表现及治疗选择，重点关注此疾病在儿童与成人间的关键区别，为本病治疗提供相关理论依据。

发病率

原发性或特发性肾病综合征包括 MCD、FSGS、膜性肾病及膜增生性肾小球肾炎，在儿童及成人中总的发病率为 3～5 例 /100 000 人 / 年，在世界不同地区或种族中发病率大致稳定。不同年龄段 MCD 所占的比例差别很大。在大于 6 个月的青春期前儿童中，MCD 几乎占原发性肾病综合征的 90%，而成人患者这一比例下降至 10%～15%。青少年的比例介于以上两者之间。在中国一项纳入连续 1523 名肾病综合征患者的研究中，所有患者都完善了肾穿刺活检。在 14～24 岁年龄段患者中，MCD 占 44%。其他研究也有相似的结果。Mubarak 在巴基斯坦关于肾活检结果的研究中，纳入 538 名儿童患者，其中 365 名为幼儿（平均年龄 7.3 岁），173 名为青少年（平均年龄 15.1 岁），青少年组几乎 1/3 病理为 FSGS，仅有 1/4 为 MCD。青少年组 MN 及 MPGN 发病率明显高于幼儿组。这些结果显示，较之幼儿期及学龄期，青少年期疾病谱与成年人更类似。

临床表现

微小病变肾病主要导致肾病综合征，包括肾病范围蛋白尿、低白蛋白血症、水肿及高脂血症。MCD 最常见的临床表现为水肿，多为急性起病，起病前可能存在前驱感染病史，多为呼吸道感染。在 MCD 复发过程中，感染亦是常见的诱发因素。MCD 患者水肿出现迅速，是本病的特征性表现。儿童患者水肿可能出现于身体各个部位，包括胫前区、阴囊或腹部。

框 17.1　MCD 的继发原因

恶性肿瘤	HIV
血液系统肿瘤	HCV
霍奇金淋巴瘤	**药物**
非霍奇金淋巴瘤	NSAIDs，包括 COX-2 抑制药
白血病	抗生素（氨苄西林、利福平、头孢菌素类）
实体肿瘤	锂制剂
胸腺瘤	D- 青霉胺
肾细胞癌	双膦酸盐类（帕米膦酸）
肺癌	柳氮磺吡啶（美沙拉嗪及柳氮磺吡啶）
间皮瘤	三甲双酮
感染	免疫制剂
梅毒	干扰素 - γ
支原体	**其他肾脏及系统性疾病**
埃里希体病	SLE
类圆线虫病	Fabry 病
棘球蚴	多囊肾
结核菌	IPEX 综合征

HIV，人类免疫缺陷病毒；IPEX，免疫系统调节异常导致多发内分泌腺功能异常、肠病、X- 连锁；NSAIDs，非甾体类抗炎药；SLE，系统性红斑狼疮

较少见的起病症状包括局部水肿明显、及皮肤破损导致的软组织蜂窝织炎及大量腹水导致的细菌性腹膜炎等。成人患者中肾静脉血栓或肺栓塞等血栓事件风险为儿童患者的 10 倍，且多见于严重低白蛋白血症患者。

10% ~ 30% 的 MCD 患者存在镜下血尿，但肉眼血尿罕见。尿液镜检也可见蜡样管型及卵圆脂肪小体。一项研究发现，在以肾病综合征起病的 MCD 成人患者中，AKI 发病率为 17.8%。危险因素包括高龄、男性、高血压、大量的蛋白尿及严重的低白蛋白血症。这些患者的肾脏病理显示各种病理学损伤，包括小管萎缩、间质炎症及纤维化及动脉粥样硬化。MCD 患者血清 C3、C4 多为正常，抗核抗体及冷球蛋白多为阴性。

起始治疗

如诊断考虑 MCD 可能性大，或已经活检证实为 MCD，糖皮质激素为最有效的起始治疗。正如前面提到，由于 MCD 对糖皮质激素治疗敏感，很多临床医生在没有得到肾脏活检病理的情况下，已经开始经验性的糖皮质激素治疗，尤其适用于儿童患者。泼尼松为常用制剂，在儿童中的标准用量为每日 60 mg/m^2 或 2 mg/kg，疗程 4 ~ 6 周，此后减量为隔日 40 mg/m^2 或 1.5 mg/kg，继续使用 4 ~ 6 周。70% 的儿童患者会在用药 10 ~ 14 天后缓解，大部分会在治疗 4 周后蛋白尿消失。对于是否将初始治疗时间由 8 周延长至 12 周，目前意见仍不统一。有文献认为，延长

初始治疗时间可以推迟疾病首次复发的时间，并由此减少总的激素暴露量。不同的患者人群中激素疗效有所差别，因此精准的治疗有赖于各中心的临床经验。

成人使用激素量为口服泼尼松 1 mg/(kg · d) 或隔日 2 mg/(kg · d)。但总疗程需要延长至 24 周，才可判断患者属于"激素反应型"或"激素抵抗型"。在初始诊断为 MCD 的成人患者中，约 20% 在治疗 24 周后判断为激素抵抗。

复发的药物治疗剂量同上相似，但通常疗程更短。为防止复发，同时尽量减少激素副作用，可采用不同方式调整激素剂量，如延长减量时间、避免隔日服用、延长低剂量氢化可的松使用时间以避免肾上腺功能不足等。亦可尝试使用不同的激素剂型，如地氟可特，但目前结论不一。不论是 MCD 本身的病情，或是重复使用激素的毒副作用方面，成人的耐受能力都不如儿童，因此，在成人患者中会较早开始使用免疫抑制药。

短期病程

MCD 通常为慢性复发性病程（图 17.1）。不到 10% 的患者会在首次发作后维持完全缓解状态，其他患者可以分为 3 类。1/3 复发频率较低，且间断使用糖皮质激素治疗，病情比较容易控制。另 1/3 较易复发，即 6 个月内复发至少 2 次，但间断使用糖皮质激素治疗较易控制病情，这类患者一般不会出现激素导致的明显副作用。最后 1/3 为频繁复发型，或激素依赖型，定义为激素减量为隔日使用或停用激素 2

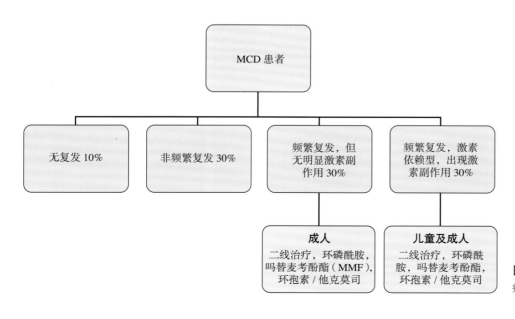

图 17.1　微小病变肾病，短期自然病程

周内即出现病情复发。在初次起病的 2 年内，很难预测每个患者的预后。儿童患者中，激素治疗第 1 周即进入缓解期及无镜下血尿的患者，频繁复发可能性较小，即 6 个月内复发小于 2 次、1 年内复发小于 3 次。如病理中出现肾小球硬化，且可由足细胞及壁层上皮细胞的特征性病变除外其他原因导致的肾小球球性硬化，可作为儿童患者中 MCD 频繁复发类型的标志。

最后一类患者通常会出现激素毒副作用，通常需要采用二线治疗方案，后文将进一步说明。激素的重要副作用包括：身高发育迟滞，肥胖、行为及外貌改变。除以上这些临床效应以外，MCD 患儿通常会因疾病相关改变及家庭氛围变化导致生活质量变化，心理方面亦需相应调整。成人患者中，激素的其他毒副作用包括白内障发生率升高及骨密度下降。在所有年龄段都会导致高血压及高脂血症。这类患者的病情控制及治疗需要得到肾内科医师的重点关注。

长期治疗

免疫抑制药治疗

对于频繁复发、激素依赖或由于反复使用激素出现明显副作用的患者，需要考虑二线治疗方案（表 17.1）。首先考虑的药物为烷化剂类，如环磷酰胺及苯丁酸氮芥。70% 的患者缓解期可达至少 1 年。大多数患者需要使用环磷酰胺至少 12 周，应密切监测副作用，包括白细胞减少、感染、出血性膀胱炎、性腺抑制及恶性肿瘤。然而，超过 25% 的 MCD 患者在青春期后难以维持持续缓解，需要延长免疫抑制药使用时间。但由于烷化剂严重的毒副作用及长期影响，一般不考虑再次使用一个疗程，对于频繁复发或激素依赖型的患者，迫切需要除环磷酰胺外的其他药物。

第二类药物为抗代谢药物，如硫唑嘌呤及吗替麦考酚酯，能降低约 50% 复发率，但在维持长期缓解率方面不如烷化剂类药物。但由于此类药物副作用较小，仍可长期维持用药，并可适当减低监测力度。

第三种可选择用药为钙调神经磷酸酶抑制药，如环孢素及他克莫司。用药期间，80% ~ 90% 的患者可以维持长期缓解，但停药后短期内即可复发。此外，此类药物会导致不良的容貌改变，如多毛、齿龈增生等，亦可导致高血压及肝肾毒性。因此，使用钙调神经磷酸酶抑制药超过 1 年的患者需要定期进行血液检查及肾活检，以确保未出现不可逆的肾损伤。

最后一种用药为近期才开始使用的美罗华，用于治疗频繁复发、激素依赖且副作用明显的儿童患者。这是一种针对 B 细胞的 CD20 单克隆抗体，当与钙调神经磷酸酶抑制药合用于激素敏感的患者时，缓解率可达 80%。一项纳入 54 名儿童患者（平均年龄 11 岁）

表 17.1　MCD 二线治疗用药

药物	剂量	有效性	副作用
环磷酰胺	儿童及成人： 2~2.5 mg/(kg·d) × 8~12 周 *	70% 可长期缓解（＞1 年）	白细胞减少，出血性膀胱炎，脱发，癫痫发作，性腺抑制，恶性肿瘤
苯丁酸氮芥	儿童及成人： 0.15 mg/(kg·d) × 8~12 周 *		
吗替麦考酚酯	儿童： 24~36 mg/(kg·d) 或每次 600 mg/m² BID 成人：1~1.5 g BID	50% 复发频率减低	胃肠道反应，白细胞减少，肝酶升高
环孢素	儿童及成人： 4~5 mg/(kg·d)，每日均分 †	用药期间 70%~80% 可完全缓解	齿龈增生，震颤，肝酶升高，肾毒性
他克莫司	儿童及成人： 0.05~0.3 mg/(kg·d) 每日均分 †	70%~80%	震颤，肾毒性
利妥昔单抗	儿童及成人： 每次 375~1000 mg/m²，两周一次，使用 2 次	激素敏感性 MCD 患者中 80% 有效	感染，恶性肿瘤

BID，每日两次，SSNS，激素治疗敏感的肾病综合征。

* 在激素依赖型患者中，推荐疗程为 12 周。

† 环孢素及他克莫司目标谷浓度分别为 100~200 ng/ml 及 4~8 ng/ml，儿童需要增加给药频率以维持有效治疗浓度。达到缓解后，减低为可维持缓解状态的最低剂量

的研究证实了这一结论，美罗华和小剂量激素及他克莫司合用时，其有效性与使用标准剂量的激素及他克莫司相当。但这一治疗方案价格昂贵，且远期风险未知。因此，在治疗困难的 MCD 患儿中，生物制剂的应用及其治疗地位仍需要进行随机临床试验及长期随访以进一步明确。

使用以上二线治疗主要是为了尽量减轻激素的副作用，而用药选择需要根据患者个人情况谨慎考虑，需要综合考虑患者的年龄、性别及治疗依从性。同时也应考虑副作用的严重性、并发症的可逆性及 MCD 自发缓解的可能性。虽然以往的研究中，治疗 MCD 也会尝试其他免疫调节制剂，但由于规模较小，有效性不能得以推广。此外，一些药物在美国不能用于 MCD 患者治疗，如左旋咪唑。由此，尤其是对于激素副作用明显的儿童患者及频繁复发的成人患者，研发新的可减少尿蛋白的药物非常重要。

支持治疗

初始诊断 MCD 的患者通常需要每日使用尿蛋白试纸监测尿蛋白量。大多数患者复发时，在水肿出现前 3～4 天即发现尿蛋白阳性。对于水肿或对激素治疗反应较慢的患者，可嘱低盐饮食（每日摄盐低于 2 g），并加用口服利尿药控制水肿。利尿药可考虑选择袢利尿药，如呋塞米 1～2 mg/kg、每日 1～2 次，或噻嗪类利尿药。由于存在低白蛋白血症及肾清除的增加，利尿药的作用持续时间可能会减少，但这一现象临床意义不大，因为仅在等待治疗起效前 1～2 周需要使用利尿药治疗。频繁复发或存在持续水肿的患者细菌性腹膜炎发生风险较大，可以加用预防性青霉素治疗。在这些患者中使用肺炎球菌疫苗进行免疫治疗也有益处，使用的时机最好是在加用激素治疗 2 周后，以保证最好的免疫效果。

预后

MCD 患者的预后较好。据文献报道，>95% 的患者可最终达完全缓解，且不出现复发。目前认为 MCD 为良性病程，但造成这种认识的原因归结于随诊至成年患者的数据资料较少。近来有一项纳入 42 名成年患者的研究，患者中位年龄为 28 岁，在诊断 MCD 后随诊的中位时间为 22 年，33% 的患者在成年期仍会复发。表现为多次复发和（或）需要使用免疫抑制药的儿童患者，更可能在成年期病情仍持续存在。此外，尽管随诊发现多数患者身高在正常范围，

但在病程表现为反复复发性 MCD 的患者中，仍有几乎一半的患者出现体重增加、高血压、白内障、骨质疏松及精子异常。目前尚不明确 MCD 发病是否会对成年期心血管疾病的发病率及起病年龄有长期影响，但在对大型健康体检机构的入组患者临床预后的研究中发现，持续的肾病综合征状态与动脉粥样硬化性疾病的发生率增加相关。但 MCD 患者与其他难治性原发性肾病综合征患者比较的相对风险仍需进一步研究。基于这一疾病在儿童期后仍反复复发的特点，及可能发展的严重并发症，复发性 MCD 或有较长的激素及免疫抑制治疗史的患者，其随诊必须由儿科转变到成人肾病专科。

绝大部分儿童 MCD 患者不会发展至慢性肾脏疾病。但 FSGS 为较难诊断的疾病，主要依靠在肾活检病理中发现皮髓交界处存在肾小球异常。因此，某些罕见的预后较差及 GFR 下降较快的 MCD 病例可能为未得到识别的 FSGS。

总结

虽然 MCD 不是常见疾病，但此疾病可导致短期内出现与水肿及感染相关的症状。几乎所有患者经过激素的初始治疗后，蛋白尿都会有明显缓解。然而，90% 的患者都会表现为频繁复发或激素依赖性病程，并出现激素副作用。这些患者需要使用二线治疗方案，如环磷酰胺、吗替麦考酚酯或他克莫司。各治疗中心药物选择不同，反映了当地的药物使用经验及各临床医师个人的治疗经验。此疾病可能持续至成年，并导致慢性药物相关并发症，如骨密度异常、动脉粥样硬化及肥胖等。因此，这些反复复发并需要使用免疫抑制药的患者需长期随诊。目前仍需要研究以进一步明确 MCD 的病因，即其免疫基础及足细胞蛋白异常所起的作用，以发展更有效的治疗方案，促进长期预后，避免目前治疗方案所带来的药物副作用。

参考文献

Clement LC, Avila-Casado C, Macé C, et al: Podocyte-secreted angiopoi- etin-like-4 mediates proteinuria in glucocorticoid-sensitive nephrotic syndrome, Nat Med 17:117-122, 2011.

Dijkman HBPM, Wetzels JFM, Gemnick JH, et al: Glomerular involu- tion in children with frequently relapsing minimal change nephrotic syndrome: an unrecognized form of glomerulosclerosis? Kidney Int 71:44-52, 2007.

Fakhouri F, Bocqueret N, Taupin P, et al: Children with steroid-sensi- tive nephrotic syndrome come of age: long-term outcome, J Pediatr 147:202-207, 2005.

Garin EH, Diaz LN, Mu W, et al: Urinary CD80 excretion increases in idiopathic minimal-change disease, J Am Soc Nephrol 20:260-266, 2009.

George B, Verma R, Soofi AA, et al: Crk1/2-dependent signaling is nec- essary for podocyte foot process spreading in mouse models of glo- merular disease, J Clin Invest 122:674-692, 2012.

Gulati A, Sinha A, Jordan SC, et al: Efficacy and safety of treatment with rituximab for difficult steroid-resistant and -dependent nephrotic syndrome: multicentric report, Clin J Am Soc Nephrol 5:2207-2212, 2010.

Kisner T, Burst V, Teschner S, et al: Rituximab treatment for adults with refractory nephrotic syndrome: a single-center experience and review of the literature, Nephron Clin Pract 120:c79-c85, 2012.

Kitamura A, Tsukaguchi H, Hiramoto R, et al: A familial childhood- onset relapsing nephrotic syndrome, Kidney Int 71:946-951, 2007.

Kyriels HA, Levtchenko EN, Wetzels JF: Long-term outcome after cyclo- phosphamide treatment in children with steroid-dependent and fre- quently relapsing minimal change nephrotic syndrome, Am J Kidney Dis 49:592-597, 2007.

McCarthy ET, Sharma M, Savin VJ: Factors in idiopathic nephrotic syn- drome and focal segmental glomerulosclerosis, Clin J Am Soc Nephrol 5:2115-2121, 2010.

Mubarak M, Kazi JI, Lanewala A, et al: Pathology of idiopathic nephrotic syndrome in children: are the adolescents different from young chil- dren? Nephrol Dial Transplant 27:722-726, 2012.

Nachman PH, Jennette JC, Falk RJ: Primary glomerular diseases. In Brenner BM, editor: The kidney, ed 8, Philadelphia, 2008, W.B. Saun- ders Company, pp 987-1279.

Palmer SC, Nand K, Strippoli GF: Interventions for minimal change disease in adults with nephrotic syndrome, Cochrane Database Syst Rev(1), 2008 Jan 23. CD001537.

Sellier-Leclerc AL, Macher MA, Loirat C, et al: Rituximab efficiency in children with steroid-dependent nephrotic syndrome, Pediatr Nephrol 25:1109-1115, 2010.

van Husen M, Kemper MJ: New therapies in steroid-sensitive and steroid-resistant idiopathic nephrotic syndrome, Pediatr Nephrol 26:881-892, 2011.

Waldman M, Crew RJ, Valeri A, et al: Adult minimal-change disease: clinical characteristics, treatment, and outcomes, Clin J Am Soc Nephrol 2:445-453, 2007.

Wei C, El Hindi S, Li J, et al: Circulating urokinase receptor as a cause of focal segmental glomerulosclerosis, Nat Med 17:952-960, 2011.

Zhang L, Dai Y, Peng W, et al: Genome-wide analysis of histone H3 lysine 4 trimethylation in peripheral blood mononuclear cells of minimal change nephrotic syndrome patients, Am J Nephrol 30:505-513, 2009.

Zhou FD, Chen M: The renal histopathological spectrum of patients with nephrotic syndrome: an analysis of 1523 patients in a single Chinese center, Nephrol Dial Transplant 26:3993-3997, 2011.

Zhu L, Yu L, Wang CD, et al: Genetic effect of the NPHS2 gene vari- ants on proteinuria in minimal change disease and immunoglobulin A nephropathy, Nephrology 14:728-734, 2009.

Full bibliography can be found on www.expertconsult.com.

18 局灶节段性肾小球硬化

Michelle A. Hladunewich, Carmen Avila-Casado, Debbie S. Gipson　著

李　超　吴海婷　王　颖　译校

局灶节段性肾小球硬化（focal segmental glomerulosclerosis，FSGS）是与肾小球损伤相关的临床病理综合征，这种损伤既可以是特发性的也可以继发于许多其他疾病。FSGS在儿童特发性肾病综合征中所占的比例约为 20%，而在成人特发性肾病综合征的比例可达 35%。除此之外，它的临床表现也可以仅有非肾病范围的蛋白尿。在非洲裔美国人群中，FSGS 是特发性肾病综合征中最常见的病理类型，一些系列研究显示，在所有种族中，FSGS 也是最常见的病理类型。北美的研究显示，FSGS 在肾活检病理类型中所占比例逐年上升。FSGS 极少出现自发缓解，特发性 FSGS 在未经治疗和对治疗抵抗的情况下，常常会进展至肾衰竭。

临床特点和诊断

FSGS 是一种病理性损伤，无一例外地均会导致不同程度的蛋白尿，从无症状性非肾病水平，到出现肾病综合征（低蛋白血症、高脂血症、水肿）的严重蛋白尿。FSGS 的蛋白尿通常是非选择性的，包含白蛋白和更大分子蛋白。高血压很常见，大约 1/3 的患者起病时就存在肾小球滤过率（glomerular filtration rate，GFR）降低。蛋白尿是最主要的特点，FSGS 患者也可出现镜下或肉眼血尿。

FSGS 既可以是特发 / 原发的，也可以是继发的。纵观 FSGS，目前尚无一种绝对的试验能够确诊 FSGS，或者鉴别原发和继发性 FSGS。因此，临床医生必须仔细评估潜在的临床和病理线索，寻找可能的继发病因。临床表现上，特发性 FSGS 通常表现为肾病综合征，而继发性 FSGS 可表现为非肾病范围蛋白尿。典型情况下，继发性 FSGS 比特发性 FSGS 的血浆白蛋白水平明显更高，肾病综合征常见的水肿和脂代谢紊乱的程度也更轻微。

继发性 FSGS 的病因包括肿瘤、药物、感染，以及肾小球长期高滤过和肾小球内高压导致肾小球瘢痕形成的疾病（框 18.1）。这种肾小球血流动力学的非适应性改变的机制包括：①有功能的肾单位数量减少（例如单侧肾发育不良、手术切除肾、肾单位稀少巨大症以及任何原发性肾疾病晚期）；②对正常肾单位造成血流动力学应激（例如病理肥胖、发绀性先天性心脏病以及镰状细胞贫血）；最后，原发和继发性 FSGS 必须与继发于各种炎症、增殖、血栓及遗传性疾病所致的非特异性的局灶、节段性瘢痕性疾病鉴别。需要进行病史采集和体格检查以寻找肿瘤、药物暴露以及感染的证据，其中人免疫缺陷病毒（human immunodeficiency virus，HIV）感染的筛查是对初发肾病患者的常规评估项目。FSGS 相关的基因多态性评估很可能在如下 FSGS 人群中获益最大：婴儿患者、有 FSGS 家族史的个体、糖皮质激素抵抗的肾病综合征，或者近亲结婚的家庭，因奠基者效应可能增加常染色体隐性疾病的患病率。值得注意的是，对于大多数表现为肾病综合征的 FSGS 患者，都未发现继发病因。

发病机制

在健康状态下，肾小球滤过屏障作为高度组织化的半透膜，可阻止绝大多数蛋白从肾小球滤过进入尿液（第 1 章）。这种屏障由肾小球基底膜、足细胞以及足细胞之间的裂孔膜组成（图 18.1）。肾小管能将通过肾小球滤过屏障的少量蛋白重吸收，以维持正常尿蛋白分泌量少于 0.2 g/d。在 FSGS 中，足细胞失去其细胞结构，在肾活检标本中表现为足突融合。随着疾病进展，足细胞死亡，继而与肾小球分离，分泌到尿液中。足细胞减少的程度似乎与肾小球硬化相关。在动物模型中发现，当足细胞减少小于 40% 时，只会出现局限性瘢痕和轻度蛋白尿；而当足细胞减少超过 40% 时，会导致明显瘢痕和严重蛋白尿。此外，最初的足细胞损伤可能会波及邻近足细胞，导致其损伤，这种效应累积到一定程度可能会超过足细胞丢失

框 18.1　继发性局灶节段性肾小球硬化的病因

基因多态性

Nephrin（NPHS1）

Podocin（NPHS2）

α-actinin 4

WT-1

CD2- 相关蛋白

TRPC6

SCARB2

Formin（INF2）

线粒体细胞病

APOL1

病毒相关

人免疫缺陷病毒（HIV）

细小病毒 B19

药物或药物相关

海洛因

干扰素 -α

锂

帕米膦酸盐

合成类固醇

肿瘤

霍奇金病

非霍奇金淋巴瘤

浆细胞疾病

肾单位减少和（或）高滤过损伤

肾小球稀少巨大症

单侧肾缺如

肾发育不良

反流性肾病

继发于手术或外伤性肾切除

慢性移植物肾病

肾小球肾炎恢复后

肥胖

慢性高血压

动脉粥样硬化栓塞疾病

镰状细胞贫血

引自 the Kidney Disease: Improving Global Outcomes GN Guidelines: http://www.kdigo.org/clinical_practice_guidelines/Glomerulonephritis.php.

APOL1，载脂蛋白 L 1；CD2，分化抗原簇 2；SCARB2，B 族清道夫受体，成员 2；TRPC6，瞬时受体电位阳离子通道，超家族 C；WT-1，Wilms 瘤

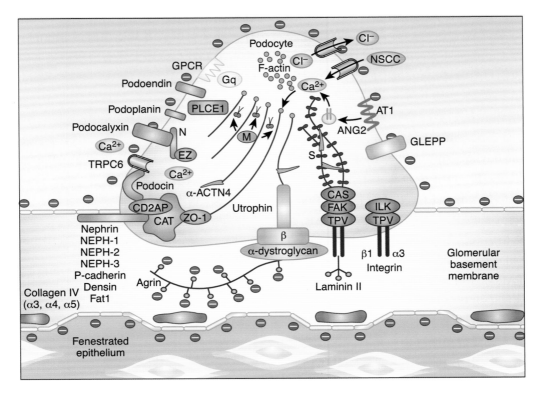

Figure 18.1　Podocyte cytoarchitecture. (Reprinted with permission from Winn MP: 2007 Young Investigator Award: TRP'ing into a new era for glomerular disease, *J Am Soc Nephrol* 19:1071-1075, 2008.)（应版权方要求保留英文）

的关键性阈值。

FSGS 中肾小球硬化的发病机制尚未完全阐明，但近年来，足细胞和裂孔膜的复杂性已被部分阐明，在伴有明确基因多态性的儿童和成人患者中已发现足细胞的结构和功能部分存在特定的缺陷。已发现一些足细胞相关的基因多态性会影响裂孔膜的组分，包括肌动蛋白细胞骨架、细胞膜、细胞核、溶酶体、线粒体以及细胞浆（图 18.1）。这些多态性的出现频率因表型和血统而异。此外，已发现 APOL1 基因的多态性会增加非洲裔美国人罹患 FSGS 的风险。APOL1 在 FSGS 中的明确作用尚不得而知，但早期指示物提示其在延缓足细胞衰老过程中起作用。

另一个导致肾小球疾病的潜在因素是正常循环蛋白质组的组分，可直接或间接影响健康或疾病状态下的肾小球功能。在 FSGS 中，几十年前就提出可导致足细胞足突融合以及肾小球滤过屏障破坏的循环因子的存在。支持循环因子存在的证据来自临床病例报告，这些病例在肾移植术后短期内再次出现大量蛋白尿，动物模型研究也显示 FSGS 患者的血清能增加肾小球对白蛋白的通透性。应用体外方法，Savin 和他的同事首先发现，将独立的肾小球暴露于 FSGS 患者的血浆时，肾小球对白蛋白的通透性显著增加。尽管如此，这种通透性因子的具体分子学特征和作用机制仍未被阐明。

对足细胞生物学深入研究已发现整合在裂孔膜中的尿激酶受体（urokinase receptor，uPAR）能够与其他膜蛋白形成信号复合体，包括脂质依赖的 ανβ3 整合素的活化。该受体及其下游通路的活化导致足细胞足突运动增强、足细胞融合、蛋白尿、肾小球损伤以及肾功能丧失。uPAR 是糖基 - 磷脂酰肌醇（glycosyl-phosphatidylinisotol，GPI）锚定的三个域（从 N 末端计数，D I、D II 和 D III）的蛋白质，通过剪切 GPI 锚定部位，该蛋白质可从细胞膜中释放，形成可溶性分子（suPAR）。FSGS 患者的 suPAR 水平升高，在肾移植后病情复发患者中水平最高。这种分子量 20～50 kDa 的循环蛋白可通过血浆置换被部分清除，在 suPAR 水平降至充分激活足细胞 β3 整合素阈值以下的病例中可观察到疗效。

单独一个循环通透性因子可能不足以扰乱滤过屏障。相应的，有人假设很多循环蛋白具有促进或减少正常肾小球产生蛋白尿的效应，改变这些循环蛋白质的相对比例可能是疾病状态下出现蛋白尿的主要决定因素。事实上，由任何单一蛋白导致某一特定疾病的

可能性不大。更可能的情况是每种特定的肾小球疾病具有特征性的影响发病机制的循环蛋白质组改变。除了 suPAR，其他潜在的涉及肾小球疾病的可溶性蛋白质包括血管生成素样因子 -4、血管内皮生长因子和血液结合素。所有这些蛋白质均存在于正常循环中，可能是作为疾病标记的组成部分而不是作为独立的循环因子。在这一领域的研究目前仍在进行中。

病理

局灶节段性肾小球硬化与肾小球足细胞损伤和足突融合有关，很可能在肾活检中的 FSGS 代表了各种不同发病机制和临床过程的疾病所具有的共同路径（框 18.2）。因此，组织病理学诊断 FSGS 的方法具有挑战性。瘢痕区域可以出现在许多其他疾病状态或者叠加有于其他肾小球疾病类型。疾病早期，肾小球硬化类型是局灶性的（即累及一部分肾小球）、节段性的（即出现于受累肾小球的部分血管丛），故当标本取材不充分时可能会漏诊。随着疾病进展，更为弥漫和球性的瘢痕通常更为常见。肾活检可能会提供更多鉴别特发和继发性 FSGS 的病理学线索。特发性 FSGS 的足细胞足突融合更为弥漫和广泛。在 HIV 相关肾病中，通常表现为塌陷型肾小球硬化，为球性硬化而不是节段硬化，并在电镜下观察到管网状包涵体。残余肾脏或者其他高滤过导致的 FSGS 类型，通常可见到肾小球增大伴有节段性足突融合（图 18.2）。

框 18.2　局灶节段性肾小球硬化的形态学分类

门周型

超过 50% 的节段硬化的肾小球出现门部周围硬化和透明变性

顶端型

至少出现一个节段性病变（细胞性或硬化）累及靠近近端小管侧外层 25% 的肾小球

塌陷型

至少一个肾小球出现节段或球性塌陷，并上覆增生的足细胞

细胞型

至少一个肾小球出现节段性毛细血管内增生阻塞管腔，伴或不伴泡沫细胞和核碎裂

NOS

至少一个肾小球出现节段性系膜基质增多，破坏毛细血管腔（除外其他类型）

Modified from D'Agati VD, Fogo AB, Bruijn AJ, Jennette JC: Pathologic classification of focal segmental glomerulosclerosis: a working proposal, Am J Kidney Dis 43:368-382, 2004.

NOS，非特殊型

FSGS 哥伦比亚分类根据硬化的部位将肾小球病变进行了分类，五种相互排斥的 FSGS 组织类型包括门周型、细胞型、顶端型、塌陷型（图 18.3，框 18.2），如果上述特点均不存在，则归为非特殊型（NOS）。尽管肾小球血管丛的形态在这些类型中有所不同，但它们在超微水平都具有共同的足细胞特征性改变。新的观点认为这些形态学差异可能反映了不同的发病机制，在某种程度上也反映了造成足细胞损伤的不同病因。

FSGS 的形态学分类可提供预后信息。例如，塌陷型 FSGS 临床进展更为迅速，更少出现缓解，更多进展至肾衰竭，肾移植后移植肾更容易出现病情复发，而顶端型 FSGS 通常对糖皮质激素有反应，罕有进展至肾衰竭。细胞型是 FSGS 中最少见的类型，仅占成人特发性 FSGS 的 3%，在儿童中也很罕见。细胞型 FSGS 预后的意义尚未确定。与 NOS 型相比，细胞型、塌陷型、顶端型都具有相同的临床特征，包括大量蛋白尿，更常出现肾病综合征，这提示上述三种类型可能反映了急性肾小球损伤或者可能是对大量蛋白尿的一种反应。但是 FSGS 形态学分类的预后价值并没有得到公认，这是因为根据有限的肾脏活检组织进行病理诊断，对局灶病变类型进行精确分类本身存在困难，并且同时同一肾组织标本可能并存不同类型的病变。

病程与治疗

出现肾病范围蛋白尿的患者极少出现自发缓解，

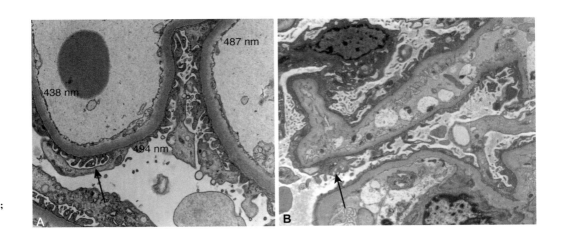

图 18.2　肾小球电镜图。
A，正常肾小球，足突完整；
B，肾小球足突弥漫性融合

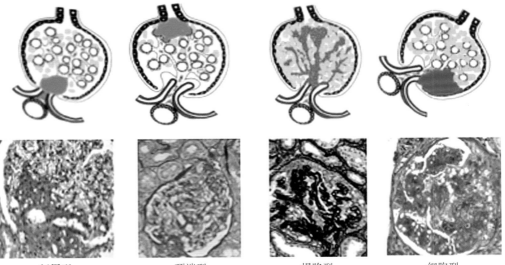

图 18.3　根据哥伦比亚分类的局灶节段性肾小球硬化组织图

门周型　　　　顶端型　　　　塌陷型　　　　细胞型

这一比例不足 5%。如果未经治疗和（或）对治疗无反应，疾病进程通常为蛋白尿进行性增多和肾功能丧失。50% 的 FSGS 患者历经 6~8 年进展至肾衰竭，这在成人和儿童患者中没有明显差异。此外，FSGS 在肾移植后的复发率约为 30%，可导致移植肾失去功能。自体原肾迅速进展至肾衰竭者肾移植后复发的风险更高。和其他原因导致的原发性 FSGS 相比，基因多态性的存在与肾移植后复发低风险相关，同时也提示免疫调节治疗有效的概率更低。当然，文献中也报道过在儿童和成人 FSGS 相关的基因多态性患者对免疫抑制治疗可部分有效。

许多临床和组织特点可以提供有助于预测疾病进程的信息（框 18.3）。女性似乎是保护因素，与男性相比，女性疾病进展更慢，出现部分或完全缓解的概率更高，而非洲血统则预示着疾病进展更迅速，如前所述，近期研究结果提示遗传因素可能有助于解释进展型 FSGS 的倾向性（APOL 基因型）。如就诊时出现严重肾病范围蛋白尿（大于 10 g/24 h）、肾功能受损以及肾活检小管间质损伤严重，均提示预后不良。如前所述，塌陷型 FSGS 也与疾病快速进展相关，而顶端型则倾向于对免疫抑制治疗有反应，预后也更好。在 FSGS 治疗期间，对免疫抑制治疗无效是发生肾衰竭最强的预测因子；而肾病综合征达到完全缓解，即尿蛋白排泄正常的患者其预后最佳。尽管如此，只要治疗部分有效就能显著延缓疾病进展，故可以视为可接受的治疗目标。复发很常见（通常大于 50%），与疾病快速进展和肾存活率低相关。

原发性或特发性 FSGS 的治疗，因缺乏随机对照研究且缺少有效而耐受好的治疗选择而存在争议。肾病综合征的患者，免疫抑制治疗可能会改善蛋白尿和延缓进发展至肾衰竭，但是与治疗（包括大剂量长时间应用糖皮质激素、细胞毒药物以及钙调磷酸酶抑制药）相关的副作用明显，并且治疗失败和疾病复发很常见。免疫抑制通常不用于表现为非肾病范围蛋白尿的原发 FSGS 和怀疑继发病因的 FSGS 患者。这些患者首选对症的保守治疗（框 18.4）。

泼尼松是儿童和许多成人患者一线治疗药物，主要是基于观察性队列研究的数据。治疗的剂量和疗程并不明确，因此在不同临床中心的用法各不相同。糖皮质激素的每日疗法和隔日疗法都在应用。平均治疗 3~4 个月可以看到疗效，成人患者起效可能需要更长时间。因此，尽管治疗无效和激素抵抗的定义尚不明确，多数临床医生将糖皮质激素抵抗定义为治疗 3~4 个月尿蛋白无明显改善。在儿童中，20%~25% 的患者应用糖皮质激素后可达到完全缓解；成人的缓解率更低，对激素不耐受更多，尤其是在高龄和存在肥胖和糖尿病等合并症的情况下。即使延长治疗时间，成人患者激素抵抗发生率也超过 50%。延长大剂量糖皮质激素疗程会导致明显副作用，包括但不限于白内障、皮肤菲薄、痤疮、糖尿病、骨质疏松 / 骨坏死以及与年龄无关的体重增加。

细胞毒药物已成功用于反复复发的儿童患者和应用泼尼松至少出现部分缓解的成人患者。然而，这些药物具有显著的短期和长期的风险，包括感染、晚

框 18.3　与肾脏预后不良相关的危险因子

临床特点
  男性
  非洲血统
  起病时大量蛋白尿
  起病时血肌酐升高
  未能达到部分或完全缓解
  疾病复发
组织病理特点
  塌陷型
  小管间质纤维化

框 18.4　局灶节段性肾小球硬化的治疗选择

免疫抑制治疗选择
- 口服泼尼松：儿童 2 mg/(kg·d)（最大 60 mg），共 6 周，然后隔日 1 mg/kg 共 6 周；成人 1 mg/(kg·d) 或隔日 2 mg/kg，共 3~6 个月，如能耐受
- 环孢霉素：3~5 mg/(kg·d)，分次用，疗程 6~12 个月，如能耐受随后逐渐减量
- 他克莫司：0.2~0.3 mg/(kg·d)，分次用，疗程 6~12 个月，如能耐受随后逐渐加量
- MMF：25~35 mg/(kg·d)，分次用（最大 2 g/d）± 地塞米松

保守治疗策略
- RAAS 阻滞剂
- 治疗高血压（目标 BP 小于 130/80 mmHg）
- 他汀治疗高胆固醇血症
- 利尿药治疗水肿
- 饮食策略
  - 限制蛋白质
  - 限盐
  - 限制胆固醇摄入
- 选择性抗凝治疗（低血浆白蛋白 ± 制动）

BP，血压；MMF，霉酚酸酯；RAAS，肾素 - 血管紧张素 - 醛固酮系统

发肿瘤倾向以及不育。因此，对激素抵抗或不耐受的患者，钙调神经磷酸酶抑制药已经成为众多医学中心的治疗选择。在一项多中心、前瞻随机对照研究中，激素抵抗的 FSGS 患者被随机分为单独低剂量泼尼松组和低剂量激素联合环孢素组。治疗持续 26 周，然后 4 周内逐渐减量。环孢素治疗组患者的有效率超过 70%，但停药后复发率超过 50%。在一项历时 12 个月的更大样本量的随机试验中，仅有 46% 的受试者在应用环孢素后出现完全或部分缓解，其中 33% 的患者在停用环孢素后病情复发。在小样本量研究中，他克莫司和环孢素治疗激素抵抗或激素依赖的肾病综合征患者的完全和部分缓解率与前面的研究相似。所以他克莫司也可以作为钙调神经磷酸酶抑制药中的另一种选择。钙调神经磷酸酶抑制药应慎用于肾活检出现明显血管或间质病变的患者以及估计 GFR 小于 40 ml/(min·1.73 m^2) 的患者，因为此类药物能够导致肾毒性、高钾血症和高血压。

其他治疗选择包括霉酚酸酯（MMF）、西罗莫司和利妥昔单抗。一项对儿童和成人激素抵抗 FSGS 的随机研究显示，MMF 和高剂量地塞米松联合治疗 12 个月达到 33% 的部分和完全缓解率。停用 MMF 和地塞米松后，18% 的患者复发，而延长地塞米松和 MMF 治疗时间病情进一步改善有限。病例报告显示 FSGS 患者应用西罗莫司可使病情改善，但是该药物明确与肾功能恶化有关，也与移植肾新发 FSGS 有关，因此对于已出现蛋白尿的患者具有相当大的副作用。目前，利妥昔单抗对 FSGS 患者可能有效的证据很有限。尽管有治疗成功的报道，但无论是特发性 FSGS 还是肾移植后复发的 FSGS 患者都有许多混杂因素参与其中，影响对结果的分析。最后，血浆置换已成功治疗一些肾移植后复发的 FSGS 患者，或许对循环因子的新认识可以发现特别适用于血浆置换治疗的自体肾脏疾病患者。

对于继发性 FSGS 患者，首先是对其原发疾病的治疗。停用致病药物或毒物，成功治疗肿瘤，HIV 抗病毒治疗或者心脏移植治疗导致 FSGS 的发绀型心脏病，尿蛋白可缓解。一些继发于肥胖的 FSGS 患者在减轻体重，包括通过减肥手术后，尿蛋白可缓解。在肾脏组织减少和高滤过状态的疾病中，免疫抑制治疗不是适应证。而这些继发性 FSGS 和严重的原发性 FSGS 患者，应使用肾素-血管紧张素-醛固酮系统阻断剂减少尿蛋白，减轻肾小球囊内压以及延长肾脏存活时间。此外，应注意控制高血压至理想水平（有蛋白尿的成人患者小于 130/80 mmHg，儿童患者血压降低幅度小于 50%），以延缓肾衰竭进展，降低远期心血管疾病发病率。推荐通过饮食和药物控制脂代谢异常，通过限盐和使用利尿药可改善液体潴留和水肿。静脉血栓栓塞的风险在膜性肾病患者中最高，FSGS 患者的静脉血栓栓塞风险也大幅增加，因此低血浆白蛋白患者可能需要应用抗凝治疗。

参考文献

Barbour SJ, Greenwald A, Djurdjev O, et al: Disease-specific risk of venous thromboembolic events is increased in idiopathic glomerulo- nephritis, Kidney Int 81:190-195, 2012.

Cattran DC, Appel GB, Hebert LA, et al: A randomized trial of cyclo- sporine in patients with steroid-resistant focal segmental glomerulo- sclerosis. North America Nephrotic syndrome study group, Kidney Int 56:2220-2226, 1999.

Clement LC, Avila-Casado C, Mace C, et al: Podocyte-secreted angiopoietin-like-4 mediates proteinuria in glucocorticoid-sensitive nephrotic syndrome, Nat Med 17:117-122, 2011.

Gipson DS, Chin H, Presler TP, et al: Differential risk of remission and ESRD in childhood FSGS, Pediatr Nephrol 21:344-349, 2006.

Gipson DS, Trachtman H, Kaskel FJ, et al: Clinical trial of focal seg- mental glomerulosclerosis in children and young adults, Kidney Int 80:868-878, 2011.

Gohh RY, Yango AF, Morrissey PE, et al: Preemptive plasmapheresis and recurrence of FSGS in high-risk renal transplant recipients, Am J Transplant 5:2907-2912, 2005.

Haas M, Spargo BH, Coventry S: Increasing incidence of focal-segmental glomerulosclerosis among adult nephropathies: a 20-year renal biopsy study, Am J Kidney Dis 26:740-750, 1995.

Kambham N, Markowitz GS, Valeri AM, et al: Obesity-related glomeru- lopathy: an emerging epidemic, Kidney Int 59:1498-1509, 2001.

Kopp JB, Nelson GW, Sampath K, et al: APOL1 genetic variants in focal segmental glomerulosclerosis and HIV-associated nephropathy, J Am Soc Nephrol 22:2129-2137, 2011.

Lowik MM, Groenen PJ, Levtchenko EN, et al: Molecular genetic analysis of podocyte genes in focal segmental glomerulosclerosis—a review, Eur J Pediatr 168:1291-1304, 2009.

McCarthy ET, Sharma M, Savin VJ: Circulating permeability factors in idiopathic nephrotic syndrome and focal segmental glomeruloscle- rosis, Clin J Am Soc Nephrol 5:2115-2121, 2010.

Ostalska-Nowicka D, Malinska A, Zabel M, et al: Nephrotic syndrome unfavorable course correlates with downregulation of podocyte vas- cular endothelial growth factor receptor (VEGFR)-2, Folia histochem- ica et cytobiologica / Polish Academy of Sciences, Polish Histochemical and Cytochemical Society 49:472-478, 2011.

Rydel JJ, Korbet SM, Borok RZ, et al: Focal segmental glomerular scle- rosis in adults: presentation, course, and response to treatment, Am J Kidney Dis 25:534-542, 1995.

Sato Y, Wharram BL, Lee SK, et al: Urine podocyte mRNAs mark pro- gression of renal disease, J Am Soc Nephrol 20:1041-1052, 2009.

Sharma M, Sharma R, McCarthy ET, et al: The focal segmental glo-merulosclerosis permeability factor: biochemical characteristics and biological effects, Exp Biol Med 229:85-98, 2004.

Suthar K, Vanikar AV, Trivedi HL: Renal transplantation in primary focal segmental glomerulosclerosis using a tolerance induction pro- tocol, Transplant Proc 40:1108-1110, 2008.

Thomas DB, Franceschini N, Hogan SL, et al: Clinical and pathologic characteristics of focal segmental glomerulosclerosis pathologic vari- ants, Kidney Int 69:920-926, 2006.

Troyanov S, Wall CA, Miller JA, et al: Focal and segmental glomeru- losclerosis: definition and relevance of a partial remission, J Am Soc Nephrol 16:1061-1068, 2005.

Wei C, El Hindi S, Li J, et al: Circulating urokinase receptor as a cause of focal segmental glomerulosclerosis, Nat Med 17:952-960, 2011.

Winn MP: 2007 Young Investigator Award: TRP'ing into a new era for glomerular disease, J Am Soc Nephrol 19:1071-1075, 2008.

膜性肾病 19

Daniel C. Cattran, Fernando C. Fervenza 著
李佳宁 吴海婷 乐 偲 译校

膜性肾病（membranous nephropathy，MN）为高加索人种及成人起病的肾病综合征中最常见的病理类型。这一病理类型之所以称为"肾病"而非肾炎，是由于这一病理类型中少见肾小球或肾间质炎症反应（即无"肾炎"）。既往多数病例被称为特发性，然而最近的研究显示，接近 70% 的膜性肾病患者中存在针对 M 型磷脂酶 A_2 受体（M-type phospholipase-A_2-receptor，PLA$_2$R）的抗体，该类患者的肾病应被称为原发性膜性肾病。在其他 20%～30% 的患者中，若能确定已知的致病原因，该类疾病可被归为继发性（表 19.1）。特发性膜性肾病为排除性诊断，只适用于抗 PLA$_2$R 抗体阴性且无明确继发病因的患者。

表 19.1 列出了部分已知与膜性肾病相关的继发病因。在部分乙型肝炎或甲状腺炎患者中，发现沉积于肾小球的免疫复合物中存在特定抗原。另一些疾病中，虽然疾病本身与膜性肾病的关联性尚未被很好证实，但仍认为彼此相关。因为针对以上疾病开展治疗或去除病因，患者的临床症状与病理表现能够得以缓解。

原发性与继发性膜性肾病患者的临床表现很相似，故必须进行详细的病史采集、实验室检验评估、病理分析，来帮助排除可能的继发因素。鉴于继发性病因可能在起病数年甚至数月之后才逐渐明显，医师需要保持对继发因素的持续警惕。膜性肾病在儿童中少见，一旦在儿童中发现该病，需要针对免疫介导的疾病特别是系统性红斑狼疮（systemic lupus erythematosus，SLE）进行细致筛查。近期，在儿童及成人膜性肾病中被报道发现了高滴度的循环抗牛血清白蛋白（bovine serum albumin，BSA）抗体，该抗体有 IgG1 及 IgG4 两种亚型。进行电泳分析时，从儿童血清中纯化的 BSA 主要在碱性 pH 范围内移动，而从成人患者血清中纯化的 BSA 和正常的 BSA 一样在中性范围内移动。仅在 4 名具有循环阳性 BSA 的儿童中可观察到 BSA 与 IgG 免疫复合物共定位的现象，而所有肾穿病理证实的成人膜性肾病患者中无一例观察到该现象，表明仅带正电荷的 BSA 可介导膜性肾病发生。因此，诊断儿童膜性肾病时，应考虑到 BSA 介导的膜性肾病的可能性。老年患者中，肿瘤是最常见的膜性肾病继发病因。不同地理区域的病因学分布存在巨大不同，比如在非洲，疟疾是最常见的原因，而在远东最常见的原因是乙型病毒性肝炎。乙型病毒性肝炎疫苗的普遍使用使儿童乙型病毒性肝炎相关膜性肾病明显减少。

临床特征

60%～70% 的膜性肾病患者表现出肾病综合征的特点，如水肿、尿蛋白超过 3.5 g/d、低蛋白血症及高脂血症。另外 30%～40% 的患者则表现为无症状蛋白尿，常低于肾病范围（≤3.5 g/d）。这些异常尿检结果可常常在常规体检中发现。肾功能方面，大部分患者的肾小球滤过率正常，表现为血肌酐和肌酐清除率正常，但约 10% 患者肾功能受损。尿沉渣镜检方面常阴性，但镜下血尿见于 30%～40% 的患者，尿颗粒管型见于 10%～20% 的患者。高血压方面，起病时高血压并不常见，仅见于 10%～20% 的

表 19.1 膜性肾病继发病因

病因	举例
肿瘤	癌症，特别是实体肿瘤（肺癌、乳腺癌、结肠癌、肾癌），白血病，非霍奇金淋巴瘤
感染	疟疾，乙型、丙型病毒性肝炎，继发性或先天性梅毒，麻风病
药物	青霉胺，金
免疫性疾病	系统性红斑狼疮，混合性结缔组织病，甲状腺炎，疱疹样皮炎
肾移植后	疾病复发，新发膜性肾病
可能的	镰刀型细胞贫血症
牛血清白蛋白	儿童常见

患者。而与肾病范围蛋白尿相关的临床症状在膜性肾病患者中较突出，几乎所有的膜性肾病患者都会表现出踝部水肿，也可见腹腔积液、胸腔积液，极少数情况可见心包积液。以上情况在老年人中尤为常见，如未进行尿液检查，这些症状常误判为原发性心衰。并发症方面，膜性肾病并发症包括血栓事件、高脂血症。近期一项研究显示，临床表现明显的静脉血栓事件相对少见，约8%的患者受累。该研究中，肾静脉血栓约占所有血栓事件的30%。这一发生率大体上低于之前采用系统筛查方法发现血栓事件的研究数据。继发性高脂血症同样很常见，其特点为总脂蛋白和低密度脂蛋白（low-density lipoprotein，LDL）胆固醇的同时升高，同时常伴有高密度脂蛋白（high-density lipoprotein，HDL）的下降。这一现象也被认为与动脉粥样硬化病变加速相关。

病理

　　早期膜性肾病中肾小球在光镜下可表现为正常。随着上皮下免疫复合物体积增大、数量增多，原本花边状的肾小球基底膜（glomerular basement membrane，GBM）将变得增厚、僵硬（图19.1）。随着时间的推移，新基底膜在免疫复合物（不能被染色的沉积物）周围形成，导致基底膜上皮侧钉突形成，采用银染法钉突清晰可见（图19.2）；相反，使用抗人免疫球蛋白G（IgG）及补体抗体，在免疫荧光显微镜下免疫复合物可显色，表现出沿GBM（毛细血管壁）的串珠样的特征性改变。在一些极端病例中由于串珠过于密集以至于需要与线状排列仔细区分。电镜下沉积物首先在上皮下形成（图19.4）。膜性肾病病理分类标准主要基于电镜下沉积部位的特异性。在Ⅰ期，沉积物仅存于上皮下、GBM表面，无新基底膜形成；在Ⅱ期，沉积物部分被新基底膜包围；在Ⅲ期，沉积物被基底膜包围、与之融合；在Ⅳ期，毛细血管壁弥漫性增厚，基底膜原免疫复合物沉积处可见稀疏（透光）区。

　　遗憾的是，临床表现、实验室检查与病理分期的关联性很差。个别情况下，免疫复合物沉积呈脉冲式产生，电镜下同一肾小球可观察到以上提到的各病理分期表现，而在另一些情况下，若复合沉积物是持续

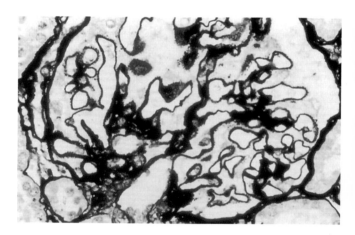

图19.2　沿肾小球基底膜围绕沉积物典型钉突形成（箭头）（过碘酸希夫染色，原始放大倍数 ×400）

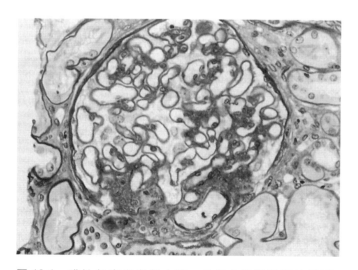

图19.1　膜性肾病患者肾小球。毛细血管壁弥漫性增厚，系膜或基质细胞无增生（过碘酸希夫染色，原始放大倍数 ×250）

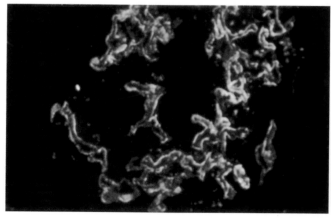

图19.3　抗IgG抗体沿肾小球毛细血管壁弥漫沉积（免疫荧光显微镜，原始放大倍数 ×250）

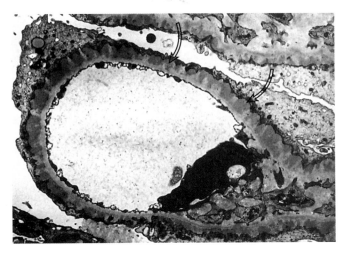

图 19.4　电镜下毛细血管祥可见沿肾小球基底膜上皮侧多发的电子致密度沉积（箭头）（原始放大倍数 ×7500）

产生的，可观察到随着时间的推移复合物体积逐渐增大，造成损伤的病理分期相似，并可逐渐从上皮下间隙延伸，甚至穿透基底膜全层。

尽管通过标准病理很难判断病因，但继发性膜性肾病仍呈现一些特征可以帮助医师进行区分。支持继发性病因，特别是自身免疫性疾病引起的膜性肾病的特点包括：①系膜区或内皮下表现出增殖性病变的特点；②免疫荧光显微镜下 Ig 染色（包括 IgG、IgM、IgA）包括 C1q 染色在内表现出"满堂亮"的特点；③毛细血管壁或系膜区内皮下，或沿着肾小管基底膜或静脉壁的电子致密物沉积；④电镜下内皮细胞管网状包涵体形成。电镜下观察到散在少量上皮下沉积物提示可能为药物继发的膜性肾病。肾小球 IgG 亚型染色也有一定的鉴别诊断价值。狼疮性膜性肾病中 IgG1、IgG2 和 IgG3 阳性更常见，原发性膜性肾病中 IgG1 和 Ig G4 阳性更常见。

发病机制

直到现在，对于膜性肾病病理生理机制的大部分研究源于大鼠实验模型，这一模型又被称为海曼肾炎模型（Heymann nephritis model）。该模型中，针对足细胞抗原巨蛋白产生自身抗体，进而导致免疫复合物沉积。然而，由于巨蛋白既不表达于人类足细胞中，在特发性 / 原发性膜性肾病患者上皮下沉积物中也未被检测到，多年来人类膜性肾病中足细胞靶点仍

隐藏在一团迷雾中。得益于现代科技，我们对于人类膜性肾病发病机制中自身免疫过程的理解取得了长足进步。

首次突破源于 1 例新生儿膜性肾病的报道，该例系母体循环系统中抗中性内肽酶抗体经胎盘转运至胎儿体内导致的。中性内肽酶（neutral endopeptidase，NEP）为膜结合酶，可消化具有生物活性的肽段，表达于人足细胞、合体滋养层细胞、淋巴祖细胞及其他许多上皮细胞、多核淋巴细胞等表面。母体金属肽内切酶（metallomembrane endopeptidase，MME）基因发生截短突变，将使细胞表面 NEP 失表达。缺乏 NEP 的母体在妊娠期被免疫，经胎盘将致肾炎性的抗 NEP 抗体输入胎儿体内，导致新生儿膜性肾病。事实上，若将这些母亲的 IgG 注射给兔子，同样可以引起膜性肾病，进一步佐证了该病与循环抗 NEP 抗体相关，提供了对应海曼肾炎模型的人类实例。此后发现抗 M 型磷脂酶 A_2 受体（M-type phospholipase–A_2-receptor，PLA_2R）抗体存在于近 70% 的成人膜性肾病患者中，这一比例在儿童中稍低。这一抗体在健康对照组中检测不到，但有报道一些继发性膜性肾病患者中也存在低滴度抗体，故抗 PLA_2R 抗体是否为原发性膜性肾病特异性抗体尚不确定。近期发现，抗 PLA_2R 抗体滴度与疾病活动性相关，例如，抗体消失与尿蛋白缓解相关，而抗体再次出现则预示着肾病综合征复发。利用商业化试剂盒对抗体滴度进行粗略测量，有望协助医师鉴别膜性肾病为原发性或继发性，同时监测患者的治疗反应。特别是，如能证实抗体滴度的变化先于尿蛋白变化，这将更具有临床意义，尽管抗 PLA_2R 抗体导致尿蛋白的机制尚不明确。最近，高滴度的循环抗牛血清白蛋白（bovine serum albumin，BSA）抗体被报道与儿童膜性肾病相关，该抗体具有 IgG1、IgG4 两种亚型。BSA 相关性膜性肾病的发病机制尚不清楚。

也有研究针对高加索人种中膜性肾病患者编码 M 型磷脂酶 A_2 受体（M-type PLA_2R）及 Ⅱ 型 HLA 复合物（HLA-DQ）α 链 1（HLA-DQA1）的基因的单核苷酸多态性（single-nucleotide polymorphisms，SNPs）进行研究。具有 HLA-DQ1 或 PLA2R1 等位基因的人原发性膜性肾病风险将显著提升，增加了"基因突变阳性人群膜性肾病易感性更高"与"具有循环抗 PLA_2R 抗体的膜性肾病患者更多"两个现象之间的潜在病因学联系。

诊断

膜性肾病为病理诊断，原发性／特发性膜性肾病与继发性膜性肾病临床表现类似。因此应在病理基础上，仔细进行病史采集、查体、实验室检验以排除继发性因素。筛查应包括补体、抗核抗体、类风湿因子、乙型肝炎表面抗原及丙型肝炎抗体、甲状腺抗体及冷球蛋白。超过 60 岁以上患者中恶性肿瘤相关性膜性肾病不超过 20%，近期的流行病学数据显示，所有年龄组里膜性肾病患者恶性肿瘤标准化发病率比在 2～3 这一范围，且与性别无关。然而因青年人群中肿瘤绝对发病率较低，除非临床上发现恶性肿瘤的线索，常不在该人群中进行肿瘤筛查。相反，超过 60 岁起病的膜性肾病患者需要针对肿瘤方面集中采集病史、进行物理查体，医师需要时刻警惕隐匿性肿瘤。系统性评估应包含与年龄段相对应的筛查，包括结肠癌筛查、女性钼靶检查、男性前列腺特异性抗原检测及胸部 X 线检查（对于具有肺癌危险因素的患者应进行胸部 CT 检查）。对于无症状患者进行额外筛查的精确成本效益尚不清楚。

继发性膜性肾病的治疗

继发性膜性肾病的治疗应集中于去除致病因素或治疗潜在病因。病理学及临床症状通常会随着继发性病因的治疗而获得缓解。

原发性／特发性膜性肾病的自然病程及治疗

继发性膜性肾病的治疗应集中于去除致病因素或治疗潜在病因。病理学及临床症状通常会随着继发性病因的治疗而获得缓解。原发性／特发性膜性肾病的自然病程在数个研究中均有报道，在开始特异性治疗前首先要考虑到自然病程。有 20%～30% 的原发性／特发性膜性肾病患者尿蛋白可自发性完全缓解，也有 20%～40% 的患者在 5～15 年的观察随访中发现进入终末期肾病。剩余患者可表现出持续性轻至中度蛋白尿。针对 11 项大型研究的回顾性综述表明，10 年肾脏存活率为 65%～85%，而更新的针对 32 项报道的汇总分析表明，15 年肾脏存活率约为 60%。原发性／特发性膜性肾病自然病史的复杂性在于常伴随自

发缓解与疾病复发。长期随访研究中（随访时间超过 10 年）发现，疾病自发完全缓解率 20%～30%，而这些患者中的 20%～50% 至少会有一次疾病复发。完全缓解及低复发率多见于持续性低水平蛋白尿（未达肾病范围）及女性患者中。相反，男性、超过 50 岁、高水平蛋白尿（超过 6g/d）、起病时肾功能异常及肾活检病理提示局灶或节段性小管间质损害被认为与较差的肾脏存活率相关。

预后预测

已有半定量的预测预后方法被开发、验证。该模型考虑了初始的肌酐清除率（creatinine clearance, CrCl）、CrCl 变化的斜率以及六个月观察期内最低尿蛋白水平。风险评分系统包括了预后良好的临床特点，并在 2 个地理位置不同的膜性肾病人群中进行验证，一组人口位于意大利，另一组在芬兰。在 6 个月观察期内持续监测患者尿蛋白水平，即便是以最简单的形式进行风险计算，风险评分系统在预测患者预后方面的效果也优于仅考虑起病时的尿蛋白水平。若尿蛋白持续大于 4 g/d 水平，准确性为 71%；若大于 6 g/d，准确性为 79%；若大于 8 g/d，准确性可达 84%。若患者初始阶段肌酐清除率估测值低于正常，或 6 个月的观察期内肾功能恶化，疾病进展的风险就更高。在这样的模型下，具有正常 CrCl、尿蛋白小于 4 g/24 h 以及在 6 个月观察期内肾功能稳定的患者长期预后更好，疾病进展风险低。肾功能正常、6 个月观察期内 CrCl 不变但是尿蛋白持续在大于 4 g 小于 8 g/24 h 水平的患者，有 55% 的可能性在未来慢性肾脏病的分期加重，疾病进展风险为中危。而尿蛋白持续大于 8 g/24 h，不论肾功能损伤为何程度，这类患者有 66%～80% 的可能性在 10 年内发展为肾衰竭，疾病进展风险为高危（框 19.1）。该计算方法的优点在于仅需初始肾功能测量值及其动态变化，风险可以根据计算肌酐清除率、24 h 尿总蛋白定量来进行估计，并可以在患者随访时重复计算。年龄、性别、肾硬化程度和高血压等相关因素并不增加预测价值，故在此模型中并不必要。除此之外，还有另一种可用于预测预后的方法，该方法主要应用大分子量蛋白肾脏排泄率，如肾脏排泌 IgG 的速度可以反映肾小球损伤程度，该方法还可结合小分量蛋白肾脏排泄率比如 β2 微球蛋白排泄率来反映肾小管细胞损伤。对于蛋白排泄率的测量一定程度上还可以预测治疗反应及肾

脏存活率。然而，因尿 α1 微球蛋白、β2 微球蛋白、IgM 及 IgG 的定量测量并未广泛开展而限制了其临床应用，且近期一些研究并不支持对以上蛋白的测量优于仅监测总尿蛋白。

正是基于膜性肾病的自然病程特点，必须对现有的治疗方案进行评估。一种有效的方法是基于初始肌酐清除率，及 6 个月观察期内尿蛋白定量、肾功能变化动态监测结果进行计算，建立疾病进展风险分层，以评估疾病预后。我们随后可在患者入组大型临床队列研究时根据实验室检查数据对患者进行危险分层，以更精确地评价治疗方案在阻止疾病进展方面的获益与相关风险。对于风险与获益的评估非常重要，因为目前常用的大部分免疫抑制药都有潜在的巨大副作用风险，而在治疗过程中，相对于疾病本身的症状，无论是医师还是患者都更关注药物副作用。

治疗目标

关于治疗的目标有时存在争议。显然持续的完全缓解状态（尿蛋白低于 0.2g/d）是最好的，尽管将自发缓解的病例与对特定药物治疗反应良好的病例都纳入计算范围，但现有治疗方法下能达到完全缓解的患者仅有 30%～50%。有优质证据证明，恰当的治疗目标应是能够达到部分缓解（蛋白小于 3.5 g/d 且较尿蛋白峰值下降 50%）状态。达到部分缓解的患者与未能达缓解的患者相比，肾脏疾病进展将显著减慢，同时 10 年内肾脏存活率增高 2 倍。

治疗

治疗可被分为以下 4 种：

1. 针对减少尿蛋白的非特异性、非免疫抑制治疗，可能同时减慢肾脏疾病进展的速度。
2. 针对疾病并发症的治疗。
3. 免疫抑制治疗，目的在于减慢或阻止疾病中的免疫过程。
4. 针对减轻免疫抑制药物并发症的预防性治疗。

值得注意的是，近期最新数据显示，循环系统中高滴度的抗 PLA$_2$R 自身抗体与预后不佳相关。

非特异性、非免疫抑制治疗

非特异、非免疫抑制治疗包括限钠（小于 2 g/d）、限蛋白及控制血压，治疗高脂血症及水肿。该治疗适用于所有膜性肾病患者。降低血压可降低尿蛋白，降压治疗应在诊断疾病时就作为疾病管理的一部分。血管紧张素转换酶（angiotensin-converting enzyme，ACE）抑制药在降低尿蛋白方面的作用比预期的降血压作用更明显，只要没有特别禁忌证，无论血压是否明显升高，ACEI 应作为所有膜性肾病治疗的一线药物。在其他尿蛋白阳性的疾病中也观察到了血管紧张素受体阻滞药（angiotensin receptor blockers，ARBs）有相似的效果，当应用 ACEI 类药物遇到困难时可考虑 ARB 类药物。尚无有效数据证明对重度蛋白尿包括膜性肾病患者联合应用 ACEI-ARB 类药物的效果。尽管限制饮食中蛋白摄入与肾病综合征能否取得完全缓解无关，该措施确实可以降低尿蛋白水平，但仍需要与营养不良等风险相平衡。

针对疾病并发症的治疗

为进一步降低尿蛋白、阻止肾衰竭进程，医师需要直接关注原发性／特发性膜性肾病相关的高脂血症及增加的血栓风险。肾病综合征患者血胆固醇及三酰甘油升高，HDL 水平正常或降低，LDL 水平升高。在持续高水平尿蛋白患者中，高脂血症可能会增加心血管疾病风险。尚无队列研究证实在原发性／特发性膜性肾病患者中降低胆固醇水平可降低心血管疾病风险，大多数医师参考非肾疾病患者的经验，在持续性高水平蛋白尿的原发性／特发性膜性肾病患者治疗过程中使用 3-羟基-3-甲基戊二酰辅酶 A（3-hydroxy-3-methylglutaryl coenzyme A，HMG-CoA）还原酶抑制药。近期的荟萃分析显示，在蛋白尿患者中使用 HMG CoA 还原酶抑制药可轻度降低尿蛋白，但在改变 GFR 水平方面并无获益。第 56 章中更充分地讨论了对 CKD 患者血脂异常的管理。对原发性／特发性膜性肾病患者血栓性疾病风险的研究可发现，患病率存在很大差别。这可能部分归因于筛查严密程度不同（对所有患者进行筛查 VS. 仅对高危患者进行筛查），也可部分归因于使用的检测手段不同。近期一项研究显示，原发性 / 特发性膜性肾病患者中出现明显临床表现的静脉血栓事件的概率约为 7%。该研究中发现，白蛋白水平低于 2.8 g/dl 为静脉血栓事件最显著的独立危险因素。膜性肾病中是否应预防性使用抗凝治疗尚无统一结论。大部分医师仅在高危患者中使用抗凝治疗作为一级预防，若已经发现血栓事件则持续抗凝。阳性家族史、诊断膜性肾病前的血栓事件、持续性低于 2 g/dl 的血浆白蛋白水平、卧床状态以及肥胖均高度提示应及时考虑早期预防性应用抗凝治疗。尽管一些影响因素的共同作用会加剧血栓风险，但膜性肾病患者高凝状态的精确机制尚不清楚。危险因素可能包括由于渗透压降低导致的肾静脉局部渗透压下降、尿液中凝血因子丢失、肝凝血因子产生增加等，遗传高凝倾向可能也有一定作用。

特异性免疫抑制治疗

低危组

尿蛋白量 ≤4 g/d 及肾功能正常的患者预后良好。在 3 个不同地理区域随访超过 5 年的 300 余例患者的研究中发现，不足 8% 的患者发展为肾功能受损。在低危组患者中应使用 ACEI 或 ARBs 类药物，使血压控制在正常范围，同时降低尿蛋白排泌。因少部分病人病情确实会进展，长期随访中应定期监测血压、肾功能和尿蛋白水平。只要患者处于低危组，免疫抑制治疗便不推荐。起病时表现为非肾病范围蛋白尿的膜性肾病患者有接近一半将逐渐进展为肾病范围蛋白尿，这类患者中的大部分（70%）将在肾穿刺活检诊断膜性肾病的一年内进展为肾病范围蛋白尿。

中危组

有证据证明糖皮质激素联合细胞毒药物治疗将带来获益。意大利一系列随机对照试验证实，初始 6 个月的糖皮质激素和苯丁酸氮芥治疗后，尿蛋白部分或完全缓解率明显升高，10 年肾脏存活率明显提升。具体治疗方案为，第 1、3 和 5 个月的前 3 天予 1 g 静脉甲基强的松龙后，剩余 27 d 每日序贯 0.4 mg/kg 甲基强的松龙口服，第 2、4 和 6 个月每日服用 0.2 mg/kg 苯丁酸氮芥。试验负责人对比了该常规治疗方案与非特异性治疗、单用甲基强的松龙和以环磷酰胺替代苯丁酸氮芥的治疗效果。他们首先对比了

苯丁酸氮芥 / 泼尼松治疗组与无治疗组，10 年后 40% 的无治疗组患者进入终末期肾病（end-stage renal disease，ESRD），而治疗组仅为 8%。苯丁酸氮芥 / 泼尼松治疗组患者的尿蛋白水平同样优于非治疗组，随访中约有 58% 的患者可稳定于非肾病范围蛋白尿，对照组为 22%。当苯丁酸氮芥 / 甲基泼尼松龙组与单用甲基泼尼松龙组对比，前者的初始阶段获益非常明显，但在随访的最后 4 年该差别不再显著。最初的治疗方案非常安全，42 例接受治疗的患者中仅有 4 例停止治疗，停药后所有副作用均得以恢复。当使用 2.5 mg/（kg·d）剂量的口服环磷酰胺替代初始治疗方案中的苯丁酸氮芥时，可观察到相似的尿蛋白完全与部分缓解率。然而，无论是苯丁酸氮芥组还是环磷酰胺组，2 年内复发率可高达 30%。5% 的患者不得不终止环磷酰胺治疗，这一比例在苯丁酸氮芥组达 14%。3 年内，两组患者的肾功能都相当不错。近期，意大利使用相同治疗方案的随机对照研究报道了相似的长期随访结果。还有一种治疗方法为，使用更长疗程的环磷酰胺（1 年）配伍低剂量泼尼松，可取得同样好的治疗效果。但在这些研究中，所有对比均为入组患者与历史对照组对照，缺乏前瞻性随机对照试验研究。这一试验结果与之前的无对照研究结论相反，在既往研究中单用环磷酰胺治疗组与无治疗组的缓解率无差别。然而，以上研究的证据级别均远低于临床随机试验。霉酚酸酯（mycophenolate mofetil，MMF），是一种应用于实体器官移植治疗降低排异率、毒性较环磷酰胺更低的新型免疫抑制药，也被用于膜性肾病患者的治疗。MMF 联合大剂量糖皮质激素的初始治疗效果与环磷酰胺类似，但在停用糖皮质激素后复发率显著高于环磷酰胺组（治疗后 3 年内复发率超过 70%）。单用 MMF 治疗原发性 / 特发性膜性肾病无效。

另一种治疗方法使用免疫抑制药环孢素，在中危组患者中改善尿蛋白方面的疗效与细胞毒药物 / 糖皮质激素方案类似。对于在至少 6 个月的观察期内处于肾病范围蛋白尿且对大剂量泼尼松反应欠佳的患者，予 6 个月疗程的环孢素（3~5 mg/kg 每日）与小剂量泼尼松（最多 10 mg/d）治疗，与单用泼尼松 / 安慰剂组相对比，环孢素组中 70% 的患者尿蛋白部分或完全缓解，对照组为 24%。两组患者中肾脏存活率无差别，但该研究随访时间仅 2 年，随访时间较短。停药 2 年后疾病复发较常见，复发率较之前意大利细胞毒药物研究中接近 40%~50% 的数值要高。另一项研

究中环孢素治疗疗程更长，剂量为每日 2 ~ 4 mg/kg，疗程 12 个月，12 个月后环孢素剂量减半，维持剂量 1.5 mg/(kg · d)，使用该疗法 2 年内复发率明显下降，仅 20%。最近，一项为期 12 个月的随机对照试验使用他克莫司单药作为环孢素疗法起效后的巩固治疗，75% ~ 80% 的受试者达到部分或完全缓解，同时与对照组相比肾脏疾病进展速度明显下降。然而当停用他克莫司，约一半患者肾病综合征复发。

　　目前为止所有的研究中，单用糖皮质激素对蛋白尿诱导缓解无效，对预防疾病进展方面仅在 1 项研究中被报道有效，其余均报无效。各项研究随访时间有限（未超过 4 年），使用糖皮质激素治疗的剂量与疗程差别巨大，原发性 / 特发性膜性肾病不应使用激素单药治疗已成为共识，该观点也得到了单用激素治疗膜性肾病疗效的荟萃分析研究的支持。但是，日本最近 1 项研究显示（非对照研究），膜性肾病患者可从激素单药治疗方案上获益，提示可能存在针对此类药物的遗传因素影响。

　　新的治疗选择还包括每年注射人工合成促肾上腺皮质激素，两项小型对照试验显示，该疗法短期获益与细胞毒 / 激素疗法相当，但副作用相对轻微。一项针对 11 名之前提到的免疫抑制治疗均无效的肾病综合征患者的回顾性研究显示，对这些患者予高度纯化的天然促肾上腺皮质激素（adrenocorticotrophic hormone，ACTH）凝胶制剂（H.P. Acthar 胶），治疗效果令人备受鼓舞，该凝胶已被批准在肾病综合征者中使用，以减少尿蛋白。Acthar 胶最常见的用法为每次 80 单位（U）皮下注射，每周 2 次，持续 6 个月。给药间隔每周 2 ~ 3 次。大多数患者最少接受 6 个月的治疗，最长治疗周期为 14 个月。11 个膜性肾病患者中 9 人达到完全或部分缓解。该研究中未报到严重感染病例。尽管试验结果还需进一步证实，但该试验的结果仍让人振奋。有人推测 ACTH 通过与 α 黑素细胞刺激素（α-melanocyte-stimulating hormone，α-MSH）在足细胞黑素皮质受体 1 上相互作用产生疗效，这一独特的相互作用机制也可以解释为何对之前免疫抑制治疗抵抗的患者会对 ACTH 的治疗产生反应。

　　另一种可选的治疗方案为使用利妥昔单抗，该单抗为针对 CD20 表位阳性的 B 细胞的单克隆嵌合性抗体。数个前瞻但非随机对照研究显示，使用利妥昔单抗单药治疗在试验终点可观察到 60% ~ 80% 的患者取得尿蛋白完全或部分缓解。绝大多数患者在随访期

最后的 1 ~ 2 年间仍可保持缓解状态。一项采用 B 细胞监测方案的研究表明，使用一次 1 g 利妥昔单抗效果等同于 4 次低剂量的利妥昔单抗。1 项针对 11 名患者为期 2 年的配对研究也证实，在这些原发性膜性肾病患者中使用利妥昔单抗作为二线药物治疗难治性肾病综合征或疾病复发，可取得理想疗效。利妥昔单抗还可能会帮助钙调蛋白酶抑制药类依赖的患者停药。总而言之，利妥昔单抗无论是作为初始治疗还是对难治性患者的尝试性治疗，都可以在大量的膜性肾病患者中有效诱导尿蛋白缓解。针对该项治疗的短期副作用及并发症主要与现行使用的免疫抑制药相关，但也有一些少见而致死性的长期并发症被认为可能与该治疗方案相关，如进行性多灶性脑白质病变被认为可能与 B 细胞耗竭疗法有关。针对药物有效性与安全性的随机对照临床试验正在进行中。

高危组

　　该组包含了肾功能恶化和（或）持续性高水平尿蛋白的患者。原发性 / 特发性膜性肾病患者中该部分患者为少数，针对该亚组的随机对照临床试验很少。对于这些患者中的大多数来说，若保守治疗在初始 3 个月内未能明显改善尿蛋白，常需要尽早开始免疫抑制治疗。曾有一项随机对照临床试验研究环孢素在高危组膜性肾病患者中的疗效。试验的预处理阶段，64 名接受保守治疗的患者中 17 名满足了准入条件即肾功能受损，肌酐清除率下降 10 ml/min。这些患者被随机分配接受为期一年的环孢素或安慰剂治疗。环孢素组相比安慰剂组，尿蛋白水平显著改善，但在 50% 的患者中疗效维持时间不超过 2 年。研究者使用肌酐清除率变化斜率来评估疾病进展情况，使用环孢素治疗后与治疗前相比，肌酐清除率斜率显著降低（超过 60%），但安慰剂组斜率未变化。然而，该类药物也具有潜在肾毒性，使用该类药物进行治疗应常规监测肾毒性及其他副作用。

　　近期，英国 37 个地区开展了一项使用烷化剂治疗的随机对照临床试验。入组的 108 名患者在试验开始之初的 3 ~ 24 个月内 GFR 下降超过 20%，对这些患者采用苯丁酸氮芥联合糖皮质激素疗法。该组合疗法相比环孢素单药或安慰剂，可更好地对肾脏疾病进展产生保护作用。尽管苯丁酸氮芥 / 糖皮质激素组对约 20% 的患者 GFR 下降方面显示出保护性优势，但约 60% 入组的患者疾病发生进展，在环孢素或安慰剂组中这一数字为 80%。该研究共报道了 117 例严重

副作用事件，苯丁酸氮芥 / 糖皮质激素组中这一问题尤为显著（特别是血液系统副作用）。因此，在膜性肾病这组少见患者中使用常规治疗方案时应特别注意无法避免的严重并发症。早先一项研究中报道了，在一小组肾功能恶化的患者中使用初始 1 mg/kg 剂量的泼尼松治疗 6 个月后减量为泼尼松隔日 0.5 mg/kg 联合 1.5 mg/kg 苯丁酸氮芥治疗 14 周，8 年后与表现相似的历史对照组进行对比，该组患者的尿蛋白水平及肾脏存活率均显著改善。近期更多的研究中对比了长时间细胞毒治疗方案的效果，治疗方案为期一年的环磷酰胺联合泼尼松治疗（方案细节在前面中危组患者治疗方案中已经阐述），结果显示即便是重复性治疗（≤3 次）患者仍可从中获益，尿蛋白减少、肾脏疾病进展得以缓解。当然，我们仍要考虑长期、重复性暴露于潜在细胞毒药物后的风险，特别是药物暴露剂量增加后随之而来的更高的肿瘤风险。相反，一项针对疾病进展期的原发性 / 特发性膜性肾病患者随机临床试验表明，使用环磷酰胺联合甲基强的松龙冲击治疗后序贯口服泼尼松治疗，效果并不优于单用泼尼松。

尽管在高危患者组管理流程（图 19.5）中列出了，当环孢素治疗效果不佳时可换用细胞毒药物联合泼尼

松的治疗方法，但我们要意识到两种方法均为强免疫抑制治疗，本身风险很大。此外，当肾功能明显损伤时，需要下调环磷酰胺剂量以避免明显的骨髓毒性。同样，若 GFR 很低［小于 30 ml/(min · 1.73 m²)］和（或）肾功能恶化迅速和（或）肾穿病理显示小管间质广泛病变和（或）严重血管病变，需要避免应用或极为谨慎地使用钙调神经磷酸酶抑制药进行治疗。总之，针对该组患者治疗前必须首先仔细权衡风险，在开始治疗前就要考虑好第二治疗方案。

尚无研究尝试在该组患者中单用激素治疗。一项使用糖皮质激素单药治疗的临床试验中，针对一组诊断时即存在肾功能异常的患者进行分析研究发现，4 年随访期间糖皮质激素治疗组与对照组相比，肾功能恶化的概率无差异。在一项小规模的非对照临床试验中，使用甲基泼尼松龙 5 日冲击治疗后序贯逐渐减量的泼尼松治疗，在 15 名慢性肾脏病及原发性 / 特发性膜性肾病患者中显示出初始的治疗稳定性。然而，在随访中，2 名患者死亡，5 名患者发展为肾衰竭，说明该疗法最多只能带来短暂获益。这些数据都证实了，在疾病进展高危组患者中，使用糖皮质激素单药治疗对减慢疾病进展无效。

总之，在这些患者中，特别是发生了与治疗相关的肾小球滤过率下降的患者中，特异性治疗以及针对疾病并发症的治疗应在预期保守治疗监测期结束前就开始。

其他治疗

大量的其他治疗方法曾经被试用于膜性肾病患者。这些研究要么规模太小，要么为非对照研究或者纳入了不同危险分层的患者。一些研究集中于治疗疾病中的下游炎症瀑布，如依库珠单抗（eculizumab），C5b-9（膜攻击复合物）抑制药。还有一些药物可能依靠抗氧化作用起效如普罗布考，或可能靠抗纤维化作用起效如己酮可可碱。然而，目前没有足够证据支持在膜性肾病中广泛应用以上治疗。针对这些治疗的临床试验正在进行，且需要更多的临床试验进行研究。

预防性治疗

很多针对肾移植及绝经期妇女的大型临床研究证实，使用双磷酸盐或补充口服钙剂、维生素 D 可减少长期应用糖皮质激素期间的骨质流失。当对原发性 / 特发性膜性肾病患者使用包含长期糖皮质激素在内的治疗时可考虑以上药物。无论是移植后还是自身免疫

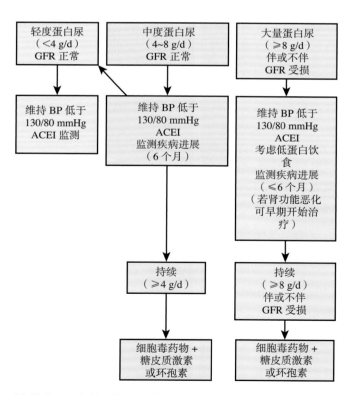

图 19.5 原发性 / 特发性膜性肾病治疗指南。随访期间患者危险分层分组可能会改变。ACEI，血管紧张素转换酶抑制药，BP，血压；GFR，肾小球滤过率

性疾病患者中，复方磺胺甲噁唑可降低接受长期免疫抑制药治疗患者耶氏肺孢子菌肺炎发生的风险。在长期接受糖皮质激素、细胞毒药物、钙调蛋白酶抑制药或利妥昔单抗治疗的原发性/特发性膜性肾病患者中使用磺胺治疗是有远见的。

管理计划

图 19.5 显示了原发性/特发性膜性肾病患者治疗流程。此外，还需要遵守以下原则：

1. 区分疾病为原发性或继发性，针对已知病因进行合理评估。

2. 对原发性/特发性膜性肾病患者进行为期 6 个月的肾功能监测（高危组患者，3 个月），进行风险评估。

3. 若在最大强度的保守治疗下仍有肾病水平蛋白尿或肾功能出现恶化，进行疾病并发症治疗，包括降脂治疗，可能还需要抗凝治疗。

4. 给予降低整体风险的治疗方案，如在长期应用糖皮质激素时予双磷酸盐，长期使用免疫抑制药物时予复方磺胺甲恶唑。

5. 中危组患者特异性治疗首选苯丁酸氮芥或环磷酰胺与糖皮质激素按月交替使用 6 个月，或环磷酰胺联合小剂量激素治疗 6～12 个月。

6. 高危组患者的特异性治疗（定义为高水平蛋白尿但肾功能稳定）是 6～12 个月环孢素治疗。如果治疗失败，或蛋白尿与低 GFR/肾功能恶化同时存在，可在患者临床状态允许的情况下考虑苯丁酸氮芥或环磷酰胺联合小于 6 个月疗程的糖皮质激素治疗。

7. 若以上治疗均失败，临床状态允许，可考虑新治疗方案如使用利妥昔单抗或 ACTH 治疗。

8. 因相当一部分达到部分或完全缓解的患者将会复发，再进行治疗时应使用既往治疗成功的方法（若药物毒性为主要考虑时可尝试已被证实有效的其他治疗方案）。此时，不应把患者定义为治疗失败，因为即便患者仅达到部分缓解，肾脏存活率都将显著提升。

参考文献

Adachi JD, Benson WG, Brown J, et al: Intermittent etidronate therapy to prevent corticosteroid induced osteoporosis, N Engl J Med 337:382-387, 1997.

Alexopoulos E, Papagianni A, Tsamelashvili M, et al: Induction and long-term treatment with cyclosporine in membranous nephropathy with the nephrotic syndrome, Nephrol Dial Transplant 21:3127-3132, 2006.

Beck LH Jr, Bonegio RG, Lambeau G, et al: M-type phospholipase A2 receptor as target antigen in idiopathic membranous nephropathy, NEngl J Med 361:11-21, 2009.

Beck LH Jr, Fervenza FC, Beck DM, et al: Rituximab-induced depletion of anti-PLA2R autoantibodies predicts response in membranous nephropathy, J Am Soc Nephrol: JASN 22:1543-1550, 2011.

Bjorneklett R, Viksc BE, Svarstad E, et al: Long-term risk of cancer in membranous nephropathy patients, Am J Kidney Dis 50:396-403, 2007.

Bomback AS, Tumlin JA, Baranski J, et al: Treatment of nephrotic syndrome with adrenocorticotropic hormone (ACTH) gel, Drug Des Devel Ther 5:147-153, 2011.

Branten AJ, du Buf-Vereijken PW, Klasen IS, et al: Urinary excretion of beta 2 microglobulin and IgG predict prognosis in idiopathic membranous nephropathy: a validation study, J Am Soc Nephrol 16:169-174, 2005.

Branten AJ, du Buf-Vereijken PW, Vervloet M, et al: Mycofenolate mofetil in idiopathic membranous nephropathy: a clinical trial with comparison to a historical control group treated with cyclophosphamide, Am J Kidney Dis 50:248-256, 2007.

Branten AJ, Reichert LJ, Koene RA, et al: Oral cyclophosphamide versus chlorambucil in the treatment of patients with membranous nephropathy and renal insuffiiency, Q J Med 91:359-366, 1998.

Cattran DC, Appel GB, Hebert LA, et al: Cyclosporine in patients with steroid resistant membranous nephropathy: a randomized trial, Kidney Int 59:1484-1490, 2001.

Cattran DC, Greenwood C, Ritchie S, et al: A controlled trial of cyclosporine in patients with progressive membranous nephropathy. Canadian Glomerulonephritis Study Group, Kidney Int 47:1130-1135, 1995.

Cattran DC, Pei Y, Greenwood CM, et al: Validation of a predictive model of idiopathic membranous nephropathy: its clinical and research implications, Kidney Int 51:901-907, 1997.

Cravedi P, Ruggenenti P, Sghirlanzoni MC, et al: Titrating rituximab to circulating B cells to optimize lymphocytolytic therapy in idiopathic membranous nephropathy, Clin J Am Soc Nephrol 2:932-937, 2007.

Cravedi P, Sghirlanzoni MC, Marasa M, et al: Efficacy and safety of rituximab second-line therapy for membranous nephropathy: a prospective, matched-cohort study, Am J Nephrol 33:461-468, 2011.

Debiec H, Guigonis V, Mougenot B, et al: Antenatal membranous glomerulonephritis due to anti-neutral endopeptidase antibodies, NEngl J Med 346:2053-2060, 2002.

Debiec H, Lefeu F, Kemper MJ, et al: Early-childhood membranous nephropathy due to cationic bovine serum albumin, N Engl J Med 364:2101-2110, 2011.

Fervenza FC, Abraham RS, Erickson SB, et al: Rituximab therapy in idiopathic membranous nephropathy: a 2-year study, Clin J Am Soc Nephrol 5:2188-2198, 2010.

Fervenza FC, Cosio FG, Ericsson SB, et al: Rituximab treatment of idiopathic membranous nephropathy，Kidney Int 73:117-125, 2008.

Hladunewich MA, Troyanov S, Calafati J, et al: The natural history of the non-nephrotic membranous nephropathy patient, Clin J Am Soc Nephrol 4:1417-1422, 2009.

Hofstra JM, Beck LH Jr, Beck DM, et al: Anti-phospholipase A receptor antibodies correlate with clinical status in idiopathic membranous nephropathy, Clin J Am Soc Neph 6:1286-1291, 2011.

Howman A, Chapman TL, Langdon MM, et al: Immunosuppression for progressive membranous nephropathy: a UK randomised controlled trial. Lancet 381(9868):744-751, 2013.

Troyanov S, Wall CA, Miller JA, et al: Idiopathic membranous nephropathy: defiition and relevance of a partial remission，Kidney Int 66:1199-1205, 2004.

IgA 肾病与相关疾病

20

Jonathan Barratt, John Feehally　著

吴海婷　高瑞通　译校

IgA 肾病（immunoglobulin A nephropathy，IgAN）在 1968 年由法国病理学家 Jean Berger 首先描述，因此也称为 Berger 病。在肾活检广泛开展的地区，IgA 肾病是一种最为常见的原发性肾小球肾炎，也是导致终末期肾脏病的常见肾小球疾病。IgA 肾病属于免疫病理学诊断，表现为系膜区 IgA 沉积为主的系膜增生性肾小球肾炎，反复发作的肉眼血尿是其典型的临床表现。紫癜性肾炎常见于儿童，属于系统性小血管炎，以 IgA 沉积于小血管壁为主要特征，肾活检表现与 IgA 肾病非常类似，难以鉴别。

流行病学

IgA 肾病在白种人和亚洲人群中最为常见，非裔较为少见。世界范围内东南亚 IgA 肾病发病率最高，但这可能与肾病诊断方法及肾活检适应证不一有关。IgA 肾病的发病高峰在 20 ~ 30 岁，在北美和西欧人群中男女性别比在 2:1。然而，这种性别差异并未在亚洲人口中见到。据尸检结果，亚临床型的 IgA 肾病发生率估计高达 16%。IgA 肾病偶尔表现为家族聚集性，但大多数类似病例均为散发。

临床表现

发作性肉眼血尿

发作性肉眼血尿通常发生在 20 ~ 30 岁，40% ~ 50% 的患者常以此为主诉。尿液更多为棕色，而不是通常认为的红色，患者常描述为"茶色"或"可乐色"。肉眼血尿发作时，可能导致肾肿胀，故常伴双侧腰痛。血尿常有黏膜的前驱感染史，通常在上呼吸道感染后出现，偶尔在胃肠道感染后出现，个别发生在剧烈运动后，有时没有明确诱因。肉眼血尿常在发生感染后 24 h 内出现，这与链球菌感染后肾小球肾炎不同，后者肉眼血尿在感染后 2 ~ 3 周后出现。几乎所有患者血尿在持续几天后自然消失，但在发作

期间可存在持续性镜下血尿。大多数患者肉眼血尿发作次数有限，最长可间隔数年。肉眼血尿发作时偶尔可发生急性肾损伤。

无症状性镜下血尿

30% ~ 40% 的 IgA 肾病患者表现为无症状性镜下血尿，常在常规体检时发现。镜下血尿可伴或不伴蛋白尿。罕见情况下，IgA 肾病患者可仅有蛋白尿，而无镜下血尿。

肾病综合征

IgA 肾病中肾病综合征并不常见，仅占 5%，但在儿童和青少年中略为多见。肾病范畴的蛋白尿较为多见，主要发生在进展性肾小球硬化患者。对同时表现为肾病综合征、镜下血尿以及病理上有系膜 IgA 沉积的年轻患者，应考虑合并存在两种最常见的肾小球疾病的可能性，即微小病变肾病和 IgA 肾病。

这些病例的肾活检病理常表现为：光镜下大致正常，电镜下足突明显融合并有系膜 IgA 沉积。临床上常对激素敏感，蛋白尿迅速完全缓解，而最典型的是这些病例在蛋白尿消失后仍有持续性镜下血尿及系膜区 IgA 沉积。

急性肾损伤

IgA 肾病以急性肾损伤表现较少，占 5% 以下，见于两种情况。一是急性、严重的自身免疫性炎症损伤，表现为新月体肾炎。新月体肾炎可为 IgA 肾病首发表现，也可是轻症 IgA 肾病急性加重后出现。二是大量肉眼血尿引起的红细胞管型堵塞肾小管所致，多可逆，在支持治疗后肾功能常可恢复。

其他临床表现

IgA 肾病可出现高血压和慢性肾脏病（CKD），这两者可同时出现。另外，恶性高血压也可见。

继发性 IgA 肾病

系膜区 IgA 沉积可发生在其他疾病，在肾组织病理学上往往难以与原发性 IgA 肾病鉴别。一些疾病已明确为继发性 IgA 肾病，而另一些由于仅为个案报告，其相关性尚待研究。IgA 升高是发生 IgA 肾病的一个高危因素。继发性 IgA 肾病以慢性肝病最为常见，尤见于慢性酒精性肝硬化，这是由于 IgA 经肝清除减少所致。慢性肝病患者肾活检病理中系膜区 IgA 沉积常见，除了镜下血尿外，其肾脏临床表现少见。IgAN 也可见于 HIV 感染和 AIDS。AIDS 可特征性地表现为多克隆 IgA 升高，然而这与 IgA 肾病的相关性尚有争议，尸检结果发现 AIDS 患者 IgA 肾病的发生率为 0 ~ 7.75%。继发性 IgA 肾病的治疗主要针对原发疾病。

病理学

30% ~ 50% 的成年 IgA 肾病患者存在血清 IgA 水平升高。血清 IgA 水平与疾病活动性或严重程度并不相关。研究提示高水平的低糖基化 IgA1 与 IgA 肾病预后有关，然而低糖基化 IgA1 的敏感性与特异性并不突出，不足以用来诊断 IgA 肾病。IgA 肾病的诊断仍依赖肾活检。

光镜检查

光镜有时并无明显异常，但多表现为肾小球系膜细胞增生（图 20.1），常为弥漫性、球性增生，也可为局灶节段性增生及局灶节段性肾小球硬化。在弥漫性系膜增生基础上，可出现节段性毛细血管祥坏死，新月体形成。发作性肉眼血尿出现肾功能不全时，常可见新月体形成。

小管间质与其他增生性肾炎无异，这也是肾实质病变的最终共同路径。小管间质病变包括单核细胞浸润、肾小管萎缩、间质纤维化，严重时导致皮质部肾间质增宽，预后不佳。

免疫组织学检查

分为免疫荧光或免疫组化方法。IgA 肾病的特征性表现是 IgA 或以 IgA 为主的免疫球蛋白在肾小球系膜区沉积（图 20.2）。IgA 为弥漫性、球性沉积。15% 患者仅为 IgA 沉积。其他免疫球蛋白也可沉积

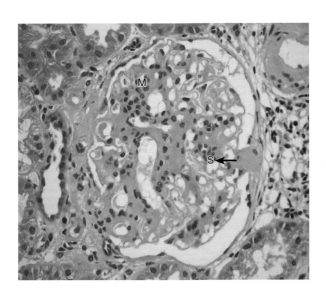

图 20.1　光镜示 IgA 肾病肾小球系膜增生（M）及系膜细胞外基质增多（S）；亦可见球囊粘连（箭头）

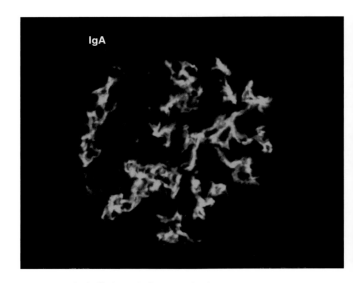

图 20.2　免疫荧光示系膜区 IgA 沉积

（IgG 占 50% ~ 70%，IgM 占 31% ~ 66%），但这些免疫球蛋白沉积与否与预后无关。补体 C3 沉积也常见。

电镜检查

电镜下表现为系膜区、副系膜区与 IgA 免疫复合物相应的电子致密物沉积（图 20.3）。不同肾小球沉积物的大小、形状、数量与密度不一。电子致密物亦可于肾小球基底膜上皮下、内皮下沉积，后者更为常见。毛细血管祥内电子致密物沉积与预后不佳有关。肾小球基底膜异常占 15% ~ 40%，常表现为大量蛋白

尿、较重的肾小球病变，及新月体形成。部分患者肾小球基底膜变薄，难以与薄基底膜肾病鉴别，其临床意义尚不明。

IgA 肾病牛津分型

　　2009 年 IgA 肾病牛津分型是评估 IgA 肾病肾活检组织病理学特征的国际评分系统。四项病理指标是临床预后的危险性因素，独立于已知的临床危险因素（高血压、GFR 下降、蛋白尿）（表 20.1）。这四项病理指标在不同年龄段均有意义。该分型的价值目前正在进一步验证中。

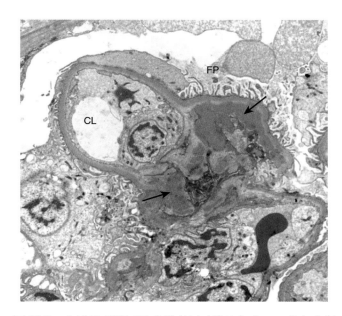

图 20.3　电镜示系膜区及系膜旁区（箭头）含 IgA 的免疫复合物沉积。CL，毛细血管袢；FP，正常足细胞足突

发病机制

　　尽管 IgA 肾病的发病机制研究已取得很大进展，但仍未完全阐明。而且，IgA 肾病到底是否是一种独立的疾病，或系膜区 IgA 沉积是否是一类肾病最后的共同途径？仍然有待确认。

免疫球蛋白 A

　　IgA 是人类最丰富的抗体，主要分布于黏膜表面和分泌液如唾液和泪液中，主要用于防御黏膜抗原入侵。IgA 分子分 2 种亚型：IgA1 与 IgA2，均有单体或多聚体（常为二聚体）。IgA 肾病系膜区沉积的 IgA 主要为多聚 IgA1。IgA1 与 IgA2 的主要区别在于 IgA1 包含一个 O- 连接糖基化的铰链区（图 20.4）。无论是北美、欧洲，还是亚洲患者，该 O- 糖链异常在 IgA 肾病中均普遍存在。

　　IgA 肾病的特征性表现是血清低半乳糖化 IgA1 水平升高。目前认为，血清低半乳糖化 IgA1 升高在 IgA 肾病发生中起关键作用。通过自身聚合，或者通过 IgG 和 IgA 铰链区特异性自身抗体，低半乳糖化 IgA1 形成大分子循环免疫复合物。这种免疫复合物易于在肾小球系膜沉积，并最终引起系膜细胞增生，促炎症因子释放，以至肾小球损伤。

IgA 的来源

　　IgA 肾病系膜区沉积的 IgA 与黏膜分泌的 IgA 在大多数特征上相同。IgA 肾病血清中黏膜型 IgA 过多，提示 IgA 肾病的 IgA 可能来源于黏膜。然而，IgA 肾病患者黏膜活检组织中分泌多聚 IgA 的浆细胞数目较

表 20.1　IgA 肾病牛津分型		
病理指标	定义	积分
系膜增生积分（M）	系膜细胞增生积分取所有肾小球的平均值	M0：≤0.5
		M1：>0.5
毛细血管内增生性病变（E）	肾小球毛细血管内细胞增生致袢腔狭小	E0：无
		E1：有
节段硬化（S）	任何不同程度的袢受累，不包括球囊粘连或全球硬化	S0：无
		S1：有
间质纤维化或小管萎缩（T）	肾皮质小管萎缩或间质纤维化比例	T0：0~25%
		T1：26%~50%
		T2：>50%
注：均选择 PAS 染色切片		

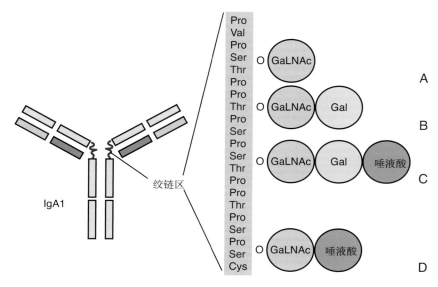

图 20.4　IgA1 绞链区的 O- 糖基化。IgA1 绞链区是由 17 个氨基酸残基组成的肽链，存在 ≤6 个 O- 糖链。A，由 O- 连接 N- 乙酰半乳糖胺（GaLNAc）组成的糖链。O- 连接 GaLNAc 被转移至丝氨酸或苏氨酸残基。B，β1，3- 半乳糖转移酶及其分子伴侣 Cosmc（Core 1 β-3 galactosyltransferase）催化下将半乳糖转移至 GaLNAc。此结构能正常折叠，稳定性加强。C，唾液酸被转移至半乳糖。D，唾液酸通过 α-2，6 连接被转移至 GaLNAc。此结构可防止进一步糖基化。Cys，半胱氨酸；Pro，脯氨酸；Ser，丝氨酸；Thr，苏氨酸；Val，缬氨酸

正常人减少，反而骨髓中分泌多聚 IgA 的浆细胞数目增加。这提示系膜区沉积的 IgA 来自中枢免疫器官的浆细胞。故假说认为，IgA 肾病中，黏膜起源的分泌 IgA 的 B 细胞异常归巢到中枢免疫器官如骨髓，并分泌低糖基化多聚 IgA1 进入血液循环，跨黏膜通道进入血液循环的 IgA1 反而居于其次。另外，由于中枢免疫器官的微环境与黏膜部位并不相同，这些归巢到中枢的浆细胞可能同样需要接收细胞因子信号，以促进低糖基化 IgA1 分泌。

目前认为，黏膜淋巴细胞异常归巢至中枢部位可能是 IgA 肾病最有可能的发病机制。尽管有强有力的证据表明 IgA 肾病中 B、T 淋巴细胞亚型存在异常归巢，但仍需要进一步工作以证实该假说。

IgA 肾病肾纤维化的关键机制

IgA 肾病牛津分型明确四个病理指标与肾病进展独立相关：系膜细胞增生（M）、内皮细胞增生（E）、节段硬化（S）、小管萎缩及间质纤维化（T）。有相当多的证据显示，这些病理指标均为低糖基化多聚 IgA1 免疫复合物沉积的后果。

IgA 免疫复合物沉积诱发系膜细胞增生（M），并释放促炎症及促纤维化介质。这些介质加上 IgA 免疫复合物的直接作用，可导致足细胞损伤进而肾小球节段硬化（S）。这些介质可刺激近端肾小管上皮细胞，导致小管萎缩及间质纤维化（T）。因此，进一步研究 IgA 免疫复合物的来源对完善 IgA 肾病的发病机制及更为有效的治疗方案尤为关键。

IgA 肾病的遗传因素

IgA 肾病的遗传因素一直为人们所关注，针对罕见的家族性以及散发性 IgA 肾病病例均进行了相当多的研究。虽然该方面的研究并没有突变性进展，但有研究表明基因显著影响血清低糖基化 IgA1 的形成。IgA 肾病患者的健康一级亲属常存在高水平血清低糖基化 IgA1，这也提示血清低糖基化 IgA1 形成在 IgA 肾病的多因素发病机制中也仅仅占了一部分而已。

全基因组关联分析发现了数个易感基因，其中主要组织相容性复合体（MHC）尤为引人注目。MHC 多态性分析表明其与多种自身免疫性疾病相关。其与 IgA 肾病相关可能也与 IgA 肾病发病机制中有免疫因素参与有关，包括存在糖基化缺陷的 IgA 绞链区特异性抗体。

自然病程与预后

仅有不多于 10% 的 IgA 肾病患者能有临床完全缓解。IgA 肾病并非一良性疾病，相当部分患者病情缓慢进展，终至进入 ESRD。25%～30% 的患者在病程 20～25 年后需要肾替代治疗。

常见预后不良的临床、实验室与病理指标见表 20.2。然而，这些预后因素的特异性尚不令人满意。

表 20.2　IgA 肾病的预后因素

	临床表现	组织病理学
预后不良	年龄增大	光镜
	病程	球囊粘连及新月体形成
	大量蛋白尿	肾小球硬化
	高血压	肾小管萎缩
	GFR 下降	间质纤维化
	体重指数增加	血管壁增厚
	高尿酸血症	牛津分类
		M1 比 M0 差
		E1 比 E0 差
		S1 比 S0 差
		T2 比 T0 差
		免疫荧光
		毛细血管襻型 IgA 沉积
		电镜
		毛细血管壁电子致密物沉积
		系膜溶解
		GBM 异常
预后良好	肉眼血尿反复发作（可能由领先时间偏移所致）	M0, E0, S0, T0
与预后无关	性别	IgA 沉积强度
	种族	IgG、IgM 或 C 3 共沉积
	血 IgA 水平	

GBM，肾小球基底膜；GFR，肾小球滤过率；IgA，免疫球蛋白 A；IgG，免疫球蛋白 G；IgM，免疫球蛋白 M

治疗

目前 IgA 肾病的治疗与其他慢性肾小球肾炎差异不大，主要是控制蛋白尿、应用 RAS 调控药物，以及降压治疗（表 20.3）。与其他肾病一致，心血管危险因素的评估与干预仍然非常重要，包括戒烟、健康饮食与锻炼。

镜下血尿并且尿蛋白小于 0.5 g/d

无特殊治疗，但应长期随诊，监测尿蛋白、血压、GFR 的变化。

发作性肉眼血尿

无特殊治疗。无须预防性应用抗生素。若扁桃体炎是主要的诱发因素，可行扁桃体切除术减少肉眼血尿的发作次数。日本提倡扁桃体切除术以延缓肾功能恶化，但多个中心的结果尚不统一，故需要进一步的研究以明确扁桃体切除术的远期疗效。

尿蛋白超过 0.5 g/d，肾功能缓慢进展

研究已证实 RAS 调控药物包括 ACEI 及 ARB，可用来降低蛋白尿或控制血压，延缓 IgA 肾病进展。当蛋白尿超过 0.5 g/d 时，应给予 ACEI 或 ARB。IgA 肾病患者联合应用 ACEI 和 ARB 可进一步控制蛋白尿，但长期益处尚不明了，其安全性在 ONTARGET 研究中也曾受到质疑。

对相当一部分尿蛋白超过 0.5g/d 的患者，即使应用最大剂量 ACEI 或 ARB，肾功能仍缓慢恶化，可惜目前尚无统一的进一步的治疗方案。

糖皮质激素

相当多的研究观察了糖皮质激素对 IgA 肾病的疗效。然而研究结果并不一致，研究设计方案的欠缺以及多种混杂因素的存在使相当多阳性结果的研究缺乏足够的循证医学价值。大剂量糖皮质激素的副作用亦需要权衡。对一组应用 RAS 调控药物尿蛋白仍 >1 g/d、eGFR>50 ml/min 的 IgA 肾病患者，观察到应用糖皮质激素 6 个月可延缓 GFR 下降。STOP-IgAN 的研究对给予 RAS 调控药物 6 个月后，尿蛋白仍 >0.75 g/d 的 IgA 肾病患者随机分组至继续 RAS 调控药物治疗或免疫抑制治疗（eGFR≥60 ml/min 患者给予糖皮质激素，eGFR<60 ml/min 的患者给予糖皮质激素联合环磷酰胺或硫唑嘌呤）。该项研究的结果将对糖皮质激素的使用提供比较确切的依据。

鱼油

鱼油在 IgA 肾病的治疗中被广泛应用。鱼油很安全，然而其具有鱼腥味，影响呼吸与排汗，易肠胀气，不易耐受，近来一项荟萃分析的结果亦未能发现鱼油对 IgA 肾病预后的益处。

免疫抑制药

目前并没有足够的循证医学证据支持在 IgA 肾病中应用环磷酰胺或硫唑嘌呤。在一些小规模的随机对照研究中观察了霉酚酸酯（MMF）的作用，但结果并不一致。一项荟萃分析结果提示 MMF 不能降低 IgA 肾病患者的尿蛋白。新近一个随诊时间较长的研究结果提示 MMF 对病理损害不重的 IgA 肾病患者能减少血肌酐翻倍或 ESRD 的风险，目前相关的研究正

表 20.3　IgA 肾病治疗方案建议

临床表现	推荐治疗
肉眼血尿反复发作	无特殊治疗。抗生素或扁桃体切除术无效
蛋白尿 <0.5 g／24 h 伴或不伴镜下血尿	无特殊治疗。抗生素或扁桃体切除术无效
蛋白尿 > 0.5 g/24 h 小时伴或不伴镜下血尿	1. 最大剂量 ACE 抑制药和（或）ARB
	2. 如尿蛋白仍 >0.5 g/24 h，考虑免疫抑制治疗
	以下治疗缺乏足够证据，但可选择：
	鱼油
	皮质类固醇
	霉酚酸酯
急性肾损伤	急性肾小管坏死支持治疗
急性肾小管坏死	诱导期（8 周）：
新月体 IgA 肾病（慢性病变少或无）	泼尼松龙 0.5~1 mg/(kg·d)
	环磷酰胺 2 mg/(kg·d)
	维持期：
	泼尼松龙逐渐减量
	硫唑嘌呤 2.5 mg/(kg·d)
肾病综合征	泼尼松龙 0.5~1 mg/(kg·d)，≤8 周
光镜提示微小病变肾病	无推荐意见
肾小球损害	
高血压	尿蛋白 > 0.5 g/ 24 h，目标血压 125/75 mmHg
	首选 ACE 抑制药 /ARB

ACE，血管紧张素转换酶；ARB，血管紧张素受体阻滞药

注：应预防心血管危险因素，包括高血压。建议戒烟，健康饮食和锻炼。

新月体 IgA 肾病的治疗与其他系统性血管炎所致急进性肾炎类似（第 23 章）

在进一步进行中。

急性肾损伤

发生急性肾损伤（AKI）的 IgA 肾病患者，如果进行支持治疗后效果不佳，需要进行肾穿刺活检，明确两种在 IgA 肾病中最常见的 AKI 类型：

1. 急性肾小管坏死　病理上存在红细胞管型，仅给予一般性支持治疗即可。GFR 常恢复到原来水平，少数患者遗留不可逆的小管间质纤维化。

2. 新月体性 IgA 肾病　临床上表现为肾功能急剧减退，肾活检病理提示肾小球炎性损伤严重，大量新月体形成，慢性损害并不突出。一些小样本的回顾性研究结果提示，治疗上应与其他类型的新月体性肾炎类似，包括大剂量糖皮质激素、环磷酰胺及血浆置换。新月体性 IgA 肾病的疗效弱于其他新月体性肾炎，1 年肾存活率仅 50%，5 年肾存活率仅 20%。预后不良与患者原来存在显著的慢性病变，故而对免疫抑制治疗反应欠佳有关。

肾病综合征

IgA 肾病患者出现肾病综合征可能是病情迁延、慢性损伤、肾纤维化进展的后果，抑或合并存在急性足细胞损伤所致。后者难以与微小病变肾病鉴别。肾活检即可鉴别上述两种不同损伤，同时应行电镜检查。临床表现为肾病综合征，光镜下见肾小球轻微病变，电镜显示典型的足突融合，难以与微小病变鉴别的 IgA 肾病患者应按微小病变肾病治疗。

随访

应对 CKD1～3 期的 IgA 肾病患者进行定期随访，并建立可操作性的随访指南，定期复查肾功能、尿检和血压监测，一般一年一次。CKD 4～5 期的 IgA 肾病患者应在专业的肾病中心随诊。

肾移植

IgA 肾病患者肾移植后移植肾常见系膜区 IgA 沉积，5 年发生率高达 50%。IgA 肾病复发致移植肾失功罕见，主要发生在原有急进性肾小球肾炎的 IgA 肾病患者。目前尚无足够证据表明移植后免疫抑制方案的调整可减少复发风险。新近一项澳大利亚和新西兰透析和移植注册研究（ANZDATA）结果表明，在激素减量后 IgA 肾病复发常见。尚无证据支持在 IgA 肾病移植肾复发后应给予特殊治疗。一个单中心回顾性研究结果提示，移植肾 IgA 肾病复发后给予 ACEI 或 ARB 治疗可延缓移植肾功能恶化。

过敏性紫癜

过敏性紫癜是儿童最常见的系统性血管炎，以血管壁 IgA 沉积为特征。其肾损害表现是 IgA 沉积为主的系膜增生性肾炎，在肾组织病理上与 IgA 肾病难以区分。

流行病学

过敏性紫癜可发生于任何年龄，3～15 岁男性居多。大多数患者发生在冬、春、秋季，可能与上呼吸道感染增多有关。

病因与发病机制

过敏性紫癜的明确病因尚未知。但过敏性紫癜与 IgA 肾病可能存在共同的发病机制。同卵双胎可分别罹患 IgA 肾病及过敏性紫癜。无论成人还是儿童，均有 IgA 肾病之后再诊为过敏性紫癜的情况。二者的肾活检病理表现类似，且均有低糖基化 IgA1 异常及黏膜感染的诱因。

自然病程

紫癜性肾炎病程常呈短暂、自限性，其特征是在发病数周内出现血尿或蛋白尿。过敏性紫癜出现新月体肾炎、急性肾损伤虽不常见，但较 IgA 肾病明显增多，且可在病程早期即可出现。暂时性的过敏性紫癜患者预后很好，但接近 10% 的紫癜性肾炎最终进入 ESRD。

临床表现

过敏性紫癜的典型表现为"四联征"，即紫癜、关节炎 / 关节痛、腹痛及肾病。症状的发生顺序不一，可间隔数天或数周出现。

皮疹特征性地出现在关节伸侧，躯干与面部罕见（图 20.5），常对称分布，成批出现。常见多发性关节痛，通常为一过性、游走性，常伴关节肿胀，压痛，但无明显的关节变形。消化道症状常出现在皮疹之后，大多数症状轻微、一过性，病情严重时可出现消化道出血、肠缺血、肠套叠或肠穿孔。紫癜性肾炎常表现为一过性无症状性镜下血尿伴或不伴蛋白尿。肾病综合征及急进性肾炎少见，成人相对较多。

病理学检查

与 IgA 肾病类似，30%～50% 过敏性紫癜患者血清 IgA 水平增高。血清 IgA 水平与疾病活动度或严重程度无明显相关性，血清低糖基化 IgA1 水平的特异性与敏感性也不足以用来诊断紫癜性肾炎。组织学证据仍是诊断的金标准，主要包括皮肤活检及肾活检。

皮肤活检

皮损活检的特征性表现是白细胞破碎性血管炎。免疫荧光可见血管壁 IgA 免疫复合物沉积，但皮肤 IgA 沉积的诊断价值有限，并不可靠，如有肾炎表现应行肾活检。

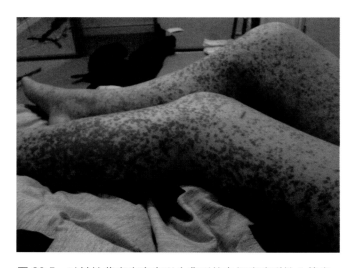

图 20.5　过敏性紫癜皮疹表现为典型的白细胞碎裂性血管炎

肾活检

成年患者诊断不清或者儿童患者肾损害严重时，应行肾活检。组织病理学表现与 IgA 肾病类似。

治疗

紫癜性肾炎的治疗方案目前缺乏足够的循证医学依据，大多来自小样本的前瞻性研究。镜下血尿、蛋白尿、GFR 轻度下降患者无须特殊治疗，其肾炎常自发缓解。表现为新月体肾炎的紫癜性肾炎患者，通常肾功能也快速下降，有限的证据表明可应用大剂量糖皮质激素。主要方案是甲基强的松龙冲击治疗随后口服强的松 3 个月。其他免疫抑制药物包括环磷酰胺或硫唑嘌呤以及血浆置换的疗效均缺乏有力的证据。

随访

与 IgA 肾病相同。与其他肾病类似，持续性蛋白尿是预后不佳的危险因素。

肾移植

紫癜性肾炎患者 ESRD 时可行肾移植，应在起病至少 1 年后再考虑肾移植。与 IgA 肾病类似，移植肾常发生系膜区 IgA 沉积。移植肾失功的可能性不大，常发生于原有急进性肾炎的患者。肾脏移植应在推迟至发病 12 个月以后。

妊娠

来自儿童 HSP 患者的队列研究结果显示，所有曾患 HSP 的女性在妊娠期间均应密切监测，甚至在诊断初期没有肾脏受累的患者亦是如此。这些患者发生妊娠期高血压和蛋白尿的风险增高。

参考文献

IMMUNULOGLOBIN A NEPHROPATHY

Natural History, Epidemiology, and Diagnosis

Berger J, Hinglais N: Les depots intercapillaries d'IgA-IgG, Journal d Urologie et de Nephrologie 74:694-695, 1968.

Berthoux FC, Mohey H, Afiani A: Natural history of primary IgA nephropathy, Semin Nephrol 28:4-9, 2008.

Cattran DC, Coppo R, Cook HT, et al: The Oxford classification of IgA nephropathy: rationale, clinicopathological correlations, and classifi- cation, Kidney Int 76:534-545, 2009.

Geddes CC, Rauta V, Gronhagen-Riska C, et al: A tricontinental view of IgA nephropathy, Nephrol Dial Transplant 18:1541-1548, 2003.

Mackinnon B, Fraser EP, Cattran DC, et al: Validation of the Toronto formula to predict progression in IgA nephropathy, Nephron Clin Pract 109:c148-153, 2008.

Pouria S, Barratt J: Secondary IgA nephropathy, Semin Nephrol 28:27-37, 2008.

Pathogenesis

Barratt J, Feehally J: Primary IgA nephropathy: new insights into patho- genesis, Semin Nephrol 31:349-360, 2011.

Barratt J, Smith AC, Feehally J: The pathogenic role of IgA1 O-linked glycosylation in the pathogenesis of IgA nephropathy (Review Arti- cle), Nephrology (Carlton) 12:275-284, 2007.

Moura IC, Benhamou M, Launay P, et al: The glomerular response to IgA deposition in IgA nephropathy, Semin Nephrol 28:88-95, 2008.

Novak J, Julian BA, Tomana M, et al: IgA glycosylation and IgA immune complexes in the pathogenesis of IgA nephropathy, Semin Nephrol 28:78-87, 2008.

Genetics

Feehally J, Farrall M, Boland A, et al: HLA has strongest association with IgA nephropathy in genome-wide analysis, J Am Soc Nephrol 21: 1791-1797, 2010.

Gharavi AG, Moldoveanu Z, Wyatt RJ, et al: Aberrant IgA1 glycosyl- ation is inherited in familial and sporadic IgA nephropathy, J Am Soc Nephrol 19:1008-1014, 2008.

Treatment

Boyd JK, Cheung CK, Molyneux K, et al: An update on the pathogenesis and treatment of IgA nephropathy, Kidney Int 81:833-843, 2012.

Eitner F, Floege J: Glomerular disease: ACEIs with or without cortico- steroids in IgA nephropathy? Nat Rev Nephrol 6:252-254, 2010.

Strippoli GF, Manno C, Schena FP: An "evidence-based" survey of ther- apeutic options for IgA nephropathy: assessment and criticism, Am J Kidney Dis 41:1129-1139, 2003.

Wang Y, Chen J, Chen Y, et al: A meta-analysis of the clinical remis- sion rate and long-term efficacy of tonsillectomy in patients with IgA nephropathy, Nephrol Dial Transplant 26:1923-1931, 2011.

Xu G, Tu W, Jiang D, Xu C: Mycophenolate mofetil treatment for IgA nephropathy: a meta-analysis, Am J Nephrol 29:362-367, 2008.

HENOCH-SCHÖNLEIN PURPURA

Kiryluk K, Moldoveanu Z, Sanders J, et al: Aberrant glycosylation of IgA1 is inherited in pediatric IgA nephropathy and Henoch-Schön- lein purpura nephritis, Kidney Int 80:79-87, 2011.

Ronkainen J, Nuutinen M, Koskimies O: The adult kidney 24 years after childhood Henoch-Schönlein purpura: a retrospective cohort study, Lancet 360:666-670, 2002.

Sanders JT, Wyatt RJ: IgA nephropathy and Henoch-Schönlein purpura nephritis, Curr Opin Pediatr 20:163-170, 2008.

Goodpasture 综合征和其他抗肾小球基底膜疾病

21

Alan D. Salama, Charles D. Pusey　著

樊晓红　吴海婷　张　磊　译校

Goodpasture 综合征一词最先由 Stanton 和 Tange 在 1957 年描述 9 例肺肾综合征的病例时提出，使用该名词是由于 1919 年 Goodpasture 对该病进行了最早的描述。随着免疫荧光技术的发展，直到 19 世纪 60 年代，人们才在 Goodpasture 综合征患者中检测到沿肾小球基底膜（glomerular basement membrane，GBM）沉积的免疫球蛋白。现在该词常被用来描述合并急进型肾小球肾炎（rapidly progressive glomerulonephritis，RPGN）、肺出血、抗基底膜抗体的一类疾病。但在一些研究中，Goodpasture 综合征用来描述由各种因素引起的具有典型临床症状的患者，如果同时抗基底膜抗体为阳性，则被称为 Goodpasture 病。而广义的 goodpasture 病也适用于缺乏典型临床表现，但自身抗体阳性的患者。

临床表现

Goodpasture 综合征发病有两个年龄高峰，分别为 30～40 岁和 60～70 岁，男性发病率略高。大多数患者表现为急进性肾小球肾炎合并肺出血，只有三分之一的患者单纯表现为肾小球肾炎。极少数情况下，患者仅表现为肺出血而没有肾衰，但是这其中大部分患者仍然会有血尿和蛋白尿。全身不适、无力以及体重下降是最常见的全身表现，可能与贫血有关。

肺部病变

大约三分之二的患者会发生肺出血，常见于年轻男性患者。肺部病变可能会先于肾脏病变发生。患者常主诉呼吸困难及咳嗽，可同时伴有咯血。吸烟、吸入性毒剂，脓毒血症或者容量过负荷等可诱发咯血。临床体征包括呼吸急促、呼吸爆裂音，最后出现发绀，单凭这些体征很难与肺水肿或肺部感染进行鉴别。影像学表现缺乏特异性，常有肺中心区域局限性或广泛性肺泡影表现（图 21.1）。由于肺泡间隙出现血红蛋白，肺一氧化碳弥散量增大，这一特点对于肺出血诊断的敏感性最高。支气管镜检查可提示广泛性出血，但支气管镜更重要的作用是用于排除感染。虽然肺泡出现非常常见，但经过治疗的患者很少出现长期的肺部后遗症。

肾脏病变

少数情况下患者可能仅表现为血尿或肾功能轻度下降，但多数表现为 RPGN 进而出现肾衰竭。临床表现常不易与其他原因所致 RPGN 相鉴别，但不同于系统性血管炎相关的 RPGN 患者，前者系统性表现并不明显（除了肺出血）。尿镜检的典型表现为大量肾小球源性的红细胞、红细胞管形，以及轻到中度的蛋白尿；肾病范围蛋白尿较少见，除非合并其他肾小球疾病，比如膜性肾病。高血压以及少尿为晚期表现。肾脏超声常提示肾脏大小正常，有助于排除其他肾病。

病理

光镜下，肾活检标本常表现为弥漫性新月体型肾小球肾炎，大部分新月体处于同一发展阶段（图 21.2）。肾小球节段性坏死和细胞增生常见。血管结构常正常，但是也有报道表现为血管炎表现。间质细胞浸润常明显。免疫组化的特征性表现是免疫球蛋白 G（IgG），有时合并 IgA 或 IgM，以及补体 C3 沿基底膜线样沉积（图 21.3）。在伴有糖尿病、系统性红斑狼疮、骨髓瘤或者肾移植的患者中，IgG 线样沉积染色相对较浅（称为线性衰减），但是这些情况与新月体的形成并无关联。由于支气管镜活检无法提供足够样本，肺部的组织学表现很少获得。开胸活检显示

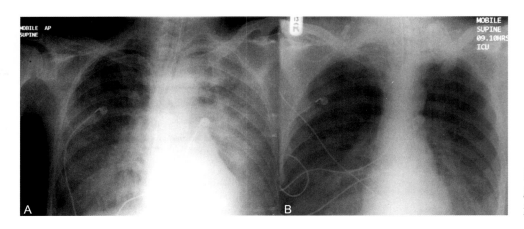

图 21.1 Goodpasture 病患者的胸片。A，肺泡出血；B，治疗 4 天后出血消失

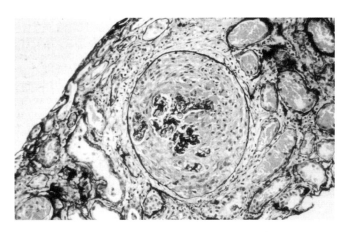

图 21.2 Goodpasture 病患者肾活检示急性新月体型肾小球肾炎（银染）

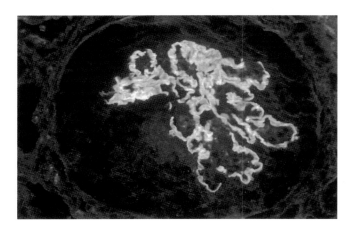

图 21.3 Goodpasture 病患者肾活检结果。免疫荧光示 IgG 沿肾小球基底膜线样沉积

肺泡内充满红细胞、含铁血红素巨噬细胞以及纤维蛋白。有时免疫荧光可以看到 IgG 沿肺泡基底膜线样沉积，但是该检查技术难度较高。

鉴别诊断

因治疗和预后的差异，抗肾小球基底膜病需要与其他病因导致的肺肾综合征以及急进性肾小球肾炎鉴别。与抗中性粒细胞胞浆抗体（antineutrophil cytoplasm antibodies，ANCA）相关性血管炎是肺肾综合征最常见的病因，也是最先需要考虑的鉴别诊断。同时患有抗 GBM 抗体和 ANCA 的患者并不罕见，这种情况随后会做进一步讨论。其他需要考虑的鉴别诊断还包括系统性红斑狼疮、冷球蛋白血症、过敏性紫癜性肾炎，以及各种其他因素引起的肺肾综合征（框 21.1）。肾活检或者检测到循环抗肾小球基底膜抗体可确诊抗肾小球基底膜抗体病。血清学检测可以使用酶联反应吸附测定（ELISA）；不同的试剂盒特异性大体相同，但是敏感性各异。其他相关抗体通常也需要一起检测（如 ANCA、抗 DNA 抗体）。极少数情

框 21.1　肺肾综合征病因
常见病因
显微镜下多动脉炎
肉芽肿性多血管炎
Goodpasture 病
系统性红斑狼疮
少见病因
嗜酸性肉芽肿性多血管炎
过敏性紫癜
溶血尿毒综合征
白塞氏病
原发性混合型冷球蛋白血症
类风湿性血管炎
青霉胺治疗

况下，抗肾小球基底膜病可能检测不到循环抗肾小球基底膜抗体，但是肾活检免疫组化阳性。这些病例存在相似特性的抗体但是无法被标准 ELISA 方法检测到。大部分患者的抗基底膜抗体会与Ⅳ型胶原 α3 链的非胶原域反应，与 α5 链的反应较少。目前公开报道的病例中极少涉及与其他胶原链的反应。抗肾小球基底膜抗体与疾病的活动度相关，血浆置换可缓解病情。

发病机制

有充足的证据表明，抗 GBM 病由自身免疫系统对 GBM 的成分（所谓的 Goodpasture 抗原）产生抗体所致。基底膜由Ⅳ型胶原分子互相交织而形成，其 α1 和 α2 链广泛分布于血管基底膜，α3、α4、α5 链只分布于肾小球基底膜和某些其他特定基底膜中。Goodpasture 抗原存在于Ⅳ型胶原 α3 链非胶原 1 区 [α3（Ⅳ）NC1]。抗原的两个主要抗原表位铆钉在完整的分子表面，一般情况下并不与外界接触。当这两个隐蔽的抗原表位暴露于免疫系统时免疫耐受被打破。在肾脏接受碎石术，或存在系统性血管炎、膜性肾病等时，活性氧化物作用于肾小球基底膜之后也可能会产生抗原表位，诱发抗肾小球基底膜病这一现象进一步支持了该假说。在肺泡、脉络丛、耳蜗、眼部也同样发现了该抗原，但只有肺和肾脏的损伤明显。

流行病学

有限的流行病学研究指出，抗肾小球基底膜病年发病率为 0.5 ~ 1/1 000 000，占肾活检数的 ≤2%，占终末期肾病的 ≤7%。本病患者多为白种人，中国人和日本人中也有报道，非洲裔人群中该病少见。

遗传易感性

兄弟姐妹或者同卵双胞胎中可见 Goodpasture 病的报道。但是，异卵双胞胎也有患病记录。与其他自身免疫性疾病相同，该病与主要组织相容性复合物有关。Goodpasture 病与人白细胞抗原（human leukocyte antigen，HLA）DR2 有很强的相关性，有 85% 的 Goodpasture 病患者与之相关。Ⅱ 型 HLA 的等位基因分子分析表明其与 DRB1*1501 和 DRB1*1502 呈正相关；与 DRB1*04 和 DRB1*03 相关性较弱。另外，其与 DRB1*07 和 DRB1*01 呈负相关，说明这两种

基因是保护性等位基因。由于连锁不平衡的现象存在，其与 DQ 基因 DQA1*01 和 DQB1*06 呈正相关。另外，有报道与正常对照组相比，Goodpasture 病患者抑制性 Fc γ RIIB 的多态性和激动性 Fc γ RIIIA 拷贝数增加。

环境因素

有一些病例报告指出患者在确诊之前有过烃化物暴露史。一些病例对照研究表明，暴露于吸入性工业烃化物的人群中，检测到抗肾小球基底膜抗体（高过临界值）的比例更高。吸烟无疑加重肺出血，但是其与该病的关联性尚未确定。还有一些病例的发病与病毒感染相关。目前还无证据表明该病与哪一种病原体相关。

相关疾病

除系统性血管炎外，抗肾小球基底膜病很少与其他自身免疫性疾病相关。近 30% 的患者同时存在 ANCA，最常见的是特异性针对髓过氧化物酶的核周 ANCA（P-ANCA）。相反，ANCA 相关性血管炎患者伴有抗 GBM 抗体（5% ~ 10%）。最近的一些研究显示，这些双阳性的患者肾脏预后情况与只患有抗肾小球基底膜病的患者相似，一旦开始透析肾功能很难再恢复。然而与单纯抗肾小球基底膜病相比，双阳性患者更容易复发，这点与 ANCA 阳性患者相似。有报道称一些膜性肾病患者最后会发展为抗肾小球基底膜病，而抗肾小球基底膜病患者也可能会发展为膜性肾病。也有文献报道碎石术和尿路堵塞后出现抗肾小球基底膜病。

自身免疫性疾病

在 Goodpasture 病中，抗肾小球基底膜抗体与临床进展密切相关。抗肾小球基底膜抗体滴度在临床疾病进展之前的几个月里急速上升，但此之前的一段时间里可一直处于较低的水平。发病时抗肾小球基底膜抗体的滴度和疾病严重性相关。如果接受肾移植的患者循环抗体依然存在，则肾移植术后仍很快复发。人抗 GBM 抗体转移到松鼠猴体内后的反应证实了该抗体是直接致病因素。另外，T 细胞也通过协助自身反应性 B 细胞、参与细胞介导的肾小球损伤致病。在某些特定啮齿动物模型中，肾小球基底膜特异性 T 细胞可以通过最小抗体反应介导疾病，说明细

胞免疫或者体液免疫都有可能在特定个体中起到主要作用，造成相同的结果。在痊愈的患者中可以检测到调节 T 细胞，其调节机制可能是该病很少复发的原因。最近，研究人员从健康受试者体内分离出了低水平的 IgG2/IgG4 抗肾小球基底膜抗体，该抗体用传统抗肾小球基底膜抗体测定方法无法在健康人群中检测到，需要使用亲和层析法。这项发现的临床意义尚不确定，但是从另一方面说明了健康人群对该抗体存在免疫耐受。

抗肾小球基底膜病和肾移植

Alport 综合征患者接受肾移植后，也有可能发展为抗肾小球基底膜病。Alport 综合征患者 IV 型胶原的 α5 链有遗传缺陷，但是也可能缺少含有 Goodpasture 抗原的 α3 链。移植正常肾脏之后，新的肾脏会暴露在没有免疫耐受的环境中，引起免疫应答。抗体可能会攻击 α5 或者 α3 链。尽管很多患者在移植肾的肾小球基底膜有抗体沉积，但是只有极少数最后发展成为肾小球肾炎。

治疗

若不及时治疗，抗肾小球基底膜病会迅速进展，很快发展为肾衰竭。然而，自 1970 年发现该病以来，血浆置换、环磷酰胺、糖皮质激素（必要时行血滤）的使用已经可以使绝大部分患者得以生存。这些治疗方法的原理是，血浆置换可以迅速除去循环抗肾小球基底膜抗体，环磷酰胺可以抑制抗体的生成。目前只有一项小样本临床研究涉及血浆置换和单独药物治疗效果的比较，结果显示血浆置换有提高疗效的趋势。

然而，很多研究表明综合治疗方式提高存活率并改善肾功能，使得该治疗方式获得临床广泛推广。我们目前使用的治疗方案如表 21.1 所示。所有的患者一经确诊即应开始治疗。但是，对于依赖透析且有广泛性新月体形成的患者来说，治疗效果并不理想，尽量避免对这类患者使用免疫抑制药。静脉使用甲泼尼龙不能明显增加临床获益，且可能导致更高的感染风险。同样，虽然没有环磷酰胺静脉脉冲给药的正式研究，但在肾脏中等程度受损的 ANCA 相关性血管炎患者中，静脉环磷酰胺与口服制剂疗效一致。环孢素、吗替麦考酚酯还有抗 CD20 单克隆抗体利妥昔单抗也偶尔用于对其他治疗反应不佳的患者，但是它们的作用机制尚不清楚，也不应当作为一线药物使用。总的来说，该病没有必要长期治疗，3 个月后可停用环磷酰胺。一些医师会过渡为硫唑嘌呤，但是没有证据证明有必要这样做。大约 6 个月后，糖皮质激素可以减停。

预后

大多数患者患病后可以存活，尽管肺出血和感染依然是导致死亡的原因。最新的研究显示，患者的一年生存率从 75% 提高至 90%，但是只有大约 40% 的存活患者恢复正常肾功能。血肌酐在初始治疗后的 1 或 2 周之内开始下降，大部分发病时肌酐水平低于 6.8 mg/dl 的患者，肾功能可以得到恢复。但是，对于那些肌酐水平高于 6.8 mg/dl 或者有无尿表现的患者，肾功能很难再恢复。一个纳入 71 例患者的单中心研究表明，几乎所有肌酐低于 5.7 mg/dl、以及多数肌酐高于 5.7 mg/dl 但是不需要透析治疗的患者的肾功能都有恢复。新月体大于 50% 的患者常常与不良

表 21.1　Goodpasture 病的初始治疗

血浆置换	5% 人血白蛋白 4 L/d。侵入性操作后（如肾活检）或者有肺出血的患者在 3 d 内输入 300~600 ml 新鲜血浆。持续 14 d 或者直到抗体水平完全抑制。
	血小板计数 <70 000/μl，纤维蛋白 <1 g/L 或者血红蛋白 <9 g/dl 时，停止治疗。警惕凝血功能障碍、低钙、低钾血症的出现。
环磷酰胺	2~3 mg/(kg·d)（四舍五入至 50 mg 整倍数；年龄 >55 的患者 2 mg/(kg·d)）口服。如果白细胞计数 <4×10⁹/ml，则停药。白细胞计数升至 >4×10⁹/ml 时，从更低的剂量重新开始。
	静脉给予环磷酰胺未被正式检验，但是 ANCA 相关性血管炎中与口服制剂疗效相同
泼尼松	1 mg/(kg·d) 口服（最大剂量 60 mg）。第 6 周开始每周减量直至 20 mg，然后减慢速度继续减量。
	没有证据表明静脉给予甲泼尼龙对患者有益，这可能增加感染风险（如果血浆置换无法进行，可以考虑）
预防性治疗	口服制霉菌素和两性霉素（或氟康唑）预防口咽部真菌感染。组胺 H2 拮抗药或者质子泵抑制药预防激素相关消化道溃疡。低剂量磺胺甲基异噁唑预防 PCP

ANCA，抗中性粒细胞胞浆抗体；PCP，人肺孢子虫肺炎

肾脏预后相关。需要透析维持的肾衰竭患者可能无法从免疫抑制治疗中获益，除非他们同时伴有肺出血。这一点与 ANCA 相关性肾小球肾炎的转归相反，大部分 ANCA 相关性肾小球肾炎患者可以恢复肾功能，即使肌酐水平大于 6.8 mg/dl 或者正在进行透析治疗。对于透析依赖的患者使用免疫抑制治疗的一个原因就是可以更快地清除抗肾小球基底膜抗体，以便在有肾脏供体的情况下尽快实施移植手术，否则抗体可能持续阳性多年。

　　抗肾小球基底膜抗体存在的情况下，病程早期就可能出现由感染诱发的肺出血和肾功能的恶化。待无法检测到抗肾小球基底膜抗体后，晚期复发的可能性非常小。肾移植术可以在抗肾小球基底膜抗体无法检测到之后进行，但是据我们的经验，至少延迟至抗体消失 6 个月之后进行。

参考文献

Borza DB: Autoepitopes and alloepitopes of type IV collagen: role in the molecular pathogenesis of anti-GBM antibody glomerulonephritis, *Nephron Exp Nephrol* 106:e37-e43, 2007.

Cui Z, Zhao MH, Segelmark M, et al: Natural autoantibodies to myeloperoxidase, proteinase 3, and the glomerular basement membrane are present in normal individuals, *Kidney Int* 78:590-597, 2010.

Herody M, Bobrie G, Gouarin C, et al: Anti-GBM disease: predictive value of clinical, histological and serological data, *Clin Nephrol* 40:249-255, 1993.

Johnson JP, Moore JJ, Austin HJ, et al: Therapy of anti-glomerular basement membrane antibody disease: analysis of prognostic significance of clinical, pathological and treatment factors, *Medicine（Baltimore）* 64:219-227, 1985.

Lerner RA, Glassock RJ, Dixon FJ: The role of anti-glomerular basement membrane antibodies in the pathogenesis of human glomerulonephritis, *J Exp Med* 126:989-1004, 1967.

Levy JB, Hammad T, Coulthart A, et al: Clinical features and outcome of patients with both ANCA and anti-GBM antibodies, *Kidney Int* 66:1535-1540, 2004.

Levy JB, Turner AN, Rees AJ, et al: Long-term outcome of anti-glomerular basement membrane antibody disease treated with plasma exchange and immunosuppression, *Ann Intern Med* 134:1033-1942, 2001.

Lockwood CM, Rees AJ, Pearson TA, et al: Immunosuppression and plasma exchange in the treatment of Goodpasture's syndrome, *Lancet* 1:711-715, 1976.

Merkel F, Pullig O, Marx M, et al: Course and prognosis of anti-basement membrane antibody mediated disease: a report of 35 cases, *Nephrol Dial Transplant* 9:372-376, 1994.

Olson SW, Arbogast CB, Baker TP, et al: Asymptomatic autoantibodies associate with future anti-glomerular basement membrane disease, *J Am Soc Nephrol* 22:1946-1952, 2011.

Pedchenko V, Bondar O, Fogo AB, et al: Molecular architecture of the goodpasture autoantigen in anti-GBM nephritis, *N Engl J Med* 363:343-354, 2010.

Phelps RG, Rees AJ: The HLA complex in goodpasture's disease: a model for analyzing susceptibility to autoimmunity, *Kidney Int* 56:1638-1653, 1999.

Pusey CD: Anti-glomerular basement membrane (anti-GBM) disease, *Kidney Int* 64:1535-1550, 2003.

Rutgers A, Slot M, van Paassen P, et al: Coexistence of anti-glomerular basement membrane antibodies and myeloperoxidase-ANCAs in crescentic glomerulonephritis, *Am J Kidney Dis* 46:253-262, 2005.

Salama AD, Chaudhry AN, Holthaus KA, et al: Regulation by CD25+ lymphocytes of autoantigen-specific T-cell responses in Goodpasture's（anti-GBM）disease，*Kidney Int* 64:1685-1694, 2003.

Salama AD, Dougan T, Levy JB, et al: Goodpasture's disease in the absence of circulating anti-glomerular basement membrane antibodies as detected by standard techniques, *Am J Kidney Dis* 39:1162-1167, 2002.

Salama AD, Pusey CD: Immunology of anti-glomerular basement membrane disease, *Curr Opin Nephrol Hypertens* 11:279-286, 2002.

Saus J, Wieslander J, Langeveld JPM, et al: Identification of the Goodpasture antigen as the α3(IV) chain of collagen IV, *J Biol Chem* 263:13374-13380, 1988.

Sinico RA, Radice A, Corace C, et al: Anti-glomerular basement membrane antibodies in the diagnosis of goodpasture syndrome: a comparison of different assays, *Nephrol Dial Transplant* 21:397-401, 2006.

Turner N, Mason PJ, Brown R, et al: Molecular cloning of the human goodpasture antigen demonstrates it to be the alpha 3 chain of type IV collagen, *J Clin Invest* 89:592-601, 1992.

Wilson CB，Dixon FJ: Anti-glomerular basement membrane antibodyinduced glomerulonephritis, *Kidney Int* 3:74-89, 1973.

Zhou XJ, Lv JC, Bu DF, et al: Copy number variation of FCGR3A rather than FCGR3B and FCGR2B is associated with susceptibility to anti-GBM disease，*Int Immunol* 22:45-51, 2010

系统性疾病肾脏受累 第四篇

22 感染后肾小球肾炎

Alain Meyrier 著

马 杰 吴海婷 张 磊 译校

感染仍然是引起增殖性肾小球肾炎的一个常见原因。肾脏活检证实一种病原可以引起多种形态的肾小球肾炎，而造成某种特定形态的肾小球损伤的原因又可能是多样的。在 20 世纪 70 年代初，本章节的内容主要涉及由咽部或皮肤感染、猩红热等链球菌感染引起的急性肾小球肾炎（AGN），但是，几十年过去了，西方国家的感染后肾小球肾炎的流行病学已经发生了改变。然而，在发达国家发生的变化不能代表世界上每个地方都发生同样的变化，在拉丁美洲、非洲以及部分东欧链球菌感染后的急性肾小球肾炎仍然是一个重要的公共卫生问题。任何一种找不到具体原因的增殖性肾小球肾炎都应该考虑到感染因素的可能，即使有时候临床检查很难确定病原种类。在大多数病例中，感染后肾小球肾炎（postinfectious glomerulonephritis，PIGN）的诊断依靠肾脏活检，通过光学显微镜（LM）、免疫荧光（IF）、电子显微镜（EM）的检查来确定。

临床评估

感染后肾小球肾炎的临床表现多种多样。急性肾炎综合征、急性或者进展迅速的肾小球疾病、肾功能下降迅速的肾病综合征患者其病因应该想到某种细菌感染的可能。若这样的肾炎综合征发生在细菌感染的同时或者细菌感染之后提示感染后肾小球肾炎的可能，然而，这种感染在患者病史中可能是隐蔽的或者被忽略的。这些表现可能提示做肾脏活检的必要，病理医师也许会提示临床医师可能是感染造成的。比如病理提示肾小球损伤、临床有间断发热的患者可能是感染性心内膜炎。电镜有助于区别感染后肾炎及其他的肾小球损伤的可能。

急性肾炎综合征

急性肾炎综合征是感染后肾小球肾炎常见的临床表现，与病原无关。链球菌及葡萄球菌是最常见的病原。但肾炎综合征不是感染后肾炎的特定临床表现，还可以出现在 IgA 肾病、过敏性紫癜、原发性膜增生性肾小球肾炎及新月体炎中。

经典的临床表现是水肿、高血压、少尿，浓缩尿呈褐色，低尿钠，大量蛋白尿，镜下或肉眼血尿。相比于原发性肾病综合征（微小病变肾病、局灶节段性肾小球硬化），急性肾炎综合征的容量负荷增加更明显，组织间隙及血管内均有明显的容量增加。因此会出现血压增高、心脏扩大、肺水肿、外周水肿。肾功能可能正常，也可能会有少尿型急性肾损伤（AKI）。在儿童中临床表现可能更显著，可出现腹痛、脑水肿、惊厥。在成年患者中，40% 患者可有容量负荷增加引起的急性肺水肿，而在儿童患者中不足 5%。其他在成年患者及儿童患者中临床表现的不同之处还有：肾病综合征在成年患者中占 20%，而在儿童患者中不足 5%；急性肾损伤在成年患者中达到 75%，而在儿童患者中为 35%；早期死亡率在成年患者中占 25%，而在儿童患者中几乎没有。

同 IgA 肾病比较，IgA 肾病在上呼吸道感染后的短时间内会出现肉眼血尿（同步性肉眼血尿）（第 20 章），在咽部感染后出现的 PIGN 肉眼血尿一般出现在感染之后的 10 ～ 20 d。

急性或急进性肾小球肾炎

感染后肾小球肾炎可以表现为 AKI，但不一定伴有特定的肾小球损伤的表现。一些肾脏病理单纯为增殖性或渗出性肾炎的病例可以少尿起病，但是可以完全恢复。然而，严重的肾功能损伤也可能是毛细血管外增生性肾小球肾炎（新月体形成）。这种情况下常常需要进行肾脏活检以明确诊断并指导治疗。

肾病综合征及进展性肾脏疾病

高血压、水肿、大量蛋白尿（>1.5 g/d），镜下血尿，常常提示更偏向慢性的一类肾小球疾病。除外明确感染原因的情况下，如分流性肾病（后面会介绍）或者发生在某种明确的疾病之后，一般情况下，发病日期并不清楚。感染后肾小球肾炎若表现为膜增生性肾小球肾炎常导致进展性的慢性肾脏病（CKD）并逐步发展成终末期肾病（ESRD）。慢性肾小球肾炎合并肾病性蛋白尿，在肾脏还没有萎缩的时候是肾脏活检的指征，一旦肾脏萎缩则提示不可逆转的肾脏纤维化。

病理

感染后肾小球损伤在光镜下主要表现为三种形态：急性毛细血管内增生性肾小球肾炎、毛细血管内及毛细血管外增生性（新月体）肾小球肾炎及膜增生性肾小球肾炎。

急性毛细血管内增生性肾小球肾炎

急性毛细血管内增生性肾小球肾炎是急性链球菌感染后肾小球肾炎的经典表现。但是组织病理学检查很难明确病原种类，由葡萄球菌感染或其他细菌、病毒引起的急性肾小球肾炎的病理表现可能相同。许多儿童患者由于临床表现典型并不需要急于行肾脏活检，但是这点在成年患者中并不适用。

细胞增生

光镜检查在所有肾小球内均可见细胞增生，可仅仅通过含有少量肾小球甚至仅含有一个肾小球的标本得出诊断。毛细血管襻增生明显，只有少数的毛细血管开放留下狭窄的腔隙让原尿可以通过（图 22.1）。

细胞增生的成分部分为肾小球固有细胞，主要是系膜细胞；以及多核白细胞、单核细胞/巨噬细胞和浆细胞的浸润。过去讲的"渗出"主要是指大量的多核细胞浸润，部分可能是嗜酸细胞。在部分肾小球内可以发现小灶性的坏死及纤维化，但不常见。总体而言，细胞增生可能表现为从大量细胞增生毛细血管腔隙阻塞到轻度的炎症反应，仅伴有轻度的系膜细胞增生，同时可见多核白细胞浸润增多（正常是每个肾小球小于 5 个）。

肾小球基底膜改变

在急性肾炎中最显著的变化是感染后在上皮下沉积的驼峰样结构，在银染的病理切片看得更为明显（图 22.2），常常为三角形或者椭圆形，沉积在基底膜外侧，外覆一层连续的足细胞胞浆。余下的基底膜尚正常。驼峰样物质并不是 PIGN 的特征性表现，但是若有此表现，光镜及免疫荧光检查可以轻易排除如过敏性紫癜、原发膜增生性肾小球肾炎等病因。驼峰样结构在病初的几周更为明显。然而，光镜检查可能并不清晰，此时，电镜检查就显得尤为重要，电镜可以清晰地发现在上皮下及基底膜上的沉积物，以提示感染后肾小球损伤（图 22.3）。

免疫荧光

特异性的抗血清提示 IgG 及 C3 沿毛细血管襻及系膜内的颗粒样沉积（图 22.4）。驼峰样物质可以显示很强的荧光。常见的有两种荧光模式，一种是"花

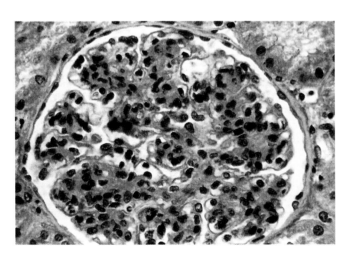

图 22.1 急性肾小球肾炎。明显的毛细血管内细胞增生。少数毛细血管管腔保持开放。采用马松三染色法

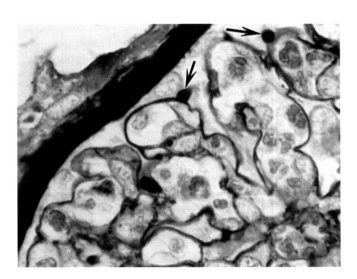

图 22.2 急性链球菌感染后肾小球肾炎。在肾小球基底膜外侧可见典型的驼峰（箭头）。采用六胺银染色

"冠状"的荧光，主要显示血管襻的轮廓，也可以显示大量的明显的驼峰样结构，此时患者一般伴有大量的蛋白尿。另一种是满天星样荧光，主要是系膜区的粗糙的沉积，有时可以有少量的驼峰样沉积，此时患者

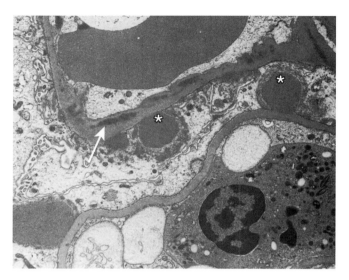

图 22.3　急性链球菌感染后肾小球肾炎。电子显微镜显示了典型的驼峰（星号）和基底膜内免疫复合物（箭头）

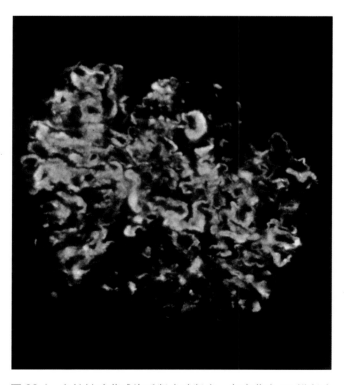

图 22.4　急性链球菌感染后肾小球肾炎。免疫荧光 C3 沿肾小球基底膜弥漫性"花冠样"沉积

的蛋白尿较"花冠样"沉积要少。如果免疫荧光检查缺乏补体成分的沉积，诊断很可能不是感染后肾小球肾炎。

毛细血管内及毛细血管外增生性肾小球肾炎

经典的系统性细菌感染后的肾小球肾炎病理表现为一部分毛细血管襻出现局灶性肾小球细胞性病变及坏死。早在 1900 年，亚急性感染性心内膜炎患者就被描述为"栓塞性"肾炎。然而，发生在感染性心内膜炎或其他形式的败血症及血培养阴性的内脏脓肿，肾脏病理多表现为毛细血管内及毛细血管外增生性肾小球肾炎（图 22.5）。新月体形成是病情严重的表现，常合并肾间质水肿、炎症及肾小管病变。新月体由数层炎症细胞、巨噬细胞及部分 Bowman 氏囊的内皮细胞组成。坏死被定义为出现纤维素样物质。在不同肾小球内新月体的大小并不相同。环形的新月体常预示肾小球荒废。部分幸免的小叶也会有细胞增生的情况。免疫荧光提示新月体内可见 IgG、C3 及纤维蛋白沉积。

膜增生性肾小球肾炎

膜增生性肾小球肾炎可能出现在感染之后，已经通过分流性肾病证实。病变包括肾小球系膜细胞增生，渗出的多形核细胞浸润，基底膜特征性的变化是双轨的形成，有一层是被银染的系膜基质插入基底膜形成（图 22.6）。驼峰和丰富的 C3 沉积强烈提示为感染后肾小球肾炎，有助于区分"原发性"肾炎。

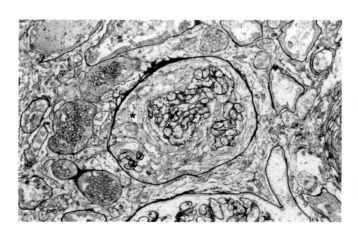

图 22.5　一例由于粪肠球菌尿路感染导致细菌性心内膜炎并发新月体性肾炎的老年患者。环形新月体（星号）围绕肾小球。六胺银染色

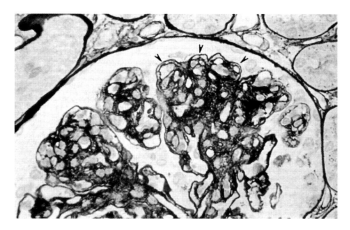

图 22.6　膜增生性肾小球肾炎，常年患有痤疮的一个 50 岁的男子。典型的肾小球基底膜双轨征（箭头）。六胺银染色

病因学及流行病学

急性感染后肾小球肾炎

由致肾炎菌株 A 组化脓性链球菌导致的急性链球菌感染后肾小球肾炎，仍常见于热带和亚热带地区。它主要影响儿童和健康的成年人，包括老年人。疾病是传染性的并有可能流行。肾病的特点是在咽部或皮肤感染 10～20 d 后出现急性肾炎综合征。导致疾病的微生物并不总能确定，但血清学标记物检查通常可以确认病原是链球菌。补体的特征性变化是低补体血症，链球菌感染同时激活补体的经典途径及替代途径，导致 C3、C4 水平降低，大约 6 周内可以恢复正常。病情多自发缓解，蛋白尿在数周内可以减少，但镜下血尿会持续几个月。链球菌感染后的急性肾小球肾炎是最常见的一种良性疾病，特别是在儿童患者中。然而，在某些情况下，肾脏病理提示急性渗出性肾炎并持续进展为新月体肾小球肾炎。起病数周及数月后持续的低补体血症，伴随大量的蛋白尿、血尿及肾功能下降提示该病程不是常见的自限性病程，并可能进展为慢性肾小球肾炎。这样的病程常提示需要行重复肾活检。

关于长期预后，一些文献可以追溯到 20 世纪 70 年代，经过一段漫长时间的治疗，部分患者仍会有高血压、肾血管病变，病程转为慢性肾脏病甚至进展到终末期肾病。来自澳大利亚的最近的数据也显示，儿童时期链球菌感染后肾小球肾炎是此后出现 CKD 的危险因素。

然而，还难以确定 AGN 实际上的长期预后，因为在病程早期一般不进行肾脏活检，缺乏早期患者的队列。报道的缓解率从 28% 到 100%。该病在儿童比成人中预后似乎要好。流行病学研究已经确定，在大量感染的儿童中，肾脏病变临床表现并不明显，通过筛查尿液分析才发现蛋白尿和镜下血尿。这些临床症状不明显的患者中有多少例以后可能进展为慢性肾小球肾炎并不确定。这样的偏倚可能会让人产生这种疾病在儿童中不是那么严重的印象。从未有过明确的研究结果提示那些临床症状轻微或者只通过筛查发现肾脏损害的病例比散发的肾脏受累更为明显的成人病例有更好的长期预后，这些散发的成人患者更能引起重视，而且常规进行肾活检。在任何情况下，一旦患者出现 AGN 的相应表现，应建议患者进行最基本的体检包括血压的评估、试纸蛋白尿和血尿检测、肾功能检查。若怀疑患者有肾小球病变应进行额外的实验室检查，可能包括重复肾活检。

2003 年一项在约翰霍普金斯医院进行的回顾性研究，回顾了 1012 个肾活检的电子显微镜结果，提示感染可能是很多肾小球肾炎被忽视的病因。这项研究中 543 名患者通过病史、临床及实验室检查，以及电镜检查未发现 PIGN（感染后肾小球肾炎）之外的任何特殊结构质（例如冷球蛋白血症、纤维样肾小球病及提示狼疮性肾炎的"指纹"结构），也排除了免疫复合物相关的肾小球肾炎。其中有 57 例痊愈或大部分恢复。这 57 例患者中有 26 例是确诊为 PIGN 的。另外 31 例患者通过现存的标本、根据典型的感染性病原导致肾小球肾炎的电镜标准被认为是 PIGN。这样的研究结果表明，无临床症状的 PIGN 相当常见，特别是在糖尿病患者中，这 57 个活检患者中 40% 是糖尿病患者。

急性肾小球肾炎可以出现在一系列微生物感染之后。发生在葡萄球菌感染后的急性肾小球肾炎与发生在链球菌感染后的肾小球肾炎很难区别。其他病原（表 22.1）引起的 AGN 也是如此。在西方国家，近几十年来经典的链球菌感染后的 AGN 发病率稳步下降，在儿童中变得越来越少。另一方面，链球菌以外的微生物感染导致的 AGN 越来越多。因此，PIGN 总体发病率保持不变，却是不同种类的病原体引起的。在成人中，免疫功能低下已成为一个相关的诱发因素，特别是糖尿病患者中，也会出现在酗酒及肝硬化患者中。然而，携带人类免疫缺陷病毒（HIV）的患者、获得性免疫缺陷综合征（艾滋病）的患者以及使用免疫抑制药物的这些患者似乎并没有增加罹患 AGN 的风险。

表 22.1　与肾炎相关的最常见的病原微生物

细菌	病毒
链球菌	乙型肝炎病毒
金黄色葡萄球菌	丙型肝炎病毒
肺炎球菌	埃可病毒
肠杆菌	腺病毒
伤寒沙门菌	柯萨奇病毒
脑膜炎双球菌	巨细胞病毒
梅毒螺旋体	爱泼斯坦 - 巴尔病毒（Epstein-Barr virus）
布氏杆菌	
钩端螺旋体	肠道病毒
鼠疫	麻疹病毒
立克次体	流行性腮腺炎病毒
军团菌	水痘病毒
	风疹病毒

2008 美国研究发现，细菌引起的肾小球肾炎更为常见：葡萄球菌（46%）、链球菌（16%），以及一些革兰氏阴性菌。最常见的感染部位为上呼吸道（23%）、皮肤（17%）、肺（17%）、心脏瓣膜（11.6%）。25% 的患者进展为慢性肾小球肾炎

急进性或亚急性表现的感染后肾小球肾炎

如前所述，典型的毛细血管内增生性 AGN 并不总是自发缓解的。同时出现毛细血管内增生及毛细血管外增生（新月体）肾炎的患者十分严重。这种类型的 PIGN 并不是最近发现的。感染性心内膜炎继发败血症导致新月体肾炎已经被发现将近一个世纪。然而，该种新月体肾炎出现的相对频率与急性链球菌感染后肾小球肾炎成反比，至少在工业化国家是这样。其发病模式和临床特征更为多样化。可表现为急性肾炎综合征或迅速下降的肾小球滤过率（GFR）。这些病情也有可能进展到 CKD 时才被发现。识别最初的感染并不总是容易的。大多数皮肤、牙齿和内脏感染都可以继发毛细血管内和毛细血管外增生性肾小球肾炎。有时候会有几个病灶同时出现在一个患者身上，同时有革兰氏阳性菌和革兰氏阴性菌。同急性链球菌感染后肾小球肾炎比较，肾外表现，尤其是皮肤紫癜可能存在。在一个既有肾小球肾炎又有紫癜的高热患者，特别是当紫癜出现在颈背部时，必须通过经食道超声检查、重复血培养来明确是否有感染性心内膜炎。以我们的经验，25 例为新月体肾炎的 PIGN 只有 24% 的患者血清补体水平降低，提示该病的早期急性阶段可能已经过去。

出现这种类型的 PIGN 的危险因素包括酒精中毒、药物滥用、营养不良、社会经济水平差。这些

因素都与牙齿和皮肤卫生状况差，并且与延迟获得医疗诊治有关。疾病进展取决于感染的严重程度、机体的免疫状态、宿主年龄及肾活检的结果。在有足够肾小球的肾脏活检中发现新月体形成是预测进展为终末期肾病的最好指标。应尽量早期识别感染灶并使用抗生素治疗清除感染灶，如有必要，进行内脏或牙科手术可能是预防肾脏疾病进展最好的手段。

感染后膜增生性肾小球肾炎

膜增生性肾小球肾炎（MPGN）在大多数情况下，往往被认为是特发性的。不过也有部分是明确发生在感染之后的，如分流性肾炎。脑室与心房分流术（现在改成脑室腹腔分流）是在 20 世纪 50 年代设计的缓解脑积水的手术，多用于儿童。该手术是用一根硅胶导管和一个阀门连接右心房和脑室。这些人工材料可以继发表皮葡萄球菌或其他罕见的微生物感染。罕见的菌株可能在分流系统形成菌落并导致 MPGN，如痤疮丙酸杆菌（一个生长相对缓慢的，典型的厌氧革兰氏阳性细菌，与痤疮有关），其致病的病理生理因素值得一提（见图 22.6）。

关于"分流性肾炎"已经有大约 160 篇报道。发热、关节痛、消耗、紫癜、严重贫血是该疾病的特点。实验室检查提示免疫复合物疾病合并低血清补体血症、补体介导的溶血性贫血、抗核抗体阳性、类风湿因子及冷球蛋白阳性。肾脏损害包括蛋白尿、镜下血尿、GFR 下降，甚至肾功能短期内迅速恶化。

肾脏活检多提示 I 型 MPGN，常常在毛细血管襻内发现多形核细胞及大量的补体 C3 沉积。同时出现毛细血管内和毛细血管外增生性肾炎。移除分流系统（通常是非常复杂的神经外科手术）并使用抗生素治疗可以稳定肾脏病变甚至缓解肾脏损伤，也证实 I 型 MPGN 并不总是不可逆的。

有一些观察研究也得出一致的结论，即某些"原发性"MPGN 也都是由感染导致的。这包括免疫荧光提示明显的 C3 成分沉积，以及流行病学发现在西欧 AGN 和 MPGN 发病率同时降低。

发病机制

病原微生物

一组病原微生物，包括细菌、寄生虫和病毒（见第 28 章病毒相关性肾病），均可以引起 PIGN。由于历史原因，最一致的数据是有关链球菌的。已经确

定，只有特定菌株的 A 组链球菌才可以引起急性肾小球肾炎，尤其是某些菌株如 Lancefield 12 型。这种疾病是有传染性的。某些病例是由动物来源的不常见的菌株引起的，如来自马的传染性链状球菌（马链球菌）、来自引起奶牛乳腺炎的链球菌（兽疫链球菌），以及导致亚洲卖猪肉的屠夫发生 AGN 的猪链球菌。人主要感染链球菌的部位是咽喉部，尤其是在冬天和早春，皮肤感染常出现在夏季末和初秋。热带或亚热带气候更容易出现皮肤感染，特别是在黑种人儿童中，而咽炎更容易出现在温带气候及白种人儿童中。链球菌感染后肾炎往往是在社会经济水平低及人口密度高的地区流行。来自美国和西欧的研究揭示链球菌感染后肾炎近几十年来，在城市地区有下降趋势，而在农村地区则呈现一个稳定的发病率。事实上，链球菌感染后 AGN 及风湿热在工业化国家急剧下降，而在非洲的热带地区、拉丁美洲和美国加勒比地区却持续高发。地中海地区的非洲也是该病的流行区域，尽管这些地方气候干燥但人均收入比较低。

是不是仅有社会经济条件好才是感染后急性肾炎发病率下降的原因？一项法国政府支持的集中消除风湿性心脏病的研究发现，在法国加勒比地区系统性口服苯氧甲基青霉素，继而风湿热及急性肾炎的发病率迅速下降，提示早期根除 A 组化脓性链球菌感染可以有效预防 AGN 的发生。这可能也适用于金黄色葡萄球菌和其他病原体感染。

补体系统在感染后肾小球肾炎中的变化

在 PIGN 开始的急性起病阶段总会出现低补体血症，提示在疾病的早期阶段有补体经典途径的参与。链球菌感染后肾小球肾炎的初期阶段补体 C3 水平降低是特征性变化，C4 下降不如 C3 明显。蛋白质 H 是化脓性链球菌的表面蛋白，与 IgG 结合，也可激活补体经典途径。15% ~ 30% 的链球菌感染后肾小球肾炎患者会出现 C1 和 C4 补体水平降低。补体的旁路途径也会被激活，这是由瞬时表达 NeF 的 C3 抗体介导的。链球菌感染后肾小球肾炎也会有补体凝集素途径的激活，可能是通过细菌壁上 N- 乙酰氨基葡萄糖残基聚集了甘露糖结合凝集素启动了该过程。

感染后肾小球炎症复杂的病理生理学问题

急性 PIGN 是免疫介导的疾病。从临床出现感染症状到出现肾病损伤表现的这一潜在阶段一直是临床争论的焦点，因为至少需要确定感染的具体时间。

这个阶段（类似血清病）在急性肾小球肾炎中比较容易确定，但在毛细血管内及毛细血管外增生性肾小球肾炎就不是很容易确定，在 MPGN 的患者中很少有明显的这个阶段。一般来说，所有形式的增生性肾小球肾炎都遵循三个阶段：①诱发阶段，依赖抗原；②转换阶段，其特征是免疫球蛋白的沉积；③介导阶段。最后阶段涉及来源于单核细胞和巨噬细胞、肾小球系膜细胞、血小板和内皮细胞的一系列细胞因子，包括 C5a 和 C3a 补体组分、干扰素 - γ 以及白细胞介素 2 （IL-2）。C5b-9 在诱导花生四烯酸、氧自由基与 IL-1 的释放中可能有重要作用。最初的过程可能是循环免疫复合物的沉积，其中包括细菌成分或细菌抗原原位免疫复合物的沉积固定。在人类疾病中，除了在一些链球菌或金黄色葡萄球菌感染的研究中，通常很少能将肾小球内导致肾炎的细菌抗原分离出来。肾炎相关的血浆酶受体，一组 A 组链球菌抗原识别的磷酸甘油醛脱氢酶（GAPDH），以及阳离子型半胱氨酸蛋白酶外毒素 B （SPE B），已经在 A 组链球菌感染后急性肾小球肾炎患者肾小球内检测出来。其中 SPE B 的抗体已经获得。这些抗原，特别是 SPE B，对急性链球菌感染后肾小球肾炎患者有致病作用。然而，由于导致 PIGN 的微生物和病毒的多样性，特异性抗原的鉴定似乎是一个艰巨的任务。

无论是怎样的触发因素，链球菌感染后及金黄色葡萄球菌感染后导致的毛细血管内渗出性肾小球肾炎病程大部分是自限性的。但是新月体肾炎不是自限性的。新月体的形成可能与多形核白细胞或巨噬细胞释放一些酶物质，引起节段性基底膜的破坏有关。从这些被破坏的缝隙免疫细胞、血浆、纤维蛋白原、炎症介质渗出进入 Bowman 氏囊内，刺激 Bowman 氏囊壁内皮细胞增生。基底膜外侧的足细胞也可能参与新月体的形成。未治疗的新月体的自然过程是纤维化和肾小球荒废。其他类型的 PIGN 导致慢性 MPGN 的原因还不清楚。事实上，急性链球菌感染后肾小球肾炎和 MPGN 的发病率平行减少可能提示，至少在某些情况下，后者可能是一种隐匿的链球菌感染后肾小球损伤的进展形式。

金黄色葡萄球菌感染后肾小球肾炎和以 IgA 沉积为主的免疫荧光模式

已经有一些关于甲氧西林敏感的金黄色葡萄球菌（MSSA）、耐甲氧西林的金黄色葡萄球菌（MRSA），和表皮葡萄球菌感染后肾小球肾炎免疫荧光检查提示含有 IgA 免疫复合物或以 IgA 免疫复合物沉积为主的研究报道。

临床特点

典型的患者临床表现有急性肾小球肾炎，出现大量蛋白尿。肾活检常显示新月体形成。MRSA 感染的患者临床表现相对不太严重。金葡菌感染后肾炎的特点是肾脏活检免疫荧光是以 IgA 沉积为主或共沉积。血清 IgA 水平常常也是升高的。补体水平通常降低或正常。当金黄色葡萄球菌感染不是很明确的时候，需要鉴别是金黄色葡萄球菌感染后肾小球肾炎还是 IgA 肾病（第 20 章）。

病理

金黄色葡萄球菌感染后病理学改变是多种多样的，主要包括系膜增生性肾小球肾炎、MPGN 伴或不伴新月体形成，以及与急性链球菌感染后肾小球肾炎相似的弥漫性增生和渗出性肾小球肾炎。在一项有 13 例以 IgA 沉积为主的 PIGN 患者的研究中也描述了这点。13 名患者中的 5 名患有糖尿病，其中 3 名合并糖尿病肾病，6 例患者在出现肾小球肾炎之前有金黄色葡萄球菌感染的纪录（3MRSA，3MSSA）。在患者肾脏病理检查中提示 IgA 是主要沉积并出现在所有的患者中，6 例患者合并 IgG 沉积，10 例患者提示 IgM 沉积。补体 C3 沉积也出现在所有的病例中，和 IgA 沉积强度一样。急性或亚急性 PIGN 肾脏活检病理免疫荧光 IgA、C3 沉积，呈现"满天星"样表现，主要是在系膜区沉积。

发病机制

发病机制尚不清楚。葡萄球菌超抗原直接结合抗原提呈细胞（APC）上的主要组织相容性复合体 II 类分子导致 T 细胞剧烈活化。APC 与 Vβ+ T 细胞受体结合，T 细胞激活 B 细胞，产生多克隆的 IgG 和 IgA。

感染后肾小球肾炎的预后指标及结局

预后的影响因素包括患者的基础情况和感染灶的严重程度，以及肾小球病变的表现形式。在贫困、营养不良或者肝硬化的患者中更容易有严重的过程。有败血症、局部感染如内脏脓肿、脓胸、脑膜炎、心内膜炎的患者更容易死于原发病而不是继发的肾脏病。年龄增加、合并紫癜是死亡率增高的危险因素。病初有肾病综合征，血清肌酐高于 2.7 mg/dl，肾活检提示新月体形成和间质纤维化的存在，通常提示不可逆的肾脏损伤。有两项提示预后良好的因素：上呼吸道为最初的感染部位，以及单纯的毛细血管内增生、免疫荧光提示"满天星"模式的肾小球肾炎。尿蛋白低于 1.5 g/d 是单纯的毛细血管内增生性肾小球肾炎预后良好的指标，若表现为肾病综合征则提示病情可能迁延为慢性肾炎。伴有持续性慢性肾炎表现及持续的低补体血症与较差的预后有关。

治疗

单纯的毛细血管内增生性肾小球肾炎在三四十年前，病程被认为几乎是一致的。近期的经验表明，感染灶不只在咽喉及皮肤，且可能在肾活检的时候还存在感染灶。在初次肾活检数月甚至数年后重复肾活检，在感染持续存在的患者中仍然提示炎症活动表现。而在感染被根除的患者中，肾小球病变主要为非活动性病变和纤维化表现。这就提示，这些患者需要使用适当的抗生素治疗，如有必要可行外科手术或牙科手术，清除持续存在的感染灶。

目前对新月体型 PIGN 的治疗尚不确定。治疗感染性心内膜炎的并发肾炎的经验表明，糖皮质激素、环磷酰胺或血浆置换在感染灶被清除后有利于肾功能恢复。一些尽管不是对照性研究的观察性研究提示，在清除感染灶后，为积极控制炎症反应，使用免疫抑制药物治疗进展性的感染后新月体肾炎可改善预后。

感染后肾小球肾炎是有重大成本影响的严峻的公共卫生问题。因此，早期和方便的就医条件及牙科治疗、控制药物成瘾及应用已证明可有效预防细菌性心内膜炎的措施，都可以用来降低感染后肾脏病的发病率。

参考文献

Bach JF, Chalons S, Forier E, et al: 10-year educational programme aimed at rheumatic fever in two French Caribbean islands, Lancet 347:644-648, 1996.

Batsford S, Mezzano S, Mihatsch M, et al: Is the nephritogenic anti- gen in post-streptococcal glomerulonephritis pyrogenic exotoxin B (SPE B) or GAPDH? Kidney Int 68:1120-1129, 2006.

Daimon S, Mizuno Y, Fujii S, et al: Infective endocarditis-induced cres- centic glomerulonephritis dramatically improved by plasmapheresis, Am J Kidney Dis 32:309-313, 1998.

Frémeaux-Bacchi V, Weiss L, Demouchy C, et al: Hypocomplementae- mia of poststreptococcal acute glomerulonephritis is associated with a C3 nephritic factor (C3NeF) IgG autoantibody activity, Nephrol Dial Transplant 9:1747-1750, 1994.

Haas M: Incidental healed postinfectious glomerulonephritis: a study of 1012 renal biopsy specimens examined by electron microscopy, Hum Pathol 34:3-10, 2003.

Haas M, Racusen LC, Bagnasco SM: IgA-dominant postinfectious glo- merulonephritis: a report of 13 cases with common ultrastructural features, Hum Pathol 39:1309-1316, 2008.

Haffner D, Schindera F, Aschoff A, et al: The clinical spectrum of shunt nephritis, Nephrol Dial Transplant 12:1143-1148, 1997.

Korinek AM, Fulla-Oller L, Boch AL, et al: Morbidity of ventricular cerebrospinal fluid shunt surgery in adults: an 8-year study, J Neuro- surg Sci 55:161-163, 2011.

Koyama A, Sharmin S, Sakura H, et al: Staphylococcus aureus cell enve- lope antigen is a new candidate for the induction of IgA nephropathy, Kidney Int 66:121-132, 2004.

Montseny JJ, Meyrier A, Kleinknecht D, et al: The current spectrum of infectious glomerulonephritis: experience with 76 patients and review of the literature, Medicine (Baltimore) 74:63-73, 1995.

Nasr SH, Fidler ME, Valeri AM, et al: Postinfectious glomerulonephritis in the elderly, J Am Soc Nephrol 22:187-195, 2011.

Nasr SH, Markowitz GS, Stokes MB, et al: Acute postinfectious glomeru- lonephritis in the modern era: experience with 86 adults and review of the literature, Medicine (Baltimore) 87:21-32, 2008.

Nasr SH, Markowitz GS, Whelan JD, et al: IgA-dominant acute poststaph- ylococcal glomerulonephritis complicating diabetic nephropathy, Hum Pathol 34:1235-1241, 2003.

Okuyama S, Wakui H, Maki N, et al: Successful treatment of post-MRSA infection glomerulonephritis with steroid therapy, Clin Nephrol 70:344-347, 2008.

Roy 3rd S, Stapleton FB: Changing perspectives in children hospital- ized with poststreptococcal acute glomerulonephritis, Pediatr Nephrol 4:585-589, 1990.

Silva FG: Acute postinfectious glomerulonephritis and glomerulo-nephritis complicating persistent bacterial infection. In Jennette JC, Olson JL, Schwartz MM, Silva FG, editors: Heptinstall's pathology of the kidney, ed 5, Philadelphia, New York, 1998, Lippincott-Raven, pp 389-453.

Wen YK, Chen ML: IgA-dominant postinfectious glomerulonephritis: not peculiar to staphylococcal infection and diabetic patients, Ren Fail 33:480-485, 2011.

White AV, Hoy WE, McCredie DA: Childhood post-streptococcal glo-merulonephritis as a risk factor for chronic renal disease in later life, Med J Aust 174:492-494, 2001.

23 系统性血管炎的肾脏损害

J. Charles Jennette, Ronald J. Falk　著

滕　菲　陈　罡　张　磊　译校

多种类型的系统性血管炎可累及肾脏（图23.1），临床表现多样，有时甚至令人困惑。大血管炎，如巨细胞动脉炎和大动脉炎，可引起腹主动脉或肾动脉狭窄，造成肾脏缺血和肾血管性高血压。中血管受累为主的血管炎，如结节性多动脉炎和川崎病，亦可影响肾动脉肾内动脉血流，造成梗死或出血。小血管炎，如显微镜下多血管炎（microscopic polyangiitis，MPA）、肉芽肿性血管炎（granulomatosis with polyangiitis，GPA，原称Wegener肉芽肿）、IgA血管炎（过敏性紫癜）和冷球蛋白血症性血管炎，常累及肾脏，尤其是肾小球毛细血管，造成肾小球肾炎。

病理

如图23.1和表23.1所示，不同类型的系统性血管炎可造成肾脏内不同血管的损伤。此外，每种血管炎都有不同的组织学和免疫组织学特征。

巨细胞动脉炎和大动脉炎主要造成主动脉及其主要分支的损伤。大动脉炎是造成肾血管性高血压的重要原因之一，尤其是年轻高血压患者更应考虑该疾病。巨细胞动脉炎累及肾脏时临床表现多不显著，经常造成无症状的肾脏病理改变。巨细胞动脉炎常累及颈动脉颅外分支，如颞动脉，但部分巨细胞动脉炎患者并无颞动脉受累，其他类型血管炎患者（例如MPA、GPA）病变亦可累及颞动脉。因此，颞动脉受累并非巨细胞动脉炎病理诊断的充分条件。

巨细胞动脉炎和大动脉炎的组织学特征都是局灶性慢性炎症细胞浸润造成的肉芽肿样改变，常有多核巨细胞浸润。随着疾病慢性化发展，炎症损伤逐渐发生纤维化，造成血管狭窄，当肾动脉发生狭窄时可导致肾血管性高血压。

结节性多动脉炎和川崎病主要损伤中等血管（例如主要内脏动脉），如肠系膜动脉、肝动脉、冠状动脉、肾动脉主干等。这类疾病亦可累及小动脉，如分布在骨骼肌实质、肝、心脏、胰腺和肾脏（例如叶间动脉、弓形动脉等）等处的小动脉。根据表23.1的定义，结节性多动脉炎和川崎病仅累及动脉，而并不影响毛细血管和静脉。因此，这类疾病并不会引起肾小球肾炎。以肾小球肾炎为表现的动脉炎往往提示小血管炎而非中血管炎。

川崎病和结节性多动脉炎所致急性动脉损伤的组织学特征是动脉壁局灶性坏死伴炎症细胞浸润。结节性多动脉炎的典型急性损伤多表现为显著的纤维素样坏死，而川崎病的此类损伤改变并不突出。血浆凝血因子释放到坏死区域，在该区域激活后产生纤维蛋白，从而形成纤维素样坏死。在结节性多动脉炎急性损伤早期，炎症细胞以中性粒细胞为主，几天后单核细胞和淋巴细胞成为主要组分。炎症部位可形成血栓，进而造成梗死。坏死灶不但损伤血管壁本身，还会侵及邻近组织，形成炎性动脉瘤，并有破裂、出血的风险。受累动脉形成的血栓亦可造成下游组织器官的缺血甚至梗死。

小血管炎可累及中型血管，但其主要影响的仍是小血管，如微动脉、微静脉（例如真皮层中的微静脉）和毛细血管（例如肾小球内和肺泡内毛细血管）（图23.1）。如表23.1所述，不同类型的小血管炎有着迥然不同的临床和病理表现，而它们共同的特征是小血管的局灶性坏死性炎症反应。在炎症急性期，损伤部位的组织学特征表现为节段性纤维素样坏死及淋巴细胞浸润（图23.2），有时可继发血栓形成。浸润的中性粒细胞常发生核碎裂。随着疾病慢性化进展，单核淋巴细胞成为炎症细胞的主要组分，纤维化也开始形成。

不同类型小血管炎的特点总结在表23.1和图23.1中。例如，GPA的特征是坏死性肉芽肿性炎症，嗜酸性肉芽肿性血管炎（eosinophilic granulomatosis with polyangiitis，EGPA）的特征是血嗜酸性粒细胞增多和哮喘史，IgA血管炎（过敏性紫癜）的特征是沉积在血管的IgA为主的免疫复合物，而冷球蛋白血症性血管炎的特征则是循环系统中冷球蛋白增多。

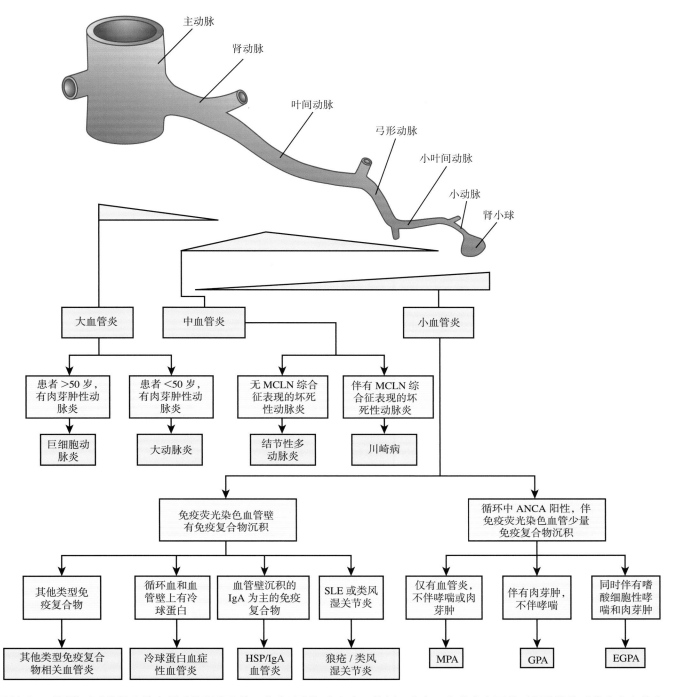

图 23.1　不同类型系统性血管炎累及的肾脏血管、临床诊断标准和病理特征。蓝色三角的宽度覆盖了肾脏脉管系统中小血管炎、中血管炎和大血管炎的好发部位。注意肾中型动脉可受到大、中、小血管炎的损害，而微动脉和肾小球仅仅受小血管炎的影响。大、中、小动脉炎的定义参见表 23.1。ANCA，抗中性粒细胞细胞质抗体；EGPA，嗜酸性肉芽肿性血管炎（原称 Churg-Strauss 综合征）；GPA，肉芽肿性血管炎（原称 Wegener 肉芽肿）；HSP，过敏性紫癜；IF，免疫荧光；IgA，免疫球蛋白 A；MCLN，皮肤黏膜淋巴结；MPA，显微镜下多血管炎；SLE，系统性红斑狼疮

　　MPA、GPA 和 EGPA 造成的肾小球损伤有典型的病理特征，主要表现为节段性纤维素样坏死和新月体形成（图 23.3），免疫荧光可见少量免疫球蛋白（例如寡免疫复合物肾小球肾炎）。抗中性粒细胞细胞质抗体（antineutrophil cytoplasmic antibody，ANCA）相关血管炎累及肾脏时，也可产生肾脏髓质直小血管的白细胞碎裂性血管炎样表现（图 23.4），但损伤很少严重到造成肾乳头坏死的程度。90% 以

表 23.1　系统性血管炎的命名和定义（根据 2012 年 Chapel Hill 会议共识）

名称	定义
大血管炎	
巨细胞动脉炎	动脉炎，常伴肉芽肿形成，常累及主动脉和（或）其主要分支，特别是颈动脉和椎动脉。常有颞动脉受累。好发于 >50 岁的患者，常与风湿性多肌痛存在关联
大动脉炎	动脉炎，常伴肉芽肿形成，主要累及主动脉和（或）其主要分支。好发于 <50 岁的患者
中血管炎	
结节性多动脉炎	中、小动脉的坏死性动脉炎，不伴肾小球肾炎或微动脉、毛细血管和静脉的血管炎，与 ANCA 无关
川崎病	与皮肤黏膜淋巴结综合征相关的动脉炎，主要累及中、小动脉。常有冠状动脉受累。主动脉和大动脉可能受累。好发于婴儿和儿童
小血管炎	
MPA[†‡]	坏死性血管炎，仅有少量或缺乏免疫复合物沉积，主要累及小血管（例如毛细血管、微静脉或微动脉）。可能出现累及小、中动脉的坏死性动脉炎。常发生坏死性肾小球肾炎，亦常累及肺毛细血管。无肉芽肿性炎症表现
GPA（原称 Wegener 肉芽肿）[†‡]	坏死性肉芽肿性血管炎，常侵犯上呼吸道和下呼吸道，主要累及中、小血管（例如毛细血管、微静脉、微动脉、动脉和静脉）。常发生坏死性肾小球肾炎。
EGPA（原称 Churg-Strauss 综合征）[†‡]	含大量嗜酸性粒细胞的坏死性肉芽肿性血管炎，常侵犯呼吸道，主要累及小、中血管，与哮喘和嗜酸粒细胞增多相关。合并肾小球肾炎时常有 ANCA 阳性
IgA 血管炎（过敏性紫癜）[‡]	血管炎，伴有 IgA1 为主的免疫复合物沉积，主要累及小血管（毛细血管、微静脉、微动脉为主）。常侵犯皮肤和消化道，常引起关节炎。合并肾小球肾炎时难以与 IgA 肾病区分
冷球蛋白血症性血管炎[‡]	血管炎，伴有冷球蛋白免疫复合物沉积，主要累及小血管（毛细血管、微静脉、微动脉为主），并伴有血清中冷球蛋白升高。皮肤、肾小球和周围神经均可受侵
低补体血症荨麻疹血管炎（抗 C1q 血管炎）	伴发荨麻疹和低补体血症的血管炎，累及小血管（例如毛细血管、微静脉或微动脉），与抗 C1q 抗体相关。常合并肾小球肾炎、关节炎、阻塞性肺疾病和眼部炎症
抗 GBM 抗体相关疾病[‡]	血管炎，侵犯肾小球毛细血管网或肺毛细血管，二者可同时受侵，伴有抗基底膜抗体在受累血管基底膜上沉积。肺部受累可造成肺出血，肾脏受累可造成坏死性肾小球肾炎或伴有新月体形成

修改自 Jennette JC, Falk RJ, Bacon PA, et al: Revised International Chapel Hill Consensus Conference Nomenclature of the Vasculitides. Arthritis Rheum 65: 1-11, 2013.

ANCA，抗中性粒细胞细胞质抗体；EGPA，嗜酸性肉芽肿性血管炎；GBM，肾小球基底膜；GPA，肉芽肿性血管炎；MPA，显微镜下多血管炎。

* 大血管指主动脉及其直接供应人体重要部位的大分支（例如四肢、头颈）；中血管指主要脏器血管（例如肾脏、肝、冠状动脉、肠系膜动脉）；小血管指动脉分支远端与微血管相连的部分（例如肾弓形动脉和小叶间动脉），还包括微动脉、毛细血管、微静脉。注意部分小血管炎和大血管炎也可累及中型动脉，大血管炎和中血管炎仅累及动脉，不累及其他类型血管。

† 与 ANCA 密切相关。

‡ 可能合并肾小球肾炎，可表现为肾炎或肺 - 肾综合征

上未经治疗的活动性 MPA、GPA 患者循环中存在 ANCA；50% 以下的 EGPA 患者循环中存在 ANCA，而少数 EGPA 合并肾小球肾炎和血管炎的患者常表现为 ANCA 阳性。

　　IgA 血管炎（过敏性紫癜）引起的肾小球肾炎的病理表现与 IgA 肾病的病理表现完全相同，均会产生铰链区异常糖基化的 IgA1。冷球蛋白血症性血管炎所致的肾小球肾炎常表现为 I 型膜增生性肾小球肾炎（系膜毛细血管性肾小球肾炎），而其他形式的增生性肾小球肾炎较少出现。冷球蛋白血症性血管炎常与丙肝病毒感染相关。

发病机制

　　血管炎是由血管壁炎症介质系统激活所产生的。然而对于很多血管炎来说，炎症系统激活的诱因尚未明确。人体对外源抗原（某些血管炎中外源抗原如乙肝病毒、丙肝病毒抗原）或自身抗原（ANCA 相关血管炎中自身抗原如蛋白酶 3 或髓过氧化物酶）产生免疫反应被认为可能是许多血管炎患者的发病原因。几种类型血管炎就是依据推测的发病机制而进行分类的，详见框 23.1。

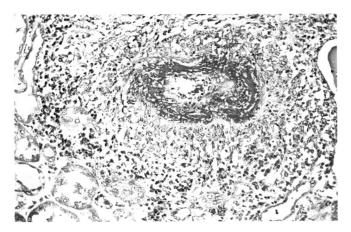

图 23.2　显微镜下多血管炎患者肾脏小叶间动脉纤维素样坏死（Masson 三色染色）

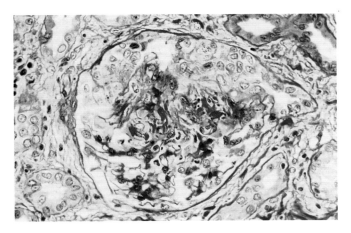

图 23.3　抗中性粒细胞胞浆抗体相关小血管炎患者节段性纤维素样坏死的肾小球，可见红色（嗜品红）纤维素样物质和旁边的细胞性新月体（Masson 三色染色）

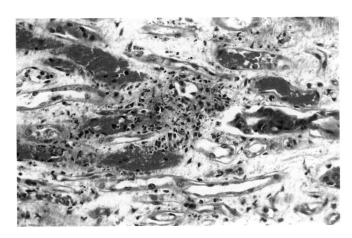

图 23.4　肉芽肿性血管炎患者肾髓质直小血管白细胞碎裂性血管炎（苏木精和伊红染色）

框 23.1　推测的血管炎免疫学诱因
免疫复合物介导
IgA 血管炎（过敏性紫癜）*
冷球蛋白血症性血管炎*
狼疮血管炎*
血清病相关性免疫复合物性血管炎*
低补体血症荨麻疹血管炎（抗 C1q 血管炎）*
抗 GBM 抗体相关性血管炎*
ANCA 介导
MPA*
GPA*
细胞介导
移植细胞血管排斥反应
巨细胞动脉炎
大动脉炎
ANCA，抗中性粒细胞细胞质抗体；GBM，肾小球基底膜；GPA，肉芽肿性血管炎；MPA，显微镜下多血管炎。
* 可能合并肾小球肾炎，可表现为肾炎或肺 - 肾综合征

　　T 细胞介导的炎症反应被认为是巨细胞动脉炎和大动脉炎的发病机制。多种抗体介导的免疫损伤则被认为在坏死性小血管炎中起着重要作用，T 细胞或许也参与该过程。

　　框 23.1 中列出的免疫复合物介导的血管炎通过免疫组化均可在血管壁找到免疫复合物存在的证据——即可观察到免疫球蛋白或补体呈颗粒状或线性荧光着色。血管壁抗体结合抗原后激活体液免疫炎症介质系统（补体、凝血、纤溶和激肽系统），进而吸引并激活中性粒细胞和单核细胞。这些激活的白细胞产生具有毒性的氧代谢产物，释放多种酶引起基质裂解、细胞凋亡，从而造成血管壁的坏死性炎症损伤。

　　若抗体结合了本身即为血管壁组分的抗原，亦可激活同样的炎症损伤通路。最好的例子就是抗肾小球基底膜（antiglomerular basement membrane，anti-GBM）抗体介导的肾小球肾炎和 Goodpasture 综合征（第 21 章）。基底膜或细胞特异性 T 细胞亦可参与肾小球损伤的介导或调控。

　　坏死性系统性小血管炎中常累及肾脏的类型通常缺乏血管免疫复合物沉积或抗体直接结合的免疫组织化学证据。鉴于缺乏免疫复合物沉积的表现，这类血管炎被称为"寡免疫复合物沉积型"，包括 MPA、GPA 和 EGPA。寡免疫沉积型肾小球肾炎和血管炎的患者中，约 90% 的患者循环中 ANCA 阳性。体内和体外实验证据均提示血管炎症反应是由 ANCA 激活中性粒细胞和单核细胞引起的。T 细胞也参与其中。

ANCA 可特异性与中性粒细胞胞浆颗粒中的蛋白、单核细胞中过氧化物酶阳性的溶酶体相结合。用乙醇固定的正常人中性粒细胞作为底物，通过间接免疫荧光法检测患者血清，可观察到中性粒细胞染色呈现两种模式，分别代表 ANCA 的两种主要亚型：细胞质染色阳性（C-ANCA）和核周染色阳性（P-ANCA）。运用特异性免疫化学试验，如酶联免疫吸附试验（enzyme-linked immunosorbent assay，ELISA），发现绝大多数 C-ANCA 特异性结合中性粒细胞和单核细胞的蛋白酶 3（PR3-ANCA，PR3，proteinase 3），绝大多数 P-ANCA 特异性结合髓过氧化物酶（MPO-ANCA，MPO，myeloperoxidase）。

关于 ANCA 相关血管炎的致病机制，目前的主流观点是 ANCA 与细胞质内抗原（如 PR3 和 MPO）结合后被提呈到白细胞表面，在细胞因子的刺激下，引起白细胞的血管壁粘附和脱颗粒，产生具有毒性的氧代谢产物。ANCA 与中性粒细胞的相互作用包括受体的 Fc 段聚集，可能是 ANCA 通过免疫复合物与白细胞周围微环境中的抗原结合。ANCA 结合中性粒细胞表面的 ANCA 抗原后可激活中性粒细胞。体外动物实验表明 ANCA 激活的中性粒细胞释放因子会激活补体系统的旁路途径，从而启动炎症效应不断放大的连锁反应，造成组织损伤。ANCA 抗原也可定植于血管壁中，成为原位免疫复合物的发源处。如果原位免疫复合物已经形成，但形成的复合物较少，则表现为以寡免疫复合物沉淀为特征的 ANCA 相关血管炎。对 ANCA 造成血管炎这一观点，最强有力的实验支持证据是在小鼠和大鼠模型中均观察到循环中存在特异性结合 MPO 的抗体，正是这种抗体造成寡免疫沉淀型新月体型肾小球肾炎和小血管炎的形成。支持 ANCA 具有致病性的最令人信服的一项临床观察显示，MPO-ANCA IgG 经胎盘从母体传给胎儿后，新生儿发生肾小球肾炎和肺毛细血管炎的概率显著升高，然而这个结果尚未进一步证实。

临床表现

系统性血管炎的诊断和治疗均具有极大的挑战性。其临床表现多样，与血管炎的种类、受累的血管类型、器官损伤血管的分布和疾病的严重程度密切相关。无论哪一种血管炎，多数患者会合并炎症性疾病的基本特征表现，如发热、关节痛、肌痛、体重下降等。循环中促炎因子的水平升高可能会导致上述症状的出现。

巨细胞动脉炎和大动脉炎的典型临床表现为受累动脉供血区域组织缺血。动脉炎患者常出现间歇性跛行（特别是下肢动脉受累）、无脉和血管杂音。约 40% 的大动脉炎患者会出现肾血管性高血压，而巨细胞动脉炎患者很少出现肾血管性高血压。巨细胞动脉炎可累及全身几乎所有器官，其中头部和颈部动脉受累的症状和体征最为常见。浅动脉（例如颞动脉）受累可能会表现为肿胀、压痛。动脉狭窄后供血区域可出现缺血表现（例如头痛、下颌间歇性运动障碍、视力减退）。约一半巨细胞动脉炎患者同时合并风湿性多肌痛，出现诸如颈部、肩胛带、骨盆带的疼痛和僵硬。

中血管炎（如结节性多动脉炎、川崎病）常有多器官梗死的临床表现，如腹痛伴鲜血便、骨骼肌、心前区疼痛和肌酶升高。实验室检查往往对缺少临床表现的脏器损伤有提示作用，如肝功能指标升高提示肝损伤，血清淀粉酶升高提示胰腺损伤等。

结节性多动脉炎往往造成肾脏多发梗死和血管瘤。与 MPA 和 GPA 不同，典型的结节性多动脉炎不会造成急性肾损伤。动脉瘤破裂造成腹膜后或腹腔内大量出血是结节性多动脉炎严重的并发症，甚至会威胁到患者生命。

川崎病好发于小于 6 岁的儿童，多累及冠状动脉、腋动脉和髂动脉。川崎病常伴皮肤黏膜淋巴结综合征，表现为发热、非化脓性淋巴结病、黏膜和皮肤炎症。尽管川崎病侵犯肾动脉（特别是小叶间动脉）时常常可见病理损伤，但极少出现明显临床症状。

小血管炎患者常有多脏器血管炎症反应的表现，但在疾病刚开始时往往只有单一脏器受累，之后逐渐累及其他脏器。肾小球肾炎导致的血尿、蛋白尿和肾功能损伤是各种形式小血管炎的常见临床症状（表 23.1）。其他临床症状包括表皮微静脉和微动脉白细胞碎裂性血管炎导致的紫癜、黏膜或肠壁梗死导致的腹痛和大便潜血、周围神经动脉炎导致的多发性单神经炎、上呼吸道黏膜血管炎导致的坏死性鼻窦炎和肺泡毛细血管炎导致的肺出血等。

除了上述小血管炎的常见症状外，GPA 和 EGPA 患者有其独特的临床表现。GPA 患者常表现为上、下呼吸道坏死性肉芽肿性炎症，罕有其他组织受侵（例如皮肤、眼眶）。炎症累及肺部时，可产生不规则结节性病变，影像学可见相应表现。这些病变可能形成空洞，引发出血，然而在 GPA 患者中，肺大量出血常常是由毛细血管炎所致，而非肉芽肿性炎症。就定义而言，EGPA 患者会有血嗜酸性粒细胞升高和哮喘病史，肺部和胃肠道中亦可产生嗜酸性粒细胞的组织炎症反应。

诊断

当患者表现出多系统炎症反应的症状和体征时，如发热、关节痛、肌痛、体重下降等，临床医生应怀疑有无系统性血管炎的可能。鉴别诊断需要考虑的因素有年龄、损伤的脏器、并发症（例如川崎病并发皮肤黏膜淋巴结综合征、巨细胞动脉炎并发风湿性多肌痛、EGPA 并发哮喘）、侵犯的血管类型（例如大动脉、内脏动脉、除动脉外的小血管）、病变的组织学类型（例如肉芽肿性、坏死性）、病变的免疫学类型（例如免疫复合物沉积型、寡免疫复合物型）和血清学检验结果（例如冷球蛋白、丙肝抗体、低补体血症、抗核抗体、ANCA、抗 C1q 抗体、异常糖基化的 IgA1 等）（图 23.1）。

临床出现组织缺血的症状和体征、血管造影提示血管形状不规则、狭窄、闭塞或中型动脉血管瘤（相对少见）时应怀疑巨细胞动脉炎或大动脉炎。根据年龄可有效区分巨细胞动脉炎和大动脉炎，前者很少发生在小于 50 岁的患者，后者则很少发生于大于 50 岁的患者。风湿性多肌痛的出现也是提示巨细胞动脉炎的临床标志。

结节性多动脉炎和川崎病可造成内脏缺血，尤其易影响心脏、肾脏、肝、脾和消化道。血管炎累及骨骼肌和皮下组织动脉时，查体可发现痛性结节红斑。血管造影发现中型动脉的动脉瘤（例如肾动脉）即提示血管炎，但并不能区分是何种疾病，因为巨细胞动脉炎、大动脉炎、结节性多动脉炎、GPA、MPA 和 EGPA 均可造成动脉瘤。川崎病几乎都发生在小于 6 岁的儿童患者，常伴发皮肤黏膜淋巴结综合征。

如果出现比动脉更小的血管炎症，如肾小球毛细血管（表现为血尿和蛋白尿）、真皮微静脉（表现为皮肤隆起性紫癜）或肺泡毛细血管（表现为咯血），应怀疑小血管炎。为进一步鉴别小血管炎的类型，需要评估血清学、血管免疫组化或并发的非血管炎性疾病（例如哮喘、嗜酸性粒细胞增多、狼疮、肝炎等）（图 23.1）。

活检标本对于评估血管受累情况是很有帮助的，如肾活检评估肾小球毛细血管、肺活检评估肺泡毛细血管、皮肤活检评估表皮微静脉，尤其是标本加做免疫组化时更有价值。寡免疫复合物沉积型血管炎缺少免疫复合物沉积，抗 GBM 抗体相关疾病产生线样免疫球蛋白沉积，免疫复合物型血管炎则产生颗粒状免疫复合物沉积，如 IgA 血管炎是以 IgA 为主的免疫沉积。

血清学尤其是 ANCA 检测，十分有助于鉴别小血管炎的类型。MPA、GPA 和 EGPA 均与 ANCA 相关（EGPA 的相关性相对较弱）（表 23.2）。如图 23.5 和表 23.2 所示，北美和欧洲的绝大多数未治疗的活动性 GPA 患者均有 C-ANCA（PR3-ANCA）阳性，少数表现为 P-ANCA（MPO-ANCA）阳性。因此，PR3-ANCA 对于 GPA 不够特异，一部分 PR3-ANCA 阳性的血管炎患者并没有表现为肉芽肿性炎症（例如 MPA），而表现为寡免疫沉积型坏死和新月体肾小球肾炎。值得注意的是，亚洲地区 MPO-ANCA 比 PR3-ANCA 更常见。EGPA 患者 ANCA 阳性的概率最低，以肾小球肾炎为表现的肾脏受累概率也最低。然而，有肾小球肾炎表现的 EGPA 患者 ANCA 阳性率较高，通常表现为 MPO-ANCA 阳性。一些免疫组化提示免疫复合物或抗 GBM 抗体介导的血管炎或肾小球肾炎的患者常同时存在 ANCA 阳性（图 23.5）。1/4～1/3 的抗 GBM 抗体相关疾病患者表现为 ANCA 阳性，这些患者常伴有肾脏疾病，肾脏损伤严重程度介于 ANCA 相关疾病和抗 GBM 抗体相关疾病之间（抗 GBM 相关疾病预后最差），并且这类患者在抗 GBM 抗体相关疾病缓解后仍存在持续或复发性 ANCA 相关疾病的表现（第 21 章）。需要重视的是，一些 MPA、GPA，特别是 EGPA 表现为 ANCA 阴性。在部分患者中，ANCA 滴度与疾病严重程度正相关，而在另一部分患者（特别是 MPO-ANCA 阳性患者）中 ANCA 滴度并不能反映疾病严重程度。

关于免疫复合物介导的血管炎的血清学诊断试验包括：检测循环免疫复合物（例如冷球蛋白血症性血管炎中检测冷球蛋白）、检测已知的参与免疫复合物形成的抗体，或标志产生免疫复合物的疾病产生的抗体（例如乙型肝炎或丙型肝炎抗体、链球菌抗体、DNA 抗体等）、检测体液炎症介质系统组分的消耗或激活（例如检测减少的补体组分或激活的膜攻击复合物）。低补体血症常见于冷球蛋白血症性血管炎、狼疮血管炎和低补体血症荨麻疹性血管炎患者中。这三种血管炎所致的肾小球肾炎的特征是毛细血管壁和系膜的免疫复合物沉积，以及增生性或膜增生性损伤。

表 23.2　寡免疫复合物型血管炎中 PR3-ANCA 或 MPO-ANCA 的阳性率

抗体	MPA（%）	GPA（%）	EGPA（%）	局限于肾脏的血管炎（寡免疫复合物型新月体肾炎）（%）
PR3-ANCA	40	75	5	25
MPO-ANCA	50	20	40	65
ANCA 阴性	10	5	55	10

EGPA，嗜酸性肉芽肿性血管炎；GPA，肉芽肿性血管炎；MPA，显微镜下多血管炎；MPO-ANCA，髓过氧化物酶抗中性粒细胞胞浆抗体；PR3-ANCA，蛋白酶 3 抗中性粒细胞细胞质抗体。

注：多于 75% 的合并肾小球肾炎的 EPGA 患者 ANCA 阳性

治疗与预后

本章讨论的所有类型的血管炎都对抗炎治疗或免疫抑制治疗有效。治疗的强度需要与疾病的侵袭性相对应。

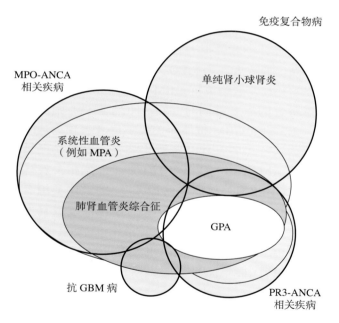

图 23.5　新月体性肾小球肾炎患者血管炎临床病理综合征与血管损伤免疫病理类型的关系。图中的圆圈代表了累及肾脏的血管炎的主要免疫病理类型，椭圆形阴影代表了血管炎的临床病理表现。注意临床综合征的发生可能是由多种免疫病理过程作用导致，例如肺肾血管炎综合征既可由抗 GBM 抗体引起（例如 Goodpasture 综合征），也可由局部免疫复合物沉积（例如系统性红斑狼疮）或 ANCA 相关疾病引起（例如 MPA、GPA）。GBM：肾小球基底膜；GPA，肉芽肿性血管炎；MPA，显微镜下多血管炎；MPO-ANCA，髓过氧化物酶抗中性粒细胞细胞质抗体；PR3-ANCA，蛋白酶 3 抗中性粒细胞细胞质抗体。（改编自 Jennette JC: Anti-neutrophil cytoplasmic autoantibodyassociated disease: a pathologist's perspective. Am J Kidney Dis 18:164-170, 1991, with permission.）

大动脉炎和巨细胞动脉炎在疾病急性期通常对大剂量的糖皮质激素治疗反应较好（例如泼尼松 1 mg/kg/d），随后逐渐减量直至低剂量维持，根据疾病活动程度不同，减量时间数月到一年不等。病情严重或已出现激素副作用的患者使用其他免疫抑制药可能获益，如甲氨蝶呤、环磷酰胺、霉酚酸酯或硫唑嘌呤等。如有肾血管性高血压应及时控制。血管炎症期过后发展至硬化阶段时，需要行血管手术（支架或搭桥）以改善缺血组织血供，在大动脉炎患者中更应及时手术治疗。

一些结节性多动脉炎患者合并持续性病毒感染，特别是乙肝病毒感染。这些患者多为 ANCA 阴性。这些患者需要抗病毒治疗，必要时可行血浆置换。对于一些没有病毒感染证据的患者，通常使用糖皮质激素和（或）细胞毒药物进行治疗。

川崎病推荐的治疗包括联合阿司匹林［80～100 mg/（kg·d）］和静脉输注大剂量 γ 球蛋白（2 g/kg，持续 12 h 输注）。这种联合治疗方式可控制疾病的炎症表现（例如皮肤黏膜淋巴结综合征），预防受累动脉血栓形成，同时降低冠状动脉的病变受累概率。通过恰当的治疗，90% 以上的川崎病患者疾病可完全缓解。

许多 IgA 血管炎患者病情较轻，仅需支持治疗（第 20 章）。约 20% 的 IgA 血管炎患者在发病 20 年后出现肾功能下降，起病时病情年龄较大晚的患者肾功能下降比例更高。关节痛可通过非甾体类抗炎药缓解，糖皮质激素则对肠道血管受累患者的腹痛缓解很有帮助。对合并严重肾小球肾炎的 IgA 血管炎患者，治疗仍存在很大争议。对侵袭性新月体性肾小球肾炎，经验上多使用大剂量糖皮质激素、细胞毒药物或行血浆置换，但目前并没有任何临床对照试验证实该治疗方案的疗效。来自儿童群体大样本数据提示，糖皮质激素治疗可降低伴严重腹痛和皮疹的 IgA 血管炎患者发生肾脏损伤的概率。

丙肝病毒感染引起的冷球蛋白血症性血管炎对于干扰素 α 和抗病毒药物（例如利巴韦林）联合治疗反应较好。25%～50% 的患者通过联合治疗可达到部分缓解甚至完全缓解。对于存在严重血管炎或肾小球肾炎表现的患者，在观察抗病毒药物疗效的过程中，需要同时加用免疫抑制治疗（例如利妥昔单抗）。

对于 MPA、GPA 或 EGPA 引起的坏死性和新月体性肾小球肾炎，或寡免疫复合物型新月体肾炎，治疗首选大剂量糖皮质激素（例如甲基强的松龙冲击）和细胞毒药物（例如环磷酰胺）。对以咯血为主要临床表现的肺肾血管炎综合征患者，则需要行紧急血浆置换。血浆置换亦可提高确诊时已有严重肾脏疾病患者的肾脏存活率。诱导治疗包括甲基泼尼松龙冲击剂量［7 mg/（kg·d）］3 d，之后改为口服泼尼龙，或在口服泼尼松的基础上再行 7～14 d 的血浆置换。在泼尼松治疗的第 2 个月可减量至隔日口服。治疗 4 或 5 个月后可停用糖皮质激素。环磷酰胺可静脉或口服用药，约 90% 的患者使用环磷酰胺后可达诱导缓解。有报道称利妥昔单抗可作为 ANCA 相关疾病的诱导治疗手段，但对于利妥昔单抗应联合单药糖皮质激素，还是联合糖皮质激素的基础上再加环磷酰胺，目前尚无统一结论。

当患者处于缓解阶段时，应改用硫唑嘌呤或霉酚酸酯进行维持治疗。部分患者经历 6～12 个月的治疗达到缓解后甚至不需要任何免疫抑制治疗。75%～85% 的 ANCA 相关血管炎患者充分免疫抑制治疗后可进入缓解期，但缓解的患者 20%～40% 在 2 年内会复发。复发常发生在既往原发疾病侵犯的脏器，也有部分复发于其他脏器。根据复发的严重程度，患者需要重新进行糖皮质激素联合环磷酰胺，或联合霉酚酸酯、糖皮质激素、硫唑嘌呤或利妥昔单抗的治疗。

文献目录

Alric L, Plaisier E, Thebault S, et al: Influence of antiviral therapy in hepatitis C virus-associated cryoglobulinemic MPGN, Am J Kidney Dis 43:617-623, 2004.

Berden AE, Ferrario F, Hagen EH, et al: Histopathological classification of ANCA-associated glomerulonephritis, Kidney Int 21:1628-1636, 2010.

Davin JC: Henoch-Schönlein purpura nephritis: pathophysiology, treatment, and future strategy, Clin J Am Soc Nephrol 6:679-689, 2011.

de Lind van Wijngaarden RA, Hauer HA, Wolterbeek R, et al: Chances of renal recovery for dialysis-dependent ANCA-associated glomerulonephritis, J Am Soc Nephrol 18:2189-2197, 2007.

Falk RJ, Jennette JC: ANCA disease: where is this field going? J Am Soc Nephrol 21:745-752, 2010.

Falk RJ, Jennette JC: Rituximab in ANCA-associated disease, N Engl J Med 363:285-286v2010.

Gulati A, Bagga A: Large vessel vasculitis, Pediatr Nephrol 25:1037-1048, 2010.

Iannuzzella F, Vaglio A, Garini G: Management of hepatitis C virusrelated mixed cryoglobulinemia, Am J Med 123:400-408, 2010.

Jayne DR, Gaskin G, Rasmussen N, et al: Randomized trial of plasma exchange or high-dosage methylprednisolone as adjunctive therapy for severe renal vasculitis, J Am Soc Nephrol 18:2180-2188, 2007.

Jayne D, Rasmussen N, Andrassy K, et al: A randomized trial of maintenance therapy for vasculitis associated with antineutrophil cytoplasmic autoantibodiesvN Engl J Med 349:36-44, 2003.

Jennette JC, Falk RJ, Bacon PA, et al: Revised International Chapel Hill Consensus Conference Nomenclature of the Vasculitides, Arthritis Rheum 65:1-11, 2013.

Jennette JC, Falk RJ, Gasim AH: Pathogenesis of antineutrophil cytoplasmic autoantibody vasculitis, Curr Opin Nephrol Hypertens 20: 263-270, 2011.

Jennette JC, Thomas DB: Pauci-immune and antineutrophil cytoplasmic autoantibody glomerulonephritis and vasculitis. In Jennette JC, Olson JL, Schwartz MM, Silva FG, editors: Heptinstall's pathology of the kidney, ed 6, Philadelphia, 2007, Lippincott Williams & Wilkins, pp 643-674.

Jennette JC, Thomas DB, Falk RJ: Microscopic polyangiitis (microscopic polyarteritis), Semin Diagn Pathol 18:3-13, 2001.

Jennette JC, Xiao H, Falk RJ: The pathogenesis of vascular inflammation by antineutrophil cytoplasmic antibodies, J Am Soc Nephrol 17:1235-1242, 2006.

Kamesh L, Harper L, Savage CO: ANCA-positive vasculitis, J Am Soc Nephrol 13:1953-1960, 2002.

Koening CL, Langford CA: Novel therapeutic strategies for large vessel vasculitis, Rheum Dis Clin North Am 32:173-186, 2006.

Kuo HC, Yang KD, Chang WC, et al: Kawasaki disease: an update on diagnosis and treatment, Pediatr Neonatol 53:4-11, 2012.

Morgan MD, Harper L, Williams J, et al: Anti-neutrophil cytoplasmassociated glomerulonephritis, J Am Soc Nephrol 17:1224-1234, 2006.

Rossi P, Bertani T, Baio P, et al: Hepatitis C virus-related cryoglobulinemic glomerulonephritis: Long-term remission after antiviral therapy, Kidney Int 63:2236-2241, 2003.

Saadoun D, Delluc A, Piette JC, et al: Treatment of hepatitis C-associated mixed cryoglobulinemia vasculitis, Curr Opin Rheumatol 20:23-28, 2008.

Seko Y: Giant cell and Takayasu arteritis, Curr Opin Rheumatol 19:39-43, 2007.

Vassilopoulos D, Calabrese LH: Hepatitis C virus infection and vasculitis: implications of antiviral and immunosuppressive therapies, Arthritis Rheum 46:585-597, 2002.

24 系统性红斑狼疮的肾脏临床表现

Andrew S. Bomback, Vivette D. D'Agati 著

邹佩美 吴海婷 李 航 译校

系统性红斑狼疮（systemic lupus erythematosus，SLE）是一种慢性自身免疫性疾病，可以累及多个器官，包括皮肤、关节、脑、周围神经系统、心、胃肠道和肾脏。SLE 中肾脏受累，通常称为狼疮性肾炎，是 SLE 相关发病率和死亡率的主要原因。近 50% 的 SLE 患者在发病初期即伴有临床肾脏病表现，并且在随访过程中近 75% 的患者发生肾脏受累，儿童和青年人群之中这个比例甚至更高。狼疮性肾炎主要通过两条途径影响 SLE 的临床结局，其一可直接损伤靶器官损伤，其二可通过与治疗相关的并发症间接影响。

临床表现

许多 SLE 患者在其疾病过程中的某一时刻会出现肾脏受累的实验室证据。在大约 1/3 的 SLE 患者中，肾脏受累首先表现为尿常规示蛋白尿和（或）镜下血尿；最终进展至肾功能减退。然而，除狼疮性肾炎中一些较为侵袭的表现，如表现为急进性肾小球肾炎的患者外，疾病早期即表现为肾功能减退［如血肌酐升高和肾小球滤过率下降（glomerular filtration rate，GFR）］并不常见。患者早期症状常表现为非肾脏受累，如皮疹、关节炎和口腔溃疡。在实验室检查确诊为 SLE 后，如果有肾脏受累，其证据通常出现于诊断后的前 3 年。

肾脏受累的症状常与实验室异常一致。例如，伴有肾病范围蛋白尿的患者常表现为下肢水肿，严重者可有晨起眶周水肿。当肾功能受损时，如进展性的狼疮性肾炎，高血压是一大常见临床表现。尽管罕见，但当深色或茶色尿出现时说明存在肉眼血尿。有许多工具可用于评估狼疮症候群的系统性严重程度，如 SLE 疾病活动指数（SLE disease activity index，SLEDAI）和英国狼疮评估组（British Isles Lupus Assessment Group，BILAG）指数。尽管这些问卷调查主要用于为临床试验汇编症状，但其也有利于提取 SLE 患者的详细病史。

评估

实验室表现

美国风湿病学学会（American College of Rheumatology，ACR）对 SLE 列出了以下 11 项诊断标准：抗核抗体（ANA）、关节炎、免疫学异常（包括抗 dsDNA 抗体、抗磷脂抗体或抗 Sm 抗体）、颊部红斑、盘状红斑、光过敏、口腔溃疡、浆膜炎、血液系统异常、神经系统异常和肾脏病变（表 24.1）。理论上，诊断 SLE 需要符合至少四条以上诊断标准，包括实验室检查发现 ANA 阳性和（或）抗 dsDNA 阳性。除 ANA 和 dsDNA 抗体外，一旦怀疑肾脏受累即应检测血清补体（C3、C4、CH50），因为当疾病活动时这些补体通常都是低的，而这类活动性疾病常为一些严重的增殖性狼疮性肾炎。抗磷脂抗体和抗心磷脂抗体有助于评估 SLE 伴发凝血异常的风险。

实验室检查不仅用于诊断肾脏受累，还用于评估 SLE 患者的治疗反应。尿沉渣镜检、血清补体水平变化以及 ANA 和抗 dsDNA 滴定，对于传统的指标，如血清肌酐和尿蛋白排泄量（量化为 24 h 尿或晨尿蛋白肌酐比）而言是一个很好的补充。由于活动性 SLE 常可见血细胞减少，故应常规检测全血细胞计数。此外，研究显示有多项尿和血清学检查可作为 SLE，特别是狼疮肾炎疾病活动性的标记物，包括狼疮特异性分子（如抗 -C1q 抗体）、慢性炎症介导物［如 TNF 样弱凋亡诱导物（TNF-like weak inducer of apoptosis，TWEAK）］，以及肾损伤的常见标记物［尿中性粒细胞明胶酶相关脂质运载蛋白（urinary neutrophil gelatinase-associated lipocalin，uNGAL）］。然而，这些方法的临床实用性仍未被证实，并且没有任何血清和尿液的疾病标志物带来的诊断学信息能够比得上肾活检。因此，几乎所有有怀疑肾脏受累的 SLE 患者在他们的治疗过程中均经历过至少一次的肾活检。

表 24.1　美国风湿病学会的系统性红斑狼疮诊断标准

标准	描述
颊部红斑	颧部隆起处扁平或凸起的红斑
盘状红斑	隆起的红斑，通常为圆形，覆有角化鳞屑；有时可见萎缩性瘢痕
光过敏	暴露于紫外线时出现皮疹
口腔溃疡	口腔和（或）鼻咽部溃疡
关节炎	非侵蚀性关节炎，累及至少 2 个周围关节，病变较轻和（或）肿胀
浆膜炎	胸膜炎或心包炎
肾脏病变	蛋白尿、血尿和（或）血肌酐升高
神经系统异常	除外其他原因的癫痫或精神异常
血液系统异常	除外其他原因的贫血（溶血性）、白细胞减少或血小板减少
免疫学异常	抗 -dsDNA、抗 Sm 和（或）抗磷脂抗体阳性
抗核抗体	ANA 滴度异常，排除药物诱导的 ANAs

ANA，抗核抗体；dsDNA，双链 DNA。

患者病程中任意时刻符合 ≥4 条标准即可诊断系统性红斑狼疮

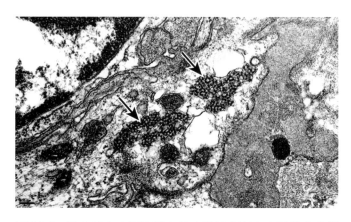

图 24.1　肾小球内皮细胞膨大的内质网扁囊中大量的内皮管网状包涵体（箭头）。这些内部网状结构在系统性红斑狼疮中常见，由内皮细胞暴露于外周环境中的干扰素诱发而成，故而得名"干扰素足迹"。（电镜，×50,000）

肾活检表现

狼疮性肾炎的经典病理表现是一种免疫复合物介导的肾小球肾炎；然而，狼疮性肾炎的病理表现是多种多样的，且有时可与其他免疫复合物介导的肾小球肾炎混淆。某些特定的病理表现高度指向狼疮性肾炎，包括：①肾小球沉积物以 IgG 为主，伴有 IgA、IgM、C3 和 C1q 共沉积，即免疫荧光下俗称的"满堂亮"；②肾小球外免疫类型沉积物见于肾小管基底膜、间质和血管；③超微结构示系膜区、内皮下和上皮下电子致密物沉积；④超微结构示管网状包含物，在肾小球内皮细胞胞质中呈"干扰素足迹"（图 24.1）。

尽管系统性红斑狼疮会影响肾脏的各个组成部分，包括肾小球、肾小管、肾间质和血管，但其分型主要还是依据联合光镜、免疫荧光以及电镜共同评估的肾小球改变。肾小球受累是研究最透彻的部分，且其与临床表现、进展和治疗反应一致。过去的四十年间，不同社会机构，尤其是世界卫生组织（World Health Organization，WHO），对多种多样的 SLE 相关肾小球病理的分型做过许多尝试。以临床病理一致性为准则，由肾脏病理学家、肾脏病学家和风湿病学家组成的工作小组，在国际肾脏病学会（International Society of Nephrology，ISN）和肾脏病理学会（Renal Pathology Society，RPS）的联合赞助下，于 2004 年

出版了修订版的分类标准，称 ISN/RPS 分型。修订版修正了原 WHO 分型中的许多缺陷，避免了含糊不清的用词，使标准具有更好的可重复性。以肾活检结果为基础，ISN/RPS 分型将免疫复合物介导的狼疮性肾小球肾炎分为六种不同类型（表 24.2）。这些类型不是静态的，而是可自发地或经治疗后由一种类型转变为另一种类型。

ISN/RPS Ⅰ型表现为最轻微的肾小球损伤——免疫沉积局限于系膜区，不伴系膜细胞增生。Ⅱ型在 IF 和（或）EM 下可见系膜区沉积伴不同程度的系膜细胞增生。Ⅲ型为局灶的节段性为主的毛细血管内增生和（或）硬化，累及 <50% 的肾小球。活动性毛细血管内损伤通常包括单核细胞和中性粒细胞浸润，并且可能出现坏死特征，包括纤维素样坏死、肾小球基底膜断裂和核凋亡，核凋亡可致核固缩和核碎裂形成。这些节段性损伤常出现于系膜增生和免疫沉积的前提下。Ⅳ型中毛细血管内损伤累及 ≥50% 的肾小球，通常呈弥漫性和球性分布（图 24.2）。内皮下免疫沉积是Ⅲ型和Ⅳ型毛细血管内损伤的一大特征，两者不同在于局灶节段性（Ⅲ型）和弥漫性球性（Ⅳ型）（图 24.3）。Ⅲ型和Ⅳ型可能出现毛细血管外增生形成细胞性新月体——与急进性临床进程密切相关。内皮下沉积物较大时光镜下可呈"白金耳"或毛细血管内"透明血栓"（图 24.4）。活动性狼疮肾炎的一大特异但不常见的特征为"苏木精小体"，由周围的 ANA 攻击的死亡细胞挤压出来的细胞核形成嗜碱性的圆形小体（"LE 小体"）（图 24.2）组成。Ⅴ型即膜性狼疮肾炎，上皮下沉积为典型特征，常叠加于系膜细胞增

表 24.2 狼疮性肾炎的病理学分型（ISN/RPS，2003）

名称	描述	典型临床特征
Ⅰ型：轻微系膜性狼疮肾炎	无 LM 异常；IF 和（或）EM 下可见仅系膜 IC 沉积	尿检正常或镜下血尿
Ⅱ型：系膜增生性狼疮肾炎	系膜细胞增生或系膜基质增宽，IF 和（或）EM 下可见系膜 IC 沉积	镜下血尿和（或）少量蛋白尿
Ⅲ型：局灶性狼疮肾炎 *	LM 下 <50% 的肾小球表现为节段性（<50% 的肾小球袢）或球性（>50% 的肾小球袢）毛细血管内和 / 或毛细血管外增生或硬化；IF 和 EM 下可见系膜和局灶内皮下 IC 沉积	肾炎型尿沉渣和非肾病范围蛋白尿
Ⅳ型：弥漫性狼疮肾炎 *	LM 下 >50% 的肾小球表现为毛细血管内和（或）毛细血管外增生或硬化；Ⅳ-S 表示≥50% 受累肾小球有节段性损伤；Ⅳ-G 表示≥50% 受累肾小球有球性损伤；IF 和 EM 可见系膜和弥漫性内皮下 IC 沉积	肾炎和肾病综合征、高血压、肾功能减退
Ⅴ型：膜性狼疮肾炎	LM 下弥漫性肾小球毛细血管壁增厚伴 IF 和 EM 下上皮下 IC 沉积，伴或不伴系膜 IC 沉积	肾病综合征
Ⅵ型：严重硬化型狼疮肾炎 †	LM 下 >90% 的肾小球球性硬化，不再有活动性病变	显著肾功能减退、高血压

EM，电子显微镜；IC，免疫复合物；IF，免疫荧光；LM，光学显微镜。

* Ⅲ型和Ⅳ型可有活动性（增生性）、慢性、非活动性（硬化性），或同时伴有活动性和慢性损伤，亚分型分别为 A、C、或 A/C。

† Ⅴ型可与Ⅲ型或Ⅳ型共存，此时同时诊断为两种类型。

生和（或）系膜免疫沉积的基础上。典型的 Ⅴ 型通常表现为在上皮下沉积物间肾小球基底膜钉突形成（图 24.5）。Ⅴ 型在没有出现叠加增殖性损伤时亦可进展至肾小球硬化。同时具有膜性和毛细血管内损伤的患者，可诊断 Ⅴ + Ⅲ / Ⅳ 型。这些混合类型较单纯 Ⅴ 型狼疮性肾炎预后差。Ⅵ 型为严重慢性疾病，表现为 > 90% 的硬化性肾小球，无活动性病变。

SLE 患者中不常见的肾活检结果包括"狼疮足细胞病"，表现为肾病综合征，伴弥漫性足突融合，外周毛细血管壁无免疫沉积物。这些病例在组织病理结果和对糖皮质激素的反应上类似微小病变型或局灶节段性肾小球硬化症。通常认为机体系统细胞因子环境改变介导了直接的足细胞损伤，而非免疫复合物沉积。极少数狼疮肾炎会在缺乏有意义的肾小球损伤时表现为明显小管间质性肾炎伴大量小管间质免疫沉积。一些伴有坏死和新月体特征、外周毛细血管壁寡免疫沉积的狼疮肾炎，除 ANA 外还与抗中性粒细胞胞浆抗体（antineutrophil cytoplasmic antibody，ANCA）相关。这种"寡免疫"改变在狼疮肾炎Ⅳ-S

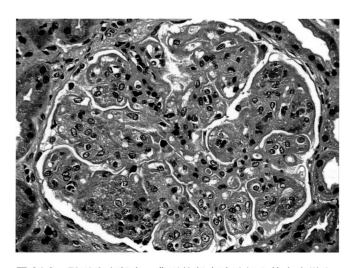

图 24.2 Ⅳ 型狼疮肾炎：典型的肾小球毛细血管内皮增生、管腔狭窄或闭塞，白细胞浸润。肾小球毛细血管壁因嗜伊红物质而增厚，形成白金耳。圆形的嗜碱性结构（"苏木素小体"，箭头所示）代表被挤压出的细胞核因结合抗核抗体而发生改变。（HE 染色，×400）

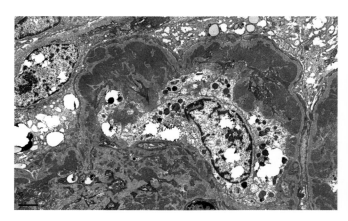

图 24.3 Ⅳ 型狼疮肾炎：大片电子致密物沉积于系膜和内皮下区域。足细胞足突融合。（电镜，×6000）

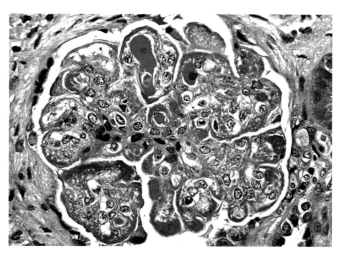

图 24.4　Ⅳ型狼疮肾炎：三色法染色以突出嗜复红物（橘色）沉积，肾小球基底膜和系膜基质为蓝色。在此肾小球中可见大量内皮下"白金耳"和毛细血管内"透明血栓"。（Masson 三色法，×600）

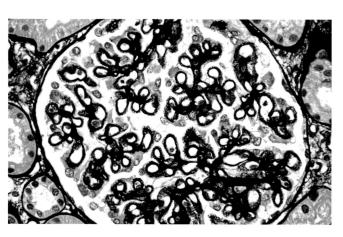

图 24.5　Ⅴ型狼疮肾炎：膜性狼疮肾炎出现球性肾小球毛细血管壁增厚。镀银染色示肾小球基底膜上凸起的嗜银钉突。这些钉突位于嗜银阴性的上皮下沉积物之间。（Jones 六银胺，×600）

型中尤为常见，Ⅳ-S 型有弥漫但节段性的坏死和新月体形成。血栓性微血管病累及肾小球和（或）血管的 SLE 患者，应行狼疮抗凝物或抗磷脂抗体的检查。

肾活检病理结果应评估组织活动性和慢性化程度，否则就是不完整的，不能用于指导治疗。活动性损伤包括肾小球毛细血管内增生、白细胞浸润、坏死性损伤、白金耳沉积物、细胞性新月体、间质炎症，以受累的肾小球或皮质区比例为基础进行评分。在活动性特征中，坏死性损伤和细胞性新月体预后最差。慢性化改变包括球性和节段性肾小球瘢痕形成（肾小球硬化症）、纤维性新月体、小管萎缩和间质纤维化。

由于活检中活动性（activity，A）和慢性（chronicity，C）损伤可变度大，故治疗标准权衡了活动性损伤的范围和严重程度（视为对免疫抑制治疗的潜在反应）与慢性的不可逆性病变范围。

治疗

当前狼疮肾炎的治疗方法，以及在临床试验中研究新的治疗模式，都主要以组织学结果（如 ISN/RPS 分型）结合临床表现指标和肾功能损伤分级（表 24.3）为指导。Ⅰ 型和 Ⅱ 型狼疮肾炎表现为单纯系膜病变，预后较好，不需要针对肾脏的特殊治疗，换言之，非免疫调节治疗适用于这类肾活检结果的患者。通过阻断肾素 - 血管紧张素 - 醛固酮系统（renin-angiotensin-aldosterone system，RAAS）积极控制血压，是狼疮肾炎保守治疗的关键。流行病学研究表明，ACE 抑制药的使用延缓了 SLE 肾脏病进展并减轻了整个疾病的活动性。

Ⅲ 型和Ⅳ型狼疮肾炎

活动性Ⅲ 型和Ⅳ 型狼疮肾炎的治疗通常分为诱导阶段和维持阶段免疫抑制治疗。大部分伴有活动性增殖性狼疮肾炎的患者初始以糖皮质激素治疗，通常为静脉激素"冲击"（甲强龙 500～1000 mg/d，共 3 天），序贯大剂量口服治疗［通常为泼尼松 1 mg/（kg·d），每日不超 60 mg］8 周后逐渐减量。

诱导治疗

激素需要联合其他免疫抑制药治疗。现今，环磷酰胺和霉酚酸酯（mycophenolate mofetil，MMF）为诱导阶段免疫抑制治疗的两大主要药物。环磷酰胺治疗，其静脉用药相比于口服而言，药物蓄积较少、血细胞减少相对少见、膀胱保护性较好、依从性较好。在美国国立卫生研究院（National Institutes of Health，NIH）开展的一些对严重增殖性狼疮肾炎患者的小型随机对照研究实验最终推出了著名的诱导缓解治疗方案——"NIH 方案"，即在连续的几个月中行六次静脉环磷酰胺冲击治疗（0.5～1 g/m²）。欧洲狼疮组在不以牺牲环磷酰胺疗效的前提下，进行了一项旨在减少发生其副作用风险的研究；他们的短疗程方案（"欧洲狼疮方案"）——静脉环磷酰胺 500 mg 每 2 周一次，共 6 次（总剂量 3 g）——在肾与肾外结局上与 NIH 方案疗效相当，但毒性更小，总体感染更少。

该试验 10 年以上的随访研究持续表明治疗组间结局没有差异，但这项试验纳入患者多为白种人，对易出现较差肾脏结局的高危人群可能不适用。

MMF 为诸多活动增殖性狼疮肾炎诱导缓解治疗首选药物中另一可供选择的药物。一项来自中国的对比口服 MMF 和口服环磷酰胺的初步研究表明，两者达到缓解的比率相近，而在 1 年和 5 年的随访发现，MMF 组感染率和总体死亡率均较低。美国在多种族人群（50% 以上为非洲裔美国人）的增殖性或膜性狼疮肾炎中进行了一项诱导试验，研究对比每月环磷酰胺静脉冲击与口服 MMF 治疗，且每组均联合固定的逐渐减量的激素方案，作为 6 个月的诱导治疗。尽管该项研究设计目的是非劣性试验，MMF 组在 6 个月中达到完全缓解和完全 + 部分缓解的比例为 52%，多于环磷酰胺组的 30%。最近，一项总样本量为 370 名患者的国际多中心试验，研究对比 MMF（3 g/d）或每月环磷酰胺静脉冲击这两种诱导治疗，结果表明，经过 6 个月的治疗后，两者达到完全和部分缓解比例几乎一致（MMF 为 56%，静脉环磷酰胺组为 53%）。对出现明显肾衰竭（定义为 GFR＜30 ml/min）患者的亚组分析未能看出 MMF 不如环磷酰胺有效。

维持治疗

达到缓解后，维持期治疗应注重慢性疾病的长效管理。后续免疫抑制治疗的目标为防止疾病复发和再次活动，减轻疾病潜在活动导致的肾脏瘢痕形成，以及治疗长期副作用的最小化。硫唑嘌呤和 MMF 已经取代静脉环磷酰胺，为维持治疗更佳的免疫抑制药。不但需要考虑所有免疫抑制药的长期毒性，还需要考虑到它们对生育的潜在影响和致畸风险，维持治疗药物的选择和剂量很重要，应由医生和患者共同参与制订与修改。没有临床研究去除激素在维持治疗中的应用，许多临床医生都会在维持治疗期的前 1～6 个月停用激素以最小化其副作用，即便此决策缺乏临床试验参考数据。目前大部分研究表明，MMF 和硫唑嘌呤对维持缓解疗效相当。例如，在 MAINTAIN 肾炎试验中，标准化激素和环磷酰胺诱导治疗后，105 名狼疮肾炎患者（Ⅲ型 31%，Ⅳ型 58%，Ⅴ型 10%）以硫唑嘌呤或 MMF 维持治疗，经过至少 3 年的随诊，两组人群缓解率、激素撤药率和疾病复发率相等。最近，ALMS（aspreva lupus management study, ALMS）维持研究表明，MMF 在维持治疗中可能比硫唑嘌呤更为有效。在这项研究中，227 名对 MMF 或静脉环磷酰胺诱导治疗有反应的患者，在不考虑诱导治疗的情况下，从治疗失败时间、肾病复发时间和补救治疗时间上看，36 个月的维持治疗 MMF 似乎优于硫唑嘌呤，而在接受硫唑嘌呤治疗的患者中，由于严重不良事件导致的撤药也更为常见。

Ⅴ型狼疮肾炎

Ⅴ型（膜性）狼疮肾炎的治疗也分为免疫抑制诱导阶段和维持阶段。和增殖性肾炎一样，诱导治疗包括环磷酰胺和 MMF；此外，在 Ⅴ 型中，作为原发性膜性肾病一线用药的钙调神经磷酸酶抑制药（环孢素或他克莫司）为其另一可供选择的治疗用药。联合钙调神经磷酸酶抑制药可较联合环磷酰胺或 MMF 更早达到缓解，但该治疗法在撤药后会出现较高概率的复发，正如钙调神经磷酸酶抑制药在其他肾病综合征的使用一样。当 Ⅴ 型损伤叠加有增殖性 Ⅲ 型或 Ⅳ 型损伤时可采用钙调神经磷酸酶抑制药联合 MMF。中国的一项小型随机试验对此多靶点方案进行了验证，对比研究了 MMF+ 他克莫司 + 激素的诱导治疗和环磷酰胺 + 激素的诱导治疗。意向治疗分析表明，相比于以环磷酰胺为基础的诱导治疗方案，6 个月和 9 个月的多靶点治疗完全缓解率高，不良事件发生率低。

由于诱导治疗的失败率高（30%～50%），疾病复发率也高，狼疮肾炎新的治疗药物和治疗方案仍在探寻中。大部分这类治疗的研究都是在现今 MMF 或环磷酰胺标准化治疗基础之上严格进行的。利妥昔单抗，一种耗竭 B 细胞的抗 -CD20 单克隆抗体，在一项样本量为 140 名重型狼疮肾炎患者的安慰剂对照试验中进行研究，所有患者均同时接受 MMF（近 3 g/d）和逐渐减量的糖皮质激素治疗。尽管利妥昔单抗组中达到完全或部分缓解的受试者较多，但从 1 年的主要临床终点上看，两者并没有显著差别。狼疮肾炎其他一些正在研究中的治疗药物包括贝利单抗，一种作用于 B 细胞生长因子 B 淋巴细胞刺激蛋白的人源单克隆抗体；阿巴西普，一种选择性 T 细胞协同刺激调制剂；拉喹莫德，一种作用机制不明的口服免疫调节治疗药物；以及促肾上腺皮质激素，经证实在一些顽固性肾病综合征中有效。许多试验表明诱导治疗期加用血浆置换对肾脏和患者生存率没有明显获益；因此，常规行血浆置换并不适用于狼疮肾炎，尽管该治疗在特殊案例中可能有价值，例如伴有难治性抗磷脂抗体和凝血功能异常的患者，以及合并 ANCA 阳性的系统性红斑狼疮患者。

表 24.3 狼疮肾炎 ISN 分型治疗选择及各阶段治疗

类型	诱导阶段	维持阶段
Ⅰ 型 [*]	保守性非免疫调节治疗（如 RAAS 阻断）	保守性非免疫调节治疗（如 RAAS 阻断）
Ⅱ 型		
Ⅲ 型 [*]	静脉激素冲击序贯口服激素逐渐减量	可允许的最低剂量口服激素
Ⅳ 型	和	和
	静脉环磷酰胺 0.75~1.0 g/m^2 每月 ×6 次	MMF 2000 mg/d ×6 个月，然后 1500 mg/d ×3~6 月，
	或	若病情平稳后则 1000 mg/d
	静脉环磷酰胺 500 mg IV 每 2 周 ×6 次	或
	或	硫唑嘌呤 2.0 mg/(kg·d) ×6 个月，然后 1.5 mg/(kg·d)
	MMF 2000~3000 mg/d ×6 个月	×3~6 个月，若病情平稳后则 1.0 mg/(kg·d)
Ⅴ 型	静脉激素冲击序贯口服激素逐渐减量	可允许的最低剂量口服激素
	和	和
	静脉环磷酰胺 0.75~1.0 g/m^2 IV 每月 ×6 次	2000 mg/d ×6 个月，然后 1500 mg/d ×3~6 月，
	或	若病情平稳后则 1000 mg/d
	环磷酰胺（剂量据谷浓度 125~200 mcg/L 调整）	或
	或	硫唑嘌呤 2.0 mg/(kg·d) ×6 个月，然后 1.5 mg/(kg·d)
	他克莫司（剂量据谷浓度 5~10 mcg/L 调整）×3~6 个月，	若病情平稳后则 1.0 mg/(kg·d)
	或	
	MMF 2000~3000 mg/d ×6 个月	
Ⅵ 型	保守性非免疫调节治疗（如，RAAS 阻断）为肾脏替代治疗做准备	不适用

IV，静脉注射；MMF，霉酚酸酯；RAAS，肾素 - 血管紧张素 - 醛固酮系统。
[*] 剂量计以 mg/d 适用于成年人。小儿用药剂量详见其他备用资料

预后

狼疮肾炎中的增殖性类型——Ⅲ 型、Ⅳ 型和 Ⅴ + Ⅲ / Ⅳ 型——除非经治疗迅速达到并维持缓解，否则疾病容易进展。近几十年来，如何更好地应用这些免疫抑制药，研究者开展了诸多优质临床试验研究，并在此基础上，增加了免疫抑制药的应用，获得了更多的知识，使狼疮肾炎患者的预后得到了提高。1980 年前患者肾脏的 5 年生存率低至 20%，当今的治疗方案已经在过去的十年里使其提高到了 80%。疾病进展的危险因素包括人口学特征，如男性、非洲人、西班牙种族、社会经济地位低、较早的起病年龄，以及临床和病理特点，如发病时高血肌酐水平、高血压、贫血、坏死或新月体性肾小球比例、肾小球和小管间质瘢痕形成或慢性化的程度。

当狼疮肾炎进展至终末期肾病，大部分患者可经历其狼疮肾外临床表现的完全或部分消失，包括狼疮血清学指标。此外，若患者仍持续存在活动性病变，则通常只是轻到中度的体征。系统性红斑狼疮肾衰竭患者这类表面上的狼疮缓解，其机制尚不明。因狼疮肾炎导致的终末期肾病患者，在肾移植前应至少进行 3 ~ 6 个月的透析治疗；此建议对于肾衰竭相对较快进展的患者尤为重要。这段时间的治疗如果有效，可于移植前进一步减轻狼疮活动性，为急性肾损伤患者提供充足的肾功能恢复时间。接受肾移植的狼疮患者其总体移植生存率与其他肾脏病患者相近，狼疮肾炎的再发率为 5% ~ 30%，诊断取决于移植肾活检的指征。移植后复发时间最早可为第一周，最晚可至 10 ~ 15 年后。复发的狼疮肾炎不一定与宿主原疾病病理一致，但常表现为更为轻微的、非增殖性损伤。

参考书目

Appel GB, Contreras G, Dooley MA, et al: Mycophenolate mofetil ver- sus cyclophosphamide for induction treatment of lupus nephritis, J Am Soc Nephrol 20:1103-1112, 2009.

Austin 3rd HA, Illei GG, Braun MJ, et al: Randomized, controlled trial of prednisone, cyclophosphamide, and cyclosporine in lupus mem- branous nephropathy, J Am Soc Nephrol 20:901-911, 2009.

Austin HA, Muenz LR, Joyce KM, et al: Diffuse proliferative lupus nephritis: identification of specific pathologic features affecting renal outcome, Kidney Int 25:689-695, 1984.

Bao H, Liu ZH, Xie HL, et al: Successful treatment of class V+IV lupus nephritis with multitarget therapy, J Am Soc Nephrol 19:2001-2010, 2008.

Bomback AS, Appel GB: Updates on the treatment of lupus nephritis, J Am Soc Nephrol 21:2028-2035, 2010.

Chan TM, Li FK, Tang CS, et al: Efficacy of mycophenolate mofetil in patients with diffuse proliferative lupus nephritis. Hong Kong- Guangzhou Nephrology Study Group, N Engl J Med 343:1156-1162, 2000.

Dooley MA, Jayne D, Ginzler EM, et al: Mycophenolate versus aza- thioprine as maintenance therapy for lupus nephritis, N Engl J Med 365:1886-1895, 2011.

Duran-Barragan S, McGwin Jr G, Vila LM, et al: Angiotensin-converting enzyme inhibitors delay the occurrence of renal involvement and are associated with a decreased risk of disease activity in patients with systemic lupus erythematosus—results from LUMINA (LIX): a multi- ethnic US cohort, Rheumatology (Oxford) 47:1093-1096, 2008.

Ginzler EM, Dooley MA, Aranow C, et al: Mycophenolate mofetil or intravenous cyclophosphamide for lupus nephritis, N Engl J Med 353:2219-2228, 2005.

Gourley MF, Austin 3rd HA, Scott D, et al: Methylprednisolone and cyclo- phosphamide, alone or in combination, in patients with lupus nephritis. A randomized, controlled trial, Ann Intern Med 125:549-557, 1996.

Hill GS, Nochy D: Antiphospholipid syndrome in systemic lupus erythe- matosus, J Am Soc Nephrol 18:2461-2464, 2007.

Houssiau FA, D'Cruz D, Sangle S, et al: Azathioprine versus mycopheno- late mofetil for long-term immunosuppression in lupus nephritis: results from the MAINTAIN nephritis trial, Ann Rheum Dis 69:2083-2089, 2010.

Houssiau FA, Vasconcelos C, D'Cruz D, et al: The 10-year follow-up data of the euro-lupus nephritis trial comparing low-dose and high- dose intravenous cyclophosphamide, Ann Rheum Dis 69:61-64, 2010.

Illei GG, Austin HA, Crane M, et al: Combination therapy with pulse cyclophosphamide plus pulse methylprednisolone improves long- term renal outcome without adding toxicity in patients with lupus nephritis, Ann Intern Med 135:248-257, 2001.

Kraft SW, Schwartz MM, Korbet SM, et al: Glomerular podocytopathy in patients with systemic lupus erythematosus, J Am Soc Nephrol 16:175-179, 2005.

Markowitz GS, D'Agati VD: Classification of lupus nephritis, Curr Opin Nephrol Hypertens 18:220-225, 2009.

Miyasaka N, Kawai S, Hashimoto H: Efficacy and safety of tacrolimus for lupus nephritis: a placebo-controlled double-blind multicenter study, Mod Rheumatol 19:606-615, 2009.

Nasr SH, D'Agati VD, Park H-R, et al: Necrotizing and crescentic lupus nephritis with antineutrophil cytoplasmic antibody seropositivity, Clin J Am Soc Nephrol 3:682-690, 2008.

Ortega LM, Schultz DR, Lenz O, et al: Lupus nephritis: pathologic features, epidemiology and a guide to therapeutic decisions, Lupus 19:557-574, 2010.

Radhakrishnan J, Moutzouris DA, Ginzler EM, et al: Mycophenolate mofetil and intravenous cyclophosphamide are similar as induc- tion therapy for class V lupus nephritis, Kidney Int 77:152-160, 2010.

Rovin BH, Zhang X: Biomarkers for lupus nephritis: the quest contin- ues, Clin J Am Soc Nephrol 4:1858-1865, 2009.

Weening JJ, D'Agati VD, Schwartz MM, et al: The classification of glo- merulonephritis in systemic lupus erythematosus revisited, J Am Soc Nephrol 15:241-250, 2004.

糖尿病肾病的发病机制、病理生理和治疗

Hiddo J. Lambers Heerspink, Paola Fioretto, Dick de Zeeuw　著

张　薇　吴海婷　叶文玲　译校

糖尿病肾病是成年人终末期肾衰（end-stage renal disease，ESRD）的最常见原因。在美国，几乎一半终末期肾衰的患者是由糖尿病造成的，其中大部分（≥80%）是 2 型糖尿病。糖尿病肾病患者死亡率高，其中心血管病风险明显增高，超过半数的患者死亡风险增高是心血管病风险增加所致。出现显性糖尿病肾病的患者，通过有效的降压治疗和控制血糖，可以延缓但无法避免进展至终末期肾病。因此，更多的研究集中于糖尿病肾损伤的早期病理生理机制，预测因素以及早期干预措施上。

病理生理

虽然有很多重要的调节因子参与糖尿病肾病的发生，但其主要还是由高血糖引起的长期代谢异常造成的。1 型和 2 型糖尿病的研究均表明控制血糖可以减少糖尿病肾病的危险。并且，一项在 1 型糖尿病肾脏移植者中进行的随机试验表明，严格控制血糖可以延缓或阻止最早期糖尿病肾损伤的发展。与之类似，在伴有微量白蛋白尿的 1 型糖尿病患者中，胰岛素强化治疗可以延缓肾小球损伤的速度。此外，已确定有肾小球损伤的 1 型糖尿病患者，在进行胰腺移植后，血糖水平控制良好的情况下，肾脏损伤可以逆转。总之，这些研究有力地证明了，高血糖对于糖尿病肾病的发生发展是必需的，纠正高血糖可以促进糖尿病肾损伤修复机制的表达，促进原有的糖尿病肾损伤的愈合。

虽然血流动力学机制可能也参与糖尿病肾病的发病，但是其他原因造成的高滤过状态（例如单侧肾切除）并没有产生糖尿病损伤，因此，单独的肾小球高滤过状态并不能充分解释糖尿病肾病早期损伤的产生。但临床研究表明，血流动力学因素在调节已经存在的糖尿病肾病的发展中可能起着重要的作用。值得注意的是，在白蛋白正常的 1 型糖尿病患者，肾小球

滤过率的降低与严重的肾小球损伤密切相关，这类患者进展为显性糖尿病肾病的风险增加。血压升高和血压节律异常均可能参与糖尿病肾病的发生和发展。因为无论在血压正常还是高血压的 2 型糖尿病患者中，强化血压控制可以延缓正常白蛋白尿向微量白蛋白尿，微量白蛋白尿向大量白蛋白尿的进展，这些均支持这个假说。

糖尿病肾病存在遗传易感性。在同患 1 型或 2 型糖尿病的同胞中，多项横断面研究显示，具有同样的糖尿病肾病风险的这些糖尿病同胞，糖尿病肾小球病的风险也高度一致，并且这一风险独立于血糖水平。因此，目前一些研究通过基因扫描和候选易感基因的方法探索糖尿病肾病相关的基因位点。

糖尿病肾病的肾损伤主要与肾小球基底膜（glomerular basement membrane，GBM）和肾小管基底膜（tubular basement membrane，TBM）的细胞外基质（extracellular matrix，ECM）的堆积有关。细胞外基质合成和降解的不平衡导致细胞外基质的聚积，是系膜扩增和疾病后期间质扩张的主要原因。多种机制可以解释高糖环境和细胞外基质聚积之间的联系。其中包括 TGFβ 的升高；蛋白激酶 C 的激活，通过环磷酸腺苷途径刺激 ECM 产生；糖基化终末产物的升高；醛糖还原酶的活化，造成山梨醇的聚积。此外，越来越多的证据表明糖尿病中氧化应激水平增高，氧化应激可以通过改变一氧化氮的产生和作用以及导致内皮细胞功能障碍等机制，参与糖尿病肾病肾损伤。

病理

1 型糖尿病

在 1 型糖尿病患者中，肾小球病变可以出现在糖尿病发病数年后。糖尿病患者移植正常肾脏后出现肾小球病变大体时间相同。糖尿病引起的肾脏结构改变

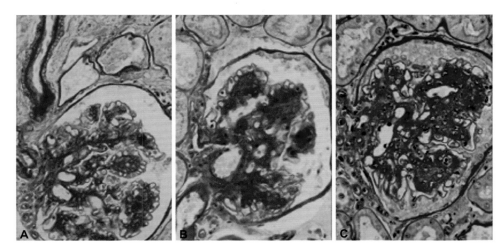

图 25.1 长期白蛋白尿正常，伴有进行性肾脏系膜基质扩增及肾功能恶化的 1 型糖尿病患者，在基线，随访 5 年和 10 年期间肾活检的肾小球光镜图片。A，糖尿病起病后 21 年，基线肾穿时，血压以及白蛋白尿正常，肾小球呈弥漫性结节性系膜基质扩增，肾小动脉玻璃样变（PAS 染色，×400）；B，随访 5 年后患者出现微量白蛋白尿，肾小球滤过率（GFR）下降，肾活检示肾小球弥漫性结节性系膜基质扩增，肾小动脉玻璃样变进一步加重（PAS 染色，×400）；C，随访 10 年后，患者出现大量白蛋白尿，肾功能进一步减退，肾活检示晚期糖尿病肾病表现

是特异的，其他疾病中没有这些改变，肾脏损伤的严重程度和临床肾脏疾病的功能障碍、糖尿病的病程、血糖控制情况以及遗传因素有关。但是，1 型糖尿病的病程长短和肾小球病理严重程度之间的关系并不确切。这与对疾病易感性的显著差异有关，例如，有些患者在糖尿病发病 15 年后可能会发展成为肾衰竭，而另一些患 1 型糖尿病数十年的患者却没有肾脏并发症。

光镜表现

肾脏肥大是 1 型糖尿病患者最早期结构改变，不伴有任一特异的光镜改变。许多患者在糖尿病发病几十年后肾小球结构依然正常或者接近正常，而另一些患者则发展成了进展性弥漫性系膜基质扩张，光镜表现为 PAS 染色阳性的 ECM 系膜物质增多。伴有蛋白尿的患者中，40% ~ 50% 的患者出现极端的系膜基质扩张，成为 Kimmelstiel-Wilson 结节（结节性系膜基质扩张）。结节中的系膜细胞核成栅栏状环绕在系膜基质周围，压迫周围毛细血管腔。一般认为结节是由早期的肾小球毛细血管微血管瘤形成导致。值得注意的是，大约一半的伴有严重糖尿病肾病的患者并没有这些结节损伤。因此，虽然 Kimmelstiel-Wilson 结节是糖尿病肾病的诊断性标志，但是对于严重的肾脏损伤并不是必需的。

早期病变还包括小动脉的玻璃样变性，入球和出球小动脉的平滑肌细胞被 PAS 染色阳性的蜡状的均质物质所取代（图 25.1）。这些损伤的严重程度可能通过影响肾小球缺血而与球性硬化程度直接相关。光镜下可以看到 GBM 和 TBM 的增厚，电镜下更为明显。此外，在伴有蛋白尿的 1 型糖尿病患者中，无肾小管的肾小球及肾小球小管交接处的异常可能在糖尿病肾病进行性肾功能下降中起重要作用。最后，在疾病的晚期，小管萎缩和间质纤维化常会发生。

免疫荧光

糖尿病的特征在于 GBM、TBM 和包曼氏囊壁的线性染色增强，特别是免疫球蛋白 G（主要是 IgG4）和白蛋白。虽然这种染色只有在强酸性环境下祛除，但是染色强度和潜在损伤的严重程度并不相关。为了避免和抗基底膜抗体疾病混淆需要细致辨别。

电镜

在糖尿病肾病中观察到的第一个可测量的变化是 GBM 增厚，在 1 型糖尿病发病后的 1.5 ~ 2.5 年即可以发现（图 25.2）。TBM 基底膜也会增厚，且程度和 GBM 相平行。在糖尿病发病的 4 ~ 5 年后，肾小球系膜区面积增加，系膜基质所占比例从正常的 20% 增长到 40%，开始出现蛋白尿；到 CKD3 期时，系膜基质所占比例增长至 60% ~ 80%。免疫组织化学分析显示在系膜区、GBM 和 TBM 区的这些变化代表着这些部位细胞外基质成分的扩增，这些成分可能包括

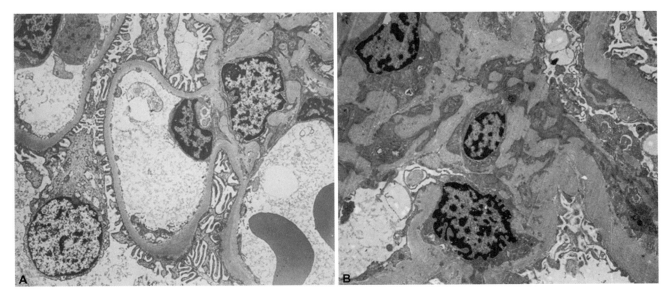

图 25.2　正常对照者（A）和 1 型糖尿病患者（B）系膜区电子显微镜图片（原始放大倍数，×3900）。注意糖尿病患者（B）系膜基质及细胞内容物的增加，肾小球基底膜增厚，毛细血管腔狭窄

Ⅳ 和 Ⅵ 型胶原蛋白、层黏连蛋白和纤维连接蛋白。

　　观察各种肾脏疾病的肾间质的定性和定量改变，间质纤维化的特征在于细胞外基质的增加以及细胞数目的增加。初步研究表明，糖尿病肾病间质病变的发病机制不同于糖尿病肾病时系膜基质、GBM 及 TBM 发生的变化。在糖尿病肾病晚期，GBM、TBM 以及系膜基质的变化代表的是基底膜 ECM 物质的堆积，而早期间质的扩张很大程度上是细胞改变的结果，在 GFR 降低后，间质扩张是间质胶原纤维增多和肾小管周围毛细血管丢失所致。与其他影响肾小球的肾脏疾病一样，伴有大量蛋白尿的 1 型糖尿病患者与对照组或伴有微量白蛋白尿者相比，肾脏 GBM 上的完整的、非分离的足突覆盖的比例减少。此外，与对照组相比，在糖尿病肾病的各个阶段，随着 1 型糖尿病患者白蛋白尿从正常到微量再到大量的逐渐严重的过程，肾小球毛细血管腔表面覆盖的窗孔内皮细胞逐渐减少。

2 型糖尿病

　　关于 2 型糖尿病患者的肾小球结构的研究较 1 型糖尿病少，但总体上呈现多样性。大概 30%～50% 的在临床上表现有糖尿病肾病特征的 2 型糖尿病患者有典型的糖尿病肾病的病理改变，包括弥漫性结节性系膜基质的扩增和小动脉的玻璃样变（图 25.3）。值得注意的是，一些已有微量白蛋白尿或者大量白蛋白

尿的患者，不存在或者仅有轻度的糖尿病肾病表现，而另一些则表现为与临床不成比例的极其严重的小管间质损伤和（或）血管损伤和（或）硬化肾小球的数目增多。伴有微量白蛋白尿的 2 型糖尿病患者，与伴有微量或大量蛋白尿的 1 型糖尿病患者相比，电镜下肾小球形态结构大多正常，损伤较轻。有意思的是，在一个终末期肾病的高危人群—患有 2 型糖尿病的皮马印第安人中，他们与 1 型糖尿病患者相比，有更典型的糖尿病肾病损伤。

　　目前还不清楚，为什么一些研究显示 2 型糖尿病患者比 1 型糖尿病患者表现出更多的结构异质性，而另一些研究则有不同结果，但 2 型糖尿病肾脏疾病进展速度与糖尿病肾病的典型病理变化的严重程度相关，或至少部分相关。尽管有研究报道 2 型糖尿病患者非糖尿病肾损伤的发生率增加，如增生性肾小球肾炎和膜性肾病，这可能与具有不典型临床特征的患者更易进行肾活检有关。而为了研究目的对糖尿病合并肾病者进行活检时，并发其他肾脏疾病的发生率非常低（<5%）。

糖尿病肾病结构-功能关系

　　不同糖尿病患者中肾脏病进展速度差异很大。为研究目的而不是诊断非典型临床特征进行肾活检的 1 型糖尿病患者以及伴有蛋白尿的患者，肾脏病理往往

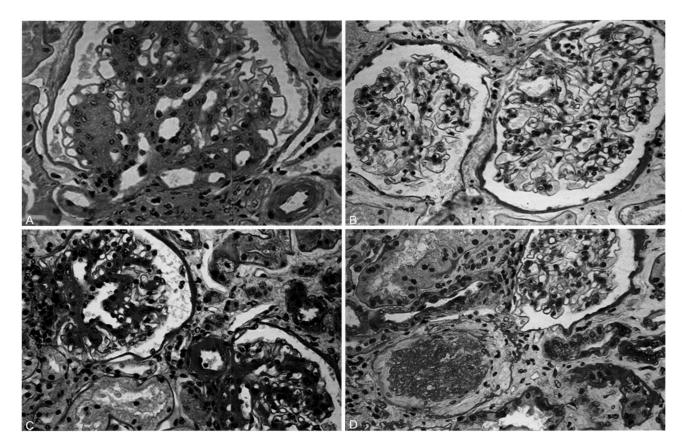

图 25.3　1 型（A）和 2 型（B~D）糖尿病患者肾小球光镜图片。A，伴有微量白蛋白尿的 1 型糖尿病患者，肾脏弥漫性结节性系膜基质的扩增和小动脉的玻璃样变（PAS 染色，×400）；B，伴有微量白蛋白尿的 2 型糖尿病患者，肾小球结构正常或接近正常（PAS 染色，×400）；C，伴有微量白蛋白尿的 2 型糖尿病患者典型的糖尿病肾病改变（肾小球、小管间质和小动脉改变并行，PAS 染色，×400）；D，非典型损伤，小管间质改变严重，但没有或仅有轻度的糖尿病肾小球改变。还要注意图 B 至图 D 的肾小球硬化（PAS 染色，×400）

伴有严重的肾小球损伤，并且常常伴有血管、肾小管和间质的损伤。同样，为研究目的进行肾活检的微量白蛋白尿患者，通常有明确的肾脏病理改变，但严重程度差异较大。然而，在长期白蛋白尿正常和微量白蛋白尿的患者中，肾脏结构改变有相当大的重叠，因为一些长期患有 1 型糖尿病但白蛋白尿正常的患者，可以表现为晚期肾脏损伤，而有些患者肾脏结构正常。

系膜的扩张基本上是以 ECM 的累积为主的，使肾小球毛细血管管腔缩小或者闭塞，肾小球滤过面积减少以及最终导致 GFR 的下降。因此，系膜面积占据肾小球的比例与 1 型糖尿病患者的 GFR 和白蛋白尿的水平相关，部分反映了系膜扩增和总的肾小球 GBM 滤过面积的负性关系。此外，GBM 增厚亦与尿白蛋白排泄率直接相关。最后，肾小球球性硬化和间质扩张程度与糖尿病肾病的临床表现相关（蛋白尿、高血压以及 GFR 的下降）。

1 型糖尿病患者，肾小球、肾小管、间质和血管损伤的进展或多或少都是平行的，但是在 2 型糖尿病患者中情况并不是这样的。目前的证据表明，在伴有微量白蛋白尿的 2 型糖尿病患者中，糖尿病肾病表现典型者比肾小球病变程度轻者 GFR 进行性降低的风险更高。1 型糖尿病伴有蛋白尿的患者常见肾小球肾小管交界处的异常。多数异常与小球小管交界处毛细血管襻与包曼氏囊壁球囊粘连有关（尖端损伤）。这些损伤的严重程度（以及完全无小管的肾小球）预测着 GFR 的下降。

在 2 型糖尿病中，基于形态学量化分析的结构-功能关系方面的数据并不多。在几项小型研究中，糖尿病肾病形态学测量结果与肾功能相关，这和在 1 型糖尿病中观察的结果类似。尽管这其中有一部分患者持续存在白蛋白尿但是肾脏结构正常，但总体而言，肾功能和肾小球结构改变存在相关性，但这种关系不及 1 型糖尿病患者密切。重要的是 GFR 下降速率与糖尿病肾损伤的严重程度密切相关。因此，当 2 型糖尿病患者肾脏损伤与典型的糖尿病肾病不一致时，应当考虑异常白蛋白尿水平的性质。这些损伤包括小管结构、间质、小动脉和足细胞的改变。例如，在皮马印第安人中，伴有蛋白尿的 2 型糖尿病患者比不伴有肾病的患者单位肾小球内足细胞数目减少，并且在该人群中，单位肾小球内足细胞数目的减少是白蛋白尿水平升高或者微量白蛋白尿患者发展成为显性糖尿病肾病强有力的预测因素。在另一项 2 型糖尿病队列中也发现了类似的结果，与对照组相比，糖尿病患者单位肾小球内足细胞密度降低，伴有微量白蛋白尿和显性蛋白尿者与正常白蛋白尿者相比，单位肾小球内足细胞密度更低。此外，伴有微量白蛋白尿和显性蛋白尿者足突宽度增加，并且足突宽度和白蛋白尿水平直接相关。总之，上述研究结果表明，在糖尿病肾病的早期足细胞的结构和数目已经发生改变，这些改变可能会增加患者白蛋白尿的水平。

糖尿病肾病损伤的逆转

长期以来，糖尿病肾病的损伤被认为是不可逆转的。理论上，如果损伤可以逆转，也只会发生在长期血糖正常的基础上。有意思的是，在成功接受胰腺移植的患者中，维持正常血糖水平 5 年后，糖尿病肾病损伤并没有改善，但是，在胰腺移植 10 年后，所有患者的糖尿病的小球和小管损伤均发生明显逆转，光镜下，肾小球异常结构得到显著改善，Kimmelstiel-Wilson 结节完全消失。虽然现在我们并不知道糖尿病肾损伤延迟逆转的原因，但是糖尿病损伤消失所需要的时间和它发展的缓慢速度是一致的。理解这些修复过程中的分子和细胞机制，有助于我们发现治疗糖尿病肾病的新的方向。其他的治疗措施，如降压治疗，目前并没有报道可以改善或逆转糖尿病肾损伤。

糖尿病的药物治疗

2 型糖尿病患者，特别是伴有糖尿病肾病的患者，肾病和心血管病的发生率和死亡率增加。因此，这些患者的治疗主要是通过控制多项肾脏和心血管疾病的危险因素，如高血糖、高血压和血脂异常等来减慢 GFR 的下降速度，延缓肾衰竭的发生，以及心血管疾病的一二级预防。控制蛋白尿对肾脏有特殊的保护作用（图 25.4）。在下一节，我们会对降低肾脏和心血管疾病风险的传统治疗方法进行讨论。除了传统

的危险因素外，糖尿病肾病新的危险因素的确定为治疗干预提供了新药物靶标和可能性。下列概述提供了针对这些新危险因素的新型的治疗途径。

糖尿病肾病的传统治疗方法
控制血糖
基本原理

糖尿病患者的观察性研究发现，血糖控制不佳者（主要表现在糖化血红蛋白水平高）肾脏和心血管疾病的预后差，控制糖化血红蛋白水平在 7% 以下可以延缓糖尿病肾病的进展，其中包括延缓微量白蛋白尿和显性糖尿病肾病的进展。DCCT（diabetes control and complications trial）研究表明，1 型糖尿病患者加强血糖控制有助于预防微血管并发症的发生，并且该研究的长期随访结果显示，在糖尿病病程的早期加强控制血糖可以降低 GFR 下降的风险。UKPDS（the United Kingdom prospective diabetes study）研究表明，2 型糖尿病患者加强血糖控制有助于预防微血管并发症的发生。值得注意的是，虽然大多数关于 2 型糖尿病的研究都显示了加强血糖控制可以保护肾脏，但是还有许多研究并没有显示出加强血糖控制在心血管疾

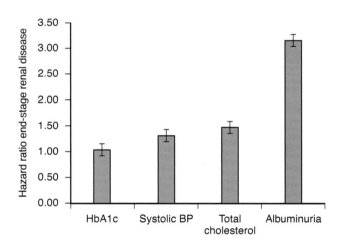

Figure 25.4 Comparison of different risk markers for prediction of end-stage renal disease (ESRD) in patients with type 2 diabetes and nephropathy participating in the Trial to Reduce cardiovascular Events with Aranesp Therapy (TREAT). The risk for ESRD per standard deviation increment in the risk factor is shown. Per standard deviation increment in albuminuria, the risk of ESRD markedly amplifies compared with the other kidney-disease risk factors. (Adapted from Pfeffer MA, Burdmann EA, Chen CY, et al: A trial of darbepoetin alfa in type 2 diabetes and chronic kidney disease, *N Engl J Med* 361:2019-2032, 2009.)（应版权方要求保留英文）

病死亡率方面的益处，甚至一些研究还发现强化血糖控制会增加死亡率。因此，糖尿病肾病者需要个体化的血糖控制方案。

药物选择

原则上糖尿病肾病及非糖尿病肾病患者在进展至CKD3期后期前可用同样的降糖方案（表25-1）。关于终末期患者能否使用二甲双胍仍有一些争议，目前的建议是当男性血肌酐水平≤1.5 mg/dl（133 μmol/L）、女性血肌酐水平≤1.4 mg/dl（124 μmol/L）时限制使用二甲双胍，因为它会增加危及生命的乳酸酸中毒的风险，但在实践中，很多肾小球滤过率估测值（eGFR）在 30～60 ml/（min·1.73 m²）的患者可以使用二甲双胍而没有任何问题。虽然实际上不太可能进行，但随机对照试验评价二甲双胍在终末期肾病患者中应用的有效性和安全性是十分必要的，因为二甲双胍对许多患者而言是非常好的降糖药。值得注意的是，在手术前或者使用造影剂时，需要暂停二甲双胍的使用。

在 CKD 后期需要减少口服降糖药的剂量，尤其是一些经肾脏代谢的磺酰脲类化合物。同样，胰岛素也是由肾脏降解，需要减少剂量预防低血糖。最后，噻唑烷二酮类药物如罗格列酮或吡格列酮，可能会影响到肾脏水和钠的处理，从而加重水肿和充血性心脏衰竭。在非 CKD 人群中，罗格列酮与安慰剂比较，会增加心脏衰竭和心肌梗死的风险，这促使欧洲管理机构暂停了罗格列酮的销售。

控制血压
基本原理

在预防和延缓糖尿病肾病进展方面，高血压的治疗极为重要。在 CKD 的任何阶段，降压治疗都是至关重要的，无论是糖尿病肾病还是非糖尿病肾病患者，降压治疗都是肾脏保护治疗的中流砥柱。在 UKPDS 试验中，平均血压控制在 144/82 mmHg，但是并没有得出一个具体阈值，在此以下血压进一步降低并不能降低糖尿病肾病和心血管疾病发生的风险。但是，最近 ACCORD（action to control cardiovascular risk in diabetes）的数据对比了强化降压治疗（平均血压 119 mmHg）与标准降压治疗（平均血压 134 mmHg），发现 2 型糖尿病患者肾脏预后并没有从中获益。但该试验排除了蛋白尿超过 1 g/d 的患者，所以降压治疗（收缩压＜120 mmHg）对于 2

型糖尿病肾病患者是否能获益并没有检验。并没有来自随机对照试验的证据表明，较低的目标血压值可以减少糖尿病和 CKD 患者肾脏或心血管疾病的风险。因此，目前证据支持血压低于 140/90 mmHg 是最好的目标。

药物选择

糖尿病患者可使用任何降压药物。对于糖尿病合并高血压患者以及血压正常但是伴有微量白蛋白尿或蛋白尿的糖尿病患者，首选抑制肾素 - 血管紧张素 - 醛固酮系统（RAAS）的药物。具体药物根据患者的需要和对药物的耐受性进一步调整。糖尿病肾病患者往往存在容量负荷过重，因此常需要利尿治疗。当 GFR 下降时，为了控制液体潴留和伴随的高血压，需要增加袢利尿药而不是噻嗪类利尿药的剂量。

多项实验和临床研究得出结论，RAAS 阻滞药可以产生超出降压预期的额外的心血管和肾脏保护作用。这使得多个医学协会，如美国肾脏病基金会和美国糖尿病协会，倡导使用血管紧张素转换酶（ACE）抑制药或血管紧张素受体（ARB）阻滞药作为首选的降压治疗药物，以起到肾脏保护作用。ACE 抑制药和 ARB 的有益效果不仅是由于它们的降压作用，还有它们的抗蛋白尿的作用，无论是糖尿病肾病的早期还是晚期，在最初几个月使用 RAAS 治疗后白蛋白尿的降低程度和远期的肾脏保护的幅度呈线性相关。

血管紧张素转换酶抑制药

Collaborative Study Group 所做的卡托普利试验是第一个明确提出 ACE 抑制药治疗可以明显延缓显性糖尿病肾病进展的大型试验，该试验对 1 型糖尿病肾病患者随访了 4 年，发现尽管卡托普利治疗组和非治疗组血压相近，但是卡托普利治疗组血肌酐倍增或者达到死亡，透析和肾移植复合终点的风险降低将近 50%。1 型糖尿病患者只要持续存在微量白蛋白尿，即使血压不高，为了预防和延缓显性肾病的发展，也应该使用 ACE 抑制药。2 型糖尿病白蛋白尿正常的患者，ACE 抑制药可以减少微量白蛋白尿发展的风险，延缓肾功能衰退。无论是否存在肾脏疾病，RAS 阻断药物都可用于所有糖尿病患者的心脏保护。例如，HOPE（heart and outcome protection evaluation）试验中，糖尿病亚组接受雷米普利后显著减少了心血管事件的发生。

表 25.1　目前可用的控制血糖的口服降糖药

分类	作用机制	药物举例	肾脏清除情况	糖化血红蛋白降低程度（%）	透析前 CKD 患者中使用	透析 CKD 患者中使用情况	优点	缺点
双胍类药物（欧盟 1958；美国 1995*）	抑制肝糖产生，增加胰岛素敏感性	二甲双胍	以原形从尿中排出	1.5	忌用	忌用	长效安全；成本低，不增加体重	CKD 患者有乳酸酸中毒风险，胃肠道不良反应
磺酰脲类药物（1946*）	结合 β 细胞的磺酰脲受体，增加胰岛素刺激后钙离子内流	格列齐特，格列吡嗪，格列美脲，格列本脲	90% 以上经肝代谢为活性较弱或活性失活的代谢物，经尿和粪便排出	1.5	可以使用	格列吡嗪可以使用，使用格列美脲和格列本脲需要注意	长效安全，成本低	低血糖，体重增加
格列奈类（1997*）	结合磺酰脲受体（不同于磺酰脲类位点），增加胰岛素刺激后钙离子内流	那格列奈，瑞格列奈	由肝代谢（100%），经尿（10%）和粪便（90%）排出	1	可以使用	没有数据表明肾脏清除率小于 20ml/min 的患者能否使用	起效快，作用时间短	缺乏长期安全性数据，体重增加
噻唑烷二酮类（1997*）	降低外周胰岛素抵抗，增加胰岛素敏感性	吡格列酮	经肝代谢为活性较弱的代谢物，经尿（15%）和粪便（85%）排出	0.6~1.5	可以使用，无须剂量调整	可以使用，无须剂量调整	低血糖风险较低	吡格列酮会增加膀胱癌的风险；因为增加心血管事件风险而从市场退出
肠促胰液素类似物（2005*）	与胰腺的 GLP-1 受体结合，促进胰岛素的分泌，降低胰高血糖素的分泌，延缓胃排空，降低食欲	艾塞那肽利拉鲁肽	经肾脏代谢，由尿液排出	优于二甲双胍或磺酰脲类或衍生物 0.7 到 1.2	不推荐在中重度肾衰竭患者中使用	不推荐在中重度肾衰竭患者中使用	可能对心血管因素有好处（降低血压/蛋白尿）	缺乏长期安全性数据
DPP-4 抑制药（2006*）	阻止 DPP-4 灭活内源性肠促胰液素	沙格列汀西格列汀	大部分以原形经尿液和粪便排出（利格列汀经粪便代谢排出）	~0.8（优于二甲双胍）	沙格列汀和西格列汀需要调整剂量	沙格列汀和西格列汀需要调整剂量	不影响体重，低血糖风险较低	缺乏长期安全性数据
SGLT2 抑制药（欧盟 2012*）	抑制近曲小管葡萄糖的重吸收	达格列净	经肝代谢为活性形式；由尿液和粪便排出	~0.8（优于二甲双胍）	临床经验有限	没有临床经验，不推荐使用	可能对心血管因素有好处（降低血压，体重）	尚不清楚长期安全性如何；增加泌尿系或生殖系统感染的风险

CKD，慢性肾脏病；DPP-4，二肽基肽酶-4；GLP-1，胰高血糖素样肽-1；SGLT-2，钠-葡萄糖共转运蛋白-2；*药物在临床上开始使用的时间

血管紧张素受体阻滞药

大量的随机对照研究表明，ARB 除了降压外，还有保护肾脏和心脏的优点，这些研究包括 IRMA2（irbesartan in patients with type 2 diabetes and microalbuminuria）、INNOVATION（angiotensin II blocker telmisartan investigation on type 2 diabetic nephropathy）。这些研究中，以 ARB 为基础的治疗方案显著降低了微量白蛋白尿发展为大量白蛋白尿患者的人数。同样，在 2 型糖尿病显性肾病患者中进行的大规模试验，如 RENAAL（endpoints in NIDDM with the angiotensinii antagonist losartan）和 IDNT（irbesartan diabetic nephropathy trial），也表明以 ARB 拮抗药为基础的治疗可以减少肌酐倍增、ESRD 和全因死亡率的复合终点的风险。IDNT 还肯定了厄贝沙坦在这方面优于钙通道阻滞药（CCB）氨氯地平。除了对肾脏的保护作用外，LIFE（losartan intervention for endpoint reduction in hypertension）试验也显示 ARB 在糖尿病患者中有心血管保护的作用。

血管紧张素转换酶抑制药和血管紧张素受体阻滞药的对比

在 2 型糖尿病肾病患者中，对比 ACE 抑制药和 ARB 拮抗药使用效果的数据非常少，但是结果比较有趣。一项小型研究直接对比了替米沙坦和依那普利对于 2 型糖尿病患者肾功能的影响，发现两者之间并没有什么差别。ONTARGET（ongoing telmisartan alone and in combination with ramipril trial）也发现了类似的结果，对于有心血管风险的人群来说，以 ACE 抑制药或者 ARB 拮抗药为基础的治疗方案对于肾脏和心血管事件的发生率并没有区别。因此，对于 2 型糖尿病患者而言，并没有有效的基础表明 ACE 抑制药优于 ARB 拮抗药，但 ACE 抑制药可能造成干咳转而使 ARB 拮抗药的使用量增加。

降压药物的联合使用

基本原理

控制血压通常需要一种以上的药物，显性糖尿病肾病患者通常需要三种或四种不同的降压药物，其中包括利尿药。此外，协同用药可以减少单种降压药的剂量，维持药效，同时减少副作用。

组合选择

逻辑组合适用于无并发症的高血压患者。因为 RAAS 阻断药是经典的一线药物，临床医生应该使用其他药物联合 RAAS 阻断药，已经证明 RAAS 阻断药联合其他药物能有效地预防临床试验结果硬终点和替代终点。

利尿药联合 ACE 抑制药或 ARB。这种联合能有效地降低糖尿病患者和非糖尿病患者的血压和蛋白尿；然而，没有研究比较联合疗法与单一疗法的硬终点。ADVANCE 试验表明在广泛的 2 型糖尿病患者中，ACE 抑制药（培哚普利）联合利尿药（吲达帕胺）治疗与安慰剂相比，能显著降低血压及肾脏和心血管并发症的风险。

钙通道阻滞药联合 ACE 抑制药或 ARB。两个大型试验已经研究了 CCB 联合 ACE 抑制药。BENEDICT 试验比较了非二氢吡啶类钙通道阻滞药维拉帕米联合 ACE 抑制药群多普利与单一使用其中一种药物在预防 2 型糖尿病患者微蛋白尿的发病中的效果，试验表明维拉帕米联合群多普利治疗与单独群多普利治疗相比没有优势，然而单用群多普利效果优于维拉帕米。ACCOMPLISH 试验在心血管高风险患者中比较了贝那普利联合氢氯噻嗪与贝那普利联合氨氯地平的效果，报道显示贝那普利联合氨氯地平在预防心血管和肾脏结局方面效果更好。尽管 ACCOPLISH 试验糖尿病人群（占 60% 整体人口）的提前分析显示出与主研究类似的结果，但少数的肾脏事件使这一结果难以解释。

RAAS 阻滞药联合使用

血管紧张素转换酶抑制药联合血管紧张素受体阻滞药

RAAS 对肾脏和心血管健康的重要性被认识后使人们产生了下列想法，通过 ACE 抑制药联合 ARB 更严格地抑制 RAAS 后将会产生额外的保护作用。事实上，ARBs 联合 ACE 抑制药治疗确实使高血压和蛋白尿进一步减少，但迄今为止联合治疗对糖尿病肾病患者重大的肾脏和心血管事件的作用还没有充分评估。值得注意的是，2013 年初，VA VA NEPHRON-D 试验比较单独使用 ARB 治疗与联合药物治疗，基于在联合治疗组有更多的急性肾脏损害和高血钾事件，数据监测委员会建议该试验提前终止。同样，

ONTARGET 试验证明在肾脏低风险人群中，尽管双 RAAS 阻断药会产生额外的降低血压和减少蛋白尿进展的效果，但是没有减少肾脏或心血管事件的风险。

血管紧张素转换酶抑制药/血管紧张素受体阻滞药和直接肾素抑制

通过抑制肾素来阻断 RAAS 被认为能够防止肾脏和心血管事件的发生。直接肾素抑制药阿利吉仑是一种强效的肾素抑制药，短期的研究证明了它的药效及安全性。然而，大型的 ALTITUDE 试验中，测试直接肾素抑制药阿利吉仑联合 ACE 抑制药或 ARB 治疗，表明阿利吉仑与存在心血管风险的 2 型糖尿病患者的不良肾脏和心血管副作用相关，导致试验提早终止，药物监管机构建议阿利吉仑忌用在糖尿病患者和服用 ACE 抑制药或 ARBs 的中度或重度慢性肾病患者。

血管紧张素转换酶抑制药/血管紧张素受体阻滞药和盐皮质激素受体阻断药

ACE 抑制药或 ARBs 联合醛固酮受体阻滞药是另一个阻止 RAAS 对糖尿病肾病有害影响的策略。因为醛固酮促进组织纤维化并抵消醛固酮逃逸，醛固酮逃逸是指长期 ACE 抑制药或 ARB 治疗中血浆醛固酮水平增加的现象，大约发生在 40% 的服用这些药物的患者。盐皮质激素受体阻断药联合 ACE 抑制药或 ARBs 可能是有益的。在这些患者中针对醛固酮的靶向药治疗可以有效降低蛋白尿。然而，由于高钾血症的风险和缺乏长期的有效性和安全性数据（特别是考虑到 ONTARGET 和 ALTITUDE 的结果），在联合使用盐皮质激素受体阻断药和 ACE 抑制药或 ARB 时要非常谨慎。

控制血脂
理论基础

对于大多数病例来讲，降脂有益于心血管病的预后。然而，降脂是否会延缓肾脏病变的进展，能否降低终末期肾病的风险，却存在争议。有荟萃分析指出，他汀类药物可减少慢性肾脏病的尿蛋白，然而，缺乏设计良好的长期研究使得改善脂质能否减少肾脏风险存在不确定性。SHARP 试验（the study of heart and renal protection）也提出，肾病患者使用降脂药物的远期有效性和安全性仍需进一步关注。SHARP 试验结果指出（详见 56 章），晚期慢性肾脏病患者联用辛伐他汀和依泽替米贝，其心血管病事件发生率较安慰剂组降低了 16%。值得注意的是，近期的一篇荟萃分析包括 SHARP 试验在内的所有 CKD 患者他汀类药物试验，结果显示在 eGFR 水平较低时，他汀类药物的心血管保护作用减弱，遗憾的是，在 SHARP 试验中辛伐他汀联合依泽替米贝并没有降低肾衰竭的风险。

降脂治疗的选择

CKD 患者降脂策略的选择缺乏足够的数据，因为大多数研究关注他汀类药物。几项研究已经评估了他汀类药物对肾脏或心血管预后的影响，PLANET（the prospective evaluation of proteinuria and renal function in diabetic patients with progressive renal disease trial）试验结果表明阿托伐他汀相比瑞舒伐他汀对肾功能更有益。评估降脂治疗对肾脏功能长期影响需进一步研究。

透析患者 2 型糖尿病的治疗

当糖尿病患者肾衰竭时，可选择多种肾脏替代疗法：腹膜透析、血液透析或肾脏移植。糖尿病患者与非糖尿病患者相比，肾脏替代疗法生存率明显降低，糖尿病所带来的心血管并发症也会加速该类患者的死亡。事实上，糖尿病性终末期肾病的患者，超过 70% 死因是心血管问题。

高血糖的控制

透析患者适当控制血糖很重要，因为（严重）高血糖不仅会增加心血管疾病风险，而且也会引起口渴和高液体摄入量。透析患者血糖控制的评估是复杂的，因为常用的糖化血红蛋白化验会受到尿毒症毒素干扰。此外，红细胞生存的改变、输血和使用促红细胞生成素都影响糖化血红蛋白测量的精确性。

透析患者高血糖的药物管理必须考虑透析对胰岛素抵抗的逆转作用，胰岛素需求通常低于透析前。透析液中含葡萄糖，浓度通常是 100 mg/dl（6.1 mmol/L），可以避免低血糖和低血压发作的风险。

血压控制

先前的试验表明，持续降压治疗降低人群中心血管事件的发病率和死亡率，并且血压下降的幅度与保护作用相关。然而，由于大部分关于血压的临床试验均将透析患者排除在外，因此在这一群体中降血压治疗的好处和坏处仍不确定。两个纳入了小型随机对照试验的荟萃分析显示，与对照治疗相比，降压治疗（包括容量控制）减少了 30% 的心血管事件和 25% 心血管的死亡率。目前迫切需要大型的预后观察试验进一步评估。

血脂的控制

基于 4D（die deutsche diabetes dialysis study）研究和 AURORA（a study to evaluate the use of rosuvastatin in subjects on regular hemodialysis: an assessment of survival and cardiovascular event）研究，血液透析的患者并不应启用他汀类药物治疗。尽管 SHARP 试验指出，他汀类药物对慢性肾脏病和终末期肾病人群有益，但是这些研究的荟萃分析没有提示他汀类药物对于透析患者有实质性的好处。所以，我们不推荐血液透析患者开始他汀类治疗，然而对于那些已经在透析开始时使用他汀类药物治疗的患者，建议其继续接受他汀类药物的规律治疗。

治疗糖尿病肾病新的方法和药物

在伴有糖尿病的 CKD 患者中优化血糖、控制血压和血脂，无疑会改善患者的预后。然而，还是有相当一部分患者继续发展为糖尿病肾病，继而进展到肾衰竭。下一节将重点讨论那些针对已经确定的或者有新的病理生理途径的新药。许多新药不仅针对性影响它们本来的目标危险因素，也会影响到靶目标以外的其他多个危险因素（脱靶危险因素）（表 25.2）。平衡多个参数的优化药物治疗方案，可指导未来更好地使用药物。

新型降糖药
胰高血糖素样肽-1和二肽基肽抑制剂

胰高血糖素样肽 -1（GLP-1）可以通过葡萄糖依赖的方式刺激胰岛素的分泌，并抑制胰高血糖素的分泌。二肽基肽 IV（DPP-4）抑制药通过抑制 GLP-1 降解酶 DPP-4 的活性来发挥作用。几种 GLP-1 激动药和 DPP-4 抑制药已经被用来治疗 2 型糖尿病（表 25.1）。DPP-4 抑制药作为替代药物对 HbA1c 具有相似的效应，可以使 HbA1c 降低 0.5%～1.0%。然而，不同药物的药代动力学差异很大，这会使特定的药物只适合某一特定人群。例如，利格列汀主要经肝代谢和清除，这使它特别适合 GFR 降低的人群（表 25.1）。此类药物在肾脏和心血管疾病预后方面的长期效应很有前景。

钠葡萄糖共转运蛋白-2抑制药

在过去的几十年中，已经越来越多地认识到肾脏在维持葡萄糖稳态中的作用。血糖在肾小球滤过，在肾小管被重吸收，重吸收时每个葡萄糖分子协同两个带正电荷的钠离子一起被吸收入血。这一过程涉及近端小管处的钠葡萄糖共转运蛋白 -2（SGLT2）系统。SGLT2 负责大约 90% 的滤过葡萄糖的重吸收，而分布在近端小管更远处的 SGLT1 负责剩余的 10% 的葡萄糖的重吸收。SGLT2 抑制药不可逆地抑制 SGLT2，增加葡萄糖和钠的排泄，反过来可以降低血浆葡萄糖水平和高达 0.8% 的 HbA1c 水平（表 25.1）。SGLT2 抑制药在控制糖尿病中的作用仍然是不确定的，在

表 25.2　治疗糖尿病肾病的已有药物和新型药物靶标和脱靶效应

药物类型	靶标效应参数	脱靶效应参数
降糖药		
二甲双胍	血糖↓	VCAM↓，ICAM↓
DPP-4 抑制药	血糖↓	血压↓，白蛋白尿↓
SGLT-2 抑制药	血糖↓	血压↓、体重↓，尿酸↓，白蛋白尿↓
降压药		
RAAS 干预	血压↓	白蛋白尿↓，钾离子↑，血红蛋白↓，尿酸↓（氯沙坦）
利尿药	血压↓	钾离子↓，尿酸↑
降脂药		
他汀类	低密度脂蛋白胆固醇↓	C- 反应蛋白↓，白蛋白尿↓
贝特类	低密度脂蛋白胆固醇↓　三酰甘油↓	尿酸↓，白蛋白尿↓
CETP 调节剂	高密度脂蛋白胆固醇↑	血压↑（达塞曲匹）

CETP，胆固醇酯转移蛋白；DPP-4，二肽基肽酶 -4；ICAM，细胞间黏附分子；VCAM，血管细胞黏附分子；SGLT-2，钠 - 葡萄糖共转运蛋白 -2

GFR 降低的患者中的使用也很可能因为它们的作用机制而受到限制。

SGLT2 抑制药可能对肾脏和心血管具有保护作用，这一作用不仅仅是因为它有维持葡萄糖稳态的效果。SGLT2 抑制药除了可以控制血糖外，还可以增加钠的排泄和血红蛋白水平，降低体重和血压（图25.5）。这些降压效应可能是由于增加了尿钠排泄和利尿作用引起的，而体重下降则可能是因为热量丢失。长期的硬终点试验正在评估 SGLT2 潜在的肾脏保护作用。

新型降压药和降脂药
盐皮质激素受体阻滞药

盐皮质激素受体阻滞药（MRBs）是降低血压、蛋白尿等危险因素的有效药物。然而，令人担忧的是，这些药物在 CKD 患者中可能不会改善临床预后，因为它们会升高患者的血钾水平。为了避免这一效应，几种包括 MRBs 在内的新的复方药正在进行测试，既能降低对血钾的影响，又保留了降低血压和蛋白尿的效果。目前，还没有关于这些药物的临床试验。另一种方案是使用盐皮质激素合成酶抑制药，它可以有效降低血清醛固酮水平，降低血压。现在还不清楚该方案能否有效降低糖尿病肾病患者高钾血症的发生率。第三种方案是使用经典的 MRBs 联合治疗高钾血症的药物。尽管新型的钾结合树脂正在研究，但是这种做法的好处能否超过可能的高钾血症的风险或者钾结合树脂的安全性问题尚不清楚。

内皮素拮抗药

内皮素拮抗药能有效降低血压和蛋白尿水平；

然而，一项关于 avosentan（第一批内皮素拮抗药中的一种）的硬终点研究表明，该药增加水肿的发生率以及心力衰竭患者的住院率，导致试验的提前终止。心力衰竭的高风险很可能是由该药的钠潴留效应造成的。最新研究发现，阿曲生坦（Atrasentan），一种比 avosentan 更特异的内皮素 -1A 受体拮抗药，降低蛋白尿的同时，副作用更少（图 25.6）。RADAR 研究（reducing residual albuminuria in subjects with type 2 Diabetes and nephropathy with atRasentan；NCT01356849）正在测试阿曲生坦在 2 型糖尿病肾病患者中降低白蛋白尿的效应。

升高高密度脂蛋白药物

糖尿病患者通常确诊患有混合性血脂异常、高密度脂蛋白（HDL）胆固醇水平降低、三酰甘油水平升高。目前，多种可以通过调节胆固醇酯转移蛋白（CETP）升高 HDL 的药物正在研究中，比如达塞曲匹；值得注意的是，第一代药物，托彻普，在一项硬终点试验中因为增加了心血管事件的风险已被弃用。

改变生活方式

限制饮食中的钠盐摄入增强了 ACE 抑制药和 ARBs 的降低血压和蛋白尿的效应，RENAAL 和 IDNT 研究均表明适度低盐饮食的 2 型糖尿病患者，ARBs 对于肾脏和心血管事件硬终点效果更好。明确证实或者反驳这些数据仍然需要前瞻性研究。一项包含 9 个随机对照试验（7 项关于 1 型糖尿病患者，3 项关于 2 型糖尿病患者）的荟萃分析显示，低蛋白饮食在不引起明显营养不良的情况下，在延缓 GFR 下

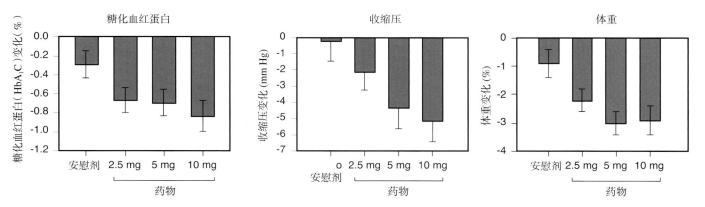

图 25.5 钠 - 葡萄糖共转运蛋白 -2 抑制药达格列净对于肾脏 / 心血管危险因素的多种效应（引自 List JF, et al: Sodium-glucose cotransport inhibition with dapagliflzin in type 2 diabetes, *Diabetes Care* 32:650-657, 2009.）

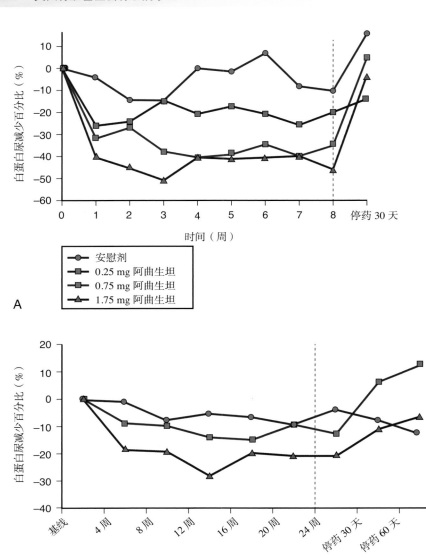

图 25.6 新型药物对于白蛋白尿的影响。A，内皮素 -1 拮抗药阿曲生坦的降白蛋白尿效应；B，维生素 D 受体激动药帕立骨化醇对于白蛋白尿的效应（Data are derived from Kohan DE, Pritchett Y, Molitch M, et al: Addition of atrasentan to reninangiotensin system blockade reduces albuminuria in diabetic nephropathy, *J Am Soc Nephrol* 22:763-772, 2011; and de Zeeuw D, Agarwal R, Amdahl M, et al: Selective vitamin D receptor activation with paricalcitol for reduction of albuminuria in patients with type 2 diabetes (VITAL study): a randomized controlled trial, *Lancet* 376: 1543-1551, 2010.）

降速度方面有小的、统计学上不显著的、长期有益的效果。目前，美国糖尿病协会建议，糖尿病伴有白蛋白尿的患者每天蛋白摄入限制在 0.8g/kg，这对大多数糖尿病和肾病患者来说是可行的并且是安全的。来自营养师的饮食建议可以协助 CKD 患者进行安全的实施饮食结构改变（第 54 章）。

新的目标
贫血

低血红蛋白水平是心血管不良事件的危险标志，CKD 和糖尿病之间的作用会放大这一危险。这一观察结果成为了 TREAT 试验的依据，这项试验研究新型重组促红细胞生成素阿法达贝泊汀与安慰剂相比能否通过升高血红蛋白以改善糖尿病肾病患者肾脏和心血管事件的结局。遗憾的是，阿法达贝泊汀不仅没有益处，还可能增加卒中的危险。因此，目前不推荐糖尿病肾病患者应用促红细胞生成素来降低肾脏或心血管事件的风险。

炎症

过去几年中，越来越多的证据表明在糖尿病肾病的发病中潜在的低程度炎症起着重要作用。因此，抗炎治疗的研究将会在阻止疾病进展方面打开一扇新的窗口。

盐酸吡多胺 盐酸吡多胺（pyridorin，nephroGenex）可以抑制糖基化终末产物的形成，清除活性氧和有毒的羧基化合物。尽管有试验表明，在伴有蛋白尿的 2 型糖尿病患者中应用 1 年的盐酸吡多胺，每天剂量 300 mg 或 600 mg，与安慰剂相比并没有延缓肾功能的下降，但是盐酸吡多胺的这些效应是否会转化为肾脏保护作用仍然是未知的。

乙酮可可碱 己酮可可碱是一种甲基黄嘌呤磷酸二酯酶抑制药，具有良好的抗炎作用和免疫调节性能。尽管理论上有这些好处，可己酮可可碱最多只有很小的保护肾功能及降低白蛋白尿和蛋白尿的作用，没有明显的严重不良反应。重要的是，关于己酮可可碱的大多数研究报道很少，研究规模小，方法学也有缺陷。PREDIAN（pentoxifylline for renoprotection in diabetic nephropathy）试验将会进一步阐明己酮可可碱在保护糖尿病患者肾功能的潜在作用。在此之前，目前的证据并不支持在这类患者中使用己酮可可碱。

单核细胞趋化蛋白 -1 抑制药 越来越多的证据表明，单核细胞趋化蛋白 -1（MCP-1）作为一个强有力的细胞因子，在启动和维持肾脏慢性炎症的过程中起着非常重要的作用。MCP-1 在高糖浓度刺激下分泌。反过来，又吸引血中的单核细胞和巨噬细胞，促进炎症的发生。一项前瞻性的随机对照研究表明，大量蛋白尿患者联合使用 MCP-1 抑制药及 ACE 抑制药或 ARBs 时，可以进一步减少蛋白尿，但是，在蛋白尿水平较低的患者中并没有显著疗效。据我们所知，目前没有关于肾脏硬终点的研究在进行。

甲基巴多索隆 甲基巴多索隆是种抗炎药，通过激活 Nrf2-Keap1 途径抑制促炎因子 Nf-κB。在一项 8 周的非随机试验中，甲基巴多索隆使估计肾小球滤过率显著升高。随后一项 52 周的随访研究表明，早期甲基巴多索隆引起的 GFR 升高可以持续整个 52 周的随访期（图 25.7）。遗憾的是，在一项较长期的硬终点研究中，甲基巴多索隆组出现过多的严重不良事件和死亡率，出于安全考虑该研究已被终止。

补充维生素

维生素 D 受体激动药 最新数据表明，维生素 D 轴对于肾脏和心血管健康有着非常重要的作用。维生素 D 受体在多种组织均有表达，一些小型研究表明，激活该受体可以通过抑制肾素的合成抑制 RAAS 系统，从而减少白蛋白尿和炎症因子。VITAL（the Vitamin-D receptor activator for albuminuria lowering）试验旨在研究维生素 D 受体激动药帕立骨化醇的降白蛋白尿效应，该研究表明持续 24 周的每天 2μg 的帕立骨化醇治疗可以显著降低白蛋白尿，并且耐受性很好（图 25.6）。长期随访的大规模研究正在进行。

结论

尽管成功控制血糖、血脂和血压，包括使用 ACE 抑制药和 ARBs 治疗，但是糖尿病患者肾脏病风险依然很高，这些明显没有满足糖尿病患者的需求。正如本节所述，各种新的治疗方案仍在研究中，可能会为糖尿病患者提供额外的肾脏保护和降低糖尿病患者的高发病率和死亡率。

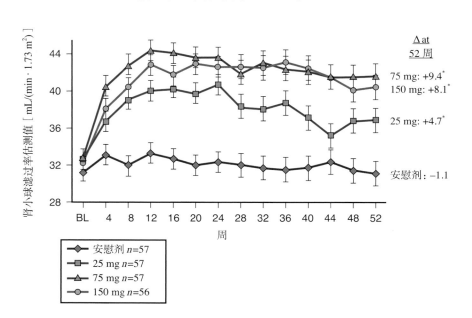

图 25.7 巴多索隆对于 eGFR 的效应

参考文献

Barbosa J, Steffes MW, Sutherland DE, et al: Effect of glycemic control on early diabetic renal lesions: a 5-year randomized controlled clini- cal trial of insulin-dependent diabetic kidney transplant recipients, JAMA 272:600-606, 1994.

Brenner BM, Cooper ME, de Zeeuw D, et al: Effects of losartan on renal and cardiovascular outcomes in patients with type 2 diabetes and nephropathy, N Engl J Med 345:861-869, 2001.

Cushman WC, Evans GW, Byington RP, et al: Effects of intensive blood- pressure control in type 2 diabetes mellitus, N Engl J Med 362:1575-1585, 2010.

de Boer IH, Sun W, Cleary PA, et al: Intensive diabetes therapy and glomerular filtration rate in type 1 diabetes, N Engl J Med 365:2366-2376, 2011.

de Zeeuw D, Agarwal R, Amdahl M, et al: Selective vitamin D receptor activation with paricalcitol for reduction of albuminuria in patients with type 2 diabetes (VITAL study): a randomised controlled trial, Lancet 376:1543-1551, 2010.

de Zeeuw D, Anzalone D, Cain V, et al: Different renal protective effects of atorvastatin and rosuvastatin in patients with proteinuric diabetic and non-diabetic renal disease; result from the PLANET Trials. 2010.

de Zeeuw D, Remuzzi G, Parving HH, et al: Proteinuria, a target for renoprotection in patients with type 2 diabetic nephropathy: lessons from RENAAL, Kidney Int 65:2309-2320, 2004.

Fioretto P, Mauer M: Histopathology of diabetic nephropathy, Semin Nephrol 27:195-207, 2007.

Gerstein HC, Miller ME, Byington RP, et al: Effects of intensive glucose lowering in type 2 diabetes, N Engl J Med 358:2545-2559, 2008.

Hellemons M, Persson F, Bakker SJ, et al: Initial angiotensin receptor blockade induced decrease in albuminuria predicts long term renal outcome in type 2 diabetic patients with microalbuminuria; a post-hoc analysis of the IRMA-2 trial, Diabetes Care 34:2078-2083, 2011.

Kunz R, Friedrich C, Wolbers M, et al: Meta-analysis: effect of mono-therapy and combination therapy with inhibitors of the renin angiotensin system on proteinuria in renal disease, Ann Intern Med 148:30-48, 2008.

Lewis EJ, Hunsicker LG, Clarke WR, et al: Renoprotective effect of the angiotensin-receptor antagonist irbesartan in patients with nephrop-athy due to type 2 diabetes, N Engl J Med 345:851-860, 2001.

Mehdi UF, Adams-Huet B, Raskin P, et al: Addition of angiotensin receptor blockade or mineralocorticoid antagonism to maximal angiotensin-converting enzyme inhibition in diabetic nephropathy, J Am Soc Nephrol 20:2641-2650, 2009.

Parving HH, Lehnert H, Brochner-Mortensen J, et al: The effect of irbesartan on the development of diabetic nephropathy in patients with type 2 diabetes, N Engl J Med 345:870-878, 2001.

Patel A, MacMahon S, Chalmers J, et al: Intensive blood glucose control and vascular outcomes in patients with type 2 diabetes, N Engl J Med 358:2560-2572, 2008.

Pergola PE, Raskin P, Toto RD, et al: Bardoxolone methyl and kidney function in CKD with type 2 diabetes, N Engl J Med 365:327-336, 2011. Rossing K, Schjoedt KJ, Smidt UM, et al: Beneficial effects of adding spironolactone to recommended antihypertensive treatment in dia- betic nephropathy: a randomized, double-masked, cross-over study, Diabetes Care 28:2106-2112, 2005.

Shurraw S, Hemmelgarn B, Lin M, et al: Association between glycemic control and adverse outcomes in people with diabetes mellitus and chronic kidney disease: a population-based cohort study. Arch Intern Med 171:1920-1927.

The diabetes control and complications trial research group: The effect of intensive treatment of diabetes on the development and progression of long-term complications in insulin-dependent diabetes mellitus, N Engl J Med 329:977-986, 1993.

White KE, Bilous RW: Type 2 diabetic patients with nephropathy show structural-functional relationships that are similar to type 1 disease, J Am Soc Nephrol 11:1667-1673, 2000.

副蛋白血症和淀粉样变

26

Paul W. Sanders 著

孙　颖　张　磊　李明喜　译校

副蛋白肾病是免疫球蛋白组分（重链和轻链）（图26.1）在肾单位特定部位沉积的结果，这些疾病可根据临床表现大致分为肾小球损伤和肾小管间质损伤两类（框26.1）。肾小球性病变包括轻链型淀粉样变（淀粉样蛋白由轻链组成）、重链型淀粉样变（淀粉样蛋白由重链组成）、单克隆轻链和轻-重链沉积病[本章统称为单克隆轻链沉积病（monoclonal light-chain deposition disease，MLCDD）]、单克隆重链沉积病、免疫触须样肾小球病、单克隆免疫球蛋白沉积相关的肾小球肾炎、Ⅰ型冷球蛋白血症相关的肾小球肾炎，本章只讨论轻链型淀粉样变、MLCDD、纤维样肾小球病以及免疫触须样肾小球病。肾小管损伤包括近端小管病和管型肾病（也称"骨髓瘤肾病"）。除副蛋白血症相关肾病外，本章节还将讨论华氏巨球蛋白血症。

除个别例外情况，如重链型淀粉样变及重链沉积病，免疫球蛋白轻链沉积是导致大多数副蛋白血症肾脏病理改变的直接原因。在一项骨髓瘤大样本研究中，只有2%的尿游离轻链无明显升高的患者表现为肾功能不全；而48%的尿游离轻链升高患者有肾功能不全，这表明尿游离轻链水平升高与肾衰竭密切相

关。轻链导致的肾脏损伤类型取决于这些副蛋白的理化性质。

免疫球蛋白轻链代谢及临床发现

Henry Bence Jones 医生于1847年最先描述了免疫球蛋白轻链，他第一个报道了这类独特的蛋白，并将这一早期尿液标志物与多发性骨髓瘤联系起来，目前这类蛋白用他的名字命名；一个多世纪后，Edelman 和 Gally 证实本周蛋白就是免疫球蛋白轻链。

浆细胞合成轻链构成免疫球蛋白分子（图26.1）。正常情况下，与重链相比，免疫球蛋白的形成需要多合成一些轻链，过剩的轻链导致多克隆轻链释放入血液循环，进入血循环后，轻链与其他低分子量蛋白一样通常被肾小球滤过而从循环中清除。与白蛋白不同，轻链的单聚体（分子量 ~22 KDa）和二聚体（分子量 ~44 KDa）可经肾小球滤过被近端小管重吸收。轻链仅与近端肾小管上皮细胞含上 megalin 和 cubilin 的组成的异二聚体或多配体受体结合被内吞，继而被溶酶体酶水解，氨基酸产物重新进入血循环。机体对这些小分子蛋白的摄取和降解非常迅速，肾脏每日可处理500 mg 由淋巴系统产生的游离轻链。在副蛋白血症时，单克隆轻链产生增加，而与轻链结合的megalin-cubilin 复合物处于饱和状态，过多的轻链进入远端肾单位并在尿液中形成本-周（Bence Jones）蛋白。

轻链由两个独立球形区域构成，即恒定区（C_L）和可变区（V_L）（图26.1）。轻链根据 C_L 多肽序列又分为 kappa（κ）和 lambda（λ）型，球形的 V_L 内包含一个疏水核，含有4个β折叠框架区，4个框架区将3个超变区隔开，即为互补决定簇（complementarity determining regions，CDR1、CDR2、CDR3）（图26.1）。CDR 即轻链的可变序列，其环形结构为免疫球蛋白与抗原结合位点。多种基因片段重组形成 V_L 区，因而 CDR 具有多样性。虽

框26.1　单克隆轻链相关的肾脏病变

肾小球病

AL 型淀粉样变

MLCDD

冷球蛋白血症

肾小管间质病变

管型肾病（"骨髓瘤肾病"）

范可尼综合征

近端小管病

肾小管间质性肾炎（罕见）

血管病变

无症状的本周蛋白尿

高黏滞综合征

肿瘤细胞浸润（罕见）

MLCDD，单克隆轻链和轻-重链沉积疾病

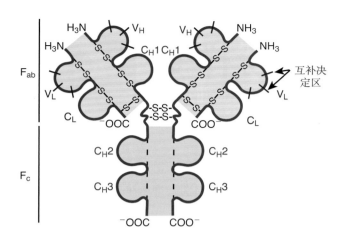

图 26.1　IgG 分子的示意图，由两个重链和两个轻链组成，分子间和分子内有稳定结构的二硫键。轻链由恒定区（C_L）和可变区（V_L）构成，在 V_L 区内部有互补决定区。重链由可变区（V_H）和 3 个恒定区（C_H1，C_H2，C_H3）组成。CDRs，互补决定区

然结构和生化性质相似，但轻链分子各不相同；由于有相似的序列，轻链分子可分为不同亚型。轻链有 4 个 κ 型和 10 个 λ 亚型，大多数（94%）骨髓瘤患者轻链为 λⅠ、λⅡ、λⅢ，或 λⅤ 亚型。游离轻链，尤其是 λ 型轻链，在进入血液循环前常形成二聚体。

　　由于轻链序列、特别是轻链末端的 V_L 区的可变性，单克隆轻链沉积可导致多种肾脏损伤（框 26.1）。单克隆轻链沉积病（monoclonal light-chain deposition disease，MLCDD）的轻链常属 κⅣ 亚型家族成员、并在 CDR1 区域有其他类型轻链中少见的疏水性氨基酸残基。在轻链型淀粉样变中，轻链前体 V_L 区域中的序列变异改变了这些疏水集团的相互作用而聚合成淀粉样蛋白。多发性骨髓瘤肾损伤的一种典型表现是范可尼综合征（Fanconi syndrome），这种病变几乎全部由 κⅠ 亚型轻链导致。范可尼综合征中，κⅠ 轻链 CDR1 区域的疏水性残基与位于 CDR3 环状结构可变区附近的侧链结合形成结晶。在管型肾病中，CDR3 的二级结构对形成管型起关键作用。总之，V_L 区序列的变异决定了单克隆轻链沉积病肾损伤的类型。

　　游离轻链最早用免疫比浊和加热试验方法检测，这些试验敏感性差，已不再使用。尿试纸定性方法对轻链敏感性不高，虽然某些本周蛋白可与试纸上浸渍的化学物质发生反应（蛋白本身的净电荷可能在反应中起到决定性作用），但其他轻链不能被检测出来。由于常规的血清和尿蛋白电泳法对轻链不敏感，不推荐

其作为诊断肾脏病潜在病因的筛查工具，高度敏感和可靠的免疫学检测方法可用于筛查血和尿中的单克隆轻链。当克隆性浆细胞存在时，循环和尿液中存在大量的轻链。健康成人尿多克隆轻链浓度约为 2.5 mg/L，浆细胞肿瘤是单克隆性轻链蛋白尿的病因（框 26.2），意义不明的单克隆丙种球蛋白血症（monoclonal gammopathy of underminded significance，MGUS）患者尿轻链浓度为 0.02 ~ 0.5 g/L；多发性骨髓瘤或华氏巨球蛋白血症（Waldenstrom macroglobulinemia）患者尿轻链浓度则为 0.02 ~ 11.8 g/L。即便在轻链浓度很低的情况下，免疫固定电泳也可敏感地检测单克隆轻链和免疫球蛋白，由于观察者间的差异，这种方法仅是定性实验。多数副蛋白血症肾损害是由过量轻链导致，很少由重链或完整的免疫球蛋白引起，因此散射比浊法定量检测血清游离 κ 和 λ 轻链对肾科医生也很有帮助。相比重链，更多的轻链被合成释放入血，敏感性强的散射比浊法甚至能检测到正常人血清中少量的多克隆游离轻链。该方法也可区分多克隆和单克隆轻链并定量检测血清游离轻链水平。骨髓瘤患者中血清游离轻链水平基础值大于 750 mg/L 与肾功能恶化（血清肌酐浓度 ≥ 2 mg/dl）及侵袭性骨髓瘤相关，故定量检测血清轻链水平可用于临床监测化疗效果及筛查肾衰竭的危险因素。评价肾脏病变，尤其是怀疑淀粉样变时，筛查浆细胞病的理想方法包括血清和尿免疫固定电泳以及血清游离 κ、λ 轻链的定量检测。

浆细胞病相关肾小球病变

AL 型淀粉样变

　　已发现的淀粉样蛋白超过 23 种，它们以前体蛋白命名。轻链（AL）型淀粉样变又称"原发性淀粉样变"，是一种以淀粉样蛋白沉积导致器官功能损害为

框 26.2　单克隆轻链蛋白尿的潜在病因
多发性骨髓瘤
AL 型淀粉样变
单克隆轻链沉积病
华氏巨球蛋白血症
MGUS
POEMS 综合征（罕见）
重链（μ）疾病（罕见）
淋巴增殖疾病（罕见）
MGUS，意义未名的单克隆丙种球蛋白病；POEMS，多发神经病变、脏器肿大、内分泌系统病变、M 蛋白和皮肤改变

特点的浆细胞病，患者骨髓单克隆浆细胞常仅轻度升高。约 20% 的轻链型淀粉样变患者合并骨髓瘤或其他淋巴系统增生性疾病，轻链型淀粉样变中淀粉样蛋白的前体蛋白是免疫球蛋白轻链，而 AA 型淀粉样变的前体蛋白是参与急性期反应的血清淀粉样蛋白 A。明确淀粉样蛋白的性质是治疗的关键。

　　轻链型淀粉样变是累及多器官的系统性疾病（表 26.1）。心肌浸润是常见的首发表现，可致充血性心力衰竭，肺和胃肠道浸润也较常见，但少有临床症状。此外，还可有感觉迟钝、直立性低血压、腹泻及外周和自主神经病变导致的膀胱功能紊乱。淀粉样蛋白沉积也可致类似风湿性关节炎的关节病变、出血倾向及多种皮肤表现，如紫癜。肾脏受累在轻链型淀粉样变中很常见。

病理

　　肾小球病变是轻链型淀粉样变肾脏受累的主要表现，并以系膜结节样病变以及肾小球毛细血管袢闭塞为特征样改变（图 26.2）。病变早期，淀粉样蛋白常沉积在系膜区，与系膜细胞增生无关。淀粉样蛋白可沿毛细血管袢上皮下沉积，随疾病进展累及肾小球基底膜。尽管免疫组化敏感性不强，但可显示沉积物中存在轻链。淀粉样蛋白有特征性染色，即刚果红硫黄素? 染色阳性，偏振光显微镜在硫黄素 T 和硫黄素 S 作用下显苹果绿的双折光。电镜下淀粉样蛋白呈现特征性随机排列，为无分支、直径 7 ~ 10 nm 的纤维。病变早期，光镜下肾小球可表现正常，免疫荧光下可见散在分布单一形态的轻链。早期确诊轻链型淀粉样变肾病需要在免疫电镜下观察肾脏的超微结构，寻找轻链纤维。受累器官组织活检超微结构和免疫组化检查可确诊，但由于商品化抗体可能检测不到组织中沉积的轻链，轻链型淀粉样变组织水平的诊断较困难。对于难以确诊的病例，可从组织中提取出淀粉样蛋白通过串联质谱的方法检测淀粉样蛋白的成分。随着疾病进展，系膜区淀粉样蛋白沉积扩展形成结节，压迫

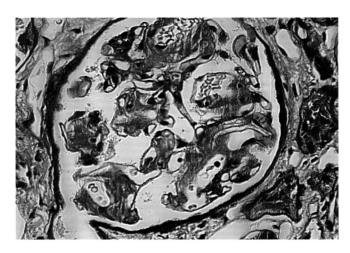

图 26.2　AL 型淀粉样变患者的肾小球，显示不同程度的节段性嗜酸性无定形物质沉积，影响肾小球的正常结构（PASH 染色，放大 40 倍）

肾小球的滤过膜致肾衰竭；上皮细胞增生和新月体在 AL 型淀粉样变中罕见。

临床特点

　　蛋白尿和肾功能减退是轻链型淀粉样变主要的肾脏表现。蛋白尿范围可从无症状非肾病蛋白尿到肾病综合征。单纯镜下血尿和肾炎综合征在轻链型淀粉样变中不多见，90% 以上的患者血或尿中有单克隆轻链，但有时即使敏感性强的方法也检测不到 AL 型淀粉样变患者血液中的单克隆轻链。58% ~ 70% 的患者确诊时存在肾功能减退。利用 I^{123} 标记，对结合淀粉样蛋白的血清淀粉样变蛋白 P 成分进行显像，可评估淀粉样蛋白器官受累的程度，但这项检查方法目前未在临床广泛应用。

发病机制

　　轻链型淀粉样变的发病机制尚未明确。体外实验中，系膜细胞吞噬轻链后产生淀粉样蛋白，可能是由于轻链在细胞内氧化或部分水解产生淀粉样蛋白，继

表 26.1　AL 型淀粉样变和 MLCDD 中不同器官受累的概率							
		器官受累					
	亚型	肾脏	心脏	肝	神经系统	胃肠道	肺
AL 型淀粉样变	λ > κ	+++	+++	+	+	+++	++++
MLCDD	κ > λ	++++	+++	+++	+	罕见	罕见
GI，胃肠道；MLCDD，单克隆轻链和轻 - 重链沉积病							
注：从 +，不常见但在病程中可以出现，到 ++++，在病程中非常普遍							

而分泌到细胞外间隙。随着淀粉样蛋白持续产生，系膜区扩张，压迫肾小球滤过膜并导致肾衰竭。目前有研究表明，淀粉样源性的轻链自身具有与淀粉样蛋白无关的生物学活性，可调节细胞功能。不是所有的轻链都会形成淀粉样蛋白，但 λ 型轻链常与 AL 型淀粉样变相关，其 V_L 可变序列使得该型轻链有聚集成淀粉样蛋白的特性。

治疗和预后

对多发性骨髓瘤合并 AL 型淀粉样变的患者应采用针对骨髓瘤的治疗方案。AL 型淀粉样变不符合多发性骨髓瘤诊断标准的患者，因为两者治疗方案不同，首先要明确患者为轻链型淀粉样变而非淋巴源性的前体蛋白。随机试验表明淀粉样变患者接受化疗后生存率有所提高，目前更积极的抗浆细胞治疗，包括外周血自体干细胞移植（autologous peripheral stem-cell transplantation，HDT/SCT）也已被采用。肾功能不全不是干细胞移植的排除标准，但高危患者 HDT/SCT 治疗相关的死亡率增高。以下类患者应予保守治疗：年龄≥80 岁、失代偿充血性心力衰竭、左室射血分数＜40%、收缩压低于 90mmHg、血氧饱和度低于 95% 及整体功能损害。多器官功能障碍，尤其是有心脏疾病不宜接受 HDT/SCT 的淀粉样变患者，预期中位生存时间仅为 4 个月，故延迟诊治代价高昂。研究报道，312 名接受 HDT/SCT 的患者平均存活时间为 4.6 年；近一半患者取得预示可长期生存的完全血液学缓解。尽管经筛选的 AL 型淀粉样变病人对 HDT/SCT 反应良好，一项对比 HDT/SCT 和化疗（包括马法兰和大剂量地塞米松）的随机临床研究中，HDT/SCT 的疗效与化疗不相上下。AL 型淀粉样变患者常卒于淀粉样蛋白沉积导致的器官功能失偿，而非肿瘤负荷；而研究表明有效减少单克隆浆细胞数量及轻链定量可以提高改进了恢复患者生存质量和器官功能。其他新的可能有效的化疗方案正被临床采纳，但某些药物，如烷化剂受到长期使用具有潜在毒性的限制。近年来，非对照研究中成功应用沙利度胺作为多发性骨髓瘤的备选药物，推动了其用于 AL 型淀粉样变的治疗，但该药耐受性差并常需减量。沙利度胺的类似物来那度胺也是 AL 型淀粉样有前景的治疗药物，基于硼替佐米的方案对 AL 型淀粉样变也有良好疗效。需要强调的是这些药物对 AL 型淀粉样变的疗效仍需要随机对照试实验证实。

单克隆轻链沉积病

单克隆轻链沉积病（monoclonal light-chain deposition disease，MLLCDD）是一种系统性疾病，典型者病初表现为孤立性是单一的肾脏损伤，由单克隆轻链［和（或）无重链］构成的非淀粉样、颗粒状电子致密物沉积造成肾小球损伤。单纯的单克隆重链沉积极其罕见，称重链沉积病。MLCDDMLCDD 可伴有多发性骨髓瘤或淋巴增殖性疾病，或为一种浆细胞病的唯一表现。

病理表现

MLCDD 光镜下下最常见的表现为结节样肾小球病，是肾小球结构被无定形型、嗜伊红物质破坏（图 26.3）。结节最初在系膜区，由轻链和细胞外基质蛋白在系膜区形成，类似糖尿病肾病。除肾小球结节样变外，其他肾小球形态学改变在 MLCDDMLCDD 不常见。免疫荧光下可见肾小球内单一形态的轻链。电镜下，可见轻链沿肾小球内皮下、肾小管基底膜外层及系膜区沉积。

淀粉样变和 MLCDDMLCDD 有显著区别。淀粉样蛋白沉积需要淀粉样 P 糖蛋白成分成参与，P 蛋白成分不是淀粉样纤维的一部分，但可可与淀粉样纤维结合，这种糖蛋白是正常人肾小球基底膜和弹性纤维的组成成分。与 AL 型淀粉样变不同点，MLCDD 轻

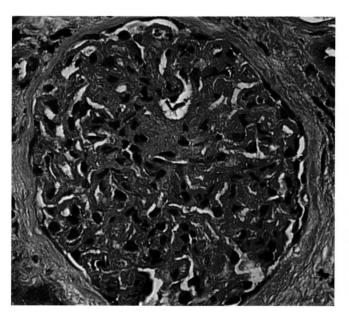

图 26.3　单克隆 κ 轻链沉积病，肾小球系膜扩张、基质蛋白沉积，挤压毛细血管腔（HE 染色，放大 40 倍）

链沉积物为点状、颗粒状，形成电子致密物，位于系膜区和（或）内皮下，无淀粉样 P 蛋白成分参与。与淀粉样变不同，颗粒状的轻链沉积物不被刚果红或硫黄素 T 和硫黄素 S 染色。两种疾病的另一个区别是 MLCDD 的颗粒状沉积物多由 κ 轻链构成，而 AL 型淀粉样蛋白多由 λ 轻链构成。两种疾病均可累及肾外器官。

临床特征

MLCDD 的典型临床表现是急进性肾小球肾炎，症状包括蛋白尿（可为肾病性蛋白尿）、镜下血尿及肾衰竭。白蛋白和单克隆游离轻链是尿蛋白主要成分，白蛋白尿及肾病综合征提示有肾小球损伤而非管型肾病。MLCDD 中轻链排出量常较管型肾病少，某些病例甚至很难检测到。未经治疗的患者常见进行性肾衰竭。由于 MLCDD 最突出显著或唯一的表现是肾脏受累并需要肾活检确诊，这种浆细胞病在肾科被诊断。轻链沉积在其他器官可导致脏器功能障碍，尤其是肝和心脏。尽管 MLCDD 可伴随或早于多发性骨髓瘤肾外表现而出现发生，但绝大多数（50%～60%）的 MLCDD 患者不会发展成骨髓瘤或其他恶性淋巴增殖性疾病。

发病机制

单克隆轻链沉积病是一种进展性肾脏病，其发病机制是转化生长因子（transforming growth factor-β，TGF-β）增加，单克隆轻链沉积使细胞外基质及系膜扩张，蛋白结节形成导致肾小球硬化。MLCDD 肾活检组织中的系膜细胞在轻链刺激下可分泌 TGF-β，自分泌作用促使系膜细胞分泌基质蛋白，包括Ⅳ型胶原、层粘连蛋白以及纤维结合素。因此，TGF-β 在 MLCDD 肾小球硬化中起决定性作用，MLCDD 的致病轻链多为 κ 型，尤其是 V_L 区域有疏水性氨基酸残基的 κ Ⅳ亚家族。

一些 MLCDD 病例电子致密物既含有重链又有轻链，该类点状电子致密物似乎比单纯轻链的更大、分布更广泛，尚不清楚这些患者临床表现与单纯轻链沉积、无重链参与的患者是否有区别，但两者治疗相同。

治疗和预后

多发性骨髓瘤合并 MLCDD 的患者治疗同骨髓瘤。由于缺乏随机对照试验，MLCDD 不合并恶性淋巴增殖性疾病的治疗方案较难确定，但 MLCDD 患者似可从多发性骨髓瘤的治疗中获益。治疗前肌酐水平是重要的预后指标，因此 MLCDD 需要尽早干预。

马法兰 / 泼尼松治疗可改善肾脏预后，但马法兰毒性使其长期使用应有受到马法兰限制。积极的 HDT/CST 抗浆细胞治疗已用于 MLCDD，在少数接受 HDT/SCT 治疗的 MLCDD 患者中，治疗相关死亡率较低，且达到完全血液学缓解后可观察到受累器官功能恢复，以及组织水平轻链沉积的减少。基于来那度胺和硼替佐米等新化疗药物的方案对 MLCDD 也有效。

许多 MLCDD 患者肾病持续进展，需肾移植治疗。肾移植后如不治疗潜在的恶性浆细胞疾病，MLCDD 会复发。7 例 MLCDD 患者（病例数目最大系列）的研究发现 MLCDD 常在移植后复发并影响移植肾长期存活，MLCDD 患者肾移植前需要控制单克隆轻链的产生。

纤维样肾小球病和免疫触须样肾小球病

纤维样肾小球病是一种罕见病，以毛细血管壁类似淀粉样的、无序排列的纤维沉积为特点（图 26.4）。与淀粉样变不同，这些纤维直径更粗（18～22 nm）且刚果红和硫黄素 T 染色阴性。免疫荧光下 IgG（常为 IgG4）和 C3 阳性。多数纤维样肾小球病患者不伴有浆细胞病，但也有伴浆细胞病的报道，故建议筛查；亦需要筛查冷球蛋白和丙肝病毒感染。该病患者常有肾病综合征和不同程度的肾衰竭，并最终均进展为终末期肾衰，目前对此病尚无标准治疗方法。

免疫触须样肾小球病，或称微管样肾小球病，较纤维样肾小球病更罕见，并常伴浆细胞病或其他淋巴增殖性疾病。其微管状纤维沉积在系膜区及沿毛细血管壁，直径更粗（大于 30 nm），排列规则，鉴别诊断需要考虑冷球蛋白血症（将在第 28 章介绍）。该病需要针对潜在的浆细胞病治疗。

浆细胞病相关肾小管间质损害

管型肾病
病理生理

管型肾病是一种小管间质炎性损伤。特征性表现是镜下多管腔内的蛋白管型，主要集中在远端肾单位（图 26.5），这些管型常为均一、无细胞、嗜伊红的多

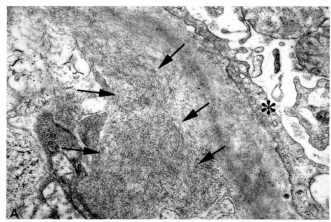

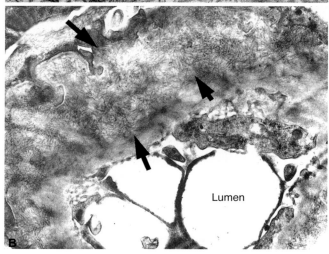

图 26.4　肾小球。A，AL 型淀粉样变患者肾小球电镜图片。其中散在分布直径 7~10 nm 的纤维（箭头）。淀粉样变与纤维样肾小球病不同的是刚果红或硫黄素 T 染色阳性。图中（星号）相邻上皮细胞足突融合。B，电镜下纤维样肾小球病变的肾小球。同样可见杂乱排列的无分支纤维（箭头）。仔细观察可发现这些纤维较 A 图更粗（直径约 20 nm）。两种纤维的超微结构类似。（A，Courtesy Dr. J. Charles Jennette, Department of Pathology, University of North Carolina at Chapel Hill. B, Courtesy Dr. William Cook, Department of Pathology, University of Alabama at Birmingham.）

裂隙物。免疫荧光和免疫电镜检查这些管型含有轻链和 T-H 糖蛋白（Tamm- Horsfall　Glycoprotein）。管型的持续存在导致巨细胞炎性反应和肾小管萎缩，这也是骨髓瘤肾脏受累的典型表现，肾小球形态一般正常。

临床特征

　　管型肾病导致的肾衰竭可呈急性或慢性进展性，并可在骨髓瘤的任何阶段发生。多发性骨髓瘤常多可根据慢性骨痛、病理性骨折、高钙血症以及蛋白尿和肾衰竭的临床表现明确诊断；但许多患者首发症状

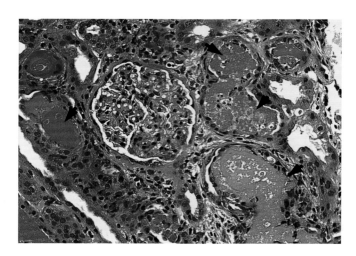

图 26.5　管型肾病患者肾活检组织。肾小管管型成分（箭头）多核巨噬细胞可见，肾小球形态基本正常（HE 染色，放大 20 倍）

为肾衰竭或不明原因的蛋白尿，在肾内科就诊完善检查后确诊。所以当 40 ~ 50 岁或者年龄更大的患者出现蛋白尿（通常大于 3 g/d），且不伴有低白蛋白血症或白蛋白尿时，要考虑到管型肾病。高血压不是管型肾病的常见并发症。虽然病理检查发现管型有诊断意义，但确诊多发性骨髓瘤常依赖血或尿中单克隆免疫球蛋白 / 轻链以及骨髓活检，几乎所有的管型肾病患者均可在尿或血中检测到单克隆免疫球蛋白。

病理生理

　　给小鼠静脉注射具有肾毒性的人轻链蛋白可升高近端小管内压、降低肾小球滤过率，并出现蛋白管型。骨髓瘤患者的管型蛋白包括 T-H 蛋白，其与游离轻链聚合，并沉积于远端肾单位管腔中。T-H t 蛋白几乎全部由髓袢升支粗段细胞在远端肾单位合成，是健康成人尿液蛋白及管型的主要成分。在远端肾单位，T-H 蛋白与本 - 周蛋白多肽主链结合形成蛋白复合体并阻塞肾小管管腔，继而导致肾小管阻塞和肾衰竭；轻链本身亦有肾毒性。

　　T-H 蛋白和轻链的聚合受离子环境和轻链理化性质影响，轻链与 T-H 蛋白聚合力取决于 CDR3 序列，有些骨髓瘤患者即使尿液轻链水平很高也不发生管型肾病。尿液氯化钠或钙浓度升高有利于管型形成，而镁离子无此作用。大鼠体内实验，袢利尿药呋塞米可加重管型聚集、加速管腔阻塞。相对缓慢的远端小管液流速使轻链与 T-H 蛋白易于相互作用，逐渐阻塞肾小管管腔。容量不足等因素使远端小管液流速进一步减慢，可加重管腔阻塞，或促使非肾毒性的轻链形成

管型，容量不足和高钙血症是促使管型肾病发生急性肾损伤的因素。

治疗和预后

管型肾病的治疗原则是迅速减少循环中轻链浓度并阻止轻链与 T-H 蛋白结合（框 26.3）。几乎所有的管型肾病均继发于骨髓瘤，一旦确诊骨髓瘤，需要立即给予有效化疗。年轻患者，HDT/SCT 已替代传统烷化剂联合激素的治疗，HDT/SCT 可迅速降低循环中单克隆轻链水平。多项随机试验显示，接受 HDT/CST 的患者较接受传统化疗的患者有更高的总体存活率，HDT/SCT 治疗前实施化疗以减少浆细胞克隆数。HDT/SCT 前应避免长期使用烷化剂，因这类药物会妨碍周围干细胞采集并可致骨髓增生异常及急性髓系白血病。

框 26.3　管型肾病的标准治疗方案

化疗以减少轻链产生
如可耐受，增加每日游离水摄入（2~3 L）
积极治疗高钙血症
避免使用利尿药、造影剂及非甾体类抗炎药

目前其他治疗方法缺乏随机对照试验证据。硼替佐米和来那度胺已成功用于治疗复发性骨髓瘤和进展期肾衰竭，该方案已被临床广泛接受并可能替代 HDT/SCT，非清髓异基因造血干细胞移植亦可治疗骨髓瘤并避免 HDT/SCT 的移植物抗宿主反应。

研究表明，管型肾病间质纤维化发展迅速，导致持续及不可逆的肾衰竭。临床证据表明快速降低循环游离轻链水平可促进管型肾病患者肾功能恢复，体外清除循环游离轻链的研究结果并不一致，目前血浆置换（plasma exchange，PLEX）在多发性骨髓瘤急性肾衰竭辅助治疗中的作用尚不明确。一项随机试验表明 PLEX 有效，但另两项试验却未能证实 PLEX 联合化疗有更好的生存优势。最近一项随机试验表明急性肾衰竭患者不能从 PLEX 中获益，但这项试验存在一定缺陷：没有将肾活检管型肾病纳入入组标准，没有深入分析实验组与对照组区别；没有检测 PLEX 前后血清游离轻链水平。由于轻链广泛分布细胞外间隙，PLEX 对轻链的清除率并的确不高。近来采用高通量血液透析治疗可有效清除轻链，一些正在进行的早期随机研究支持高通量血液透析可迅速清除轻链，可在临床中应用。尽管小部分管型肾病急性肾损伤患者对

体外干预措施反应良好，但治疗重点应为化疗而非体外清除轻链；如已实施 PLEX 或高通量血液透析，则需要监测干预前后血清游离轻链水平以评估疗效。高黏滞血症是体外清除单克隆性蛋白的适应证。

阻止轻链与 T-H 蛋白结合是治疗的关键。恢复容量、纠正电解质紊乱、避免应用袢利尿药及非甾体类抗炎药可保护并改善肾功能。很难预测造影剂是否会导致肾衰竭，骨髓瘤患者应慎用造影剂。建议每日摄入至少 3 L 无电解质液体，并定期监测血清氯化钠水平。可口服碳酸氢钠（或枸橼酸盐）碱化尿液、维持尿 pH 大于 7，但钠离子会加重管型形成，容量负荷过多的患者应避免使用。

25% 的多发性骨髓瘤患者发生高钙血症，高钙血症本身有直接的肾毒性，也会增加轻链的肾毒性。静脉输注生理盐水恢复容量可纠正轻度高钙血症，袢利尿药加速钙的排泄但使轻链肾毒性增加，应尽量避免。糖皮质激素（如甲强龙）可用于多发性骨髓瘤高钙血症的急症处理；双磷酸盐类药物，如帕米膦酸盐和唑来膦酸，可治疗其他措施无效的中度高钙血症（血钙大于 3.25 mmol/L，或 13 mg/dl）。双磷酸盐类药物通过干预破骨细胞骨质重吸收降低血钙，但这类药物本身也有肾毒性，只在容量充足的情况下应用，治疗过程中应密切监测肾功能。轻度高钙血症使用帕米膦酸盐和唑来膦酸可在门诊进行，双磷酸盐类药物还有抑制浆细胞增生的作用，被用于治疗多发性骨髓瘤有骨损伤及骨痛的患者。

替代治疗包括血液透析或腹膜透析。治疗后约 5% 的骨髓瘤患者肾功能可恢复并脱离透析，由于传统化疗方案轻链清除率低，一些患者需要透析数月才能脱离透析。尽管多发性骨髓瘤患者易继发感染，其腹膜透析患者腹膜炎的发生率（每 14.4 个月一次）并不高。骨髓瘤患者腹膜透析和血液透析的生存率相当。肾移植也可用于筛选后的复发骨髓瘤患者中，由于轻链是管型肾病的潜在病因，评估肾移植受者时应检查循环中游离轻链水平。

其他肾小管间质损害（包括近端小管病）

副蛋白血症可引起近端小管损伤和小管间质性肾炎。多发性骨髓瘤的典型肾脏表现是范可尼综合征（Fanconi syndrome），该病以 Ⅱ 型肾小管酸中毒和钠偶联的离子协同转运缺陷为特征，导致氨基酸尿、尿糖及磷酸盐尿。肾活检常可见近端小管上皮细胞内轻链结晶，范可尼综合征可在多发性骨髓瘤症状出现前发

生，患者发生该综合征时，鉴别诊断应包括浆细胞病。

与多数内源性小分子蛋白不同，单克隆轻链有肾小管毒性。尽管管型肾病更常见，但偶有患者表现为孤立性近端小管病并致肾衰竭，机制与范可尼综合征不同。由轻链造成的肾衰竭通常会随循环中轻链的减少而缓解。孤立性近端小管病的主要机制是近端小管上皮细胞内质网内肾毒性轻链的聚积，轻链可催化过量过氧化氢而引发细胞内氧化应激，诱发凋亡并经过NF-κB途径促使炎症趋化因子，如单核细胞趋化因子-1 的分泌。近端小管上皮细胞脱落和促炎症环境也可导致肾单位丢失和管型肾病中普遍存在的小管间质瘢痕形成及炎症。

华氏巨球蛋白血症

华氏巨球蛋白血症在单克隆丙种球蛋白病中约占 5%，是以淋巴样浆细胞为主的单克隆 B 细胞性恶性肿瘤，这类细胞被认为是抗原刺激后，记忆 B 细胞通过体细胞恶性突变而来。该病临床表现类似淋巴瘤，由肿瘤细胞分泌 IgM（巨球蛋白）而致病。该病罕见溶骨性病变，但常有肝脾淋巴结肿大。IgM 是大分子蛋白不能被排出体外，在血浆聚集产生高黏滞综合征，可有神经系统症状（头痛、昏迷、耳聋、眩晕）、视力损害（由于出血和血肿）、出血倾向（与 IgM 结合凝血因子及血小板功能障碍有关）、肾衰竭以及高血容量相关症状。约 30% 的患者出现肾小球滤过率下降，常见病因是高黏滞综合征和肾小球毛细血管内出现 IgM。10%～15% 的患者发生 AL 型淀粉样变，罕见管型肾病。由于该病常发生在高龄人群（60～80 岁）且进展缓慢，其主要的治疗目标是缓解症状。所有 IgM 水平高于 4 g/dl 的患者应检查血清黏稠度，有症状的患者应行血浆置换直至症状缓解及血清黏稠度正常，需要肾移植的严重肾衰竭不常见。该病病程长短不一，但常呈慢性经过。预后不良的因素包括年龄大于 65 岁及有脏器肿大，无上述危险因素的患者中位生存时间为 10.6 年；而有上述任何一个危险因素者，中位生存时间为 4.2 年。由于该病肿瘤细胞表达 CD20，有症状的患者通常用含烷化剂的化疗方案联合利妥昔单抗治疗。

参考文献

Barlogie B, Shaughnessy J, Tricot G, et al: Treatment of multiple
Clark WF, Stewart AK, Rock GA, et al:

Clark WF, Stewart AK, Rock GA, et al: Plasma exchange when myeloma presents as acute renal failure: a randomized, controlled trial, Ann Intern Med 143:777-784, 2005.

Dember LM, Hawkins PN, Bouke PC, et al: Eprodisate for the treatment of renal disease in AA amyloidosis, N Engl J Med 356:2349-2360, 2007.

Deret S, Denoroy L, Lamarine M, et al: Kappa light chain-associated Fanconi's syndrome: molecular analysis of monoclonal immunoglob-ulin light chains from patients with and without intracellular crystals, Protein Eng 12:363-369, 1999.

Drayson M, Begum G, Basu S, et al: Effects of paraprotein heavy and light chain types and free light chain load on survival in myeloma: an analy- sis of patients receiving conventional-dose chemotherapy in Medical ResearchCouncil UK multiple myeloma trials, Blood 108:2013-2019, 2006.

Gertz MA: Immunoglobulin light chain amyloidosis: 2011 update on diag- nosis, risk-stratification, and management, Am J Hematol 86:181-186, 2011.

Ghobrial IM, Fonseca R, Gertz MA, et al: Prognostic model for dis- ease-specific and overall mortality in newly diagnosed symptom- atic patients with Waldenstrom macroglobulinaemia, Br J Haematol 133:158-164, 2006.

Hutchison CA, Heyne N, Airia P, et al: Immunoglobulin free light chain levels and recovery from myeloma kidney on treatment with chemotherapy and high cut-off haemodialysis, Nephrol Dial Transplant 27:3823-3828, 2012.

Jaccard A, Moreau P, Leblond V, et al: High-dose melphalan versus melphalan plus dexamethasone for AL amyloidosis, N Engl J Med 357:1083-1093, 2007.

Lachmann HJ, Booth DR, Booth SE, et al: Misdiagnosis of hereditary amyloidosis as AL (primary) amyloidosis, N Engl J Med 346:1786-1791, 2002.

Nasr SH, Valeri AM, Cornell LD, et al: Renal monoclonal immunoglob- ulin deposition disease: a report of 64 patients from a single institu- tion, Clin J Am Soc Nephrol 7:231-239, 2012.

Rosenstock JL, Markowitz GS, Valeri AM, et al: Fibrillary and immu- notactoid glomerulonephritis: distinct entities with different clinical and pathologic features, Kidney Int 63:1450-1461, 2003.

van Rhee F, Bolejack V, Hollmig K, et al: High serum free-light chain levels and their rapid reduction in response to therapy define an aggressive multiple myeloma subtype with poor prognosis, Blood 110:827-832, 2007.

Weichman K, Dember LM, Prokaeva T, et al: Clinical and molecular characteristics of patients with non-amyloid light chain deposition disorders, and outcome following treatment with high-dose melpha-lan and autologous stem cell transplantation, Bone Marrow Transplant 38:339-343, 2006.

Ying WZ, Allen CE, Curtis LM, et al: Mechanism and prevention of acute kidney injury from cast nephropathy in a rodent model, J Clin Invest 122:1777-1785, 2012.

Ying WZ, Wang PX, Aaron KJ, et al: Immunoglobulin light chains acti-vate NF-κB in renal epithelial cells through a Src-dependent mecha-nism, Blood 117:1301-1307, 2011.

27

血栓性微血管病

Sharon Adler, Cynthia C. Nast 著

高瑞通 吴海婷 李明喜 译校

血栓性微血管病（thrombotic microan-giopathies，TMA）是指病理学上表现为微血管内皮细胞损伤的一组疾病，其常见病因见表 27.1。鉴于病理生理学研究的进展，病因的鉴别诊断已相对简易。本章主要介绍最常见的 4 种血栓性微血管病，即血栓性血小板减少性紫癜（thrombotic thrombocytopenic purpura，TTP），溶血尿毒症综合征（hemolytic uremic syndrome，HUS）、抗磷脂综合征（antiphospholipid syndrome，APLS）和硬皮病肾危象。

病理

血栓性微血管病的典型组织病理学特征见图 27.1，表现为小动脉、微小动脉和肾小球毛细血管壁和管腔内微血栓形成。光镜可见肾小球毛细血管腔内大量纤维素血栓和血小板血栓（图 27.1A）。严重时可见肾小球分叶、双轨征，及毛细血管祥皱缩、局部塌陷等肾小球缺血改变（图 27.1B，C）。可见小动脉中膜增厚，内膜黏液水肿，管腔狭窄（图 27.1C，D）。小动脉或微动脉内膜增生可形成"洋葱皮"样改变。肾实质梗死部位可见肾皮质坏死。免疫荧光可见肾小球毛细血管、血管壁及管腔内纤维蛋白沉积。电镜可见肾小球毛细血管壁内皮下区增宽，其内充填大量稀疏的绒毛样或颗粒样物质，具体成分可能是纤维素及红细胞碎片（图 27.1E，F）。这些物质在内皮下区有时可见新形成的一层基底膜物质，与光镜下见到的双轨征一致。肾小球毛细血管内皮细胞肿胀，毛细血管腔狭窄，腔内可见纤维蛋白类晶团聚体（tactoid）。电镜下无电子致密物沉积。

不同病因所致的血栓性微血管病在形态学上大致类似，但仍有细微区别。HUS 患者微血栓内纤维蛋白较多，而 TTP 患者的微血栓主要由血小板组成，纤维蛋白成分较少。免疫组化可见 TTP 患者的微血栓内存在 von Willebrand 因子（vWF）。HUS 较 TTP 更易发生肾皮质坏死。然而，上述的组织学表现不足以鉴别血栓性微血管病的病因。硬皮病存在独特的组织病理学表现（后述），但仍需要结合临床特征才能与其他血栓性微血管病病因进行鉴别。

表 27.1　血栓性微血管病的原因	
病原微生物	**药物**
肠道致病菌	α- 干扰素
大肠埃希菌 0157：H7	抑肽酶
志贺菌	贝伐单抗
沙门菌	博莱霉素
空肠弯曲菌	顺铂
其他	氯吡格雷
肺炎支原体	可卡因
耶尔森菌	钙调磷酸酶抑制药
肺炎链球菌	阿糖胞苷
HIV	多西环素
军团菌感染	柔红霉素
柯萨奇 A 和 B 病毒	吉西他滨
组织胞浆菌病	干扰素
布氏杆菌	丝裂霉素 C
巴尔通体	口服避孕药
H1N1	奎宁
	舒尼替尼
	噻氯匹定
全身性疾病	长春新碱
系统性红斑狼疮	
溶血尿毒症综合征	**可能的**
恶性高血压	钴胺素缺乏症
肿瘤	妊娠
血栓性血小板减少性紫癜	接种疫苗
抗磷脂综合征	放射线
硬皮病	移植

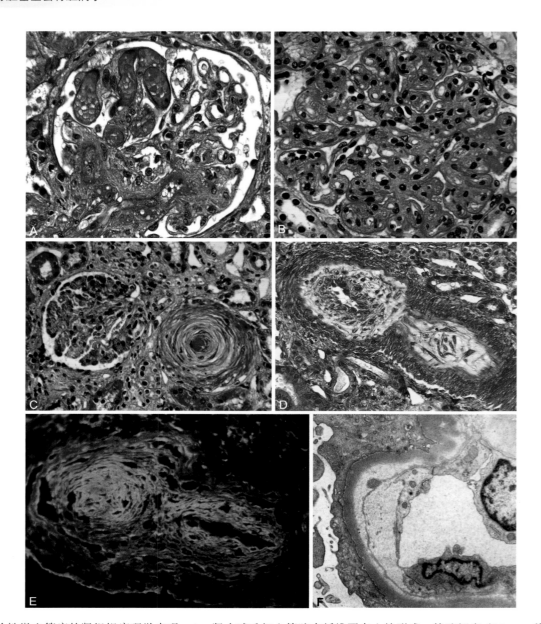

图27.1　血栓性微血管病的肾组织病理学表现。A，肾小球毛细血管腔内纤维蛋白血栓形成，管腔闭塞（Masson 染色，×60）；B，Ⅰ型膜增生性肾炎，表现为毛细血管壁双轨征（箭头）（PAS 染色，×60）；C，邻近动脉的肾小球缺血，毛细血管壁皱缩、塌陷，小动脉为典型的"洋葱皮"样表现，纤维素血栓形成（Masson 染色，×10）；D，小叶间动脉黏液样内膜增厚，内皮细胞肿胀和管腔变窄（Masson 染色，×10）；E，免疫荧光示纤维蛋白在动脉壁黏液内膜沉积（与图 D 对应，×10）。F，电镜示肾小球内皮下透亮区，其内含有絮状物质，内皮细胞肿胀，足突融合（×6000）

血栓性血小板减少性紫癜

发病机制

　　以前认为血栓性血小板减少性紫癜的发病机制与 HUS 类似，但疾病严重程度和受累器官不同。新近发病机制的研究进展提示二者是不同的疾病。TTP 的主要机制是 vWF 剪切酶活性下降。vWF 剪切酶属于 ADAMTS 一员，命名为 ADAMTS13。TTP 中约

20% 由遗传性 ADAMTS13 基因突变所致，常表现为家族性及 TTP 的反复发作。其他 TTP 患者存在降低 ADAMTS13 活性的自身抗体。这两种机制均可导致 ADAMTS13 活性下降，vWF 裂解减少，血浆中出现大量异常的超大多聚体。这些多聚体可与细胞外基质和血小板结合，导致血小板聚集，活化，进而血管内血小板血栓形成，器官缺血坏死。TTP 发作时可检测到 vWF 多聚体，病情好转时消失。通过 vWF 多聚体检测可与引起溶血、血栓形成或血小板减少的其

他病因进行鉴别。TTP 患者可出现重度 ADAMTS13 活性下降（<5%～10%），以此可与 HUS 及其他血小板减少病因鉴别。ADAMTS13 活性中度下降（10%～30%）亦可见于 HUS 或弥漫性血管内溶血。

临床表现与实验室检查

遗传性 TTP（Upshaw-Schulman 综合征）患者常为复合杂合子，多数新生儿或儿童期起病。获得性 TTP 起病较晚。TTP 的典型临床表现包括发热、微血管病性溶血性贫血、血小板减少性紫癜、肾脏疾病和中枢神经系统症状。后者常为突出临床表现，可出现思睡、嗜睡、昏睡、神经系统局灶体征、抽搐或昏迷。亚急性或不典型 TTP 罕见，表现为血小板减少或急性神经系统异常，而无溶血性贫血。溶血性贫血患者常见大量破碎红细胞，主要原因是血小板血栓导致血管管腔狭窄，红细胞通过时发生机械性损伤所致。可见乳酸脱氢酶（LDH，lactate dehydrogenase）升高，血小板计数不同程度下降。肾损害见于 88% 患者，常表现轻微，包括镜下血尿，肉眼血尿罕见，轻中度蛋白尿，GFR 下降。急性肾损伤占 10% 以上，但极少需要替代治疗。

TTP 可分为急性或慢性复发性。某些药物可引起 TTP，包括奎宁、丝裂霉素 C、钙调磷酸酶抑制药、帕米磷酸二钠、吉西他滨、贝伐单抗和噻氯匹定。偶有他汀类降脂药物、氯吡格雷导致 TTP 的报告。抗 ADAMTS13 抗体可见于应用氯吡格雷、HIV 感染，偶见于 A 型流感，尚无抗 ADAMTS13 抗体与其他药物或疾病的相关研究。获得性 TTP 常继发于胶原血管病如系统性红斑狼疮或肿瘤。大多数获得性 TTP 患者常不能明确病因。ADAMTS13 活性检测试剂盒已商品化，但报告结果间隔时间常太长。重度 ADAMTS13 活性下降（<5%）高度支持 TTP 诊断，但中度下降（偶尔重度下降）亦可见于其他血小板减少疾病。临床工作中常需要在获得 ADAMTS13 活性结果前给予积极治疗，这也给临床工作带来很大挑战。DIC 患者凝血酶原时间常在正常高限 5 s 内，血小板计数常小于 20×10^9/L，可与 92% 的 TTP 患者鉴别。

治疗

输注新鲜冰冻血浆可补充相应的酶类。对遗传性 TTP，每 2～3 周补充 15 ml/kg 血浆即可预防 TTP 发作。对获得性 TTP，血浆置换可大幅减少循环抗 ADAMTS13 抗体，同时输注大量新鲜冰冻血浆，平均一个疗程需要 21 L。糖皮质激素可用以减少自身抗体生成，减轻炎症反应。利妥昔单抗联合血浆置换、糖皮质激素治疗对重症病例有一定疗效。研究显示，对血浆置换等常规治疗效果欠佳的 TTP 患者，与对照组相比，应用利妥昔单抗者病情控制更好，ADAMTS13 活性更高，复发减少。环磷酰胺或长春新碱也有一定疗效。脾切除可用以减少复发频率，可能与其减少 B 细胞克隆，导致自身抗体减少有关。近期一个 I/II 期临床试验发现抗 vWF 核酸适配体可能对遗传性 TTP 有效，该药可减少 vWF 超大多聚体形成。血小板抑制药的疗效尚不明确。治疗过程中可通过监测血小板计数和血清 LDH 水平观察疗效。

自然病程与预后

早期 TTP 死亡率可高达 90%，输注血浆治疗后则可降至 10%。对 TTP 发作诱因明确的患者，只要能进行很好预防，大多预后良好。大多数患者在起病 1 年内复发频繁。ADAMTS13 活性超过 10% 时大多数患者病情缓解，而患者复发时其 ADAMTS13 活性大多小于 10%。少数患者即使临床缓解，其仍存在大量自身抗体，ADAMTS13 活性仍不能恢复到合理水平。有文献报告，当患者存在大量降低 ADAMTS13 活性的自身抗体时，即使 ADAMTS13 活性正常，仍可复发。因此，治疗反应可能与 ADAMTS13 活性、自身抗体、炎症程度及环境诱因等多种因素有关。

溶血尿毒症综合征

溶血尿毒症综合征包括两个主要类型：非典型 HUS（atypical HUS，aHUS）及典型 HUS（儿童典型的 D+ HUS）。

非典型 HUS

发病机制

近年 aHUS 的发病机制研究取得突破性进展，目前认为该病属于一种临床综合征，与补体激活的旁路途径异常有关（表 27.2）。其主要表现为补体激活异常，继而发生大量补体消耗，内皮细胞损伤。补体活化的调节蛋白，即补体因子 H（CFH）和因子 I（CFI）的缺乏或功能缺陷是 aHUS 的主要病因，常由基因突变所致。目前发现的 CFH 基因突变在 100 个以上。正常情况下，CFH 与 CFI 通过膜辅助蛋白

MCP 即 CD46，灭活 C3b 和 C4b，调节补体激活旁路途径 C3 转化酶的作用。CFH 缺乏多为常染色体隐性遗传，起病较早，血清 C3 下降。CFH 功能缺陷常见于常染色体显性遗传，起病较晚，血清 C3 常正常。补体正常的常染色体隐性遗传 aHUS 患者发作前常有诱因触发补体激活。其他少见的基因突变包括补体因子 B（又称为 C3 激活剂前体，可被 D 因子裂解为 Ba、Bb 两个片段，Bb 与 C3b 结合构成旁路途径的 C3 转化酶）及补体 C3 的增强型基因突变。

抗 CFH 或抗 CFI 自身抗体也可导致补体激活旁路途径异常。某些 CFH 基因突变也可存在抗 CFH 自身抗体。染色体 1q32 编码一组补体调节蛋白，一些患者存在该区多个基因突变，包括该区 CFH 受体 1 或受体 3 基因在内的染色体缺失患者常存在抗 CFH 自身抗体或抗核抗体，提示多种基因突变更易发生 aHUS。前列腺素 I 2 缺乏亦可致 aHUS。

补体调节蛋白突变是 aHUS 的一大原因，其中最主要的是 MCP，aHUS 中可占 5% ~ 12%。MCP 可与 C3b 或 C4b 结合，促进 I 因子对 C3b 和 C4b 的裂解灭活。突变的 MCP 蛋白与 C3b 结合弱，或者不能完全结合，继而 C3b 灭活减少，内皮细胞损伤，血栓形成。补体调节蛋白的其他突变还包括血栓调节蛋白。该蛋白与 CFH 和 C3b 结合，促进 C3b 裂解灭活。血栓调节蛋白突变需要其他诱因或其他补体因子异常才能诱发 aHUS。

补体调节蛋白突变所致的 aHUS 较为罕见。散发性 aHUS 中遗传变异较基因突变常见。存在遗传倾向的患者中，aHUS 发生常存在一些诱因如药物、肿瘤、感染、妊娠或结缔组织病（表 27.1）。如先兆子痫、HELLP 综合征及新发 TMA 的肾移植患者中相当一部分存在补体调节蛋白、CFH、CFI 基因突变的多态性。原无 aHUS 史的患者在暴露于某种因素后可发生 aHUS，提示环境压力可诱发 aHUS。一系列由突变和单核苷酸多态性引起的各种罕见疾病共同表现为补体异常。

临床表现与实验室检查

aHUS 临床表现为经典的三联征即微血管病性溶血性贫血、血小板减少和肾损伤。部分基因突变的 aHUS 患者在新生儿期或儿童期起病，但 30% 以上患者成年后起病。HUS 患者的临床表现与 TTP 重叠，但血液系统损伤尤其是肾损伤表现较为突出。

临床指南建议，对临床疑诊 aHUS 病例有条件的应行血清 C3、C4、CFH 及 CFI 活性检测；外周血单核细胞 MCP 荧光激活细胞分选仪检测；CFH，MCP，CFI，CFB 及 C3 基因分析；抗 CFH 自身抗体；ADAMTS13 活性测定。大多数患者表现有高血压及急性肾损伤。神经系统受累少于 TTP。患者的发病年龄与低补体血症情况不一（表 27.2）。CFH 突变致功能缺陷者 60% ~ 80% 复发，死亡率较高，易进展至 ESRD。CFI 突变致功能缺陷者占 10% ~ 15%，其中 60% 进展至 ESRD。获得性补体 C3 突变易致移植肾 HUS 复发，继而失功。MCP 基因突变占 5% ~ 12%，病情易复发，但其中 60% ~ 70% 未发生 ESRD；另外，移植肾发生 HUS 复发者亦少。血栓调节蛋白突变占 5% 以下，临床表现较重且易复发。

治疗

aHUS 临床实践指南于 2009 年发表。避免 aHUS 发作诱因对治疗尤为有效，然而有时诱因难以确认。

表 27.2　非典型溶血尿毒症综合征补体因子异常		
补体因子异常	发病机制	常见临床特征
循环抑制因子		
H 因子	常染色体隐性遗传	年龄轻，低 C3
	常染色体显性遗传	年龄较大，C3 正常
	自身抗体	C3 轻度下降
	多态性	HELLP 综合征；钙调磷酸酶抑制药相关 TMA
H 因子相关蛋白		
I 因子	功能缺失	儿童、成人
	突变	C3 正常
	自身抗体	补体 H 突变相关
	多态性	HELLP 综合征
循环活化因子		
B 因子	获得性功能突变	低 C3，因子 B 活性正常
D 因子	裂解、活化因子 B	易感染
C3	获得性功能突变	儿童起病，低 C3
	基因突变致功能缺失	补体因子活性正常
膜联因子		
因子 H	同前	
膜辅助蛋白（CD46）	基因突变致功能缺失	年龄较轻，预后好
血栓调节蛋白	基因突变致功能缺失	儿童，青年，血 C3 水平不一
HELLP，溶血，肝酶升高，血小板下降；TMA，血栓性微血管病		

建议所有患者行血浆置换、FFP 血浆输注。血浆输注可提供功能正常的相关蛋白，对绝大多数补体或补体调节蛋白突变患者有效。约 50% 的患者可获得完全或部分缓解。对存在自身抗体的患者，血浆置换除补充相应蛋白外，还能去除自身抗体。血浆治疗对 aHUS 疗效弱于 TTP，原因在于对补体调节蛋白如 MCP 或血栓调节蛋白突变者效果不佳。肺炎链球菌感染所致 HUS 者血浆输注无效。该菌可产生神经氨酸酶，分解肾小球内皮细胞、血小板及红细胞表面的 N- 乙酰神经氨酸，进而暴露出 Thomsen-Friedenreich 抗原，启动炎症瀑布，血栓形成。利妥昔单抗对部分耐药或反复复发 aHUS 的患者有效。目前尚无证据应用补体抑制药或免疫抑制治疗。依库珠单抗（eculizumab）是抗补体 C5a 单抗，已用于 aHUS 的治疗。依库珠单抗通过抑制补体膜攻击复合物活化，减轻补体介导损伤，可作用于各种病因所致的 aHUS，2011 年已获 FDA 批准用于临床。

自然病程与预后

白细胞增多、发病年龄较大、妊娠、肺炎球菌感染、无尿、持续蛋白尿、高血压、肾皮质坏死提示肾脏预后较差。HUS 患者移植肾后约 29%TMA 复发（其他病因为 0.8%）。指南建议循环补体瀑布相关基因突变患者原发病易复发，应避免行肝肾联合移植。如无其他基因突变，MCP 突变者移植后复发率小。

经典型 HUS

发病机制

经典型 HUS 的主要机制是细菌产生的类志贺毒素与结肠上皮细胞的特异性受体结合，并破坏黏膜屏障，类志贺毒素继而进入血循环并与中性粒细胞结合，随后毒素被转运并与内皮细胞、足细胞和肾小管细胞上的 Gb3 糖脂膜受体结合，从而通过抑制蛋白合成使内皮细胞死亡，随后发生炎症、血栓形成及急性肾损伤。体外志贺毒素可激活补体的级联反应，并降低 CFH 的调节作用，继而可能加重了血栓形成。志贺毒素早先多见于大肠埃希菌（血清型 O157: H7）或志贺杆菌。但近年发现大肠埃希菌（血清型 O104: H4）亦可产生志贺毒素 Vtx2a: O104。

临床表现与实验室检查

经典型 HUS 亦表现为微血管病性溶血性贫血、血小板减少及肾损伤。大肠埃希菌、志贺痢疾杆菌、沙门菌、弯曲菌或耶尔森杆菌（表 27.1）肠道感染后，发生腹泻的时间在 2 ~ 10 d，之后 7 d 左右发生 HUS。大多数患者均是依据临床表现诊断，但可经大便细菌培养或志贺毒素 1 或 2 或 Vero 毒素 PCR 检测证实。大肠埃希菌 O157: H7 所致的 HUS 常与警示大肠埃希菌污染的不洁肉食或蔬菜有关，夏季、儿童多见且有小范围流行。腹泻可为水泻、血便。成人微血管病性溶血性贫血、急性肾损伤较儿童常见，儿童则白细胞增多、发热常见。其他表现包括水电解质紊乱、高血压、脑水肿、抽搐、充血性心力衰竭、肺水肿、心律失常等。急性期可见低补体血症，恢复期多补体正常。志贺毒素所致 HUS 的临床表现多较 Vero 毒素轻。Vero 毒素相关 HUS 于 2011 年秋季在德国流行。之前德国一年发生了约 1000 例志贺毒素相关腹泻及 60 例 HUS，其中 HUS 致死 2 例。2011 年 HUS 流行时流行病学特征并不典型，其中成人较儿童多，女性较男性明显增多。当时发生了约 2400 例腹泻，800 例 HUS，其中 60 例死亡。

治疗

主要是传统的支持性治疗。其他治疗包括抗生素、抗凝、抗纤溶、免疫球蛋白、输注血浆、血浆置换、输注前列环素、志贺毒素吸附剂及抗血小板治疗等，然而其有效性证据尚不足。2003 年，一随机对照临床研究未能证实志贺毒素吸附剂的疗效。2011 年德国 HUS 流行期间，C5α 抑制药依库珠单抗应用于三个儿童志贺毒素相关 HUS，发现其具有明显疗效。这三名儿童均发生肾衰竭，需要替代治疗，神经系统损害重，且对血浆置换无效。经依库珠单抗治疗后，神经系统损害明显改善，肾功能恢复，LDH 和血小板计数恢复正常。

自然病程与预后

患者急性肾损伤即使好转，仍有少数遗留后遗症，包括持续性蛋白尿及肾功能下降。

抗磷脂综合征

发病机制

抗磷脂综合征是一组表现为抗磷脂抗体阳性、动脉或静脉血栓形成的血栓性微血管病。抗磷脂抗体包括狼疮抗凝物、抗心磷脂抗体、抗 β_2GPI 抗体。其机制包括凝血级联过程激活和补体活化。抗磷脂抗体损伤内皮细胞，单核细胞组织因子表达、血小板活化凝血异常均参与其中。感染或药物常是血栓形成的诱因。抗磷脂抗体与细胞膜磷脂结合蛋白结合，随之激活内皮细胞，诱导下游黏附分子释放，NFκB 活化、细胞因子释放，干扰血栓素与前列环素平衡。

抗磷脂抗体可下调磷脂结合蛋白功能，这些蛋白包括 β₂GPI、凝血酶原、蛋白 C、蛋白 S、膜联蛋白及组织因子。抗心磷脂抗体可能与氧化 LDL 相互作用，继而引起内皮细胞损伤。Toll 样受体 4、氧化 β₂GPI 均可活化树突状细胞，并促进抗体产生。抗磷脂酰丝氨酸抗体、抗磷脂酰乙醇胺抗体、抗磷脂酰肌醇抗体、抗凝血酶原抗体偶尔也可检测到。后者可与内皮细胞表面的凝血酶原结合并促进血栓形成。基因异常可能也在发病机制中占一定地位，约33%的患者存在基因异常。抗心磷脂抗体与 HLA 有关，包括 DR4、DRw53 及 DR7，前者多见于白种人，后两者多见于拉美后裔。

临床表现与实验室检查

抗磷脂综合征的分类标准于 1999 年公布，2006 年进行了修订。抗磷脂综合征确诊需要至少一条临床标准和至少一条实验室标准（表 27.3）。抗磷脂综合征可累及多个器官包括中枢神经系统、肾脏、内分泌系统、消化系统、肺、皮肤、脑血管及心血管系统。血小板减少常见，其他临床表现包括心瓣膜疾病、网状青斑、神经系统表现。1%～5% 的健康人可出现抗磷脂抗体，目前尚不明确其中有多少为假阳性还是预示将来可能会出现抗磷脂综合征。

抗磷脂综合征可为原发或继发。继发性抗磷脂综合征常见于系统性红斑狼疮。狼疮患者中 12%～30% 存在抗心磷脂抗体，15%～34% 存在狼疮抗凝物，其中 50%～70% 在 20 年内发生抗磷脂综合征的临床症状。

抗磷脂综合征的肾损害常较轻。肾损害可占 8%～25%，狼疮抗凝物阳性患者易发生肾损害。临床上包括蛋白尿、血尿、急性肾损伤、轻度高血压至恶性高血压、肾皮质坏死、TMA、进展慢性肾脏病以至 ESRD。移植肾可发生血栓形成。原发性抗磷脂综合征可伴随肾小球病变，有一项研究包含 160 例患者，其中有 4 例膜性肾病和 2 例增生性肾小球肾炎，其相关性和确切发生率尚无足够数据。

灾难性抗磷脂综合征定义为受累器官至少 3 个。肾脏是最常受累器官，占 78%。肾损害包括高血压，

表 27.3　2006 年修订的抗磷脂综合征分类标准 *	
临床标准	实验室标准
血栓形成	**心磷脂抗体（aCL）**
任一组织或器官的动脉、静脉或毛细血管，发生 1 次或 1 次以上的血栓形成（临床事件）	按标准化 ELISA 方法测定 IgG 和（或）IgM 亚型，间隔至少 12 周 2 次及 2 次以上结果中 / 高滴度阳性（滴度大于 40 GPL 或 MPL 或 99% 百分位数）
病态妊娠	**狼疮抗凝物（LA）**
妊娠 10 周以后发生 1 次或 1 次以上无法解释的胎儿死亡，经超声或直接检查胎儿形态正常	间隔至少 12 周 2 次及 2 次以上结果阳性
妊娠 34 周前发生 1 次或 1 次以上早产，新生儿形态正常	**抗 β₂GPI 抗体**
妊娠 10 周前发生 3 次或 3 次以上无法解释的自发性流产	按标准化 ELISA 方法测定 IgG 和（或）IgM 亚型，间隔至少 12 周 2 次及 2 次以上结果中 / 高滴度阳性（滴度大于 99% 百分位数）

注：确诊须符合一条临床标准和一条实验室标准 Based on Miyakis S, Lockshin MD, Atsumi T, et al: Interna- tional consensus statement on an update of the classification criteria for definite antiphospholipid syndrome(APS). J Thromb Haemost 4:295-306, 2006.

GPL, IgG 型磷脂抗体；MPL, IgM 型磷脂抗体。

* 确诊需要符合 ≥1 条临床标准和 ≥1 条实验室标准

常为恶性高血压，25% 肾损害病例需要透析支持。其他器官包括肺（占 66%）、中枢神经系统（占 56%）、心脏（占 50%）、皮肤（占 50%）。DIC 并不常见。

治疗

主要是抗凝治疗。华法林可用于原发或继发性抗磷脂综合征。需要避免使用促凝药物如钙调磷酸酶抑制药、口服避孕药物、肼苯哒嗪、普鲁卡因酰胺、氯丙嗪。如有病态妊娠史，再次妊娠需要服用阿司匹林。羟氯喹或氯喹对预防狼疮患者血栓形成的作用尚有争议。灾难性抗磷脂综合征可给予糖皮质激素、血浆置换、免疫球蛋白和利妥昔单抗联合应用。

自然病程与预后

抗磷脂综合征需要长程抗凝治疗。INR2-3 可减少血栓复发事件。灾难性抗磷脂综合征死亡率高达 50%。

硬皮病肾危象

病理

硬皮病肾危象肾组织病理学表现与其他 TMA 类

似，主要是弓状动脉及小叶间动脉受累，小动脉或肾小球毛细血管受累不常见，动脉内膜黏液水肿，内皮细胞肿胀，纤维增生，内膜增厚，可伴或不伴炎症。动脉内膜增生可表现为"洋葱皮"样改变。可出现动脉肌层增厚，外膜纤维化。肾小球多表现为缺血性改变，毛细血管壁皱缩，可有 TMA 表现，但毛细血管腔内血栓形成罕见。常见肾小球旁器增生。免疫荧光与电镜检查与其他 TMA 类似。

发病机制

硬皮病的发病机制尚不完全清楚。多存在遗传因素，常有诱因，包括感染、理化刺激如二氧化硅。遗传基础再加上环境诱因刺激致血管调节异常，继而触发免疫反应，最后导致血管纤维化。全基因组研究发现硬皮病属于多基因自身免疫疾病，其中包括一组硬皮病相关基因异常。这组基因编码调节树突状细胞和 B 细胞功能的蛋白、天然免疫与适应性免疫的干扰素调节因子、T 细胞共刺激蛋白、Th1 相关蛋白等。表观遗传学也可能在硬皮病发病中起作用。纤维母细胞、内皮细胞、B 细胞及 T 细胞的参与提示天然免疫与适应性免疫的共同作用。硬皮病病变中常见 T 细胞、巨噬细胞浸润，其中 Th2 占优势。外周血中 Treg 细胞增多，但功能受损。T 细胞通过克隆性增生及细胞因子，可将抗原介导的免疫反应传递至纤维母细胞、胶原及其他 ECM、肌细胞。单核细胞来源的树突状细胞产生的 IL-10 、IL-6 增多，IL-12 下降。Toll 样受体表达可促进纤维母细胞、内皮细胞增生。活化的外周血 B 细胞亦增多，继而活化 T 细胞，产生硬皮病相关抗体如抗拓普西异构酶抗体、抗着丝点抗体。氧自由基亦参与硬皮病的发病过程。

硬皮病存在一组自身抗体，这些抗体可能与不同的临床表现相对应。硬皮病肾危象患者常见抗 RNA 聚合酶Ⅲ及抗 Th/To 核蛋白抗体。这些自身抗体是否有致病性或者仅为标志性抗体尚未可知。抗体与抗原结合可改变抗原的蛋白水解酶位点或促进复合蛋白的表位扩散功能并增强免疫反应。25% ~ 85% 的患者存在抗内皮细胞抗体，可直接或间接诱导内皮细胞损伤，以至于造成血管损害。该抗体可上调生长因子及细胞因子表达，包括内皮素 -1，并促进纤维化。内皮细胞损伤导致内源性补体调节蛋白、水解蛋白酶活性及细胞介导免疫反应下降。内皮细胞损伤是硬皮病肾危象发病的初始阶段，继而发生血管损伤，血管内膜通透性增加，肌内膜增生，细胞外基质增多，血小板活化、血小板聚集黏附，纤维蛋白沉积。随后血管变窄，肾血流灌注减少，肾素分泌增多、血压升高。硬皮病患者中可见内皮祖细胞数目及其分化减少，可能影响血管自身恢复。目前尚未发现明确诱发硬皮病肾危象的药物。

硬皮病患者血管细胞外基质明显增多。细胞外基质衍生因子可活化纤维母细胞，产生大量细胞外基质并堆积在受累器官组织。此过程与内皮细胞、淋巴细胞、细胞因子、趋化因子、细胞外基质信号途径及生长因子形成的复杂网络有关。硬皮病患者纤维母细胞表达大量 TGFβ 受体，与 TGFβ 的亲和力增加，Smad7 对 TGFβ 的抑制作用也下降。TGFβ 可上调硬皮病纤维母细胞 PDGFα mRNA 及其蛋白产生。另外，硬皮病患者的其他促炎及促纤维化细胞因子增加，包括 IL-4、IL-17、IL-21 及其受体。纤维母细胞活化是硬皮病发病机制中的共同途径。

临床表现与实验室检查

肾损害是系统性硬皮病最重要的预后因素。硬皮病中肾危象占 10%，常以高血压、急性肾损伤为首发表现，血压常显著升高但有 10% 的肾危象患者仅有急性肾损伤而无高血压。这一表现在心脏受累或曾接受糖皮质激素治疗的患者中最为常见。弥漫性系统性硬皮病患者肾危象发生率最高，达 25%。但近年来文献报道似下降至 5% ~ 10%。CREST 综合征的命名来源于疾病的典型表现，包括钙质沉着、雷诺现象、食道运动功能障碍、指端硬化、毛细血管扩张。CREST 综合征及局灶性硬皮病发生肾危象比例较低（1% ~ 2%）。发生硬皮病肾危象的危险因素包括弥漫性疾病尤其是躯干或近端肢体皮肤迅速硬化、Scl-70 阳性、5 年内（尤其是 1 年内）发生硬皮病、及乏力、消瘦、多关节炎、腕管综合征、水肿、肌腱摩擦音。硬皮病临床表现不重的患者偶尔亦会发生肾危象。药物也是肾危象的危险因素，包括糖皮质激素用量超过 15 mg/d，近 3 个月内应用环孢素 A，及可卡因。非裔、男性也可能是危险因素。

硬皮病肾危象时患者血压、血浆肾素水平升高，常数天内病情恶化。血压急剧升高是最常见的临床表现，见于 90% 的患者，其中 30% 的患者舒张压超过 120 mm Hg。少数患者血压正常，微血管病性溶血性贫血和血小板减少可提示发生肾危象。恶性高血压时常有镜下血尿、蛋白尿、急性肾损伤，但这些特征并不能预测肾危象是否发生。患者如血压基本正常，却存在硬皮病、急性肾损伤、溶血性贫血、血小板减少，则常提示存在其他有异于恶性高血压的发病机制。硬皮病肾外表现常在肾危象前出现，包括心包积液、充血性心力衰竭、室性心律失常、微血管病性溶血性贫血、血小板减少、高血压脑病，偶可见抽搐。

所有患者均有血肾素水平升高，但肾素升高是高血压和肾缺血的病因还是结果尚不明确，且监测肾素水平对临床治疗亦无用处。其他实验室检查结果常包括未达肾病范畴的蛋白尿，血尿常为镜下血尿，异常形态为主。血肌酐水平常升高。微血管病性溶血性贫血见于43%的患者。可见血小板减少，罕见 <50 000/mm^3。15%～60%的患者存在抗 RNA 多聚酶Ⅲ抗体阳性，该抗体不影响预后。

50%～60%的硬皮病患者存在轻度高血压、蛋白尿、镜下血尿，肾功能下降。如考虑肾活检结果，80%的患者存在肾损害。硬皮病患者可罹患其他病因所致的肾病，包括药物相关肾损害。硬皮病也可合并膜性肾病、P-ANCA 阳性的寡免疫复合物型新月体肾炎。

治疗

ACE 抑制药是治疗硬皮病肾危象的基石，应长期应用。无论有无高血压，ACE 抑制药均有效，故该药的疗效可能不仅是降压如 ACE 抑制药对血压抑制不佳。可加用其他降压药物，血压目标值为 125/75 mmHg。不能因为顾虑 ACE 抑制药可能减少肾脏灌注，影响肾功能而停用此类药物。不过确有报道 ACE 抑制药与血管紧张素受体抑制联用不利于肾脏预后。

自然病程与预后

未经治疗的患者生存期常小于 1 年。经 ACE 抑制药治疗后 1 年生存率为 85%，5 年为 65%。预后不良的危险因素包括治疗前血肌酐 >3 mg/dl，降压治疗较晚，血压控制欠佳，老年，男性，充血性心力衰竭、肾活检病理提示小动脉纤维素样坏死、严重的肾小球缺血、塌陷，肾危象发作时血压正常。需要透析的患者应持续使用 ACE 抑制药，约 50%的患者在 3～18 月后可脱离透析。在维持性透析患者，血管通路的存活率及患者生存率均较普通透析患者差。少数患者行肾移植治疗，但有原发病复发的报告。

参考文献

Benz K, Amann K: Pathologic aspects of membranoproliferative glomerulonephritis and haemolytic uraemic syndrome/thrombotic thrombocytopenic purpura, Thromb Haemost 101:265-270, 2009.

Boyer O, Niaudet P: Hemolytic uremic syndrome: new developments in pathogenesis and treatment, Int J Nephrol 2011:908407, 2011,doi: 10.4061/2011/908407.

Bussone G, Berezne A, Pestre V, et al: The scleroderma kidney: progress in risk factors, therapy and prevention, Curr Rheumatol Rep 13:37- 43, 2011.

Crowther MA, Ginsberg JS, Julian J, et al: A comparison of two intensities of warfarin for the prevention of recurrent thrombosis in patients with the antiphospholipid antibody syndrome, N Engl J Med 349:1133-1138, 2003.

Galbusera M, Noris M, Remuzzi G: Inherited thrombotic thrombocytopenic purpura, Haematologica 94:166-170, 2009.

Gigante A, Gasperini ML, Cianci R, et al: Antiphospholipid antibodies and renal involvement, Am J Nephrol 30:405-412, 2009.

Greinacher A, Friesecke S, Abel P, et al: Treatment of severe neurological deficits with IgG depletion through immunoadsorption in patients with Escherichia coli O104:H4-associated haemolytic uraemic syndrome: a prospective trial, Lancet 378:1166-1173, 2011.

Kavanagh D, Goodship T: Genetics and complement in atypical HUS, Pediatr Nephrol 25:2431-2442, 2010.

Keir L, Coward RJM: Advances in our understanding of the pathogenesis of glomerular thrombotic microangiopathy, Pediatr Nephrol 26:423- 533, 2011.

Meroni PL, Borghi MO, Raschi E, et al: Pathogenesis of antiphospholipid syndrome: understanding the antibodies, Nat Rev Rheumatol 7:330-339, 2011.

Miyakis S, Lockshin MD, Atsumi T, et al: International consensus state- ment on an update of the classification criteria for definite antiphos- pholipid syndrome, J Thromb Haemost 4:295-306, 2006.

Moake JL: Mechanisms of disease: thrombotic microangiopathies, N Engl J Med 347:589-600, 2002.

Moore I, Strain L, Pappworth I, et al: Association of factor H autoantibodies with deletions of CFHR1, CFHR3, CFHR4, and with mutations in CFH, CFI, CD46, and C3 in patients with atypical hemolytic uremic syndrome, Blood 115:379-387, 2010.

Noris M, Remuzzi G: Atypical hemolytic-uremic syndrome, N Engl J Med 361:1676-1687, 2009.

Obrig TG: Escherichia coli shiga toxin mechanisms of action in renal dis- ease, Toxins (Basel) 2:2769-2794, 2010.

Rock GA, Shumack KH, Buskard NA, et al: the Canadian Apheresis group: comparison of plasma exchange with plasma infusion in the treatment of thrombotic thrombocytopenic purpura, N Engl J Med 325:393-397, 1991.

Romano E, Manetti M, Guiducci S, et al: The genetics of systemic sclerosis: an update, Clin Exp Rheumatol 29:S75-S86, 2011.

Schmidt CQ, Herbert AP, Hocking HG, et al: Translational mini-review series on complement factor H: structural and functional correlations for factor H, Clin Exp Immunol 151:14-24, 2008.

Sinico RA, Cavazzana I, Nuzzo M, et al: Renal involvement in primary antiphospholipid syndrome: retrospective analysis of 160 patients, Clin J Am Soc Nephrol 5:1211-1217, 2012.

Tsai HM: Mechanisms of microvascular thrombosis in thrombotic thrombocytopenic purpura, Kidney Int Suppl 112:S11-S14, 2009.

Yamamoto T: Autoimmune mechanisms of scleroderma and a role of oxidative stress, Self/Nonself 2:4-10, 2011.

病毒相关性肾病

Laura H. Mariani, Jeffrey S. Berns 著

吴海婷 张 磊 蔡建芳 译校

28

人类免疫缺陷病毒（HIV）、丙型肝炎病毒（HCV）、乙型肝炎病毒（HBV）在全球范围内是引起肾病的最重要的病毒。它们可表现为肾小球疾病或其他类型的肾病，同时 HIV 治疗也可导致严重肾毒性、特定的电解质紊乱及酸碱失衡。病毒相关性肾病最重要的特征如表 28.1 所示。

人类免疫缺陷病毒

流行病学

肾病常见于 HIV 感染患者中，且是获得性免疫缺陷（AIDS）患者中导致死亡的第四位元凶。在美国，高达 30% 的 HIV 患者有慢性肾脏病（CKD）或蛋白尿，且是非裔美籍年轻男性导致终末期肾病（ESRD）的祸首。在全球，尤其在撒哈拉以南的非洲，HIV 导致的肾病负担尚不完全清楚；估计 CKD 的患病率因研究人群而异，为 5%～50%。联合抗病

毒治疗（cART）减少了许多 HIV 感染相关并发症的发生，其中包括 HIV 相关的肾病，也延长了患者的寿命。因为寿命的延长，导致 HIV 相关的 ESRD 患病率升高。经典的与 HIV 相关的肾病是一种塌陷型的局灶节段性肾小球硬化（FSGS），也称作 HIV 相关性肾病（HIV-associated nephropathy，HIVAN）；它见于 2%～10% 的 HIV 感染患者。其他肾脏并发症包括水电解质紊乱、药物毒性、急性肾损伤（AKI）和免疫介导的肾小球病。

HIV 相关性肾病的病理生理
基因易感性

HIVAN 有着很强的种族易感性，在美国，HIVAN 导致的 ESRD 近 90% 是非裔；甚至在 HIVAN 转基因小鼠模型，也只有某些基因背景对 HIVAN 易感。国际性研究证实，各种非洲人群患 HIVAN 的风险远高于东亚及欧洲人群，可能因为 APOL1 基因的

表 28.1　病毒性肾病的重要临床特点

	HIV	HCV	HBV
高危人群	黑种人，非裔	有慢性 HCV 感染风险的人群	HBV 流行区的儿童
表现	蛋白尿、肾病综合征；	血尿	蛋白尿
	快速进展的 CKD	蛋白尿	儿童中可自发缓解
	超声下肾脏增大	低补体血症	
	CD4 计数 <200 个 /μl	可触摸的紫癜	
		系统性血管炎	
肾脏病理	塌陷型 FSGS	膜增生性肾小球肾炎	膜性肾病
	小管微囊状扩张		
	肾间质炎症		
病理机制	直接 HIV 肾脏感染	直接 HCV 毒性	抗原 - 抗体复合物沉积
	宿主的遗传因素	冷球蛋白血症	血管炎
治疗	cART	抗病毒治疗	抗病毒治疗
	ACEIs 或 ARBs	利妥昔单抗	
		环磷酰胺	
		严重病例血浆置换	

ACEIs，血管紧张素转换酶抑制药；ARBs，血管紧张素受体阻滞药；cART，联合抗病毒治疗；CKD，慢性肾脏病；FSGS，局灶节段性肾小球硬化；HBV，乙型肝炎病毒；HCV，丙型肝炎病毒；HIV，人类免疫缺陷病毒

多态性。该基因编码脂蛋白 L1（apoL1）（一种能水解非洲布氏锥虫的蛋白）。APOL1 基因变异和 apoL1 蛋白导致 HIVAN 的生物机制以及 MYH9 基因的多态性是否参与作用尚不得而知（MYH9 基因编码非肌肉性肌动蛋白的重链 Ⅱ A 且和 FSGS 相关）。

直接病毒作用

来自临床及动物的研究证据支持 HIV-1 对肾实质细胞的感染在 HIVAN 的致病中起了直接作用。在人类，典型 HIVAN 见于有着高病毒载量的晚期 HIV 患者，而 cART 的应用降低了 HIVAN 的发病率。HIVAN 的动物模型中有一种转基因小鼠，它表达转录缺陷的 HIV-1 结构。这些小鼠出现蛋白尿、肾功能下降及组织学上与 HIVAN 一致的肾脏疾病。野生型的同窝小鼠若移植来自转基因鼠的肾脏会发生肾病，反之则不会。同样，足细胞特异性的 HIV 或 HIV 基因表达支持肾组织中病毒的直接作用。

在肾组织中直接找到了 HIV DNA 和 mRNA。从肾脏及外周单核细胞分离出来的 HIV DNA 之间的差异支持肾脏组织的局部病毒复制，也提示存在肾脏上皮细胞病毒库。HIV 进入肾脏上皮细胞的机制尚不明，因其缺乏 CD4 及其他已知的 HIV 受体。许多研究提出了上皮细胞和足细胞直接感染的方法。如在一项研究中，将有荧光标记 HIV 的 T 细胞与肾小管上皮细胞一起培养，发现了细胞间病毒的直接转移。这种转移需要细胞-细胞粘连，但不需要 CD4。病毒的内化导致了 HIV 特异性蛋白的合成。

一些研究为导致 HIVAN 的特殊 HIV 基因提供了更好的理解。在转基因动物中进行的体内研究表明，gag（编码一些结构蛋白）和 pol（编码一些复制机械蛋白）并非必需；而 nef 基因是一毒力因子，是导致肾脏疾病的必要及充分条件。它对产生特征性肾小球损伤，即足细胞的增生及去分化尤为重要。同样，vpr 基因对于特征性的小管病理损伤很重要。

多种细胞通路可能决定 HIVAN 的表型。vpr 基因上调泛素样蛋白 FAT10，而后者在肾小管上皮细胞的细胞周期捕获及细胞凋亡中起作用，且可能是肾活检所见小管扩张和萎缩的原因。HIV 在小管上皮细胞诱发一系列炎症介质；激活足细胞 MAPK1、2 和 Stat-3 通路与增殖性足细胞表型相关。转基因小鼠和人肾小球组织有细胞周期蛋白依赖的激酶抑制药下调。在小鼠模型中，雷帕霉素通路的哺乳动物靶蛋白有上调。上述一些通路可能成为治疗的靶点。

临床表现

人类免疫缺陷病毒相关性肾病

HIVAN 的经典表现是肾病综合征，有中、大量尿蛋白，尿沉渣细胞或细胞管型相对较少，超声下肾脏增大且高回声。大多数患者即使 CKD 晚期仍血压正常且水肿相对少见。若不治疗，这些患者会出现急性肾衰竭，常在数月内进展至 ESRD。大多数病例发生于有着高病毒载量和低 CD4 计数（<200 个 /μl）的 HIV 疾病晚期，但也有病例发生在血清转换时。

其他肾小球疾病

虽然高达 60% 的 HIV 感染患者肾脏病理表现为典型的 HIVAN 表型，但也发现了一些其他肾小球疾病，其中包括微小病变肾病、链感后肾小球肾炎、淀粉样变性和 IgA 肾病。HIV 感染患者常合并乙型肝炎病毒及丙型肝炎病毒感染，这类患者中膜性肾病和膜增殖性肾小球肾炎（MPGN）更多见。

急性肾损伤

非 HIV 感染患者中 AKI 的典型病因也见于 HIV 人群。肾前性氮质血症和急性肾小管坏死可由容量不足、败血症和低血压导致。用于治疗机会性感染的肾毒性药物也是常见的原因。间质性肾炎可由感染，如巨细胞病毒（CMV）、结核及组织胞浆菌病，或药物，如抗生素和非甾体类抗炎药物引起。CMV 相关的疾病和肾钙质沉积相关。溶血性尿毒症和血栓性血小板减少性紫癜（HUS/TTP）亦有报道，可以是 HIV 疾病的临床表现。虽然 HIV 感染导致血栓性微血管病的机制尚未完全明确，但其临床特点、病理表现及治疗方案与特发性 TTP 类似。一些药物，尤其是阿昔洛韦、磺胺嘧啶、阿扎那韦、茚地那韦，可导致晶体堵塞性 AKI，其中高达 20% 使用茚地那韦的患者发生无症状性晶体尿。

电解质和酸碱紊乱

住院的 HIV 感染患者中，电解质紊乱是常见的，低钠血症尤其如此，可累及 30%～50% 住院的 AIDS 患者。同样，据报道，高达 20% 的住院 AIDS 患者有高钾血症。这些以及其他紊乱是 HIV 感染、机会性感染、针对机会性感染的抗微生物治疗，和 cART 治疗的直接后果。其中较为常见的电解质和酸碱紊乱及其机制见表 28.2。

药物毒性

HIV 感染患者常用各种有潜在肾毒性的药物（表 28.3）。具体而言，核酸反转录酶抑制药（NRTIs）可能导致乳酸性酸中毒。替诺福韦是一种 NRTI，是众所周知的导致 AKI 的原因，但是同类的其他药物也可能导致 AKI。小管病如范可尼综合征和肾性糖尿，也见于替诺福韦所致。值得注意的是，肾功能下降的患者中，NRTI 需要剂量调整。

人类免疫缺陷病毒相关性肾病的诊断

病理

肾脏病理依然是诊断 HIVAN 的金标准。光镜下表现为塌陷型 FSGS，典型者累及整个肾小球（图 28.1）。在皱缩的肾小球中，足细胞增生和肥大。小管损伤的典型表现为微囊状小管扩张、小管萎缩及蛋白管型（图 28.2）。小管细胞可含嗜酸性蛋白的重吸收液滴。许多患者伴有淋巴细胞、浆细胞及单核细胞浸润的轻度间质炎症。免疫荧光常没有特异性表现。

表 28.2　HIV 感染患者常见的电解质紊乱

电解质紊乱	HIV 感染患者中的机制
低钠血症	容量减低
	由肺病及中枢神经系统疾病导致的 SIADH
	肾上腺功能低减
高钠血症	摄入不足造成的容量低减
	药物导致的获得性的肾性糖尿
高钾血症	药物影响，尤其甲氧苄氨嘧啶、喷他脒
	低肾素性低醛固酮综合征
	肾上腺功能低减
低钾血症	胃肠道机会性感染导致腹泻而丢失电解质
	阿德福韦、替诺福韦等导致的范可尼综合征
低钙血症	低白蛋白血症
	药物影响，尤其是喷他脒和膦甲酸
高钙血症	肉芽肿性疾病
	播散性 CMV 感染
低镁血症	喷他脒、两性霉素导致的经肾镁丢失
代谢性酸中毒	腹泻
	NRTIs 导致的乳酸性酸中毒，尤其是司他夫定和去羟肌苷
范可尼综合征	药物影响，尤其是西多福韦、阿德福韦、及替诺福韦

CMV，巨细胞病毒；HIV，人类免疫缺陷病毒；NRTIs，核苷反转录酶抑制药；SIDAH，抗利尿激素分泌不当综合征

表 28.3　HIV 感染患者中药物诱导的肾毒性

药物	毒性
cART	
阿巴卡韦	乳酸性酸中毒
阿扎那韦	肾结石、急性间质性肾炎、晶体尿
去羟肌苷	乳酸性酸中毒、AKI、范可尼综合征、肾性糖尿
恩曲他滨	乳酸性酸中毒
印地那韦	晶体尿、肾结石、间质性肾炎
拉米夫定	乳酸性酸中毒
利匹韦林	AKI
利托那韦	AKI、高尿酸血症
司他夫定	乳酸性酸中毒
替诺福韦	AKI、范可尼综合征、乳酸性酸中毒、肾性糖尿
齐多夫定	乳酸性酸中毒
其他抗微生物药物	
阿昔洛韦	AKI、晶体尿、梗阻性肾病
阿德福韦	范可尼综合征、AKI
氨基糖苷类抗生素	AKI、肾小管酸中毒、Bartter 样综合征
两性霉素	AKI、低钾血症、低镁血症、肾小管酸中毒
甲氧苄啶-磺胺甲氧异噁唑	高钾血症、急性间质性肾炎
西多福韦	近端肾小管损伤、碳酸氢根排出增加、蛋白尿、AKI
膦甲酸	AKI、低钙血症、高钙血症、低磷血症、高磷血症、低镁血症、肾性糖尿
喷他脒	AKI、高钾血症、高钙血症
利福平	间质性肾炎
伐昔洛韦	血栓性微血管病

AKI，急性肾损伤；cART，联合抗病毒治疗

电镜下表现为弥漫的足突融合及内皮细胞中的管网状结构，不伴免疫复合物沉积（图 28.3）。

若无肾活检，蛋白尿、氮质血症及低 CD4 细胞计数等临床症候群不足以诊断 HIVAN；肾脏增大和超声下肾脏回声增强也不足以诊断。近期小规模的研究表明，尿中性粒细胞明胶酶相关脂质运载蛋白（uNGAL）可能是一种有用的提示小管损伤的无创性 HIVAN 生物标记物。在一项小型研究中，25 例有各种肾脏疾病的 HIV 阳性患者中，uNGAL 升高对于诊断 HIVAN 的敏感性和特异性分别为 94% 和 71%。但若要做出临床决策，需要肾活检方能确诊 HIVAN 及除外其他肾脏损伤。

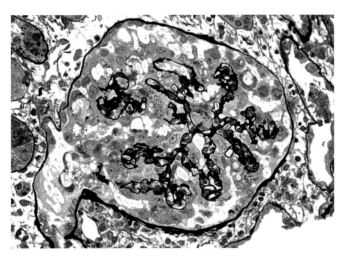

图 28.1　人免疫缺陷病毒相关性肾病（HIVAV）中的塌陷型病灶节段性肾小球硬化（琼斯六胺银染色 ×400 倍）（Courtesy Glen Markowitz，哥伦比亚大学）

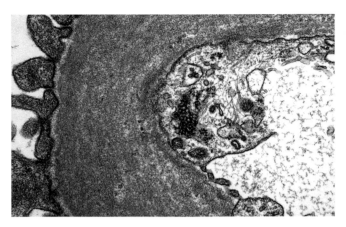

图 28.3　人免疫缺陷病毒相关性肾病电镜检查所示内皮细胞内小管网状包涵体（电镜 ×50 000 倍）（Courtesy Glen Markowitz，哥伦比亚大学）

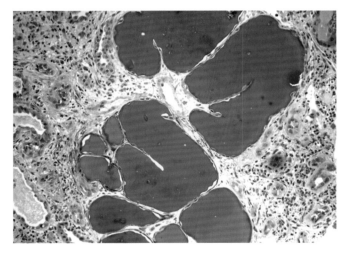

图 28.2　人免疫缺陷病毒相关性肾病（HIVAV）中的小管间质病变，表现为小管萎缩，包含蛋白质管型的小管微囊样扩张。（三色染色 ×200 倍）（Courtesy Glen Markowitz，哥伦比亚大学）

治疗
抗病毒治疗

虽然尚无相应的随机对照研究，但多项观察性研究证明了 cART 在预防或治疗 HIVAN 中的疗效。从流行病学上看，HIVAN 的发病平台期出现于 20 世纪 90 年代中期引入 cART 之后。一些小规模的回顾性研究显示在肾活检证实的 HIVAN 患者经 cART 治疗后肾病得以延缓，甚至逆转。现代的 cART 也可以预防 HIVAN 的发生：在一项有 4000 例 HIV 感染患者的研究中，cART 治疗的患者肾脏病发生的风险降低 60%，而且出现明显 AIDS 前给予 cART 治疗的患者无一出现肾病。

免疫抑制

对于糖皮质激素的疗效，小规模非对照研究的结果莫衷一是，但一项在儿童中进行的小型非对照研究显示环孢素能改善蛋白尿。在进展性肾病及活检有显著间质炎症的患者，可以考虑免疫抑制治疗，但必须权衡其潜在感染恶化及其他毒性的风险。随着 cART 的普及，已很少有患者有指征使用糖皮质激素和免疫抑制了。

血管紧张素转换酶抑制药（ACEIs）和血管紧张素受体阻滞药（ARBs）

一些回顾性研究表明，ACEIs 和 ARBs 可以延缓 HIVAN 的进展并改善患者整体预后，但这可能是同时使用的 cART 所致；在 HIVAN 中推荐使用肾素 - 血管紧张素 - 醛固酮抑制药也主要是根据其他蛋白尿性肾病推测的。

透析和移植

如果需要，HIV 患者可以接受腹膜透析或血液透析。这些患者的总体预后在历史上曾远差于其他 ESRD 患者，但已被 cART 大大改善，已和广大透析患者非常接近。为防止其他患者和透析中心工作人员感染 HIV，密切而周全的预防措施是至关重要的。

一项前瞻性非随机研究证实了 HIV 感染患者中肾移植的安全性和有效性。该研究在 2003—2009 年纳入了全美 19 个移植中心 150 例 CD4 细胞计数 >200 个 /μl、未检出病毒复制且稳定使用抗病毒药物的患者。患者在第一和第三年的生存率分别是 94.6% 和 88.2%，相应的移植物的存活率分别为 90.4% 和 73.7%。这些生存率略高于另一高危人群即 65 岁以上的移植患者。总体而言，移植后 HIV 疾病病程是稳定的。移植后第一年有不同程度的 CD4 计数下降，但随之会恢复且直至研究结束都保持稳定。急性排异的发生率较高（第一年 31%），这可能是由于与 cART 有着相互作用、免疫抑制剂量的调整存在困难。这些结果表明，经仔细筛选且 HIV 控制良好的患者中，移植不失是一个合理的选择。

丙型肝炎病毒

流行病学

世界卫生组织（WHO）估计全球有 1.2 亿～1.7 亿人感染 HCV。在美国，虽然 HCV 感染的新发病例已由 20 世纪 80 年代中期的 230 000 例 / 年降至最近的不到 20 000 例 / 年，但人群中 1.6% 的 HCV 抗体阳性率表明 HCV 慢性感染依然高发。

大型的回顾性研究表明 HCV 感染和 CKD 及 ESRD 的发生相关。目前尚不清楚 HCV 所致肾病的确切发病率，相当一部分 HCV 相关肾病可能并未得到诊断。一项研究中，30 例 HCV 感染的患者在肝移植的同时进行了肾脏活检，结果发现 25 例存在免疫复合物性肾小球肾炎，其中大部分人都没有症状且临床未疑诊肾病。经典的 HCV 相关性肾病是冷球蛋白血症引起的系统性血管炎和 MPGN，但亦可见其他肾小球疾病。近来在 HCV 肝病及相关肾小球疾病治疗领域的进展，使 HCV 相关性肾病的确切诊断成为必需。

病理生理
直接毒性作用

HCV 的直接细胞致病作用在 HCV 相关性肾病中起了一定作用，但 HCV 影响肾脏的确切机制尚不得而知。HCV 通过肾脏组织表达的多种蛋白实现病毒直接附着、内吞及进入细胞。虽然这些蛋白尚未被完全证实会出现于肾脏上皮或其他肾脏细胞，但一些研究表明 HCV 相关蛋白和 RNA 存在于肾小球疾病患者的肾组织中。一研究表明，系膜中存在 HCV 相关蛋白和蛋白尿严重程度相关。推测其机制与系膜中的 toll 样受体（TLR-3）上调有关，HCV 相关性 MPGN 患者肾活检组织中已发现这种上调且与宿主的炎症及趋化反应相关。

冷球蛋白介导的损伤

慢性 HCV 感染引起 B 细胞过度表达混合型冷球蛋白（Ⅱ型和Ⅲ型）；冷球蛋白的形成可伴或不伴病毒蛋白免疫复合物。在Ⅱ型冷球蛋白血症中，多克隆的 IgG 与单克隆的免疫球蛋白（通常是 IgM）结合形成类风湿因子。Ⅲ冷球蛋白血症由多克隆免疫球蛋白组成，也可见于 HCV 感染。冷球蛋白沉积于系膜及肾小球毛细血管襻。具体而言，类风湿因子的 IgM κ 组分和系膜基质中的纤连蛋白结合，导致补体激活、炎症细胞因子释放、血管炎、纤维素样坏死及新月体形成。

临床表现
膜增殖性肾小球肾炎

冷球蛋白血症伴发的膜增殖性肾小球肾炎是 HCV 感染中最常见的肾小球疾病。它可在感染后数年或数十年发生。冷球蛋白血症常表现为系统性血管炎，常有可触摸的紫癜（常累及下肢）、关节痛、神经病，及非特异性表现如发热、乏力和不适。但很多冷球蛋白血症的患者没有症状或只有轻微的非特异性症状。肾脏累及表现为血尿、蛋白尿、急性或慢性的肾小球滤过率（GFR）下降。高血压可见于 80% 的患者，可以很重；高达 5% 的患者表现为严重的少尿型 AKI。实验室检查的典型表现为显著的低补体血症（其特征为 C4 比 C3 降低更明显）、抗 HCV 抗体阳性及 HCV RNA 阳性。70% 的患者有血转氨酶升高。

疾病的自然病程因人而异。意大利的 146 例患者系列观察显示 10 年生存率为 80%。ESRD 的危险因素包括高龄、男性及确诊时血清肌酐升高和大量蛋白尿。心血管疾病是死亡的主要原因，但感染、肝衰竭及恶性肿瘤也可见。观察 5 年，11% 的患者进入肾衰竭。

膜性肾病

小型的病例报告研究显示 HCV 感染与膜性肾病相关。一项研究表明，3.6% 的 HCV 阳性的移植患者在 5 年内发生膜性肾病。最近，来自日本的肾活检病例系列研究发现，14% 的接受肾活检的 HCV 阳性患者表现为膜性肾病；但在所有膜性肾病病例中，HCV感染只是其中一小部分患者的病因。在大多数病例系列研究中，HCV感染伴发的膜性肾病补体水平正常或轻度下降且不伴冷球蛋白血症。

结节性多动脉炎

结节性多动脉炎（PAN）虽然常见于乙肝病毒感染，但也见于慢性HCV感染患者。在161例HCV相关血管炎中，19%诊断为PAN。和冷球蛋白血症血管炎相比，这些患者临床表现更重但临床缓解率更高。各种血管炎的5年生存率为86%。有趣的是，PAN及冷球蛋白血症血管炎患者间冷球蛋白水平并没有差异。

其他肾小球疾病

在HCV感染患者中，也可见其他肾小球疾病，包括FSGS、IgA肾病、感染后肾小球肾炎、免疫触须样肾小球病以及纤维样肾小球肾炎。免疫触须样肾小球病和纤维样肾小球肾炎可能有着与肾小球免疫球蛋白沉积有关的共同病理机制。电镜下可见系膜区及肾小球血管袢无规律的纤维样沉积，比淀粉样变性中所见的沉积更大（纤维样肾小球病为16~24 nm，免疫触须样肾小球病为30~50 nm，淀粉样变性10 nm）。这些纤维刚果红染色阴性且无免疫球蛋白轻链特异性。

诊断

肾脏疾病常滞后于HCV感染许多年，且与肝病活动不完全相关。冷球蛋白水平因人而异，且许多非肾病患者也呈阳性。正因如此，肾脏活检仍是HCV相关肾小球疾病诊断的金标准。

经典的组织学类型为MPGN，其特征性表现为光镜下系膜扩张及细胞增生、毛细血管内增生，及肾小球血管袢增厚。肾小球有包括单核细胞在内的炎症细胞浸润。银染可见肾小球基底膜的双轨征，它由GBM和内皮间免疫复合物沉积和系膜基质插入、在沉积物周形成新的基底膜而致（图28.4）。免疫荧光的典型表现为IgG和C3的颗粒状沉积。电镜下表现为内皮下电子致密物沉积，可以是纤维状的。

治疗
抗病毒治疗

α干扰素（IFN-α）已被成功用于单药或联合治

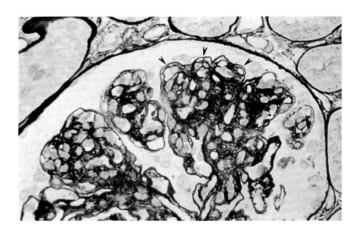

图28.4　HCV感染后的膜增殖性肾小球肾炎，见典型的肾小球基底膜双轨征（箭头所指）。（Jones 六胺银染色）（Courtesy Glen Markowitz，哥伦比亚大学）

疗。最近，一项纳入了11个研究的荟萃分析显示，α干扰素治疗显著降低了尿蛋白（平均为2.7 g/24 h），而肌酐仅降低了0.23 mg/dl。如此前的研究所示，治疗后持续病毒学应答的患者，肾病好转情况优于不应答的患者。譬如，某研究中，53例冷球蛋白血症血管炎患者（40例有肾脏累及）随机分为保守治疗组及α干扰素治疗组，α干扰素组15/27例有病毒应答的患者临床症状和实验室指标（包括血清肌酐水平）均有显著改善。停药后，所有15例患者冷球蛋白血症及病毒血症均复发。

α干扰素的副反应可以很重，包括抑郁症状、不适、恶心、肌痛及低烧。流感样症状在治疗之初最为明显，但随着治疗时间推移而改善。值得注意的是，α干扰素用于治疗HCV或其他疾病时，有导致肾小球疾病或肾小球疾病加重的报道。

聚乙二醇α干扰素（PEG-IFN）是一种缓慢释放的干扰素，它可以每周给药，比普通α干扰素更常用。在晚期肾病患者中，PEG-IFN的清除可能会减少，因此指南不推荐在eGFR<15 ml/（min·m²）的患者或透析患者中使用。最常见的疗程为12个月，小型研究表明延长治疗时间可以提高病毒学应答水平，尤其是通常对于治疗反应更差的1型基因型HCV。

α干扰素和利巴韦林的联合治疗能改善病毒学应答。一些研究表明，在治疗HCV相关的肾小球肾炎上，它比α干扰素单药治疗更为有效。但利巴韦林经肾脏清除，在GFR下降的患者中药物蓄积会导致严重溶血性贫血。虽然在一些小样本的病例研究中利巴韦林减量后可以安全使用，但eGFR<50 ml/（min·1.73 m²）

的患者最好避免使用。

NS3/4A 蛋白酶抑制药特拉匹韦及波西普韦，已被批准与利巴韦林及 PEG-IFN 联合用于治疗 HCV。这些药物有着更高的病毒学应答率，尤其对于 1 型基因型 HCV，但尚缺乏用于治疗 HCV 相关性肾小球疾病的研究。

免疫抑制治疗

对进展性的严重 AKI 和肾病综合征患者，常在抗病毒前进行积极的免疫抑制治疗。血浆置换可用于清除循环的冷球蛋白，而激素常用于控制急性炎症反应。这种情况下，也可用环磷酰胺。然而，免疫抑制导致的病毒复制增加依然备受关注。利妥昔单抗是针对 B 细胞抗原 CD20 的单克隆抗体，可引起 B 细胞清除并减少抗体产生，可能有用。在一临床研究中，59 例有严重冷球蛋白血症血管炎的患者随机分入利妥昔治疗及常规治疗组（激素、环磷酰胺、硫唑嘌呤及血浆置换）。与利妥昔单抗相比，常规治疗组治疗失败率更高。两组间严重不良反应及死亡情况相近。

移植
肝病

与 HCV 阴性的患者比较，HCV 阳性的患者中的患者生存率及移植物生存率均较低。死亡的增加归咎于高发的感染并发症及肝衰竭。轻度且代偿良好的肝病预后良好。在最近的一项研究中，44 例 HCV 阳性的肾移植患者进行了移植前后的肝活检，77% 的患者肝组织病理特征稳定或改善。在这项研究中，与等待移植的患者相比，移植患者 6 个月时的生存状况有所改善。

肾脏疾病

HCV 感染的患者在肾移植后可以出现复发性或再发肾小球肾炎，包括 MPGN 和膜性肾病。而且，也可以出现肾血栓性微血管病。在这种情况下，抗病毒治疗很有挑战性，因为 IFN 常和急性移植肾排异相关。IFN 增加 HLA 抗原在细胞表面的表达并增加细胞因子的产生。急性排异的风险可超过 50% 且常难以控制。在一些病例研究中，单用利巴韦林治疗有效，即使病毒血症水平并不降低。但同自体肾脏疾病一样，利巴韦林在 eGFR<50 ml/(min · 1.73 m²) 时要避免使用。

乙型肝炎病毒

流行病学

乙型肝炎病毒是全球导致疾病及死亡的重要因素，感染超过 20 亿人，其中 3.5 亿是慢性乙肝病毒感染。它比 HCV 或 HIV 更具传染性。慢性乙肝病毒感染的患病率有很大的地域差异：HBV 的患病率在美国和西欧不到 1%，而在东南亚、撒哈拉以南的非洲，以及中国高达 15%~20%。这种差异反映了较发达国家卓有成效的疫苗接种工作及流行区域围产期高传播率，高达 90% 的 HBV 垂直传播将发展至慢性感染。在美国，HBV 感染的危险因素包括静脉用药及多个性伴侣。相对于围产期的感染，成人期的感染常会自行恢复，只有 5%~10% 导致慢性感染。

与慢性 HBV 感染相关的肾脏疾病有膜性肾病、MPGN、及 PAN。这些疾病，尤其是膜性肾病，最常见于慢性感染，所以常累及流行区域的儿童。临床表现、病理及自然病程的异质性使诊断及治疗研究很有挑战性。

病理生理
直接毒性

关于 HBV 是肾脏疾病致病因素的间接证据来自流行病学研究，包括开展乙肝疫苗接种项目后 HBV 相关性肾病的减少。而且，其他研究表明，HBV 感染患者的肾小球及肾小管上皮细胞存在病毒抗原和病毒 DNA 及 RNA，这支持肾脏内存在病毒转录的假说及病毒本身的直接毒性。

免疫介导

HBV 相关性膜性肾病最常见于乙肝病毒流行区域儿童。通常认为，这种继发性膜性肾病中的上皮下沉积由 HBe 抗原（HBeAg）和 HBe 抗体（抗 HBe）复合物组成。临床观察发现，患者在 HBeAg 清除并血清转换为抗 HBe 后，这种疾病常常会缓解，这也支持了上述假说。而且，已有报道，HBV 感染后出现膜性肾病的儿童，其细胞免疫反应减弱，相对于未发生膜性肾病的慢性携带者，其抗原清除的减少。

HBV 感染后的 MPGN 可能由于循环的抗原 - 抗体复合物在系膜及上皮下沉积而致。HBeAg 及乙肝病毒表面抗原（HBsAg）沉积均有报道，伴有 IgG 及 C3 沉积。也有报道，系膜增殖性病变有显著的 IgA

系膜沉积。在一些病例报道中，这些 IgA 的沉积类型与 HBsAg 和乙肝病毒核心抗原（HBcAg）相似。然而，尚不明确这是否一种偶然的发现，因为 IgA 肾病中 HBsAg 携带状态比膜性肾病或 MPGN 中更少见。

血管炎

已知 HBV 感染与 PAN 相关。在 HBV 相关的 PAN 中，抗原 - 抗体复合物沉积在血管壁，引起的临床表现与原发性 PAN 一样，即累及中大血管的血管炎、导致肾小球缺血并伴有高血压及 AKI。

诊断
临床表现

HBV 相关肾病最常见的病理表现为膜性肾病。患者的典型表现为肾病综合征，包括蛋白尿、高脂血症、低白蛋白血症及下肢水肿。在流行区域的儿童或成人中，前驱的 HBV 感染可能没有症状；但低患病地区的成人更可能有急性肝炎的病史。该病好发于男性，儿童尤其（高达 80%）。关于疾病自然病程的研究并不透彻。一些小型研究表明，在儿童中该病自发缓率高，可达 60%。未缓解患者的长期预后尚未确知。在成人中，自发缓解率低，相当部分患者可进展至 CKD 和 ESRD。

HBV 相关 PAN 的临床表现和特发性 PAN 相似，包括高血压、GFR 下降及系统性症状，如疲劳、不适及发热。也可出现其他脏器系统累及，如皮肤、神经系统、胃肠道等。

实验室数据

实验室评估应包括 HBV DNA（确定是否有活动性病毒复制）及确定抗原情况（包括 HBeAg、HBsAg 及 HBcAg）。必须除外膜性肾病的其他继发原因，且必须检测有无合并 HCV 或 HIV 感染。与原发性膜性肾病不同，可以有补体水平降低。肝功能检查可以是正常的或轻度升高。

病理

在 HBV 感染时，肾活检是诊断肾小球疾病的金标准。如前所述，最常见的病理类型是膜性肾病，其特征性表现为免疫复合物沉积导致的肾小球毛细血管壁增厚。在银染或三色染色下，可见免疫复合沉积周围、肾小球基底膜上特征性的钉突（图 28.5）。免疫荧光显示 IgG 和 C3 颗粒性沉积（图 28.6）。电镜显

示上皮下和肾小球基底膜内的沉积（图 28.7）。一些病例报道认为系膜增生及少见的内皮下沉积可以鉴别 HBV 感染后的膜性肾病及原发性膜性肾病。在 HBV 感染的情况下，也可见其他病理类型，包括 MPGN、IgA 肾病及小血管炎。

治疗

对于 HBV 相关性肾炎，免疫抑制治疗并未被证实有效；事实上，激素治疗与病毒 DNA 水平升高相关且有报道激素撤除时会出现肝功能恶化。鉴于这些发现，不推荐激素单药治疗 HBV 相关性肾病。激素

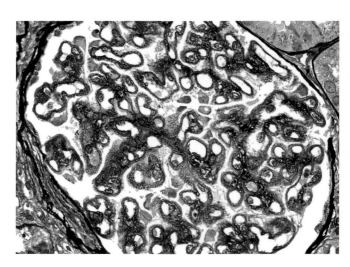

图 28.5 HBV 感染时的膜性肾病。肾小球基底膜增厚，伴免疫沉积周的钉突。（Jones 六胺银染色，放大倍数 ×400.）（Courtesy Glen Markowitz，哥伦比亚大学）

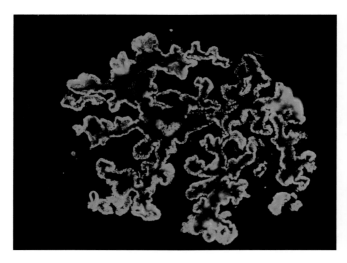

图 28.6 HBV 感染相关的膜性肾病：免疫荧光下 IgG 颗粒状沉积。（放大倍数 ×400.）（Courtesy Glen Markowitz，哥伦比亚大学）

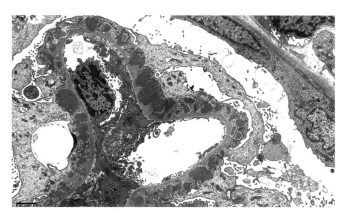

图 28.7 HBV 感染相关的膜性肾病：电镜下上皮下免疫复合物沉积（放大倍数 × 6000.）（Courtesy Glen Markowitz，哥伦比亚大学）

联合抗病毒可能比单用激素更安全且更适于血管炎或急进性肾小球肾炎患者。血浆置换也可能适用于急进性肾小球肾炎。

用 IFN-α 及拉米夫定抗 HBV 病毒治疗已被广泛研究，包括在有肾病的 HBV 感染人群中，它对于提高蛋白尿缓解率及 HBV 血清转换有效。在一项里程碑式的研究中，10 例用拉米夫定治疗的 HBV 相关膜性肾病患者，与拉米夫定前的 12 例历史性对照进行比较。用拉米夫定治疗的患者尿蛋白显著下降、肝功能改善且 HBV DNA 清除增加。经过 3 年的随诊，拉米夫定治疗的患者无一进入透析，而历史对照组有 7 例进入透析。这些发现在此后的研究中也被证实。值得注意到是，长期使用拉米夫定有着很高的病毒耐药性。

在乙型肝炎病毒相关性肾病中，其他抗病毒药物研究并不多。众所周知，阿德福韦和替诺福韦有肾毒性，常避免使用，尤其在 GFR 下降的患者中。有病例报道提示，恩替卡韦对治疗 HBV 相关性膜性肾病有效。

移植

HBV 感染不是肾移植的禁忌。虽然有研究（包括一项 2005 年的荟萃分析）显示肾移植后 HBV 感染患者的生存状况不如非感染者，但这些研究都是在现代抗病毒前做的。更近的研究纳入了拉米夫定治疗的患者，患者及移植物的生存状况明显改善。

因为免疫抑制，所有 HBV 感染的患者在移植后均可出现病毒血症的再激活；但这在移植前 HBeAg 阳性或能检测到 HBV DNA 的患者中更为常见。虽然

在肾移植患者中尚无充分研究，通常建议使用预防性治疗防治病毒再激活。这种预防措施是基于其他人群的，如肝移植和 HBV 阳性的化疗患者。通常推荐使用恩替卡韦，尤其在预计抗病毒治疗可能长达数年的患者，因为该药的病毒耐药发生率低。如同 HCV，肾移植患者中不应该使用干扰素，因为存在急性、难治性的肾移植物排异的风险。

参考文献

Chen P, Chen BK, Mosoian A, et al: Virological synapses allow HIV-1 uptake and gene expression in renal tubular epithelial cells, J Am Soc Nephrol 22:496-507, 2011.

D'Amico G: Renal involvement in hepatitis C infection: cryoglobulin- emic glomerulonephritis, Kidney Int 54:650-671, 1998.

De Vita S, Quartuccio L, Isola M, et al: A randomized controlled trial of rituximab for the treatment of severe cryoglobulinemic vasculitis, Arthritis Rheum 64:843-853, 2012.

Feng B, Eknoyan G, Guo ZS, et al: Effect of interferon-alpha-based antiviral therapy on hepatitis C virus-associated glomerulonephritis: a meta-analysis, Nephrol Dial Transplant 27:640-646, 2012.

Gupta SK, Eustace JA, Winston JA, et al: Guidelines for the manage- ment of chronic kidney disease in HIV-infected patients: recommen-dations of the HIV Medicine Association of the Infectious Diseases Society of America, Clin Infect Dis 40:1559-1585, 2005.

Johnson RJ, Gretch DR, Yamabe H, et al: Membranoproliferative glo- merulonephritis associated with hepatitis C virus infection, N Engl J Med 328:465-470, 1993.

Kamar N, Sandres-Saune K, Selves J, et al: Long-term ribavirin therapy in hepatitis C virus-positive renal transplant patients: effects on renal function and liver histology, Am J Kidney Dis 42:184-192, 2003.

Kopp JB, Nelson GW, Sampath K, et al: APOL1 genetic variants in focal segmental glomerulosclerosis and HIV-associated nephropathy, J Am Soc Nephrol 22:2129-2137, 2011.

Lucas GM, Eustace JA, Sozio S, et al: Highly active antiretroviral therapy and the incidence of HIV-1-associated nephropathy: a 12-year cohort study, AIDS 18:541-546, 2004.

Markowitz GS, Cheng JT, Colvin RB, et al: Hepatitis C viral infection is associated with fibrillary glomerulonephritis and immunotactoid glomerulopathy, J Am Soc Nephrol 9:2244-2252, 1998.

Misiani R, Bellavita P, Fenili D, et al: Interferon alfa-2a therapy in cryo-globulinemia associated with hepatitis C virus, N Engl J Med 330:751- 756, 1994.

Patel HV, Kute VB, Vanikar AV, et al: Clinical outcome of renal trans- plantation in end-stage renal disease patients with positive pretrans- plantation hepatitis B surface antigen, Transplant Proc 44:72-74, 2012.

Ramos-Casals M, Stone JH, Cid MC, et al: The cryoglobulinaemias, Lan- cet 379:348-360, 2012.

Rosenstiel P, Gharavi A, D'Agati V, et al: Transgenic and infectious ani- mal models of HIV-associated nephropathy, J Am Soc Nephrol 20:2296-2304, 2009.

Roth D, Gaynor JJ, Reddy KR, et al: Effect of kidney transplantation on outcomes among patients with hepatitis C, J Am Soc Nephrol 22:1152- 1160, 2011.

Saadoun D, Terrier B, Semoun O, et al: Hepatitis C virus-associated polyarteritis nodosa, Arthritis Care Res (Hoboken) 63:427-435, 2011.

Stock PG, Barin B, Murphy B, et al: Outcomes of kidney transplantation in HIV-infected recipients, N Engl J Med 363:2004-2014, 2010.

Trullas JC, Cofan F, Tuset M, et al: Renal transplantation in HIV-infected patients: 2010 update, Kidney Int 79:825-842, 2011.

Wyatt CM, Meliambro K, Klotman PE: Recent progress in HIV-associated nephropathy, Annu Rev Med 63:147-159, 2012.

Zheng XY, Wei RB, Tang L, et al: Meta-analysis of combined therapy for adult hepatitis B virus-associated glomerulonephritis, World J Gastro- enterol 18:821-832, 2012.

急性心肾综合征 29

Andrew A. House, Claudio Ronco 著

李雨箫 陈 罡 吴海婷 译校

心肾综合征（cardiorenal syndromes，CRSs）广义上定义为心脏和肾脏中，某一器官的急性或慢性功能失调影响另一者功能的症候群。此综合征体现了两类临床常见情况的交叠和影响，而对于这些器官系统间复杂的双向作用的深刻理解，是诊治的重要基础。

本章中，我们主要讨论急性心肾综合征，即急性失代偿性心脏病（acute decompensated heart failure，ADHF）或急性冠脉综合征（acute coronary syndrome，ACS）患者突发肾功能恶化（即急性肾损伤，acute kidney injury，AKI）这一常见现象。其他类型的 CRS 包括长时间心力衰竭患者中发生的进展更为缓慢的慢性肾脏病，称为慢性 CRS。框 29.1 描述了 CRS 的分型，但在本章中不会全面讨论。

急性心肾综合征的定义和流行病学

急性心肾综合征定义为急性心脏功能不全引起的肾功能损伤。ADHF 常表现为典型心力衰竭症状和体征（气短，肺部啰音，胸片提示充血，颈静脉压升高，外周性水肿）加重。但是，心力衰竭患者的临床表现可能差异较大，且心力衰竭影响因素各异。尽管

左室功能减低是心力衰竭的一个重要特点，但多数 ADHF 患者的左室射血分数并不低，仅约三分之一的 ACS 患者表现为心功能失代偿。因此，ADHF 患者的血流动力学紊乱的表现不同，某种程度上也存在相互交叠，可能包括急性肺水肿合并高血压、严重外周性水肿、孤立性重度右心力衰竭合并肝淤血、腹水及水肿、心源性休克、高血压（图 29.1）。框 29.2 和表 29.1 列出了欧洲心脏病学会对于不同心力衰竭综合征的诊断标准和临床表型分型。急性 CRS 患者常因某种心力衰竭综合征而住院，同时达到 AKI 的诊断标准 [血肌酐的急性增高，至少 0.3 mg/dl（26 μmol/L）或少尿]。一些早期检测 AKI 的手段 [生物标志物如胱抑素 C、肾损伤分子 -1（kidney injury molecule 1）、N- 乙酰 -β-D- 氨基葡萄糖苷酶、中性粒细胞明胶酶相关载脂蛋白] 还不能用于目前的定义，但有利于早期诊断，可为急性 CRS 的预防和病情逆转提供机会。

心力衰竭本身很常见，据估计，2010 年美国有近 7 百万心力衰竭患者。2004 年美国有超过 1 千万例次患者因心力衰竭而住院，此方面的费用累计近 30 亿美元。ACS 作为首要入院诊断的情况并不常见，有冠心病基础的心力衰竭患者则更多。因心力衰竭

框 29.1 心肾综合征的定义和分型

CRS 的广义定义

心脏和肾脏中，其中一器官急性或慢性功能失调影响另一者功能的症候群

急性 CRS（1 型）

急性心功能不全导致肾功能恶化

慢性 CRS（2 型）

慢性心功能不全导致肾功能恶化

急性肾心综合征（3 型）

急性肾功能不全导致心脏功能恶化

慢性肾心综合征（4 型）

慢性肾功能不全导致心脏疾病

继发性 CRS（5 型）

全身性疾病导致心肾功能同时受累

CRS，心肾综合征

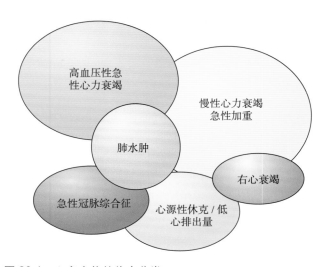

图 29.1 心衰症状的临床分类

框 29.2　心力衰竭的定义

心力衰竭是指有以下特点的临床综合征：

- 心力衰竭相关症状：静息或活动后气喘、乏力、疲倦、踝关节水肿

和

- 心力衰竭相关体征：心动过速、呼吸急促、肺部啰音、胸膜渗出、颈静脉压升高、周围性水肿、肝大

和

- 静息时心结构或功能异常的客观证据：心脏体积增大、第三心音、心脏杂音、超声心动图提示异常、利尿肽水平升高

Adapted from the 2008 European Society of Cardiology Guidelines for the Diagnosis and Treatment of Acute and Chronic Heart Failure.

而收入院的患者中，急性 CRS［定义为血肌酐提高 ≥0.3 mg/dl（26 μmol/L）］的比例为 27%～40%。这种情况下发生的急性 CRS 可能使得死亡率提高 50%、延长住院时间、增加住院花费。

急性心肾综合征的病理生理

血流动力学及"传统"心肾模式

　　心肾功能轴的一个重要作用是维持合适的细胞外有效循环血容量，这可通过神经激素反馈环路、容量压力感受器、血管活性物质、转运蛋白及其他效应机制所组成的复杂调节网络来实现。其中包括自主神经系统、肾素 - 血管紧张素 - 醛固酮系统（renin-angiotensin-aldosterone system，RAAS）、内皮素、精氨酸加压素和利钠肽。当这些系统功能正常时，它们可以对血流动力学和细胞外液的变化做出迅速反应，从而保障组织灌注和氧供，维持酸碱平衡和电解质稳定，有效处理含氮物质及其他废物。

　　过去，人们认为急性 CRS 表现为心排出量下降、肾动脉低灌注以及系列后续反应，包括肾灌注不足和肾小球滤过率（glomerular filtration rate，GFR）下降。交感神经、RAAS 系统的过度激活将导致机体血管紧张素Ⅱ和醛固酮显著增多，进而使衰竭心脏的压力和容量负荷进一步恶化。长久以来，人们认为心力衰竭患者的肾可释放大量肾素进入循环，进一步导致血管紧张素Ⅱ的释放。血管紧张素Ⅱ不仅收缩全身血管，还可激发中枢渴感，同时激活交感神经系统。其中，血管收缩与交感系统过度激活，可使机体的血管阻力增加、静脉张力增加、静脉淤血、心肌收缩力提高，从而心肌耗需量超过其氧供。血管紧张素Ⅱ可刺激肾钠重吸收，出球小动脉收缩可导致滤过分数的提高，进而引起肾小管胶体渗透压提高，增加近曲小管的钠、水重吸收。血管紧张素Ⅱ也可以有效刺激肾上腺释放醛固酮，从而进一步增加远端肾单位的钠重吸收。正常情况下，醛固酮逃逸现象可以减轻高醛固酮

表 29.1　心力衰竭的常见临床表现

重要临床特点	症状	体征
周围性水肿 / 淤血	气促	周围性水肿
	疲倦乏力	颈静脉压升高
	厌食	肺水肿
		肝大，腹水
		液体负荷过重（淤血）
		恶病质
肺水肿	静息时严重气促	肺爆裂音或啰音，渗出
		心动过速，呼吸急促
心源性休克（低心排出量）	意识不清	周围灌注障碍
	无力	收缩压低于 90 mmHg
	四肢厥冷	少尿或无尿
血压增高（高血压性心力衰竭）	气促	血压经常升高
		左心室肥厚
		射血分数未见明显降低
右心衰	气促	右心功能衰竭的证据
	乏力	颈静脉搏动增强
		周围性水肿，肝大

Adapted from the 2008 European Society of Cardiology Guidelines for the Diagnosis and Treatment of Acute and Chronic Heart Failure.

血症引起的盐过量状态，避免水肿形成；但是，心力衰竭患者由于神经激素效应而限制了远端的钠转运，从而失去了这种逃逸机制，使得钠潴留进一步恶化，容量超负荷，水肿形成。

RAAS 激活可激发内皮素 -1 的合成与活性增加。内皮素 -1 可增加肾血管阻力，降低肾血流量和 GFR，并可能导致或加剧肾缺血损伤。内皮素系统的激活也可加重水钠潴留，导致机体血管收缩，从而进一步增加容量和压力负荷。最终，心力衰竭患者有效循环血容量减少，导致精氨酸加压素的非渗透性释放，通过激活 V1a 受体使得血管进一步收缩；由于 V2 受体的调控，集合管吸收水的能力增加，导致游离水的排泄进一步减少。这反过来也加剧了容量和压力负荷，导致低钠血症（图 29.2）。

这一传统的心肾病理生理学的"泵滤过"学说，可以清晰地解释许多失代偿的心力衰竭患者；但是近来对于急性 CRS 患者的观察表明，它需要进一步扩展。比如，所占比例越来越大的心力衰竭患者的射血分数并没有下降。一项研究表明，近半数的急性 CRS 患者，其左室射血分数 ≥40%；与没有肾脏并发症的患者相比，相当比例的心力衰竭合并肾脏并发症的患者表现有血压升高。急性失代偿性心力衰竭登

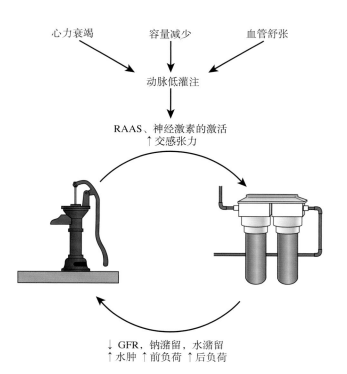

图 29.2　泵滤过学说的心肾轴简化图。注：GFR，肾小球滤过率；RAAS，肾素 - 血管紧张素 - 醛固酮系统

记处（the Acute Decompensated Heart Failure Registry，ADHERE）拥有超过 10 万例心力衰竭住院的美国患者的数据，这为我们提供了有关 CRS 机制的更加深入的思考。研究者使用一种更为保守的 AKI 定义（血肌酐提高 0.5 mg/dl），将患者归为四类，其射血分数分别为：<25%、25%~40%、40%~55% 和 ≥55%。研究者发现，随着射血分数增加，AKI 的发病率也有小幅度但有统计学意义的显著增加（四类患者分别为 12.1%、14.7%、14.9% 和 15.2%）。射血分数下降不严重的群组，其血压的平均值也偏高。

其他的机制

除传统的"泵滤过"学说外，人们还提出急性 CRS 发生的一些其他学说。例如，部分观察性研究显示，静脉压和腹腔内压增高可导致肾静脉淤血，此为肾功能受损的重要原因。Mullens 及其同事发现，中心静脉压升高，而非心脏指数的升高，是 ADHF 患者发生 AKI 最有价值的血流动力学预测指标。中心静脉压与右心功能、血容量、静脉容量有关，而这些因素均受上述神经激素系统所调节。另外，根据 60 年前有关心力衰竭患者的观察性研究，中心静脉压可传递到肾静脉压力。肾脏灌注和肾小球滤过与动静脉压力梯度有关，中心静脉压的升高可以在不改变动脉压、心输出量的条件下导致肾脏灌注减少，这一假说在动物模型中已被证实。

充血性心力衰竭和 ADHF 中的炎症反应在疾病进展中的不良作用已经越来越被认可。炎症反应是机体在疾病状态下自我保护和修复的重要手段，但若这种炎症反应得不到调控，会使组织创伤进一步恶化，或者延长损伤的时间。在机械牵拉或缺血的情况下，心肌细胞能释放一系列炎症因子，激活固有免疫功能。而静脉淤血可增加肠道对内毒素的吸收，导致炎症反应扩大——静脉淤血本身也可刺激炎症介质的外周合成和释放。这种促炎症状态已为临床证据所证实，人们发现重度心力衰竭患者体内的肿瘤坏死因子 -α（tumor necrosis factor-α，TNF-α）、肿瘤坏死因子可溶性受体、白介素（IL-1β、IL-18 和 IL-6）、部分细胞黏附分子均有显著升高。我们推测，心力衰竭的这些全身反应可能造成远端器官损伤比如 AKI，但是现在仍然缺少心肾环节的直接证据。缺血的肾脏能产生一种缺血后炎症状态，诱导心肌细胞凋亡，进而促进肾脏细胞的凋亡和纤维化。这种促炎症状态造成的慢性反应会导致慢性 CRS。除此以外，多种炎症

介质能促进血管内皮细胞功能降低，促使毛细血管漏出发生，进而导致液体流向组织间隙。这不仅会加重肺水肿、外周水肿等心力衰竭的症状和体征，还会减少有效循环血容量。另外，肾间质水肿也导致肾小管功能下降和 GFR 下降。

此外，对于急性 CRS 的病理生理，我们还需要考虑一系列调节反馈系统的失调，比如利钠肽，比如由管球反馈和各种血管活性物质（腺苷、内皮缩血管肽）导致的持续肾脏血管收缩，比如 GFR 的自身调节受损（尤其是 RAAS 受到阻断时）。利钠肽在正常情况下可减少肾钠的重吸收，促进利尿，降低全身交感活性、RAAS 活性，促进血管舒张。当心房细胞拉伸（心力衰竭导致）时，利钠肽水平升高；但心力衰竭患者对利钠肽的反应性可能有降低，此机制将使心力衰竭和肾衰竭恶化。

在急性 CRS 的病理生理学讨论中，需要特别关注利尿药。尽管其对于呼吸困难、肺淤血的急性期处理非常有效，但它也会大大刺激交感神经活性、RAAS 活性，导致上述一些适得其反的不良效应。除

此以外，其使用也会增强利尿药的抵抗作用，导致患者需要更高剂量的利尿药。这种抵抗还会产生一系列其他后果，如肾血流减少而产生的肾小管的溶质转运减少、GFR 降低、低白蛋白血症、因钠重吸收增加和远端肾小管细胞增生而导致的利尿"制动"。

从 ADHF 到 AKI 和急性 CRS 的发生发展过程，其涉及的一系列复杂通路在图 29.3 上有形象的描述。

急性心肾综合征的治疗

急性 CRS 患者（有 ADHF 或心源性休克基础病）的治疗很大程度上是经验性的，因为很多迅速改善淤血症状和缺血的治疗方法没有随机临床试验加以证实。比如，利尿药的使用是很难避免的（除非尝试治疗无效），但其使用与肾功能恶化有关。大剂量利尿药的使用被证明与不良预后有关，虽然此类研究中心力衰竭的严重程度是一个明显的混杂因素。充足剂量的利尿药可以减少细胞外液容量（减少速度与从间质到血管内的重新充盈速度相当），从而缓解症状，

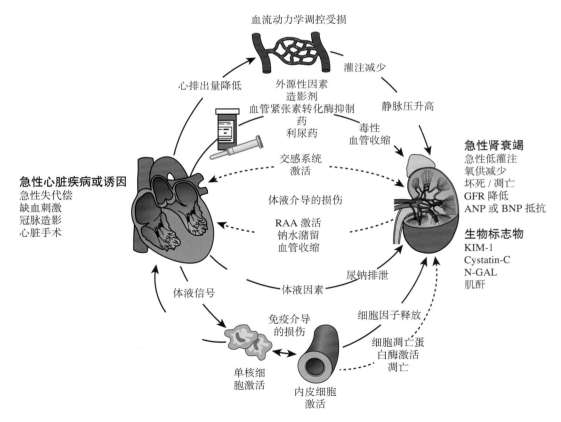

图 29.3　急性心肾综合征中心、肾之间病理生理学方面的相互影响。注：ACE，血管紧张素转化酶；ANP，心房钠尿肽；BNP，B 型钠尿肽；CO，心排出量；GFR，肾小球滤过率；KIM，肾损伤分子；N-GAL，中性粒细胞白明胶酶相关载脂蛋白；RAA，肾素 - 血管紧张素 - 醛固酮（Reproduced from Ronco C, Haapio M, House AA, et al: Cardiorenal syndrome, J Am Coll Cardiol 52:1527-1539, 2008, with permission from Elsevier. Original illustration by Rob Flewell. ）

降低神经激素反射活性。

祥利尿药（包括呋塞米）相对于噻嗪类利尿药，可作为利尿药的首选，因为后者导致肾功能不全的副作用更明显。但可能仍然需要加用噻嗪类利尿药，以克服利尿药抵抗作用。醛固酮拮抗药（如螺内酯和依普利酮）对严重的肾功能不全患者（有高钾血症风险）可能会带来一些问题。为了减少这种风险，医师需要细心宣教和监测，避免血肌酐≥2.5 mg/dl（220 μmol/L）或基础钾离子水平≥5.0 mEq/L 的患者使用该治疗方法。利尿药优化策略评价（the diuretic optimization strategies evaluation，DOSE）实验采用析因设计，对 308 名 ADHF 患者比较小剂量和大剂量呋塞米、推注和泵注疗效。研究人员发现患者的症状（用国际指标评价）和肌酐水平在复合终点上无显著差异。但是，推注组需要增加剂量的概率是泵注组的两倍，而小剂量组在使用 48 h 后转为口服的可能性更小，需要增加剂量的可能性更大（24% 和 9%，*P*= 0.003）。大剂量组症状缓解的可能性更大（但不显著），其净液体流失更多，体重减轻更多，呼吸困难减轻更明显，然而肌酐急性升高也更为常见。但在 60 d 时其肌酐水平和胱抑素 C 并没有显著差异。对于 ADHF 患者的一个比较实用的治疗策略是先进行呋塞米静脉推注，但若遇到利尿药抵抗作用，则考虑迅速转变为泵注和（或）大剂量策略，同时密切监测患者临床症状、电解质和肾功能。

对于 CRS 患者的非药物治疗策略应更加积极。一项研究指出，超滤比利尿药效果更优，超滤治疗的患者液体减少更多，对于升压药物需求更少，再住院和急诊的需求也更少；但呼吸困难的改善程度没有差异，且继发肾功能改变也没有区别。人们希望急性失代偿性心力衰竭患者的心肾救助研究中心（The Cardiorenal Rescue Study in Acute Decompensated Heart Failure，CARRESS-HF）的研究，能够进一步探索在急性 CRS 患者中超滤治疗的作用（以肌酐水平作为结果衡量）。

RAAS 阻断药是慢性充血性心力衰竭治疗的基石，但在急性 CRS 中，GFR 的自身调节高度依赖于血管紧张素 Ⅱ 及其对出球小动脉的作用。在急性 CRS 患者中使用 RAAS 阻断药应该谨慎，需要推迟使用（或者在已使用此药物的患者中减少剂量），尤其在心排出量过低和（或）低血压患者中更应谨慎。肾功能稳定后，必须细心对这些药物相关知识进行宣教，把握剂量，同时密切监测尿量和肾功能。同样的，使用

β 受体阻滞药以降低交感系统活力也是一个非常合理的目标，但是如果急性 CRS 是低输出量造成的，则 β 受体阻滞药的使用也应该慎之又慎。

当急性 CRS 患者血压不低或者升高时，常使用血管扩张药（如硝酸甘油和硝普钠）来缓解症状，改善血流动力学水平，但其逆转或预防急性 CRS 的效果还尚未通过严格的对照研究加以证实。硝酸甘油常被用于改善充血和缺血症状；小剂量时它是一种静脉扩张药，可降低心脏充盈压，减少心肌耗氧量；剂量增大时，硝酸甘油可以同时改善前负荷和后负荷，增加心排出量，但低血压状态和硝酸盐耐药性可能限制其使用。同样，硝普钠被用于舒张动脉和静脉的血管平滑肌，但由于降低血压的影响，其使用在正常或血压偏高的患者中常常是受限制的。由于硝普钠会使得 GRF 降低的患者易于累积硫氰酸盐，因此尽管有报道称其在 ADHF 患者中的使用是安全的（包括低 GRF 患者和低血压患者），但硝普钠在 CRS 患者中的使用仍然存在问题。

如前所述，心力衰竭患者对于内源性利钠肽的反应较差。重组人 B 型钠尿肽（recombinant human B-type natriuretic peptide，BNP）或称奈西立肽，在超生理剂量使用时，可降低儿茶酚胺、血管紧张素 Ⅱ、醛固酮水平，降低前负荷和后负荷，减轻肺血管阻力，提高心输出量。另外，由于其对肾小管的作用，奈西立肽还可用于利尿。因此，奈西立肽可以减轻 ADHF 的症状。然而，外源性 BNP 给药研究的结果令人失望，给药后急性 CRS 的风险反而增加了，而且死亡率也提高了。为了进一步探究其安全性和有效性，最近完成的失代偿性心力衰竭使用奈西立肽的临床有效性研究（acute study of clinical effectiveness of nesiritide in decompensated heart failure，ASCEND-HF）招募了超过 7000 名受试者，发现死亡率和再住院率、急性 CRS 发生率没有显著差异，而实验组的呼吸困难有轻微改善，实验组低血压比率为对照组的两倍。鉴于此，奈西立肽暂不能被推荐为 ADHF 患者的常规治疗。其作为肾保护药物的进一步研究还在进行。

此前本章对急性 CRS 病理过程中血管活性物质的作用进行了讨论。研究人员在 ADHF 患者中，对一系列相关新药进行了临床前研究、前期临床研究，并得出不错的结果。但和奈西立肽一样，接下来的大规模试验并不能为内皮素拮抗药、抗利尿激素拮抗药或者腺苷 α1 受体拮抗药的疗效提供证据。

在低心输出量导致的恶化性心力衰竭症状和肾功能急剧恶化的病例中，常应用正性肌力药物如多巴酚丁胺、磷酸二酯酶抑制药。但这些药物使用时，必须关注可能出现的心肌损伤和心律失常。一项对 ADHF 患者应用米力农的随机对照研究显示，实验组低血压、心律失常的发生率更高，且在死亡率和住院方面没有受益。左西孟旦是一种磷酸二酯酶抑制药，可提高心肌对于钙离子的敏感性，改善血流动力学和肾灌注。早期研究对于其保护肾功能方面得出了不同的结果。在欧洲心脏病学会心力衰竭治疗指南上，左西孟旦是被推荐的；最近的一项 meta 分析指出，左西孟旦可降低患者死亡率，但这项分析没有肾功能方面的数据。左西孟旦目前在北美不被使用，且其在治疗或预防急性 CRS 方面的具体作用还是未知的。

如果低心排导致的急性 CRS 患者在使用正性肌力药物后仍在恶化，则需要一些有创治疗保护肾功能，或者需要心脏移植。这些治疗措施包括主动脉内球囊反搏、心室辅助装置或者人工心脏。但对于这些措施能否改善肾灌注和 GRF，目前没有充分证据。

总结

急性 CRS 在 ADHF 和（或）ACS 患者中是很常见的，其出现通常意味着更高的死亡率。急性 CRS 的机制复杂，涉及多因素，而且是双向过程。我们目前对于病理生理学方面的理解已经超越了"泵滤过"学说，逐渐认识到炎症、凋亡、静脉淤血及其他机制在心肾功能恶化中的作用。治疗策略大多是经验性的，但在此综合征的认识过程中进行了很多重要的临床试验。尽管结果尚不足以鼓舞人心，但我们仍会继续寻求急性 CRS 的最优治疗策略。

参考文献

Colombo PC, Ganda A, Lin J, et al: Inflammatory activation: cardiac, renal, and cardio-renal interactions in patients with the cardiorenal syndrome, Heart Fail Rev 17:177-190, 2012.

Costanzo MR, Guglin ME, Saltzberg MT, et al: Ultrafiltration versus intravenous diuretics for patients hospitalized for acute decompensated heart failure, J Am Coll Cardiol 49:675-683, 2007.

Cuffe MS, Califf RM, Adams KF Jr, et al: Short-term intravenous milri- none for acute exacerbation of chronic heart failure: a randomized controlled trial, JAMA 287:1541-1547, 2002.

Damman K, Voors AA, Navis G, et al: The cardiorenal syndrome in heart failure, Prog Cardiovasc Dis 54:144-153, 2011.

European Society of Cardiology, Heart Failure Association of the ESC (HFA), European Society of Intensive Care Medicine (ESICM), et al: ESC guidelines for the diagnosis and treatment of acute and chronic heart failure 2008: the task force for the diagnosis and treatment of acute and chronic heart failure 2008 of the European Society of Cardiology. Developed in collaboration with the Heart Failure Asso- ciation of the ESC (HFA) and endorsed by the European Society of Intensive Care Medicine (ESICM), Eur J Heart Fail 10:933-989, 2008.

Felker GM, Lee KL, Bull DA, et al: Diuretic strategies in patients with acute decompensated heart failure, N Engl J Med 364:797-805, 2011.

Forman DE, Butler J, Wang Y, et al: Incidence, predictors at admission, and impact of worsening renal function among patients hospitalized with heart failure, J Am Coll Cardiol 43:61-67, 2004.

Gottlieb SS, Abraham W, Butler J, et al: The prognostic importance of different definitions of worsening renal function in congestive heart failure, J Card Fail 8:136-141, 2002.

House AA, Haapio M, Lassus J, et al: Therapeutic strategies for heart failure in cardiorenal syndromes, Am J Kidney Dis 56:759-773, 2010. Kelly KJ, Burford JL, Dominguez JH: Postischemic inflammatory syn- drome: a critical mechanism of progression in diabetic nephropathy, Am J Physiol Renal Physiol 297: F923-F931, 2009.

Landoni G, Biondi-Zoccai G, Greco M, et al: Effects of levosimendan on mortality and hospitalization: a meta-analysis of randomized con- trolled studies, Crit Care Med 40:634-646, 2012.

Mullens W, Abrahams Z, Francis GS, et al: Importance of venous con- gestion for worsening of renal function in advanced decompensated heart failure, J Am Coll Cardiol 53:589-596, 2009.

Mullens W, Abrahams Z, Francis GS, et al: Sodium nitroprusside for advanced low-output heart failure, J Am Coll Cardiol 52:200-207, 2008.

Neuhofer W, Pittrow D: Role of endothelin and endothelin recep- tor antagonists in renal disease, Eur J Clin Invest 36(Suppl 3):78-88, 2006.

O'Connor CM, Starling RC, Hernandez AF, et al: Effect of nesiritide in patients with acute decompensated heart failure, N Engl J Med 365: 32-43, 2011.

Roger VL, Go AS, Lloyd-Jones DM, et al: Heart disease and strokestatistics—2012 update: a report from the American Heart Association, Circulation 125:e2-e220, 2012.

Ronco C, Haapio M, House AA, et al: Cardiorenal syndrome, J Am Coll Cardiol 52:1527-1539, 2008.

Sarraf M, Masoumi A, Schrier RW: Cardiorenal syndrome in acutedecompensated heart failure, Clin J Am Soc Nephrol 4:2013-2026, 2009.

Smith GL, Lichtman JH, Bracken MB, et al: Renal impairment and out- comes in heart failure: systematic review and meta-analysis, J Am Coll Cardiol 47:1987-1996, 2006.

Sweitzer NK, Lopatin M, Yancy CW, et al: Comparison of clinical features and outcomes of patients hospitalized with heart failure and normal ejection fraction (> or = 55%) versus those with mildly reduced (40% to 55%) and moderately to severely reduced (<40%) fractions, Am J Cardiol 101:1151-1156, 2008.

肝肾综合征和其他肝相关的肾脏病

Vincente Arroyo，Javier Fernández，Wladimiro Jiménez　著

吴海婷　乐　偲　李　超　译校

　　肝硬化患者常会由于多种因素，包括低血容量、感染、实质性肾病、药物毒性和肝肾综合征（hepatorenal syndrome，HRS）等（框30.1）发展为肾衰竭，其中肝肾综合征是肝硬化中肾衰竭最为严重的一种类型。1型和2型肝肾综合征的患者出现肾衰竭后平均生存时间分别仅为数周和数月。正因为发展为肝肾综合征的患者预后不良，血肌酐水平被列入优先行肝移植的考虑因素。

发病机制

　　目前认为肝硬化患者肾功能不全和腹水形成的机制主要为外周动脉血管扩张假说及腹水形成前向理论，上述假说也是目前对这部分患者治疗的理论基础。

　　外周动脉扩张假说认为导致肝硬化患者肾脏水钠潴留的始动因素是继发门脉高压的局部扩血管物质（如一氧化氮）大量释放继而出现的内脏血管扩张。肝硬化早期，循环系统高动力代偿（表现为血容量增加、心指数增加、心率增快），但随着肝硬化的进展，内脏动脉进一步扩张，代偿机制不足以维持循环稳定。动脉压下降会刺激压力感受器，激活交感神经系统（sympathetic nervous system，SNS）和肾素-血管紧张素-醛固酮系统（renin-angiotensin-aldosterone system，RASS），产生抗利尿激素（antidiuretic hormone，ADH亦即血管加压素），从而导致顽固性的肾脏水钠潴留。

　　腹水形成的前向血流理论基于外周动脉扩张假说，认为扩张的内脏血管一方面导致循环系统水钠潴留，另一方面大量高压力血流涌入内脏毛细血管，使毛细血管前向压力及通透性增加，导致液体渗漏至腹腔。

　　最近研究提示，肝硬化患者的循环功能障碍的发病机制比上述描述的更为复杂：与肝病进展平行加重的内脏动脉血管扩张是循环功能障碍的使动机制，同时心脏的变力、变时功能也逐渐受损，使心输出量减低，循环高动力状态减轻或消失。因此，周围动脉扩张假说已经被重新表述，内脏动脉扩张和原发心功能障碍共同导致肝硬化患者进行性加重的循环功能障碍、RASS和SNS上调、ADH产生增多以及肾功能障碍。

　　肝硬化患者心功能不全的机制尚不清楚，多种因素可能参与其中。肝硬化性心肌病特征性表现为舒张功能受损，但扩容或经颈静脉肝内门体分流术（transjugular intrahepatic portosystemic shunt，TIPS）后静脉回流增加，心输出量往往也增加，提示肝硬化患者存在前负荷不足。最后，虽然肝硬化进展后出现交感神经系统过度兴奋，但心率并未增加；严重细菌感染或低血容量（如大量放腹水）患者的心率也常未出现正常的代偿性增加。所有这些机制共同导致进展期肝硬化患者出现心输出量的进行性下降。

　　我们对于肝硬化患者肾功能不全和腹水认识的另一项重要改变与HRS发病机制相关。过去认为1型、2型HRS是同一疾病的不同表型，新的证据表明两者是完全不同的综合征。2型HRS是代偿性肝硬化患者自发、缓慢进展的循环功能障碍所致的真性功能性肾衰竭。相反，1型HRS是与某些加重因素（主要是严重感染）密切相关的循环功能迅速恶化导致的急性肾衰竭。1型HRS还会出现包括肝、脑、心脏，可能还有肾上腺等器官的急性损伤。

肝硬化患者肾功能不全的自然病程

　　肝硬化患者主要的肾功能异常表现为肾脏排泄钠及自由水能力减弱，肾灌注及肾小球滤过率（glomerular filtration rate，GFR）降低。除酒精性肝硬化患者在戒酒后肾功能可改善外，其他病因导致的肝

硬化的肾功能损害进行性加重。肝硬化尿钠排泄功能受损主要会导致钠潴留和腹水。这种情况见于肾脏钠排泄低于钠摄入量，提示肾脏排钠功能显著受损。大多数肝硬化腹水患者肾脏排自由水的能力也下降，导致稀释性低钠血症（人为定义为血钠＜130 mEq/L）。最终肾脏灌注不足导致 2 型 HRS，定义为 GFR 低于 40 ml/min（或血肌酐大于 1.5 mg/dl），且没有其他导致肾功能不全的潜在病因。钠潴留、稀释性低钠血症和 HRS 出现在肝硬化进展的不同时期，因此可根据上述并发症的出现对肝硬化临床病程进行分期（框 30.2）。

1 期：肝硬化代偿期肾脏钠代谢异常

　　钠代谢异常是肝硬化患者最早出现的肾脏功能异常表现，在肝硬化代偿期，尚未出现腹水时即可被发现。在此期，患者表现为门脉高压、心输出量增加、外周血管阻力减少、平均动脉血压正常或降低、肾灌注及 GFR 正常，自由水清除正常。患者可排泄摄入的钠离子，但肾脏排钠已存在轻微异常。例如，快速输注氯化钠溶液后促尿钠排泄作用减低，而且可能不

能对抗盐皮质激素的保钠作用。这一期还可以出现随体位改变的促尿钠作用异常：与正常个体相比，直立位尿钠排泄减少，平卧位尿钠排泄增多。

2 期：不伴肾素 – 血管紧张素 – 醛固酮系统及交感神经系统激活的肾脏钠潴留

　　随着肝硬化的进展，患者不能排泄饮食摄入的钠，导致水钠潴留，过多的液体在腹腔内积聚形成腹水。此时尿钠排泄虽减少但通常仍＞10 mEq/d，某些患者可达 50～90 mEq/d。因此饮食限钠即可产生负钠平衡，减轻腹水。此期肾脏灌注、GFR 水平、自由水清除能力、血浆肾素活性、血浆去甲肾上腺素水平均正常。由此可见，钠潴留与现已知的最重要的钠调节系统 RASS 及 SNS 系统激活无关。此外，血浆心房钠尿肽、脑钠尿肽等排钠激素水平升高，提示钠潴留也并非由内源性钠尿肽合成减少所致。现认为，此期的循环异常（虽然比 1 期更明显）尚不足以激活 RASS 和 SNS 系统，但激活了某种特发性的敏感的潴钠机制（肾内或肾外）。尚无研究比较此期与门脉高压肝硬化代偿期患者的血流动力学情况，但有两项对这一期患者的相关研究明确显示了患者处于高心输出量、低外周血管阻力、高血容量的高循环状态。

3 期：内源性缩血管系统激活伴肾灌注及肾小球滤过率正常

　　当钠潴留进一步加重时（尿钠排泄＜10 mEq/d），血浆肾素活性、醛固酮及去甲肾上腺素水平势必会增加。醛固酮促进钠在远端小管及集合管的重吸收，肾交感神经系统促进钠在近端小管和髓袢的重吸收。因

而此期钠潴留是整个肾单位重收钠增加的结果。此期，血容量及外周血管阻力与之前各期无明显差异，是由于内脏血管的扩张效应被 SNS 及 RAAS 激活后的内脏外器官缩血管效应所抵消。实际上肝硬化患者肾脏、脑、肌肉的血流量与肾素活性、去甲肾上腺素浓度呈负相关。此期一个重要的特点是患者心输出量较 2 期时减少（虽然仍高于正常状态），提示循环异常不仅由内脏动脉扩张引起，也和心输出量降低相关。由于动脉血压水平与 RAAS、SNS 的活性以及 ADH 产生密切相关，干扰这些系统的药物（血管紧张素受体阻滞药、血管紧张素转化酶抑制药、可乐定、血管加压素 V_{1a} 拮抗药）可能导致低血压。尽管血管紧张素 II、去甲肾上腺素、血管加压素是强效的肾血管收缩因子，但肾内存在扩血管机制，尤其是前列腺素和一氧化氮产生的扩血管作用拮抗上述激素的缩血管作用，使此期的肾脏灌注及 GFR 仍正常或仅轻度减低。因此，在此期若使用非甾体抗炎药物会抑制前列腺素，可能造成肾功能严重受损。此外，患者排泄自由水的能力也因为 ADH 水平的升高而下降；但由于肾脏前列腺素 E_2 产生增多可部分抑制了 ADH 的作用，因此很少有患者出现明显的低钠血症。

4 期：2 型肝肾综合征

2 型 HRS 是肾脏严重低灌注所致的以肾功能逐渐下降为主要特征（血肌酐 1.5 ~ 2.5 mg/dl）的功能性损伤，且排除了其他导致肾衰竭的潜在病因。国际腹水协会要求诊断 HRS 时血肌酐 > 1.5 mg/dl，或 GFR < 40 ml/min；但由于进展期肝病患者肌容量丢失，很多 GFR < 40 ml/min 的患者血肌酐水平正常。因此当使用肌酐作为临床评估指标时，2 型 HRS 的发病率往往被低估。2 型 HRS 发生于循环功能显著恶化的严重进展期肝硬化患者，此时患者会出现血浆肾素、去甲肾上腺素、ADH 水平明显升高以及显著的低血压。患者肾脏、大脑、肌肉、皮肤的血管阻力增加以代偿内脏动脉扩张体内。极度活跃的缩血管系统超过了肾内局部扩血管系统，很可能是导致 2 型 HRS 的原因。此外，2 型 HRS 患者的心输出量低于肾功能正常的腹水患者。相当多的患者因高动力循环状态消失反而出现心输出量"正常"。导致 2 型 HRS 的进行性加重的循环功能障碍与血管扩张和心输出量相对下降相关。钠通过肾小球的滤过减少，在近端小管的重吸收增加，导致 2 型 HRS 患者出现明显的钠潴留。由于到达肾单位远端（大多数利尿药作用的

位置）的钠非常少，因此多数患者对利尿药无反应而表现为顽固性腹水。此外，患者自由水的清除也明显减少，多数患者存在明显的低钠血症。2 型 HRS 患者预后差，出现肾功能损伤后 6 个月内的死亡率高达 50%。

5 期：1 型肝肾综合征

1 型 HRS 表现为肾功能快速进行性恶化，2 周内血肌酐水平增倍并 > 2.5 mg/dl。尽管 1 型 HRS 可自发产生，但多数存在诱因如严重细菌感染、肝硬化基础上出现急性肝炎（缺血、酒精、中毒、病毒等原因）、大手术、消化道大出血等。其中严重细菌感染（主要是自发性细菌性腹膜炎，SBP）是最常见的诱发因素。1 型 HRS 可由 2 型 HRS 发展而来，也可发生于肾功能正常患者。多数 1 型 HRS 患者存在肾素、去甲肾上腺素水平升高以及稀释性低钠血症，提示 1 型 HRS 在存在严重循环功能不全患者出现诱发因素时即已出现，这种诱因可能在临床上并不明显。1 型 HRS 患者预后极差，可出现进行性加重的循环衰竭、肝衰竭、肾衰竭以及脑病，80% 的患者在出现 HRS 的 2 周内死亡。关于自发性细菌性腹膜炎合并 1 型 HRS 的研究较多，约 30% 自发性细菌性腹膜炎患者会发展至 1 型 HRS，其中发生 1 型 HRS 的两个最重要的预测因素是 SBP 前血肌酐水平升高和腹腔内强烈的炎症反应，或者表现为感染诊断时腹水多形核白细胞、细胞因子（肿瘤坏死因子 -α、白介素 -6）水平明显升高。继发于 SBP 的 1 型 HRS 存在循环功能急性恶化，表现为动脉血压明显下降、血浆肾素和去甲肾上腺素水平显著升高。最近的两项研究评估了伴 / 不伴 SBP 的患者发生 1 型 HRS 之前及之后的血液动力学指标及肾功能。研究显示，HRS 患者的循环功能受损远比最初预想得复杂。除了动脉扩张作用减弱外，心输出量也会在 SBP 发展过程中明显降低，一些患者静息状态的心输出量降至正常（5 L/min）以下。目前尚不清楚心功能的下降是因为肝硬化或脓毒症引起的心肌病变，还是因为低血容量引起的心脏前负荷减低，还是两者共同作用所致。有研究发现予自发性细菌性腹膜炎患者白蛋白扩充血浆容量可减少 60% 的 1 型 HRS 的发生率，并降低住院死亡率，这一结果支持了低血容量假说。同时 HRS 患者的心脏变时作用也严重受损，在低血压和高血浆去甲肾上腺素浓度、高 SNS 活性时观察到患者心率无相应增加。SBP 患者发生 HRS 与循环功能、肾功能受损相关，还与肝功能下降

导致肝性脑病有关。肝内血管阻力增加、肝血流减少、门脉压力梯度增高也都与肾素、去甲肾上腺素水平升高密切相关。因此，1 型 HRS 是始于循环系统障碍的表现为急性多器官功能衰竭的复杂综合征（图 30.1）。

肝硬化其他类型的肾衰竭

药物毒性

如前所述，肾脏通过增加扩血管物质前列腺素（PGI2 和 PGE2）的合成以维持肝硬化腹水患者肾脏灌注和 GFR 水平。非甾体抗炎药物抑制了前列腺素合成，导致肾脏血流显著减少，引起相当比例的患者发生肾衰竭。肝硬化和腹水患者对其他肾毒性药物也非常敏感，这些药物包括氨基糖苷类抗生素、静脉对比剂。

血管内容量丢失

11% 的肝硬化合并上消化道出血患者发生肾衰竭。危险因素包括失血严重程度和肝衰竭程度（Child-Pugh C 级患者发生率 29%，A ~ B 级患者发生率 3%）。

出血导致肾衰竭的患者多在扩容后改善，提示病因为肾前性。另有部分患者在出血停止后肾衰竭不缓解或进展，提示存在肾小管损伤或 HRS。

使用利尿药的肝硬化患者 30% 会出现肾衰竭。通常有以下两种情况：一种是患者大量放腹水后又使用利尿药导致容量不足；另一种是患者存在腹水，甚至是大量腹水。无论哪种情况均是由于低血容量导致内源性的血管收缩系统激活，继发肾脏低灌注导致肾衰竭。一般而言，由利尿药诱发的急性肾衰竭不会进展为重度慢性肾功能不全，因为随诊 GFR 下降，肾脏对利尿药的反应也会降低。

感染相关的肾衰竭

肝硬化合并自发性细菌性腹膜炎的患者，即便使用抗生素治疗后 SBP 迅速缓解，仍有三分之一的患者出现肾衰竭。其中 30% 的肾衰竭是一过性的，25% 的肾功能不全持续但不进展（2 型 HRS），其余45% 的患者肾衰竭迅速进展。其他类型的感染所致的肾衰竭发生率明显低于 SBP：肾盂肾炎和蜂窝织炎患者肾衰竭的发生率分别为 15% 和 13%。

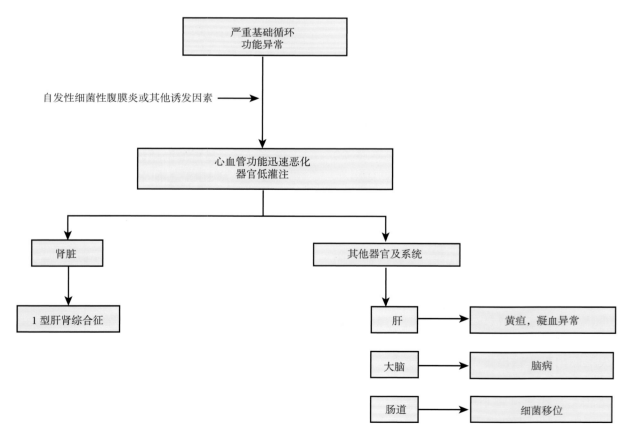

图 30.1　1 型肝肾综合征多器官病变的发病机制

实质性肾疾病

肝硬化患者常出现实质性肾疾病，如乙肝或丙肝肝硬化患者因肝炎病毒抗原相关的免疫复合物沉积产生肾病；或因肠腔内抗原移位后形成免疫复合物沉积产生 IgA 肾病。但是，仅少数病例因上述机制病情严重导致肾衰竭。乙肝及丙肝相关性肾病相关内容在第 28 章详细介绍。

腹腔间隔室综合征

肝硬化和腹水是腹腔间隔室综合征形成的危险因素。腹腔间隔室综合征表现为腹腔压力急性持续升高（大于 20 mmHg），伴有肾衰竭、低血压等器官功能异常。腹腔间隔室综合征在大量腹水时并不常见，但少至中量腹水患者若出现导致腹腔内压力急性增加的并发症（如消化道大出血、血性腹水）也会发生。快速腹腔减压是治疗的关键。

肝硬化相关肾功能不全及腹水的治疗

低钠饮食

负钠平衡可减少腹水。血浆醛固酮水平、去甲肾上腺素水平正常，尿钠排泄量相对较高的肝硬化患者中有 10% 通过限制钠摄入至 60～90 mEq/d 即可实现负钠平衡。更低的钠摄取量可能会影响到患者的营养状况，因而并不推荐用于已经出现营养问题的患者。不过多数肝硬化患者的尿钠排泄量非常低，不使用利尿药就无法实现负钠平衡，但这些患者限钠饮食依旧重要，它可以减少利尿药的使用剂量。事实上，顽固性腹水的常见原因是患者没有合适的限钠，如果患者利尿药反应尚可但腹水量不减时需要考虑评估钠摄入情况（第 9 章）。

利尿药

呋塞米和螺内酯是肝硬化治疗腹水最常用的利尿药。对健康人群来说，呋塞米的利尿效果明显优于螺内酯，但在肝硬化腹水患者中螺内酯的效果优于呋塞米。多数存在腹水和明显的高醛固酮血症的肝硬化患者对呋塞米无反应（约占 50% 的腹水患者），但多数对螺内酯有反应。醛固酮水平正常或轻度增高的患者使用低剂量螺内酯（100～150 mg/d）即有效；醛固酮水平明显增高的患者需要使用螺内酯至 300～400 mg/d。高醛固酮患者出现呋塞米抵抗的原因与其

药效动力学有关。当肾小球滤过率下降、近端小管重吸收增加时，到达髓袢（呋塞米作用部位）的钠含量减少。同时，经过髓袢未被重吸收的钠大多在醛固酮作用下于肾单位远端被重吸收。因此，螺内酯是肝硬化腹水患者的推荐药物，螺内酯和呋塞米可发挥协同排尿钠作用并减少单独用药导致血钾离子异常的发生概率。目前认为螺内酯可用至 400 mg/d、呋塞米可至 160 mg/d，使用更高剂量利尿药不会有额外的获益。使用利尿药可出现多种并发症，尤其在利尿药用量较大时。约 20% 的患者会出现肾功能下降，在停用利尿药后可恢复。20% 的患者自由水排泄能力减弱而产生低钠血症。利尿药使用最严重的并发症是肝性脑病，大量腹水需要使用高剂量利尿药的住院患者中约 25% 会发生肝性脑病。在某些情况下，腹水不易清除被称为顽固性腹水，包括腹水持续存在不缓解，或治疗性腹腔穿刺引流后予以限钠并使用大量利尿药仍不能预防腹水早期复发（利尿药抵抗性腹水），或出现利尿药相关的并发症限制了利尿药的使用（利尿药难治性腹水）。顽固性腹水并不常见，在大量腹水的住院患者中发生率小于 10%。多数此类患者存在 2 型 HRS（血肌酐 ＞1.5 mg/dl），或尽管未达到 2 型 HRS 但已存在明显的肾损伤（血肌酐 1.2～1.5 mg/dl）。考虑到肝硬化患者常有明显的肌肉萎缩，血肌酐大于 1.2 mg/dl 时 GFR 即已下降 50%。肾脏灌注减少使作用于肾小管的利尿药减少；GFR 下降及近端肾小管重吸收增加使髓袢及远端肾小管的钠量减少，这些机制共同导致了利尿药抵抗性腹水。在诊断利尿药抵抗性腹水前，应排除限钠不充分、使用非甾体抗炎药物。

缩血管药

单纯的扩容［如行腹腔静脉分流术（LeVeen 分流）］虽然可明显抑制肾素及肾上腺素的活性，但并不能改善 HRS 患者的肾功能。同样，单纯使用缩血管药也不能增加患者的肾小球滤过率。但联合使用静脉白蛋白扩容和缩血管药 7～14 d 可提高 1 型 HRS 患者的动脉血压，使肾素、去甲肾上腺素降至正常水平，明显增加 GFR，多数患者血钠和血肌酐可正常；且停止上述治疗后 1 型 HRS 通常不复发。

这些结果与 1 型 HRS 发病假说一致：缩血管药可纠正动脉血管扩张，白蛋白扩容可纠正低血容量相关的心输出量降低。治疗相关的副作用很少发生。肾功能改善后患者生存率提高，为患者行肝移植争取更多时间。特利加压素为血管加压素受体激动药，是治

疗 1 型 HRS 最常用的缩血管药，使用方法为每 4 小时 0.5 ~ 2 mg，该药在美国、加拿大还未上市。α 肾上腺素能激动药，如去甲肾上腺素、米多君，在使血压上升 10 mmHg 的剂量时也可能有效。白蛋白使用剂量方面，很多研究者以白蛋白 1 g/kg 体重作为起始剂量，后续以 20 ~ 40 g/d 连续使用 7 ~ 14 d。

很多 1 型 HRS 患者在使用缩血管药和白蛋白后 GFR 水平仍偏低，是因为上述治疗只纠正 1 型 HRS 的部分，而并不能纠正在 1 型 HRS 发生之前就出现的 GRF 下降。有两项研究支持这一观点。第一，2 型 HRS 患者在停用缩血管药及白蛋白治疗后经常很快复发；第二，接受 TIPS 治疗后的多数 1 型 HRS 患者在使用缩血管药及白蛋白治疗后血肌酐及 GFR 水平正常。

V_2 抗利尿激素受体拮抗药

稀释性低钠血症是肝硬化腹水患者最常见的电解质紊乱。过去低钠血症并不被重视，因为通常无症状，即使是血钠下降明显的患者。低钠血症并不是腹水患者使用利尿药治疗的禁忌证，事实上很多低钠血症患者使用利尿药治疗有效，而且血钠并没有进一步下降。然而，最近的研究显示，与之前看法不同，低钠血症与严重不良预后明显相关，比如肝性脑病在低钠血症患者中的发生率高于血钠正常、肝功能恶化情况相当的患者。伴有稀释性低钠血症的患者在肝移植术后出现严重的神经系统事件概率相对更高，可能与手术中细胞外液渗透压迅速纠正有关。因此，治疗低钠血症可使失代偿性肝硬化患者获益。

肝硬化稀释性低钠血症主要是由 ADH 分泌增多、肾脏自由水清除功能严重减低所致。其他参与肝硬化水潴留的机制包括肾脏产生前列腺素 E_2（拮抗 ADH 对肾小管功能的作用）能力下降，转运至髓袢升支及远曲小管内的钠、水含量减少（尿液在此处被稀释）。因此，治疗稀释性低钠血症应减少全身水负荷。补钠可使血钠一过性升高，但代价是加速腹水形成。

对严重的高容量性低钠血症患者（<125 mmol/L）可考虑抗利尿激素受体拮抗药。多数研究中短期使用伐普坦类药物（1 周 ~1 个月）可增加尿量、改善低钠血症（45% ~ 82% 的患者）、控制腹水。沙特普坦（satavaptan）、托伐普坦（tolvaptan）（口服）、考尼伐坦（conivaptan）（静脉）在一些国家已经注册上市。伐普坦类药物需要在住院期间开始使用，逐渐增加药量至血钠水平缓慢升高，避免血钠升高过快（超

过 8 ~ 10 mmol/d）导致渗透性脱髓鞘综合征。伐普坦类药物疗程尚不清楚，药物安全性仅在短期治疗（约 1 个月）中验证。近期研究显示，长期使用伐普坦类药物治疗肝硬化腹水并不能获益，甚至可能增加死亡率，该发现尚需进一步的研究确证。

治疗性腹穿

腹腔穿刺是治疗肝硬化腹水快速、有效、安全的手段，也是大量腹水治疗的选择。但腹水引流可能会加重循环系统异常，60% ~ 70% 的患者在大量引流腹水后因内脏动脉扩张加重导致血浆肾素、醛固酮浓度升高。该并发症的发生率可通过腹水引流后补充合成代血浆（右旋糖酐 70 或聚明胶肽）降至 30% ~ 40%，如果补充白蛋白扩容（每清除 1L 腹水补充 8g 白蛋白）可降至 18%。

腹水引流后循环功能异常发生率也与腹水引流量相关。一组腹水引流后补充合成代血浆的患者，腹水引流量分别 <5 L、5 ~ 9 L、>9 L，其循环功能异常的发生率分别为 18%、30%、54%；相应地补充白蛋白的患者中发生率分别为 16%、19%、21%。因此，循环功能异常在大量腹水患者中较为常见，一定程度上可以通过补充代血浆予以预防，白蛋白的效果要优于合成类代血浆。尽管腹穿相关的循环功能异常无明显症状，但会加重病情，可能缩短生存期。

经颈静脉肝内门体分流术

经颈静脉肝内门体分流术（transjugular intrahepatic portosystemic shunt，TIPS）是门静脉、腔静脉的侧侧分流，对于改善循环、改善肾脏功能、减少腹水非常有效。TIPS 可通过门体分流增加静脉回流，明显改善心输出量、降低系统血管阻力、增加右房压和肺楔压。系统血管阻力降低是适应心输出量增加的生理改变，而非系统血流动力学受损的结果。事实上，TIPS 明显降低血浆肾素、醛固酮、去甲肾上腺素、ADH 水平，提示有效循环血容量增加。在术后第一周内即可见 RAAS 系统受到抑制，并在随访过程中持续存在；去甲肾上腺素及 ADH 水平的下降则需要更长时间。第 1 ~ 2 周内循环功能的改善导致尿钠排泄量增加，且这一效应长期存在。1 ~ 3 个月后随着肾脏灌注及自由水排泄能力的改善，血钠和 GFR 明显回升。当然，TIPS 并非根治性手术，仅能部分缓解门脉压力，血浆肾素、醛固酮水平并不能完全降至正常。TIPS 相关的全身及内脏血流动力学改变可

使腹水消失或减轻，仅有 10% 的患者术后无效。腹水通常缓慢消失（1 ~ 3 个月），90% 以上的患者仍需要持续的低剂量利尿药以控制腹水或减轻水肿，这可能与持续的门脉高压和高醛固酮血症相关。肝性脑病是肝硬化顽固性腹水患者 TIPS 术后最严重的并发症，发生率超过 40%。TIPS 术前即有肝性脑病是术后发生肝性脑病的预测因素，但术后有 30% 的肝性脑病为新发或原有症状加重。多数情况下，常规手段治疗肝性脑病即有效。TIPS 相关的另一个主要问题是支架寿命，40% 的裸支架患者在病程中需要更换支架，使用覆膜支架可减少这一问题。

疾病不同时期的治疗

肝硬化患者腹水和肾功能不全的治疗总结如下（表 30.1）。

1 期：肝硬化不伴腹水

此期并不推荐特殊治疗代偿期肝硬化患者预防腹水。患者应正常钠饮食，也不应使用利尿药。

2 期、3 期：中量和大量腹水

中量腹水患者予限钠饮食、低剂量螺内酯治疗通常有效，很少出现并发症。螺内酯推荐剂量为 100 ~ 200 mg/d。相反，多数大量腹水患者需要更高剂量的利尿药。几项随机对照研究显示，大量腹水患者的治疗中，穿刺优于利尿药，可减少住院时间，肾损伤和肝性脑病的发生率更低。在腹水清除后，3 期的患者需要限钠及使用利尿药预防腹水复发。

4 期：顽固性腹水

5 项关于顽固性腹水或反复腹水的随机对照研究

表 30.1　不同时期腹水及肾功能不全的治疗

表现	治疗
中量腹水	低钠饮食、利尿药（螺内酯和呋塞米）
大量腹水	腹腔穿刺引流
顽固性腹水、2 型 HRS	腹腔穿刺引流或 TIPS
1 型 HRS	首选：缩血管药（主要是特利加压素）+ 静脉白蛋白 次选（药物治疗无效者）：TIPS 或白蛋白透析

HRS，肝肾综合征；TIPS，经颈静脉肝内门体分流术

结果明确显示，在长期控制腹水方面 TIPS 优于治疗性腹穿，但缺点是可导致严重肝性脑病，两组患者总住院时间和生存率相似。因此国际腹水协会推荐腹穿作为顽固性腹水的一线治疗。对于需要反复腹穿（每个月超过 3 次）、既往无肝性脑病或心功能不全病史、年龄小于 70 岁、Child-Pugh 评分小于 12 分的患者可考虑 TIPS 治疗。

5 期：1 型肝肾综合征

1 型 HRS 患者需要使用静脉白蛋白和缩血管药物 1 ~ 2 周，治疗后 HRS 的缓解率可达 40% ~ 60%，该治疗可延长患者生存期，使更多患者有机会等到肝移植。与无 HRS 的肝硬化患者相比，HRS 患者肝移植术后早期的病死率更高，长期生存时间更短。但如果移植前已通过静脉白蛋白和特利加压素纠正 HRS，上述差异并不明显。因此肝移植前出现 HRS 的肝硬化患者应对 HRS 进行针对性药物治疗。两项研究表明肝功能尚可的 1 型 HRS 患者接受 TIPS 可能获益。药物治疗无效的患者也可考虑行 TIPS 术。

此外，三项大型随机对照研究显示白蛋白透析（MARS 或 Prometheus 系统）对 1 型 HRS 可能有效。在第一个研究中，利用 MARS 系统行白蛋白透析相较于标准的药物治疗在 Ⅲ ~ Ⅳ 期肝性脑病患者中（多数有严重的 HRS）疗效更好。另有两项研究分别比较了 1 型 HRS（MARS）、1 型和 2 型 HRS（Prometheus）患者白蛋白透析和标准药物治疗的效果。在 MARS 研究中，治疗肝性脑病方面的获益较为明显，但生存率无获益。Prometheus 研究中，总体患者的生存率无改善，但在 1 型 HRS 患者亚组中有提高。白蛋白透析在 1 型 HRS 患者中的作用有待进一步研究。

肝肾综合征的预防

三项随机对照研究显示 HRS 在某些临床情况下可以预防（表 30.2）。自发性细菌性腹膜炎患者静脉输入白蛋白（感染诊断当日 1.5 g/kg，第 3 日 1 g/kg）可降低 1 型 HRS 发生率和住院死亡率（10% vs . 29%）。严重肝损伤或肾损伤（血肌酐 ≥ 1.2 mg/dl 或血钠 < 130 mEq/L）、腹水白蛋白含量较低的患者（白蛋白 < 15 g/L）口服诺氟沙星可降低 1 年内自发性细菌性腹膜炎和 1 型 HRS 的发生率（28% vs. 41%），感染发生后 3 个月的生存率明显增加（94% vs. 62%）。最后，肝硬化基础上急性酒精性肝炎的患

者服用己酮可可碱（400 mg，一日三次）可降低 HRS 发生率（8% 己酮可可碱组 vs. 35% 安慰剂组）和住院死亡率。

表 30.2　肝肾综合征的预防

临床情况	预防措施
自发性细菌性腹膜炎	诊断时静脉白蛋白 1.5 g/kg 体重，1.0 g/kg 体重（第 3 日）
腹水白蛋白含量低（＜15 g/L）合并严重肝 / 肾损伤（血肌酐≥1.2 mg/dl）患者预防自发性细菌性腹膜炎	口服诺氟沙星 400 mg/d
严重酒精性肝炎	口服己酮可可碱 400 mg 每 8 h 1 次

结论

　　排泄钠和自由水能力减弱，伴有 GFR 下降是肝硬化患者主要的肾功能异常表现。进展期的肝硬化和腹水患者会自发出现进行性加重的心脏和循环功能异常。2 型 HRS 是该状态的极端形式，以缓慢进展性功能性肾衰竭和难治性腹水为特征。1 型 HRS 通常存在诱因，为快速进展的功能性肾衰竭，合并多器官功能衰竭的综合征。治疗方面，2 型 HRS 常需要反复大量腹水引流或 TIPS 术；1 型 HRS 予静脉缩血管药和白蛋白。上述治疗可使 50% 的患者缓解病情，改善生存状况。静脉白蛋白可有效预防自发性细菌性腹膜炎患者发生 HRS；严重肝和（或）肾损伤合并低蛋白腹水的患者可予口服诺氟沙星预防 HRS。

参考文献

Angeli P, Volpin R, Gerunda G, et al: Reversal of type 1 hepatorenal syn- drome with the administration of midodrine and octeotide, Hepatol- ogy 29:1690-1697, 1999.

Arroyo V, Ginès P, Gerbes AL, et al: Definition and diagnostic criteria of refractory ascites and hepatorenal syndrome in cirrhosis: Interna- tional Ascites Club, Hepatology 23:164-176, 1996.

Caregaro L, Menon F, Angeli P, et al: Limitations of serum creatinine level and creatinine clearance as filtration markers in cirrhosis, Arch Intern Med 154:201-205, 1994.

Epstein M: Renal prostaglandins and the control of renal function in liver disease, Am J Med 80:46-55, 1986.

Fernandez J, Navasa M, Planas R, et al: Primary prophylaxis of spontane-ous bacterial peritonitis delays hepatorenal syndrome and improves survival in cirrhosis, Gastroenterology 133:818-824, 2007.

Ginès A, Fernandez-Esparrach G, Monescillo A, et al: Randomized trial comparing albumin, dextran 70, and polygeline in cirrhotic patients with ascites treated by paracentesis, Gastroenterology 111:1002-1010, 1996.

Gines P, Angeli P, Lenz K, et al: EASL clinical practice guidelines on the management of ascites, spontaneous bacterial peritonitis and hepa- torenal syndrome in cirrhosis, J Hepatol 53:397-417, 2010.

Gines P, Uriz J, Calahorra B, et al: Transjugular intrahepatic portosys- temic shunting versus paracentesis plus albumin for refractory ascites in cirrhosis, Gastroenterology 123:1839-1847, 2002.

Guevara M, Gines P, Fernandez-Esparrach G, et al: Reversibility of hep- atorenal syndrome by prolonged administration of ornipressin and plasma volume expansion, Hepatology 27:35-41, 1998.

Hassanein TI, Tofteng F, Brown RS, et al: Randomized controlled study of extracorporeal albumin dialysis for hepatic encephalopathy in advanced cirrhosis, Hepatology 46:1853-1862, 2007.

Malbrain ML, Chiumello D, Pelosi P, et al: Incidence and prognosis of intra-abdominal hypertension in a mixed population of critically ill patients: a multiple-center epidemiological study, Crit Care Med 33:315-322, 2005.

Martin PY, Ginès P, Schrier RW: Nitric oxide as a mediator of hemo- dynamic abnormalities and sodium and water retention in cirrhosis, N Engl J Med 339:533-541, 1998.

Martin-Llahi M, Pépin MN, Guevara M, et al: Terlipressin and albumin vs albumin in patients with cirrhosis and hepatorenal syndrome: a randomized study, Gastroenterology 134:1352-1359, 2008.

Ruiz-del-Arbol L, Urman J, Fernandez J, et al: Systemic, renal, and hepatic hemodynamic derangement in cirrhotic patients with spon-taneous bacterial peritonitis, Hepatology 38:1210-1218, 2003.

Salerno F, Gerbes A, Gines P, et al: Diagnosis, prevention and treatment of hepatorenal syndrome in cirrhosis, Gut 56:1310-1318, 2007.

Schrier RW, Arroyo V, Bernardi M, et al: Peripheral arterial vasodila- tion hypothesis: a proposal for the initiation of renal sodium and water retention in cirrhosis, Hepatology 8:1151-1157, 1988.

Sherman DS, Fish DN, Teitelbaum I: Assessing renal function in cir-rhotic patients: problems and pitfalls, Am J Kidney Dis 41:269-278, 2003.

Sort P, Navasa M, Arroyo V, et al: Effect of intravenous albumin on renal impairment and mortality in patients with cirrhosis and sponta- neous bacterial peritonitis, N Engl J Med 341:403-409, 1999.

Trawalé JM, Paradis V, Rautou PE, et al: The spectrum of renal lesions in patients with cirrhosis: a clinicopathological study, Liver Int 30:725-732, 2010.

Wong F, Watson H, Gerbes A, et al: Satavaptan for the management of ascites in cirrhosis: efficacy and safety across the spectrum of ascites severity, Gut 61:108-116, 2012.

Full bibliography can be found on www.expertconsult.com.

肿瘤性疾病的肾损伤 31

Colm Magee, Lynn Redahan 著

胡蓉蓉 乐偲 张磊 译校

肿瘤及其治疗中常会并发肾脏疾病，包括急性肾损伤（AKI），慢性肾脏病（CKD）和水、电解质平衡紊乱。所幸的是，通过早期诊断和治疗，这些并发症通常是可预防或者可逆的。虽然肿瘤患者 AKI 和 CKD 的病因和治疗与非肿瘤患者有明显的重合，但有些情况仅见于肿瘤患者或在肿瘤患者中更常见。

这一章主要是肿瘤患者肾脏疾病的一般概述，主要论述溶瘤综合征、溶血尿毒综合征（HUS）/血栓性血小板减少性紫癜（TTP）、双膦酸盐的肾毒性和造血干细胞移植后肾病等情况。骨髓瘤相关肾脏疾病已在第 26 章讨论。

肿瘤患者的急性肾损伤

肿瘤患者的急性肾损伤通常是多因素的。但与其他临床情况一样，从肾前性、肾性和肾后性角度分析同样适用（框 31.1）。

肾前性急性肾损伤

厌食、呕吐和腹泻（因为肿瘤本身，或者更常见的是化疗）可能更容易造成肾前性肾损伤。另外，因为肿瘤患者癌性疼痛很常见，非甾体类消炎药（NSAIDs）常被用于减轻疼痛。肾前性 AKI 的诊断和治疗方法与一般患者一样，但一些严重情况更常见。其他少见原因包括高钙血症、白细胞介素 2（IL-2）治疗和肝肾综合征。

高钙血症

高钙血症是恶性肿瘤相对常见的并发症，多与肺癌、乳腺癌和多发性骨髓瘤相关。与恶性肿瘤相关的不同类型的高钙血症总结见表 31.1。最常见的形式是由甲状旁腺激素相关肽（PTHrp）主要介导的体液性高钙血症。PTHrp 的作用与甲状旁腺激素类似，增加骨破坏和肾小管对钙的重吸收。高钙血症引起的 AKI

框 31.1　肿瘤患者肾损伤的常见原因

肾前性

低血容量（摄入减少、呕吐、腹泻、IL-2 相关的毛细血管渗漏综合征）

NSAIDs

高钙血症

肝肾综合征［造血干细胞移植（HCT）后、肿瘤细胞广泛浸润］

肾性

肾小球性

膜性肾病

ANCA（抗中性粒细胞胞质抗体）相关性血管炎

淀粉样变性

轻链沉积病

塌陷性肾小球病（帕米膦酸二钠）

小管间质性

败血症、低血容量、IV（静脉）造影剂相关 ATN

药物（顺铂、异环磷酰胺、唑来膦酸）相关 ATN

急性管型肾病（骨髓瘤）*

溶瘤综合征（尿酸和钙 - 磷沉积）*

甲氨蝶呤*

血管源性

HUS/TTP（吉西他滨、丝裂霉素和其他药物；异基因 HCT 的预处理方案）

肾后性

泌尿系或非泌尿系肿瘤引起的尿路梗阻

腹膜后纤维化

其他

双侧肾切除（肾癌）

淋巴瘤肾实质浸润

* 与肾小管损伤和梗阻均相关

主要与肾血管收缩及低血容量相关，且可能出现肾性尿崩。治疗包括大量补充生理盐水（+/– 祥利尿药）和双膦酸盐。由于高钙血症是急症，而且 PTHrp 或者 1, 25 羟维生素 D_3 值的测定不改变治疗方法，所以一般不需测定。尽早控制高钙血症通常能使肾功能恢复良好。

表 31.1　肿瘤患者高钙血症的原因

类型	比例	骨转移	介质	肿瘤类型
恶性肿瘤	80%	少见	PTHrp	鳞状细胞（肺、头 / 颈、宫颈）、卵巢细胞、肾实质细胞
局部骨破坏	20%	常见、广泛	细胞因子、趋化因子	多发性骨髓瘤、乳腺癌、淋巴瘤
1，25 羟维生素 D_3 过剩	<1%	不定	1，25 羟维生素 D_3	淋巴瘤
（异位）PTH 过剩	<1%	不定	PTH	多样的

引自 Stewart AF: Hypercalcemia associated with cancer, N Engl J Med 352: 373, 2005.

PTH，甲状旁腺激素；PTHrp，甲状旁腺激素相关肽

白细胞介素 -2（IL-2）

转移性肾细胞癌和恶性黑色素瘤患者常使用 IL-2 疗法。由于 IL-2 有严重毒性，包括可导致有效循环血量及肾小球滤过率下降的毛细血管渗漏综合征，它的使用受到了限制。呕吐和腹泻还可能加重肾前性因素。IL-2 引起肾前性肾损伤的典型临床表现是用药后 24 h 内出现少尿和血肌酐升高。预防 AKI 的方法包括停用降压药和肾毒性药物、静脉补充液体、密切监测生命体征和尿量。治疗已出现的 AKI 包括停用 IL-2 和静脉补充液体，同时密切监测，警惕发生肺水肿。

肝肾综合征

某些类型的造血干细胞移植可能引起肝肾综合征，该部分内容会在本章的后面讨论。更少见的是，肿瘤细胞的广泛肝浸润也可以引起肝肾综合征。酪氨酸酶抑制药如厄洛替尼，也有引起急性重症肝炎和肝肾综合征的报道。

肾性 AKI
肾小球疾病

单克隆副蛋白在肾小球的沉积可以引起肾病综合征、肾衰竭，还有罕见的肾炎综合征；这些情况已在第 26 章讨论。副肿瘤性肾小球疾病是一种罕见但是阐述很清楚的恶性肿瘤并发症（图 31.1）。这类肾小球疾病可能是由肿瘤细胞分泌的因子导致的，而不是肿瘤细胞直接浸润肾脏或者副蛋白沉积引起的。如果肾小球疾病与肿瘤并存或者肿瘤得到控制后肾小球疾病缓解，需要考虑有无副肿瘤性肾小球疾病的可能。膜性肾病是典型的例子，尽管它与肿瘤（实体肿瘤比血液系统肿瘤更多见）的相关性程度仍有争议。我们中心的策略是，当存在无法解释的膜性肾病时，对患者完善合适的相应年龄及性别的肿瘤筛查。仔细的病

史采集和查体可能对进一步检查有更好的提示。微小病变肾病合并霍奇金病虽然不常见，但其相关性得到了确定，发生率大约为 0.4%。有报道微小病变肾病与白血病、非霍奇金淋巴瘤、胸腺瘤及各种实体肿瘤也存在相关性。这些患者在肿瘤经治疗好转时，肾病综合征也得以改善。

副肿瘤性膜增生性肾小球肾炎（MPGN）在淋巴增殖性疾病和恶性肿瘤中也有报道。Pankhurst 和他的同事曾进行过一项病例 - 对照研究，他们选取了 200 例抗中性粒细胞胞浆抗体（ANCA）相关血管炎的病例，以 129 例过敏性紫癜（HSP）患者进行年龄和性别匹配后的对照组进行分析发现，ANCA 相关性血管炎中恶性肿瘤发生率比 HSP 患者显著升高（相对风险分别为 6.0 和 5.2），故作者得出结论：ANCA 相关性血管炎患者的病因鉴别诊断中，恶性肿瘤必须作为鉴别诊断之一。值得重视的是，用于治疗 ANCA 相关性血管炎的环磷酰胺（尤其是小剂量每日口服的方式）可能会引起膀胱癌，还常发生在用药数年后。所以，虽然副肿瘤性肾小球肾炎非常少见，当恶性肿瘤患者同时存在肾小球损害时，需要考虑到该可能性。治疗应该针对潜在的恶性肿瘤。

肿瘤浸润

虽然很多实体肿瘤和血液系统肿瘤都可以累及肾实质，但临床意义通常不突出。淋巴瘤和白血病是其中最常见的类型，非霍奇金淋巴瘤患者肾穿刺活检发现，高达 50% 的患者有肾脏受累，远高于有临床表现的比例。同样，虽然淋巴瘤的肾脏受累可以表现为 AKI，但该诊断经常是偶然的。典型的表现包括肾脏体积增大而尿常规检查无明显异常。虽然肾穿刺活检可以帮助确诊淋巴瘤；但在确诊淋巴瘤患者中，如存在 AKI 和肾脏体积增大，推定有肾脏受累是合理的，而且通过成功的化疗后肾功能的改善、肾脏体积回缩能进一步验证该诊断。

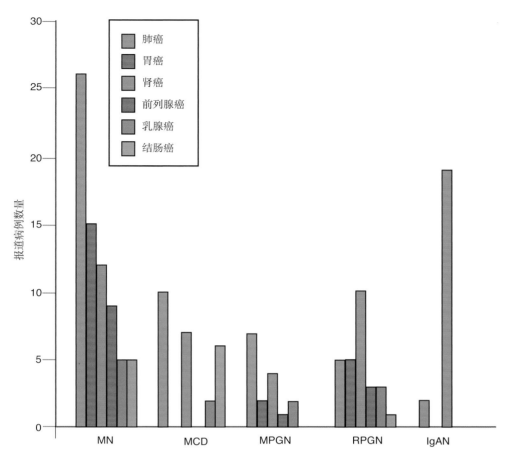

图 31.1　实体肿瘤相关的副肿瘤性肾小球肾炎。数据以各种类型副肿瘤性肾小球肾炎中报道的不同肿瘤病例数的形式表述。IgAN，IgA 肾病；MCD，微小病变肾病；MN，膜性肾病；MPGN，膜增生性肾小球肾炎；RPGN，急进性肾小球肾炎。（ 引自 Lien YH，Lai LW: Pathogenesis, diagnosis and management of paraneoplastic glomerulonephritis, Nat Rev Nephrol 7: 85-95, 2011 ）

图例（图中）：肺癌，胃癌，肾癌，前列腺癌，乳腺癌，结肠癌

纵轴：报道病例数量

横轴：MN　MCD　MPGN　RPGN　IgAN

　　尽管保留肾实质手术和消融治疗在进步，部分原发性肾癌，包括肾细胞癌患者仍需要行全肾摘除手术。既往已有 CKD 的患者在部分肾切除后肾功能会明显恶化，所以手术前应该讨论该种不可避免的并发症。有时，双侧肾受累的患者需要同期（或分期）行双侧肾切除，从而"急性"进入终末期肾病阶段（ ESRD ）。所幸的是，无肾外转移的患者仍是肾移植的候选者。

溶瘤综合征

　　溶瘤综合征（ TLS ）是指肿瘤细胞迅速更新生长或者更常见的是，化疗引起肿瘤细胞自发溶解导致的代谢性并发症，常发生在白血病和淋巴瘤的治疗过程中，也可以发生在任何增殖迅速且对治疗敏感的恶性肿瘤患者中。该综合征以高尿酸、高磷、低钙和高钾血症及 AKI 为特点，通常很快进展为少尿。严重的 TLS 会威胁生命。TLS 中两个引起 AKI 的重要机制是尿酸结晶在肾小管的沉积及钙 - 磷在间质的沉积（图 31.2）。尿酸结晶既对小管上皮有直接毒

性，也会引起小管的阻塞。碱化尿液可能会加重钙 -磷沉积。

　　TLS 通常发生在化疗开始的第 24 ~ 72 h，该病的治疗基石就是预防。开始化疗前就应该确认 TLS 高危患者（瘤负荷大、肿瘤生长快、低血容量或既往有肾病）。预防方法见表 31.2。值得重视的是，由于碱化尿液会加重肾内钙磷沉积，故不建议使用碳酸氢钠。TLS 相关 AKI 是医疗急症，治疗包括立即纠正电解质紊乱、使用拉布立酶和利尿药。严重的病例需要立即行高剂量血液透析或血液滤过。如果患者能顺利度过早期并发症，肾脏预后佳。

表 31.2　高危患者溶瘤综合征的预防

治疗	建议
大量静脉输注生理盐水	目标保持尿量 >150 ml/hr
别嘌醇	需要大剂量
	安全且中度有效
	廉价
拉布立酶	用于治疗已确诊患者

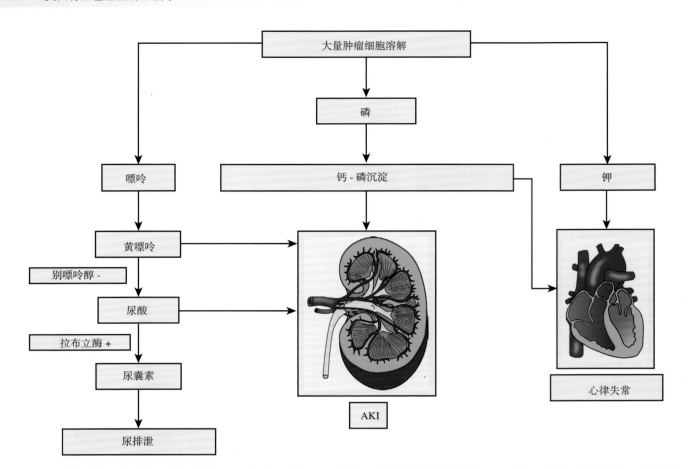

图 31.2　溶瘤综合征中引起急性肾损伤（AKI）的两个主要机制是尿酸结晶在肾小管腔内沉积和钙 - 磷在间质的沉积。高钾血症可能引起心律失常

多发性骨髓瘤和相关的浆细胞病

多发性骨髓瘤及相关浆细胞病是引起严重急性和慢性肾功能损伤的最常见肿瘤，肾损伤类型包括管型肾病、淀粉样变和轻链沉积病。骨髓瘤患者因高钙血症引起 AKI 的风险也增加，甚至一些报道显示，造影剂肾病和二磷酸盐肾毒性的风险亦增加。关于多发性骨髓瘤细节问题详见第 26 章。

双膦酸盐引起的肾脏疾病

双膦酸盐静脉制剂是一种抗重吸收制剂，广泛用于治疗溶骨性转移瘤和恶性肿瘤引起的高钙血症。这类药物在乳腺癌和多发性骨髓瘤中使用尤其广泛。在使用双膦酸钠静脉制剂的肿瘤患者中，均有肾病综合征和肾功能不全的报道，其中膦酸二钠与肾病综合征相关，唑来膦酸与肾功能不全相关。肾脏并发症的危险因素包括骨髓瘤、既往肾病史和大剂量双膦酸盐的使用。Markowitz 和他的同事首先报道了 7 例接受膦

酸二钠治疗的患者出现肾病综合征和肾功能受损的病例，这些患者肾脏组织学表现为塌陷性肾小球病伴不同程度的肾小管损伤。5 例患者使用了非常大剂量的膦酸二钠。值得注意的是，3 例患者中只有膦酸二钠治疗后肾功能有改善，而 4 例继续使用的患者出现了肾衰竭。唑来膦酸使用中有严重小管损伤的报道，且通常是不可逆的。降低双膦酸盐肾毒性风险的常识性策略见框 31.2。需要重点关注双膦酸盐肾毒性的患者中，地诺赛麦［一种抗核因子 κB 配体受体活化因子（RANKL）的单克隆抗体］被证明可能是另一个有效的选择。

甲氨蝶呤

大剂量静脉甲氨蝶呤被用于治疗白血病、淋巴瘤，不太常见的还用于治疗实体肿瘤。甲氨蝶呤主要经肾代谢，因为其对肾小管的直接毒性和药物及代谢产物在肾小管腔内的沉积，大剂量方案可能引起 AKI。降低尿 PH 可能会加重管腔内结晶。其他出

现肾毒性的危险因素包括此前已存在肾病、联合使用其他肾毒性药物、低血容量和输液后 72 h 药物血浆浓度高。肌酐在用药过程中或结束后突然升高是典型的临床特点。一旦甲氨蝶呤出现肾毒性，药物清除能力的降低会导致持续血药浓度升高，严重骨髓抑制和肝炎的风险增加；因此早期识别和治疗该并发症至关重要。甲氨蝶呤肾毒性的估测发生率为 1.8%。预防手段包括根据肾功能调整剂量、维持高尿量、尿 PH 大于 7.0（通过甲氨蝶呤输注前、中、后大剂量使用静脉碳酸氢钠）及避免使用其他肾毒性药物。亚叶酸（亚叶酸钙）解救是常规治疗。治疗已经出现的肾毒性包括碱化尿液、予以额外的亚叶酸，在预期情况严重的患者中，可以使用羧肽酶（能快速将甲氨蝶呤代谢为无毒性产物）。虽然血液透析是清除甲氨蝶呤的中等有效手段，停止透析后可能会有血浆浓度反弹，但由于可能无法获得羧肽酶，高剂量血液透析作为姑息措施是有用的。

顺铂

恶性实体肿瘤的治疗常使用顺铂，其使用受限的主要原因是剂量相关的肾毒性。顺铂可能引起的肾小管永久损伤，可能造成急性或亚急性肾损伤，表现为一种类范可尼综合征和严重的低镁血症。当顺铂联合博来霉素或吉西他滨时，也可能会引起 HUS。降低顺铂肾毒性的手段见框 31.2。在一些病例中，卡铂由于肾毒性较小，可以作为备选药物。

异环磷酰胺

周期性大剂量使用异环磷酰胺可能会引起严重肾小管损伤，临床上表现为急性或慢性肾功能不全、类范可尼综合征或者尿崩症。成人使用不同剂量异环磷酰胺造成 AKI 的发生率为 4% ~ 17%。异环磷酰胺相关的肾功能不全可能在用药结束的数周甚至数月仍有进展，类范可尼综合征也可以很严重且不可逆。

框 31.2　减少双膦酸盐和化疗药物肾毒性的策略

避免超剂量用药
经肾代谢的药物，根据 GFR 的降低调整剂量
大量摄入生理盐水或其他溶液以维持在用药过程中的尿量
监测患者的肌酐和尿蛋白；如果肌酐或尿蛋白升高，更换或
　　延缓使用该方案
避免使用其他肾毒性药物如 NSAIDs 和碘造影剂

其他药物

亚硝基脲类（洛莫斯汀、卡莫斯汀、链脲霉素）偶有严重且进行性肾小管受损发生。酪氨酸酶抑制药如舒尼替尼和伊马替尼与会引起各种形式的肾损伤，包括肾小球滤过率（GFR）降低、蛋白尿和血栓性微血管病。

血管性疾病

肿瘤患者中，引起 AKI 最常见的血管源性病变是 HUS/TTP，这类疾病可能是肿瘤自身的并发症，但更常见的是治疗并发症（表 31.3）。恶性肿瘤，尤其是胃癌、乳腺癌、肺癌和胰腺癌，是最常见的相关肿瘤，而丝裂霉素 C、吉西他滨、博来霉素和顺铂则是最常见引起该并发症的药物。吉西他滨治疗过程中 HUS/TTP 的发生率为 0.3%，诊断中位时间为开始吉西他滨治疗的 8 个月。高血压是这些病例中突出的特点，表现为在诊断 HUS/TTP 前，新发高血压或原有高血压恶化。使用 HUS/TTP 相关化疗方案的患者，需要密切监测可能出现该综合征的细微征象，包括血压升高、肌酐和乳酸脱氢酶（LDH）升高、破碎红细胞现象和结合珠蛋白下降。可能会发生贫血和血小板减少，但在化疗过程中难以鉴别清楚。典型的 HUS/TTP 可能发生在开始（或结束）化疗后的数月，与 HCT 后的情况类似（见下文）。治疗包括中止使用可疑药物、控制高血压及其他支持治疗。目前支持血浆置换的证据很少，但有些中心用于治疗严重、难治性病例。使用血管内皮生长因子（VEGF）抑制药的治疗中，虽然仅是眼内途径用药，也可以出现高血压、蛋白尿和 HUS/TTP！

肾后性急性肾损伤

前面已经讨论过尿酸（TLS 中）、甲氨蝶呤或骨

表 31.3　肿瘤患者中可能出现 HUS/TTP 的情况

时机	备注
自发性（化疗前）	罕见
化疗期间 / 后	吉西他滨、博来霉素 + 顺铂、丝裂霉素 C 为最常见的药物
VEGF 治疗期间 / 后	不常见
HCT 后	主要发生于异基因 HCT；发生时间可能会延迟

HCT，造血干细胞移植；HUS/TTP，溶血性尿毒综合征 / 血栓性血小板减少性紫癜；VEGF，血管内皮生长因子

髓瘤管型引起的小管内梗阻。任何水平的双侧尿路梗阻在肿瘤患者中都相对常见，所以在 AKI 的鉴别诊断中应考虑到。常见引起梗阻的肿瘤包括前列腺癌、膀胱癌、子宫肿瘤和宫颈癌（图 31.3）。因为双侧尿路梗阻预示肿瘤负荷重，所以这些患者的预后很差也毫不奇怪。尽管如此，肾盂造瘘和输尿管内支架置入是不错的中短期治疗选择。由于腹膜后肿瘤或纤维化组织包绕集合系统，阻止肾盂输尿管扩张，有时出现泌尿系梗阻前并无明显肾盂积水。腹膜后纤维化可能与既往盆腔放疗或恶性肿瘤如淋巴瘤和肉瘤相关。

电解质异常

恶性肿瘤可能并发各种电解质异常，比如高钙、低钾、低镁、低钠及高钠血症。前面已对高钙血症进行了讨论。胃肠道或肾脏丢失可能引起低钾血症，其中肾脏丢失常由异环磷酰胺或顺铂造成肾小管损伤后引起。这些药物造成的肾小管损伤还可引起镁的长期丢失和低镁血症。

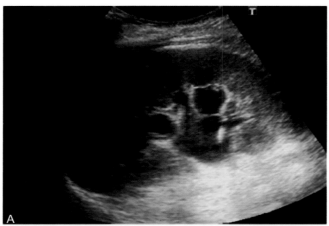
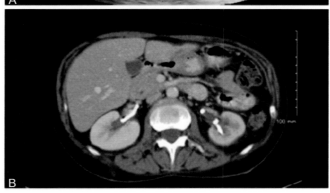

图 31.3　A 图显示的是超声下右侧肾盂积水。该患者被诊断为宫颈癌继发的泌尿系梗阻，需要行双侧肾造瘘术（B 图中箭头指示）

恶性肿瘤是抗利尿激素分泌不当综合征（SIADH；见第 7 章）的最常见原因。静脉使用环磷酰胺、长春新碱和长春花碱液也可能引起 SIADH，而化疗相关的胃肠道体液丢失可能发生低容量性低钠血症。虽然原发颅内肿瘤和脑转移瘤都可能引起中枢性尿崩，但高钠血症不常见，而高钙血症可以引起肾性尿崩（第 8 章）。

造血干细胞移植中的肾脏疾病

造血干细胞移植的通常目标是完成致死（理想是治愈）剂量的放化疗，然后移植干细胞或祖细胞以恢复骨髓造血。HCT 最常用于治疗血液系统恶性肿瘤，其他适应证包括遗传性疾病（如免疫缺陷）和严重自身免疫性疾病。传统的清髓 HCT 使用强化预处理方案（大剂量化疗和放疗）以清除肿瘤细胞和骨髓；然后通过输注和移植干细胞以重建造血系统。异基因清髓 HCT 使用异体干细胞，而自体清髓 HCT 中则使用患者自身的细胞。非清髓方案用于无法耐受标准方案的老年和体弱患者。在两种异基因 HCT 中，急性和慢性移植物抗宿主病（GVHD）都很棘手，钙调磷酸酶抑制药常被用于预防和治疗该并发症。GVHD 常累及的器官是肝、胃肠道和皮肤。AKI 和 CKD 都是HCT 常见的并发症，通常与早、晚期死亡率的升高相关。HCT 的种类和肾脏并发症总结见表 31.4。

HCT 后的 AKI
病因和表现

AKI 在 HCT 后很常见（表 31.4），最常发生在清髓异基因 HCT 后，说明该方案有严重免疫抑制（与重症感染的风险增加相关）和肝损伤（与肝肾综合征的发生风险相关）的倾向。另外，钙调磷酸酶抑制药是清髓异基因 HCT 后 100 d 内常规使用的免疫抑制药，它可能会加重血容量减少和肾脏的低灌注。清髓自体 HCT 发生 AKI 的概率中等，而非清髓 HCT 因为全血细胞减少的时间短且肝肾综合征发生率低，严重 AKI 并不常见。无论是哪种形式的 HCT，一旦严重的 AKI 需要透析，患者的总体预后均不佳（早期死亡率 >70%）。

根据 HCT 后 AKI 发生的时间分析其原因非常有用。TLS 或干细胞输注毒性引起的即刻 AKI 比较罕见，但在清髓 HCT 的前几周，如果预处理引起受者全血细胞减少、黏膜炎和肝功能损害，出现各种 AKI

表 31.4　HCT 的种类及相应的肾脏并发症

	异基因清髓	自体骨髓	异基因非清髓
治疗的肿瘤	多种白血病、淋巴瘤、骨髓增生异常综合征	淋巴瘤、多发性骨髓瘤	同异基因清髓
预处理方案的强度	强	强	弱
HCT 后 GVHD	有（CNIs 为预防用药）	无	有（CNIs 为预防用药）
HCT 后 AKI	常见，有时严重	罕见	常见；通常不严重
AKI 的原因（通常前 3 个月）	VOD，休克综合征，肾毒性药物，CNIs	休克综合征，肾毒性药物，偶有 VOD	CNIs
HCT 后 CKD	常见	常见（但不严重）	轻型可能常见
CKD 的原因	不可逆的 AKI，肾 TMA、CNIs；膜性肾病	不可逆的 AKI；原发病复发（骨髓瘤）	不可逆的 AKI，CNIs，膜性肾病

AKI，急性肾损伤；CKD，慢性肾脏病；CNI，钙调磷酸酶抑制药；GVDH，移植物抗宿主病；HCT，造血干细胞移植；TMA，血栓性微血管病；VOD，静脉闭塞性疾病

的风险很高。原因包括钙调磷酸酶抑制药（CNIs）、低血容量（由呕吐、腹泻或出血引起）、急性肝病引起的肾前性因素，感染性休克和肾毒性药物（两性霉素、氨基糖苷类）引起的 ATN。梗阻性肾病不常见，但可由严重的出血性膀胱炎（大剂量环磷酰胺或病毒感染）或真菌感染引发。

肝静脉闭塞性疾病（VOD）也被称为肝窦阻塞综合征，是清髓 HCT 尤其是异基因清髓 HCT 后严重 AKI 的常见原因之一。原因可能是放疗和化疗引起肝小静脉内皮损伤，继而肝小静脉栓塞而造成肝静脉窦和门脉高压。发生 VOD 的危险因素包括老年、女性、既往肝病史、预处理中使用环磷酰胺或白消安、既往甲氨蝶呤、黄体酮或抗生素使用史。VOD 是肝肾综合征的一种表现，常发生在 HCT 后的前 30 天。该病的严重程度变化大。诊断主要依靠典型的临床和实验室特点，包括容量负荷过多、右上腹疼痛和压痛及肝功能异常。偶尔需要肝穿刺活检以除外其他形式的肝病。轻到中度的病例通常经过支持治疗可缓解，但严重的 VOD 可并发肝、肾衰竭，以及常见的呼吸衰竭，死亡率接近 100%。

诊断和治疗

HCT 后 AKI 的评估与其他医院获得性 AKI 一样，但是需要特别注意有无 VOD 的可能。同时需要仔细复习患者的肿瘤诊断、预处理方案和 HCT 类型。如果可以，应尽量减少再次暴露于肾损伤性药物，尤其当 CNI 的谷浓度比较高时，应该考虑减少 CNI 的剂量。轻到中度的 VOD 需要支持治疗，包括限制液体和适度利尿，而严重的 VOD 需要多脏器支持，包括

肾脏替代治疗，通常是持续治疗。去纤核苷酸是一种具有抗血栓形成和抗缺血特点的多核苷酸，或许能成为治疗 HCT 后 VOD 的有效药物。

HCT 后 CKD

CKD 是 HCT 重要的长期并发症，尤其是异基因 HCT 患者。报道的发生率各异，最近一项综述报道 HCT 后存活至少 100 d 的患者中，发生率为 17%。CKD 的病因总结见表 31.4。

肾脏血栓性微血管病

亚急性或慢性肾脏血栓性微血管病（TMA）是 HCT 后 CKD（尤其是严重 CKD）的一个重要原因。典型的情况多发生于 HCT 后 3 ~ 12 个月。典型的临床特征有肌酐缓慢升高、高血压和不相称的贫血，尿干化学分析显示有不同程度的蛋白尿和血尿。有些病例有爆发性更强的表现（如肾病综合征）。仔细查看实验室数据通常能找到低程度 TMA 的证据：LDH 间断或持续升高，血清结合珠蛋白下降，血小板下降和血红蛋白下降，有时存在破碎红细胞。肾显像通常无明显表现，由于肾穿刺活检的发现不改变治疗策略，且血小板减少及其他并发症的患者活检风险高，所以除非表现不典型，一般这些患者不做肾活检。典型的组织病理学提示有小动脉和肾小球毛细血管微血栓形成、肾小球系膜溶解、肾小球基底膜成倍增厚、肾小管损伤伴间质纤维化（图 31.4）。HCT 后 TMA 的主要原因是预处理中放化疗对肾脏内皮和小管间质的直接损伤（尤其是放疗，图 31.5）。肾组织比黏膜细胞修复慢，因此损伤的表现较晚。其他因素，如感

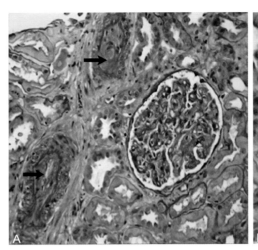
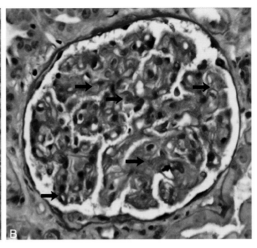

图 31.4　肾脏活检显示肾脏 TMA 典型特点：小动脉和肾小球毛细血管内微血栓（A）、系膜溶解和肾小球基底膜成倍增厚（B）

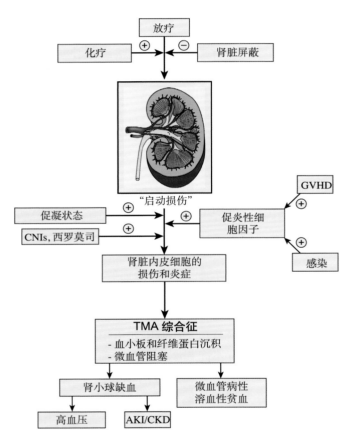

图 31.5　造血干细胞移植后血栓性微血管病可能的发病机制。AKI，急性肾损伤；CKD，慢性肾脏病；CNI，钙调磷酸酶抑制药；CVHD，移植物抗宿主病；TMA，血栓性微血管病

染、GVHD、CNIs 和肾素血管紧张素系统的激活可能也起一定作用。治疗主要是支持，而预防手段包括放疗时予以肾脏屏蔽，预处理时避免肾损伤性药物。

钙调磷酸酶抑制药和西罗莫司的肾毒性

　　钙调磷酸酶抑制药常规用于异基因 HCT 后预防

和治疗 GVHD；由于通常 HCT3～6 个月后就停用 CNIs（除非有持续性 GVHD），故这类药物被认为对引起 CKD 的作用有限。但我们发现，同时使用西罗莫司和 CNIs 时，TMA 的发生率增高；但幸运的是，这类 TMA 通常可逆。

肾小球疾病

　　不管异基因还是自体 HCT 均有肾病综合征发生。在异基因 HCT 中，肾病综合征的发生与 GVHD 的存在及对额外免疫抑制的反应有明显相关性。虽然也有微小病变肾病的报道，但膜性肾病是最常见的病理类型。原发血液系统疾病（如骨髓瘤）也可以伴随肾脏受累复发。

诊断和治疗

　　仔细复习患者 HCT 前后的病史非常关键。必须关注患者 HCT 的类型和预处理方案（尤其是有无使用全身照射、剂量是多少）、暴露于肾毒性药物的程度。体格检查通常对高血压、容量负荷过重，有时还有皮肤 GVHD 有提示。由于 TMA 的表现经常是间歇的，而且并不一定显示全部典型症状，所以应该仔细复习实验室检查并重复评估 TMA 的检查。尿干化学分析发现血尿和中等量蛋白尿常提示肾脏 TMA，但这种情况并不特异。和 HCT 后 AKI 一样，多用肾脏超声来排除肾后性因素，但没必要再进行其他影像学检查。如前面讨论的，肾穿刺活检的必要性不大。治疗方面的建议与其他任何 CKD 类似，控制血压非常重要。在动物模型中，阻断肾素血管紧张素系统能减缓放疗性肾病的进程，且因对高血压、蛋白尿，及 CKD 进展的控制有益，所以特别推荐使用此类药物。

即使使用 CNI 尚安全，CNI 的剂量也应最小化。在这类疾病中，血浆置换似乎没有益处。

有一部分患者会进展至 ESRD，当他们需要透析时，生存率比非 HCT 对照组差。是否适合行肾脏移植需要具体情况具体分析。有时，异基因干细胞供者能提供一个肾源，这个方法最大的好处是有移植物的耐受性，所以需要很小剂量或者不需要免疫抑制药。如果该方法不可行，患者接受的是传统肾脏移植，由于 HCT 受者可能没有正常的免疫力，需要使用小剂量免疫抑制药，因此这类患者感染的风险也更高。

总结

急性肾损伤和 CKD 是肿瘤本身及其治疗的重要并发症。随着新化疗方案不断引进或修改，肿瘤相关的肾脏疾病谱也在改变。但是，简单而系统的方法来评估和治疗潜在肾前性、肾性和肾后性病因适用于所有患者。尽早诊断和治疗肾脏疾病，对于改善肾脏预后和保证患者今后肿瘤治疗处于最佳状态，都非常重要。与肿瘤科同事的密切合作对改善这些病情复杂患者的预后非常重要。

关键参考书目

Ando M, Mori J, Ohashi K, et al: A comparative assessment of the RIFLE, AKIN and conventional criteria for acute kidney injury after hematopoietic SCT, Bone Marrow Transplant 45(9):1427-1434, 2010 Sep.

Ando M, Ohashi K, Akiyama H, et al: Chronic kidney disease in longterm survivors of myeloablative allogeneic haematopoietic cell transplantation: prevalence and risk factors, Nephrol Dial Transplant 25(1):278-282, 2010 Jan.

Audard V, Larousserie F, Grimbert P, et al: Minimal change nephrotic syndrome and classical Hodgkin's lymphoma: report of 21 cases and review of the literature，Kidney Int 9(12):2251-2260, 2006 Jun.

Cairo MS, Coiffier B, Reiter A, et al: TLS Expert Panel. Recommendations for the evaluation of risk and prophylaxis of tumour lysis syndrome (TLS) in adults and children with malignant diseases: an expert TLS panel consensus, Br J Haematol 149(4):578-586, 2010 May.

Coppell JA, Richardson PG, Soiffer R, et al: Hepatic veno-occlusive disease following stem cell transplantation: incidence, clinical course, and outcome，Biol Blood Marrow Transplant 16(2):157-168, 2010 Feb.

Cutler C, Henry NL, Magee C, et al: Sirolimus and thrombotic microangiopathy after allogeneic hematopoietic stem cell transplantation, Biol Blood Marrow Transplant 11(7):551-557, 2005 Jul.

George JN, Li X, McMinn JR, et al: Thrombotic thrombocytopenic purpura-hemolytic uremic syndrome following allogeneic HPC transplantation: a diagnostic dilemma, Transfusion 44(2):294-304, 2004 Feb.

Ho VT, Revta C, Richardson PG: Hepatic veno-occlusive disease after hematopoietic stem cell transplantation: update on defibrotide and other current investigational therapies, Bone Marrow Transplant 41(3):229-237, 2008 Feb.

Humphreys BD, Sharman JP, Henderson JM, et al: Gemcitabine-associated thrombotic microangiopathy, Cancer 100(12):2664-2670, 2004 Jun 15.

Humphreys BD, Soiffer RJ, Magee CC: Renal failure associated with cancer and its treatment: an update, J Am Soc Nephrol 16(1):151-161, 2005 Jan.

Jhaveri KD, Flombaum CD, Kroog G, et al: Nephrotoxicities associated with the use of tyrosine kinase inhibitors: a single-center experience and review of the literature，Nephron Clin Pract 117(4):c312-c319, 2011.

Markowitz GS, Appel GB, Fine PL, et al: Collapsing focal segmental glomerulosclerosis following treatment with high-dose pamidronate, J Am Soc Nephrol 12(6):1164-1172, 2001 Jun.

Markowitz GS, Fine PL, Stack JI, et al: Toxic acute tubular necrosis following treatment with zoledronate (Zometa), Kidney Int 64(1):281-289, 2003 Jul.

Pankhurst T, Savage CO, Gordon C, et al: Malignancy is increased in ANCA-associated vasculitis, Rheumatology (Oxford) 43(12):1532-1535, 2004 Dec.

Parikh CR, McSweeney PA, Korular D, et al: Renal dysfunction in allogeneic hematopoietic cell transplantation, Kidney Int 62(2):566-573, 2002 Aug.

Schlondorff JS, Mendez GP, Rennke HG, et al: Electrolyte abnormalities and progressive renal failure in a cancer patient, Kidney Int 71(11): 1181-1184, 2007 Jun.

Stewart AF: Clinical practice. Hypercalcemia associated with cancer, N Engl J Med 352(4):373-379, 2005 Jan 27.

Troxell ML, Pilapil M, Miklos DB, et al: Renal pathology in hematopoietic cell transplantation recipients, Mod Pathol 21(4):396-406, 2008 Apr.

Widemann BC, Adamson PC: Understanding and managing methotrexate nephrotoxicity, Oncologist 11(6):694-703, 2006 Jun.

Widemann BC, Balis FM, Kempf-Bielack B, et al: High-dose methotrexateinduced nephrotoxicity in patients with osteosarcoma, Cancer 100(10): 2222-2232, 2004 May 15.

Full bibliography can be found on www.expertconsult.com.

急性肾损伤 第五篇

32 急性肾损伤的病理生理学

Sushrut S. Waikar, Lakshman Gunaratnam, Joseph V. Bonventre　著
陈罡　夏鹏　刘岩　译校

　　急性肾损伤（acute kidney injury，AKI）旧称急性肾衰竭（acute renal failure，ARF），其经典定义为：肾功能突然损害，导致原本可通过肾脏正常清除的氮质和其他代谢产物的蓄积。AKI病因多样，均导致肾小球滤过率（glomerular filtration rate，GFR）降低，通常伴有尿量减少。急性肾损伤网络提出AKI的定义，包括ARF的整个疾病谱，涵盖了从无临床症状的化验改变，到危及生命的液体潴留、电解质紊乱和酸碱失衡的整个过程。改善全球肾脏病预后组织（The Kidney Disease: Improving Global Outcomes，KDIGO）急性肾损伤临床实践指南新近提出广受认可的AKI定义：48 h内血清肌酐升高≥0.3 mg/dl，或7 d内较基线水平升高50%，或尿量连续6 h小于0.5 ml/（kg·h）。我们已经完全用AKI替代了ARF，但仍有不少临床医师习惯于交替使用这两种说法。

　　在考虑AKI的病理生理之前，我们应充分认识到，用于估计GFR的血清肌酐并非评估AKI的敏感生物标记物。血清肌酐的升高往往滞后于损伤，并且还受除GFR外多方面因素的影响。探寻类似心内科的肌钙蛋白那样早期、敏感而又特异的标记物有助于临床医师在血清肌酐尚未升高时，更早地意识到AKI的发生。有关使用早期生物标记物是否有助于改善AKI预后，以及是否能更早地进行干预和治疗的研究正在逐步开展。

　　根据病因AKI可分为肾前性、肾性和肾后性，该分类有助于简化鉴别诊断。肾前性AKI最常见，是肾脏低灌注的生理反应所致，并不涉及肾小管损伤（图32.1）。失血、低白蛋白血症、渗透压下降、毛细血管渗漏等诸多原因均可引起血管内容量不足，从而导致GFR功能性下降。充血性心力衰竭和肝病可导致心输出量下降；内脏血管扩张、第三间隙液体潴留、神经内分泌失调、肾静脉和腹腔内压增高等因素，均可导致肾灌注减少。肾脏大血管或中等血管的疾病也可影响肾脏灌注。肾前性AKI发生时，肾实质完整性并没有受损，当肾脏正常血流灌注恢复时，

GFR也随之恢复。肾后性AKI包括诸多因泌尿道梗阻（如前列腺增生）影响尿液排出的情况。肾性AKI的原因和肾实质受损相关（如肾小球、肾小管、肾间质和肾血管）。缺血、肾毒性药物使用和休克是最为常见的肾性AKI的原因。其余肾性AKI的原因在本书其他章节中讨论。鉴别肾前性氮质血症、肾性病因和梗阻性AKI的临床路径将在第33章讨论。

　　急性肾小管坏死（acute tubular necrosis，ATN）用于指代严重或持续的低灌注或肾毒性损伤所造成的AKI。它是一种病理描述，而非临床描述，该术语存在争议。它不可随意用于疾病描述，除非有明确证据表明肾小管坏死的存在，如尿沉渣发现颗粒管型或小管细胞，或是病理证实。肾前性AKI和ATN并非处于肾脏缺血性疾病谱的两端，但ATN最常见的病因就是进展性肾前性AKI持续导致肾小管缺血缺氧改变。缺血性和肾毒性AKI通常遵循以下发展规律：起始期，其特点是血清肌酐水平持续升高和尿量减少；维持期，在此期间GFR稳定在某个下降的水平，而尿量变化不一；恢复期，在此期间肾小管功能恢复，血清肌酐水平下降。起始期可进一步区分为起始相和发展相，这是因为肾脏损伤可能不会一下子突显，其发展过程会有顿挫。然而，并非所有的AKI都遵循如此清晰的发展过程，也并非所有的AKI都会引起少尿。

　　我们对AKI的病理生理机制的理解是基于缺血性和肾毒性AKI的动物模型和人体研究，本章重点讨论这两类AKI。在接下来的部分，我们讨论AKI病理生理学的五大特征：①血管收缩和舒张的失衡；②炎症；③肾小管失功和小管内阻塞；④细胞坏死和凋亡；⑤适应性和非适应性修复。

发病机制

　　AKI的发病源于肾单位中氧气、营养输送和能量需求之间的失衡，抑或是肾小管和血管上皮细胞的直

接损伤。相对的缺氧状态并非处于肾脏整体，由于肾脏不同部位对于氧供需求的不同，不同部位对损伤的易感性也有差别。由于肾脏内部血管和小管关系的复杂性，局灶的小管损伤也可导致严重的功能性损害。图 32.2 总结了血管和小管间复杂的相互关系，最终导致脏器功能障碍。

血管因素

尽管肾脏缺血再灌注动物模型中可见肾脏血流的短暂下降，多数患者资料中 GFR 的明显变化和整体性肾脏血流的下降并非明确相关。在肾毒性 AKI 中，肾脏血流动力学的变化并不大，但存在显著的脏器功能障碍和病理变化。人们认识到，肾内小血管收缩和局部血流改变可导致 AKI 的病理改变。在肾脏缺血性改变中，内皮素 1、血管紧张素 Ⅱ、血栓素 A2、前列腺素 H2、白三烯 C4 和 D4，以及腺苷等均是强大的血管收缩因子，此过程中还可观察到交感神经兴奋性增高。多项研究表明，在缺血损伤前阻断内皮素受体有助于保护大鼠肾脏。在动物模型中通过逆转损伤后的血管收缩以提高肾脏功能的策略已经获得了成功，但在人类患者中并没有转化成实用的治疗手段。血管紧张素转化酶抑制药和血管紧张素受体阻断药可收缩出球小动脉，对肾小球内血流灌注产生负面影响，被认为会引发肾脏缺血性改变。脓毒血症相关 AKI 中，肾脏血管在全身血管扩张的状态下发生收缩被认为是一种生理性保护机制，有助于维持脑和心脏等重要脏器的灌注压。

AKI 发生时的另一特点是阻力血管对乙酰胆碱、缓激肽和一氧化氮等舒血管物质反应下降，某些舒血管物质的产生也出现减少。肾缺血发生后，由于肾间质水肿、肾内小血管充血，以及外髓质低灌注的发生，肾实质血流会相应减少，加重肾脏损伤。再灌注后，肾血流增多，但肾内低灌注往往会持续一段时间。在肾脏灌注减少早期，肾小管会相对完整地保存，但若血流持续减少，组织缺氧加重，会导致皮质和外髓细胞损伤。正常状态下，由于直小管逆流交换特性的存在，外髓质本身就处于相对缺氧的状态，其血流的减少会对该区域小管细胞进一步产生有害影响。

炎症

炎症在 AKI 过程中有重要作用。比如，缺血再灌注发生后，肾脏合成炎症前因子，白细胞浸润（中性粒细胞、巨噬细胞、B 细胞和 T 细胞等），补体系统激活，血管黏附分子上调。尽管机制尚不十分清楚，炎症在肾脏局部血流减少和介导小管损伤两方面发挥着重要作用。

固有和获得性免疫反应是肾脏缺血性损伤病理生理的基础。固有免疫成分在针对感染或损伤的早期反应中发挥作用，不依赖外来性抗原。Toll 样受体在外源性微生物产物的发现和抗原依赖性获得性免疫的形成中发挥重要作用，它可识别宿主在损伤中释放的物质，是固有免疫激活的中心环节。

抗炎反应在缺血再灌注或毒性造成的肾脏损伤中

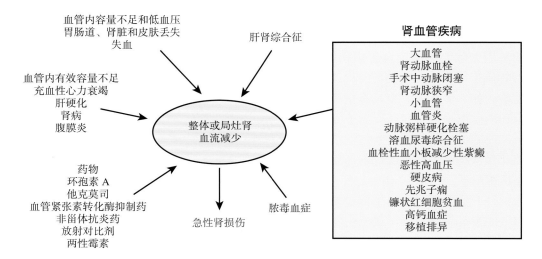

图 32.1　整体或局部肾脏血流减少的原因。各种病理生理状态或药物可导致肾脏血流减少，引发肾脏整体或局部缺血性改变，进而导致急性肾损伤。此处列举部分病因，由此可见缺血是各种临床状态导致肾损伤的共同途径。（引自 Bonventre JV, Yang L: Cellular pathophysiology of ischemic acute kidney injury, J Clin Invest 121: 4210, 2011.）

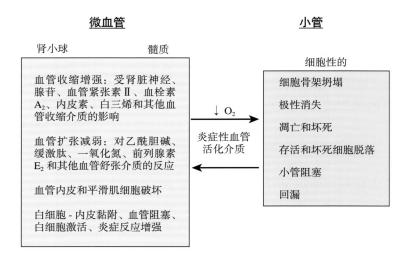

图32.2 急性肾损伤根据病理生理可划分为微血管病变和小管病变。急性肾损伤发生后，缺血的肾脏中出现一些物质，增强血管收缩，减弱血管舒张。随着血管内皮和平滑肌细胞的损伤加重，白细胞－内皮黏附也随着加强，导致凝血系统激活，血管阻塞，白细胞激活和炎症加剧。在小管上皮细胞的水平上，细胞骨架坍塌，极性消失，随后发生凋亡和细胞坏死，小管内阻塞，基底膜裸露，肾小球回漏。小管细胞产生炎症性血管活化介质，血管损伤加重。在正反馈途径中，血管损伤会导致小管氧供减少，产生血管活性炎症介质，加重血管收缩和内皮－白细胞相互作用

较为重要，可能降低损伤程度。消退素和保护素是Ω-3脂肪酸和二十二碳六烯酸代谢小体中自然产生的两种产物。它们是缺血再灌注损伤的产物，当应用于实验动物时，这些物质可降低缺血再灌注所致AKI的严重程度。

白细胞－内皮相互作用

缺血再灌注发生后，内皮细胞上调整合素、选择素，以及免疫球蛋白超家族中的黏附蛋白，包括细胞间黏附分子（intercellular adhesion molecule 1，ICAM-1）和血管细胞黏附分子（vascular cell adhesion molecule，VCAM）。在动物研究中，抗ICAM-1抗体或ICAM-1的基因删除能够避免肾脏损伤的发生。一系列血管活性物质也可影响白细胞－内皮的相互作用。血管扩张物质，如一氧化氮，也具有抗炎症的作用。中性粒细胞和内皮细胞在肿瘤坏死因子α（tumor necrosis factor-α，TNF-α）驱动下发生黏附作用，阻碍血流，而一氧化氮会抑制该机制的黏附作用。在白细胞－内皮的相互作用下，白细胞和内皮细胞发生激活，当其他血管活性介质共存时，产生促进血管收缩的局部因素。这些因素都将导致局部血流受阻，影响小管细胞代谢，严重时发生细胞死亡。由于外髓质中血管和小管的解剖学关系，相对于皮层而言，外髓质发生的白细胞－内皮相互作用更加影响血流。

小管细胞在炎症损伤中的作用

近端小管的S3段和亨氏袢的髓质升支粗段都会产生炎症前因子和趋化性细胞因子，如TNF-α和巨噬细胞趋化因子。缺血再灌注发生后，表达固有免疫受体的炎症小管上皮细胞也会产生补体和相应的受体。近端小管上皮细胞通常被认为能够表达共刺激分子，具有调节T淋巴细胞活性的能力。因此，在AKI的发生发展中，小管上皮细胞并非只是被动的受害者，它们还是AKI病理生理过程中积极的参与者。

小管因素

无论肾脏损伤是来源于缺氧、毒性作用还是混合因素，上皮细胞的反应都具有共同的特点。图32.3描述了肾脏上皮细胞损伤和修复的过程。损伤导致细胞极性和细胞骨架完整性的丧失。严重时，上皮细胞脱落，基底膜裸露，成为滤过液和管周间质之间的唯一屏障。该现象及细胞－细胞接触的丧失引起滤过液回漏，进而导致肾脏清除代谢废物能力的下降。当细胞碎片堆积，联合纤连蛋白等物质堵塞小管腔时，肾小管内压升高，回漏现象也更为明显。

小管损伤的机制

相对缺氧和肾毒性物质暴露后，一个或数个特定病理机制下，肾小管上皮细胞的完整性受到破坏。急

性缺血和组织缺氧后，一个重要的变化是细胞内腺苷三磷酸（adenosine triphosphate，ATP）的耗竭，从而导致部分上皮的无氧代谢。在缺氧和毒素如内毒素或其他脓毒血症产物的影响之下，线粒体功能发生障碍。缺血的持续时间决定再灌注后细胞的存活与否，持续缺血会导致不可逆的线粒体功能障碍。ATP 耗竭的重要后果是细胞损伤，其原理包括离子梯度的丧失、上皮细胞间紧密连接异常、细胞水肿、胞内钙离子增多，以及细胞内酯酶和蛋白酶的激活。

再灌注过程中的活性氧自由基（reactive oxygen species，ROS）是炎症反应的结果，在缺血和毒性 AKI 中都发挥着重要作用。ROS 产生于上皮细胞和浸润的中性粒细胞，自由基可通过脂质过氧化、蛋白变性和 DNA 损害等途径对小管细胞产生直接毒性作用。

多种脏器的缺血发生后，磷脂酶活化是细胞损伤的一种模式，肾脏也是如此。磷脂酶活性增加导致磷脂成分的显著损耗，引起细胞内自由脂肪酸堆积，如花生四烯酸、溶血磷脂素、二酰甘油和肌醇磷酸类。自由花生四烯酸导致类花生四烯酸物质的产生，后者

是血管活性介质和趋化介质，引发 AKI 期间的功能性和细胞毒性损伤。

急性肾损伤期间肾小管细胞的结局

多数 AKI 发生后，肾小管细胞仍可存活，其功能和结构有机会恢复。相对于皮质去细胞，近端肾小管直段和外髓升支粗短段的细胞对损伤更加敏感。

肾小管由基底膜上高度极化的细胞构成。这些细胞尖端上存在微绒毛，组成刷状缘；细胞基外侧排列有局灶黏附分子，介导重要的基质 - 细胞相互作用；细胞的紧密连接发挥屏障作用。精细的细胞骨架网络维持肾小管细胞的结构和极性。小管细胞非致死性的损伤引发细胞骨架肌动蛋白的错位排列，导致细胞极性的丧失、刷状缘脱落，细胞间和细胞 - 基质间的黏结紊乱。组成细胞骨架的肌动蛋白由成束的微丝结构组成，是 G 肌动蛋白单体组成的微丝状的肌动蛋白多体。ATP 的耗竭导致肌动蛋白束和微丝结构的破坏。随着细胞极性的消失，原先存在于基外侧表面的钠 - 钾 ATP 酶在缺氧期间迅速重分布于膜尖端表面。

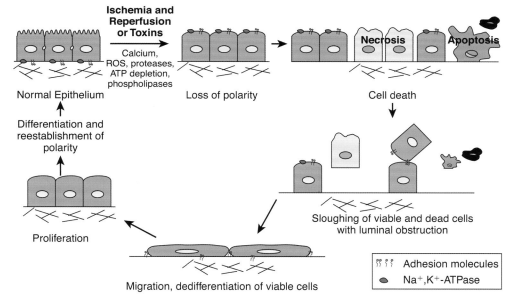

Figure 32.3 With ischemia-reperfusion or toxin-induced injury to the kidney, an early response is loss of the brush border and polarity of the epithelial cell, with mislocation of adhesion molecules, Na⁺, K⁺-ATPase, and other proteins. With increasing injury, cell death occurs by means of necrosis or apoptosis. Some of the necrotic debris is released into the lumen, where it interacts with luminal proteins and can ultimately result in obstruction. Because of the mislocation of adhesion molecules, viable epithelial cells lift off the basement membrane and are found in the urine. The kidney can respond to the injury by initiating a repair process if provided sufficient nutrients and oxygen delivery, and if the basement membrane integrity has not been altered irreparably. Viable epithelial cells migrate and cover denuded areas of the basement membrane. The source of these cells appears to be the kidney itself, not the bone marrow. Bone marrow cells may contribute to the interstitial cellular infiltrate and may produce factors that modulate inflammation and facilitate repair. Cells replacing the epithelium may be derived from dedifferentiated epithelial cells or from a subpopulation of progenitor cells in the tubule. The cells then undergo division and replace lost cells. Ultimately, the cells differentiate and reestablish the normal polarity of the epithelium. *ATP*, Adenosine triphosphate; *ROS*, reactive oxygen species. （应版权方要求保留英文）

缺血 - 再灌注动物模型的数据表明，缺血导致细胞间连接部分的损害，并伴随上皮细胞的丢失，这个现象可以解释肾小球滤过液回漏以及 GFR 减少所提示的肾功能下降。

细胞极性和肌动蛋白网络黏附分子的丧失（比如局灶黏合斑的丧失）导致肾小管上皮细胞从基底膜脱落，脱落细胞进入肾小管腔，产生管型和阻塞。缺血损伤的 AKI 患者或动物的尿液中，脱落的小管细胞具有活性，从上皮细胞基质脱落的细胞并非都是死细胞。有假设认为，脱落细胞表明具有黏附分子（如整合素）的异常表达，它们与依附于基底膜的半致死的小管细胞相连接，进一步加重小管腔内的阻塞。由此可见，在缺血和肾毒性损伤期间，肌动蛋白细胞骨架和细胞极性的丧失可能对小管细胞产生重要的影响，从基底膜上脱落的细胞对 AKI 期间发生的小管液回漏和小管阻塞液也具有重要作用。

细胞死亡、修复和再生

在急性肾损伤中发生的细胞坏死和凋亡

AKI 发生后，尽管多数细胞能够逃逸损伤或从非致死性损伤中恢复以保持活性，但 AKI 严重时，在肾活检组织和尿液管型中的细胞碎片中仍可发现显著的细胞死亡。细胞死亡可表现为坏死，其过程无序，伴随严重的炎症反应。另一种细胞死亡的形式为凋亡，是一种高度程序化的细胞死亡，其导致 DNA 碎片化和细胞质凝集，并不伴随炎症反应。巨噬细胞充分清除凋亡细胞后，避免了炎症反应，也清除了潜在的免疫原性细胞碎片。AKI 期间，部分蛋白如肾损伤分子 1（kidney injury molecule 1，KIM-1）表达上调，其可赋予小管上皮细胞吞噬凋亡小管细胞的能力。人们花费巨大的精力想阐明 AKI 期间的凋亡机制，以发掘潜在的治疗策略，从而减轻损伤和促进恢复。

修复和再生

和脑、心脏不同，肾脏在急性损伤后具有显著的可恢复性。有些在 AKI 期间需要进行透析方可存活的患者，在急性期后，肾功能有望恢复良好，从而避免长期透析。这个充分修复的过程归功于存活肾小管上皮细胞的独特能力，它们能够去分化、迅速扩增，并再分化为小管上皮细胞，以恢复肾功能的完整性。在增殖高效和基因表达模式等方面，后天肾脏的修复能力可媲美器官生成。

功能基因组学和互补 DNA 微阵列技术揭示了肾脏损伤和修复过程中复杂的分子通路。缺血发生后，肾脏中和细胞周期调控、炎症、细胞死亡调控，以及生长因子或细胞因子的产生相关的许多基因表达上调。比如，在肾脏损伤发生后，肝细胞生长因子（hepatocyte growth factor，HGF）及其受体（MET）基因迅速上调。研究表明，在动物模型中，肾脏损伤发生时输注 HGF 有助于肾脏恢复（基于血清肌酐水平和病理评分的严重程度）。但是，HGF 和其他生长因子有利于肾脏恢复的结果是源于对抗损伤的保护性作用还是加速修复的作用尚不得而知。

识别 AKI 发生后早期上调且特异性强的基因有助于发现新的生物标记物，如 KIM-1、中性粒细胞明胶酶相关脂质运载蛋白（neutrophil gelatinase-associated lipocalin，NGAL）、白介素 18 等，这些早期标记物的发现，在 AKI 的早期识别和干预方面可能起到革命性的作用外。它们除了具有早期标记物的作用外，还可能参与 AKI 后肾脏的损伤和修复。

干细胞在急性肾损伤中再生和修复的作用

AKI 研究中一个令人兴奋的领域是识别肾脏损伤后参与上皮细胞修复的细胞来源。有观点认为小管上皮固有细胞增殖有助于补充缺血后丢失的上皮细胞，相关研究支持此观点。有证据表明，骨髓分化由来的基质细胞可移行至损伤的肾脏，产生抗炎因子，从而影响上皮修复的增殖效应。许多证据表明，肾脏固有干细胞并非损伤发生后定植上皮细胞的前体，这些重新定植的上皮细胞是存活上皮细胞去分化的结果。

急性肾损伤后的慢性肾脏病

严重 AKI 后，即便 GFR 恢复如常，其进展为慢性肾脏病的风险也大大增加。这个现象的病理生理基础可能缘于损伤后发生非适应性的修复。AKI 的修复过程可伴随小管修复的不完整、持续小管间质炎症状态、成纤维细胞增殖，以及细胞外基质过度沉积。损伤后的纤维化可能源于促纤维化细胞因子，比如 TGF-β 和结缔组织生长因子。严重或持续的小管细胞损伤后，存活小管上皮细胞顿抑于细胞周期的 G2/M 期，可持续分泌这些细胞因子。也有证据表明，损伤后间质中的外膜细胞增殖，成肌纤维细胞数量增多；但是否存在上皮细胞向成纤维细胞的直接转化尚无定论。

治疗相关决策

预处理

　　动物缺血肾损伤模型中的一个重要发现是，缺血或毒性作用发生前的处理有助于预防进一步的损伤。这种预处理的效果可持续数周。这些研究表明，肾脏可激活内源性机制，在损伤过程中保护血管和小管细胞。探索这些机制有助于发现新的治疗措施。

　　尽管总结非致死性肾缺血改变的过程对于当前的临床实践尚无决定性作用，但有关心肌细胞预处理的研究发掘出数种药物，它们在缺血预处理过程中可能具有类似的保护作用。心脏相关的研究强调了蛋白激酶 A、蛋白激酶 D 和丝裂原活化激酶信号途径在预处理中的地位。在肾脏预处理中，由诱生型一氧化氮合酶所衍生出的一氧化氮是发挥保护性作用的关键介质。并且，多个系统的研究表明，针对远隔肢体或其他器官的损伤预处理，对于肾脏或心脏具有同样的保护作用。

从实验室到临床

　　透析或其他保守措施仍是严重 AKI 治疗的基础所在。AKI 病理生理和修复机制中新环节的发现有助于制订遏制急性肾损伤的治疗策略（表 32.1）。许多试验性的治疗措施业已诞生，但在人体治疗中还未被充分应用，其中存在多个原因。首先，动物模型中 AKI 的病理生理不如人类复杂，现实中的患者通常存在数种损伤因素，还可能并发多脏器功能衰竭。其次，人类的 AKI 通常伴发于脓毒血症，而要建立类似的脓毒血症合并 AKI 的动物模型存在困难。再次，由于血清肌酐并非提示 AKI 的早期生物标记物，在应用试验阶段的 AKI 治疗策略时，可能存在延误。现阶段的临床研究已经考虑到这些不足之处，旨在探寻新的治疗选择，并重新验证既往研究中的制剂和策略。

表 32.1　基于病理生理机制的潜在治疗手段举例

血管性	小管性
血管扩张	**细胞死亡 / 炎症**
一氧化碳释放物质	促红细胞生成素
促尿钠排泄多肽	他汀类
钙离子通道阻断药	PPAR 激动药
内皮素受体拮抗药	半胱天冬酶抑制药
腺苷拮抗药	离子螯合剂
生长因子	乙酰半胱氨酸
一氧化氮	贝特类
非诺多祥	神经鞘氨醇 -1 磷酸盐类似物
碳酸氢盐	Klotho
	IL-10，IL-6 拮抗药
白细胞 - 内皮相互作用	米诺环素
抗 ICAM-1，CD11a 抗体	依达拉奉
α-MSH	佐西孟旦
PAF 激动药	
A_{2A} 腺苷受体激动药	**修复**
C5a 受体拮抗药	生长因子
离子螯合作用	表皮生长因子
NGAL	肝素结合表皮生长因子
去辅基转铁蛋白	胰岛素样生长因子 -1
	肝细胞生长因子
	消退素，保护素
	间充质干细胞

ICAM，细胞间黏附分子；NGAL，中性粒细胞明胶酶相关脂质运载蛋白；PAF，血小板活化因子；PPAR，过氧化物酶体增生物激活受体

参考文献

Ali ZA, Callaghan CJ, Lim E, et al: Remote ischemic preconditioning reduces myocardial and renal injury after elective abdominal aor- tic aneurysm repair: a randomized controlled trial, Circulation 116: 105-198, 2007.

Basile DP: The endothelial cell in ischemic acute kidney injury: impli-cations for acute and chronic function, Kidney Int 72:151-156, 2007.

Bonventre JV: Dedifferentiation and proliferation of surviving epithe- lial cells in acute renal failure, J Am Soc Nephrol 14(Suppl 1):S55-S61, 2003.

Bonventre JV, Weinberg JM: Recent advances in the pathophysiology of ischemic acute renal failure, J Am Soc Nephrol 14:2199-2210, 2003. Bonventre JV, Yang L: Cellular pathophysiology of ischemic acute kid- ney injury, J Clin Invest 121:4210-4212, 2011.

Bonventre JV, Zuk A: Ischemic acute renal failure: an inflammatory dis- ease, Kidney Int 66:480-485, 2004.

Chertow GM, Burdick E, Honour M, et al: Acute kidney injury, mortal-ity, length of stay, and costs in hospitalized patients, J Am Soc Nephrol 16:3365-3370, 2005.

Devarajan P: Update on mechanisms of ischemic acute kidney injury, J Am Soc Nephrol 17:1503-1520, 2006.

Duffield JS, Bonventre JV: Kidney tubular epithelium is restored with-out replacement with bone marrow-derived cells during repair after ischemic injury, Kidney Int 68:1956-1961, 2005.

Humphreys BD, Bonventre JV: Mesenchymal stem cells in acute kidney injury, Annu Rev Med 59:311-325, 2008.

Humphreys BD, Valerius MT, Kobayashi A, et al: Intrinsic epithelial cells repair the kidney after injury, Cell Stem Cell 2:284-291, 2008.

Ishani A, Xue JL, Himmelfarb J, et al: Acute kidney injury increases risk of ESRD among elderly, J Am Soc Nephrol 20:223-228, 2009.

Jang HR, Ko GJ, Wasowska BA, et al: The interaction between ischemia- reperfusion and immune responses in the kidney, J Mol Med 87: 859-864, 2009.

Jo SK, Rosner MH, Okusa MD: Pharmacologic treatment of acute kid- ney injury: why drugs haven't worked and what is on the horizon, Clin J Am Soc Nephrol 2:356-365, 2007.

Johnson GB, Brunn GJ, Platt JL: Activation of mammalian Toll- like receptors by endogenous agonists, Crit Rev Immunol 23:15-44, 2003.

Kelly KJ, Williams WW Jr, Colvin RB, et al: Intercellular adhesion molecule-1–deficient mice are protected against ischemic renalinjury, J Clin Invest 97:1056-1063, 1996.

Le Dorze M, Legrand M, Payen D, et al: The role of the microcircula- tion in acute kidney injury, Curr Opin Crit Care 15:503-508, 2009.

Leemans JC, Stokman G, Claessen N, et al: Renal-associated TLR2 mediates ischemia/reperfusion injury in the kidney, J Clin Invest 115:2894-2903, 2005.

Thurman JM: Triggers of inflammation after renal ischemia/ reperfu- sion, Clin Immunol 123:7-13, 2007.

Togel F, Hu Z, Weiss K, et al: Administered mesenchymal stem cells protect against ischemic acute renal failure through differentiation- independent mechanisms, Am J Physiol Renal Physiol 289:F31-F42, 2005.

Yang L, Besschetnova TY, Brooks CR, et al: Epithelial cell cycle arrest in G2/M mediates kidney fibrosis after injury, Nat Med 16:535-543, 2010.

Zuk A, Bonventre JV, Brown D, et al: Polarity, integrin, and extracel- lular matrix dynamics in the postischemic rat kidney, Am J Physiol 275:C711-C731, 1998.

急性肾损伤的临床诊断

33

Etienne Macedo, Ravindra L. Mehta 著

刘 岩 吴海婷 张 磊 译校

急性肾损伤（acute kidney injury，AKI）是一组由不同因素引起的临床综合征，病因包括特定的肾脏疾病［如急性间质性肾炎（acute interstitial nephritis，AIN）、急性肾小球疾病，以及急性肾血管疾病］，以及非特异情况（例如局部缺血、肾毒性损伤）。多种病因可以导致 AKI，临床症状可能表现为轻度的血肌酐升高，亦可能表现为严重的无尿性肾衰竭。在同一患者中可能同时存在多种导致 AKI 的病因，而不同病因的临床表现和后果可能难以区分。不过，AKI 的治疗很大程度上仍取决于临床表现以及潜在的病因。

自 20 世纪 90 年代中期以来，不同严重程度的 AKI 发病率持续增长，且这一趋势在老年住院患者中更为明显。为了增进肾脏病学界对 AKI 的理解，首先需要对 AKI 给出一个统一的定义。2004 年前的文献报道中，存在超过 30 种急性肾衰竭（acute renal failure，ARF）的定义。因此，不同的流行病学研究中采用不同的临床和生理学终点，难以对不同研究的结果进行比较。这导致了在不同临床情况下 AKI 的发病率和死亡率的差异（发病率 1% ~ 31%，死亡率 28% ~ 82%）。2004 年，急性透析质量倡议（the Acute Dialysis Quality Initiative，ADQI）提出了 ARF 的风险（risk）、损伤（injury）、衰竭（failure）、功能丧失（loss），和终末期肾脏病（end-stage renal disease，ESRD）专家共识，简称 RIFLE 标准。RIFLE 标准将 AKI 根据严重程度分为风险期（risk，R）、损伤期（injury，I）和衰竭期（failure，F），分期依据血肌酐，或估算的肾小球滤过率（estimated glomerular filtration rate，eGFR），或尿量的变化。此外，RIFLE 标准还包括两个结局：功能丧失（loss，L）和终末期肾病（ESRD，E）（图 33.1A）。2007 年，基于血肌酐的小幅度变化（≥0.3 mg/dl），即与临床不良结局相关的证据，急性肾损伤协作组（the Acute Kidney Injury Network，AKIN）提出"AKI"的概念，相对于 ARF，AKI 更精确地描述了这组疾病的异质

性。AKIN 标准对 RIFLE 标准进行了修订，具体包括：对血肌酐值的升高幅度要求更低（≥0.3 mg/dl），舍弃了对 eGFR 的评价，并将出现肾损伤的时间定义在 48 h 以内。此外，分别采用 1 期、2 期、3 期对应 RIFLE 标准中的风险期、损伤期、和衰竭期（图 33.1B）。另外，考虑到功能丧失和 ESRD 是 AKI 的后果，AKIN 标准删除了这两个分期。两个分期诊断系统中的尿量标准一致，且强调应在充分容量复苏并排除尿路梗阻之后对尿量进行评估。采用这些标准，可以根据评估时的血肌酐最高值和尿量最低值，对疾病的严重程度进行分期。在病程中动态评估 AKI 分期有助于评价病情的变化。

20 世纪中期以来，在不同人群中的大量研究对 RIFLE 和 AKIN 的分类标准进行了验证。血肌酐和尿量均与不良结局相关，包括发病率、死亡率、资源占用和医疗费用。另外，患者预后随 AKI 的严重程度加重而恶化。在已发表的文献中，已采用 RIFLE 分类系统对超过 71 000 名患者进行评估。这些研究显示，随着 AKI 由"风险"向"衰竭"进展，死亡的相对风险（relative risk，RR）逐步增加，RR 值分别为 2.40（风险）、4.15（损伤）和 6.37（衰竭）。

同样，多项研究也对 AKIN 标准进行了验证，并发现该标准对 AKI 的诊断敏感性更高。一项前瞻性研究通过医院数据管理系统评估了 8207 名患者的血肌酐，研究期间 AKI 发病率为 1.2%，其中 AKIN 1 期 29.2%，2 期 36.5%，3 期 34.4%。AKIN 3 期的 AKI 患者死亡风险（51.5%）显著高于 1 期和 2 期患者（$P=0.013$）。AKI 分期较低的患者肾脏功能恢复率更高，AKIN 1、2、3 期的肾功能恢复率分别为 71.4%、60.0% 和 21.2%。另一项研究表明，AKI 严重程度是死亡风险升高的独立危险因素。AKIN 1、2、3 期的患者的院内死亡风险比分别为 2.2、6.1 和 8.6。

虽然纳入尿量标准增加了分类标准的敏感性，但其特异性尚未经验证。由于尿量评估更为困难，评估

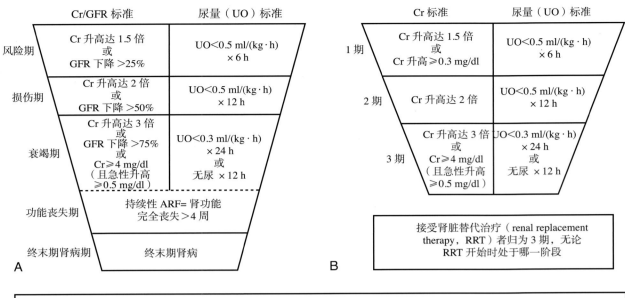

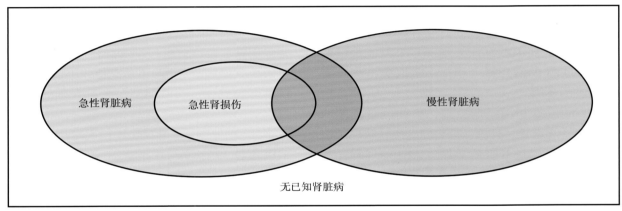

	功能标准	结构标准
急性肾损伤（AKI）	7 天内 Cr 升高 50%，或 2 天内 Cr 升高 0.3 mg/dl，或无尿	无
慢性肾脏病（CKD）	GFR＜60 超过 3 个月	肾损伤超过 3 个月
急性肾脏病（AKD）	AKI，或 GFR＜60 不足 3 个月，或 GFR 下降≥35% 或血肌酐升高＞50% 不足 3 个月	肾损伤不足 3 个月
无已知肾脏病（NKD）	GFR≥60，SCr 稳定	无肾脏损伤

C

图 33.1 A，RIFLE 诊断及分期标准。B，AKIN 标准和 KIDIGO 标准。KDIGO 定义修订 1 期 AKI（诊断的最低标准）的血肌酐标准，为 48 h 内血肌酐绝对升高≥0.3 mg/dl 或 7 d 内血肌酐相对升高≥50%。C，肾脏病的定义和相互关系。eGFR 在 AKI 中不能像在 CKD 中那样准确反映 GFR。AKI，急性肾损伤；AKD，急性肾脏病；ARF，急性肾衰竭；CKD，慢性肾脏病；Cr，肌酐；eGFR，估算的肾小球滤过率；ESRD，终末期肾脏病；GFR，肾小球滤过率；mGFR，测量的肾小球滤过率；NKD，无已知肾脏病；RRT，肾脏替代治疗；SCr，血肌酐；UO，尿量。(Modified from Barrantes F, Tian J, Vazquez R, et al: Acute kidney injury criteria predict outcomes of critically ill patients, Crit Care Med 36:1397-1403, 2004, and Haase M, Bellomo R, Matalanis G, et al: A comparison of the RIFLE and Acute Kidney Injury Network classifications for cardiac surgery-associated acute kidney injury: a prospective cohort study, J Thorac Cardiovasc Surg 138:1370-1376, 2009.)

AKIN 标准中的尿量标准的研究远少于血肌酐标准的研究。多数研究是回顾性的，并且对尿量标准进行了修订，将对尿量的评估周期调整为 2～12 h 或 24 h，并把尿量的观察期提前至术后或进入 ICU 后的第一个 24 h。一个对 10 项研究的回顾表明，同为 RIFLE 标准分类"风险期"患者，采用血肌酐标准分期者相对于单独采用尿量标准分期者病情更为严重。虽然少尿的患者死亡率高于非 AKI 者，血肌酐联合尿量的分期诊断标准对死亡率的预测显示出不一致的结果。一项系统综述显示，在采用血肌酐联合尿量的诊断标准的研究中，死亡风险的 RR 值相对于单独采用血肌酐作为诊断标准的研究更低。但是，这些研究采用了修订的尿量标准，或者在更短的观察时间内（第一个 24 或 48 h）采用了修订的尿量标准。单独采用 AKIN 尿量标准分类的 AKI 患者，相对于无 AKI 者，肾脏替代治疗率更高，ICU 住院时间更长，死亡率更高。值得注意的是，血肌酐联合尿量的分类标准改善了 AKIN 分期对死亡率的预测。

虽然 RIFLE 标准和 AKIN 标准已经广泛使用，但其局限性也逐渐得以认识。两个体系中的血肌酐标准均需要"基线"血肌酐作为参照，但这一数值常常无法获取。"基线"血肌酐应当采用事件发生前 90 d 内的血肌酐水平来评价，代表患者此前的慢性肾脏病（chronic kidney disease，CKD）情况。在 CKD 患者中，AKI 的诊断更为复杂。在这类患者中，采用血肌酐的相对变化作为分类标准，相对于采用血肌酐的绝对变化，需要更长的时间达到足以诊断的水平。

考虑到这些局限，2012 年的改善全球肾脏病预后组织（the Kidney Disease: Improving Global Outcomes，KDIGO）指南对 AKI 的诊断标准作出了进一步修订，纳入 48 h 内血肌酐的绝对变化值，以及 7 d 内的血肌酐相对变化值作为诊断分期标准。虽然这些调整理论上可能改善 AKIN 和 RIFLE 标准在实际应用中的局限性，但其准确性仍有待验证。KDIGO 提出急性肾脏病（acute kidney disease，AKD）这一新的概念，解决了在一些情况下血肌酐的变化超过 7 d 而不足诊断 AKI 的问题。这一概念囊括了所有影响肾脏结构和功能的急、慢性情况，急、慢性的区分依据主要是肾功能或结构变化的持续时间。AKD 可以在有或没有其他急、慢性肾脏病基础的情况下发生。这些概念尚有待进一步的研究评价（图 33.1C）。

急性肾损伤的诊断、分期和评估方法

实验室检查
血清肌酐

现有的 AKI 诊断和分期标准（RIFLE 和 AKIN 标准）仍基于血清肌酐水平的增加和尿量的减少。除肾功能之外，血清肌酐水平还受年龄、肌容量、分解代谢率以及种族等多种因素影响。在 AKI 患者中，GFR 的变化与血肌酐水平变化相关性不佳。影响肾脏功能的评估主要因素有三：实际的 GFR、血肌酐的生成和波动，以及影响分布容积的体液平衡（图 33.2）。补液是危重患者治疗中的常见措施。近来对于 ICU 患者，提倡采用目标指导的液体复苏进行早期补液。这些措施可能在短时间内令体重增长超过 10%，甚至使全身液体量（the total body water，TBW）翻倍。容量负荷增加了 TBW，使血肌酐浓度降低，因此可能导致对肾脏功能的高估。扩容会掩盖 AKI 的严重性，在血肌酐升高速度相对缓慢的情况下更为显著，如在血肌酐产生减少（如老年或肌容积较少的患者）或肾损伤较轻的情况下。FACTT 试验表明，对血肌酐进行容量校正后，更多 AKI 患者被识别出来。在未经校正的情况，这部分患者被漏诊，而

图 33.2　随访期原始和校正血肌酐的区别（较晚识别病情严重组）。AKI，急性肾损伤；SCr，血肌酐 (Modified from Macedo E, Bouchard J, So- roko SH, et al: Fluid accumulation, recognition and staging of acute kidney injury in critically-ill patients, Crit Care 14:R82, 2010.)

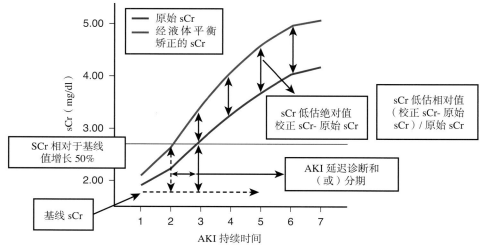

预后与 AKI 患者类似。

血尿素氮

血尿素氮（blood urea nitrogen，BUN）也可用于评价肾脏功能，GFR 下降常常但并不总是引起 BUN 水平升高。除 GFR 下降之外，其他因素也可导致尿素生成增加，如消化道出血，应用糖皮质激素，高蛋白饮食等，限制了 BUN 在肾功能评价中的应用。在非高分解代谢伴 GFR 轻度下降的情况下，BUN 每日增长不超过 10 ~ 15 mg/dl，血肌酐每日增长不超过 1.5 mg/dl。高分解代谢状态和高蛋白质饮食导致尿素氮生成增多，在这种情况下每日 BUN 升高可超过 50 mg/dl。有效血容量不足的情况下，BUN、血肌酐升高幅度和 GFR 下降不成比例。正常情况下，BUN：血肌酐约为 15：1，在 GFR 为零的情况下，BUN 和血肌酐分别每日增长 10 ~ 15 mg/dl 和 1.0 ~ 1.5 mg/dl。在心力衰竭等导致的肾小球灌注压下降的情况下，BUN 的升高可能独立于血肌酐的变化。在这种情况下，肾素 - 血管紧张素 - 醛固酮系统（renin-angiotensin-aldosterone system，RAAS）和交感神经系统的激活可以降低肾小球灌注压和 GFR，而血管加压素水平的升高上调水通道蛋白 2 的表达，促进水的重吸收。尿素氮在肾小管不分泌但可被重吸收，这一点与肌酐相反；因此水、钠重吸收的增加，而非 GFR 的下降，增加了尿素氮的重吸收，从而增加 BUN 水平。

尿液分析
尿量：少尿

虽然容量负荷状态和应用利尿药均可影响尿量，严重的非少尿性急性肾损伤也很常见，但尿量仍常可为 AKI 的病因诊断提供有用的信息。持续的无尿提示尿路梗阻。无尿的其他罕见原因包括快速进展性肾小球肾炎（rapid progressive glomerulonephritis，RPGN）、肾血流的机械性阻塞，以及弥漫性肾皮质坏死。非少尿型 AKI 更为常见，约 33% 的 AKI 在诊断时无少尿表现。所有类型的 AKI 均可表现为非少尿型，包括手术、创伤、低血压、应用肾毒性药物以及横纹肌溶解相关的 AKI 等。扩容、应用高剂量强效利尿药，以及肾血管扩张药均可使 AKI 不呈现少尿的特点，其他的原因还包括积极的容量复苏，以及危重患者更好的支持治疗措施。这些临床观察以及大量的实验数据表明，残余 GFR 水平是 AKI 患者尿量的主要决定因素。非少尿型 AKI 患者具有更高的残余 GFR，因此具有更好的生存率和更低的致病率。虽然尿量变化受到外部因素，如利尿药使用的影响，但通过对尿量更为密切的监测可以在早期即发现尿量的改变。在实践中，准确可靠地测量尿量常较困难，而在 ICU 中留置导尿管使测量最精确。自动尿流率记录仪的数据显示，尿量是早期识别 AKI 的重要参数。流行病学研究显示，以 6 ~ 12 h 的时间间隔评估尿量，是评估 AKI 的有效指标；然而，对于前瞻性的诊断和干预性研究，尿量应每小时测量。

尿显微镜检查

尿显微镜检查是必不可少的肾脏病临床评估工具，常用于临床鉴别诊断（例如在肾病综合征、尿路感染、肾炎综合征中）。尿显微镜检查还可用于评估药物肾毒性，尿检中可出现程度不一的白细胞、结晶以及细胞管型。

在 AKI 中，尿显微镜检的经典用途是鉴别肾前性 AKI 和急性肾小管坏死（acute tubular necrosis，ATN）。尿沉渣中有形成分少或只有透明管型提示肾前性氮质血症或梗阻性肾病。而在 ATN 中，75% 存在棕色细胞管型和大量的肾小管上皮细胞（renal tubular epithelial cells，RTECs）。镜下血尿尤其是异形红细胞通常提示肾小球肾炎或肾脏结构异常（如结石、肿瘤、感染或创伤），而不支持 ATN 诊断。红细胞管型提示肾小球或肾血管的炎性疾病，罕见于 ATN。不过，红细胞管型偶可见于 AIN。大量单个或成堆的多核白细胞提示急性肾盂肾炎或者肾乳头坏死。尿沉渣见白细胞管型或者 Hansel 染色见嗜酸性粒细胞管型有助于诊断 AIN；嗜酸细胞尿也可见于某些形式的肾小球肾炎，以及动脉粥样硬化栓塞性肾病，而罕见于 ATN。镜检见棕色颗粒管型而无红细胞，伴尿隐血试验阳性，提示血红蛋白尿或肌红蛋白尿。在 AKI 中，在新鲜、常温的尿中检出大量橄榄球形尿酸结晶可能提示急性尿酸性肾病，而大量的信封状草酸结晶提示乙二醇中毒。其他药物如茚地那韦、阿扎那韦、磺胺嘧啶、阿昔洛韦和甲氨蝶呤等也可以导致 AKI 并使尿中出现特征性结晶。近来，对尿显微镜检查的临床价值进行了修订，采用管型评分指数（cast-scoring index，CSI）对尿沉渣的解读进行标准化。一项研究在 30 名符合 AKI 临床表现的患者中评估该评分体系的准确性，发现 CSI 评分更高的患者，肾脏恢复更差（2.55 ± 0.9 vs

1.7 ± 0.79；P=0.04）。在另一项研究中，采用了另一评分体系鉴别 ATN 和肾前性 AKI。以出院时的最终诊断为金标准，肾科医师会诊当天的尿显微镜检查结果对于 ATN 具有很高的预测性。随着评分的升高，ATN 的相对危险度（odd ratio，OR）逐渐增加。而在初始诊断为肾前性 AKI 的患者中，尿中无肾小管上皮细胞或颗粒管型，排除 ATN 的敏感性为 0.73，特异性为 0.75。尿显微镜检查评分系统还可以预测不良结局。研究表明，肾科医师会诊时的尿沉渣评分和 AKIN 分期具有相关性，评分越高，AKI 加重的风险越大。

尿生化指标

钠 排 泄 分 数［FE$_{NA}$，fractional excretion of sodium，FE$_{NA}$=（尿钠 / 血钠）÷（尿肌酐 / 血肌酸酐）× 100］最初被发现对于鉴别可逆性肾前性氮质血症和 ATN 准确度高；然而，在采用次尿生化指标作为诊断工具时存在一些缺陷，使其在 AKI 诊断中的应用逐渐减少。不过，在几乎所有对次尿进行生化检测的研究中，次尿检测的时间点均处于 AKI 病程中的较晚阶段，并缺乏连续的检测数据；而连续检测很重要，因为 AKI 是一动态变化的过程。在 AKI 早期，肾小管功能正常。随着 AKI 的进展，细胞损伤可能导致肾小管上皮细胞极性丧失。因此，尿生化检测的结果取决于尿液标本在 AKI 的哪一个阶段获取，从而可能限制尿生化检测的敏感性和特异性。作为代替，提出采用尿素氮排泄分数［FE$_{urea}$，fractional excretion of urea nitrogen，FE$_{urea}$ =（尿尿素氮 / 血尿素氮）÷（尿肌酐 / 血肌酸酐）× 100］评估肾功能异常。由于正常肾单位可以从尿液中重吸收尿素氮，因此对于没有肾单位损伤的功能性改变，FE$_{urea}$ 是低的，通常低于 35％。在肾小管损伤的情况下，认为 FE$_{urea}$ 变化与 FE$_{Na}$ 相平行，且受利尿药影响更小。不过，关于这些参数对于 AKI 病理生理机制的判断价值尚无一致结论。如表 33.1 所示，这些检测的敏感性、特异性以及预测价值并不一致，且受到容量状态以及利尿药的影响。概括而言，尿生化检测联合尿液分析及显微镜检有助于 AKI 鉴别诊断，并了解是否存在肾脏的器质性改变。虽然尿生化检测常作为诊断 AKI 的补充检查，但仍可能提供一些预后信息。一些研究表明在少尿型 AKI 患者中，较低的 FE$_{Na}$ 和较高的尿液 / 血清渗透压比值，对更好的利尿反应具有预测性。

表 33.1　临床研究中的钠和尿素排泄分数

性能指标	FE$_{Na}$（<1% 或 >3%）	FE$_{urea}$（<35%）
敏感性		
肾前性氮质血症	78%~96%	48%~92%
利尿治疗相关的肾前性氮质血症	29%~63%	79%~100%
肾实质病变	56%~75%	68%~75%
特异性		
肾前性氮质血症	67%~96%	75%~100%
利尿治疗相关的肾前性氮质血症	81%~82%	33%~91%
肾实质病变	78%~100%	48%~98%
阳性预测值		
肾前性氮质血症	86%~98%	79%~100%
利尿治疗相关的肾前性氮质血症	86%~89%	71%~98%
肾实质病变	64%~100%	43%~94%
阴性预测值		
肾前性氮质血症	60%~86%	43%~83%
利尿治疗相关的肾前性氮质血症	18%~49%	44%~83%
肾实质病变	82%~86%	79%~86%

Modified from Himmelfarb J, Joannidis M, Molitoris B, et al: Evaluation and initial management of acute kidney injury, Clin J Am Soc Nephrol 3:962-967, 2008.

FE$_{Na}$，钠排泄分数；FE$_{urea}$，尿素排泄分数。

尽管不同研究采用了不同的临界值，但对于急性肾损伤患者，FE$_{Na}$ 低于 1% 提示肾前性因素，超过 3% 提示肾实质病变。同样，FE$_{urea}$ 小于 35% 提示肾脏功能性改变，超过 50% 提示肾实质病变。使用利尿药者 FE$_{Na}$ 可以假性升高，而在肾实质病变时可假性降低，如造影剂肾病，横纹肌溶解，以及急性肾小球肾炎

新的生物标志物

如前所述，早期诊断 AKI 非常重要，并且新技术的发展促使人们寻找新的肾损伤生物标志物。但是直到最近，早期诊断 AKI 的重要性仍然未得到充分重视。为数不多的研究表明，AKI 一旦发生，干预治疗措施不能改善预后。2000 年以来，在其他缺血性事件如卒中和急性胸痛综合征中，更多地提到基于"机会窗口期"（windows of opportunity）的干预措施结合目标性治疗的概念。早期诊断 AKI 为支持和干预措施提供了更宽的时间窗。目前最常用于评估肾功能的指标（血肌酐和尿量）敏感性有限，促使探寻 AKI 诊断的替代指标，包括血和尿的生物标志物。与采用更敏感的肾损伤生物标志物相比，采用血肌酐诊断 AKI 可能延迟 48 ~ 72 h。多数研究侧重于这些生物标志物在 AKI 早期诊断中的价值，但这些指标

或许也能更好地预测 AKI 的预后。目前已发现数个前景良好的候选生物标记物可以在血肌酐明显升高前 48 小时诊断 AKI。

除了有助于 AKI 的早期诊断外，还可以用新的生物标记物重新评估那些在以血肌酐为参数指导干预的研究中未被证实有效的干预措施。新的生物标志物的另一使用前景，是在 AKI 患者中决定肾脏替代治疗开始的时机。

影像

肾脏超声检查可作为 AKI 诊断的辅助手段。超声可以很好地评估肾脏的形态结构，如肾脏大小、瘢痕、钙化以及多囊肾。肾脏缩小强烈支持 CKD 的诊断，有助于区别急性和慢性肾损伤。肾皮质的回声强度也可作为评估指标，皮质强回声（正常肾皮质回声低于肝）见于除成人多囊肾之外的多数 CKD。非增强的计算机断层扫描（computed tomography，CT）和磁共振成像（magnetic resonance imaging，MRI）可以显示肾脏结构和肾动脉钙化。在其他肾脏功能性研究，如巯基乙酰三甘氨酸（mercaptoacetyltriglycine，MAG3）和二亚乙基三乙酸（diethylenetriaminepentaacetic acid，DTPA）核素显像中，AKI 表现出放射性摄取减少、排泄延迟。

ATN 时，由于间质水肿，超声通常显示肾脏体积增大，轮廓光滑。皮质回声正常，髓质回声正常或降低。梗阻性肾病通常表现为肾脏大小正常，而输尿管、肾盂、肾盏扩张。充盈尿液的结构表现为无回声区域伴后方回声增强。在没有梗阻的情况下，也可能出现输尿管和肾盂扩张，最常见于梗阻后残余的结构性改变、妊娠状态，或者解剖结构变异（如扩张的肾外型肾盂）。在疾病的超急性期（肾集合系统尚未来得及扩张）或者在伴腹膜后纤维化或输尿管被包绕的情况下，可出现假阴性。普通 CT 平扫是诊断输尿管结石的金标准，通常可以追踪输尿管全长，并在阻塞部位发现高信号结石。超过 99% 的肾结石在 CT 扫描中显影，但黄嘌呤和茚地那韦结石可能被 X 射线穿透而不显影。梗阻性肾病通常表现为肾脏水肿伴肾周脂肪线（peri-renal stranding）。普通 CT 平扫可以识别外压性双侧输尿管梗阻，如腹膜后、宫颈或结肠肿瘤导致的输尿管梗阻。Tc-99m-MAG3 或 Tc-99m-DTPA 核素显像也可用于检测输尿管梗阻，其阴性预测率相当高。

多普勒超声逐渐开始用于预测早期 AKI 恢复的可能性。多普勒超声还可以评估肾动脉的阻力指数（resistive index，RI），这是评价肾灌注阻力的客观指标。RI 定义为收缩期血流速度减舒张期血流速度除以收缩期血流速度 [（Vs-Vd）/Vs]。RI 正常情况下 ≤0.70，RI 的变化与 AKI 的严重程度相关。不过，这些方法依赖于操作者的主观判断，应用尚不广泛。采用 Tc-99m-MAG3 的核素检查在 ATN 中表现为肾灌注相对正常，而示踪剂摄取延迟，常呈持续活跃的累积曲线。示踪剂向集合管的排泄延迟并减少，但不伴集合管引流系统梗阻。在 CKD 人群中，MAG3 核素显像示肾脏功能不佳，而无示踪剂浓集或梗阻的征象。

肾活检

肾活检通常用于病因不明的 AKI、大量蛋白尿伴持续血尿，或者病程较长的 AKI（超过 2~3 周）。在怀疑肾小球肾炎或 AIN 时，肾活检是诊断的金标准。临床实践中，肾活检常用于 AKI 或肾损伤原因不明时。对于相当一部分 AKI 患者，可以通过临床表现判断 AKI 的病因并具有一定准确性。对于病因相对不那么明确的病例，由于缺乏有效的治疗措施加之肾活检的风险，降低了临床医生进行该操作的意愿。然而，AKI 的发生常有多因素参与，一些其他病因导致的 AKI 可能被误诊为 ATN。

一些研究评价了肾脏病理在指导 AKI 诊治中的作用。1994—2001 年美国 9378 例肾穿刺证实的肾脏疾病患者中，12% 的肾活检指征是 AKI。这些 AKI 病例多为怀疑血管炎和新月体肾炎的成年及老年患者。在一项意大利的研究中，1059 例 AKI 患者的肾活检中，34.1% 为血管炎和新月体肾炎。在巴尔的摩，259 例超过 60 岁的 AKI 肾活检显示相似的结果，35.2% 诊断为新月体肾炎。然而在这些研究中，作为 AKI 的肾活检指征主要为存在活动性尿沉渣，导致选择偏倚。对于多数 AKI 患者，在通过临床评估排除功能性改变和尿路梗阻后，如果怀疑 ATN 之外的疾病，需要考虑行肾活检以明确诊断。

对于 AKI 病因未明的患者，最为重要的是判断在哪些患者中可能存在可纠正的 AKI 的病因。一些研究表明，在 AKI 中，肾活检前后的诊断具有显著性偏差。在老年患者中，34% 的肾活检病例临床诊断有误，许多患者的疾病是可治疗的。在快速进展性肾损伤的老年患者中，71% 为新月体肾炎，17% 为间质性肾炎。其中，15% 的患者活检前的诊断和最终的组织病理学诊断不符合。两组患者均通过治疗获益。

这些数据表明了在所有年龄的患者中，肾活检在病因不明的 AKI 诊治中具有重要价值。准确的诊断对指导恰当的治疗至关重要，尤其是对于血管炎和新月体肾炎，在这些情况下，延迟诊断可能影响肾脏结局。超声和 CT 引导下的肾活检相对安全，因此病因不明的 AKI 需要考虑肾活检。经颈静脉肾活检技术也有助于获取肾组织，尤其适用于出血风险高以及不能俯卧的患者，其并发症发生率与超声引导下的肾穿刺活检相似。肾活检的主要风险包括出血、感染、动静脉内瘘以及邻近组织损伤。可以通过输血纠正出凝血异常［新鲜冰冻血浆和加压素（DDAVP）］以降低这些风险。临床中应当充分权衡风险以及操作对诊断、治疗以及预后判断的价值。

鉴别诊断和评估

AKI 的定义和分类标准已经确立。但是，AKI 是否应包括可逆的功能性改变，还是局限于 ATN 及其他器质性疾病，尚存争议。目前，"肾前性氮质血症"的概念描述了包括不同病理生理机制和病程的可逆性肾功能不全，包括有效血容量不足、相对低血压、心输出量降低以及肝肾综合征（图 33.3 和框 33.1）。在所有这些情况下，可逆性功能性改变目前定义为经

补液或改善肾灌注压可以纠正的血肌酐升高和尿量减少。但是，对于诊断"肾前性"AKI 所需的补液量、种类以及持续时间尚无定论。多数情况下，扩容或血流动力学支持对于肾功能的作用，是事后判断的，常常通过"尝试 - 错误"的方式来评价其疗效，如果肾功能在 24 ~ 72 h 内恢复到基线水平，则考虑是肾前性或者可逆性 AKI。诊断通常基于肾功能变化对补液的反应。这一方法可能导致不必要的补液以及容量负荷过重。

一些临床表现有助于提示可逆或肾前性 AKI。应用非甾类抗炎药（nonsteroidal antiinflammatory drugs，NSAIDs）、容量不足、低白蛋白血症、水肿、高龄、CKD 或近期使用利尿药都是肾前 AKI 的易患因素。类似的可逆性 AKI 还可见于在肾血流减少的情况下应用血管紧张素转换酶抑制药（angiotensin converting enzyme-inhibitor，ACEI），如严重的双侧肾动脉狭窄、孤立肾伴肾动脉狭窄，以及其他高肾素、高血管紧张素 II 状态（如水肿和血容量不足）。在这些情况下，ACEI 扩张出球小动脉、降低肾小球灌注压，使 GFR 急剧下降。1/3 的重度充血性心力衰竭（congestive heart failure，CHF）患者在应用 ACEI 治疗后出现血肌酐水平的突然升高。在这种情况下，血肌酐升高通常是轻度的，且随停药可逆。

随着新的肾损伤生物标志物的引入，产生了界定肾前性肾损伤的更为精准的标准（图 33.4）。在诊断

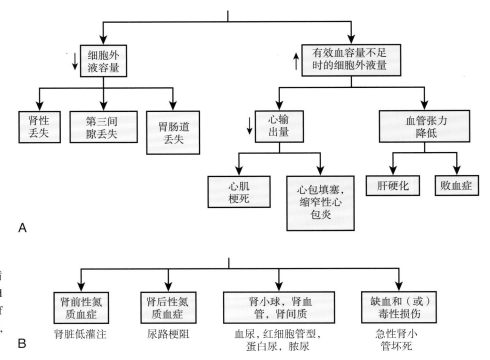

图 33.3　A，肾前性氮质血症的病因；B，肾功能急性恶化。(Modified from Schrier RW: Diag- nostic value of urinary sodium, chloride, urea, and flow, J Am Soc Nephrol 22:1610, 2011.)

框 33.1　急性肾损伤的诊治思路
1. 可逆性 AKI
· 有效肾灌注的降低
· 肾 外尿流梗阻
2. 自限性 AKI
· 急性肾小管坏死
· 急性间质性肾炎
· 肾内梗阻，药物、尿酸
· 急性肾小球肾炎
3. 不可逆性 AKI
· 肾皮质坏死
· 大血管阻塞
· 某些肾毒性物质：如甲氧氟烷
· 微血管阻塞
AKI，急性肾损伤

可逆性功能性改变时，需要考虑几个因素，包括肾脏基础病、肾功能改变的程度，以及对干预措施的反应。一些有前景的新的生物标志物可能有助于区别可逆的和明确诊断的 AKI。在可逆性肾损伤过程中，代谢紊乱和炎症刺激导致血管持续收缩，促进细胞功能性标志物的释放，从而在血液和尿液中检测到。但是，目前没有标志物可以特异性地反映可逆状态。一项研究评估了急诊患者尿中性粒细胞明胶酶相关脂质运载蛋白（neutrophil gelatinase–associated lipocalin，NGAL）对于可逆性 AKI 的鉴别价值。在可逆性 AKI 和明确诊断的 AKI 之间，NGAL 值很少重叠，而血肌酐值却显著重叠。

一些研究显示，尿生物标志物浓度与肾脏功能损伤的严重程度相关。尽管可逆性功能损伤时，生物标志物的浓度也会升高，但升高幅度低于器质性损伤。显而易见，随着生物标志物应用于临床，这些标志物的诊断阈值将获得定义，而目前归为肾前性损伤的一系列疾病的诊断也将被改变。

排除可逆性和梗阻性 AKI 后，各种因素引起的肾功能异常可能导致迁延或持续性肾损伤。在住院患者中，最常见的病因是 ATN。引起 ATN 的三个主要因素是持续的肾缺血、肾毒性药物和色素蛋白尿（肌红蛋白尿和血红蛋白尿）。ATN 通常由多重因素导致。ATN 最常见的病因是功能性或器质性肾灌注降低导致的肾缺血。败血症尤其是感染性休克所致的 ATN 比例越来越高。大约 20% 的 ATN 与应用肾毒性药物有关，常见的肾毒性药物包括氨基糖苷类药、NSAIDs 和抗肿瘤药。很多 AIDS 患者在应用抗 HIV

药物过程中出现肾毒性。多个生物标志物的作用已被评估，或许有助于鉴别诊断。

诊断方法

目前，通常基于临床表现将肾损伤的原因分为肾前性，肾性和肾后性。然而，由于通常缺乏组织病理学确诊，这一分类方法存在局限性。我们建议基于肾功能的可逆性，用修订的方法评估 AKI（框 33.1）。首先是确认患者此前的肾功能水平，以明确 AKI 为新发或是在 CKD 基础上的急性加重。通常情况下，提示既往肾功能状态的尿、血指标无法获得。尽管如此，应当详细采集既往病史，包括基础疾病、用药史，以及既往的实验室检测结果。尿检异常，如蛋白尿，提示存在基础肾脏疾病。通常采用本次起病前 3 个月以前的血肌酐水平评估患者是否存在 CKD，因为 CKD 的诊断要求肾功能异常超过 90 d。然而，在很多情况下基线血肌酐未知或无法获得，因此选择基线血肌酐的替代指标有助于 AKI 的诊断和分级。最常用的替代指标是入院时的血肌酐，虽然在肾损害因素出现时间未知的情况下，这并不能反映肾功能的真实的基线水平。AKI 的误诊和严重程度的误判可能导致治疗不当，而最终影响临床结局。

为早期诊断 AKI 并精确评估其严重性，首先需要充分评价 AKI 患者可能接触到的危险因素。这对于早期干预、纠正可逆因素，并减轻 AKI 的后果必不可少（表 33.2）。两项针对 ICU 患者的大型前瞻性观察性研究增进了对 AKI 危险因素的理解：开始和结束支持治疗（beginning and ending supportive therapy，BEST）研究以及改善急性肾脏疾病治疗计划（program to improve care in acute renal disease，PICARD）。两项研究均显示，败血症是 ICU 相关 AKI 的最常见病因，此外相当比例发展至严重 AKI 的患者存在基础 CKD。在 BEST 研究中，47.5% 的 AKI 与感染性休克相关，34% 的 AKI 与大手术相关，27% 与心力衰竭相关，26% 与血容量不足相关，19% 与用药相关。容量不足是 AKI 最常见的重要危险因素之一，此外，心输出量减低、血浆胶体渗透压下降、血压过低以及肾脏前列腺素合成减少均可导致肾灌注不足。高龄患者通常存在不同程度的肾功能下降或基础肾脏疾病，是 AKI 另一个常见危险因素。使用可能导致肾损害的药物，或增加其他药物肾毒性的药物，增加了 AKI 的风险，如同时应用造影剂和利尿药。败血病、充血性心力衰竭、肾病综合征和肝病是常见的 AKI 危险因素。

明确了基础肾功能状态以及危险因素之后，需要进一步寻找 AKI 的诱因。尽管在 ICU 外的 AKI 常由单一因素导致，但多数 AKI 表现为多种致病因素参与。肾脏自主调节功能缺陷、直接肾毒性、局部缺血 / 再灌注和炎症状态是常见病因。由于存在多重因素对肾功能的直接影响，诱因的性质和发生时间常常不得而知。如果可以明确特定的病因，如使用造影剂和肾毒性抗生素，则可在一定程度上预测 AKI 的进程。但是，临床医生应该警惕其他可能影响 AKI 进程的危险因素，如容量不足。

采用传统指标如尿常规、尿显微镜检、尿生化检测以及影像学的诊断方法需要结合新的生物标志物检测，以更好地鉴别可逆性功能性改变和器质性肾损伤。例如，目前肾前性 AKI 定义为肾小管功能完好，且纠正容量状态后肾功能可逆。相反，肾脏器质性损伤所致的 AKI 病程更长，可伴生物标志物如 NGAL 和 KIM-1 升高。在可逆性功能性改变中，生物标志物的水平通常低于器质性肾损伤，虽然也可能部分重叠。使用 AKI 生物标志物时，生物标志物的联合应用可能构成特征性的"指纹"，协助临床医生更好地评估 AKI。AKI 的诊断及分期确立后，即可针对 AKI

的分期采取相应的干预措施。

最后，虽然 AKI 与多个独立的危险因素相关，在特定的人群中（如心脏手术后、使用造影剂、住院患者、普通手术和高风险的手术），将危险因素结合，并进行危险分层评分，或许可以更好地预测 AKI。很少有模型能预测 ICU 人群的 AKI 风险。风险预测模型还可用于建立适当的标准，以对符合标准的住院患者进行 AKI 监测。采用模型预测 AKI 风险，有助于临床医生识别 AKI 的高危患者，并基于这种风险进行临床决策，给患者提供更好的建议。通过标准化的

表 33.2　可纠正和不可纠正的急性肾损伤危险因素

不可纠正的危险因素	可纠正的危险因素
慢性肾脏病	高血压
糖尿病	低白蛋白血症
高龄	贫血
慢性肝病	脓毒症
充血性心力衰竭	肾毒性药物
肾动脉狭窄	机械通气
周围血管病	高胆固醇血症
获得性免疫缺陷综合征	横纹肌溶解
肾脏手术史	低钠血症

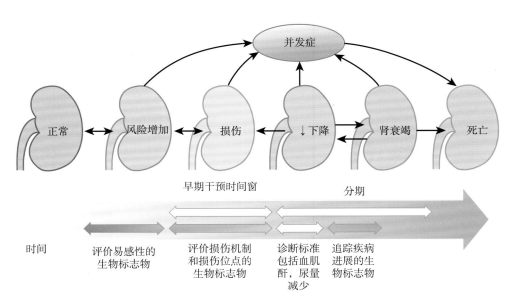

图 33.4　急性肾损伤的概念框架。对于临床和生物标志物标准提示高风险的个体需要开始检测。生物标志物的连续评估可能有助于发现 AKI 的机会窗口期，这时肾损伤已开始，但尚未引起肾功能的变化。这一窗口期的持续时间取决于损伤的性质和部位，以及生物标记物的性质和其对于干预目标的特异性。肾损伤的进展将由基于肾损伤严重程度的功能变化分期来评估，生物标志物可以协助进一步评估，决定是否需要进一步干预，并预测预后。通过联合应用生物标志物，如联合尿量（功能改变）和中性粒细胞明胶酶相关脂质蛋白（结构损伤），临床医生将有更好的手段评价 AKI 的可逆性，并能更清晰地评价 AKI 的发展阶段。GFR，肾小球滤过率。(From Mehta RL: Timed and targeted therapy for acute kidney injury: a glimpse of the future. Kidney Int 77:947, 2010.)

风险评估、动态监测、早期识别、迅速应对及针对性干预，为这些患者制订最佳治疗方案，并改善临床结局。

　　由于 AKI 在门诊患者和住院患者中均很常见，因此实用的临床诊断方法非常必要。由于近年来的实验室模型和流行病学研究，我们对 AKI 的病理生理学机制和信号通路的了解有所进步。新的生物标志物的应用使临床医师得以早期识别 AKI 患者，进行动态监测，并采取有针对性的干预措施。治疗策略应侧重于识别可逆性因素和早期干预，以防止病情进一步进展。现在，临床医生有更多的工具帮助诊治 AKI 患者。

参考文献

Anderson GH, Dalakos TG, Elias A, et al: Diuretic therapy and response of essential hypertension to saralasin, Ann Intern Med 87:183-187, 1977.

Andreucci VE, Fuiano G, Stanziale P, et al: Role of renal biopsy in the diagnosis and prognosis of acute renal failure, Kidney Int Suppl 66:S91-S95, 1998.

Bagshaw SM, George C, Dinu I, et al: A multi-centre evaluation of the RIFLE criteria for early acute kidney injury in critically ill patients, Nephrol Dial Transplant 23:1203-1210, 2008.

Bagshaw SM, Uchino S, Bellomo R, et al: Septic acute kidney injury in critically ill patients: clinical characteristics and outcomes, Clin J Am Soc Nephrol 2:431-439, 2007.

Barrantes F, Tian J, Vazquez R, et al: Acute kidney injury criteria predict outcomes of critically ill patients, Crit Care Med 36:1397-1403, 2008. Bellomo R, Ronco C, Kellum JA, et al: Acute renal failure—definition,

outcome measures, animal models, fluid therapy and information technology needs: the Second International Consensus Conference of the Acute Dialysis Quality Initiative (ADQI) Group, Crit Care 8:R204-R212, 2004.

Chawla LS, Dommu A, Berger A, et al: Urinary sediment cast scoring index for acute kidney injury: a pilot study, Nephron Clin Pract 110:c145-c150, 2008.

Coca SG, Yalavarthy R, Concato J, et al: Biomarkers for the diagnosis and risk stratification of acute kidney injury: a systematic review, Kid- ney Int 73:1008-1016, 2008.

Collins AJ, Foley RN, Herzog C, et al: Excerpts from the US Renal Data System 2009 Annual Data Report, Am J Kidney Dis 55:S1-S420, 2010. A6-A7.

Cruz DN, Bolgan I, Perazella MA, et al: North East Italian Prospective Hospital Renal Outcome Survey on Acute Kidney Injury (NEiPH-ROS-AKI): targeting the problem with the RIFLE Criteria, Clin J Am Soc Nephrol 2:418-425, 2007.

Gotfried J, Wiesen J, Raina R, et al: Finding the cause of acute kidney injury: which index of fractional excretion is better?

Cleve Clin J Med 79:121-126, 2012.

Haase M, Bellomo R, Matalanis G, et al: A Comparison of the RIFLE and Acute Kidney Injury Network classifications for cardiac surgery- associated acute kidney injury: a prospective cohort study, J Thorac Cardiovasc Surg 138:1370-1376, 2009.

Himmelfarb J, Joannidis M, Molitoris B, et al: Evaluation and initial management of acute kidney injury, Clin J Am Soc Nephrol 3:962-967, 2008.

Joannidis M, Metnitz B, Bauer P, et al: Acute kidney injury in critically ill patients classified by AKIN versus RIFLE using the SAPS 3 data- base, Intensive Care Med 35:1692-1702, 2009.

KDIGO Clinical Practice Guideline for Acute Kidney Injury. Kidney Int (Suppl 2):19-68, 2012.

Liaño F, Junco E, Pascual J, et al: The spectrum of acute renal failure in the intensive care unit compared with that seen in other settings. The Madrid Acute Renal Failure Study Group, Kidney Int Suppl 66:S16- S24, 1998.

Liaño G, Pascual J: Acute renal failure. Madrid Acute Renal Failure Study Group, Lancet 347:479; author reply 479, 1996.

Liu KD, Thompson BT, Ancukiewicz M, et al: Acute kidney injury in patients with acute lung injury: impact of fluid accumulation on clas- sification of acute kidney injury and associated outcomes, Crit Care Med 39:2665-2671, 2011.

Macedo E, Bouchard J, Soroko SH, et al: Fluid accumulation, recogni- tion and staging of acute kidney injury in critically-ill patients, Crit Care 14:R82, 2010.

Macedo E, Malhotra R, Bouchard J, et al: Oliguria is an early predic- tor of higher mortality in critically-ill patients, Kidney Int 80:760-767, 2011a.

Mehta R, Kellum J, Shah S, et al: Acute Kidney Injury Network: report of an initiative to improve outcomes in acute kidney injury, Crit Care 11:R31, 2007.

Mehta RL: Timed and targeted therapy for acute kidney injury: a glimpse of the future, Kidney Int 77:947-949, 2012.

Mehta RL, Pascual MT, Soroko S, et al: Spectrum of acute renal fail- ure in the intensive care unit: the PICARD experience, Kidney Int 66:1613-1621, 2004.

Nickolas TL, O'Rourke MJ, Yang J, et al: Sensitivity and specificity of a single emergency department measurement of urinary neutrophil gelatinase-associated lipocalin for diagnosing acute kidney injury, Ann Intern Med 148:810-819, 2008.

Schrier RW: Diagnostic value of urinary sodium, chloride, urea, and flow, J Am Soc Nephrol 22:1610-1613, 2011.

Soni SS, Fahuan Y, Ronco C, et al: Cardiorenal syndrome: biomark- ers linking kidney damage with heart failure, Biomark Med 3:549-560, 2009.

Stillman IE, Lima EQ, Burdmann EA: Renal biopsies in acute kidney injury: who are we missing? Clin J Am Soc Nephrol 3:647-648, 2008.

Uchino S, Kellum JA, Bellomo R, et al: Acute renal failure in critically ill patients: a multinational, multicenter study, JAMA 294:813-818, 2005.

34

急性肾小管损伤和急性肾小管坏死

Jeffrey M. Turner, Steven G. Coca 著

陈 罡 马 杰 王 颖 译校

既往急性肾小管坏死（acute tubular necrosis, ATN）定义为：由于缺血或肾毒性作用，肾小管上皮细胞（renal tubular epithelia cells, RTECs）发生损害造成的肾功能急剧下降。近些年，人们对该命名的恰当性提出质疑，因为肾活检病理中表现为显著坏死的细胞数量有限。急性肾小管损伤（acute tubular injury, ATI）是一个包容性更广的定义，它并不局限于病理意义上的坏死，通常可用于替代 ATN。在本章的题目中这两个名词同时出现，但在后文中我们仅采用急性肾小管损伤这一术语。本章重点讨论继发于缺血损伤和内源性肾毒性物质暴露所导致的 ATI。

缺血所致急性肾小管损伤

急性肾损伤（acute kidney injury, AKI）通常是 RTECs 缺血损伤的结果。肾脏的正常生理功能包括肾内微血管系统中血流和灌注压的自主调节。这意味着在全身血压波动的时候，肾脏还能够维持稳定的血流动力学。在病理状态下，肾脏自主调节的能力减弱，缺血会导致肾损伤。缺血导致的肾脏损害在临床表现上是一个连续的疾病谱，包括传统意义上"肾前性"肾小球滤过功能的改变，以及"肾性"的肾小管细胞损害。然而，何种程度的肾前性损害会发展为肾实质性损害，尚无明确结论。此外，由于肾脏局部血流存在正常变异，肾小球不同部位的能量和氧耗也各有差别，肾脏的小管损害区域可能是补丁样的。因此，ATI 并非"全或无"的现象，就会出现部分肾单位处于肾前性功能失常的状态，而部分肾单位则出现损伤。

一般而言，肾脏灌注越差，细胞损害也越重。然而，这两者的相关性取决于具体的临床情况。许多并发症包括脓毒症、慢性肾脏病、高血压和动脉粥样硬化将降低细胞损伤发生的阈值。此外，有假设认为，AKI 发生后，肾小球滤过率的降低和伴随的少尿是肾脏试图调整氧气供需不匹配的保护机制。所以肾脏损伤发生后，是否需要迅速恢复肾小球滤过和尿量，是一个值得探究的问题。在本章，我们将分析一些导致缺血性 ATI 的常见临床情况。这些原因可进一步区分，包括全身动脉压下降和随后发生的终末器官灌注不足，以及肾内局灶血管阻塞或收缩导致的下游组织缺血。

低血压导致缺血的病因

ATI 是最常见的院内 AKI 的原因，约半数病例可归因于此。全身疾病导致有效动脉灌注不足，进而发生肾脏血流和压力的下降是最常见的临床情形（框34.1）。休克是其中最常见的一种，存在多种对肾脏不利的致病机制。感染性休克发生后，全身血管扩张而肾内血管收缩，肾脏灌注降低，氧供减少，细胞废物清除受限，此外，内毒素和炎性细胞因子还可直接造成小管损害。在这两种机制的双重打击下，脓毒血症时，即便血压只是轻度下降，仍会造成严重肾脏损害。与感染性休克相似，分布性休克也导致全身动脉弥漫扩张。在正常情况下，肾脏接受 20% ~ 25% 的心输出量，而休克发生后，肾脏将丢失相当程度的血流灌注。

心输出量下降是心源性休克的关键。这将同样导致一系列对肾脏不利的影响。由于全身动脉血管床的灌注不足，身体启动补偿机制，激活交感神经系统和肾素 - 血管紧张素 - 醛固酮系统，进一步导致血管尤其是肾脏血管的收缩，最终的净效应是肾脏血流显著减少。此外，还有研究表明，静脉充血增加和随后的腹腔内压增高也是系统血压下降时肾脏损伤的机制之一。

低血容量性休克继发于利尿、失血、严重的呕吐和腹泻等导致全身性血容量明显减少的情况。肝硬化、肾病综合征，和蛋白丢失性肠病等导致低白蛋白血症和胶体渗透压明显下降时，也会引起严重的血管

框 34.1　缺血性急性肾小管损伤 / 急性肾小管坏死的原因

有效动脉灌注减低
休克
　感染性
　低血容量性
　心源性
　分布性
自主神经功能失调
低胶体渗透压状态
　肝硬化
　肾病综合征
　蛋白丢失性肠病
肾上腺功能不全
医源性
　药物导致的
　围术期
肾血管阻塞
肾动脉狭窄
血栓栓塞
脉粥样硬化栓塞性疾病
肾血管收缩
药物导致
毒素导致

内容量不足，尽管此时全身的水负荷甚至可能过甚。在丢失 20%～25% 的血管内血容量之前，机体可能并不表现出明显的症状或体征。

除了休克外，其他一系列临床情况也会导致低血压发生，同样是缺血性 ATI 的病因。常见的医源性因素包括降压药、α 拮抗药、抗心律失常药、麻醉药和镇静药的使用。自主神经功能失调引发的低血压最常见于糖尿病，此外还见于肝病、Guillain-Barre 综合征、脑血管意外、痴呆等其他疾病。最后，凡能影响肾脏血流自主调节的药物均可加重上述因素导致的 ATI。非甾体抗炎药（nonsteroidal anti-inflammatory drug，NSAIDs）会减少入球小动脉血流和前列腺素依赖患者的肾髓质血流，血管紧张素转化酶（angiotensin converting enzyme，ACE）抑制药和血管紧张素受体阻断药（angiotensin receptor blockers，ARBs）可能增加临床 AKI 的风险。这些药物只是单纯影响血流动力学，还是会由其他原因导致 ATI 尚不清楚，而在一些动物实验中，ACE 抑制药和 ARBs 甚至表现出对 ATI 的保护性作用。

诊断

缺血性 ATI 的诊断需要结合临床考虑。尽管缺血性 ATI 发生时可伴随显著的低血压，但长期高血压的患者由于自身调节的异常，当血压下降至正常水平时发生缺血性 ATI 的情况也并非少见。这种情况下，尽管血压的实际数值处于正常范围，但和基线状态相比已出现下降。实验室检查发现血尿素氮 / 肌酐比值小于 20，尿钠排泄分数（fractional excretion of sodium，FE_{NA}）大于 2%，尿素排泄分数（fractional excretion of urea，FE_{Urea}，FE_{Urea} 有助于排除利尿药造成的 FE_{NA} 假性增高）大于 50% 对缺血性 ATI 有提示意义。需要注意的是，脓毒血症相关的 ATI 和非少尿性 ATI 可表现为 FE_{NA} 小于 1%。尿液检查通常提示肾小管功能异常。由于尿液浓缩稀释功能异常，尿比重接近 1.010（提示等渗尿），尿渗透压通常小于 350 mOsm/Kg。可以出现蛋白尿，但通常小于 1 g/d。此外，尿常规可以出现潜血微量或 1+。尿液镜检可为诊断提供有用的信息。典型表现可见密集颗粒管型或"混浊褐色管型"，亦可见细颗粒管型和 RTECs。新近的一项评分系统通过分别计数低倍和高倍显微镜下颗粒管型和 RTECs 的数量，可很好地区分 ATI 和肾前性氮质血症。

近些年，应用新的生物标记物预测 ATI 是热门的研究课题。这些生物标记物包括中性粒细胞明胶酶相关载脂蛋白（neutrophil gelatinase-associated lipocalin，NGAL）、白介素 -18 和肾损伤蛋白（kidney injury molecule，KIM-1）等。它们的潜在应用价值是在血清肌酐升高（现今临床诊断 ATI 的典型时点）前，更接近真实损伤发生的时点诊断 ATI。此外，生物标记物有助于区分继发于功能性改变的急性 GFR 下降（如肾前性和肝肾综合征）和真正发生的肾小管损伤。最后，生物标记物还可用于预测 AKI 患者是否会进展为更严重的功能障碍，包括是否需要肾脏替代治疗。现阶段，这些生物标记物尚未用于临床实践，但后续的研究会尝试确定单个或组合生物标记物在正确诊断和判断 AKI 预后方面的作用。

胆固醇动脉粥样硬化栓塞性肾病

动脉粥样硬化斑块形成于全身动脉血管床的管壁，包括主动脉和肾动脉。斑块通常由平滑肌和单核细胞、钙质沉积、纤维帽和包含胆固醇结晶的脂质构成。特定状况下，破裂的斑块会释放胆固醇结晶，流向下游血管并阻塞各种脏器包括肾脏的小血管。视情况不同，肾脏可单独受累或作为多器官受累的一部分。胆固醇动脉粥样硬化栓塞性肾病可导致缺血性肾脏损害，其机制为胆固醇结晶引发血管阻塞和继发的免疫反应。此类病例占所有接受肾活检人群的 1%，年龄大于 65 岁人群比例高达 6.5%。在住院患者肾内科的会诊病因分析中，10% 的 AKI 病例属于胆固醇动脉粥样硬化栓塞性肾病。

临床表现

胆固醇动脉粥样硬化栓塞性肾病中，多达 77% 的病例由医源性因素导致。最常见的原因是经皮冠状动脉介入术，其他还包括肾动脉狭窄成形术、血管手术和冠状动脉搭桥术。这些过程中有血管穿刺、切开或夹闭等机械创伤操作，可能导致斑块破裂。一些小宗病例报道提示，溶栓和抗凝治疗（肝素、低分子肝素或华法林）可能也是自发性粥样硬化栓塞的原因。这些栓塞事件发生前并没有血管介入操作，其原因可能是治疗药物破坏了趋于稳定的斑块。临床研究并未证实溶栓或抗凝与动脉粥样硬化栓塞事件有明确的因果关系，实际上栓塞事件的发生风险是很低的。

动脉粥样硬化栓塞性疾病的高危患者自身往往存在严重的动脉粥样硬化症。典型患者为 60 岁以上的男性，有吸烟、糖尿病、高脂血症和高血压病史。当斑块破裂，胆固醇结晶随血流进入远端组织时，肾脏是最常见的受累器官（约占全部病例的 75%）。其他常见的受累器官见表 34.1。胆固醇结晶进入血流后，常沉积于肾脏的弓动脉和叶间动脉，也可沉积于入球小动脉和肾小球毛细血管。后续的炎症反应中，先后发生中性粒细胞浸润、单个核细胞浸润和巨细胞形成。内皮增殖导致内膜增厚及同心圆状纤维化形成，最终导致小动脉阻塞和下游组织，包括肾小球、肾小管和间质缺血性梗死。肾功能可急性或亚急性降低，或在一段时间内缓慢下降。约三分之一的病例表现为爆发型 AKI，通常在血管操作等诱发性事件一周

表 34.1　动脉粥样硬化栓塞性疾病通常累及的脏器

脏器	百分比%
肾脏	75
脾	52
胰腺	52
胃肠道	31
肾上腺	20
肝	17
脑	14
皮肤	6

内发生。这通常是大量胆固醇栓塞的结果，且往往不止单独累及肾脏。更典型的临床表现是肾功能亚急性下降，在诱因事件后平均 5.3 周表现出 AKI。在此期间，肾功能呈现阶梯性下降，提示结晶栓塞的持续发生。少见的临床情况是慢性或滞后发生的肾功能下降，表现为在诱因事件后 6 个月发生的显著的肾功能下降。这类病例在临床上识别不足，常被归因于导致慢性肾脏损害的其他因素比如肾小球硬化症。

血流中出现大量胆固醇结晶时，除 AKI 外，还可能伴发其他重大灾难性疾病，如卒中、胃肠道出血、皮肤坏死性溃疡和死亡。胃肠道受累不严重时，常只表现为胃痛、恶心和呕吐。皮肤表现很常见，且有助于诊断。患者可表现为下肢网状青斑、蓝趾和紫癜。肝受累时可伴发非结石性胆囊炎，胰腺受累时可发生胰腺炎。眼底镜检查可能发现伦赫斯特斑块，其特点是视网膜动脉胆固醇栓塞所形成的具有折光性质的黄色沉积。中枢神经系统受累可导致短暂性缺血发作、卒中、短暂黑朦或脊髓梗死。

诊断

动脉粥样硬化栓塞性肾病的诊断并非易事，需要引起足够的警惕。除了上述临床特点外，实验室检查也有助于诊断。引发免疫反应时，可出现白细胞增多，炎症因子如红细胞沉降率、C 反应蛋白也往往升高。25% ~ 50% 的病例可出现嗜酸性粒细胞升高，有时可出现低补体血症。这些发现的阴性预测值低，其结果阴性不能排除诊断。其他一些化验异常有助于提示脏器受累，如淀粉酶或脂肪酶异常提示胰腺受累，转氨酶升高提示肝受累，乳酸升高提示肠道受累，肌酸激酶升高提示肌肉受累。尿检通常没有细胞管型，并仅有少量蛋白尿。

病理

动脉粥样硬化栓塞性肾病的确诊需要依靠肾活检，但结合临床实际，肾活检未必适用于所有患者。皮肤或肌肉受累时这些部位的活检也有助于明确诊断。基于其特征性表现，通常足以做出临床诊断，当出现典型的化验结果时，更有助于确定诊断。肾活检组织在弓动脉和叶间动脉能发现双面凸起的针形裂隙（图 34.1）。这是因为标本处理过程中，胆固醇结晶溶解，出现空洞的裂隙，类似于"鬼影细胞"。血管内可见内膜增厚和同心圆状纤维化，结晶附近经常可发现巨细胞。

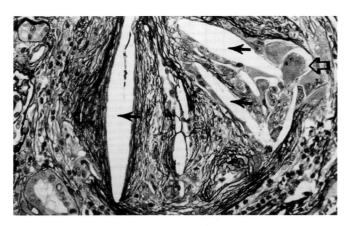

图 34.1　胆固醇动脉粥样硬化性栓子阻塞了肾脏叶间动脉的管腔。其中可发现针样裂隙（实箭头），伴有巨噬细胞-多核巨细胞反应（空心箭头）（六胺银染色，放大倍数 ×450）。（Courtesy Dr. S.I. Bastacky. From Greenberg A, Bastacky SI, Iqbal A, et al: Focal segmental glomerulosclerosis associated with nephrotic syndrome in cholesterol atheroembolism: clinicopathologic correlations. *Am J Kidney Dis* 29: 334-344, 1997, with permission.）

血管再通、内皮细胞增殖、肾小管间质纤维化、肾小球缺血和局灶节段肾小球硬化症也可见于肾脏组织病理。

治疗和结局

动脉粥样硬化栓塞性肾病重在预防。与动脉粥样硬化性疾病的传统预防措施一样，患者需要戒烟，改善高脂血症，控制高血压和糖尿病。这些措施的好处是从降低心血管疾病风险的数据中外推得到的，毕竟当前尚无特定的关于预防动脉粥样硬化栓塞性肾脏疾病的对照研究。由于缺乏明确的因果关系，针对具有动脉粥样硬化栓塞高危风险的患者进行溶栓或抗凝治疗时，需要仔细权衡利弊。此外还需要评估血管内操作的必要性，如果药物治疗是合理的，则应优先考虑。此外，一些措施可能有助于减少动脉粥样硬化栓塞事件，包括进行肾血管操作时使用下游血管栓子保护设备、选择经上肢桡动脉和肱动脉进行心导管手术。这些措施可能有助于降低胆固醇斑块从肾动脉和腹主动脉脱落并引起栓塞的可能性，但确切的证据还不足。

一旦动脉粥样硬化栓塞性肾脏病发生，其有效治疗手段很有限。至今尚无评估特定药物的前瞻性随机临床试验。有观察性研究评估了激素的有效性，但结论不一致。一项纳入 354 例动脉粥样硬化栓塞性肾病患者的最大规模的前瞻性研究并未证实激素治疗能

获益。另一项纳入 45 例患者的西班牙回顾性研究表明使用激素反而使肾脏预后更差。这些结果和早期一些提示激素改善肾功能的小宗病例研究的结论恰恰相反。总体而言，动脉粥样硬化栓塞性肾病中不主张常规使用激素；但如果表现为高炎症状态和多脏器受累时，使用激素可能有益处。

也有相关研究评估他汀类药物的潜在益处，其研究假设是他汀类药物通过降低脂质负荷、稳定斑块和抗炎作用，能够改善肾脏预后。同样，有关他汀类药物能否减少肾脏损伤的研究结论不一致。但是，对于动脉粥样硬化栓塞性肾病患者应该常规给予他汀类药物，毕竟在降低心血管事件风险方面，他汀类药物的作用是肯定的。此外，常规使用 ACE 抑制药或 ARBs 也值得肯定，同样是由于它们对心血管疾病高危人群的益处。一些有限的报告提示其他措施可能也有益处，如己酮可可碱、伊诺前列腺素、低密度脂蛋白血浆置换，特殊情况下，还可尝试节段主动脉置换术以去除栓子来源。

总之，该病预后不佳，多数患者会进展为肾衰竭。各类研究中，28%～61% 的患者需要透析支持。在最大的前瞻性分析中，高达 33% 的患者在诊断后的某个时期需要透析支持，2 年后仍有 25% 需要维持性透析。使用他汀类药物的患者肾脏结局相对良好，无论药物开始时间是在疾病诊断后抑或是在诱发事件开始前已经开始。既往存在慢性肾脏病和长期高血压是需要透析支持的重要预测因素。然而，也有报道高达 39% 需要透析治疗的患者在随访期间肾功能逐渐恢复并脱离透析。

不少近期的研究表明，相比既往研究，动脉粥样硬化栓塞性疾病的病死率在下降。既往研究中，该病的 1 年生存率低至 19%。Belefant 等针对 67 例入住 ICU 的动脉粥样硬化栓塞性肾病患者采用积极的治疗方案，其 1 年生存率可达 87%。动脉粥样硬化栓塞性肾衰竭的首要死因是心血管事件，在近期研究中生存率的提高直接源于心血管危险因素的减少。此外，透析的广泛应用对于病死率的降低也有贡献。

肾脏梗死

肾脏血供的突然中断导致肾脏梗死。总体而言，这是很少见的事件，有关这方面的研究也少。一项为期 36 个月的回顾性研究发现，所有入院患者中，该病的年发生率仅 0.007%。肾脏梗死可累及双肾、单侧肾，或者受累血管所支配的一个亚段。由于病程急

以及缺乏侧支循环，患者通常是有症状的。患者会表现出腰痛或腹痛、镜下血尿、发热、恶心和呕吐。如果双肾受累，或者单侧有功能的肾脏受累，表现为少尿或无尿 AKI。但大多数病例中，患者并没有肌酐升高或尿量改变。由于梗死组织释放肾素，患者可出现血压突然升高。实验室检查可见白细胞增多和乳酸脱氢酶升高。由于临床表现的非特异性，确立诊断需要依靠影像学。增强 CT 是常用的影像学检查，可以清晰地显示出皮质血供缺失的部分。经典的影像表现是梗死部位的楔形缺损（图 34.2）。应用二巯基丁二酸的核素肾脏显像可能更加敏感，当临床高度怀疑肾梗死而 CT 未能确诊时可以使用。肾动脉造影是诊断的金标准，但临床很少使用。

　　许多病因可导致肾脏梗死（框 34.2）。最常见的原因是肾动脉血栓栓塞。此时应进行栓塞来源的筛查。常见的原因包括心房纤颤、心肌梗死后的心源性血栓、卵圆孔未闭引发的反常栓塞，或者源于主动脉复杂粥样斑块的血栓栓塞。其他原因还包括抗磷脂综合征或其他高凝状态下可导致急性肾动脉血栓形成、感染性心内膜炎可伴发感染性栓塞，以及肾动脉外伤。主动脉或肾动脉夹层形成假腔可阻滞血流，导致肾梗死。最后，动脉粥样硬化、动脉瘤，或大、中血管炎等疾病也可导致肾动脉自发血栓形成进而发生梗死。

治疗

　　通常采用保守治疗。降压治疗是必要的，用以减缓梗死后继发的肾素相关高血压，ACE 抑制药和 ARBs 是理想的治疗选择。通过限盐和使用利尿药，减轻水负荷。是否抗凝需要基于原发病的判断。当存在心源性血栓或高凝状态时，抗凝治疗有助于预防二

框 34.2	肾梗死的原因

栓塞
心源性
　房颤
　瓣膜疾病
　心内膜炎
　心室血栓
　黏液瘤
非心源性
　反常性栓塞
　脂肪栓塞
　肿瘤栓塞
血栓
高凝状态
　肾病综合征
　抗凝脂综合征
　凝血酶 III 缺乏
　高同型半胱氨酸血症
继发于主动脉或肾动脉的结构异常
　动脉粥样硬化性疾病
　动脉瘤
　夹层
血管炎累及肾动脉
　结节性动脉炎
　大动脉炎
　川崎病
　血栓性脉管炎
创伤
血管内介入治疗的并发症

次血栓栓塞。梗死发生后，梗死部位的组织损伤是不可逆的。因此，只有在疾病处于早期，恢复灌注可能预防进一步的组织损伤时，才考虑溶栓或血管成形术等再血管化处理。当创伤性肾血管阻塞发生时，仅在最初数小时内，应用外科手段修复血管可能挽救肾脏。动脉粥样硬化性肾病患者的肾脏，其侧支循环通常已经形成，当他们发生原位血栓时，一般引起缺血性肾脏病，而非肾脏梗死，此类患者可以使用更积极的再血管化处理。

内源性肾毒性物质导致的急性肾小管损伤

　　特定情况下，内源性肾毒性物质会导致 ATI。与接触到外源性毒素不同，患者可能不会主动提供这段病史，病历记载也可能不完善，因此要做出内源性肾毒性物质损害的诊断有时很困难。此外，当做出该诊断的时候，避免进一步肾毒性物质接触的措施也未必

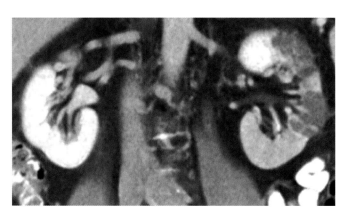

图 34.2　增强 CT 扫描显示左肾梗死。注意梗死部位的楔形缺损，这是肾梗死的典型表现

能马上奏效。治疗策略通常包括生化环境的调整，改变毒素对肾脏的作用，从而限制损伤。

肌溶解

肌溶解这个术语专指肌肉坏死，细胞内物质逸入胞外引起的临床综合征。该病的临床表现可从相对良性的临床过程到肌红蛋白肾病导致 AKI 为突出表现的严重系统性损害。Bywaters 和 Bell 最早描述了肌溶解所致的肾衰竭，他们报道了四例第二次世界大战期间伦敦轰炸时的挤压伤患者，增加了我们对这一疾病的认识。肌溶解所致 AKI 的发病率在 5%～51%，肾脏受累时病死率显著升高。

肌溶解的原因和病理生理

框 34.3 中列有肌溶解的病因。最常见的是飓风和地震等自然灾害所导致的挤压伤。肌溶解导致的

AKI 是此类事件中最常见的死亡原因。2010 年海地大地震之后，很快就有肾脏疾病治疗队被派遣到当地开展诊治和透析，目标是减少死亡人数和人员伤亡。骨筋膜室综合征造成的压力性坏死会导致组织破坏和肌溶解，这种情况可能需要紧急的筋膜切开术。有时，由于能量供需失衡，运动过度会引起肌肉坏死。这种情况常见于平时身体较弱、突然进行高强度运动的人。需要注意的是，即便是身体状况良好的运动员在超强度运动后也可能出现肌溶解和 AKI。专业的马拉松运动员发生肾衰竭并需要透析支持的病例也有报道。一项纳入 475 例肌溶解患者的研究中，发现最常见的病因是药物或毒物的摄入。酗酒和滥用可卡因是两种常见原因。其他药物也可造成肌肉损伤，如抗精神病药物、他汀类和选择性 5- 羟色胺释放抑制药。

胞浆钙离子浓度升高是导致肌纤维完整性破坏的最终共同致病通路。这将引发蛋白酶不受抑制地活

框 34.3　肌溶解的原因

物理损伤	毒素
创伤	乙醇
挤压伤	甲苯
骨筋膜室综合征	一氧化碳
制动	碳氢化合物
肌纤维疲劳	鹌鹑中毒
过度运动	蘑菇中毒
抽搐	**电解质紊乱**
中暑	低钾血症
神经阻滞剂恶性综合征	低磷血症
恶性高热	液体交换过度
药物、违禁药品和营养补充剂	**炎症状态**
他汀类	皮肌炎和多发性肌炎
贝特类	血管炎
齐多夫定	系统性炎症反应
苯妥英	病毒感染（如流感病毒、副流感病毒、柯萨奇病毒、艾滋病病毒、
选择性 5- 羟色胺再摄取抑制药	EB 病毒、巨细胞病毒、带状疱疹病毒）
异烟肼	细菌感染（如军团菌、兔热病、中毒性休克综合征、链球菌、
秋水仙碱	葡萄球菌、梭状芽孢杆菌、沙门菌）
抗精神病药物	原虫感染（如恶性疟疾）
HIV 感染时使用的复方磺胺甲恶唑	**代谢酶缺乏**
可卡因	肌肉硫酸化酶缺乏（McArdle's 病）
安非他命	左旋肉碱转移酶缺乏
海洛因	肌肉磷酸果糖激酶缺乏（Tarui 病）
美沙酮	
苯环己哌啶	
肌酸	
麻黄	

化，导致致死性细胞事件发生。细胞内钙离子浓度增高是三磷腺苷耗竭、钠钾 -ATP 酶和钙 ATP 酶衰竭的后果。这会抑制钙离子从细胞质的正常外排。

肌细胞坏死发生后，细胞内高浓度的物质尤其是肌酸激酶、肌红蛋白、有机酸和各种离子，将溢向细胞外液。最终这些物质引发的病理生理改变导致了肌溶解的并发症和死亡。肌溶解时重要电解质失衡包括高钾血症、高磷血症和低钙血症。高钾和高磷的原因是它们在细胞内的浓度高。全身 89% 的钾离子存在于细胞内，70% 存在于骨骼肌细胞内。和血钙、血磷变化相反，肌溶解的急性期血钙降低。这是由于钙离子和磷形成复合物，以磷酸钙的形式沉积于坏死组织的结果。组织恢复发生于此后的数天至数周，钙离子从坏死组织中溢出，引起病程晚期时反跳性高钙血症。肌细胞释放的乳酸和其他有机酸可导致阴离子间隙升高的代谢性酸中毒。此外，细胞损伤后嘌呤代谢的升高也导致尿酸水平升高。

诊断

肌溶解患者最典型的临床表现是严重的肌痛。但是有些患者可能表现轻微或没有症状，有些患者则因肌痛无法动弹。这些情况下均应高度怀疑肌溶解。病史中往往可以发掘出相关的环境或事件。采集病史时，应注意询问有无高强度体力活动、用药或毒物摄入、外伤，或硬质物体表面长期制动等情形。

严重 AKI 时，尿量可能减少，由于尿液中存在肌红蛋白，颜色呈红褐色。镜检时可发现色素颗粒管型。尿常规可发现潜血阳性，而镜检则见不到红细胞或仅有少量红细胞。这种显著差异在于尿常规不能区分血红蛋白和肌红蛋白。肌溶解有别于其他类型 ATI 的另一特征是尿钠排泄分数降低（小于 1%）。这个现象常发现于病程早期，但并非总是存在。大约 50% 的病例尿检时可发现一定程度的蛋白尿。

血液检查可发现肌红蛋白和肌酸激酶升高。由于肌红蛋白代谢很快且代谢速度难以预计，其测定值不可靠，因此肌红蛋白并未列入常规化验的项目。肌溶解发生时，肌酸激酶可升高至正常上限的 1000 倍。若肌酸激酶的升高幅度未达 15 000 ~ 20 000 U/L，发生 AKI 的风险并不高。前面提到的电解质和酸碱平衡紊乱对于疾病的诊断也有提示意义。

血红蛋白尿

游离血红蛋白发生于血管内溶血时。游离血红蛋

白数量较少时，可全部与血浆结合珠蛋白结合，形成血红蛋白 - 结合珠蛋白复合物，并被单核细胞和巨噬细胞清除。但是，当血浆中大量出现血红蛋白时，能与之结合的结合珠蛋白迅速被消耗。游离血红蛋白以四聚体（两条 α 链和两条 β 链，分子量 68 kDa）或二聚体（一条 α 链和一条 β 链，分子量 32 kDa）的形式存在。四聚体血红蛋白和血红蛋白 - 结合珠蛋白复合物的体积较大，不被肾小球滤过，但二聚体可经肾小球滤过。滤过的血红蛋白被近端肾小管细胞重吸收，或在肾小管腔中形成管型。血红蛋白尿导致的 AKI 属于血色素肾病的疾病谱。多种原因的溶血可导致血红蛋白尿。常见的病因包括输血反应、自身免疫性溶血、人工瓣膜的机械破坏、葡萄糖 -6 磷酸脱氢酶缺乏、阵发性夜间血红蛋白尿、疟疾，以及一系列的药物和毒物中毒。

血色素肾病的病理机制

除肌红蛋白和血红蛋白对肾小管的直接毒性作用外，其他因素如容量不足、肾血管收缩、酸中毒、细胞因子释放和肾小管管型等均会增加血红蛋白的肾毒性。肌溶解时，由于液体留存于组织，伴发血管内容量不足是常见的现象。此外，一些可导致肌溶解的原因（如挤压伤受困的患者、运动过度、药物和酒精滥用、制动等）本身也会引起容量不足。由于一氧化氮和血红蛋白高度亲和，扩血管物质一氧化氮相应减少，在增高的血管收缩物质（如内皮素和异前列腺素）的共同作用下，最终造成肾血流减少，引起肾小管细胞缺血损伤。这个过程还伴有细胞因子激活。血红蛋白可介导趋化因子如单核细胞趋化蛋白1的激活，导致白细胞聚集和上皮细胞损伤。酸中毒引起血红蛋白变性，促进其和 Tamm-Horsfall 蛋白结合及尿液管型的相互作用，形成管型。随后发生的小管阻塞又延长 RTECs 暴露于血红蛋白和肌红蛋白的时间。此后，小管细胞再吸收血红蛋白，通过脂质过氧化和自由基形成，进一步导致肾小管细胞损伤。肌肉损伤中出现的高铁血红素是造成小管损伤的主要因素。最后，沉积于肾脏的钙 - 磷复合物也会造成小管损伤。

治疗

无论是肌溶解还是血红蛋白尿导致的血红蛋白肾病，其治疗策略类似。早期积极的液体复苏是治疗的关键。这不仅能纠正容量不足和肾脏缺血状态，还会减少管型形成，防止过多的血红蛋白在肾小管中堆

积。患者每日大约需要 10 L 甚至更多的静脉输液量。尽管液体复苏在血色素肾病的治疗中至关重要，但是生理盐水是否为理想的液体尚存在争议。有专家建议使用等渗的碳酸氢钠，好处在于碱化尿液，可减少肌红蛋白和 Tamm-Horsfall 蛋白的结合，限制肌红蛋白的氧化还原反应循环以减少脂质过氧化，防止高铁肌红蛋白诱发的血管收缩。这些理论上的好处多源于动物实验的结果，但在临床数据中并没有体现明显的获益。相反，有人质疑碳酸氢钠的使用，指出：由于碳酸氢钠的碱化作用可能加重低钙血症，反而促进钙磷在肾脏的沉积。也有人建议甘露醇和碳酸氢钠联合使用。由于渗透性利尿的作用，甘露醇可以增加尿量，有助于血红蛋白的洗脱。此外，甘露醇还有清除自由基的作用。其他小规模研究中提示抗氧化剂如己酮可可碱、维生素 E 和维生素 C 等可能有益。当严重肾衰竭发生或需要紧急纠正电解质异常时，肾脏替代治疗是重要的支持手段。尽管在多种情况下可发生严重的 ATI 并且经常需要肾脏替代治疗，大多数患者的肾功能最终能够恢复并脱离透析，其中许多人的肾功能甚至能恢复到疾病前的状态。

溶瘤综合征相关的急性肾脏疾病

溶瘤综合征是由于大量肿瘤细胞坏死，释放大量细胞内物质到细胞外液所导致的疾病。通常发生于淋巴瘤和白血病化疗治疗后，罕见的情况下，也可发生于实体瘤生长过甚而血供不足时引发的自发溶瘤。

实验室检查可见血钾、血磷和尿酸水平升高。溶瘤导致的急性肾损伤是尿酸和钙 - 磷复合物在肾小管中沉积的结果。酸性尿会增加尿酸结晶的形成。因此，使用碳酸氢钠碱化尿液有助于预防或减缓尿酸盐肾病，但是可能会导致更多的钙磷沉积和急性肾钙质沉积。有些专家建议单纯输注盐水增加尿量，仅在血清尿酸高于 12 mg/dl 或镜检可见尿酸结晶时使用碳酸氢钠。别嘌醇和拉布立酶分别通过抑制尿酸生成（别嘌醇）和增加尿酸分解（拉布立酶）发挥降尿酸作用。对于高危患者化疗前，应考虑此类药物的预防性使用。

其他内源性毒素

鉴于肾脏的浓缩功能，其他内源性物质也可在肾小管中聚集并引发 ATI。和之前的各种原因类似，这可由某些物质血浆浓度的升高导致，而在正常情况下，这些物质是非致病性的。在骨髓瘤患者中，大量游离轻链从肾小球滤过，进入肾小管，其细胞毒性直接造成近端肾小管损伤，其形成的管型造成远端肾小管损伤，引起骨髓瘤管型肾病。

内源性产生或外源性摄入增多，可导致血清草酸盐水平升高。在原发性高草酸盐尿症中，由于乙醛酸代谢的先天性异常，导致草酸盐过度产生，这将引起尿液中草酸盐浓度过饱和。后续草酸钙沉淀形成，导致结晶产生和肾钙质沉积。其导致的小管损伤可引起严重的肾脏损害。高草酸盐尿症也可发生于胃改道手术后，以及其他原因造成的吸收不良（胰腺炎、Crohn 病），这是由于食物来源的草酸盐吸收过度。外源性病因包括乙烯乙二醇（防冻剂）中毒，大剂量奥利司他，以及过量维生素 C。

参考文献

Abuelo JG: Normotensive ischemic acute renal failure, N Engl J Med 357:797-805, 2007.

Belenfant X, Meyrier A, Jacquot C: Supportive treatment improves sur- vival in multivisceral cholesterol crystal embolism, Am J Kidney Dis 33:840-850, 1999.

Bywaters EG, Beall D: Crush injuries with impairment of renal function, Br Med J 1:427-432, 1941.

Frock J, Bierman M, Hammeke M, et al: Atheroembolic renal disease: experience with 22 patients, Nebr Med J 79:317-321, 1994.

Gutierrez Solis E, Morales E, Rodriguez Jornet A, et al: [Atheroembolic renal disease: analysis of clinical and therapeutic factors that influ-ence its progression], Nefrologia 30:317-323, 2010.

Howard SC, Jones DP, Pui CH: The tumor lysis syndrome, N Engl J Med 364:1844-1854, 2011.

Korzets Z, Plotkin E, Bernheim J, et al: The clinical spectrum of acute renal infarction, Isr Med Assoc J 4:781-784, 2002.

Melli G, Chaudhry V, Cornblath DR: Rhabdomyolysis: an evaluation of 475 hospitalized patients, Medicine (Baltimore) 84:377-385, 2005.

Meyrier A: Cholesterol crystal embolism: diagnosis and treatment, Kid- ney Int 69:1308-1312, 2006.

Nasr SH, D'Agati VD, Said SM, et al: Oxalate nephropathy complicating Roux-en-Y Gastric Bypass: an underrecognized cause of irreversible renal failure, Clin J Am Soc Nephrol 3:1676-1683, 2008.

Perazella MA, Coca SG, Hall IE, et al: Urine microscopy is associated with severity and worsening of acute kidney injury in hospitalized patients, Clin J Am Soc Nephrol 5:402-408, 2010.

Scolari F, Ravani P: Atheroembolic renal disease, Lancet 375:1650-1660, 2010.

Thurau K, Boylan JW: Acute renal success: the unexpected logic of oliguria in acute renal failure, Am J Med 61:308-315, 1976.

Tracz MJ, Alam J, Nath KA: Physiology and pathophysiology of heme: implications for kidney disease, J Am Soc Nephrol 18:414-420, 2007.

急性间质性肾炎

Ursula C. Brewster, Asghar Rastegar　著

吴海婷　刘岩　郑可　译校

35

1898 年，W.T. Councilman 将急性间质性肾炎（acute interstitial nephritis，AIN）定义为"以肾间质中组织细胞及液体渗出为特征的肾脏急性炎症，可伴随上皮退化；这种渗出为非化脓性的，病灶可为弥漫性或局灶性。"上述病变见于猩红热患者的尸检中，以及相对少见地出现在其他没有细菌直接侵犯肾实质组织的系统性感染性疾病中。

一个多世纪以后，明确诊断 AIN 要求病理学发现肾间质水肿和急性炎症细胞浸润，浸润的细胞包括多形核白细胞（polymorphonucleocytes，PMNs）、嗜酸细胞和淋巴细胞。自从 Councilman 给出了 AIN 的描述后，AIN 的最常见病因戏剧性地改变为药物（超过 75%）。本章将重点讨论急性间质性肾炎，同时简略地讨论抗感染药物对于肾实质的直接损害。

AIN 的发病率因临床情况不同而变化很大。在无症状蛋白尿或血尿的患者中 AIN 的发病率为 0.7%，而在原因不明的急性肾损伤（AKI）的住院患者中其发病率为 10%～15%。尽管 AIN 可发生于各个年龄段，但在老年患者中更为常见。在一项报道中，肾活检证实的 AIN 在老年患者中发病率为 3.0%，而在青年患者中为 1.9%。这可能与老年患者更多地暴露于药物及其他诱发因素有关。

临床表现

AIN 的临床表现包括急性或亚急性的肾功能下降，通常见于应用多种药物的患者。"经典"的皮疹、关节痛、嗜酸性粒细胞增多三联征少见，在未筛选的患者中，其发生率仅为 5%～10%。与非甾体类抗炎药物（NSAIDs）相比，这些表现在青霉素衍生物相关的 AIN 中更加常见。发热是最常见的临床表现，在药物诱导的 AIN 中其发生率可达 50%，但在未经筛选的患者中发生率仅为 30%。皮疹发生于三分之一的患者中，通常为斑丘疹。没有任何一项临床症状或体征具有足够的敏感性与特异性来确诊 AIN。AIN 通常伴随非少尿性 AKI，但少尿性 AKI 伴随肌酐迅速升高的情况也可发生。当 AIN 发生在具有潜在慢性肾脏病（chronic kidney disease，CKD）和多种合并症的患者中时，其诊断更加困难。因此，在任何无明确的诱因的急性或亚急性肾功能下降的患者中，均应考虑 AIN 的可能。

实验室检查

常见的 AIN 实验室检查发现已经总结于表 35.1。最常见的异常为血尿素氮和肌酐缓慢稳定地上升。快速、爆发式的肾功能改变在 AIN 中很少出现。其他的主要实验室发现包括：嗜酸性粒细胞增多、嗜酸性粒细胞尿和尿沉渣异常。据报道，嗜酸性粒细胞血症在 β- 内酰胺类抗生素相关 AIN 中的发生率可达 80%，而在其他药物诱导的 AIN 中仅有三分之一出现。偶尔可见高钾血症，可伴或不伴高氯性代谢性酸中毒。

尿常规和尿沉渣检查是常用的最有用的实验室检查。在尿液试纸条检查中，多数患者存在轻度蛋白尿（1～2+）和白细胞酯酶阳性。尿蛋白定量检查时，

表 35.1　急性间质性肾炎的实验室表现

嗜酸性粒细胞增多	表现不一，在药物诱导的 AIN 中更加常见
嗜酸性粒细胞尿	敏感性 63%~91%，特异性 52%~94%
尿沉渣	血尿，白细胞尿，白细胞管型，RTE 细胞，RTE 管型
蛋白尿	少于 1 g/24 h
尿钠排泄分数 (FeNa)	大于 1%
近端小管功能缺陷	葡萄糖尿，高磷酸盐尿，尿重碳酸盐增多，氨基酸尿
远端小管功能缺陷	高钾血症，远端 RTA，盐耗
髓质功能缺陷	肾性尿崩症

AIN，急性间质性肾炎；RTA，肾小管酸中毒；RTE，肾小管上皮

尿蛋白通常少于 1 g/d。肉眼血尿罕见，病程时长的不到 50% 的时间里会发现镜下血尿发生率小于 50%。甲氧西林诱导的 AIN 病例中，几乎均可于尿液镜检见到白细胞，而在其他药物诱发的 AIN 中约 50% 病例不会出现上述情况。因此，即使不存在白细胞尿也不能在鉴别诊断时排除 AIN。尿液镜检的经典表现包括血尿、白细胞尿、白细胞管型和肾小管上皮（renal tubular epithelial，RTE）细胞（图 35.1）。在绝大多数甲氧西林相关的 AIN 患者中都可见到细胞管型，而在其他原因导致的 AIN 中也有 50% 以上患者可见到细胞管型。

　　嗜酸性粒细胞尿曾经被认为是这种疾病的特征，现在看来，其不敏感也不特异，不能以其做出诊断。这一检查在合并 AKI 的患者中敏感性为 67%、特异性为 83%。尿嗜酸性粒细胞的染色技术（瑞氏染色和 Hansel 染色）已被证实既不可靠又不方便。膀胱炎、肾盂肾炎、肾动脉栓塞以及急进性肾小球肾炎等疾病也可能会出现嗜酸性粒细胞尿。因此，嗜酸性粒细胞尿检查在诊断 AIN 中并不特异。

影像学

　　典型的 AIN 在肾脏超声中表现为肾脏增大且回声正常。然而，这些表现也不特异，在其他类型的肾脏疾病中也可出现。尽管镓 -67 扫描最初被报道在诊断 AIN 中具有高敏感性，但随着时间的推移，这一点未获得支持，其作用可能也仅限于在不能行肾活检的患者中鉴别急性肾小管坏死（ATN）与 AIN。正电子发射计算机断层显像在不少 AIN 病例中的应用显示出了其诊断潜能，但这一结论还需要进一步证实才能推广应用。

病理学

　　AIN 的疑诊基于临床线索，确诊通常需要肾脏活检。主要的病理学发现包括间质水肿、炎症以及不伴随肾小球或血管受损的小管炎（图 35.2）。间质浸润可以为弥漫性的，但实际上通常为片状，由淋巴细胞、单核细胞、嗜酸性粒细胞、中性粒细胞和浆细胞组成。T 淋巴细胞主要为 CD4 和 CD8 细胞。嗜酸性粒细胞的数目多变，在药物诱导的 AIN 中更为突出。肉芽肿虽不常见，但偶尔可见，尤其是在结节病和药物诱导的 AIN 中。小管炎以炎症细胞浸润穿过肾小管基底膜为特征，其导致小管损伤并常与严重的炎症相关。间质炎症的严重程度与临床结局常无相关性。不良预后与间质纤维化和小管萎缩的关系更加直接。免疫荧光和电子显微镜检查通常毫无发现。NSAIDs 相关的 AIN 有时伴随肾小球轻微病变或膜性肾病。与孤立性的 AIN 相反，这些具有肾病综合征的病例常伴随 AKI。

发病机制

　　早先总结的临床和组织病理学发现将启动和维持小管间质损害的原因强烈指向了免疫调节机制。

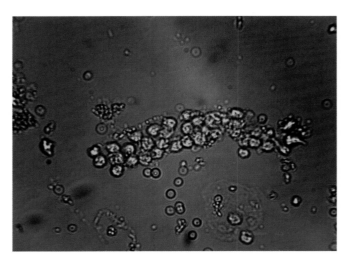

图 35.1　尿液镜检显示白细胞管型（*箭头*）及其周围围绕的红白细胞（×60）

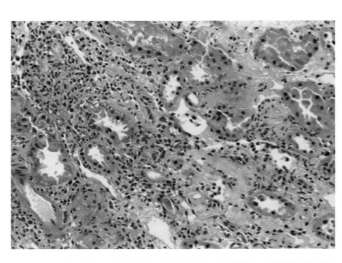

图 35.2　肾活检显示急性间质性肾炎。弥漫的间质浸润（*箭头*）伴随严重的肾小管损伤和小管炎（*箭头头部*），淋巴细胞通过肾小管基底膜。同时可见嗜酸性粒细胞（*弯箭头*）。（伊红染色，×200）

AIN 的某些临床表现如暴露于某种药物的患者的低发生率、无药物剂量依赖性、在某些患者中存在系统性症状以及重复用药时 AIN 的再发，这些表现均支持 AIN 是具有免疫基础的损伤。诱发免疫介导损伤的抗原可以是内源性的（Tamm-Horsfall 蛋白、megalin 和肾小管基底膜成分）或外源性的（如药物和化学品）。外源性抗原可被肾间质直接捕捉或成为循环免疫复合体而沉积在肾间质。它们可作为半抗原与肾小管抗原结合，或模拟正常的肾小管或间质抗原，从而诱发免疫反应。在动物模型中，细胞免疫和体液免疫均参与其中。这种损伤起始于内源或外源性的抗体暴露于抗原呈递淋巴细胞，从而导致 T 细胞活化。这些细胞诱导其他 T 细胞的分化和增殖，导致延迟性超敏反应和细胞毒性。上述间质组织中的炎症浸润诱导多种致纤维化细胞因子和趋化因子，如转化生长因子 -β（ TGF-β ）、血小板源生长因子 -BB（ PDGF-BB ）、上皮生长因子（ EGF ），和成纤维母细胞生长因子 -2（ FGF-2 ）。浸润到间质的成纤维母细胞是上皮细胞到间质细胞转变的产物。最终，这一炎症过程导致细胞外间质的增加、间质纤维化和肾小管减少。

急性间质性肾炎的病因

　　AIN 具有多种原因，但药物是最常见的原因（表 35.2 ）。AIN 的诊断应当回顾用药史，从而找到致病药物，限制这些药物的继续应用。除各种药物外，某些感染原也可以诱导 AIN。尽管在抗生素时代，感染原导致 AIN 少见，但当临床背景符合时，其仍必须在考虑之列。最后要提出的是，系统性疾病，如原发性风湿性疾病，也与 AIN 的病理学发现相关。这些疾病通常临床表现都很明显（表 35.3 ）。

药物相关的间质性肾炎

抗生素

β- 内酰胺类抗生素

　　甲氧西林和其他 β- 内酰胺类抗生素是与 AIN 相关的最常见的药物。甲氧西林具有免疫原性，较包括 β- 内酰胺类在内的其他药物更容易导致超敏反应综合征。病程可能不一，但 AIN 多在用药后 10 ~ 14 d 左右发病，若患者曾经致敏则病程不同。β- 内酰胺类诱导的 AIN 患者经常出现发热、皮疹、关节

表 35.2　急性间质性肾炎的常见相关药物

药物种类	举例
抗生素	β- 内酰胺类，磺胺类，喹诺酮类，利福平，万古霉素，红霉素，乙胺丁醇，氯霉素
抗病毒药物	阿昔洛韦，阿扎那韦，阿巴卡韦，茚地那韦
镇痛药	NSAIDs，选择性 COX-2 抑制药
GI 药物	PPI，H2- 受体阻滞药，氨基水杨酸
抗惊厥药物	苯妥英，卡马西平，苯巴比妥
利尿药	氢氯噻嗪，呋塞米，氨苯蝶啶，氯噻酮
其他	别嘌醇，中药

COX-2，环氧合酶；GI，胃肠道；NSAIDs，非甾体类消炎药；PPI，质子泵抑制药

表 35.3　与急性间质性肾炎相关的常见疾病

细菌感染	军团菌，葡萄球菌，链球菌，耶尔森菌
病毒感染	汉坦病毒，CMV，EBV，HIV，单纯疱疹，丙肝病毒
自身免疫疾病	系统性红斑狼疮，干燥综合征，结节病
肿瘤性疾病	淋巴增殖性疾病，浆细胞病

CMV，巨细胞病毒；EBV，EB 病毒；HIV，人免疫缺陷病毒

痛和嗜酸性粒细胞血症，并伴随 AKI。这些症状可能迅速消失或并不出现，这使得上述临床线索并不能作为可靠的工具用来诊断 AIN。在 75% 的患者，尿常规和尿显微镜检查出现轻度蛋白尿、血尿和白细胞尿（图 35.1 ）。由于其与 AIN 的相关性，以及其他 β- 内酰胺类药物的出现，甲氧西林已经很少被使用了。头孢霉素可引起类似的 AIN 临床表现，但较经典的青霉素更加少见。停止用药后，通常肾功能可恢复，仅在某些患者中可出现 CKD。

非 β- 内酰胺类抗生素

　　利福平诱导的 AIN 可表现得很严重，并在反复间断用药时比持续用药时更加常见。在大多数、但不是全部患者中，AIN 的发展呈现剂量依赖性的形式。有时可发现利福平的循环抗体。全身表现包括发热、寒战、腹痛和肌痛。实验室异常包括肝功能紊乱、溶血性贫血和血栓性血小板减少。肾脏组织病理检查显示间质炎性浸润，包括单个核细胞和偶见的嗜酸性粒细胞。还可出现小管上皮细胞损伤和血管收缩损伤导致的小管坏死。由于存在潜在的血流动力学障碍的风险，因此对于曾经有严重反应的患者不应再次应用此

类药物。

磺胺类药物是被广泛应用的与肾损伤相关的抗生素。在 20 世纪前 50 年，当这类药物刚问世时，其最常见的肾脏损伤形式是不可溶解的药物和（或）其代谢物的结晶在肾小管的阻塞。当前，AIN 是报道的这类药物最常见的损伤形式。应用了这类药物的患者经常表现出急性超敏反应，其特点为发热、皮疹和嗜酸性粒细胞血症。人类免疫缺陷病毒（HIV）感染患者、肾移植患者，或潜在的 CKD 患者对此类药物更易出现过敏反应，但这也可能与这些人群应用的磺胺类药物（如复方磺胺甲噁唑）剂量较大有关。慢型磺胺乙酰化个体容易出现药物蓄积，即使是常规的应用剂量，亦可能具有更高的药物反应风险。

氟喹诺酮类药物，尤其是环丙沙星，可引起多种机制的肾脏损伤；最常见的仍为 AIN。其常见表现为肾功能缓慢下降，而无超敏反应综合征表现。这类药物中的其他药物也与 AIN 相关，但由于环丙沙星的广泛应用，最常见的还是环丙沙星。

阿奇霉素、红霉素、乙胺丁醇、庆大霉素、呋喃妥英、四环素、万古霉素和多种抗病毒药物均被报道与 AIN 相关。任何药物都不能摆脱嫌疑，在评估时，每一种药物都应在考虑之列。

非甾体类抗炎药物

非甾体类抗炎药被慢性疾病和慢性疼痛患者广泛使用。无论是 NSAIDs 还是选择性环氧化酶 -2（COX-2）抑制药都可引起 AIN。鉴于 NSAIDs 应用频率之高，而其导致 AIN 仍相对罕见，故支持为药物特异性反应。NSAIDs 可引起多种肾脏损害表现（参考第 37 章），最突出的就是伴随血流动力学改变的急性肾损伤、电解质／酸碱紊乱和肾病综合征。与抗生素相关的 AIN 相比，NSAIDs 导致的 AIN 的相关临床表现更加隐匿。通常在开始用药后数月后才出现，平均发病时间为 18 个月。通常患者并不出现超敏反应、发热和嗜酸性粒细胞血症，皮疹也少见。肾脏组织病理中，间质浸润的细胞较其他药物导致的 AIN 更少、嗜酸性粒细胞也更少，但小管炎可见。尽管各种 NSAIDs 的化学结构各不相同，但各种剂型的肾脏损伤形式都极为相似，这提示其为同一抗原决定簇引起的免疫反应。NSAIDs 本身延缓炎症介质的形成，减轻肾脏损伤的程度。有趣的是，这种作用可能调节了免疫功能并改变了临床表现，使得诊断 AIN 更加困难。

胃肠道药物

质子泵抑制药（PPIs）可能已经成为了世界范围内最常见的 AIN 的病因。在许多国家这种药物是非处方药，这使得其应用更为广泛。自从 20 世纪 90 年代奥美拉唑问世后，PPIs 的处方量一直在持续增长。从用药开始到诊断 AIN 的平均时间约为 11 周，然而其也可于用药后数月发病。仅约 10% 的 PPI 导致的 AIN 会表现为以发热、皮疹及嗜酸性粒细胞血症为特征的经典超敏反应综合征，其余的患者可能没有临床表现或表现很轻，没有特异性。早期识别和治疗 AIN 可以取得相对较好的预后并很少需要肾脏替代治疗，但即使如此，仍有部分患者可发生 CKD。

5- 氨基水杨酸是治疗炎症性肠病的主要药物。多数患者需要长期治疗，常年用药。这些药物的肾脏损伤罕见，发病率为每 200～500 人中有 1 人。发病时可出现超敏反应并引起 AIN。在无法早期识别的患者中，经常由于慢性间质纤维化而出现 CKD。这些反应通常出现在治疗的第一年，但其实可以非剂量依赖性的形式出现在治疗的任何时期。

利尿药

利尿药导致的 AKI 通常与血管内容量不足导致的肾脏低灌注有关。然而，有众多的关于利尿药诱导 AIN 的报道，这些利尿药包括呋塞米、氢氯噻嗪、氯噻酮和氨苯蝶啶。相对于这些药物的广泛应用，AIN 的发病相对罕见。在发表的报道中，多数患者出现系统症状，包括发热、皮疹和嗜酸性粒细胞血症，这些症状提示存在超敏反应综合征。停止用药后多数患者肾功能可恢复。

感染

侵袭性感染

在抗生素出现前的时代，链球菌和白喉感染可引起无肾组织直接浸润的肾脏炎症反应。然而，在抗生素易于获得后，感染相关的 AIN 明显减少了。现在，在应用抗生素治疗的感染病例中出现 AKI 时，药物常被认定为罪魁祸首。如果停止应用抗生素后 AKI 仍持续存在，则应考虑急性链球菌感染后的肾小球肾炎或 AIN。

肾小管间质损伤可以来源于病原体的直接侵袭，如肾盂肾炎，或免疫机制介导的非直接侵袭。与 AIN

不同，肾盂肾炎通常限于一个肾锥体。当泌尿道梗阻时，炎症可能变得更加弥散，最终导致 AKI。根据临床病史和体征都可以轻易地区分这两种情况，CT 影像中显示的楔形炎症病灶更好地支持了肾盂肾炎的诊断，而不是 AIN。

许多病原体都与侵袭性 AIN 相关，包括 EB 病毒（EBV）、军团菌、支原体、巨细胞病毒、腺病毒和落基山斑疹热。钩端螺旋体是经典的导致 AIN 的例子。螺旋体通过皮肤或黏膜进入血流，迅速侵入肾小球毛细血管，随后移行到肾小管间质。一旦到达这一部分，病原体就可以导致炎症和肾小管的直接损伤，随着时间的延长，最终表现为增大、水肿的肾脏。此外，在严重的钩端螺旋体感染导致的感染性休克患者中，除 AIN 外还可同时出现缺血性 ATN。根除感染后肾功能可恢复。

汉坦病毒是一种 RNA 病毒，其与间质水肿及多核白细胞、嗜酸性粒细胞、单核细胞浸润有关。间质出血伴随肾脏炎症，并与肉眼及镜下血尿有关。念珠菌血症与最初局限于肾皮质的间质炎症反应有关。随着时间的推移，大的真菌球形成，阻塞集合系统，造成梗阻性肾病，进而导致 AKI.

非侵袭性感染

即使感染源没有直接侵袭肾脏，也可与 AIN 相关。从历史角度看，链球菌感染常常与 AIN 相关。与 AIN 相关的临床综合征出现在感染病程的早期（9～12 d）。鉴于现在对链球菌感染迅速治疗，感染相关的 AIN 作为临床实体已经消失了。

系统性疾病

经典的急性肾小管间质炎症也可作为许多系统性疾病的一部分。鉴于风湿免疫性疾病本身即可引起免疫介导的肾小球疾病，其也同样可以引起 AIN。代谢性疾病和恶性肿瘤也可与肾间质炎症和 AKI 相关。

伴随葡萄膜炎的小管间质性肾炎

伴随葡萄膜炎的小管间质性肾炎（tubulointerstitial nephritis with uveitis，TINU）是罕见的、病因不明的疾病，最常见于青春期女性，但也可见于成年期。在眼部和肾脏表现发生前即可出现体重下降、发热、贫血和高球蛋白血症。最初的肾脏表现为 Fanconi 综合征伴糖尿、蛋白尿和氨基酸尿，随后出现肾小管间质渗出，有时可出现肉芽肿。某些感染，如弓形虫病、EB 病毒感染和贾第鞭毛虫病，与 TINU 有关。然而，并无明确的免疫或基因因素。类固醇激素是治疗该病的眼部和肾脏表现的主要药物。幸运的是，此种疾病治疗后预后较好。

免疫性疾病

绝大多数伴随 AKI 的风湿免疫性疾病都是肾小球性疾病，包括抗肾小球基底膜抗体病（如 Goodpasture 病）、免疫沉积病（系统性红斑狼疮或 IgA 肾病），或抗中性粒细胞抗体相关寡免疫复合体血管炎。然而，还有许多风湿免疫病，如干燥综合征，可表现为肾小管间质炎症，而无肾小球受累。在许多临床情况下，在肾脏损伤的鉴别诊断中仍应重点考虑可引起 AIN 的这些因素。

在移植肾中免疫相关的损伤（细胞排异）最初表现为肾小管间质炎症，伴或不伴血管损伤。这类间质疾病的检查和分类可见第 62 章。

恶性肿瘤

由于肿瘤本身或其相关治疗，肿瘤患者是 AKI 的高危人群。肾脏原发性淋巴瘤是 AKI 的罕见原因，然而非霍奇金淋巴瘤和急性淋巴细胞白血病常常侵犯肾实质。霍奇金淋巴瘤偶尔也可见到类似情况，表现为双肾弥漫性浸润，影像学上可见肾脏增大。当多发性骨髓瘤和浆细胞病产生的轻链从肾小球滤过后聚合并阻塞肾小管腔时，这两种疾病可引起肾脏损伤。肾活检中可见这些阻塞的"管型"可伴随不同程度的肾小管损伤、坏死和肾间质炎症反应，类似经典的间质性肾炎。

治疗

AIN 的治疗与诱发炎症的潜在疾病有关。当病理过程与潜在疾病相关时，如恶性肿瘤，则应治疗该疾病。在风湿免疫性疾病中，治疗炎症状态也常常可改善肾脏功能。在感染介导的间质性肾炎中，根除感染也常使肾功能恢复。

药物诱导的 AIN 的治疗更加复杂、矛盾。最重要的治疗为早期发现疾病并停用相关药物。这对于正在接受多种重要药物治疗的患者来说是一项困难的任务，识别"犯罪"药物是相当有挑战性的。仔细地审度用药记录、用药时间和既往的药物治疗史也许可以发现致病药物。当某一药物受怀疑时，应当立即停用并替换，如有可能则应替换为不同种类的药物。可尝试给予患者一段无药期（drug-free），以观察在无任何进一步干预的情况下肾功能是否可逆。如果经过一段时间的观察（3~5 d）肾功能无任何改善，或者肾功能迅速恶化，则开始糖皮质激素的经验治疗亦为合理。预后取决于是否可及时诊断并停药。总的来说，越早越好，资料显示 1~2 周为时间窗。尽管如此，还是有一部分患者（约 35%）可能发展到 CKD。

关于用糖皮质激素治疗 AIN 的发表的资料还不很充分。在许多小样本研究（不超过 20 例患者）中，已经发现停用致病药物后并应用类固醇激素，使肾功能恢复的比例增加。一项对于七项非随机的回顾性研究的综述，汇总患者 100 余例以上，结果发现类固醇激素在肾功能的恢复或预防 CKD 方面都没有获益。然而，这其中许多回顾性研究中，激素都被应用于病情更加严重的患者，这一偏倚扰乱了结果的分析。

早期应用类固醇激素，即在诊断后 1~2 周内开始使用，肾功能恢复的可能性更大。此外，对于严重的 AIN 患者，如需要肾脏替代治疗或肾功能尚未迅速恢复而可能需要肾脏替代治疗的患者，使用糖皮质激素也是合理的。建议糖皮质激素使用 4~6 周后再缓慢减量。如果在用药 3~4 周后，肾功能没有实质性改善，则不大可能再有效果，可停用类固醇激素。

其他免疫抑制药的相关资料甚少。一项包含 8 例患者的小型病例回顾中显示：在激素依赖或激素抵抗的 AIN 患者中，吗替麦考酚酯（MMF）可改善或稳定肾功能。因此，MMF 可作为激素的备选治疗，但在这一药物被推荐使用前，还需要更多资料证据。

参考文献

Baldwin DS, Levine BB, McCluskey RT, et al: Renal failure and intersti- tial nephritis due to penicillin and methicillin, N Engl J Med 279:1245- 1252, 1968.

Brewster UC, Perazella MA: Proton pump inhibitors and the kidney: critical review, Clin Nephrol 68:65-72, 2007.

Clarkson MR, Giblin L, O'Connell FP, et al: Acute interstitial nephritis: clinical features and response to corticosteroid therapy, Nephrol Dial Transplant 19:2778-2783, 2004.

Councilman WT: Acute interstitial nephritis, J Exp Med 3:393-420, 1898.

González E, Gutiérrez E, Galeano C, et al: Early steroid treatment improves the recovery of renal function in patients with drug-induced acute interstitial nephritis, Kidney Int 73:940-946, 2008.

Ivanyi B, Hamilton-Dutoit SJ, Hansen HE, et al: Acute tubulointerstitial nephritis: phenotype of infiltrating cells and prognostic impact of tubulitis, Virchows Arch 428:5-12, 1996.

Michel DM, Kelly CJ: Acute interstitial nephritis, J Am Soc Nephrol 9:506- 515, 1998.

Nielson EG: Pathogenesis and therapy of interstitial nephritis, Kidney Int 35:1257-1270, 1989.

Perazella MA, Markowitz GS: Drug-induced acute interstitial nephritis, Nat Rev Nephrol 6:461-470, 2010.

Praga M, González E: Acute interstitial nephritis, Kidney Int 77:956-961, 2010.

Preddie DC, Markowitz GS, Radhakrishnan J, et al: Mycophenolate mofetil for the treatment of interstitial nephritis, Clin J Am Soc Nephrol 1:718-722, 2006.

Rossert J: Drug-induced acute interstitial nephritis, Kidney Int 60:804- 817, 2001.

Ruffing KA, Hoppes P, Blend D, et al: Eosinophils in urine revisited, Clin Nephrol 41:163-166, 1994.

Spanou Z, Keller M, Britschgi M, et al: Involvement of drug-specific T cells in acute drug-induced interstitial nephritis, J Am Soc Nephrol 17:2919-2927, 2006.

急性肾损伤的治疗

Matthew T. James, Neesh Pannu 著

崔 锐 乐 偲 译校

急性肾损伤（AKI）导致住院时间延长，资源消耗增加，死亡率升高。存活的患者可能进展到慢性肾脏病（chronic kidney disease，CKD）和终末期肾病（end stage renal disease，ESRD）。AKI 的治疗原则包括早期诊断、明确并纠正潜在的病因，以及避免进一步肾损伤。AKI 一旦发生，治疗方法有限，尽管近来技术进步，但死亡率仍然很高。尽管如此，不同地区和年份住院患者 AKI 死亡率的差异提示，一些治疗要点或许可以影响 AKI 的预后，包括支持治疗、并发症的治疗以及肾脏替代治疗（renal replacement therapy，RRT）。本章重点介绍肾前性因素或者急性肾小管坏死（acute tubular necrosis，ATN）导致的早期或确诊的 AKI 的治疗。急性间质性肾炎、肾小球肾炎、尿路梗阻以及累及肾脏的全身性疾病的特异性治疗参看相应章节。

早期识别和初始治疗

AKI 的早期发现和识别很重要，有助于早期干预，以避免严重的器质性肾损伤和并发症（框 36.1）。通常采用血肌酐升高作为 AKI 的诊断标准，然而，血肌酐并不是早期反映肾功能变化的敏感指标，血肌酐升高之前，AKI 可能已经发生。此外，早期的肌酐小幅度升高可能会被忽视，虽然此时肾小球滤过率（GFR）可能已出现明显下降。在血肌酐明显升高前，少尿或者无尿是 AKI 的重要信号。近年来，一些新的生物标志物被用于诊断 AKI，包括肾损伤分子 -1（kidney injury molecule-1，KIM-1）、中性粒细胞明胶酶相关载脂蛋白（neutrophil gelatinase associated lipocalin，NGAL）、白介素 -18（interleukin-18，IL-18）和胱抑素 C（cystatine C）。然而这些指标并未广泛应用于临床实践，其在指导 AKI 高危患者诊治中的作用，仍有待临床试验评价。

在明确诊断 AKI 后，通常需要进一步临床评估，同时予以干预。需要详细询问既往病史和检查，以鉴别 AKI 的潜在病因。缺血、败血症以及应用肾毒性药物是住院患者中最常见的 AKI 病因。应当排查肾前和肾后性病因，因为这些因素的纠正可以使肾功能迅速恢复。钠排泄分数和尿素排泄分数等是有助于区分肾前性 AKI 和 ATN 的尿液检查，但这些检验的诊断价值均存在局限性，结果的解读需要结合临床。容量状态评估是早期诊治的重要部分。血容量不足导致的 AKI 可以通过静脉补液迅速纠正；在补液过程中，需要反复评估容量状态，以评价患者对静脉补液的反应，并避免容量超负荷。停用可能降低 GFR 的药物，包括非甾类消炎药（NSAIDs）、血管紧张素拮抗药 / 血管紧张素受体阻滞药（angiotensin converting enzyme inhibitors/ angiotensin receptor blockers，ACEI/ARB），有助于肾功能恢复，尤其是在有效血容量不足的情况下。应避免使用直接肾毒性药物，如氨基糖苷类抗生素和静脉造影剂。肾脏超声检查有助于识别输尿管、肾盂积水等肾后性 AKI 征象。下尿路梗阻可表现为大量残余尿，可通过导尿解除；放置肾盂引流管或输尿管支架可用于治疗上尿路梗阻。

尿常规和尿沉渣镜检可以为肾性 AKI 的病因诊断提供重要的信息。血尿、蛋白尿提示肾小球肾炎，而白细胞管型提示需要仔细评估间质性肾炎的病因，包括回顾既往用药史。颗粒管型和肾小管上皮细胞管型支持 ATN 的诊断，并有助于预测哪些患者肾功能恶化的风险最大、需要 RRT，或死亡的风险。

框 36.1 急性肾损伤治疗原则

- 早期发现尿量或肾功能的变化
- 鉴别和去除潜在病因
- 纠正肾前性因素并维持血流动学稳定
- 尽可能避免肾毒性药物，并根据肾功能水平调整药物剂量
- 支持治疗，包括营养支持和药物干预，以维持液水、电解质和酸碱平衡
- 根据临床需要开始肾脏替代治疗

并发症的支持治疗和药物治疗

确诊 AKI 后，治疗的重点在于预防肾功能进一步恶化，并且给予支持治疗以待肾功能的恢复。在不影响其他合并症的治疗的情况下，应尽量避免进一步应用肾毒性药物。经肾脏代谢的药物剂量需要根据肾功能减量，这一点对于抗生素尤其重要，以在败血症患者中维持恰当的血药浓度并避免药物毒性。在这种情况下，临床药剂师的参与或许能有所帮助。

AKI 患者的支持治疗包括维持水、电解质和酸碱平衡。水钠代谢紊乱、代谢性酸中毒和高钾血症是 AKI 的常见并发症。水排泄障碍可能导致低钠血症，而水摄入不足、低张液丢失或在液体复苏过程中大量输注生理盐水是导致高钠血症的常见因素。这些异常可以通过调整水的摄入，或调整静脉补液成分而得以纠正。可以通过减少蛋白摄入减少酸性物质的产生，但这不适用于高分解代谢的患者。可以通过静脉补充碱性液体如碳酸氢钠纠正代谢性酸中毒，虽然这可能受到容量负荷和肺水肿的限制。针对高钾血症，首先需要停止外源性钾摄入。如果出现心电图改变，予葡萄糖酸钙溶液。β 受体激动药，胰岛素和碳酸氢钠有助于钾离子向细胞内转移。也可以使用阳离子交换树脂通过胃肠道排钾，但起效缓慢，疗效有限，并且可能引起肠坏死和穿孔，不适用于严重的高钾血症。当药物治疗无效，或患者对药物治疗不耐受的情况下，除非肾功能迅速恢复，通常需要 RRT 治疗。

静脉补液和血流动力学支持

低血压是 AKI 的常见病因，而一旦出现 AKI，由于肾脏自主调节的紊乱，肾脏灌注可能进一步降低。早期纠正血容量不足和低血压不仅可以纠正绝大多数肾前性 AKI，还可以防止 AKI 进展，并促进 ATN 恢复。维持血流动力学稳定的措施包括补液、升压药 / 正性肌力药物，以及采用血流动力学监测指导以上治疗。虽然在 AKI 早期、对补液有反应的阶段，积极补液对 AKI 有益，但是对于少尿的 ATN 患者，过多的补液可能产生副作用。观察性研究表明，正平衡可能增加死亡率。维持中心静脉压在较低的水平（6~8 cmH$_2$O）对稳定的 AKI 患者来说或许更为适宜。

AKI 患者的扩容通常采用等张晶体液，多数情况下采用生理盐水。胶体液，如白蛋白和羟基淀粉，由于可以提升胶体渗透压，理论上是很好的静脉补液

选择，但其使用的合理性仍存争议。一项随机试验在危重患者中比较了胶体液和晶体液对于 AKI 的疗效，采用 4% 的白蛋白生理盐水溶液，相对于单独使用生理盐水，在 AKI 发病率和 RRT 的持续时间方面无差异。但是，近来一项对随机试验的系统综述表明，在一部分患者中，使用高张白蛋白溶液可以降低 AKI 的风险，因而或许适用于特定人群，如存在腹水、自发性细菌性腹膜炎、烧伤或者术后患者。羟乙基淀粉是另一种可供选择的胶体液，然而，与晶体液相比，羟乙基淀粉可能增加 AKI 的风险，肾活检表现为肾小管损伤（称为渗透性肾病），提示这些溶液可能是有害的。在 AKI 高危人群中，相对于晶体溶液，胶体溶液是否可以降低死亡率，没有得出一致的结论。因此这些胶体溶液通常用于一些特殊人群，或者需要持续大量补液的患者。

在败血症、过敏、肝衰竭以及烧伤患者中，分布性休克是导致 AKI 的常见原因。在这些患者中，积极的容量复苏非常重要，但在血管内血容量补足后，可能需要升压药以维持血流动力学稳定，如去甲肾上腺素、多巴胺、血管加压素。根据近年来发表的几项随机研究，以维持特定的血流动力学和氧合指标为目标的治疗措施对减少感染性休克或者围术期患者的 AKI 风险非常重要。一项随机试验显示，通过采取早期补液、输血、升压药以及正性肌力药物治疗，实现特定的血压、中心静脉压、血清乳酸、中心静脉氧饱和度和尿量目标，可以降低感染性休克患者的院内死亡率。按照研究方案，采用补液、升压药和输血等方法改善氧合和预防低血压，可以降低高危患者围术期 AKI 的风险，虽然尚不清楚上述策略中的哪一项与这一获益有关。

利尿药

液体负荷过重是 AKI 的主要并发症之一，通常采用利尿药维持液体平衡，袢利尿药的应用还有助于纠正高钾血症和高钙血症。据推测，袢利尿药如呋塞米，可能通过减少髓袢细胞的能量消耗改善缺血性肾损害。但是，利尿药可能导致血容量不足引起肾前性 AKI，而在观察性研究中，利尿药可能增加死亡率并导致肾脏恢复延迟。一些小规模随机试验表明，在外科手术或者应用造影剂的患者中预防性使用呋塞米伴随更高的 AKI 风险；而对临床研究的系统综述则显示，AKI 或 AKI 高危人群中，应用利尿药对死亡风险、RRT 需求或透析次数方面无显著性影响。另外，虽然

呋塞米促进利尿，却不改善需要透析的 AKI 患者的肾脏预后。尽管如此，利尿药能有效地帮助患者达到液体平衡，并且对容量负荷重的机械通气的患者有利。

血管扩张药及其他药物

一些药物具有扩张肾血管的作用。一些研究评价了这些药物是否可以通过增加肾血流量而改善 AKI 中的缺血性肾损伤，遗憾的是这些药物中无一被证实可以改善 AKI 的临床结局。低剂量多巴胺可以增加肾血流和尿量，并轻度增加肌酐清除率。但是，一项系统综述显示，低剂量多巴胺对 AKI 或 AKI 高危人群的生存率、RRT 需求或临床不良事件没有显著性改善。多巴胺可导致心律失常和肠缺血，目前并不推荐用于预防或治疗 AKI。非诺多泮是多巴胺 D1 型受体激动药，也可增加肾血流，但它可以降低全身血管阻力。一项荟萃分析显示，对于危重患者，非诺多泮有助于降低 AKI 的风险，减少 RRT 和院内死亡率。但是，由于使用非诺多泮存在低血压风险，且目前已发表的临床试验有局限性，其肾脏保护作用尚需要进一步研究证实。动物实验表明，心房钠尿肽（ANP，atrial natriuretic peptide）可以改善肾脏血供从而增加GFR。但是，在危重患者 AKI 的大规模试验中，应用 ANP［0.2 μg/(kg·min)］不改善死亡率或无透析生存状况，反而伴随更高的低血压发病率。一项系统综述显示，低剂量 ANP［0.1 μg/(kg·min)］不会导致低血压并可能降低 RRT 的需求。但是，在低剂量 ANP 被推荐用于预防或治疗 AKI 之前，尚需要进一步的大规模的临床验证。

应用生长因子治疗 AKI 没有得到充分的有效性和安全性数据支持。虽然在动物实验中，胰岛素样生长因子 -1 具有肾脏保护作用，但是在针对人类受试者的小规模临床试验中，并没有获得阳性结果。一项针对心脏外科人群的小规模临床试验显示，促红细胞生成素可以降低术后 AKI 的发病率，但是这一疗效并未在随后针对 ICU 患者的临床试验中得到证实。

营养支持

营养不良在 AKI 患者中很常见，且与死亡率相关。虽然缺乏评估营养状态对于临床终点影响的临床试验，但应当提供充分的营养支持以满足 AKI 患者的代谢需求这一观点已达成共识。AKI 患者的总能耗并不增加，危重症 AKI 患者的能量消耗相对于静息状态只有轻度增加。在 AKI 患者中，建议每日热量摄入 20 ~ 30 kcal/kg，以维持正氮平衡，并避免摄入高热量导致的高血糖、高三酰甘油血症以及液体蓄积。

AKI 患者的最佳蛋白质摄入量尚不明确。考虑到这些患者蛋白 - 能量营养不良和死亡率的关系，限制蛋白摄入以避免或延迟由于氮质血症或者酸中毒需要 RRT 的做法是不适宜的。由于急性疾病尤其是危重症伴随的炎症和生理应激，AKI 患者可能出现蛋白质消耗和负氮平衡。因此，通常需要增加蛋白营养支持，以满足高分解代谢患者更高的代谢需求。此外，持续肾脏替代治疗（continuous renal replacement therapy，CRRT）和腹膜透析导致蛋白质和氨基酸丢失，因此进行这些治疗的患者需要额外的营养支持。不需要RRT、分解代谢状态正常的患者，每日的合理蛋白质摄入目标为 0.8 ~ 1.0 g/kg，而在接受 RRT 的高分解代谢患者中，蛋白摄入量可高达 1.7 g/(kg·d)。营养师的参与对能量和蛋白需求的个体化评估很有价值。

对于 AKI 患者，推荐应用肠内营养作为营养支持。如果不能经口进食，推荐使用管饲。开始肠内营养后，需要监测电解质（钾、磷酸盐）。部分患者可能需要肠外营养支持，如肠内摄入不足或消化功能不全的患者。在 AKI 患者中，通常应避免静脉补充钾、磷酸盐和镁。

肾脏替代治疗

模式

AKI 肾脏替代治疗的形式包括腹膜透析、间歇血液透析（intermittent hemodialysis，IHD），和 CRRT。腹膜透析通常用于儿科和一些无法使用血液透析设备的发展中国家。在发达国家，IHD 和 CRRT 是 AKI 患者主要的肾脏替代方式。选择何种肾脏替代治疗方式，由可用的资源、专业技术、血流动力学稳定性以及临床合并症等多重因素共同决定。在同时具备 CRRT 和 IHD 条件的医疗机构，常常根据病情和客观条件，在 CRRT 和 IHD 间转换。

CRRT 采用较低的血流速度持续进行，因此相对于IHD 液体和溶质的清除速度更慢。CRRT 有几种形式，包括持续静脉 - 静脉血液滤过（continuous venovenous hemofiltration，CVVHF）、持续静脉 - 静脉血液透析（continuous venovenous hemodialysis，CVVHD），持续静脉 - 静脉血液透析滤过（continuous venovenous hemodiafiltration，CVVHDF）（表 36.1）。这些模式通常只在 ICU 中使用。虽然 CRRT 每单位时间的液体和溶质清除量少于 IHD，但是 24 小时周期内总的清除量可以超过 IHD。此外，较慢的溶质清除可以避免细胞外液向细胞内的大量转移。基于这些特性，CRRT 常用于血液动力学不稳定的患者，以及存在脑水肿风险的脑外伤患者。

IHD 是以较长的时间间隔，间断进行数小时的治疗。其所需的方法、设备以及对护理人员的技术要求与 ESRD 维持性血液透析相同。IHD 可以迅速清除小分子溶质，从而缩短患者体外循环时间，是严重高钾血症、中毒和溶瘤综合征常用的治疗手段。近年来，可以通过 IHD 设备提供更多的治疗模式（表 36.1）。这些联合的治疗模式称为持续低效率透析（sustained low-efficiency dialysis，SLED），采用较低的血流速度和延长的透析时间，平缓清除溶质和液体，以维持血液动力学稳定。

虽然多数 AKI 患者适合任一种透析形式，但通常认为 CRRT 比 IHD 更适合用于血流动力学不稳定的患者。但评价 CRRT 和 IHD 对血流动力学参数影响的随机对照研究并未得出一致性结论，而荟萃分析显示，两者在发生低血压的风险方面没有显著性差异。不过相对于 IHD，在 CRRT 治疗过程中受试者平均动脉压更高，且对升压药需求更低。临床研究中的经验表明，在很多血流动力学不稳定的情况下，仍可应用 IHD。生理盐水预充管路、低温透析以及提高透析液钠浓度有助于维持 IHD 期间血液动力学稳定。在 IHD 过程中调整透析液钠浓度和超滤量也有助于维持血流动力学稳定，并使液体清除更多。

一些随机试验和荟萃分析对比了危重患者使用 CRRT 和 IHD 的结局。研究数据显示，两种替代治疗模式对住院时间、死亡率或存活者转入长期透析的影响没有显著性差异。虽然凭现有研究数据无法得出 IHD 或 CRRT 哪一种模式更有利于远期预后，但仍有必要做进一步研究，对两种模式联合使用与传统单一模式治疗做一比较，并更好地评估主流肾脏替代方式对肾脏恢复时间的影响。

肾脏替代治疗的时机

开始肾脏替代治疗的时机取决于患者的容量状况、电解质水平和代谢状态。几乎没有临床研究评价开始 RRT 的最佳时机。高钾血症、代谢性酸中毒、容量负荷过重（药物治疗无法纠正）或明显的尿毒症表现是开始肾脏替代治疗的传统指征。但是，由于 AKI 患者在开始透析之前很少出现尿毒症症状，通常在 AKI 诊断明确、并发症不可避免时开始 RRT 治疗。但如果没有迫在眉睫的并发症，临床症状有好转趋势，或出现肾功能恢复的信号，透析可以暂缓。许多患者尚未发展到出现 RRT 的绝对指征肾功能即开始恢复；而一部分患者的并发症可以通过药物治疗纠正。当 AKI 伴有多器官功能衰竭时，开始 RRT 的指征放得更宽，因为早期开始 RRT 有助于维持体液、溶液、代谢的平衡，从而有助于患者的整体治疗。

在缺乏肾脏替代治疗的传统指征的情况下，何时开始肾脏替代治疗并无统一标准（表 36.2）。理论上，较早开始替代治疗可能避免 AKI 的不良后果，包括代谢异常和容量负荷过重，并可能改善预后。然而，早期开始肾脏替代治疗会不必要地增加血管通路相

表 36.1　急性肾损伤不同肾脏替代治疗模式的特点

	模式	溶质清除原理	血流速度	超滤液流速	置换液流速	透析液流速
持续治疗	CVVHF	对流（超滤）	150~250 ml/min	1500~2000 ml/h	1500~2000 ml/h 以维持零平衡。如果需要脱水，超滤液流速需大于置换液流速	0
	CVVHD	弥散（透析）	150~250 ml/min	不定	无	1~2 L/h
	CVVHDF	弥散和对流（超滤和透析）	150~250 ml/min	1000~1500 ml/h	1500~2000 ml/h 以维持零平衡。如果需要脱水，超滤液流速需要大于置换液流速	1~2 L/h
间歇治疗	IHD	弥散（透析）	200~350 ml/min	不定	无	300~500 ml/min
	SLED	弥散（透析）	100~300 ml/min	不定	无	100~300 ml/min
	SCUF	对流（超滤）	100~200 ml/min	不定	无	0

CVVHD，持续静脉 - 静脉血液透析；CVVHDF，持续静脉 - 静脉血液透析滤过；CVVHF，持续静脉 - 静脉血液滤过；IHD，间歇血液透析；SCUF，缓慢持续超滤；SLED，缓慢低效率透析

表 36.2 急性肾损伤的传统肾脏替代标准和早期肾脏替代标准

标准	注解
传统肾脏替代标准	
容量超负荷	不能通过包括利尿药在内的药物治疗纠正的肺水肿或呼吸衰竭
电解质	药物难以纠正的高钾血症，血钾超过 6.0 mmol/L，或伴随心电图改变
酸中毒	严重的代谢性酸中毒，但没有明确的阈值
尿毒症	尿毒症心包炎、尿毒症脑病、尿毒症血小板素乱导致的出血
早期肾脏替代标准	
容量管理	尽量降低容量负荷，以避免营养支持和静脉用药导致的液体潴留
电解质	积极替代治疗，以避免可能出现的电解质素乱
酸碱平衡	在呼吸性酸中毒的呼吸衰竭患者中维持动脉 pH
溶质管理	严重的 AKI 通常不会迅速恢复清除在 AKI 时难以定量评价的溶质

AKI, 急性肾损伤

关的风险（感染，血栓形成），抗凝（出血）相关的风险，以及 RRT 本身相关的风险（低血压、透析器的反应）。多数关于早期开始 RRT 作用的研究是观察性的，且由于对"早期治疗"的定义不同，所分析人群为回顾性队列，以及可能存在混杂因素等局限性，使其结果解读受限。不过，一项小规模随机试验比较了早期开始 RRT（肌酐清除率低于 20 ml/min 伴 6 h 以内的少尿）和以传统标准［肺水肿，尿素升高超过 112 mg/dl（40 mmol/L），血钾高于 6.5 mmol/L］为指征开始 RRT，在降低死亡率方面没有差异。在这一方面尚需进一步试验以指导临床实践。

肾脏替代治疗的剂量

使用尿素清除来定量评价 RRT 的强度存在一定局限性，因为 AKI 常常伴随高分解代谢，以及分布容积的改变。尽管如此，在 AKI 中，仍然常用尿素清除来处方和评估 AKI 患者 RRT 的强度。血液透析的尿素清除用 Kt/V 表示，这一指标可能受到透析器膜面积、血流速度、透析液流速、治疗时间或频率的影响。CRRT 的尿素清除可等同于超滤液和（或）透析液的流出速度，其单位为 ml/（kg·h）。

在一项纳入 AKI 患者的小规模试验中，对每日透析和隔日透析方案作比较，提示每日透析的方案降低死亡率并缩短 RRT 持续时间。但在隔日透析组，交换剂量低于预期，平均周 Kt/V 为 3.0。最近，两项大规模研究评价了 AKI 的肾脏替代剂量，大大增加了我们对这一领域的认识。退伍军人事务部的 ATN 研究是一项随机试验，在允许患者在 CRRT、IHD 和 SLED 之间切换的前提下，评价了 RRT 的强度。在这项研究中，IHD 的处方剂量是 Kt/V 1.4（实际 Kt/V 平均值为 1.3），分为每周 6 次的强化治疗组和每周 3 次的非强化治疗组。前稀释 CVVHDF 处方流出液速度分别为强化治疗组 35 ml/(kg·h)，非强化治疗组 20 ml/(kg·h)。不同剂量治疗组的死亡率和肾功能恢复情况无差异。RENAL 研究将 AKI 患者随机分为 2 组，进行后稀释 CVVHDF，流出液速度分别为 40 ml/(kg·h) 和 25 ml/(kg·h)，组间生存率无差异。

基于这些研究结果，对于 AKI 患者，采用 ATN 研究中非强化治疗组中的透析剂量（周 Kt/V 3.9）作为 IHD 治疗的剂量，或许是合适的。不仅如此，建议在 CRRT 时采用与 ATN 和 RENAL 研究中非强化治疗组一致的流出液速度［20~25 ml/(kg·h)］。血流动力学不稳定、血管通路失功、技术故障以及 RRT 中断可能减少 RRT 的有效时间，导致实际治疗剂量降低，因而需要对透析处方进行调整。评估肾替代治疗的充分性，除了小分子毒素清除率以外，还要结合其他指标，包括容量管理、酸碱状态，以及电解质平衡，这些指标都可以影响肾替代治疗的处方。在某些情况下，可能需要进行单纯超滤。

肾脏替代治疗的血管通路

CRRT 和 IHD 需要静脉通路，通路异常会限制血流量并影响透析充分性。由于透析管直径粗大，插管导致的并发症（误穿动脉、血肿、气胸、血胸）可能造成严重的后果。留置导管也容易导致血行性感染。对于多数开始 RRT 的患者首选非隧道导管。经皮下隧道留置的带 CUFF 导管操作更为复杂，但更不容易出现功能异常、感染或血栓形成，适用于相对长期的（超过 3 周）RRT 治疗。锁骨下静脉导管导致更高的静脉狭窄风险，并可能影响未来的永久性血管通路的建立，因此对于可能进入 ESRD 的患者，颈内静脉置管是首选的上半身置管部位。股静脉是另一个可选的置管部位，但是股静脉置管导致活动受限并且增加肥胖患者的感染风险。置管过程建议采用超声引导，以减少并发症，提高置管成功率。置管操作需要遵循严格的无菌原则，包括局部消毒和无菌铺巾，且导管的使用范围仅限于 RRT，以减少导管相关的血行性感染。

肾脏替代治疗的抗凝

透析器凝血将导致血液损失，透析充分性降低，以及透析中断。CRRT 和 IHD 时应用抗凝剂可以减少这些不良事件。然而，对于存在显著合并症的 AKI 患者，抗凝剂的使用需要权衡导致出血并发症的风险。凝血功能障碍和血小板减少的患者可能不能从加用抗凝剂中获益，而 CRRT 和 IHD 通常可以通过辅助使用生理盐水间断冲洗体外循环管路，而在不使用抗凝剂的情况下完成。

普通肝素是血液透析最常用的抗凝剂。虽然在肾衰竭患者中，低分子肝素清除情况无法预测，但其亦可作为抗凝选择，由于其半衰期延长，需要监测 Xa 因子水平。近年来局部枸橼酸抗凝应用渐广，尤其是用于 CRRT 的抗凝。在透析器前输注枸橼酸，枸橼酸在透析器之前结合血液中的钙离子，从而抑制透析器凝血。一部分枸橼酸在体外循环中被清除，另一部分进入体内循环，经代谢产生碳酸氢根和钙。体外循环丢失的钙需要额外补充以维持体循环正常的钙浓度。由于这一过程具有复杂性，需要密切监测酸碱平衡和钙水平，包括总钙和离子钙水平，并频繁调整输液速度，建议操作者经过充分的培训，并严格遵守操作规程，以减少代谢性碱中毒、低钙血症和枸橼酸蓄积等并发症。枸橼酸抗凝剂的禁忌证是严重肝功能不全或肌肉低灌注状态，这类患者无法进行枸橼酸代谢。一些小规模试验表明，相对全身肝素化，局部枸橼酸抗凝剂可以减少输血，并降低出血风险。

血液透析器及滤器膜

IHD 或 CRRT 使用的中空纤维透析器的性能由其表面积、膜材料以及通量决定。合成材料透析膜相对于传统的未取代的纤维素膜（unsubstituted cellulose membrane）生物相容度更好，补体激活更少。荟萃分析显示，生物相容性膜和生物不相容性膜相比较，死亡率方面无显著性差异。但是，由于未取代的纤维素膜伴随更高的死亡风险，通常在 AKI 患者中避免使用。尽管高通量透析膜的通透性更佳，更适用于血液滤过，但迄今为止的研究表明，在 AKI 中采用高通量膜和低通量膜的透析器，对于临床结局的影响无

显著性差异。

透析液和置换液

IHD 的透析液由浓缩电解质溶液和市政供水经处理获得的反渗水在透析机中混合产生。用于 CRRT 的无菌透析液和置换液可通过商业途径获得，或医院药房配制。CRRT 或 IHD 用透析液的碱性成分可能为碳酸氢盐、乳酸盐或醋酸盐，以纠正代谢性酸中毒。近年来，含碳酸氢盐的透析液应用渐广，在休克或肝衰竭患者中可以避免乳酸蓄积。当应用枸橼酸作为抗凝剂时，透析液或置换液中不需要再额外添加碱性成分。

终止肾脏替代治疗

相当一部分 AKI 患者肾脏功能可以完全或部分恢复。对于存在 CKD 基础的患者，或重度肾损伤的患者，肾功能恢复的可能性更小。停止 RRT 的最佳时机并无定论，但是尿量的增加通常提示肾功能的恢复。可以通过透析间期的血肌酐、尿素及尿肌酐清除率变化，来评估接受 IHD 患者的自体肾功能。接受稳定方案 CRRT 治疗数天后，也可以采用尿肌酐清除率评估自体肾功能恢复情况。由于 AKI 伴随多器官功能衰竭的高死亡率，部分患者可能随着生命支持措施的撤离而停止 RRT。

长期随访

急性肾损伤增加出院后发展至 CKD 和 ESRD 的风险。推荐对于 AKI 恢复后的患者在出院后继续随访。对 AKI 后 CKD 患者的长期随访可按照 CKD 管理方案进行。

参考文献

Bouman CS, Oudemans-Van Straaten HM, Tijssen JG, et al: Effects of early high-volume continuous venovenous hemofiltration on survival and recovery of renal function in intensive care patients with acute renal failure: a prospective, randomized trial, Crit Care Med 30:2205-2211, 2002.

Brienza N, Giglio MT, Marucci M, et al: Does perioperative hemody- namic optimization protect renal function in surgical patients? A meta-analytic study, Crit Care Med 37:2079-2090, 2009.

Finfer S, Bellomo R, Boyce N, et al: A comparison of albumin and saline for fluid resuscitation in the intensive care unit, N Engl J Med 350:2247-2256, 2004.

Friedrich JO, Adhikari N, Herridge MS, et al: Meta-analysis: low-dose dopamine increases urine output but does not prevent renal dysfunc- tion or death, Ann Intern Med 142:510-524, 2005.

Ho KM, Sheridan DJ: Meta-analysis of frusemide to prevent or treat acute renal failure, BMJ 333:420-425, 2006.

Klouche K, Amigues L, Deleuze S, et al: Complications, effects on dialysis dose, and survival of tunneled femoral dialysis catheter in acute renal failure, Am J Kidney Dis 49:99-108, 2007.

Landoni G, Biondi-Zoccai GG, Tumlin JA, et al: Beneficial impact of fenoldopam in critically ill patients with or at risk for acute renal failure: a meta-analysis of randomized clinical trials, Am J Kidney Dis 49:56-58, 2007.

Macias WL, Alaka KJ, Murphy MH, et al: Impact of the nutritional regimen on protein catabolism and nitrogen balance in patients with acute renal failure, JPEN J Parenter Enteral Nutr 20:56-62, 1996.

Mehta RL, Pascual MT, Soroko S, et al: Diuretics, mortality, and nonre-covery of renal function in acute renal failure, JAMA 288:2547-2553, 2002.

Nigwekar SU, Navaneethan SD, Parikh CR, et al: Atrial natriuretic pep- tide for management of acute kidney injury: a systematic review and meta-analysis, Clin J Am Soc Nephrol 4:261-272, 2008.

Paganini EP, Sandy D, Moreno L, et al: The effect of sodium and ultra-filtration modelling on plasma volume changes and haemodynamic stability in intensive care patients receiving haemodialysis for acute renal failure: a prospective stratified,

randomized, cross-over study, Nephrol Dial Transplant 11:32-37, 1996.

Pannu N, Klarenbach S, Wiebe N, et al: Renal replacement therapy in patients with acute renal failure: a systematic review, JAMA 299:793-805, 2008.

Perel P, Roberts I: Colloids versus crystalloids for fluid resuscitation in critically ill patients, Cochrane Database Syst Rev 4, 2007. CD000567.

Rabindranath K, Adams J, Macleod AM, et al: Intermittent versus con- tinuous renal replacement therapy for acute renal failure in adults, Cochrane Database Syst Rev 3, 2007. CD003773.

RENAL Replacement Therapy Study Investigators, Bellomo R, Cass A, et al: Intensity of continuous renal-replacement therapy in critically ill patients, N Engl J Med 361:1627-1638, 2009.

Schortgen F, Lacherade JC, Bruneel F, et al: Effects of hydroxyethyl-
starch and gelatin on renal function in severe sepsis: a multicentre randomised study, Lancet 357:911-916, 2001.

VA/NIH Acute Renal Failure Trial Network, Palevsky PM, Zhang JH, et al: Intensity of renal support in critically ill patients with acute kid- ney injury, N Engl J Med 359:7-20, 2008.

Wiedermann CJ, Dunzendorfer S, Gaioni LU, et al: Hyperoncotic colloids and acute kidney injury: a meta-analysis of randomized trials, Crit Care 14:191, 2010.

药物与肾脏　第六篇

37 药物相关肾脏病

Mark A. Perazella, AnushreeShirali　著

史晓虎　吴海婷　刘　岩　译校

药品是解救患者疾苦的重要一环，目前越来越多的新药以更快的速度投入临床应用。但治疗性药物也是把双刃剑，它通常可以拯救生命，往往对于治疗疾病非常重要，但也可能引起严重的副反应，这其中相对多见的就是肾脏损伤。虽然人体对于多数药物是可以耐受的，但仍有部分药物有肾毒性。这提示部分人群可能存在药物性肾损害的高危风险。

肾损害可能是由于在实际临床中多种药物组合应用导致的，毫无疑问，普通百姓日常使用着多种诊断及治疗药物，这种不知不觉的常规用药中，隐藏着巨大的肾毒性隐患。虽然大多数药物只能通过医师处方开具获取，但其他很多非处方药还是可在柜台随便购买到。这些在诊断用药、治疗性药物、替代药物、辅助用药目录中的药品以及被滥用的药物导致了多种多样的肾脏损伤（表 37.1）。

肾脏对肾毒性药物的敏感性

肾脏具有多种功能，如清除机体的代谢废物、调节水钠平衡、维持电解质和酸碱平衡、调控内分泌水平等，肾脏对于代谢及排泄药物具有重要作用，肾脏易于受到多种类型的损伤。有多种因素可增加肾脏对于药物肾毒性的易感性，可将其简要分为三大类：药源性因素、肾性因素，宿主相关性因素；一种或几种因素常合并出现，进一步增加肾损害风险。随着对药源性肾病的了解逐渐加深，我们发现患者肾损害具有多样性和异质性。

药源性因素是导致肾毒性的第一步。了解药毒性是很重要的，因药物本身或其代谢产物都有可能造成肾损伤，具体机制包括损伤肾脏血流、直接损伤肾细胞、影响渗透压、肾小管内结晶沉积等。大剂量、长时间应用药物及肾毒性药物的综合作用，可进一步增加肾毒性风险。

肾脏对药物的代谢作用决定了为何特定药物可引起肾损害。肾脏血流量占心输出量的约 25%，因此

表 37.1　药源性临床肾病综合征

肾受累症状	致病药物
急性肾损伤 肾前性	环孢菌素、他克莫司、造影剂、两性霉素 B、血管紧张素转换酶抑制药（ACEIs）、血管紧张素受体拮抗药（ARBs）、非甾体类药物（NSAIDs）、白细胞介素 -2、艾塞那肽
肾实质性 血管性疾病	吉西他滨、抗血管内皮生长因子药、丙硫氧嘧啶、干扰素
急性肾小管 坏死（ATN）	氨基糖苷类、两性霉素 B、顺铂、替诺福韦、异环磷酰胺、培美曲塞、多黏菌素、万古霉素、喷司他丁、唑仑二膦酸盐、华法林
急性间质性 肾炎（AIN）	青霉素、头孢类抗生素、磺胺类药、利福平、NSAIDs 类药、干扰素、环丙沙星、其他药物
结晶肾病	甲氨蝶呤、阿昔洛韦、磺胺类药物、英地那韦、阿扎那韦、环丙沙星、磷酸钠
渗透性肾病 肾后性	静脉注射免疫球蛋白、羟乙基淀粉、右旋糖酐，甘露醇 二甲麦角新碱、药源性结石、肾上腺素 α 受体激动药
蛋白尿	金、NSAIDs、抗血管内皮生长因子药、青霉胺、干扰素、帕米膦酸二钠
肾小管病变	氨基糖苷、替诺福韦、顺铂、异环磷酰胺、两性霉素 B、培美曲塞，西妥昔单抗
肾结石	磺胺嘧啶、阿扎那韦、英地那韦、托吡酯、唑尼沙胺
慢性肾脏病	锂、镇痛药滥用、环孢霉素、他克莫司、顺铂、亚硝基脲

肾脏极易受肾毒性药物影响。因为亨氏襻的高代谢率与相对缺氧特点共存，导致更容易发生肾损害。药物 / 代谢产物浓度在肾髓质中的升高，也可直接造成肾毒性。细胞色素 P450（cytochrome P450，CYP450）及其他酶类参与药物的代谢，此过程中出现局部毒性代谢产物增加及氧自由基（reactive oxygen species，ROS）形成，这些作用强于抗氧化剂，可以通过核酸

氧化 / 烷基化、DNA 链断裂、脂质过氧化反应和损伤蛋白质进而导致肾损害。

肾脏排泄多种药物的通路都是近端小管细胞。多种药物通过顶端及基底外侧的载体可引起细胞损伤；有些药物是透过顶端膜细胞的胞饮作用，其他药物则是透过基底外侧的离子载体转运。这些药物的转运可增加细胞浓度，引起线粒体、磷脂膜、溶酶体及其他细胞器的损伤。

宿主相关性因素能更好地解释药源性肾损害的异质性，如老年和女性的肾损害风险较高，因自身含水量偏少，易导致体内药物浓度过高；未识别的肾小球滤过率（GFR，glomerular filtration rate）减低及低蛋白血症亦可导致体内药物浓度过高。药物遗传学揭示了不同患者对不同药物的各式各样的反应差异。肝和肾的细胞色素酶 P450 的基因多态性与药物代谢率降低及终末期器官毒性相关。基因编码蛋白的多态性涉及药物的代谢与肾脏的药物清除，这也是肾毒性危险因素之一。另一个重要的基因因素是对于药物的各种各样宿主免疫应答差别：有的患者表现为强化的高敏反应，而有的则表现出对肾脏无害的局限性反应。所以，先天的宿主反应基因决定了对药物的反应程度。

有效循环容量的减少也可加剧肾脏对药物损害的敏感性，如恶心 / 呕吐、腹泻、利尿治疗心脏衰竭、具有腹水的肝病以及脓毒症等，这些生理情况均可增加药物对肾脏的毒性。这一毒性主要是由于很多药物首先通过肾脏排泄，在近端小管重吸收 / 分泌，而且很多药物不能溶解于尿液，并在其中析出造成的。对于急性肾损伤（AKI）或慢性肾脏疾病（CKD）患者，因为有效肾单位减少、药物清除率降低及对药物和代谢产物的氧化应激反应强烈，其发生肾毒性风险增高。此外，电解质、酸碱平衡紊乱也可增加药物损伤的宿主易感性。

药物相关性肾损害

治疗药物相关的肾脏损害可依据药物种类或肾损害表现分类。鉴于本章不能涵盖所有药物，我们将根据药物的种类论述药物引起的肾毒性，并在其中介绍肾损害的表现及药物导致的肾损伤情况。药源性的急性间质性肾炎（AIN）和 CKD 将在其他章讨论。

诊断性药物

造影剂

造影剂肾病（CIN）是院内获得急性肾损伤的第三大常见原因，患病风险与医院发病率 / 死亡率和长期疗效有关。其定义为使用造影剂后 48～72 h 内，血清肌酐较基线绝对值或百分比升高。一般来说，血肌酐在使用造影剂后 24 小时内开始增高，第 2～5 d 内达峰，第 7～14 d 降回基线水平；但患者总体风险系数可影响 CIN 病程。

CIN 的发病率取决于使用的定义及所研究的人群，为 5%～40%。有两个重要的因素影响这一发病率：①过去十年来造影剂影像学检查、经皮操作数量不断增加；②潜在 CKD 患者数量日益增多。肾功能减低将使造影剂的半衰期延长，造影剂在肾脏停留的时间随之延长，就增加肾损害的可能性。CKD3 期以上的患者，患 CIN 的风险是无肾损害者的 2～5 倍，风险随着 GFR 下降逐步升高

造影剂有多种肾损害机制。首先，其作用于血管活性物质如腺苷、内皮素，收缩入球小动脉，使肾血流减少而造成肾髓质缺血坏死。其次，等渗的造影剂透过其高黏性，使肾小管周围毛细血管网血流减慢，造成肾缺氧损害，导致上皮细胞坏死。最后，造影剂通过高渗透压损害，能直接导致肾小管毒性，出现近端肾小管细胞空泡形成，同时氧自由基的氧化应激导致肾小管细胞凋亡及坏死。

使用造影剂时的肾功能水平是导致 CIN 的最重要的危险因素。还有个体相关风险因素，包括老年、血容量减少、充血性心力衰竭、糖尿病、高血压、低血压及贫血等。主动脉内球囊反搏（intraaortic balloon pump，IABP）也与 AKI 风险增高有关，主要的原因是 IABP 常用于严重心脏病，此时往往已存在心输出量不足及严重的肾灌注不足。紧急使用造影剂亦增加 CIN 发生的风险，因预防措施较少及存在患者病情恶化的可能。造影剂剂型、用量、给药途径都是 CIN 的影响因素。对于造影剂剂型，渗透压和黏稠度是两个重要的特性。造影剂渗透压有显著的差异，从高渗性造影剂（high-osmolalar contrast media，HOCM）、低渗性造影剂（low-osmolalar media，LOCM），到等渗性造影剂（isoosmolalar media，IOCM）都有所不同。造影剂的黏稠性因产品而异，黏稠性与 CIN 发

病相关，但与渗透压无关。例如 IOCM 剂型尽管有较低的渗透压，却是 LOCM 剂型黏稠度的两倍。

较之 LOCM，使用 HOCM 导致 CIN 的发病率较高，在 CKD 患者中甚至风险加倍，因此，LOCM、IOCM 已经取代了 HOCM。一项纳入 16 项随机对照试验的荟萃分析指出，使用 IOCM 能最大幅降低 CKD 患者的 CIN 风险，其血清肌酐升高的最大值远小于使用 LOCM 的 CKD 患者。然而，另一项随机对照试验结果则显示，对于 RCIN 发病率，使用 IOCM 和 LOCM 并无显著差异。渗透压的差异可能因为黏稠度的影响而抵消，使这些造影剂对于 CIN 的风险趋于一致。造影剂剂量增加可提高 CIN 的发病率，因此，当血肌酐在 1.5～3.4 mg/dl 时，应控制造影剂用量在 150 ml 以内；当血肌酐大于 3.4 mg/dl 时，则应控制在 100 ml 以内，但仍须用最小必需剂量以完成检查。就 CIN 的风险系数来说，动脉内注射最高，而静脉内注射风险较低；冠脉血管造影风险明显高于其他动脉造影；非紧急 CT 检查亦风险较低。

造影剂的使用是可预期的，所以能使用预防措施来减少肾损害风险。除了限制用量、选用 IOCM 或非离子的 LOCM 外，最重要的预防方法是静脉输液（intravenous fluid，IVF）。多项研究都指出，造影前后预防性的等渗静脉输液治疗都是有益处的。据推测，碱化尿液可以减轻肾脏的氧化应激反应，已有多个研究开始关注静脉滴注碳酸氢钠的保护作用。早期的报告指出，输碳酸氢盐的 CKD 患者只有 2% 并发 CIN，而静脉输盐水的则有 14%。之后有 23 项研究统计，输碳酸氢盐治疗能降低 38% 的 RCIN 风险，但这些研究均是可信度较低的小样本研究，而可信度高、大样本的研究显示静注碳酸氢钠并不能降低 CIN 的风险，也不能减低 AKI 患者的最终透析、心力衰竭或整体死亡率的风险。总而言之，输碳酸氢盐并没有优于等渗的盐水，上述任一方案均可用于造影前的预防。门诊患者的研究方面，在造影前冲服含盐的药片，可适当的扩容来预防 CKD 患者并发 CIN。

乙酰半胱氨酸（N-acetylcysteine，NAC）是预防 CIN 常用的抗氧化剂。约有半数的随机对照试验指出其存在益处，一些荟萃分析则提示有显著的益处或是没有益处；但提示有益的研究多是早期的、小型的、低质量的研究。虽然采样了将近 3000 位患者，其中还包括 CKD 患者，但临床结果并未有明确的疗效。认为 NAC 对 CIN 无预防作用的研究中，最为确凿的证据是乙酰半胱氨酸用作对比剂的肾病试验（acetylcysteine for contrast-induced nephropathy trial），这项研究收录了 2308 名患者，结果指出使用 NAC 预防 CIN 是无效的；使用 NAC 和安慰剂的患者 CIN 的发病率是相同的（12.7%）。因此，NAC 并不能预防 CIN。然而，鉴于 NAC 的安全性高、低成本、给药容易、广泛应用等优势，很多人仍使用 NAC 以期达到预防目的。虽然缺乏数据支持，但应在做造影前避免使用非甾体类药物、钙调磷酸酶抑制药、氨基糖苷类、渗透性药物仍为合理做法；而关于肾素 - 血管紧张素 - 醛固酮系统（renin-angiotension-aldosterone system，RAAS）阻滞药的研究中，其增加 CIN 风险还是对肾功能有保护作用，仍有争议。

因为造影剂分子量较小、不与蛋白质结合、分布较局限等特点，其可被血液透析（hemodialysis，HD）有效清除。实际上，将近 80% 的造影剂经过高通量的透析机可以在 4 h 内滤出。有许多研究是关于使用造影剂后通过 HD 来预防 CIN，尤其是针对较严重的 CKD 患者；虽然所有使用透析预防 CIN 的研究最终结果显示无保护作用，但仍有一项小的研究指出预防性使用 HD 能降低 CKD5 期的患者出院后急性及慢性透析的发生率。在造影前 4～6 h 及造影后 18～24 h 内进行血液滤过（hemofiltration，HF），可降低 CIN 的院内发生率，并可避免紧急透析，降低院内死亡率及一年后的死亡率。然而，只行造影后的 HF 较标准预防方法并无显著益处。一篇系统综述总结了 11 项研究的 1010 患者，指出造影后一次或多次使用 HD、HF 或高通量血液透析（hemodiafiltration，HDF）既不能降低 CIN 发病率，也不能降低急慢性透析的发生率。相反，分别分析 HD、HF/HDF 后发现，HD 可能还会增加 CIN 的风险，而 HF 和 HDF 对 CIN 发病率无影响，但确实可以降低急性透析的发生率，所以还需要更多的研究来明确何种 CKD 患者能从替代治疗这种有创性及高花费的治疗方案中获益。

含钆造影剂

含钆显影剂（gadolinium-based contrast agents，GBCAs）被认为是安全而有效的诊断工具，这是整个影像学界的革新。然而，人们逐渐发现 GBCA 并非毫无风险。偶见一些报导指出，尤其是有潜在肾脏病的患者中，在接受大剂量动脉直接注射 GBCA 后发生了 AKI。GBCA 的肾毒性可能与其渗透压或其他在肾小管上的效应相关。一般来说，AKI 不常见，而且在大多数个案中并不严重，可能由于所需造影剂量较小。而在 1997 年人们发现 GBCA 可引起肾源性系统性纤维化（nephrogenic systemic fibrosis，NFS）。

早在 20 世纪 90 年代中期，GBCA 就开始被广泛用于肾病患者造影，因为过去认为 GBCA 可优质显影且不造成肾毒性。然而，在 2006 年，这一纤维化疾病－NSF，被归为 GBCA 造成的并发症，其过去被认为是皮肤病，后来发现它可导致致命性的系统损害。有研究指出，两个因素与 NSF 发生相关：使用 GBCA 和存在潜在的肾脏病。其他可能进一步增加 NSF 风险的因素包括感染、炎症、血管疾病、高凝状态、高钙血症、高磷血症、促红细胞刺激剂（erythropoiesis-stimulating agent，ESA）以及铁剂治疗。

针对 NSF 最好的办法是预防，治疗性干预则是次要的。应在使用 GBCA 前识别高风险的患者，并改用其他成像方法，如不用 GBCA 的 MRI、CT 扫描、超声检查，以及其他能协助诊断的检查。当一定要用 GBCA 来协助诊断时，建议用以下做法：①使用巨环类 GBCA；②使用所需最小剂量以获得诊断图像；③调整患者相关代谢参数，在使用 GBCA 造影前后，避免使用促红细胞刺激剂（ESA）和铁剂；④ AKI 患者需要待肾功能恢复或稳定后；⑤已行 HD 的患者在使用 GBCA 后数小时内进行透析。在高风险患者中应用 GBCA 采取审慎的态度后，NSF 的发病率有显著下降。然而，一旦患 NSF，治疗方案极有限，预后往往较差。但也有一些药物可以选用，镇痛药和物理治疗亦可起到重要作用，一些治疗如体外光照、硫代硫酸钠、伊马替尼（imitanib）有一定作用；最终只有尽早肾移植可稳定或逆转纤维化的进程。

口服磷酸钠肠道准备剂

磷酸钠非诊断性用药，常用作泻药，用于诊断性肠镜、CT 虚拟肠镜前以清洁肠道。通常在术前以片剂或溶剂方式使用，其中包含 38 g 的一价磷酸钠和 9 g 的二价磷酸盐。

含磷酸盐的肠道准备剂相关不良事件的发生与超量使用及存在潜在肾脏病相关。虽然低钙血症和高磷酸盐血症可能让治疗复杂化，但 AKI 的发生更需关注。一项纳入 21 名使用含磷酸盐的肠道准备剂后发生 AKI 的患者的研究中，对其发病机制进行了研究。患者主要是女性，有高血压病史，在使用 RAAS 阻断药。发现 AKI 的中位时间为结肠镜检查后 3 个月。表现有少量的蛋白尿而无特别尿沉渣。在肾脏活体切片中能发现肾小管损伤和萎缩，远曲小管和集合管有大量磷酸钙沉积。这类病变造成急性磷酸盐肾病。

使用磷酸钠会造成两种方式的肾损伤。第一种是用磷酸钠后数天内发展成 AKI，与高磷血症及低钙血症有关。第二种是在用磷酸钠后数周或数月，患者在进行评估时偶然发现 AKI 的。在存在潜在肾脏疾病、血容量不足，或电解质紊乱的患者中，应避免使用口服的磷酸钠。慎选患者、适当的剂量、保持足够的血容量状态是使用此药物的安全原则。充足的血容量能降低晶体形成和肾小管损害的风险。在使用磷酸钠前后，RAAS 阻断药、利尿药，和 NSAIDs 等药物都应停用。若患者 AKI 恶化的同时有显著的高磷血症，应考虑紧急使用 HD 来清除磷酸盐和帮助肾脏恢复。

治疗性药物

镇痛药

非甾体抗炎药（NSAIDs）被广泛应用于治疗疼痛、发热及炎症状态。多种 NSAIDs 类药物已被应用于临床工作中，而且制药公司也在不断研制更多副反应更小、效果更好的药物。选择性环氧化酶 -2（cyclooxygenase-2，COX-2）抑制药是最新研究出的实例。在美国七大类超过 20 种的 NSAIDs 类药物被获准上市，许多药物在柜台即可购买。每年超过 5 千万美国人间断地口服本类药物，更有甚者，其中 1.5~2.5 千万人口每日服用。

NSAIDs 类药物和选择性 COX-2 抑制药与多种临床肾脏疾病（框 37.1）相关。据估计，有 1%～5%

框 37.1　非甾体抗炎药肾损害	
急性肾损伤	
肾前性氮质血症	
急性肾小管坏死	
肾小球疾病	
微小病变	
膜性肾病	
急性间质性肾炎	
高钾血症 / 代谢性酸中毒（低肾素醛固酮血症）	
低钠血症	
高血压 / 水肿	
急性肾乳头坏死	
镇痛药肾病 / 慢性肾小管间质性肾炎	

的服药者或多或少表现出肾毒性，在美国就有 50 万人出现肾损伤。这些副作用最主要的是由于前列腺素（prostaglandin，PG）抑制而导致。PGs 是 COX 酶代谢的产物，主要在肾脏局部分泌以调节多种全身及局部反应。血管紧张素 Ⅱ、去甲肾上腺素、抗利尿激素等血管收缩物质均可以引起入球小动脉收缩，而 PGs 可以拮抗以上物质，以引起入球小动脉舒张，尤其在低血容量时起到重要的血管保护作用。有效循环血量降低最易出现肾血管收缩及 GFR 降低。CKD 患者往往处于 PG 依赖状态，因而在服用 NSAIDs 类药物时有更高的风险导致肾损伤。事实上，服用 NSAIDs 类药物使 CKD 患者因 AKI 入院概率加倍，这一现象也发生在患有心血管疾病及服用血管紧张素转化酶抑制药的老年患者中。在一个病例对照研究中发现，正在服用 NSAID 类药物的患者与未服用者相比，患 AKI 的相对风险系数分别为 4.1 和 3.2。患有高血压、心功能衰竭和利尿治疗的患者如服用 NSAIDs 类药物将具有 11.6 的相对风险系数。

除了增加小动脉血流量外，PGs 同样会增加肾脏对钠离子、钾离子及水的排泄。PGs 通过激活 RAAS 系统来调节肾脏钾离子排泄。当同时存在 AKI、CKD、糖尿病及服用某种药物（如 RAAS 阻滞药或保钾利尿药）时，抑制 PGs 会导致高钾血症。使用 NSAIDs 类药物治疗时会出现经典的低肾素性低醛固酮血症伴高钾性肾小管酸中毒。PGs 的降低可导致肾脏钠离子排泄减少，所以所有的 NSAIDs 类药物均可导致不同程度的钠离子蓄积。尽管所有患者均有钠潴留，但往往患有高血压、心脏病和其他钠蓄积状态的疾病（肝硬化、肾病综合征、AKI 和 CKD）的患者具有更高的水肿、高血压及心功能衰竭风险。高血压为最重要的合并症，血压的微小变化即可增加心血管急性事件概率。水排泄受损引起的低钠血症也使得治疗复杂化。因为 PGs 在远端肾小管有拮抗水潴留的作用，而在服用 NSAIDs 类药物时这种作用被削弱。GFR 的降低同样可造成水潴留和低钠血症。

选择性和非选择性 NSAIDs 类药物均可引起以蛋白尿为表现的肾小球疾病。其中微小病变肾病是最常见的病理类型，而膜性肾病是相对少见的病理类型。临床主要以肾病范畴的蛋白尿或典型的肾病综合征为主要表现，有时可合并 AKI。NSAIDs 类药物引起的 AIN 可以单独或伴发于以上肾小球疾病。

化疗药物

化疗药是重要的减缓肿瘤生长的药物，但其肾毒性常常伴发治疗始终。化疗药肾脏相关副作用最常见的是 AKI，同时也可诱发电解质及酸碱失衡、蛋白尿及高血压。

抗肿瘤血管再生药

抗肿瘤血管再生药的靶点在血管内皮生长因子（vascular endothelial growth factor，VEGF）或其酪氨酸蛋白激酶受体（VEGF-R）。VEGF 信号途径对于肿瘤血管生长非常重要，而破坏这一通路为治疗性恶性肿瘤提供了新的治疗选项。但是 VEGF 对于肾脏血管再生及肾小球的完整性同样重要。足细胞为肾小球内皮细胞提供局部的 VEGF，保证了内皮细胞窗孔完整性。动物模型中，药物导致的 VEGF 生成或效果下降可引起蛋白尿、高血压及血栓性微血管病，其机制是损伤肾脏微血管系统，尤其是肾小球内皮细胞。使用抗肿瘤血管再生药的患者会出现类似的临床症状，如蛋白尿（及少见肾病范畴的蛋白尿）及高血压，具体药物如贝伐单抗（bevacizumab）及酪氨酸蛋白激酶抑制药。血栓性微血管病是因 AKI 而进行肾活检的患者中最常见的病理损伤（图 37.1）。

干扰素

干扰素（α、β、γ）可引起肾小球损伤及蛋白尿。

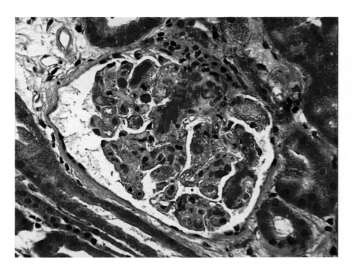

图 37.1　血栓性微血管病光镜表现为肾小球系膜溶解、内皮细胞裸露、红细胞堵塞及基底膜双轨征

早期的报道发现干扰素可造成微小病变，但近期的研究发现干扰素亦可导致塌陷和非塌陷型局灶节段肾小球硬化（focal segmental glomerulosclerosis，FSGS）。干扰素应用数周后，患者临床表现常为肾病范畴的蛋白尿及 AKI。与另两类干扰素相比，干扰素 -α 出现临床症状的时间更快。虽然结束干扰素治疗后，蛋白尿迅速降低，但很难完全逆转肾损伤。干扰素导致肾小球损伤的机制目前尚不明确，可能与干扰素可直接与足细胞受体结合并改变正常的细胞增殖有关。其他可能的原因有巨噬细胞活化和细胞因子分泌（倾向于 IL-6 及 IL-13），这些因素据称可引起微小病变（minimal change disease，MCD）和 FSGS。

双膦酸盐

　　双膦酸盐可有效治疗肿瘤相关骨病变，如多发性骨髓瘤、肿瘤相关高钙血症、溶骨性转移瘤。同时，Paget 病及骨质疏松也广泛应用本药。帕米膦酸二钠及唑来膦酸这两种双膦酸盐最主要的副作用是肾毒性。大剂量静脉注射比口服或低剂量注射更易出现肾毒性。不同的双膦酸盐可能对应其特有的肾小球和（或）肾小管损伤。帕米膦酸二钠引起的肾脏损伤是剂量相关的，大剂量及长程使用可增加风险。肾毒性临床表现包括肾病范畴蛋白尿或典型的肾病综合征，通常病理表现为塌陷型 FSGS 或 MCD，原因为对足细胞的毒性。急性肾小管中毒往往与塌陷型 FSGS 伴发。肾毒性有时是可逆的，但仍可进展为 CKD 或需要肾脏替代治疗的终末期肾病（end-stage renal disease，ESRD）。唑来膦酸更易引起由 ATN 导致的 AKI，其病理特点少见 FSGS。目前的证据表明，伊班膦酸盐少见肾毒性。总之，双膦酸盐通过肾脏排泄，预防其肾毒性的关键是在 GFR 降低的患者中减少剂量。临床指南指出，当 GFR 小于 30 ml/min 时应避免使用双膦酸盐。

铂类药物

　　铂类药物具有较强的抗肿瘤作用，但同时也具有较大的肾毒性，特别是在 CKD 患者中。急性肾小管中毒导致的非少尿的 AKI 是最常见的肾损害类型。顺铂具有最大的肾毒性，即使作为第二代及第三代铂类药，卡铂及奥沙利铂在大剂量使用时也同样具有肾毒性。顺铂肾损害的机制与药物机制及肾脏代谢特点有关。在分子顺位位置的氯离子可导致肾损伤，然而，其通过 OCT-2 蛋白从近端小管细胞重吸收亦可造成肾损害。炎症、氧化应激及血管损伤等细胞内损伤通路的活化也是造成肾损伤的机制。最终的结果是肾小管细胞凋亡或坏死，临床则表现为 AKI 和（或）肾小管病。铂类药亦可造成近端肾小管损伤，进而导致 Fanconi 综合征、盐耗竭综合征以及亨氏襻损伤导致的低镁血症。

　　因肾毒性相对较小，卡铂和奥沙利铂可以被应用于高危人群中，因为这两种分子不会被 OCT-2 转运，肾小管细胞内浓度较低；而且顺铂中顺位位置的氯离子分别被卡铂和奥沙利铂中的羟酸盐和环丁烷所代替，这一机制降低了肾毒性。硫代硫酸钠和氯磷汀已被用作预防铂类药物肾毒性，但因这类药物会降低其抗肿瘤活性，也就限制了其应用。目前预防铂类药物肾毒性主要靠静脉点滴盐水充分水化，及避免使用其他肾毒性药物。

异环磷酰胺

　　异环磷酰胺是烷基化药物，由环磷酰胺衍生而来。与环磷酰胺对比，异环磷酰胺导致肾小管损伤首先通过其肾毒性代谢产物三甲基水合乙醛。此外，异环磷酰胺还可通过 OCT-2 蛋白进入肾小管细胞，而环磷酰胺则不能进入。肾毒性临床症状包括肾小管病，包括特发性近端肾小管损伤、Fanconi 综合征、肾型尿崩症（diabetes insipidus，DI）和 ATN 导致的 AKI，后者往往是可逆的，但会造成永久性损伤。组织病理上可见具有肿胀、异型线粒体的肾小管细胞损伤和坏死，如曾使用顺铂、累计浓度大于 90 g/m^2 以及潜在的 CKD 是肾损伤的危险因素。

　　预防措施目前仍较局限。静脉注射盐水水化和减少剂量是目前使用的措施。此外，因此药物经过 OCT-2 转运进细胞，所以使用西米替汀竞争抑制这一通路正被评估疗效中。治疗包括支持治疗、纠正电解质失衡、监测肌酐清除率以预防 CKD，必要时针对 ESRD 开展透析治疗。其他远期并发症包括永久的肾小管病和孤立性肾性磷尿。

培美曲塞

　　培美曲塞是甲氨蝶呤衍生物，它能抑制嘌呤及嘧啶代谢所需的酶类，进而影响肿瘤中 RNA 及 DNA 的合成。培美曲塞通过肾脏原型排泄，但亦可通过顶端及基底侧通路进入近端肾小管细胞。顶端药物吸收可能通过叶酸受体 α 转运通路，而基底外通路是通过还原性叶酸载体实现。细胞内培美曲塞是多酪氨酸化的，这一结构可使其保持在细胞内，更高的细胞内浓度可以保证更多更全面地降低 RNA 及 DNA 的合成，并导致细胞损伤。在高剂量治疗时也会出现可逆性的 AKI。肾损伤包括 ATN 和 AIN。肾小管损伤包括肾性尿崩及远端肾小管酸中毒。大多数患者表现为 AKI 和微量蛋白尿，多数症状在药物终止后亦趋向于稳定，但可遗留慢性肾小管间质疾病相关的 CKD。

表皮生长因子受体拮抗药

拮抗表皮生长因子受体（epithelial growth factor receptor，EGFR）信号转导的单克隆抗体包括西妥昔单抗和帕尼单抗，它们对于结直肠、头颈部肿瘤的生物治疗具有较大前景。考虑到 EGFR 信号通路在维持镁稳态的作用，这类抗体药物可能导致镁丢失。EGFR 信号转导对于瞬时感受器电位 M6 离子通道的激活非常重要，而此通道是远端肾单位上皮细胞通道重吸收镁离子的基础。与 EGF 相比，单克隆抗体对于 EGFR 有更高的亲和力，可强有力地拮抗 TRPM6 在细胞膜上的位置，并预防细胞腔重吸收镁离子。因此，在西妥昔单抗的临床试验中，低镁血症占 43%，而其中几乎所有患者均表现出血镁不同程度的降低，所以在抗 EGFR 治疗中应检测血镁。帕尼单抗导致的低镁血症相对较少。低镁血症的可能性随着治疗的持续时间增加而增加，而在停药后数周仍持续存在。治疗上，需要静脉点滴血镁，如部分肿瘤患者有腹泻、呕吐，可减少摄入量。

抗菌药物

一些广谱抗菌药在治疗感染时可能引起肾损伤，在住院患者中尤其多见。应用抗菌药对于重症患者可以直接影响肾功能和加大肾毒性。

抗生素
氨基糖苷类抗生素

氨基糖苷类抗生素（aminoglycosides，AGs）具有较高的肾损害比例，尤其在住院患者可达 7%～36%。用药时间可增加肾损害概率，当用药超过两周时甚至接近 50%。AGs 可以在肾小球自由滤过，并在近端肾小管重吸收。所以本类抗生素主要是通过肾脏排泄。这类药物的阳离子和亲水性使得它们紧密结合在近端肾小管细胞的细胞膜上，这一过程可能

是通过 megalin 蛋白受体，导致药物积累在皮质肾小管细胞中。所以肾毒性与电荷相关，阳离子越多，药物与细胞膜作用越强，药物通过内吞作用积累于细胞内溶酶体中，继而形成在电镜下可见到的髓样体（图 37.2）。由于溶酶体酶被抑制，这一结构是由膜碎片和受损细胞器组成。本类药肾毒性的机制是亚细胞器的破坏、氧化应激的诱导和线粒体功能障碍恶化。

AG 肾毒性临床症状表现是经过 5～7 d 治疗后血肌酐升高，但若存在危险因素，AKI 会更早出现。AKI 发生前常先出现浓缩功能损伤，也可见到少量蛋白尿和包含肾小管上皮（renal tubular epithelial，RTE）细胞颗粒管型，这个现象是亚临床肾损伤进行中的标志。肾小管功能障碍表现为高比例的钠排泄（高于 1%～2%），伴随钾离子、钙离子及镁离子的丢失。庆大霉素可导致近端肾小管疾病，在部分患者中表现为典型的 Fanconi 综合征，亦有部分患者表现为 Bartter 综合征样症状。后者推测可能与庆大霉素阳离子激活钙离子敏感受体，从而抑制了亨氏攀上的 Na-K-2Cl 转运体有关。用药过程中 AKI 有进展趋势，如果停药较早，AKI 尚能自限，而延误停药可能导致肾功能难以恢复。

AG 肾毒性有多个危险因素（框 37.2）。这有利于在不能替换抗生素的情况下，密切监测和注意危险因素，如容量不足、电解质异常等。AG 类抗生素所有成员均可引起肾毒性，但妥布霉素在动物模型中显示肾毒性小于庆大霉素。

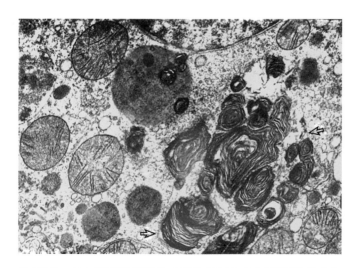

图 37.2　在电镜下的髓样体（箭头所示）是氨基糖苷类抗生素引起的小管细胞损伤的表现。这些髓样体由含有极性的脂类积累导致，代表了小管溶酶体的改变情况。（Courtesy Gilbert W. Moeckel，Yale University）

在维持药物治疗浓度的情况下尽量降低 AG 剂量，这样既可以最小化肾毒性，又可以维持抗菌血药浓度。估算剂量时，需要考虑血清肌酐的变化，在老年人、肝硬化及营养不良的患者中，肌酐的变化经常会低估 GFR 下降的程度。尽管报道并不完全一致，但认为除适当减少剂量外，每日一次的治疗可以减轻 AG 肾毒性，主要原因是肾小管重吸收饱和。密切监测药物峰值和水平，并注意血清肌酐水平，应该每 2～3 d 复查，而对于严重感染及不稳定的肾功能患者应每日检测。尿相差分析可以在血清肌酐改变之前发现肾功能损害。

万古霉素

万古霉素是一类被广泛应用的、耐受性较好的药物，虽然它极少出现 AKI，但有研究报道可见两种损伤：其中一个是特发反应导致 AIN，另一个是过高的血药浓度直接引起的肾小管毒性。因中毒剂量的万古霉素诱发 AKI 患者行肾活检病理提示 ATN 而非经典的 AIN。

多黏霉素

多黏霉素因为具有较高的潜在肾毒性，往往作为抗耐药菌的备选方案，黏菌素及多黏菌素 B 是这一类药物成员。因为它们的 D 氨基及脂肪酸成分与肾毒性相关，所以限制了它们的使用，导致其治疗窗较窄。它们可以增加肾小管细胞膜通透性及阳离子流入，从而导致肾小管细胞损害。有潜在风险的患者，在增加治疗时间时，往往会出现 AKI。

磺胺类药物

磺胺类抗生素作为一类有效的抗菌药，可以导致三种肾损害——AIN、结晶肾病及血管炎。其中 AIN 最常见，结晶肾病引起的 AKI 主要是因为高剂量的磺胺嘧啶（其他磺胺类药程度较轻）。血管炎是最少见的磺胺类药引起的肾损害，表现为超敏反应，很少与结节性多动脉炎相关。AKI 的发生率为 0.4%～29%。晶体引起的肾损伤由不能溶解的磺胺类药在远端肾单位的肾小管腔内结晶析出导致。因为磺胺类药呈弱酸性，所以当尿酸（pH 小于 6.0）性时、尿流率降低或低蛋白血症和超过 GFR 水平可承受剂量时，更容易出现结晶肾病。

患者通常无临床症状，但开始治疗的 7 d 内，偶见隐性腹痛和胁肋疼痛，伴随着血肌酐升高及少尿，尿相差显微镜提示强双折射的磺胺结晶（杂乱小麦状、贝壳状），有时混合着红细胞、RTE 细胞及颗粒管型。偶见放射线下可见的小结暂存于肾实质和（或）肾盏，在肾脏超声中表现为分层成簇样回声。治疗方面，包括静脉输液水化、碱化尿液及减少或终止使用磺胺类药物。

环丙沙星

喹诺酮类抗生素是一类被广泛应用于广谱细菌感染的抗生素。与上述抗生素相比，环丙沙星导致的肾损害主要是 AIN。实验研究中可见应用环丙沙星后出现结晶尿。偶见本类抗生素引起应用人群中结晶相关 AKI。环丙沙星在中性或碱性 pH 下是不溶解的，所以在碱性尿液中可引起结晶（pH 大于 7.3）。肾内结晶往往因为老年患者过量食用本药、已有 CKD 基础病、血容量不足和（或）碱性尿。患者通常无症状，肾损伤的迹象往往是在应用 2～14 d 治疗后出现血肌酐升高。尿相差显微镜提示环丙沙星结晶，表现为强双折射的针样、捆束样、星样、扇样、蝴蝶样和其他不寻常的形状与其他细胞成分和管型混合在一起。肾脏病理提示结晶存在于肾小管中。如想避免这一并发症，需要根据肾功能水平调整环丙沙星的用量。使用时应保证患者血容量充足并避免碱化尿液，从而避免 AKI 和结晶尿。治疗这一并发症时，应停药或减量环丙沙星，并静脉注射等张液体以补足血容量。

抗病毒药

阿昔洛韦

阿昔洛韦被广泛应用于治疗肝炎病毒感染。一般情况下较安全，但当静脉注射大剂量阿昔洛韦时，可能引起肾小管内结晶沉积，从而引起 AKI。阿昔洛韦可以从肾小管及肾小球分泌，从而通过尿液排泄。阿昔洛韦相对不溶解于尿，所以当药量浓度较高、低尿流率时可造成药物在肾小管沉淀，从而导致肾小管尿路梗阻。特发性结晶尿及无症状性 AKI 是阿昔洛韦最常见的临床症状，而恶心 / 呕吐和胁肋 / 腹痛也有可能发生。结晶肾病通常发生于用药 24 ~ 48 h 内，当快速大量静脉点滴阿昔洛韦时，往往 AKI 的比例达 12% ~ 48%。相反，低剂量静脉点滴和口服阿昔洛韦治疗很少引起 AKI，除非有严重血容量不足或潜在的肾脏病。尿相差显微镜下通常可见血尿及脓尿，伴随有双折射、针状结晶。避免大剂量静脉注射阿昔洛韦以及用药前保证血容量充足都是有效避免肾损害的措施。在潜在肾脏疾病人群中适当减量是重要的。HD 可以显著降低阿昔洛韦的血中含量，但有时引起严重的 AKI，并伴随神经毒性。幸运的是，在阿昔洛韦停药及补充血容量后，大多数患者肾功能可恢复正常。

英地那韦和阿扎那韦

英地那韦和阿扎那韦是蛋白酶抑制药，它们被用于治疗人免疫缺陷病毒（human immunodeficiency virus，HIV）感染。英地那韦革新了 HIV 的治疗，但它的副作用是包含多种毒性，其中就有晶体导致的 AKI 及肾结石。阿扎那韦也已被广泛应用，它同样也有结晶相关肾损伤和肾结石副作用。

肾脏可清除约 20% 的英地那韦，当尿 pH 高于 5.5 时（图 37.3），肾小管内结晶将沉淀析出，继而出现肾内小管堵塞和结石，并引起 AKI。并发症包括肾绞痛、排尿困难、胁肋 / 腹痛，或血尿，有 8% 的患者发生泌尿道症状。尿相差显微镜提示结晶具有多种形态，包括层状矩形、扇形晶体及放射状。虽然大多数英地那韦引起的 AKI 案例较轻并且可逆，但也有梗阻性结石和 CKD 基础患者中发生 AKI 的情况。预防肾内结晶析出要求每日饮用 2 ~ 3 L 的水。肝炎患者应减量，终止英地那韦的应用通常可以逆转肾损害，但慢性肾小管间质纤维化可能已存在。

阿扎那韦也可引起肾脏疾病。它具有与英地那韦相似的化学结构及药代动力学，所以可以引起相似的并发症，如结晶肾病、肾结石和 AIN。美国食品药品监督管理局披露了 30 个阿扎那韦引起的肾结石案例，有研究估计服用药物引起肾结石的比例达 0.97%。分析发现肾结石中有 60% 的阿扎那韦代谢产物和 40% 的钙磷灰石。在尿相差显微镜下，可见尿中含有阿扎

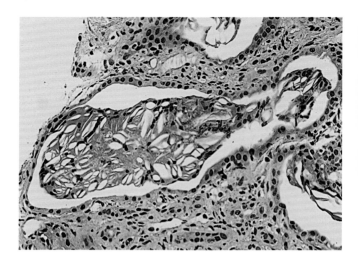

图 37.3　英地那韦结晶沉淀物在肾小管腔内引起急性和慢性肾功能损伤，图中光镜下显示的是一个结晶肾病形成实例（Courtesy Glen S. Markowitz, Columbia University）

那韦棒状结晶。预防措施包括避免血容量缺乏。治疗措施包括静脉水化治疗及肾结石移除术。停用药物有时也是需要的。

替诺福韦

替诺福韦是一类治疗多种病毒感染的抗病毒药，包括 HIV、乙肝病毒。动物实验显示替诺福韦可引起近端肾小管扩张、线粒体超微结构异常及线粒体 DNA（mitochondrial DNA，mDNA）损伤，并抑制呼吸链酶的表达。临床上患者常表现为 AKI 或近端肾小管病，少见肾性尿崩。AKI 可能需要临时透析，部分肾功能可能恢复，最终导致 CKD。患者肾脏病理可见近端肾小管损伤及多种程度的慢性肾小管间质瘢痕，近端肾小管细胞质含有巨大的嗜酸性包涵体、异常的线粒体。在电镜下，损伤的线粒体多种多样，包括小的、圆形的及不规则肿胀形状的。

宿主因素进一步强化了替诺福韦的肾毒性，其中包括 HIV 感染宿主的 mDNA 缺陷、GFR 下降和药物排泄遗传缺陷。替诺福韦被肾小球及肾小管共同排泄，这也部分解释了其造成的肾损害情况。替诺福韦是通过有机离子转运子（organic ion transporter-1，OAT-1），从基底循环到近端肾小管细胞，随后通过顶端流出转运子（如多种药物耐药蛋白，MRP-2/-4，multidrug resistance proteins）转运到尿液中。降低的 GFR 增加了药物排泄量，加重了通过近端肾小管细胞转运的负担。受损的 MRP 使得流出活动减少，从

而降低药物的排泄量，最后导致细胞内药物浓度增加。在 HIV 感染患者使用替诺福韦导致肾损害的案例中，已经发现与 MRP-2 转运体基因（ABCC2）单基因多态性（single nucleotide polymorphism，SNP）有关。排泄通路缺陷同样可以导致替诺福韦在肾小管细胞中浓度增加。

替诺福韦相关肾损伤的预防及监测措施是重要的。利用基因高危因素检测（在 ABCC2 基因的 SNP），识别高危患者，并精准干预，比如利用对苯甲酸减少 OAT-1 药物转运进入肾小管细胞的过程，可以有效降低肾毒性。在 CKD 患者中避免使用替诺福韦或至少适当减小剂量有利于减轻肾毒性。

抗真菌药
两性霉素 B

两性霉素 B（AmB）是一类多烯抗真菌药，可用于多种真菌感染，也有可能导致肾损害。肾损害程度与总的积累量有关。当此药紧密结合在细胞膜时，能够损害膜完整性并增加通透性。膜损伤是造成特征性的钾及镁丢失、无法最大限度浓缩尿液和远端肾小管酸化功能缺陷这些临床症状的病理基础。这些临床表现，结合尿相差显微镜发现的 RTE 细胞 / 管型和颗粒管型通常预示着将会进展为临床水平的 AKI。AmB 也可以引起急性入球小动脉收缩，进而影响血流动力学而改变 GFR。钠渗透性增加而触发的管球反馈在血管收缩中具有重要作用。

临床可表现为非少尿性肾功能恶化，但在停药后缓慢恢复。而高剂量反复的用药最终可导致 CKD。血容量不足也可加重肾损害，而钠负荷及扩容有利于肾功能的恢复，这一改善可能是通过削弱 TGF 实现的。肾损害的高危因素有高剂量、延长治疗时间、ICU 住院开始治疗及应用环孢霉素。为维持抗真菌活性，AmB 在载脂体方面的多个制剂已经被用于临床，并导致少量全身症状。研究表明这些制剂肾毒性较小，但仍可在高危人群中引起 AKI。

其他药物
艾塞那肽（exenatide）

艾塞那肽是内源性胰高血糖素样肽 -1 的合成剂，它可以刺激胰岛素分泌、抑制胰高血糖素释放、降低食欲，并减缓胃排空，因而它常被用于糖尿病的强化治疗。这类降糖药已被证实与多种药物副反应相关，其中包括恶心 / 呕吐及 AKI。艾塞那肽通常被皮下注射并通过肾小球滤过排出，因此在有潜在肾脏病的患者中，其半衰期由 1.4 h 增至 6 h。

已经有人报道了数个艾塞那肽治疗糖尿病过程中出现的肾损伤不良反应事件。其中很多导致 AKI，多数至少合并一个危险因素：4 或 5 期的 CKD、高血压、横纹肌溶解、心血管疾病及合并服用其他药物（包括 RAAS 阻滞药及 NSAIDs 类药物）。有限的 5 例肾脏组织学报告均为 ATN。因此，艾塞那肽可能在高危人群中引起肾前性或缺血性 ATN。

华法林相关肾病

鲜为人知的是华法林可以引起 AKI，其诱因是肾小球出血及红细胞管型阻塞，这类肾损害被称为华法林肾病，但事实上这种肾损害在所有抗凝药过度使用于高危人群时均可发生。合并或未合并 CKD 的患者在华法林过度抗凝时均可能会发生。其机制主要是肾小球出血，尤其是合并潜在的肾小球疾病的患者，出现红细胞管型阻塞肾小管。AKI 的原因未知，但肾小管足细胞障碍和（或）溶菌酶过载及氧化损伤引起的血红蛋白相关肾小管损伤占有重要地位。通过 megalin 蛋白 -cubulin 蛋白受体介导的内吞作用，血红蛋白进入细胞，而游离的血红蛋白可以促进脂氧化应激反应、亚铁血红蛋白 / 离子生成的 ROS、线粒体损伤。治疗包括首先逆转抗凝作用，对确有抗凝需求的患者谨慎抗凝。遗憾的是，很多患者遗留 CKD，有时甚至需要长期透析治疗。

渗透剂

渗透性肾病指的是大分子进入远端肾小管细胞膜而引起的肾损害，首先见于动物实验中，（输注蔗糖后出现肾小管细胞的肿胀及肾损伤）。类似的组织病理学表现也可见于应用甘露醇、右旋糖苷和近年来多见的静脉注射免疫球蛋白（intravenous immune globulin，IVIG）及羟乙基淀粉（hydroxyethyl starch，HES）。肾小管损伤开始于药物进入肾小管细胞，继而不断积聚于溶酶体导致肾小管上皮细胞肿胀并形成液泡。这一过程最终破坏细胞整体性，当肾小管肿胀严重时，甚至造成肾小管腔堵塞及阻碍尿液排出并诱发 AKI。在电镜下，肾脏病理提示特征性的组织病理表现，如肿胀、浮肿的肾小管中充满了细胞质液泡，也就是肿胀的溶酶体（图 37.4）。在严重损伤时，肾小管表现为严重退化的，类似于缺血性或中毒性 ATN 的表现。

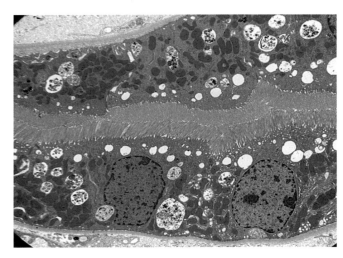

图 37.4 摄取了渗透性物质——包括蔗糖、羟乙基淀粉、右旋糖苷及放射性造影剂而导致的急性和慢性肾小管损伤，又被称为渗透性肾病。电镜显示了特征性的细胞液泡。（Courtesy Gilbert W. Moeckel，Yale University.）

渗透性肾病最常发生于静脉注射人免疫球蛋白（IVIG），而此药物也常常是使用蔗糖和羟乙基淀粉（HES）作为稳定剂的。IVIG 相关渗透性肾病常发生于有潜在肾脏疾病及老年人群中。而无蔗糖配方的 IVIG 目前无证据证明会引起 AKI，所以在高危人群中可应用此类药物。羟乙基淀粉是强有力的扩容剂，它具有淀粉支链，可伴有不同程度的羟乙基化。在机体代谢过程中，更小分子的羟乙基淀粉分子可经肾小球滤过，并进入远端细肾小管胞。类似于蔗糖，羟乙基淀粉引起的肾损害表现为典型的渗透性肾病病理特征，这包括肾小管细胞肿胀和液泡形成。临床上，羟乙基淀粉引起的 AKI 有时需要透析，特别是当患者患有脓毒血症及慢性肾脏病时。应避免此类药物应用于高危人群。渗透性肾病的治疗措施是避免此类药物的进一步应用。

锂制剂

锂制剂（Li⁺）是治疗躁狂抑郁的最有效药物，虽然它有多种副作用，但仍无法撼动其治疗基石的地位。锂制剂对多个器官系统具有不利的影响，这其中包括能够排泄这种阳离子的肾脏。可以见到多种肾脏症状，但最主要的副作用是肾性尿崩，它占了全部患者的 20%～30%，主要是因为肾对于抗利尿激素（antidiuretic hormone，ADH）的抵抗反应。ADH 抵抗降低远端肾单位对于水的渗透性，这一过程通过抑制环磷酸腺苷（cyclic-AMP，cAMP）的活化和生成

实现，这一机制降低表达并抑制了肾小管上皮细胞膜顶端水通道蛋白 -2 通路。锂剂停药后多尿可自行好转，阿米洛利治疗亦可以通过对抗上皮钠通道从而减弱锂剂的作用。在必须应用锂制剂的患者中，可以使用阿米洛利减少尿量。

急性锂中毒常发生在超量服用，或尽管剂量稳定但 GFR 有急性下降的患者，其临床症状包括恶心、震颤、痉挛，甚至昏迷，也可出现 AKI。中毒的严重度与血清中 Li⁺ 的浓度相关。洗胃、聚乙二醇、静脉点滴盐水可以改善血容量不足并促进利尿，从而促进 Li⁺ 的排出。在 AKI 及 CKD 的患者具有明显的神经症状且 Li⁺ 水平高于 4.0 mEq/L 时，可使用血浆透析清除 Li⁺ 离子。4 h 的治疗可以降低 Li⁺ 血浆浓度约 1 mEq/L。

长期 Li⁺ 治疗可导致慢性肾小管间质肾炎，表现为肾小管萎缩及肾间质纤维化，可见皮质及髓质肾小管微囊肿。偶见部分患者有大量蛋白尿及 FSGS。虽然停药后部分肾功能可能改善，但部分 CKD 和 ESRD 难以逆转。

参考书目

Cruz DN, Goh CY, Marenzi G, et al: Renal replacement therapies for prevention of radiocontrast-induced nephropathy: a systematic review, *Am J Med* 125:66-78, 2012.

Deray G: Amphotericin B nephrotoxicity, *J Antimicrob Chemother* 49:37-41, 2002.

Ermina V, Jefferson A, Kowalewska J, et al: VEGF inhibition and renal thrombotic microangiopathy, *N Engl J Med* 358:1129-1136, 2008.

Gurevich F, Perazella MA: Renal effects of anti-angiogenesis therapy:update for the internist, *Am J Med* 122:322-328, 2009.

Humphreys BD, Soifer RJ, Magee CC: Renal failure associated with cancer and its treatment: an update, *J Am Soc Nephrol* 16:151-161, 2005.

Izzedine H, Harris M, Perazella MA: The nephrotoxic effects of HAART, *Nat Rev Nephrol* 5:563-573, 2009.

Izzedine H, Isnard-Bagnis C, Launay-Vacher V, et al: Gemcitabineinduced thrombotic microangiopathy: a systematic review, *Nephrol Dial Transplant* 21:3038-3045, 2006.

Kintzel PE: Anticancer drug-induced kidney disorders: incidence, prevention and management, *Drug Saf* 24:19-38, 2001.

Markowitz GS, Perazella MA: Acute phosphate nephropathy, *Kidney Int* 76:1027-1034, 2009.

Markowitz GS, Perazella MA: Drug-induced renal failure: a focus on tubulointerstitial disease, *Clin Chim Acta* 351:31-47, 2005.

Perazella MA: Advanced kidney disease, gadolinium and nephrogenic systemic fibrosis: the perfect storm, *Curr Opin Nephrol Hypertens* 18:519-525, 2009.

Perazella MA: Renal vulnerability to drug toxicity, *Clin J Am Soc*

Nephrol 4:1275-1283, 2009.

Perazella MA, Markowitz GS: Bisphosphonate nephrotoxicity, *Kidney Int* 74:1385-1393, 2008.

Perazella MA, Moeckel GW: Nephrotoxicity from chemotherapeutic agents: clinical manifestations, pathobiology and prevention/ therapy, *Sem Nephrol* 30:570-581, 2010.

Presne C, Fakhouri F, Noel LH, et al: Lithium-induced nephropathy: rate of progression and prognostic factors, *Kidney Int* 64:585-592, 2003.

Weisbord SD, Palevsky PM: Prevention of contrast-induced nephropathy with volume expansion, *Clin J Am Soc Nephrol* 3:273-380, 2008

38 肾功能不全患者的药物治疗原则

Gary R. Matzke, Thomas D. Nolin 著

李超 夏鹏 乐偲 译校

肾功能减退可见于多种情况，包括糖尿病、高血压和肾小球肾炎导致的慢性肾脏病（CKD），以及年龄相关的肾小球滤过率（GFR）下降。在成人中，这些疾病常伴随使用多种药物，使得这些患者容易出现药物或其活性、毒性代谢物在体内蓄积。临床医生必须充分理解肾功能减退对药物分布的影响，以及个体化药物治疗力求优化患者结局的合适方法。

主要通过肾脏（大于 70%）原型清除的药物的个体化治疗，可根据 GFR 的降低比例，或肌酐清除率（creatinine clearance，CL_{Cr}）和估算 GFR（eGFR 更常用的临床评估指标），按比例减少药物剂量或延长给药间隔。然而，由于肾功能受损与许多药物的生物利用度、血浆蛋白结合率、分布容积以及非肾脏清除（例如代谢与转运）的进行性改变有关，对于那些经肝广泛代谢或者蛋白结合和（或）分布容积改变的药物，则需要更为复杂的调整方案。与肾功能正常者相比，肾功能受损的患者可能对特定药物剂量或者血药浓度（例如苯妥英）表现出不同的反应，这是因为出现了与 CKD 进展相关的药物生理和生化改变。

借助于对药物代谢动力学基本原则、一种药物的特点以及与肾功能受损相关的病理生理改变的扎实理解，临床医生能够设计出个体化的治疗方案。本章将描述 CKD 以及在信息可及的急性肾损伤（AKI）导致的肾功能受损，对药物吸收、分布、代谢、转运及排泄的影响。本章还会提供对肾功能减退患者、接受持续肾脏替代治疗（CRRT）、腹膜透析和血液透析患者进行药物剂量个体化调整的实用方法。

药物吸收

有关 CKD 患者肾功能减退对药物吸收影响的定量信息很少。许多变量，包括胃肠道通过时间、胃液pH、胃肠道水肿、呕吐和腹泻（常见于 CKD 5 期患者）以及同时应用磷酸盐结合剂，均与某些药物的吸收改变有关，例如地高辛和许多氟喹诺酮类抗生素。一种药物在口服或静脉给药后，到达系统循环的比例（称为绝对生物利用度）在 CKD 患者中罕有改变。然而，一些药物的峰浓度（C_{max}）和达峰时间（t_{max}）会发生改变，这提示在 CKD 患者中，药物吸收的速率，而不是吸收的程度发生了改变。尽管有报道称一些药物的生物利用度是降低的，例如呋塞米或吲哚洛尔，但在 CKD 患者中并没有一致的发现提示药物吸收受到影响。相反，一些药物如 β- 阻滞药、右旋丙氧芬和双氢可待因，观察到由于通过胃肠道和肝的首过效应代谢减少，其生物利用度增加。

药物分布

许多药物的分布容积（V_D）在 CKD4 或 5 期的患者中发生了明显变化（表 38.1），少尿型 AKI 患者的变化也有报道。这些改变主要是因为血浆蛋白、组织结合发生改变，或者由于肾脏水钠排泄减少导致容量增加所致。酸性药物例如华法林和苯妥英，在 CKD 患者中的血浆蛋白结合降低，很可能是由于结合位点构象发生改变，内源性结合抑制物的蓄积以及血浆白蛋白浓度降低所致。此外，在 CKD 患者中，一些药物的代谢物高浓度蓄积，可能会干扰母体药物与蛋白的结合。

α1- 酸性糖蛋白作为一些基础药物化合物的主要结合蛋白，其血浆浓度在肾移植患者和血液透析患者中增加。因此，一些基础药物（例如奎尼丁）的非结合部分可能会降低，进而药物在这些患者的分布容积减少。蛋白结合改变后的净效应通常是使非结合和总药物浓度的比例发生变化，苯妥英常常会

表 38.1　部分药物在 CKD5 期患者中的分布容积

药物	在肾功能正常个体中的分布容积（L/kg）	在 CKD5 期患者中的分布容积（L/kg）	与肾功能正常相比，分布容积变化百分数（%）
阿米卡星	0.20	0.29	45
阿洛西林	0.21	0.28	33
头孢唑林	0.13	0.17	31
头孢西丁	0.16	0.26	63
头孢呋辛	0.20	0.26	63
氯苯丁酯	0.14	0.24	71
双氯西林	0.08	0.18	125
地高辛	7.3	4.0	-45
红霉素	0.57	1.09	91
庆大霉素	0.20	0.32	60
异烟肼	0.6	0.8	33
米诺地尔	2.6	4.9	88
苯妥英	0.64	1.4	119
甲氧苄氨嘧啶	1.36	1.83	35
万古霉素	0.64	0.85	33

CKD，慢性肾脏病

出现这种效应。非结合部分的比例可从正常的 10% 增至 20%～25%，可导致肝清除增加进而药物总浓度降低。尽管非结合浓度的治疗窗没有改变，但随着 GFR 降低，苯妥英总浓度的治疗窗降低至 4～10 mcg/ml（正常为 10～20 mcg/ml）。因此，维持治疗性的非结合浓度在 1～2 mcg/ml，可以作为肾功能减退患者的苯妥英个体化治疗的最佳目标值，而达标的最适方法依赖于对非结合苯妥英血药浓度的测量。

组织结合的改变也可能会影响药物的表观分布容积。例如，在重度 CKD 患者中，地高辛的分布容积会降低 30%～50%。这可能是由于内源性或外源性地高辛样的免疫反应物质，竞争性结合并抑制膜 ATP 酶（adenosine triphosphatase，ATPase）。结合于组织地高辛受体的地高辛绝对含量减少，因此应用任何剂量后观察到的地高辛血药浓度都比预期的要高。

CKD 患者由于血浆／组织药物浓度比增加，即使总药物浓度正常时，也可能出现因非结合药物浓度升高导致的严重不良反应或疗效减弱。对于那些治疗窗窄的药物、蛋白结合率高（大于 80%）的药物以及蛋白结合分数变异性高的药物（例如苯妥英、丙吡胺），建议监测非结合的药物浓度。

药物代谢和转运

药物的非肾脏清除（CL_{NR}）包括各种肾脏外的药物清除途径。许多氧化和结合酶以及活性转运体构成了 CL_{NR} 的主要通路。功能的改变以及代谢酶和转运体间相互作用可显著影响药物代谢动力学的分布，同样，患者对经过非肾途径清除的药物的暴露情况也会变化。CKD 与肝和其他器官中细胞色素 P450（CYP）介导的代谢（主要的氧化或 I 相代谢途径）之间的关系已被广泛评估，且结果存在差异。在终末期肾脏病（ESRD）的大鼠模型中，肝中多种 CYP 酶的蛋白质表达，包括 CYP3A1 和 CYP3A2（相当于人类的 CYP3A4），减少了 85%。CYP2C11 和 CYP3A2 的活性也显著降低，但是 CYP1A1 的活性并未改变。结合酶 N-乙酰转移酶（N-acetylransferases，NATs）的肝表达也减少，而尿苷二磷酸葡萄糖醛酸转移酶（uridine diphosphate-glucuronosyltransferases，UGTs）则未改变。CYP 在肠道的功能性表达也减少。CYP1A1 和 CYP3A2 分别减少高达 40% 和 70%。同样，在肾脏病试验模型中，一些肠道和肝转运体的功能表达也发生改变。流出转运体 P-糖蛋白（P-glycoprotein，P-gp）和多重耐药相关蛋白 2（multi-drug resistance-associated protein 2，MRP2）在肠道的表达和活性降低 65%，但摄取转运体有机阴离子转运多肽（organic anion transporting polypeptide，OATP）并未受影响。相反，在肝中，P-gp、MRP2 和 OATP 的蛋白表达分别增加、不变和降低减少。

肾脏病患者体内，CYPs 活性似乎相对未受到影响。之前曾报道 CYP3A4 的活性降低，但是最近数据显示 OATP 摄取活性降低，因此推测 CYP3A4 活性的改变很可能是由于转运体活性改变造成的，而不是 CYP 本身活性发生了变化。在 CKD4 或 5 期的患者中，一些 CYP 和转运体底物特异性有重叠的药物的 CL_{NR} 降低，支持这一假设（表 38.2）。然而，这些研究结果应审慎解读，因为同时服用的药物、年龄、吸烟状态以及乙醇摄入通常都未纳入考虑范围。此外，对于已知的药物代谢酶和转运体的遗传药理学变异，需要考虑其可能在个体出现 AKI 或 CKD 进展之前的可能性。因此，预测肾功能减退对特定药物代谢和（或）转运的影响是很困难的，对于广泛经肾外途径清除的药物，剂量方案的普适定量策略尚未

表 38.2　非肾脏药物清除的主要通路和选择的底物

CL$_{NR}$	
通路	选择的底物
氧化酶	
CYP	
1A2	多环芳烃，咖啡因，丙咪嗪，茶碱
2A6	香豆素
2B6	尼古丁，安非拉酮
2C8	类视黄醇，紫杉醇，瑞格列奈
2C9	塞来昔布，双氯芬酸，氟比洛芬，吲哚美辛，布洛芬，氯沙坦，苯妥英，甲苯磺丁脲，S- 华法林
2C19	地西泮，S- 美芬妥因，奥美拉唑
2D6	可待因，异哇胍，脱甲丙咪嗪，右美沙芬，氟西汀，帕罗西汀，度洛西汀，去甲阿米替林，氟哌啶醇，美托洛尔，普萘洛尔
2E1	乙醇，乙酰氨基酚，氯唑沙宗，亚硝胺
3A4/5	阿普唑仑，咪达唑仑，环孢霉素，他克莫司，硝苯地平，非洛地平，地尔硫䓬，维拉帕米，氟喹诺酮，酮康唑，伊曲康唑，红霉素，洛伐他汀，辛伐他汀，西沙比利，特非那定
结合酶	
UGT	乙酰氨基酚，吗啡，劳拉西泮，奥沙西泮，萘普生，酮洛芬，依立替康，胆红素
NAT	氨苯砜，肼苯哒嗪，异烟肼，普鲁卡因胺
转运体	
OATP	
1A2	胆汁酸盐，他汀，非索非那定，甲氨蝶呤，地高辛，左氧氟沙星
1B1	胆汁酸盐，他汀，非索非那定，瑞格列奈，缬沙坦，奥美沙坦，伊立替康，波生坦
1B3	胆汁酸盐，他汀，非索非那定，替米沙坦，缬沙坦，奥美沙坦，地高辛
2B1	他汀，非索非那定，格列苯脲
P-gp	地高辛，非索非那定，洛哌丁胺，伊立替康，阿霉素，长春碱，紫杉醇，红霉素
MRP	
2	甲氨蝶呤，依托泊苷，米托蒽醌，缬沙坦，奥美沙坦
3	甲氨蝶呤，非索非那定

改编自 Nolin TD, Unruh ML: Clinical relevance of impaired nonrenal drug clearance in ESRD, Semin Dial 23: 482-485, 2010.

CYP, 细胞色素 P450 异构酶；MRP, 多耐药相关蛋白；NAT, N- 乙酰转移酶；OATP, 有机阴离子转运多肽；P-gp, P- 糖蛋白；UGT, 尿苷二磷酸葡萄糖醛酸转移酶。

提出。如果已知哪些酶或转运体参与了目标药物的清除，以及这些蛋白是如何受到肾功能减退影响的，可能会获得一些定性的认识。

CKD 对特定药物的非肾脏清除的影响是难以预测的，即使是隶属相同药理类别的药物亦然。经常观察到 CKD 患者 CL$_{NR}$ 与 GFR 成比例的减少。为数不多的研究评估了合并 AKI 的重症患者的 CL$_{NR}$，与 CL$_{Crx}$ 水平相近的 CKD 患者相比，AKI 患者的残余 CL$_{NR}$ 更高，不论是直接测量还是通过 Cockcroft-Gault 公式估算肾小球滤过率。因为 AKI 患者可能比 CKD 患者具有更高的 CL$_{NR}$，其血浆浓度可能比预期更低，如果按照经典的 CKD 衍生的药物剂量调整指南给药的话，甚至可能低于治疗浓度。

药物的肾脏排泄泌

肾脏清除（CL$_R$）是肾小球滤过的非结合药物加肾小管排泌，再减去小管重吸收部分的净结果。GFR 急性或慢性降低会导致 CL$_R$ 的降低。人体对一种药物总清除的变化程度取决于肾功能正常时原型清除的剂量比例、肾脏内药物转运通路以及每种通路功能受损的程度。对药物排泌具有临床重要意义的主要肾脏转运系统包括有机阴离子转运体（organic anionic transporters，OATs）、有机阳离子转运体（organic cationic transporters，OCTs）、P- 糖蛋白转运体。利尿药、β- 内酰胺类抗生素、非甾体抗炎药以及葡萄糖醛酸药物代谢物均被 OAT 转运体家族清除。OCT 转运体则负责西咪替丁、法莫替丁和奎尼丁的分泌和排泄。而肾脏的 P- 糖蛋白转运体则参与阳离子以及疏水性药物（例如地高辛、长春花碱类）的排泄。药物经肾脏排泌的清除（CL$_R$>300 ml/min）可能因上述一种或多种肾脏转运体功能受损而减少。

尽管有多种不同机制参与肾脏对药物的清除，并且有多种确定肾功能的方法，但临床估计 CL$_{Cr}$ 仍然是指导药物剂量方案设计的最常用指标。肾功能变化对药物清除的重要性通常取决于两个变量：①正常肾脏清除原型药物的比例；②肾功能受损的严重程度。有一些药物的代谢产物是其主要的活性成分，这种情况下，关键的变量是肾脏对代谢产物清除的程度。数十年来，通过收集特定时长的尿液计算 CL$_{Cr}$ 已经成为临床测量肾功能的标准方法。尽管如此，在多数临床情况下，尿液很难准确收集，有许多常用药物会干扰肌酐的测量，这些都限制了该方法的应用。使用放射性标志物［（^{125}I）碘酞酸盐，^{51}Cr-EDTA 或 ^{99}mTc-DTPA］或非放射性标志物（碘海醇、碘酞酸盐以及菊粉）测量 GFR，尽管具有科学性，但是临床上不实用，因为静脉或皮下注射标志物、多次定时采血和留尿使得整个过程费用太高且烦琐。

以调整药物剂量为目的估计肾功能

为了调整药物剂量,借助不同的估计公式估算肾功能是十分重要的问题。与测量方法相反,对 CL_{Cr} 或 GFR 的估计仅需要常规采集实验室和人口学数据。计算 CL_{Cr} 的 Cockcroft-Gault 公式和估算 GFR(eGFR)的肾脏病膳食改良研究(modification of diet in renal disease study,MDRD)公式和慢性肾脏病-流行病学协作(chronic kidney disease-epidemiology collaboration,CKD-EPI)公式,在肾功能稳定和人体成分处于平均水平(见第 3 章)的个体中,其结果和 GFR 测定具有很好的相关性。估计 CL_{Cr} 的并将其作为肾功能的连续变量以指导药物剂量调整,这一传统方法正在逐渐被补充,在某些情况下已被 eGFR 取而代之。需要注意的是,使用 eGFR 指导药物剂量调整尚未得到系统性验证。目前为止,前瞻性的药物代谢动力学数据,以及相应的根据 GFR 估计公式进行药物剂量调整的推荐很少。由于目前几乎所有主要的已发表文献均使用 CL_{Cr} 对肾功能与肾脏和(或)体内药物总清除率之间的关系进行推导,故而 CL_{Cr} 仍是药物剂量调整的标尺。除此之外,广泛可及的自动化报告 eGFR 给予临床医生一种工具,一旦在药物剂量调整中得到验证,则便于在临床实践中使用。此外,借助 eGFR 指导肾脏病治疗和药物剂量调整,并就该问题在内科医生、药剂师和其他临床医生之间进行协作,将是理想的工作模式,并为未来的评估提供了保障。

临床医生在药物剂量调整前评估 CL_{Cr} 和 eGFR 数据时,应充分考虑一些情况。第一,MDRD 公式计算的 eGFR 是目前应用最广泛的,其估计值经过了体表面积(body surface area,BSA)标化,以 $ml/(min \cdot 1.73\ m^2)$ 作为单位。当用于药物剂量调整时,eGFR 数值应个体化,不应对 BSA 进行标化,即将单位转化为 ml/min,对于 BSA 明显大于或小于 $1.73\ m^2$ 的个体尤其如此。个体化的数值应当和 CL_{Cr} 估计值(ml/min)进行比较。第二,当使用不同的肾功能估计方法对不同药物的剂量进行调整时,临床医生应根据患者的具体临床情况选择风险-获益比最优的剂量方案。对于治疗窗较窄的药物,特别是如果无法监测药物浓度时,应根据更保守的肾功能估算公式进行剂

量调整。由于 CL_{Cr} 估算公式更加保守,所以 CL_{Cr} 比 eGFR 更经常用于药物剂量调整,当药物治疗窗很窄的时候可能首选 CL_{Cr},尤其是对于老年人等高危亚组患者。当药物的治疗范围宽而且安全范围更广的时候,使用 eGFR 和更为积极的治疗剂量策略是可接受的。第三,当估算公式不能提供精确的肾功能测量(例如由于肌酐生成改变或者血清肌酐浓度不稳定)且无法监测治疗药物浓度时,合理的办法是精确收集特定时长的尿液,计算肌酐清除率,尤其是在药物治疗窗窄且毒性很高时。第四,在将数据用于某个特定患者之前,临床医生必须考虑到开发 eGFR 公式的原始研究的局限性,以及研究人群和公式验证时的后续人群。所有这些方法对于合并肝病的患者的肾功能预测均欠佳,因此不推荐用于这些患者。最后,尽管某些估计 CL_{Cr} 的方法已被认为可用于肾功能不稳定的患者(例如 AKI),但这些方法的精确性并未得到严密评估,因此目前并不推荐使用这些方法。

药物个体化治疗策略

为肾功能减退患者设计优化的药物剂量方法依赖于药物代谢动力学参数和肾功能之间关系准确的特征性描述。在 1998 年之前,关于 CKD 患者药物代谢动力学的特征性描述标准并无共识。在 1998 年 5 月,美国食品药品监督管理局发布了工业报告,为何时应当考虑研究提供了指南;对研究设计、数据分析、评估研究结果对药物剂量的影响提供了推荐意见;并且建议使用基于 CL_{Cr} 进行肾脏剂量调整的药品类别。目前,FDA 正在考虑纳入根据 eGFR 和 CL_{Cr} 药物剂量表格,对 1998 年 FDA 指南进行修订。在未来,除了 CL_{Cr},根据 eGFR 的药物剂量推荐,可能会包含在 FDA 批准的药物剂量说明书中。然而,对于获得 FDA 批准的药物,如果已有基于 CL_{Cr} 的肾脏剂量调整推荐,药厂不太可能会额外提供根据 eGFR 的剂量推荐。

大多数剂量调整参考提出在较宽的肾功能范围内,患者按照固定的剂量或时间间隔用药。的确,通常将 CL_{Cr} 大于 50 ml/min 视为"正常的"肾功能,即便许多个体的 CL_{Cr} 数值高达 120 ~ 180 ml/min(例如糖尿病早期高滤过状态)。"中度肾功能受损"在许多指南中定义为 CL_{Cr} 10 ~ 49 ml/min 这个范围,而重度肾功能受损或 ESRD 定义为 CL_{Cr} 小于 10 ~ 15 ml/min。这些分类包含的肾功能范围很宽,计算的药物方案可能不一定适用于该范围的所有患者。如

果某种药物的具体给药推荐不存在，或者药代动力学参数和 CL_{Cr} 关系的数据无法获得，只要知道该药物在肾功能正常个体的肾脏原型排出率（f_e），就可以应用 Rowland 和 Tozer 的方法对特定患者的参数进行估计。该方法存在基于如下假设：药物清除与 CL_{Cr} 成比例变化，肾脏病不会改变药物代谢，产生的代谢产物是没有活性和无毒的，药物遵循一级（线性）动力原则，通过单室模型已可充分描述。如果这些假设是真实的，动力参数或剂量调整因子（Q）可按下述公式计算：

$$Q=1-[f_e（1-KF）]$$

KF 是患者 CL_{Cr} 和设定正常值 120 ml/min 的比值。例如，某个患者的 CL_{Cr} 是 10 ml/min，药物 Q 因子经肾脏以未改变形式清除分数为 85%，则 Q 因子计算如下：

$$Q=1-[0.85（1-10/120）]$$
$$Q=1-[0.85（0.92）]$$
$$Q=1-0.78$$
$$Q=0.22$$

该患者的药物估计清除率（CL_{PT}）计算如下：

$$CL_{PT}=CL_{norm}×Q$$

CL_{norm} 是来自文献的肾功能正常患者的数值。

对于降压药物、头孢菌素等其他许多药物，若不存在目标峰浓度或谷浓度，达到和正常人类似的稳态浓度就是合适的。实现该目标最主要的方式是减少药物剂量或延长给药间隔。如果药物减量和给药间隔没有变化，需要的平均稳态浓度将接近正常；但是峰浓度更低，谷浓度更高。另一种方法是延长给药间隔而剂量不变，峰浓度、谷浓度和平均浓度会与肾功能正常患者相似。延长给药间隔的方法经常是大家的首选，由于给药频率更低，费用显著减少。如果没有给负荷剂量，任何患者都需要 4～5 个半衰期才能达到需要的稳态浓度；这可能按照数天而非数小时，因为许多药物在肾功能减退（reduced kidney function，RKF）的患者中半衰期是延长的。因此为快速达到需要的浓度，大多数肾功能减退的患者需要应用负荷剂量（D_L）。D_L 计算如下：

$$D_L=（C_{peak}）×（V_D）×（体重，单位为 kg）$$

肾功能减退患者的负荷剂量通常与肾功能正常患者是相同的。但是如果肾功能减退患者的 V_D 与肾功能正常患者明显不同时（表 38.1），应该用校正系数计算 D_L。

患者校正后的给药间隔（τ_{RKF}）或维持剂量（D_{RKF}）可以根据正常给药间隔（τ_n）和正常剂量（D_n）分别计算：

$$\tau_{RKF}=\tau_n/Q$$
$$D_{RKF}=D_n×Q$$

如果这些方法得到的时间间隔或剂量不具有可行性，可以应用预先设定的剂量间隔（τ_{FPDI}）固定值，例如 24 或 48 h 计算得到新的剂量：

$$D_{RKF}=[D_n×Q×\tau_{FPDI}]/\tau_n$$

接受持续肾脏替代治疗的患者

持续肾脏替代治疗主要用于 AKI 患者。接受 CRRT 的患者的药物个体化治疗，需要考虑到 AKI 患者可能比相似肾功能水平的 CKD 患者具有更高的药物残余 CL_{NR}。除了患者的个体性差异外，药物清除效率在三种主要的 CRRT 类型中也存在明显不同（第 58 章）：持续静脉静脉血液滤过（continuous venovenous hemofiltration，CVVH）、持续静脉-静脉血液透析（continuous venovenous hemodialysis，CVVHD）和持续静脉-静脉血液透析滤过（continuous venovenous hemodiafiltration，CVVHDF）。影响 CRRT 过程中药物清除的主要参数包括超滤率（ultrafiltration rate，UFR）、血流速度（blood flow rate，BFR）、透析液流速（dialysate flow rate，DFR），还有所使用的血液滤器类型。例如，在 CVVH 过程中，药物分子对流转运，其清除直接与 UFR 成比例。这种情况下的药物清除是药物的膜通透性，或被称为筛系数（sieving coefficient，SC）和 UFR 的函数。SC 近似于未结合血浆蛋白的药物的比例（f_u），因此清除率可按如下公式计算：

$$CL_{CVVH}=UFR×SC$$
$$或 CL_{CVVH}=UFR×f_u$$

在 CVVHD 过程中的清除也取决于 DFR 和药物的 SC。如果 UFR 可忽略不计，CL_{CVVHD} 的估算最大值等于 DFR 和 f_u 或 SC 的乘积。CVVHDF 的药物清除通常高于 CVVHD 更明显，因为药物可通过弥散、对流/超滤方式清除：

$$CL_{CVVHDF}=（UFR+DFR）\times SC$$

前提是 DFR 小于 33 ml/min 和 BFR 至少为 75 ml/min。在任何一种 CRRT 模式中，BFR 的变化通常对药物清除的影响很小，因为 BFR 通常比 DFR 大很多，因此不是药物清除的限制因素。

CRRT 的个体化治疗需要参考患者的残余肾功能以及所应用的 CRRT 模式对药物的清除率。患者残余药物清除的评估在本章先前部分已有描述。CRRT 对药物清除可参考已发表的文献，尽管许多报告并没有描述所有的操作细节，而且直接将这些结果应用于特定患者或许有些困难。一些 CVVH 和 CVVHDF 时常用的药物清除率分别总结在表 38.3 和表 38.4 中。只要可行，强烈建议监测特定药物的血药浓度，如氨基糖苷类和万古霉素等。

接受长期血液透析的患者

关于血液透析患者的药物治疗，应仔细评估患者残余肾功能，还有患者透析处方相关的额外药物清除。很多药物都有剂量推荐，尤其是治疗指数宽泛的药物。对于治疗指数窄的药物，强烈建议根据前瞻性血药浓度监测进行个体化药物治疗。尽管在过去的 15 年中涌现出许多新型透析器，血液透析的平均治疗剂量也在增加，但在透析器最初上市后很少会对其血液透析效果和药物分布进行再评估。因此，大多数发表的药物剂量指南低估了血液透析对药物分布的影响，对于重症患者，临床医师应当谨慎地考虑是否应使用比传统推荐剂量更高的剂量处方。血液透析对患者药物治疗的影响取决于分子量、蛋白结合以及药物分布容积；透析膜的成分及其表面积；BFR 和 DFR 以及是否透析器复用。分子量小但是蛋白结合率高的药物不容易被透析清除，因为两大主要结合蛋白（α1- 酸性糖蛋白和白蛋白）都是大分子蛋白。最后，分布容积大的药物难以被血液透析有效清除。

传统的或低通量透析器对分子量大于 1000 道尔顿（Da）的药物相对不通透。高通量透析器则允许大多数分子量为 10000 Da 或以下的药物通过。

在透析开始和结束时确定药物浓度，随后计算

表 38.3　接受持续静脉 - 静脉血液滤过（CVVH）患者的药物清除和剂量推荐

药物	血液滤器	CL_T（ml/min，平均或范围）	CL_{CVVH}（ml/min，平均或范围）	剂量推荐
阿昔洛韦	PS	0.39	NR	5 mg/kg q12 h
阿米卡星	PS	10.5	10~16	IND*
氨力农	PS	40.8	2.4~14.4	未提供
阿曲库铵	PA	502.5	8.25	未提供
头孢他啶	AN69, PMMA, PS	NR	7.5~15.6	500 mg q12 h
头孢曲松	AN69, PMMA, PS	NR	NR	300 mg q12 h
	PA	39.3	17	1000 mg q24 h
头孢呋辛	PS	32	11	0.75~1.0 g q24 h
环丙沙星	AN69	84.4	12.4	400 mg q24 h
氟康唑	AN69	25.3	17.5	400~800 mg q24 h
庆大霉素	AN69	11.6	3.47	IND*
亚胺培南	PS	108.3	13.3	500 mg q6~8 h
左氧氟沙星	AN69	42.3	11.5	250 mg q24 h
美罗培南	PA	76	16~50	0.5~1.0 g q12 h
苯妥英	PS	NR	1.02	IND*
哌拉西林	NR	42	NR	4 g q12 h
替卡西林	PS	29.7	12.3	2 g q8~12 h
妥布霉素	PS	11.7	3.5	IND*
万古霉素	PA, PMMA, PS	14~29	12~24	750~1250 mg q24 h

改编自 Matzke GR, Clermont G: Clinical pharmacology and therapeutics. In Murray P, Brady HR, Hall JB, editors: Intensive Care Nephrology, London, Taylor and Francis, 2006.

AN69，丙烯腈；CL_{CVVH}，CVVH 清除率；CL_T，体内总清除率；IND，个体化；NR，未报告；PA，聚酰胺滤器；PMMA，聚甲基丙烯酸甲酯滤器；PS，聚砜滤器。

*血浆浓度取决于患者情况，可能变异很大；因此推荐个体化剂量

表 38.4 接受持续静脉 - 静脉血液透析滤过（CVVHDF）患者的药物清除和剂量推荐

药物	血液滤器	CL_T（ml/min，平均或范围）	CL_{CVVH}（ml/min，平均或范围）	剂量推荐
阿昔洛韦	AN69	1.2	NR	5 mg/kg q12 h
头孢他啶	AN69, PMMA, PS	25~31	13~28	0.5~1 g q24 h
头孢曲松	AN69	-	11.7~13.2	250 mg q12 h
	PMMA, PS	-	19.8~30.5	300 mg q12 h
头孢呋辛	AN69	22	14~16.2	750 mg q12 h
环丙沙星	AN69	264	16~37	300 mg q12 h
氟康唑	AN69	21-38	25~30	400~800 mg q12 h
更昔洛韦	AN69	32	13	2.5 mg/kg q24 h
庆大霉素	AN69	20	5.2	IND*
亚胺培南	AN69, PS	134	16~30	500 mg q6~8 h
左氧氟沙星	AN69	51	22	250 mg q24 h
美罗培南	PAN	55~140	20~39	1000 mg q8~12 h
美洛西林	AN69, PS	31~253	11~46	2~4 g q24 h
舒巴坦	AN69, PS	32~54	10~23	0.5 g q24 h
哌拉西林	AN69	47	22	PIP：4 g q12 h
替考拉宁	AN69	9.2	3.6	LD：800 mg
				MD：400 mg q24 h × 2 次，然后 q48~72 h
万古霉素	AN69	17~39	10~17	7.5 mg/kg q12 h
	PMMA	–	15~27.0	1.0~1.5 g q24 h
	PS	36	11~22	0.85~1.35 g q24 h

改编自 Matzke GR, Clermont G: Clinical pharmacology and therapeutics. In Murray P, Brady HR, Hall JB, editors: Intensive Care Nephrology, London, Taylor and Francis, 2006.

AN69，丙烯腈；CL_{CVVH}，CVVH 清除率；CL_T，体内总清除率；IND，个体化；LD，负荷量；MD，维持量；NR，未报告；PA，聚酰胺滤器；PMMA，聚甲基丙烯酸甲酯滤器；PS，聚砜滤器；TAZO，他唑巴坦。

* 血浆浓度取决于患者情况，可能变异很大；因此推荐个体化剂量。

透析过程中的半衰期（在过去被当作透析药物清除指数）。评估血液透析效果更精确的方式是计算药物的透析器清除率（dialyzer clearance rate，CL_D）。药物浓度通常需要测量血浆浓度，血液透析的药物血浆清除（CL_{pD}）计算如下：

$$CL_{pD}=Q_p（[A_p-V_p]/A_p）$$

公式中的 A_p 是动脉血浆浓度，V_p 是静脉血浆浓度，而 Q_p 是血浆流速，可计算如下：

$$Q_p=BRF×（1-红细胞比容）$$

只有在药物不穿透或结合血液有形成分时，上述清除计算公式才精确反映了透析药物清除。

对于接受血液透析的患者，一般的目标是使得透析结束后体内的药物总量恢复至未透析的水平。需要补充的剂量（D_{postHD}）计算如下：

$$D_{postHD}=[V_D × C]（e^{-k·t}- e^{-k_{HD}·t}）$$

公式中的（$V_D × C$）是透析开始时体内的药物总量，$e^{-k·t}$ 则是透析过程中患者体内残余清除导致的药物剩余比例。$e^{-k_{HD}·t}$ 则是透析器清除后的剩余药物比例：

$$k_{HD}=CL_{pD}/V_D$$

最近，一些药物如庆大霉素、万古霉素，通过透析前或透析过程中给药，评估了其替代的给药剂量策略。这些方法在流动的透析环境下可节省时间，但会增加药物费用，因为需要使用更多的药物以代偿透析中的药物清除。一些常用药物的 CL_{pD} 数值列于表 38.5 中。这些信息仅用于初始的用药指导；推荐测定透析前的血药浓度以指导后续的给药剂量。

血液透析对药物治疗的影响，不应被简单当作每次透析从体内清除固定比例的药物（"普通操作过程"）；也不应简单地将药物化合物的可透析性理解为是或否的问题，并认为其答案提供了治疗决定所需的充足信息。事实上，低通量透析器不可被透析的化合物可能被高通量透析器明显清除。

表 38.5　透析期间取决于透析器特性的药物分布

药物	血液透析清除率（ml/min）		透析期间（h）半衰期	
	传统透析器	高通量	传统透析器	高通量
头孢他啶	55~60	155（PA）	3.3	1.2（PA）
头孢呋辛	NR	103（PS）	3.8	1.6（PS）
膦甲酸钠	183	253（PS）	NR	NR
庆大霉素	58.2	116（PS）	3.0	4.3（PS）
妥布霉素	45	119（PS）	4.0	NR
雷尼替丁	43.1	67.2（PS）	5.1	2.9（PS）
万古霉素	9~21	31~60（PAN）	35~38	12.0（PAN）
		40~150（PS）		4.5~11.8（PS）
		72~116（PMMA）		NR

NR，未报告；PA，聚酰胺滤器；PAN，聚丙烯腈滤器；PMMA，聚甲基丙烯酸甲酯；PS，聚砜滤器

接受长期腹膜透析的患者

　　腹膜透析会潜在影响药物分布，但药物个体化治疗通常相对更简单，因为单位时间内腹膜透析的效率相对低。影响腹膜透析药物清除的参数包括药物特有的属性如分子量、溶解性、离子化程度、蛋白结合以及分布容积。患者特有因素包括腹膜特性，例如脏器血流、表面积和通透性。腹膜透析对体内总清除率的贡献通常较少，对大多数药物而言，明显少于单位时间血液透析的影响。抗感染药物是最常被研究的药物，其在腹膜炎治疗中具有重要作用，治疗腹膜炎的药物推荐剂量会定期更新，必要时应进行查阅。大多数其他药物根据患者的残余肾功能调整即可，因为腹膜透析的药物清除很少。

　　如果肾功能减退患者中使用某种药物的预期峰浓度（C_{peak}）或谷浓度（C_{trough}）与潜在临床疗效（例如氨基糖苷类）或毒性（例如奎尼丁、苯妥比妥和苯妥英）之间存在密切关系，则获知目标血药浓度就很重要。这种情况下，患者的调整后剂量间隔（τ_{RKF}）和维持剂量（D_{RKF}）可计算如下：

$$\tau = (\ [1/k_{PT}] \times \ln[C_{peak}/C_{trough}]\ ) + t_{inf}$$
$$D_{RKF} = [k_{PT} \times V_D \times C_{peak}] \times [1 - e^{-(k_{PT})(\tau_{RKF})}/1 - e^{-(k_{PT})(t_{inf})}]$$

　　t_{inf} 是输液时间，k_{PT} 是针对该患者的药物清除率常数，可以按下述公式估算：

$$k_{PT} = k_{norm} \times Q$$

　　V_D 是药物分布容积，可从表 38.1 的文献数值中获得。这种估算方法假定药物是间歇静脉输注的，其分布特征可用单室模型进行描述。

临床决策支持工具

　　健康信息技术或临床决策辅助工具的可及性在近些年得到了极大地改善，利用这些工具可实时提供一致而精确的剂量推荐意见，便于确定肾脏药物剂量。临床决定支持系统（clinical decision support systems，CDSS）是机构内健康信息计算机系统中的常用工具，将其整合入计算机化医嘱录入（computerized provider order entry，CPOE）系统之后，可显著改善 CKD 和 AKI 患者人群的用药状况。此外，CDSS 使得个体化评估和比较估算肾功能变得简便易行。例如，CDSS 很容易提供新公式（例如 CKD-EPI 公式），也可以很方便地将 MDRD 公式计算得到的 eGFR 数值，通过将单位由 ml/(min·1.73 m²) 转变为 ml/min，得到个体化的数值。

　　还存在大量有关肾脏药物剂量信息的其他资源，包括在线的资源，以及移动手持数据库例如 Epocrates®、Lexicomp® 和 Micromedex®。《美国住院处方药物信息文库》《英国国家处方集》《Aronoff 肾衰药物处方》以及《Martindale 药物参考大全》都是有关肾功能不全患者用药剂量推荐的优秀资源。这些资源都有电子版或可在线获得。

结语

　　如果临床医生能应用本章所列举的原则，并能利

用可靠人群的药代动力学估算值，去设计肾功能减退和透析患者的合理初始用药剂量方案，与用药不当和使用剂量不当相关的不良结局在很大程度上是可以预防的。只要临床治疗监测工具，如血药浓度测定是可行的，随后的治疗应做到个体化。这些临床实践的关键推荐意见列在框 38.1 之中。

框 38.1　临床医生的关键推荐

1. 非处方药物和草药制品，和处方药物一样，都应评估确定具有用药适应证。
2. 如果可能，任何时候都应使用肾毒性最小的药物。
3. 如果怀疑存在药物相互作用，临床有明显提示的话，应选择替代的药物治疗。
4. 尽管 MDRD 的 eGFR 公式可以用于 CKD 分期，Cockcroft-Gault 公式仍然是药物剂量调整标准肾功能指数。
5. 如果肾脏原型清除超过 30% 的话，该药物剂量应核对，确保应用的调整初始剂量是合适的。
6. 维持剂量方案应根据患者反应和血药浓度测定（当有适应证和可以检查时）进行调整。

CKD，慢性肾脏病；eGFR，估计肾小球滤过率；MDRD，肾脏病膳食改良

参考文献

Aronoff GR, Bennetl WM, Berns JS, et al: Drug prescribing in renal failure: dosing guidelines for adults and children, ed 5, Philadelphia, 2007, American College of Physicians-American Society of Internal Medicine.

Heintz BH, Matzke GR, Dager WE: Antimicrobial dosing concepts and recommendations for critically ill adult patients receiving continuous renal replacement therapy or intermittent hemodialysis, Pharmaco- therapy 29:562-577, 2009.

Lee W, Kim RB: Transporters and renal drug elimination, Annu Rev Pharmacol Toxicol 44:137-166, 2004.

Matzke GR: Status of hemodialysis of drugs in 2002, J Pharm Practice 15:405-418, 2002.

Matzke GR, Aronoff GR, Atkinson AJ Jr, et al: Drug dosing consideration in patients with acute and chronic kidney disease-a clinical update from Kidney Disease: Improving Global Outcomes (KDIGO), Kidney Int 80:1122-1137, 2011.

Matzke GR, Clermont G: Clinical pharmacology and therapeutics. In Murray PT, Brady HR, Hall JB, editors: Intensive care in nephrology, Boca Raton, Fla, 2006, Taylor and Francis, pp 245-265.

Matzke GR, Comstock TJ: Influence of renal disease and dialysis on pharmacokinetics. In Evans WE, Schentag JJ, Burton ME, editors: Applied pharmacokinetics: principles of therapeutic drug monitoring, ed 4, Baltimore, 2005,

Lippincott Williams and Wilkins. Mueller BA, Pasko DA, Sowinski KM: Higher renal replacement therapy dose delivery influences on drug therapy, Artif Organs 27:808-814, 2003.

Munar MY, Singh H: Drug dosing adjustments in patients with chronic kidney disease, Am Fam Physician 75:1487-1496, 2007.

Naud J, Nolin TD, Leblond FA, et al: Current understanding of drug disposition in kidney disease, J Clin Pharmacol 52:10S-22S, 2012.

Nolin TD, Frye RF, Le P, et al: ESRD impairs nonrenal clearance of fexofenadine but not midazolam, J Am Soc Nephrol 20:2269-2276, 2009.

Nolin TD, Naud J, Leblond FA, et al: Emerging evidence of the impact of kidney disease on drug metabolism and transport, Clin Pharmacol Ther 83:898-903, 2008.

Nyman HA, Dowling TC, Hudson JQ, et al: Comparative evaluation of the Cockcroft-Gault Equation and the Modification of Diet in Renal Disease (MDRD) study equation for drug dosing: an opinion of the Nephrology Practice and Research Network of the American College of Clinical Pharmacy, Pharmacotherapy 31:1130-1144, 2011.

Piraino B, Bailie GR, Bernardini J, et al: Peritoneal dialysis related infec- tions: 2005 Update, Perit Dial Int 25:107-131, 2005.

van dijik EA, Drabbe NRG, Kruijtbosch M, et al: Drug dosage adjustments according to renal function at hospital discharge, Ann Pharmacother 40:1254-1260, 2006.

Veltri MA, Neu AM, Fivush BA, et al: Drug dosing during intermittent hemodialysis and continuous renal replacement therapy: special con- siderations in pediatric patients, Pediatr Drugs 6:45-65, 2004.

Verbeeck RK, Musuamba FT: Pharmacokinetics and dosage adjustment in patients with renal dysfunction, Eur J Clin Pharmacol 65:757-773, 2009.

Vidal L, Shavit M, Fraser A, et al: Systematic comparison of four sources of drug information regarding adjustment of dose for renal function, BMJ 331:263-266, 2005.

遗传性肾脏病 第七篇

39 遗传性肾脏转运功能障碍

Steven J. Scheinman 著

刘倩玲 张 磊 马 杰 译校

随着 20 世纪下半叶临床生化时代的到来，患者的电解质和矿物质检测已经成为常规检查，这提高了我们对于不同遗传性肾小管转运障碍综合征的认识水平。临床研究可以帮助我们巧妙地推测这些综合征的发病原因，然而这些结论往往又充满争议。新近发现的分子生物学工具使得克隆单基因遗传性肾小管转运功能障碍的突变基因成为可能。对这些疾病的研究仍是试验性质的，但他们所揭示的视角让肾脏领域的生理学家感到振奋。可喜的是，一些研究者已经在肾单位的层面上证实了现有的对肾小管转运机制的认识，比如，Bartter 和 Gitelman 综合征中对利尿药敏

感的转运蛋白的基因突变。另外，定位克隆技术可以发现先前未知的蛋白质，出乎意料的是，这些蛋白往往在上皮转运中发挥着重要作用。例如，氯离子转运蛋白 CLC-5（基因名称 *CLCN5*）、紧密连接封闭蛋白 16（paracellin 1）和磷酸盐尿激素成纤维细胞生长因子 23（fibroblast growth factor 23，FGF23），它们分别是在研究 Dent 病、遗传性低血镁 - 高钙尿症和常染色体显性遗传的低磷性佝偻病（autosomal dominant hypophosphatemic rickets，ADHR）时通过定位克隆被发现的。

表 39.1 总结了已知分子基础的与肾小管转运相

表 39.1　遗传性肾转运功能障碍的分子基础

遗传性疾病	有缺陷的基因产物
近曲小管	
葡萄糖 - 半乳糖吸收障碍综合征	钠 - 葡萄糖转运体 1
双碱基氨基酸尿症	基底侧二氨基酸转运体
	（赖氨酸尿性蛋白耐受不良）
XLHR	PHEX
ADHR	FGF23（过表达）
常染色体隐性遗传的低磷性佝偻病	DMP1
	ENPP1
HHRH	钠 - 磷协同转运蛋白 Npt2c
家族性骨质增生 - 高磷血症	FGF23（表达不足）
	半乳糖胺转移酶 3
Fanconi 综合征	醛缩酶 B（遗传性果糖不耐症）
Fanconi-Bickel 综合征	易化性 GLUT2
脑眼肾综合征	磷酸肌醇 -5- 磷酸酶（OCRL1）
胱氨酸尿	顶膜胱氨酸 - 二氨基酸转运子 rBAT
	rBAT 的轻亚基
Dent 病（X- 连锁肾石病）	氯转运体（ClC-5）
	磷脂酰肌醇 2-5- 磷酸酶（OCRL1）
常染色体隐性遗传的近端肾小管酸中毒	基底侧碳酸氢钠转运蛋白 NBC1
髓袢升支粗段	
Bartter 综合征	
Ⅰ 型	布美他尼敏感的 Na-K-2Cl 协同转运子 NKCC2
Ⅱ 型	顶膜钾离子通道 ROMK

（续表）

Ⅲ 型	基底侧氯离子通道 ClC-Kb
Ⅳ 型，伴神经性耳聋	Barttin（ClC-Kb 相关蛋白）
具有 Bartter 特征的家族性低钙血症	CaSR（激活）
伴有高钙尿症和肾钙质沉着症的家族性低镁血症	
没有眼部异常	封闭蛋白 -16（paracellin-1）
伴有眼部异常	封闭蛋白 -19
家族性良性高钙血症 *	CaSR（失活）
新生儿重症甲状旁腺功能亢进症 †	CaSR（失活）
家族性高钙尿症低钙血症	CaSR（激活）
家族性青少年高尿酸血症肾病	尿调素（Tamm-Horsfall 蛋白）
远曲小管	
Gitelman 综合征	噻嗪类敏感的 NaCl 协同转运子 NCCT
Ia 型假性甲状旁腺功能减退症 ‡	鸟嘌呤核苷酸结合蛋白（Gs）
伴有继发性低钙血症的家族性低镁血症	TRPM6 阳离子通道 §
孤立性隐性肾低镁血症	EGF
孤立性肾 Mg 丢失	Na/K-ATPase 的 γ 亚基
SeSAME/EAST 综合征	Kir4.1 钾离子通道
显性低镁血症伴共济失调	Kv1.1 钾离子通道
伴有低镁血症的家族性肾小管病	线粒体 tRNA 异亮氨酸
显性低镁血症	CNNM2（功能未知）
集合管	
Liddle 综合征	上皮 Na 离子通道 EnaC 的 β 和 γ 亚基
假性醛固酮减少症	
1 型	
常染色体隐性遗传	EnaC 的 α，β，γ 亚基
常染色体显性遗传	盐皮质激素（Ⅰ型）受体
2 型（Gordon 综合征）	WNK1 和 WNK4 激酶
GRA	11β- 羟化酶和醛固酮合酶（嵌合基因）‖
AME 综合征	Ⅱ 型 11β- 羟基类固醇脱氢酶
远端肾小管酸中毒	
常染色体显性遗传	基底侧阴离子交换剂（AE1）(band 3 蛋白)
常染色体隐性遗传，伴有溶血性贫血	基底侧阴离子交换剂（AE1）(band 3 蛋白)
常染色体隐性遗传（伴有听力缺损）	质子 ATPase 的 β1 亚基
常染色体隐性遗传（不同程度的听力缺损）质子 ATPase α 亚基的 α4 同源异构体	
碳酸酐酶 Ⅱ 不足 ¶	Ⅱ 型碳酸酐酶
肾源性尿崩症	
X- 连锁	AVP 2（V2）受体
常染色体	AQP-2 水通道

ADHR，常染色体显性遗传的低磷性佝偻病；AME，类盐皮质激素增多症；AQP-2，水通道蛋白 2；AVP，抗利尿激素；CaSR，钙离子敏感受体；DCT，远曲小管；DMP1，牙本质基质蛋白 1；EAST，癫痫，共济失调，神经性耳聋和肾小管病；EGF，表皮生长因子；ENPP1，核苷酸内焦磷酸酶 / 磷酸二酯酶 1；FGF23，成纤维细胞生长因子 23；GLUT2，葡萄糖转运蛋白；GRA，糖皮质激素敏感型醛固酮增多症；HHRH，尿钙增高的遗传性低磷性佝偻病；NCCT，氯化钠转运蛋白；NKCC2，Na⁺-K⁺-2Cl⁻ 协同转运子；PHEX，X- 连锁磷酸盐调节基因的中性肽链内切酶；RTA，肾小管性酸中毒；SeSAME，癫痫，神经性耳聋，共济失调，精神发育迟滞和电解质失调；TAL，髓袢升支粗段；XLHR，X- 连锁遗传的低磷性佝偻病。

* 杂合突变的结果。

† 纯合突变的结果。

‡ 基因也表达于临床上有明显功能异常的近曲小管上。

§ 基因也表达于小肠上。

‖ 基因表达于肾上腺上。

¶ 临床表型可以是近端 RTA、远端 RTA 和混合型关的遗传性疾病,其发病与表中所列的相应基因编码产物的异常有关。这些疾病无论是常染色体遗传还是X-连锁遗传,都遵循孟德尔遗传定律,但母系遗传的低镁血症综合征除外,它是由线粒体 tRNA 突变引起的,而非核基因组突变。

近端小管转运功能障碍

选择性近端小管转运功能缺陷

Na$^+$ 在近端小管的重吸收主要依靠继发性主动转运,这一过程与葡萄糖、氨基酸或磷酸盐的转运以及氢离子的分泌相耦联。有研究表明,表达在肾脏和小肠的钠依赖性转运蛋白的突变可引起葡萄糖和氨基二酸经上皮转运的障碍,这是一种常染色体隐性遗传病,可导致上述溶质在尿中丢失以及小肠吸收不良。而其他有关肾选择性转运缺陷的疾病,则被认为是由特异表达在肾脏的转运蛋白突变所致。

近端小管磷酸盐重吸收障碍

X-连锁(显性)低血磷性佝偻病(XLHR)的特点是钠依赖性磷重吸收障碍,因此磷的最大转运能力减弱。这体现在近端肾小管上皮细胞顶端膜的钠依赖性磷酸转运蛋白 2 单位(units of the sodium-dependent phosphate transporter type 2,NaPi2)的减少。XLHR 是遗传性佝偻病最常见的形式,其突变涉及 X-连锁磷酸盐调节基因的中性肽链内切酶(phosphate-regulating gene with homologies to a neutral endopeptidase on the X chromosome,PHEX)。PHEX 表达于骨组织中,并参与了磷酸转运调节激素(磷调素)的循环。

常染色体显性遗传的低血磷性佝偻病(autosomal dominant hypophosphatemic rickets,ADHR)比较罕见,此疾病与编码成纤维细胞生长因子 23(FGF23,fibroblast growth factor)的基因突变有关,这种基因可以保护 FGF23 不被蛋白酶裂解。FGF23 是否是 PHEX 酶的作用底物,以及为何 PHEX 的突变和 FGF23 的高表达水平相关,目前还不清楚。但是,FGF23 可通过抑制两个钠依赖性磷酸盐转运蛋白[SLC34A1(原名 Npt2a)和 SLC34A3(原名 Npt2c)]在近端肾小管的表达,从而抑制肾脏磷酸盐的重吸收,故 FGF23 和磷调素的生理作用一致。在 XLHR,ADHR 和肿瘤引起的低磷血症性骨软化病中,血清未裂解 FGF23 水平增高,这三种疾病均以肾脏

磷酸盐重吸收障碍为特点。FGF23 抑制了 25-(OH)$_2$D$_3$ 的 1 位羟基化,这也许能解释为什么在这三种疾病中尽管出现低磷血症,但并未同时出现 1,25-(OH)$_2$D$_3$ 水平增高及高尿钙。

关于常染色体隐性遗传的低血磷性佝偻病已有报道。这种类型的患者和常染色体显性遗传(即 FGF23 突变)、X-连锁遗传(即 PHEX 突变)的患者表现相似,包括经肾脏磷酸盐的丢失、不正常的 1,25-(OH)$_2$D$_3$ 水平、尿钙水平正常及血清 FGF23 水平升高。在这种常染色体隐性遗传的类型中,突变基因(DMP1)编码的牙本质基质蛋白 1(DMP-1)是一种骨基质蛋白,它能够和 PHEX 共同作用以调节骨矿化和 FGF23 的表达。

尿钙水平增高的遗传性低血磷性佝偻病(HHRH)是一种常染色体隐性遗传病,与 XLHR 和 ADHR 不同,后者两种疾病都表现为尿钙减低。另一个不同之处在于,HHRH 中出现的低磷血症伴有 1,25-(OH)$_2$D$_3$ 水平成比例的升高,而 FGF23 水平则正常或减低。HHRH 的临床表现与其磷酸盐转运过程中的一个主要缺陷是相符的。在近端肾小管上皮存在最多的磷酸盐转运蛋白(即 NaPi2a)是由 SLC34A1 基因编码的,这种基因在研究纳入的所有 HHRH 家系中均未发生突变,但在某些家系中发现了编码另一种磷酸盐转运蛋白 NaPi2c 的基因(SLC34A3 基因)的突变。SLC34A1 和 SLC34A3 可以应答甲状旁腺激素(parathyroid hormone,PTH)和食入磷酸盐等生理性刺激。敲除小鼠 SLC34A1 的同源基因可以复制人类 HHRH 除佝偻病外的其他特征表现;而敲除 SLC34A3 基因的小鼠则主要表现为高钙血症和高钙尿症,无低磷血症、肾钙化和佝偻病;同时敲除 SLC34A1 和 SLC34A3 两个基因的小鼠可以表现出全部特征,包括低磷血症、高钙尿症、肾钙质沉着症以及佝偻病。

近端小管磷酸盐重吸收过多

家族性骨质增生高磷血症综合征中的遗传性高磷血症与 ADHR 和 XLHR 正好相反,其症状包括肾脏磷酸盐的过度重吸收、顽固性高磷血症、1,25-(OH)$_2$D$_3$ 表达水平异常和 FGF23 表达水平降低。这是由 FGF23 自身或 N-乙酰氨基葡萄糖(N-acetylglucosaminyl,GalNac)转移酶 3 的突变造成的,后者是高尔基相关的生物合成酶,它在 FGF23 的糖基化和分泌过程中发挥着重要作用。总之,这些

发现使我们对骨在矿物质代谢中的调节作用有了全新的认识。

近端小管碳酸氢盐转运障碍

近端肾小管酸中毒（renal tubular acidosis，RTA）是一种常染色体隐性遗传病，它与能导致基底侧碳酸氢钠转运蛋白 NBC1（由 *SLC4A4* 编码）失活的突变有关。这些患者常常因一些眼部异常如带状角膜病变、白内障和青光眼等导致失明；这些眼部症状很可能是由于碳酸氢盐在眼部转运障碍所致。*SLC4A4* 基因突变可导致基底侧膜表面蛋白的转运功能障碍或异常转运，这一基因和编码阴离子交换剂 AE1 的基因（现指 *SLC4A1*）是同一组基因，后者在远端 RTA 中存在突变。

遗传性 Fanconi 综合征：遗传性果糖不耐受症、LOWE 综合征和 DENT 病

Fanconi 综合征是指近端肾小管重吸收功能广泛受损，包括近端肾小管酸中毒、氨基酸尿、肾性糖尿、低尿酸血症和低磷血症。Fanconi 综合征患者可表现出以上部分或全部的症状。导致完全或部分 Fanconi 综合征的遗传性疾病包括遗传性果糖不耐受症、Lowe 综合征和 Dent 病。

遗传性果糖不耐受症是由突变导致的醛缩酶 B（可裂解果糖 -1- 磷酸）缺陷所致，患者摄入甜食时即可出现症状。大量果糖 -1- 磷酸的聚集导致了无机磷酸盐的隔离和三磷腺苷（adenosine triphosphate，ATP）的缺乏，症状严重时可出现低血糖休克、严重的腹部症状和由 Krebs 循环功能受阻所导致的代谢性酸中毒，肾脏碳酸盐重吸收障碍也会加剧这些症状。通常，ATP 缺乏可导致近端肾小管功能受损，可表现为 Fanconi 综合征的全部症状以及随之产生的佝偻病和发育障碍。正如镁 -ATP 复合物分解可产生高镁血症一样，ATP 分解可产生高尿酸血症。避免摄入果糖类食物可减少患者急性症状和慢性损害（如肝病）的发生。

脑眼肾综合征（Lowe 综合征）的特征性表现包括先天性白内障、智力发育迟缓、肌张力减退和 Fanconi 综合征；与之相反，Dent 病则仅局限于肾脏。在两种综合征中，低分子量（low-molecular-weight，LMW）蛋白尿和近端肾小管病的其他表现（如糖尿、氨基酸尿和磷酸盐尿）均是其突出特征，其不同之处在于，Lowe 综合征患者伴有发育迟缓的近端 RTA 更

严重，但在 Dent 病中无此表现。患有 Lowe 综合征或 Dent 病的一些患者可能会出现佝偻病，这是由低磷血症引起的；另外，在 Lowe 综合征中，酸中毒也可同时导致佝偻病。Dent 病的特点之一是尿钙增多，在多数情况下，这会导致肾钙质沉着症，在许多患者中，这可导致肾结石发生；在 Lowe 综合征中，肾钙质沉着症和肾结石则不太常见。在这两种疾病中，肾衰竭都很常见，尤其容易发生在 Dent 病患者青年时期，在 Lowe 综合征患者中，发生年龄甚至更小。

Dent 病是由突变导致氯离子转运体 CLC-5 失活引起。这种转运蛋白表达于近端肾小管、髓襻升支粗段（medullary thick ascending limb，MTAL）和集合管的 α- 闰细胞。在近端肾小管的细胞中，CLC-5 和质子 -ATP 酶共存于内吞体顶膜处。这些内吞体在蛋白质的肾小球滤过以及近端肾小管吸附内吞的过程中发挥着重要作用。质子 -ATP 酶被激活后可使内吞体酸化，从膜结合位点释放蛋白质，从而使蛋白质降解。CLC-5 可以调节内吞体中氯离子和质子之间的电交换，抵消由质子进入所产生的正电荷，还可以为内吞体酸化提供一个调控点。在 Dent 病患者中使 CLC-5 失活的突变干扰了 LMW 蛋白重吸收的机制，这可以解释 LMW 蛋白尿的产生。糖尿、氨基酸尿和磷酸盐尿较之少见，这可能是 CLC-5 失活的结果，可能通过改变膜运输功能实现。

Lowe 综合征与编码磷脂酰肌醇 -4, 5- 二磷酸 -5- 磷酸酶的 *OCRL1* 基因突变有关，在肾脏上皮细胞中，这种磷酸酶位于反面高尔基网中，这一结构可引导蛋白质至合适的细胞膜处。CLC-5 蛋白和 OCRL1 磷酸酶与肌动蛋白细胞骨架相互作用，参与了胞内细胞器的组装过程。这两种综合征在肾脏表现的相似性也许是都由膜运输功能障碍引起的。另外，为何一些具有 *OCRL1* 基因突变的患者没有白内障、智力障碍和 RTA？还需要进一步研究解释（"Dent 2"disease）。

髓襻升支粗段转运功能障碍

Bartter 综合征

MTAL 的溶质转运涉及图 39.1 中所描述的一系列转运蛋白的协调功能。这些蛋白包括布美他尼敏感的 Na^+-K^+-$2Cl^-$ 协同转运蛋白（Na^+-K^+-$2Cl^-$ cotransporter，NKCC2）、位于 MTAL 细胞顶膜的肾外髓质部钾离子通道（renal outer medullary potassium channel，ROMK）和位于基底膜表面的氯离子通道 ClC-Kb。

ClC-Kb 氯离子通道必须和一个叫 barttin 的亚基相互作用才可以发挥其最佳功能。编码这四种蛋白的任何基因发生突变均可导致 Bartter 综合征的显性表现。另外，上皮钙敏感受体（calcium-sensing receptor，CaSR）的激活阻碍了 ROMK 钾离子通道的活化。突变引发的 CaSR 组成性激活可导致家族性低钙血症高钙尿症的发生，一些患有低钙血症高钙尿症的患者也有 Bartter 综合征的表型，故 CaSR 突变可能是引发 Bartter 综合征的第五种原因。总的来说，这五种基因仍然不能解释所有 Bartter 综合征患者的发病原因。

基底侧的 ClC-Kb 氯离子通道可以将氯离子转运出组织间隙。通过 ROMK 通道的钾流可使小管腔内

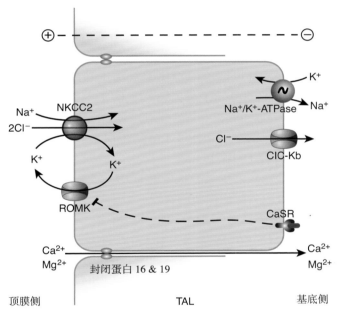

图 39.1　遗传性疾病中髓袢升支粗段受突变影响的转运蛋白的转运机制　氯化钠的重吸收是通过布美他尼敏感的 Na^+-K^+-$2Cl^-$ 协同转运体 NKCC2 的电中性活动实现的，基底侧钠 - 钾三磷腺苷酶（Na^+, K^+-ATPase）的活性为这种转运提供了驱动力，且使细胞内钾离子浓度增高，钾离子又通过顶膜处 ATP-调控的钾离子通道 ROMK 排出小管腔。这样不仅可以确保足够的钾满足 NKCC2 的活动需要，而且可以产生小管腔内正电势能，这种电势能是钙离子、镁离子和钠离子自紧密连接处（包括蛋白 paracellin 1）重吸收回细胞内的驱动力。氯离子通过 NKCC2 被转运至细胞内，又通过电压门控氯通道 ClC-Kb 从基底侧转运出细胞。细胞外钙离子敏感受体 CaSR 的激活可通过抑制 ROMK 的活性或其他机制抑制溶质在 TAL 处的转运。在家族性良性高钙血症中，使 CaSR 失活的突变与增强的钙离子运输和低钙尿症有关，而在伴有低钙血症的家族性高钙尿症患者中，则会出现使 CaSR 激活的突变。ROMK，肾外髓钾通道；TAL，髓袢升支粗段

的钾离子浓度维持在一定水平，以确保在维持肾小管腔内正电势的同时，也不限制 Na^+-K^+-$2Cl^-$ 协同转运体的活性。这种正电势能是细胞旁路重吸收钙离子和镁离子的驱动力。

Bartter 综合征表现为婴儿或儿童的多尿症和发育障碍，这通常伴有妊娠羊水过多的情况。它的特点是低钾性代谢性碱中毒，伴有高钙尿症时更为典型，这些患者和长期服用袢利尿药的患者相似，均抑制了 NKCC2 的药理学活性。NKCC2、ROMK、ClC-Kb 或 Barttin 的功能缺陷可导致 MTAL 的盐重吸收障碍，造成容量不足和肾素 - 血管紧张素 - 醛固酮轴的激活，随后刺激远端肾小管分泌钾离子和氢离子，引起低钾性代谢性碱中毒。在 Bartter 综合征的患者中，尽管镁离子重吸收受损，但血清镁离子的水平通常是正常的，或仅有轻度降低。疾病严重程度、出现症状的时间和特定的临床特征均随基因异常情况的不同而改变。例如，由高钙尿症引起的肾钙质沉着症的患者最常见的突变基因是编码 NKCC2 和 ROMK 的基因。表达于内耳的 Barttin 基因突变患者会产生神经性耳聋的症状。第 10 章将会对 Bartter 综合征进行进一步讨论。

遗传性低镁血症高尿钙症

钙离子和镁离子在 MTAL 的重吸收是通过特殊途径实现的，其驱动力是肾小管腔内的正电势能。上皮细胞间的紧密连接决定了阳离子的选择性运动（比如钙、镁和钠），当选择性细胞旁路屏障被扰乱后，钙离子和镁离子重吸收过程中的平衡将会被打破。

家族性低镁血症伴肾脏镁离子丢失、高尿钙症和肾钙质沉着症（familial hypomagnesemia with substantial renal magnesium losses, hypercalciuria, and nephrocalcinosis，FHHNC）是常染色体隐性遗传病，这些患者可发展为肾衰竭和肾结石。通过对家系研究定位克隆基因可确诊此病，这一基因编码名为封闭蛋白 16（又称 paracellin 1）的一种用于紧密连接的蛋白，这种蛋白表达于 MTAL 细胞的紧密连接处（图 39.2）和远曲小管（distal convoluted tubule，DCT）。这是由基因突变导致紧密连接蛋白改变引发的第一种疾病。封闭蛋白 19 是这一家族的另一个成员，编码这一蛋白的基因发生突变，可导致 FHHNC 患病家系伴有严重视力缺陷（比如黄斑缺损、近视、水平眼震等）。封闭蛋白 16 和封闭蛋白 19 均表达于髓袢升支粗段（thick ascending limb，TAL），此外，封闭蛋白

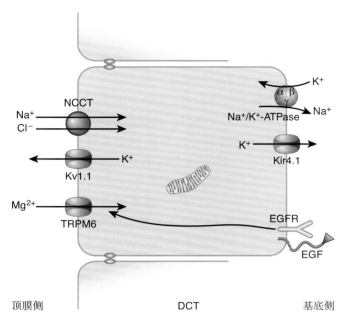

图 39.2 远曲小管处的转运机制。基底侧的钠 - 钾 - 三磷腺苷酶（Na+，K+-ATPase）是由 α、β 和 γ 三种亚基构成的，它不仅可以降低细胞内钠离子浓度，提供氯化钠从顶膜 NCCT 转运至小管腔内的驱动力，而且还能提高细胞内钾离子浓度，从而驱动钾离子从顶膜 Kv1.1 钾离子通道转运出小管腔外，这样就建立了一个从小管腔到胞液的正的电梯度，从而驱动镁离子从顶膜 TRPM6 阳离子通道重吸收回小管腔。基底侧的 Kir4.1 钾离子通道可以使钾离子转运出小管腔，这可能能为 Na+，K+-ATPase 提供足够的钾离子。EGF 的受体可以刺激顶膜侧 TRPM6 的转运功能，使其活性增强。编码这种蛋白的基因可以导致遗传性电解质紊乱（已讨论过）。DCT，远曲小管；EGF，表皮生长因子；EGFR，表皮生长因子受体；NCCT，氯化钠转运蛋白

19 还表达于视网膜。这两种蛋白可在紧密连接处相互作用，以调节阳离子渗透压。这类疾病多伴发高尿酸血症，而紧密连接处的缺陷如何导致这一症状目前尚不清楚。

家族性低钙尿症高钙血症

胞外 CaSR 表达于多种组织，这些组织周围的钙离子浓度可触发细胞应答。在甲状旁腺，CaSR 的激活可抑制 PTH 的合成和释放。在肾脏，CaSR 表达于 TAL 细胞基底膜侧（皮质多于髓质）、乳头状集尿管细胞的管腔表面和肾单位的其他部位。TAL 部位 CaSR 的激活可能会介导已知高钙血症导致的效应，抑制钙、镁和钠在这一髓段的转运。例如，CaSR 的激活可抑制 ROMK 钾离子通道（图 39.1），这可以降低小管腔内的正势能，从而抑制钙镁重吸收的驱动

力。在肾乳头，顶膜 CaSR 的激活或许可以解释高钙血症削弱了渗透压对抗利尿激素的反应，从而引起肾源性尿崩症的原因。值得注意的是，高钙血症和滤过负荷的增加可导致高钙尿症，而在这种情况下，大量稀释尿液的存在可能能够预防肾钙质沉着症或肾结石的发生。

在家族性低钙尿症高钙血症（FHH）中，CASR 基因的功能缺失突变上调了钙敏感的调定点，从而导致高钙血症和相对高水平的 PTH。钙在 TAL 的重吸收增加，以及 DCT 处 PTH 刺激的钙转运，均可导致尿钙排泄量下降。在杂合突变的患者中，由于组织对高血钙水平耐受，故 FHH 是良性的。家族史可以帮助鉴别 FHH 和甲状旁腺功能亢进症，若诊断为 FHH，则不应行甲状旁腺切除术。患有 FHH 的且近亲结婚的夫妻产下的婴儿可以是突变纯合子，可引发伴有甲状旁腺功能亢进、骨折和发育障碍的严重的高钙血症综合征，也就是我们说的新生儿重症甲状旁腺功能亢进症。

其他导致 CaSR 组成性激活的突变所引起的低钙血症高钙尿症不伴有 PTH 浓度的升高。如前所述，这种情况依然可以产生 Bartter 综合征的表型。CASR 基因多态性与特发性高钙尿症有关，它可导致 CaSR 轻微的功能获得性表达，且不伴有明显的低钙血症。

家族性青少年高尿酸血症肾病

编码尿调节素（Tamm-Horsfall 蛋白）的 UMOD 基因突变常发生在家族性青少年高尿酸血症伴痛风的患者。这类综合征与肾髓质囊性病 2 型（也与 UMOD 的突变相关）相重叠。在电镜下可以看到尿调节素结晶在肾小管髓袢升支粗段上皮细胞内沉积。目前，对于高尿酸血症产生的生理机制仍然未知。高尿酸血症发生于这类疾病以及细胞旁蛋白（paracellin）突变引起的综合征，提示我们对肾小管髓袢升支粗段在尿酸转运中所扮演的角色的认识并不全面。在表现为隐匿型表型的家族中发现存在 UMOD 位点断联现象，这一现象表明基因异质性是很可能存在的。

远曲小管运输功能障碍

Gitelman 综合征

远曲小管对于 Na/Cl 的重吸收依靠噻嗪类敏感的 Na/Cl 共同转运体（NCCT）介导的电中性转运。Gitelman 综合征与编码 Na/Cl 共同转运体的基

因（*SLC12A3*）突变相关，临床主要表现为低钾血症性碱中毒。最初，Gitelman 综合征被认为是 Bartter 综合征的变异型。二者的主要区别体现在尿钙。Gitelman 综合征常伴随尿钙减少，而 Bartter 综合征或者服用袢利尿药的患者多伴有尿钙增加。研究发现，Gitelman 综合征所表现出的尿钙减少与服用噻嗪类利尿药导致钙排出减少的患者类似。这一发现将临床生理学和分子生理学很好地联系起来。然而，就目前我们对肾脏代谢的了解，并不能很好地解释为什么 Gitelman 综合征患者存在严重低镁血症以及肾脏失镁，Bartter 综合征却少有低镁血症或者只有轻度的低镁血症。

远端型镁重吸收功能障碍

近年来，由于多个参与不同低镁血症综合征的基因的发现，我们对于远端小管镁离子运输机制有了新的认识。瞬时受体电位离子通道蛋白 6（TRPM6）是肠道和远端小管重要的镁离子运输通道。该基因的突变可导致甲状旁腺激素分泌及作用障碍，继而引发严重的低镁血症和继发的低钙血症。位于顶端（电压门控性钾通道 Kv1.1）和基底膜（内向整流性钾通道 Kir4.1）的钾离子通道主要分布在脑组织和远端小管。故而，此类基因的突变不仅可以导致低镁血症，而且患者可出现诸如运动共济失调等神经功能障碍。遗传性缺陷亦可导致低镁血症，例如，远端小管基底侧膜蛋白 EGF、Na/K-ATP 酶的 γ 亚基和新发现的功能未知的蛋白 CNNM2 缺陷。

家族性低镁血症伴继发性低钙血症

此类患者表现为严重的低镁血症，通常伴有新生儿癫痫发作和强直，如果诊治不及时会危及患者的生命。过低的血镁水平抑制甲状旁腺素释放及及时反应，是此类患者出现继发性低钙的原因。虽然患者肾脏重吸收镁的功能低下，但是肠道镁离子吸收障碍是患者低镁血症的主要原因。此类患者伴有编码 TRPM6 蛋白的基因（*TRPM6*）突变。TRPM6 是长瞬时受体电位通道家族中的一员，其主要表达在小肠和远曲小管。实验发现，TRPM6 可以与其家族另一分子 TRPM7 组成异源二聚体，TRPM7 和 TRPM6 一样也含有 α 激酶结构域；而 RACK1 蛋白可以调节该 α 激酶，从而激活由此异源二聚体形成的阳离子通道。但至今为止，仍未有 TRPM7 和 RACK1 突变的报道。

孤立型隐性肾性低镁血症

该疾病在荷兰家族的近亲中被报道，两姐妹表现为肾镁丢失导致的低镁血症伴智力低下，但血液和尿液中其他电解质代谢正常。该疾病被定位在编码表皮生长因子（EGF）的基因，父母双方均有该基因的纯合突变。这种突变会导致 EGF 前体在基底侧的异常分布。而 EGF 受体表达于远曲小管和其他肾脏上皮以及血管系统。活化 EGF 受体可以促进 TRPM6 镁通道，而利用西妥昔单抗阻断 EGF 受体可抑制这种促进作用。这一发现与应用西妥昔单抗治疗大肠癌的临床经验相一致，因为大肠癌也常合并低镁血症。

常染色体显性遗传低镁血症伴低尿钙

遗传性低镁血症综合征表现为肾脏镁丢失伴高钙血症，该疾病被发现与编码基底侧 Na^+/K^+-ATP 酶 γ 亚基的基因 *FXYD2* 有关，但详细机制仍不清楚。据推测，该亚基的突变可导致酶复合体的稳定性降低，导致远曲小管膜电位降低，进而降低了镁离子通过顶端 TRPM6 通道的驱动力。目前，没有任何证据显示 γ 亚基可以介导基底侧对镁离子的排出。

SeSAME/EAST 综合征

KCNJ10 基因可以编码 Kir 4.1 钾通道，该通道主要分布于大脑和远端小管。该基因的突变可导致常染色体隐性遗传综合征，我们称之为 SeSAME 综合征（癫痫、神经性耳聋、共济失调、精神发育迟滞和电解质紊乱）或 EAST 综合征（癫痫、共济失调、神经性耳聋、肾小管损伤）。位于远曲小管的 Kir 4.1 钾通道可以将钾离子从胞质转运至细胞间隙，从而维持细胞内负电压，同时也为 Na^+/K^+-ATP 酶的正常运转提供了合适的胞外钾离子浓度，而 Na^+/K^+-ATP 酶的正常运转也为顶端 Na/Cl 共同转运体的钠、氯流提供了势能。因此，Kir 4.1 钾通道的功能丧失除了会表现为低镁血症以外，还将出现类似于 Gitelman 综合征中 Na/Cl 共同转运体的失活而出现的电解质紊乱，包括失盐、继发肾素-血管紧张素-醛固酮系统的激活和低钾性代谢性碱中毒。

孤立型低镁血症伴 KCNA1 基因突变

顶端 Kv1.1 钾通道对于建立远曲小管管腔膜侧负电位非常重要，而这种电位差将为镁离子通过 TRPM6 通道转运提供势能。此通道突变将导致常染色体显性遗传的孤立型低镁血症而不伴其他电解质代谢紊乱。Kv1.1 钾通道同样分布于小脑，因而，*KCNA1* 基因的突变可导致与低镁血症无关的 I 型周期性共济失调。这种矛盾的现象可能源于该基因的组织特异性剪接变异体，或者是与不同的组织特异性 Kv1 亚基相互作用所致。

低镁血症伴线粒体遗传病

虽然该病仅在一个家族中被报道，但是非常有意义。该病为母系遗传而非孟德尔遗传，患者有典型的低镁血症，伴低钙和低钾血症。其发病与线粒体基因中编码异亮氨酸的转运 RNA 有关。因为远曲小管在肾单位中消耗能量最大，因而其 ATP 依赖的钠离子运输更易受到能量供应不足的影响。患有该病的家族患者有多种电解质代谢紊乱，高血压和高胆固醇血症，提示线粒体可能参与该代谢综合征。

CNNM2 突变导致的显性低镁血症

对显性遗传低镁综合征伴肾镁丢失的研究发现，CNNM2 蛋白主要分布在远曲小管的基底膜侧。在去除镁离子的培养条件下，远曲小管细胞上的 CNNM2 表达会上调。虽然该蛋白的详细作用尚不清楚，但可能是位于基底侧的转运体介导镁离子的排出，或者是镁离子的感受器。

集合管转运功能障碍

Liddle 综合征

在生理条件下，醛固酮调节皮质集合管主细胞对钠的重吸收。和其他细胞类似，主细胞基底侧的 Na^+、K^+-ATP 酶维持胞内的低钠浓度，通过细胞顶膜侧的阿米洛利敏感性上皮钠通道（ENaC），浓度梯度驱动胞外的钠进入胞内。一些突变使得 EnaC 持续开放，造成了过度的钠重吸收及低肾素性高血压（即 Liddle 综合征）。在儿童中，这一常染色体显性遗传病常表现为严重的高血压和低钾性碱中毒。这些表现类似于原发性醛固酮增多症，然而患者血清醛固酮水平非常低，正因如此，该病也被称为*假性醛固酮增多症*。Liddle 及其同事最先描述了该病，证实该病发生与醛固酮增多无关，同时发现螺内酯对该种高血压无效，为有效缓解症状，可使用氨苯蝶啶或者限盐饮食。他们推测此疾病主要是由肾脏过度保钠排钾导致的，而这一异常不受盐皮质激素的调控。他们的假

设被证实是正确的，并可用钠通道过度激活来解释。Liddle 综合征先证者接受肾移植后，血压恢复正常，同时其他肾相关异常指标也得到纠正。

在 Liddle 综合征中，生理性的刺激如容量增加，不能下调功能获得性突变的 ENaC 通道开放。ENaC 由三个同源的亚单位组成，分别称为 αENaC、βENaC 及 γENaC。在发生错义突变或者缺失突变的 Liddle 综合征患者中，β 或者 γ 亚单位的 C 端胞质尾区发生了改变，从而影响与细胞骨架蛋白的相互接触，进一步影响骨架蛋白对 ENaC 活性的调控。除了这些突变所致的严重表型以外，有推测认为 ENaC 基因序列的多态性会对钠通道的功能产生影响，但程度不明显，这可能与常见的各种低肾素性原发性高血压的发病相关。

1 型及 2 型假性醛固酮减少症

该病之所以被称为*假性醛固酮减少症*，是因为它们以高钾血症及代谢性酸中毒为特征，但无醛固酮缺乏。1 型与盐的过度丢失相关，是由盐皮质激素受体（常染色体隐性）或者 ENaC（常染色体显性）失活突变所致。常染色体隐性突变者症状较轻，随时间缓解，而常染色体显性突变者症状则严重且持续。2 型患者表现为高血压，因此与低醛固酮血症不同。2 型也被称为 Gordon 综合征，或者家族性高钾性高血压。它是 Gitelman 综合征的镜像表现，表现为高钾血症、代谢性酸中毒、高钙血症，而血清镁水平正常。

Gordon 综合征是由两个被称为 WNK1 和 WNK4（无赖氨酸激酶）的激酶突变所致。二者均在肾远曲小管和集合管中表达。WNK4 下调 NCCT 氯化钠共同转运体和 ENaC 的活性。*WNK*4 的失活突变导致这两个钠重吸收的通路活性增加。WNK4 也调节 ROMK 钾通道，其突变虽然减少了对钠通道的活性抑制，却增加了对 ROMK 的活性抑制，表现为 Gordon 综合征中的高钾血症。WNK1 对 WNK4 有负性调节作用，*WNK1* 的功能获得性突变间接增加了 NCCT 的活性。肾脏如何平衡醛固酮对钠重吸收和钾的排出的双重效应？WNK 激酶对远端离子转运的协同调节提供了可能的解释，而这一通路的多态性也可能和原发性高血压的发病机制有关。

与原发性醛固酮增多症表现类似的其他转运障碍

有另外两个遗传病症可造成儿童高血压，其临床

表现和原发性醛固酮增多症相似。表观盐皮质激素增多综合征（AME）是一种常染色体隐性遗传病，患者11β- 羟基类固醇脱氢酶的肾脏同型异构体发生了失活突变。由于黑甘草内含的甘草酸可抑制该酶，某种意义上说，这是类似摄入黑甘草的遗传性疾病。该酶失活导致位于集合管的皮质醇不能转变为可的松，使得皮质醇激活盐皮质激素受体，产生与原发性醛固酮增多症类似的症状，但是和 Liddle 综合征类似，血醛固酮处于低水平，且 AME 患者接受肾移植后血压也能恢复正常。

糖皮质激素可治性醛固酮增多症（GRA）是一种常染色体显性遗传病，由染色体重排导致，产生了嵌合基因。编码类固醇 11β 羟化酶［该酶是皮质醇合成通路的一部分，并且通常受到促肾上腺皮质激素（ACTH）的调控］的基因，其调控区域和醛固酮合成酶基因的远端序列融合。这就导致了醛固酮的合成受 ACTH 的调控。GRA 患者血浆醛固酮升高水平程度不一，而血钾水平通常正常。应用糖皮质激素治疗可降低醛固酮水平。GRA 的特征包括尿液中 18- 氧皮质醇和 18- 羟基皮质醇水平升高。

遗传性肾小管酸中毒

集合管闰细胞通过其顶端质子 -ATP 酶完成酸的分泌。胞质内的碳酸酐酶催化氢氧根形成碳酸氢根，随后碳酸氢根通过基底侧的阴离子交换器 AE1（由基因 SLC4A1 编码）与氯离子交换位置，进入胞外。各种遗传性 RTA 患者相关蛋白发生突变的形式都有记录。一些常染色体隐性遗传的远端 RTA 和质子 -ATP 酶的 β1 亚单位突变有关。这种类型的 RTA 通常症状很严重，儿童时期发病，典型者伴随有听力缺失，因为这一 ATP 酶还在内耳的耳蜗、内淋巴囊中表达。非催化性的 α4 是该 ATP 酶 α 亚单位的一个同型异构体，其他常染色体隐性遗传的远端 RTA 就和编码 α4 的基因突变有关，且这种突变类型的 RTA 症状没有前者严重，或者无听力缺失。常染色体显性遗传 RTA 和前两者相比症状又较轻，常常到成年才发病，和 AE1 突变有关，AE1 蛋白又称为带 3 红细胞膜蛋白。在亚洲患者中，AE1 突变和隐性遗传远端 RTA 及溶血性贫血相关。

还有一些远端 RTA 家族病例与其他基因位点相关。碳酸酐酶 II 的家族性缺失也是颅内钙化及骨硬化病的特点，同时后者反映了碳酸酐酶在破骨细胞行使正常功能中发挥重要作用。碳酸酐酶 II 缺失导致酸化不足，从而影响了近端小管和集合管对碳酸氢盐的重吸收。

肾性尿崩症

只有在精氨酸加压素（AVP）存在的情况下，集合管细胞才能发挥重吸收水的功能。AVP 激活主细胞及内髓集合管细胞的 V_2 受体，引发了级联反应，导致含有水通道蛋白 2（AQP2）水通道孔的囊泡与这些细胞的顶端膜融合（第 8 章）。编码 V_2 受体的基因位于 X 染色体上，该基因的失活突变导致遗传性肾性尿崩症的最常见类型产生，即加压素抵抗多尿症，典型情况下男性患者症状更严重，并和 AVP 的应答障碍有关。AVP 的效应，特别是介导血管舒张和内皮释放血管性血友病因子方面，由肾外的 V_2 受体介导。还有些不太常见的常染色体隐性遗传肾性尿崩症，该类型患者编码 AQP2 的基因发生突变，导致了水通道向胞膜的运输受损或者通道功能缺失。另外有学者报道了罕见的常染色体显性遗传肾性尿崩症，也伴有 AQP-2 的突变。

参考文献

Bichet DG: Hereditary polyuric disorders: New concepts and differen-tial diagnosis, Semin Nephrol 26:224-233, 2006.

Bockenhauer D, Feather S, Stanescu HC, et al: Epilepsy, ataxia, senso- rineural deafness, tubulopathy, and KCNJ10 mutations, N Engl J Med 360:1960-1970, 2009.

Fry AC, Karet FE: Inherited renal acidoses, Physiology (Bethesda) 22:202- 211, 2007.

Groenestege WM, Thebault S, van der Wijst J, et al: Impaired basolateral sorting of pro-EGF causes isolated recessive renal hypomagnesemia, J Clin Invest 117:2260-2267, 2007.

Hou J, Renigunta A, Konrad M, et al: Claudin-16 and claudin-19 inter- act and form a cation-selective tight junction complex. J Clin Invest 118:619–628.

Jonsson KB, Zahradnik R, Larsson T, et al: Fibroblast growth factor 23 in oncogenic osteomalacia and X-linked hypophosphatemia, N Engl J Med 348:1656-1663, 2003.

Kahle KT, Ring AM, Lifton RP: Molecular physiology of the WNK kinases, Annu Rev Physiol 70:329-355, 2007.

Kleta R, Bockenhauer D: Bartter syndromes and other salt-losing tubu- lopathies, Nephron Physiol 104:73-80, 2006.

Konrad M, Weber S: Recent advances in molecular genetics of hereditary magnesium-losing disorders, J Am Soc Nephrol 14:249-260, 2003.

Scheinman SJ: Dent's disease. In Lifton R, Somlo S, Giebisch G, Seldin D, editors: Genetic diseases of the kidney, San Diego, 2008, Elsevier.

Scheinman SJ, Guay-Woodford LM, Thakker RV, et al: Genetic disor-ders of renal electrolyte transport, N Engl J Med 340:1177-1187, 1999.

Sha Q, Pearson W, Burcea LC, et al: Human FXYD2 G41R mutation responsible for renal hypomagnesemia behaves as an inward-rectify- ing cation channel, Am J Physiol Renal Physiol 295: F91-F99, 2008.

Simon DB, Lu Y, Choate KA, et al: Paracellin-1, a renal tight junction protein required for paracellular Mg resorption, Science 285:103-106, 1999.

Stuiver M, Lainez S, Will C, et al: CNNM2, encoding a basolateral protein required for renal Mg2+ handling, is mutated in dominant hypomag- nesemia, Am J Hum Genet 88:333-343, 2011.

Tenenhouse HS: Phosphate transport: molecular basis, regulation and pathophysiology, J Steroid Biochem Mol Biol 103:572-577, 2007.

Thakker RV: Diseases associated with the extracellular calcium-sensing receptor, Cell Calcium 35:275-282, 2004.

Torres VE, Scheinman SJ: Genetic diseases of the kidney, NephSAP 3(1), January 2004. Available at http://www. asn-online.org/education/nephsap/ volumes/volume3.aspx. (Accessed May 24, 2013.)

Walder RY, Landau D, Meyer P, et al: Mutation of TRPM6 causes familial hypomagnesemia with secondary hypocalcemia, Nat Genet 31:171-174, 2002.

Warnock DG: Liddle syndrome: genetics and mechanisms of Na chan- nel defects, Am J Med Sci 322:302-307, 2001.

Wilson FH, Hariri A, Farhi A, et al: A cluster of metabolic defects caused by mutation in a mitochondrial tRNA, Science 306:1190-1194, 2004.

Full bibliography can be found on www.expertconsult.com.

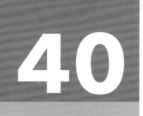

40 镰状细胞肾病

Vimal K. Derebail 著

倪岳晖 马 斌 吴海婷 张 磊 译校

镰状细胞贫血症是镰刀型 β 血红蛋白基因的纯合突变（HbSS）引起的遗传病。该突变为发生于第 11 号染色体上的点突变，由此产生的血红蛋白分子，其 β 链在第 6 位上的谷氨酸被缬氨酸替代，从而形成一种不稳定的血红蛋白结构（HbS）。在低氧分压、酸性、极端的温度以及其他应激条件下，异常的 Hb 分子发生多聚化，导致红细胞镰状改变（图 40.1）。这些镰刀状红细胞的细胞膜僵硬，会导致微血管阻塞并激活炎症反应与凝集反应。镰状细胞病（sickle cell disease，SCD）也见于两个血红蛋白基因分别发生不同类型突变的杂合子（HbS 基因与另一个突变），例如 HbSC 病与镰状 -β 地中海贫血。

镰状细胞性状（HbAS）在非裔美国人中的发病率为 6%～9%，大约 500 个非裔美国籍的活产婴儿会发生一例镰状细胞性贫血。世界范围内，血红蛋白 S 的突变率差异很大，在疟疾流行的地区发病率较高，这与镰状细胞对疟疾的保护作用相关。

镰状细胞病影响全身多个系统，并以急性疼痛危象和进展性多器官损伤为主要特征，而肾脏是尤为易感的器官。肾髓质由于氧分压低、渗透压高、pH 低及血流速度相对缓慢的微环境特点成为红细胞镰状化和微血管阻塞容易发生的部位。因此，SCD 患者常有肾脏相关临床表现（表 40.1）。

病理生理学

关于对镰状细胞病（SCD）发病机制的认识，经典的解释仅基于微血管阻塞，目前更深入的理解则是血管阻塞、再灌注损伤与溶血性贫血几个方面综合作用的结果。炎症反应和其他应激反应因子除了促使血红蛋白聚合外，也促进红细胞黏附于内皮细胞和白细胞上，从而启动了微血管阻塞的过程。这是一个动态的过程，首先引起局部缺血，随后血流动力学恢复并发生再灌注损伤，伴有氧化应激和炎症因子的产生。

血管内溶血的过程则是加重病情发展的另一个因素。溶血释放游离血红蛋白入血，生成活性氧的同时消耗氮氧化合物。这一过程导致内皮功能障碍并激活促凝系统。

SCD 疾病的严重程度与镰刀型血红蛋白（HbS）浓度相关。治疗过程中，胎儿型血红蛋白（HbF）增

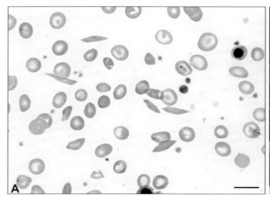
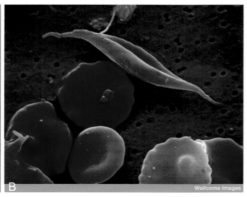

图 40.1 A，镰状细胞贫血患者的外周血涂片（May-Grunwald-Giemsa 染色）：不可逆的镰状细胞（S）、有核红细胞（NR）、染色质小体（Howell-Jolly Body, HJB）；后两者与脾功能减退相关。（Reprinted from Rees DC, Williams TN, Gladwin MT: Sickle cell disease, *Lancet* 376: 2018-2031, 2010, with permission from Elsevier.）B，镰状细胞及其他红细胞扫描电子显微镜图像，红细胞呈红色；图像由飞利浦 501 扫描电镜成像。（With permission from EM Unit, UCL Medical School, Royal Free Campus, Wellcome Images.）

表 40.1　镰状细胞病的肾脏病理

肾脏病变	临床表现
肾小球	
高滤过	GFR 增高（早期），白蛋白尿 / 蛋白尿，镰状细胞病性肾小球病，CKD（晚期）
近端小管	
近端小管功能增强	肌酐分泌增加磷酸盐重吸收增加（高磷酸盐血症）
肾素活性减低	低肾素性醛固酮减少症（高钾血症）
远端小管 / 皮质集合管	
氢离子分泌减少	代谢性酸中毒（Ⅳ 型 RTA）
钾离子分泌减少	高钾血症
尿浓缩功能减退	低渗尿
肾脏间质	
肾直小血管慢性"镰状化"	血尿，肾乳头坏死（缺血所致），肾髓质肿瘤

CKD，慢性肾脏病；GFR，肾小球滤过率；RTA，肾小管酸中毒

多，使 HbS 型血红蛋白比例相对减低。因此，若发生突变的单倍体同时表现为 HbF 产生减少，往往疾病表型最为严重，典型的例如中非地区的单倍体病例。同样，伴随 α- 地中海贫血基因突变可以降低细胞内 HbS 的浓度、减少溶血风险以及并发症的发生。

SCD 患者的肾脏损伤主要是肾脏血流动力学改变、肾小管间质损伤，有时也可导致肾小球疾病。

肾脏血流动力学

肾小球高滤过在 SCD 患者中十分常见，早在出生后 13 个月即可被检测。即使没有明显临床表现的患者，肾小球也可有明显肥大，并导致肾小球高滤过状态。肾小球高滤过可能是由于慢性组织缺氧导致入球小动脉代偿性舒张所致，这种反应的具体机制尚未明确，很可能与前列腺素的表达上调及一氧化氮系统有关。在 SCD 患者中使用小剂量吲哚美辛（不影响正常人 GFR 的用量）和其他前列腺素抑制药，可使较高的 GFR 降至相对正常水平。

小管间质性疾病

尿浓缩功能异常

SCD 患者最常见的肾损伤表现为尿浓缩功能异常。正常情况下，尿浓缩功能的实现依赖于完整的肾集合管结构和正常的髓质浓度梯度。近髓肾单位分布

于深入肾髓质部分，它们产生浓度梯度的能力也最强，但同时也最易受髓质直小血管内红细胞镰状化的影响。微血管成像研究证实，这些患者的髓质直小血管阻塞，此后出现髓质纤维化及肾乳头的缩短。这种解剖结构的改变最终导致了功能的异常，表现为尿液的渗透压低于 400 mOsm/kg。在幼年时期，如果可以通过输血提高 HbA 含量并减少直小血管中红细胞镰状化的发生，这种损伤是部分可逆的。然而，随着年龄的增大（甚至早至 15 岁），受损的尿浓缩功能就再也无法恢复，此时输血治疗亦无效。由于浓缩功能受损，SCD 患者会产生多达 2L/d 的尿液（取决于其水及电解质摄入量），导致他们容易出现容量不足，并因此促进镰状细胞危象的发生。不过，SCD 患者产生最大稀释尿液及排出体内多余水分的能力依旧保留完整。

血尿

血尿是镰状细胞贫血病患者最显著的临床表现之一，严重程度从镜下血尿到肉眼血尿不等。肉眼血尿在各个年龄患者中均有发生，包括儿童。尽管血尿的病因仍不清楚，但在肾髓质的酸性、高渗透压和低氧分压环境中发生的血管阻塞应是核心原因。对存在严重血尿表现的 SCD 患者的肾脏进行研究后发现，其肾小管旁毛细血管存在严重淤血，髓质区毛细血管淤血尤为严重，同时发现红细胞外溢进入集合小管的情况。除了前文所述的血管阻塞所致局部缺血与氧化应激 / 再灌注损伤外，这些血管中镰状细胞的形成本身也会导致血管壁的破损与坏死，进而引起血管结构改变并导致血尿。

一般情况下，血尿来源于单侧肾脏，左侧的发生率是右侧的四倍。左侧肾静脉相比于右侧走行距离更长，静脉压更高，且其在主动脉与上肠系膜动脉之间走行，都可能是导致这一现象的原因。

通常情况下血尿为良性且呈自限性，但大量出血也会危及生命。治疗方面，保守治疗采取卧床休息，同时维持较高尿量以免凝血阻塞血管。碱化尿液可以帮助上调髓质区的 pH，从而减少镰状细胞的产生；然而，研究中并没有证据说明碱化尿液的益处。静脉输液可以用来确保足够的尿量，但在输液时必须严密监测，避免发生充血性心力衰竭或急性胸部综合征。也可以使用利尿药来提高尿量，但必须注意避免血容量不足。

对于表现为大量持续性血尿的患者，除保守治

疗外，使用氨基乙酸（ε-aminocaproic acid，EACA）亦会有好处。这种药物可以抑制纤维蛋白溶解并能引起出血部位凝血，从而终止血尿。早先的报道已经证明使用 EACA 可以提高疗效，但并没有制订 EACA 使用剂量与使用时间的标准。然而，EACA 有促凝血酶原激活的功能；因此，对已表现出血栓风险的 SCD 患者使用 EACA 时，必须格外警惕。目前，EACA 的推荐使用方法为仅限短时间内以最低剂量使用，即使用能抑制泌尿系纤维蛋白溶解活性的最小剂量。除 EACA 之外，某些病例报道中指出，静脉注射血管加压素亦可有效缓解血尿。

药物治疗效果不佳的患者有必要进行有创性干预。如果出血部位可以通过放射显影定位，可以尝试行经皮血管栓塞术。罕见情况下，甚至需要行单侧病变肾切除术。对所有有血尿症状的患者，尤其表现为持续性或大量血尿的患者，还应考虑其他病因，包括各种获得性或先天性出血性疾病或者其他肾脏病变，例如肾结石、多囊肾或肾髓质肿瘤（见下一章）。

肾乳头坏死

肾乳头坏死（renal papillary necrosis，RPN）在 SCD 患者中十分常见，在某些患者群中发生率超过 60%。尽管经常与血尿伴发，但相当比例的肾乳头坏死患者也可以无症状。由于肾直小血管内严重的红细胞镰状化，这些血管供血的肾乳头会发生点状、反复

性的梗死，进而导致坏死（图 40.2）。如前所述，如果患者表现为血尿症状，应进行评估以除外其他可能病因，包括肾脏肿物或肾结石。可完善超声检查明确诊断，但 CT 检查可以更早发现 RPN。在很多患者中，RPN 最终导致肾盂周围的钙化。伴随血尿的 RPN 通常采取支持性治疗，采取的措施也与血尿的治疗基本相同。如果形成明显的脱落物，坏死组织与形成的血栓可能会导致尿路梗阻。此时，通过超声可作出诊断，并置入支架进行治疗。

肾髓质癌

肾髓质癌几乎仅发生于具有镰状细胞性状的患者中，但非常罕见，在 SCD 患者中也有少量个例报道。反复发生的肾小管缺血损伤可能是导致此类病变的原因。大部分肿瘤患者年龄小于 20 岁，且多为男性。典型临床表现为肉眼血尿伴随腰痛或腹部肿块，也可有恶性肿瘤的非特异性全身症状如体重减轻、发热、乏力。遗憾的是，肿瘤诊断时常常已发生转移，生存时间为 6～12 个月。因此，当 SCD 患者发生肉眼血尿时应及时进行超声检查，最好行 CT 检查。

酸化、钾离子分泌和其他肾小管功能异常

SCD 患者未出现肾衰竭时酸中毒不常见，但一些患者可以表现为不完全性远端肾小管酸中毒（RTA）。高钾血症可以伴随酸中毒发生，但比较罕

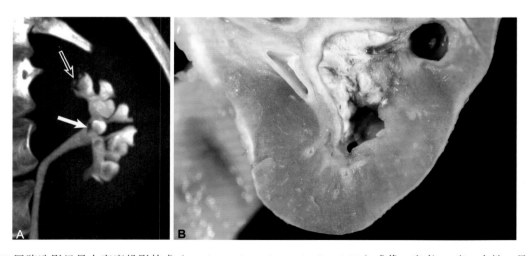

图 40.2　A，CT 尿路造影经最大密度投影技术（maximum-intensity-projection, MIP）成像。患者 23 岁，女性，具有镰状细胞性状，表现为间歇性肉眼血尿 5d；造影剂充盈于双侧多个肾乳头（空心箭头），与肾乳头坏死一致；左肾盂表现为造影剂充盈缺损（实心箭头），代表输尿管镜检查中显示的血块。（引自 Chow LC, Kwan SW, Olcott EW et al: Split-Bolus MDCT urography with synchronous nephrographic and excretory phase enhancement, Am J Roentgenol 189:314-322, 2007. Reprinted with permission from the American Journal of Roentgenology.）B，纵切肾脏的大体显微摄影，显示肾乳头的坏死（箭头）；随着时间推移，这些区域会逐渐形成瘢痕，并伴有肾盏的囊性扩张。（Image courtesy Vincent Moylan.）

见，除非摄入大量钾离子或使用影响钾离子代谢的药物。受损的远侧肾单位分泌氨基与可滴定酸不足，以及对醛固酮反应性降低也会导致此类症状发生。限制钾的摄入、应用碳酸氢钠或袢利尿药等进行治疗，有较好的效果。

上述症状常提示远端肾小管分泌功能障碍，而近端肾小管则相反，表现为功能增强。钠离子重吸收增加，尿钠排出减少，导致对袢利尿药相对抵抗。伴随着钠离子的重吸收增加，磷酸盐的重吸收也会增加，在磷负荷增加时（如溶血、横纹肌溶解）会发生高磷血症。此外，尿酸的分泌也会增加，这可能是慢性溶血时尿酸负荷增多的代偿机制。此外，肌酐在近端肾小管的分泌也可增加，这使得肌酐清除率的临床价值以及依据肌酐公式计算出的 GFR 的临床意义降低。

镰状细胞病性肾小球病

SCD 患者的肾小球损伤已被证实，主要表现为微量至肾病综合征水平的蛋白尿。早期关于肾小球损伤的报道主要为伴有免疫复合物沉积，病理表现为膜增生性肾小球肾炎（membranoproliferative glomerulonephritis，MPGN）。然而最新的研究证实镰状细胞肾病更多表现为肾小球肥大和局灶节段性肾小球硬化（focal segmental glomerulosclerosis，FSGS）。与其他类型的 FSGS 相似，其免疫荧光可见少量 IgM、C1q 和 C3，而电镜下无电子致密物沉积。临床上起初表现为微量白蛋白尿，可进展为大量蛋白尿、肾功能丢失，和晚期 CKD。

白蛋白尿和蛋白尿

蛋白尿的发生率随着 SCD 患者的年龄增加而增加，超过 60% 的大于 35 岁的成人患者存在微量白蛋白尿，然而 10 岁以下的儿童很少见蛋白尿。超过 20% 的表现为微量白蛋白尿的成人会进展为大量蛋白尿，并伴有进行性的 GFR 下降。肾病综合征很少发生，但提示预后较差。目前较为认同的导致肾病综合征急性发作的病因是微小病毒 B19 感染，但发生率较低，常可导致塌陷型 FSGS。蛋白尿在镰状细胞贫血病（HbSS 病）患者的发病率高于其他镰状异常血红蛋白病（HbSC 病，HbS-β- 地中海贫血）。

SCD 的严重程度在某些情况下与蛋白尿的进展相关，低血红蛋白和肺动脉高压的发生可能也与蛋白尿进展相关。与多数 SCD 临床表现相似，合并 α- 地中海贫血的患者可以减少镰状细胞肾病的发生。

导致蛋白尿产生的病理生理机制是受到多种因素影响的，并且可能与 SCD 导致的多种病理变化相关。肾小球高滤过导致蛋白尿，并最终导致 GFR 下降。镰状化的重复发生和肾间质纤维化导致受累的肾单位功能减退，残存肾小球的高滤过状态进一步加重。此外，有证据证明镰状化可直接导致内皮损伤，溶血释放的游离血红素也可造成内皮的损伤。因此，溶血标记物如网织红细胞血红蛋白和 LDH，以及内皮功能损伤的介质包括可溶性 fms 样酪氨酸激酶 -1（sFLT-1）等可能与蛋白尿相关。

治疗

减少蛋白尿可延缓 CKD 的进展，但目前并没有前瞻性的证据证明何种治疗方式有效。抑制肾素 - 血管紧张素 - 醛固酮系统（RAAS）是目前主要的治疗手段。有些研究已经证明血管紧张素转化酶（ACE）抑制药可以轻度降低蛋白尿和肾小球高滤过，这一作用不依赖于血压下降，可能与降低肾小球毛细血管高压相关。尽管目前没有指南发布，但患者仍需要定期检测蛋白尿，一旦发现蛋白尿，应尽快应用 RAAS 阻滞药。由于 SCD 患者 eGFR 降低且排钾能力减弱，应密切监测肾功能和血钾离子浓度，调整药物剂量。

羟基脲、氨甲酰羟基脲可用于 SCD 合并急性胸部综合征、频发性疼痛危象和微血管收缩等情况；其在治疗蛋白尿和 CKD 方面疗效不确切。目前羟基脲的作用机制还未明确，可能与它诱导 HbF 产生进而降低 HbS 浓度有关。羟基脲也可以影响 NO 的合成产生其他有利效应。有研究证实联合应用羟基脲与 ACEI 类药物可使尿蛋白进一步下降。然而近期发表的一项大型研究发现，婴儿应用此类药物并未发现对于高滤过状态的预防作用，但此项研究的随访时间较短，随访人群年龄较小，尚不能发现潜在获益。目前，仅表现为蛋白尿的 SCD 患者，并不是羟基脲的明确适应证。

慢性肾脏病的治疗

镰状细胞病导致的慢性肾脏病患者与其他病因所致的 CKD 在处理上相似，仅有少数方面例外，首先是贫血的治疗方面。慢性缺血性肾损伤和持续存在的溶血状态刺激镰状细胞病患者产生较高水平的内源性促红细胞生成素。然而伴随着肾脏疾病的进展，患者产生促红细胞生成素能力下降，尤其是 GFR <60 ml/min 的患者。与其他类型的 CKD 患者相似，使用红细胞生成刺激因子（erythropoiesis-stimulating agents，ESAs）可以维持血红蛋白水平并降低输血的需求。镰状细胞病伴 CKD 的患者需要相当大剂量的 ESAs，且目标血红蛋白水平与其他慢性肾脏病或终末期肾病患者也不相同。通常，推荐血红蛋白最高不超过 10 g/dl，防止细胞沉积导致微血管阻塞。对于未接受长期输血的患者，铁储存量应维持红细胞生成的最大化，但要避免敏感人群的铁负荷过量。

其次，尽管 SCD 患者 CKD 进展的风险较高，但高血压病并不常见。非裔美国人高血压病发病率为 28%，而 SCD 患者的高血压发病率为 2%～6%。存在多种假设解释这一现象，包括相对的容量不足和血管阻力减低。一旦 SCD 患者发生高血压，不论是否伴有 CKD，都应尽快治疗，目标血压为 130/80 mmHg。应避免使用利尿药防止容量不足诱发疼痛危象。

终末期肾脏病

一旦 SCD 患者进展为终末期肾病（ESRD），腹膜透析和血液透析都是可行的肾脏替代治疗方案，应尽早就诊。SCD 伴 ESRD 的患者，一年内死亡率可达 40%，包括相对年轻的 SCD 合并肾衰竭的患者，平均生存时间为 4 年。

尽管 SCD 患者很少接受肾脏移植治疗，但这种治疗方式也可以取得与其他类型 CKD 患者相同的生存获益，移植治疗后 1 年生存率没有显著差异，3 年生存率略有降低。肾移植后的 10 年生存率明显高于透析治疗的患者（56% vs. 14%）。SCD 患者接受移植治疗后，应密切监测移植物血栓形成、微血管阻塞或镰状细胞肾病的复发，有报道称最早 3 年后就会复发。移植后可给予羟基脲和交换输血治疗，也可同时进行骨髓移植。

镰状细胞性状

血红蛋白 S 单基因突变的患者被认为具有镰状细胞性状（sickle cell trait，SCT）。SCT 通常被视为一种良性疾病，但确实有一些临床症状更像是中间表型。肾脏疾病是 SCT 最常见的临床表现，并且与 SCD 患者具有相似的表现。

尿浓缩功能减退较常见，但较 SCD 患者为轻；浓缩功能受损的严重程度取决于是否合并 α- 地中海贫血。血尿和肾乳头坏死也常见于这类患者。前文中提到的肾髓质癌几乎仅发生于此类患者，而 SCD 患者中罕见。

SCT 导致 CKD 进展的机制尚不明确。一项研究证明 SCT 合并成人多囊性肾病（adult polycystic kidney disease，ADPKD）的患者会加速进展为 ESRD。另一项研究发现美国黑种人 ESRD 患者有更高的 SCT 患病率，还没有后续的研究证实这一发现。

参考文献

Abbott KC, Hypolite IO, Agodoa LY: Sickle cell nephropathy at end-stage renal disease in the United States: patient characteristics and survival, Clin Nephrol 58:9-15, 2002.

Ataga KI, Brittain JE, Moore D, et al: Urinary albumin excretion is asso- ciated with pulmonary hypertension in sickle cell disease: potential role of soluble fms-like tyrosine kinase-1, Eur J Haematol 85(3):257-263, 2010.

Ataga KI, Orringer EP: Renal abnormalities in sickle cell disease, Am J Hematol 63:205-211, 2000.

Bruno D, Wigfall DR, Zimmerman SA, et al: Genitourinary complica-tions of sickle cell disease, J Urol 166:803-811, Sep 2001.

Day TG, Drasar ER, Fulford T, et al: Association between hemolysis and albuminuria in adults with sickle cell anemia, Haematologica 97:201-205, 2012.

Derebail VK, Nachman PH, Key NS, et al: High prevalence of sickle cell trait in African Americans with ESRD, J Am Soc Nephrol 21:413-417, 2010.

Falk RJ, Scheinman J, Phillips G, et al: Prevalence and pathologic features of sickle cell nephropathy and response to inhibition of angiotensin-converting enzyme, N Engl J Med 326:910-915, 1992.

Guasch A, Navarrete J, Nass K, et al: Glomerular involvement in adults with sickle cell hemoglobinopathies: Prevalence and clinical corre- lates of progressive renal failure, J Am Soc Nephrol 17:2228-2235, 2006.

Haymann JP, Stankovic K, Levy P, et al: Glomerular hyperfiltration in adult sickle cell anemia: a frequent hemolysis associated feature, Clin J Am Soc Nephrol 5:756-761, 2010.

Hicks PJ, Langefeld CD, Lu L, et al: Sickle cell trait is not independently associated with susceptibility to end-stage renal disease in African Americans, Kidney Int 80:1339-1343, 2011.

Key NS, Derebail VK: Sickle-cell trait: novel clinical significance. Hematology / the Education Program of the American Society of Hematology Education Program, Am Soc Hematol Educ Program 418-422, 2010.

Maier-Redelsperger M, Lévy P, Lionnet F, et al: Strong association between a new marker of hemolysis and glomerulopathy in sickle cell anemia, Blood Cells Mol Dis 45:289-292, 2010.

McClellan AC, Guasch A, Gilbertson D, et al: Characteristics of

Pre- ESRD Care and Early Mortality among Incident ESRD Patients with Sickle Cell Disease (SCD) [abstract F-PO1493]. In Programs and abstracts of the 42nd Annual Meeting of the American Society of Nephrology; San Diego: 2009, p7.

Nath KA, Grande JP, Croatt AJ, et al: Transgenic sickle mice are mark- edly sensitive to renal ischemia-reperfusion injury, Am J Pathol 166:963-972, 2005.

Powars DR, Elliott-Mills DD, Chan L, et al: Chronic renal failure in sickle cell disease: risk factors, clinical course, and mortality, Ann Intern Med 115:614-620, 1991.

Rees DC, Williams TN, Gladwin MT: Sickle-cell disease, Lancet 376: 2018-2031, 2010.

Scheinman JI: Sickle cell disease and the kidney, Nat Clin Pract Nephrol 5:78-88, 2009.

Sharpe CC, Thein SL: Sickle cell nephropathy: a practical approach, Br J Haematol 155:287-297, 2011.

Statius van Eps LW, Pinedo-Veels C, de Vries GH, et al: Nature of con-centrating defect in sickle-cell nephropathy. Microradioangiographic studies, Lancet 1:450-452, 1970.

41 多囊肾及其他囊性肾脏病

Dana V. Rizk, Arlene B. Chapman 著

夏 鹏 张 磊 吴海婷 译校

迄今为止，在遗传性囊性肾脏疾病的遗传学机制和分子病理生理学等方面的理解均取得了显著的进展。许多基因及其编码的蛋白已经被成功鉴定（表41.1）。关于囊肿形成和进展的最终共同信号通路也得到了阐明。大部分囊肿的形成是由于上皮细胞内的初级纤毛功能异常所致。近期发展出的分子靶向治疗为改善预后甚至是治愈此类疾病带来了希望。

常染色体显性遗传性多囊肾病

常染色体显性遗传性多囊肾病（ADPKD, autosomal dominant polycystic kidney disease）是最为常见的遗传性肾脏病，每400～1000例新生儿中发生1例。ADPKD在全世界范围均有报道，其在不同种族中具有相同的临床表现。在美国，由本病导致的终末期肾脏病（end-stage renal disease，ESRD）约占5%。ADPKD是一种多系统疾病，几乎全部器官均可受累，造成明显的肾外表现。不过，肾脏进行性囊性增大并最终导致肾衰竭仍是本病的特征性表现。

发病机制

ADPKD的发病与两个基因有关联。大约85%的病例由 *PKD1* 突变导致，其余约15%由 PKD2 突变导致。尽管 *PKD1* 和 *PKD2* 的突变引起的疾病表型相同，但是其对于预后的影响存在区别。与 *PKD1* 突变的患者相比，*PKD2* 突变引起的疾病病情较轻，这些患者出现肾囊肿、高血压及进展为 ESRD 的年龄较晚（出现 ESRD 的中位年龄分别是 74 和 54 岁）。由于 *PKD2* 引起的疾病表型较轻，在尸检调查中 *PKD2* 检出率相对增加，约占全部 ADPKD 病例的 27%。

PKD1 位于 16 号染色体的短臂上（16p13.3），编码多囊蛋白 -1（polycystin-1，PC1），一种由 4304 种氨基酸组成的整体膜蛋白。PC1 由一个大的胞外 N 末端、11 个跨膜区和一个短的胞内 C 末端组成，其功能尚未被完全了解。PC1 通过其 C 末端与 PC2 相互作用，形成 PC1-PC2 复合物，共同定位于上皮细胞的初级纤毛上。PC1 的已知特性包括作为配体参与胞外相互作用，以及细胞周期调节。

PKD2 位于 4 号染色体的长臂上（4q12.2），编码多囊蛋白 -2（polycystin-2，PC2），一个由 968 个氨基酸组成的蛋白，包括一个短的胞浆内 N 末端、6 个跨膜区域以及 1 个短的胞浆内 C 末端。它可以定位于内质网、细胞膜、初级纤毛、中心体和有丝分裂纺锤体上。多囊蛋白 -2 属于电压门控钙离子通道家族［例如，瞬时受体电位多囊蛋白 -2（transient receptor potential polycystin-2，TRPP-2）］，参与多种信号通路中胞内钙离子调节。多囊蛋白 -1 和多囊蛋白 -2 共同定位于肾脏上皮细胞的初级纤毛上，具有机械传感器的功能。伴随着拉伸或腔内流（luminal flow），初级纤毛产生跨膜的钙离子流。多囊蛋白 -1 和多囊蛋白 -2 与纤毛功能相关，二者之间的物理相互作用对于细胞膜钙离子流的正常运转是必需的。多囊蛋白的正常功能会增加胞内钙离子，从而启动信号级联反应，使得囊泡融合并改变基因转录。

每个多囊蛋白会通过 G 蛋白或 JAK-STAT 介导的信号通路来影响细胞增殖、分化和液体分泌。多囊蛋白 -1 在细胞基底侧面的配体与腺苷酸环化酶相互作用，以及后者通过 G 蛋白偶联反应使血管加压素结合于血管加压素 V₂ 受体上，会进而产生类似的效果，即增加细胞内的环磷酸腺苷浓度（cyclic adenosine monophosphate，cAMP），并最终使细胞顶膜的氯离子分泌增加。这种富含氯离子的液体分泌是囊肿生成的关键部分，这会使得囊肿不断增大，即便在脱离原肾单位之后亦如此。囊性纤维化跨膜传导调节子（cystic fibrosis transmembrane conductor regulator，CFTR）使得氯离子被大量分泌至管腔内，从而使得富含氯离子和钠离子的囊液不断累积（图 41.1）。

ADPKD 中成为囊肿的肾单位少于 5%。肾囊肿被认为源自某个基因转化后具有高度增殖能力的单克隆上皮细胞。*PKD1* 或 *PKD2* 基因的第二次体细胞突

表 41.1　与遗传性囊性肾脏病相关的基因和蛋白质

疾病	发病率	染色体	基因位点	蛋白质	功能
ADPKD	1:1000	16p13.3	PKD1	多囊蛋白 1，与多囊蛋白 2 共同定位于初级纤毛上	调节细胞内 cAMP、mTOR 和平面极性
	1:15000	4q21.2	PKD2	多囊蛋白 1，与多囊蛋白 2 共同定位于初级纤毛和内质网上	通过内质网钙离子释放调节细胞内钙离子水平，激活钙离子通道
ARPKD	1:20000	6q24.2	PKHD	Fibrocystin 或 polyductin，位于整个初级纤毛	作为受体维持细胞内 cAMP 水平
VHL	1:36000	3p25	VHL	VHL，位于初级纤毛基底部	抑制 HIF-1α 和细胞更新，维持平面极性，允许纤毛生成
TSC	1:6000	9q34.3	TSC1	错构瘤蛋白	和薯球蛋白相互作用，抑制 mTOR 活性
		16p13.3	TSC2	薯球蛋白	和错构瘤蛋白相互作用，抑制 mTOR 活性

ADPKD，常染色体显性多囊肾病；ARPKD，常染色体隐性多囊肾病；cAMP，环磷酸腺苷；ER，内质网；HIF，低氧诱导因子；mTOR，哺乳动物雷帕霉素靶蛋白；PKHD，多囊肾和多囊肝；TSC，结节性硬化症；VHL，von Hippel-Lindau

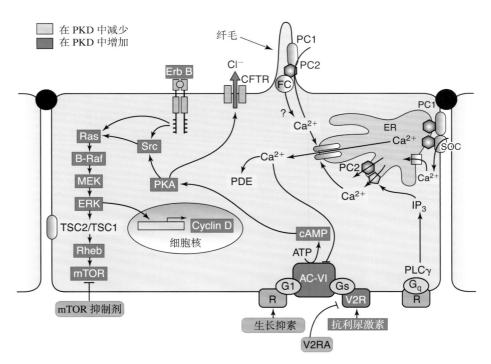

图 41.1　多囊蛋白 1（ PC1 ）和多囊蛋白 2（ PC2 ）在肾小管上皮细胞的定位和相互作用。(上面)具有单一纤毛的顶面。(两侧和底面)基底外侧面。PC1（ 金色椭圆 ）或 PC2（ 蓝色六边形 ）突变导致细胞内钙离子水平的变化，或者增加 cAMP 的水平。这两个细胞内关键元素之间平衡的变化会通过 CFTR 通道来影响 Ras 通路、mTOR 通路、细胞更新、细胞凋亡和液体分泌。PC1 和 PC2 的突变共同定位于初级纤毛和细胞膜的基底外侧面。PC2 独自存在于内质网内。G 蛋白偶联受体的激活增加了 cAMP 的水平，而对此过程的干预可以让 ADPKD 中增加的 cAMP 水平回到正常。使用血管加压素 2 受体拮抗药阻断该受体是一个例证。PC1 与调节 mTOR 通路的结节性硬化症复合物蛋白相互作用（ TSC2 和 TSC1 ）。以减少 G 蛋白偶联受体、EGF 受体、CFTR 通道、mTOR 和细胞周期蛋白的活性，或者增加以内质网钙离子释放为目标的治疗方案将有可能使得 ADPKD 中的上皮细胞功能正常化。AC-VI，腺苷酸环化酶；ADPKD，常染色体显性多囊肾病；cAMP，环磷酸腺苷；CFTR，囊性纤维化跨膜传导调节子；EGF，上皮生长因子；ER，内质网；ERB，表皮生长因子（ 红白血病，病毒 ）；l nh，抑制子；IP3，三磷酸肌醇；mTOR，雷帕霉素的哺乳动物靶标；PC1，多囊蛋白 1；PC2，多囊蛋白 2；PDE，磷酸二酯醇；PKA，磷酸激酶 A；PKD，多囊肾病；R，受体；Ras，肾素血管紧张素系统；SRC，非受体（ 细胞质内 ）蛋白酪氨酸激酶；V2R，血管加压素 V2 受体；V2RA，血管加压素 V2 受体拮抗药

变导致了囊肿上皮细胞的克隆性增殖，提示囊肿的生长和发展中有"二次打击"参与。上皮细胞增殖、液体分泌和细胞外基质的改变最终导致了原肾单位的局灶性外翻。大部分囊肿在大小超过 2 cm 时会从原肾单位上脱离，并且继续自主地分泌液体，造成囊肿和肾脏增大，并最终导致肾功能的进行性恶化。

诊断

　　肾脏影像学检查（如超声）仍然是诊断 ADPKD 的主要手段。典型的发现包括肾脏增大和遍布肾实质的多发囊肿（图 41.2）。Ravine 等在 20 世纪 90 年代初期提出了年龄特异性的基于超声的诊断标准。这些指南主要是针对 PKD1 相关疾病的。同样的标准对于诊断 PKD2 突变的患者的敏感性欠佳，因为这些患者的病情相对较轻，且起病年龄较大，因此假阴性率会增加。最近提出了对于高危人群的统一的超声诊断标准，该标准与基因型无关。对于 15～39 岁的个体，至少 3 个及以上的肾囊肿（单侧或双侧）足以诊断 ADPKD。对于 40～59 岁的个体，则需要双侧肾脏各自至少 2 个及以上的囊肿；对于 60 岁以上的个体，出现肾囊肿较为常见，双侧肾脏各自至少有 4 个及以上的囊肿才能使诊断成立。对于家族史阴性的患者，诊断标准更为严格，要求 30 岁前双侧肾脏各自至少 5 个肾囊肿，并且表型与 ADPKD 一致（见后）。

　　当疾病状态必须要确认时，比如在接受评估是否可捐献肾脏或在制订生育计划时，可使用 CT 或 MRI 检查，以发现更小的囊肿。基因检测是另一种诊断方法。使用 PKD1 或 PKD2 的直接测序来筛查突变目前在商业上是可行的。不过检测的高成本，以及最高仅 85% 的检出率限制了其广泛应用。当一个患者的基因

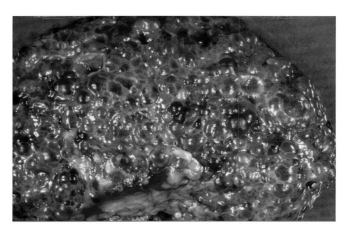

图 41.2　常染色体显性多囊肾病患者肾脏的大体病理

诊断成立后，对其他高危家庭成员的筛查可针对同一突变进行特异性外显子测序，从而降低检测成本。目前对于 PKD1 和 PKD2 的检出率分别为 75% 和 95%。

肾脏表现和并发症

　　肾脏增大是 ADPKD 的普遍特征，对于肾脏较小但是具有多发囊肿的患者，应当筛查有无其他囊性疾病。ADPKD 患者的囊肿增长、肾脏增大较为迅速，通常在肾功能出现损伤之前数十年出现。多囊肾病放射影像学检查联合会（Consortium for Radiologic Imaging in the Study of Polycystic Kidney Disease, CRISP）主导了一项多中心研究，纳入了肾功能正常的 241 例 ADPKD 患者，使用 MRI 对其肾脏进行前瞻性随访，发现肾脏体积以每年 5.2% 的速度增长。囊肿约占全部肾脏体积的 95%，在随访 8 年之后，肾脏体积增加了约 55%。和 PKD1 患者相比，PKD2 患者的肾脏体积较小（694 ± 221 vs. 986 ± 204 ml），经过年龄调整的肾囊肿数亦较少，但是其肾脏增长的速度类似（4.9 ± 2.3% vs. 5.2 ± 1.6%/ 年），提示在两种基因型之间，囊肿形成的速度而非囊肿增大的速度存在差别。最近，来自 CRISP 研究的数据显示，经过身高调整后肾脏体积若超过 600 ml/M，可精确预测 8 年内进展为 CKD 3 期的风险。该数据每增加 100 ml/M，进展为 CKD 3 期的风险增加 48%。这些结果提示，全肾脏体积对于预测未来的肾小球滤过率（GFR）损失是一个很好的生物标志，可能具有潜在的临床实践意义。

　　肉眼血尿或镜下血尿见于 35%～50% 的患者，通常在肾功能损伤之前出现。血尿与肾脏体积增加和不良肾脏预后相关。某些急性事件可使血尿提前出现，比如外伤、重度劳累、囊肿破裂、下尿路感染、肾盂肾炎、囊肿感染或肾结石等。因此，ADPKD 患者通常被建议避免重体力运动。当肾脏增大时囊肿出血较为常见，可能伴有血尿和发热，不过局部疼痛经常是唯一的主诉。囊肿出血的诊断通常基于临床判断，而且可能与肾囊肿感染难以鉴别。CT 扫描偶尔有助于发现出血的囊肿。对于无并发症的囊肿出血和血尿，主要处理是支持治疗，包括水化、休息、镇痛以及在急性期度过之前停用降压药物。

　　ADPKD 患者中下尿路感染很常见，和普通人群一样，以大肠埃希菌属为最常见的病原；其治疗和普通人群相同。肾盂肾炎和囊肿感染有时难以鉴别。囊肿感染时患者会出现发热和胁肋部疼痛。典型情况

下，血培养阳性的概率高于尿培养。最重要的是，治疗囊肿感染需要延长疗程至 4 周，并且需要使用能渗透入囊肿的抗生素，比如喹诺酮类、万古霉素、氯霉素或磺胺甲噁唑。近期的报道显示氟脱氧葡萄糖标记的正电子断层扫描（positron emission tomography with fluorodeoxyglucose，FDG-PET）对于检出疑难病例中的感染囊肿来说颇有帮助。

ADPKD 患者出现肾结石的概率是普通人群的 5 ~ 10 倍，其中大约 25% 的患者会出现相关症状。解剖结构异常和代谢紊乱如低枸橼酸尿导致了肾结石的高发病率。ADPKD 患者中最常见的结石类型为尿酸，约占全部结石的 50%，其次是草酸钙。对于任何出现急性胁肋部疼痛的 ADPKD 患者均应考虑到肾结石的可能。肾囊肿壁的钙化和结石的放射透过性使得借助影像学诊断肾结石较为困难。平扫 CT 仍是诊断肾结石的首选影像学检查。ADPKD 患者出现肾结石后的药物治疗和普通人群类似。无创或微创的干预手段如冲击波体外碎石和经皮肾结石切除术曾被用于治疗 ADPKD 患者，但是缺乏长期研究来验证这些治疗手段对于此类人群的安全性。

ADPKD 患者通常会主诉加重的烦渴、多尿、夜尿增多和尿频。尿液浓缩功能的减弱是 ADPKD 的早期表现之一。初期症状较轻微，但是随着年纪增长和肾功能恶化，症状也逐渐加重。肾脏浓缩功能的缺陷与囊肿导致的肾脏解剖结构异常程度密切相关，而与年龄和 GFR 无关。大约 60% 的受影响患儿对去氨加压素的反应性降低，可能与小管结构破坏和主细胞功能改变有关。

疼痛是 ADPKD 患者最常见的症状，急性和慢性均可见。急性疼痛通常与囊肿破裂、囊肿或肾实质感染以及肾结石有关。另一方面，慢性疼痛则一般与肾脏和肝的明显增大和增重有关。疼痛部位可能位于腰背部，与此同时越来越多的腰椎前凸见于 ADPKD 患者。疼痛也可能与肾包膜或肾蒂的拉伸有关。疼痛管理很有挑战性，药物和非药物的方法均应使用。

高血压是 ADPKD 常见的早期临床表现，60% 以上的患者在肾功能出现恶化之前就已出现高血压。大约 30% 的 ADPKD 患者是以高血压起病的，平均起病年龄是 29 岁。研究表明，*PKD1* 患者出现高血压的时间早于 *PKD2* 患者，且程度亦较重。高血压患者的肾脏增大速率也更快（6.2%/年 vs. 4.5%/ 年），提示囊肿扩大和血压升高存在关联。ADPKD 患者肾脏的血管结构受损，血管

造影显示肾脏内的动脉较为稀疏。MRI 检查可以测量肾脏血流量，其结果显示血流量减少与肾脏体积增大负相关，且在肾功能损伤之前就已出现。上述所有证据均提示囊肿扩大引起的肾脏缺血参与到了高血压的发生过程中，有研究证实肾素 - 血管紧张素 - 醛固酮系统在肾内是激活的。不过，目前尚无明确证据表明血管紧张素转换酶抑制药（ACEI）或血管紧张素受体阻滞药（ARB）比其他降压药物能更有效地延缓 ADPKD 患者进展为 ESRD。此外，ADPKD 患者的理想血压目前也不明确。HALT PKD 临床试验从 2006 年起开始入组病例，其目的是研究严格控制血压（≤110/75 mmHg vs. ≤130/80 mmHg）或对肾素 - 血管紧张素系统进行最大程度的抑制（ACEI+ARB vs. ACEI+ 安慰剂）是否能够有效延缓 ADPKD 的进展。

尽管有明显囊肿扩大和肾脏增大，但 ADPKD 患者的肾功能往往在数十年内都是正常的。当肾功能出现损伤之后，病情的进展则往往是迅速的，且不同患者之间较一致，GFR 恶化速度大约是每年 4.0 ~ 5.0 ml/min。有很多指标可用来预测 ADPKD 患者进展为 ESRD，比如男性、*PKD1* 基因型、出现高血压年龄较小以及可检出的蛋白尿。全肾体积体现上述各种危险因素，是 GFR 恶化最强的预测因子。ADPKD 患者的蛋白尿通常较轻微，平均每天 260 mg 左右，只有 18% 的 ADPKD 成年患者尿蛋白排泄会达到 300 mg/d 以上。

肾移植对于接近 ESRD 的患者来说仍是一个选择。ADPKD 患者肾移植后的存活时间较其他肾脏疾病的肾移植患者更长。摘除自体的多囊肾并非必需，除非合并慢性感染或者其体积过大，影响到营养摄取和生活质量。

肾外表现
多囊肝

肝囊肿是 ADPKD 最常见的肾外表现。MRI 检查提示超过 80% 的患者在 30 岁前会出现肝囊肿（图 41.3），且无性别差异。不过，女性患者的肝囊肿负荷要大于男性患者。不论是避孕药物、激素替代治疗还是妊娠，均会导致女性患者雌孕激素的暴露，这与多囊肝显著相关。即便肝囊肿非常巨大，患者的肝功能往往是正常的，通常仅有血清碱性磷酸酶的轻度升高。临床上存在不合并肾囊肿的独立的常染色体显性多囊肝病（autosomal dominant polycystic liver disease,

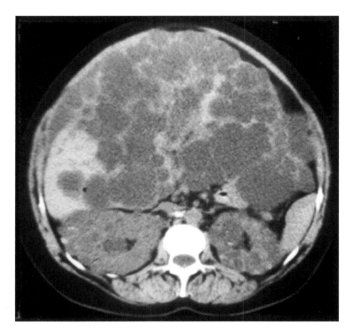

图 41.3 CT 检查提示常染色体多囊肾病患者的肾脏和肝囊肿

ADPLD）。ADPLD 是一种少见疾病，遗传学上与 ADPKD 无关，而与 19 号染色体上的 *PRKCSH*（蛋白激酶底物 80K-H）基因以及 6 号染色体上的 *SEC 63* 基因突变相

肝增大是最主要的并发症，会造成呼吸困难、疼痛、早饱、活动减少、足踝水肿等表现，罕见情况下可引起下腔静脉压迫。这种严重形式的多囊肝病并不多见，在全部病例中不超过 10%，主要影响女性患者，有时需要外科治疗，包括囊肿去顶、开窗、切除等；某些极端病例甚至需要肝移植。最近，使用生长抑素类似物治疗多囊肝病似乎卓有成效。一项使用长效生长抑素（奥曲肽）的小型单中心双盲安慰剂对照临床试验中，研究者发现经过 12 个月后，药物治疗组比安慰剂组的肝体积缩小了 4.95 ± 6.77%。重要的是，患者对生长抑素耐受良好，且躯体疼痛和活动耐量均有改善。哺乳动物雷帕霉素靶蛋白（mammalian target of rapamycin，mTOR）抑制药也引起了不少关注：一项 ADPKD 肾移植患者的观察性研究显示，接受西罗莫司治疗的患者的多囊肝体积缩小了 12%，而未使用西罗莫司治疗的患者的肝体积增加了 14%。ELATE 试验是一项随机、不设盲的临床试验，将比较 mTOR 抑制药依维莫司联合奥曲肽治疗与单用奥曲肽治疗对于多囊肝病的效果的差异，治疗周期为 12 个月。

心血管表现

颅内血管瘤（intracranial aneurysms，ICAs）是 ADPKD 最令人担心的并发症。一项研究显示 ADPKD 患者合并未破裂的 ICAs 的比例是 6.9%，而对照人群仅为 3.2%。ICAs 会在某些特定的 ADPKD 家系内部集中出现，具有未破裂 ICA 家族史者发病率为 10%，而有 ICA 破裂家族史者这一比例则高达 20%。动脉瘤通常见于前循环，而且多发 ICAs 在 ADPKD 患者中很常见，和非 ADPKD 的家族性 ICAs 患者类似。经过磁共振血管造影（magnetic resonance angiography，MRA）筛查未发现动脉瘤者，在 7 年后再次筛查仍未发现动脉瘤。ADPKD 患者中有 4% ～ 7% 是因动脉瘤破裂而死亡，其即刻死亡率超过 50%，终身患病率超过 80%。对于既往有 ICA 家族史、颅内出血病史、高危职业和将要接受可能影响颅内血流动力学的择期手术的患者，应当筛查 ICA。不具有 ICAs 家族史且并无上述问题者不需要常规筛查。筛查首选的影像学手段是时间飞跃法三维磁共振血管成像。尽管磁共振血管成像使用的是钆剂，但是肾源性系统性纤维化可能会影响钆剂在肾功能受损患者中的使用。此外，Willis 环的精确显像并不需要造影剂。尽管 ICA 破裂相关的死亡率和患病率很高，但只有 50% 的 ADPKD 合并 ICAs 的患者在一生中会出现 ICAs 破裂。与手术夹闭相关的术后并发症很常见，择期手术后的恢复期也会相应延长。对于较大的动脉瘤（大于 10 mm），由于其破裂风险显著增加，由动脉瘤破裂引起的并发症风险远超过保守治疗的获益，针对这些病例建议择期手术干预。对于直径为 5 ～ 10 mm 的无症状的未破裂 ICAs，处理具有争议性，应当请神经外科医师和神经放射科医师会诊，进行个体化治疗。应当定期行影像学检查以监测 ICAs 的增长速度。对于小于 5 mm 的 ICA，纵向研究并未发现 ICA 显著增长，且破裂风险相对较小。动脉瘤增长的危险因素主要包括吸烟和高血压，因此戒烟咨询和血压的良好控制均应当纳入 ICA 的保守治疗。目前针对这些较小的 ICAs 的手术修复指征仍不明确。随着微创治疗（如弹簧圈或支架置入）技术的发展，对于较小的无症状 ICAs 的治疗将有更多选择。

ADPKD 患者中进行超声心动图检查经常提示左心室肥厚（left ventricular hypertrophy，LVH），报道显示在患高血压的 ADPKD 患者中发生率高达 48%。HALT-PKD 研究最近的数据显示，在一个年龄小于

50 岁的患高血压的 ADPKD 患者的同时期队列中，使用心脏 MRI 进行检查，LVH 的发病率很低（少于 4%）。然而，有研究显示那些血压和肾功能正常的患者仍然存在左心室指数（left ventricular mass index，LVMI）增加和舒张功能不全。与杓型血压的患者相比，非杓型（即夜间血压升高）的高血压患者具有更高的 LVMI，其肾脏体积也更大。

ADPKD 患者其他心血管表现包括冠状动脉内血管瘤、二尖瓣脱垂和反流，其比例达到 26%，而普通人群的相应比例仅为 3%。主动脉关闭不全在 ADPKD 患者中亦常见（11%）。

对生育和妊娠的影响

整体上，尚未开始透析的 AKPKD 的男性和女性的生育率和普通人群相近，不过其异位妊娠、先天精小管缺失和精子不动的概率增加。GFR 和血压正常的女性患者的妊娠结局和普通人群相类似。高血压的女性 ADPKD 患者在妊娠中出现高血压加重和子痫前期的风险增加，其早产率亦增加。对于在妊娠前即出现 GFR 下降的患者，其妊娠中期流产以及肾功能进行性恶化的风险较高。

儿童中的常染色体显性多囊肾脏病

ADPKD 患儿通常无症状，只有 1%~2% 的患者会在 15 岁之前出现临床症状。ADPKD 患儿的纵向研究显示，患者的肾脏体积会进行性增大，对于合并临界和显性高血压的患者尤甚。儿童 ADPKD 患者早期会出现肾小球高滤过，这最近被认为与肾脏增大的速率和肾功能的恶化速度有关。

儿童中的其他肾脏表现包括尿液浓缩功能障碍，约占 60%。蛋白尿水平较低且相对少见，但是比成人患者多见。30% 的儿童具有微量白蛋白尿，23% 的儿童有显性蛋白尿，成人患者中相应的比例分别是 25% 和 17%。和成人相似，ADPKD 患儿的蛋白尿与舒张期高血压和更严重的囊性肾脏病相关。

ADPKD 患儿中的研究表明，多达 44% 的病例会出现高血压，这也是最早出现和最普遍的系统症状，与肾脏体积增大相关。此外，ADPKD 患儿的血压生理节奏异常，夜间血压升高。其他心血管系统的异常主要包括二尖瓣脱垂、LVMI 增加和高脂血症，其定义是空腹胆固醇和三酰甘油水平高于同年龄和性别儿童的 95% 百分位数。尽管十分罕见，但是儿童中亦有颅内动脉瘤破裂的报道。

儿童中的肾外表现包括肝囊肿，且一般为良性。ADPKD 患儿中亦有先天性肝纤维化的罕见报道。

高危儿童应当定期监测血压和尿常规。不过，如何系统性筛查无症状的 ADPKD 患儿尚无指南。

治疗

随机对照临床试验表明，在 ADPKD 的病程晚期，ACEI、严格控制血压和限蛋白饮食对于肾功能保护并无统计学意义。尽管有建议进行如节制咖啡因摄入、增加饮水等其他饮食调整，但是这些并未经过前瞻性随机临床试验证实。而且，已经进行的临床试验的设计效力并不足以确切地验证这些疗法是否有效。一项随机对照试验的荟萃分析纳入了至少 142 例高血压的 ADPKD 患者，其结果表明在蛋白尿较明显的患者中，ACEI 与 GFR 损失减缓、尿蛋白排泄降低显著相关。

目前 ADPKD 患者的目标血压控制和初始药物治疗的建议是基于全国联合委员会第 7 次报告（Seventh Joint National Committee，JNC7）中对于所有慢性肾脏病患者的推荐而做出的，建议目标血压低于 130/80 mmHg，使用 ACEI 或 ARB。HALT PKD 临床试验从 2006 年开始，纳入了 1443 例高血压患者。该研究将会明确更加严格地控制血压（≤110/75 mmHg vs. ≤130/80 mmHg）或对肾素 - 血管紧张素系统进行最大程度的抑制（AECI 联合 ARB 对 ACEI 联合安慰剂）是否能够有效延缓 ADPKD 的病情进展。

阻断血管加压素 V_2 受体可以减少细胞内的 cAMP 累积，从而在四种独特的囊性疾病遗传学模型中成功延缓肾囊肿的进展，是一种很有前景的治疗方法。这几种模型包括：PKD2 WS25 小鼠、Han: SPRD 大鼠、pcy 小鼠（家族性青年性肾消耗病的小鼠模型）以及多囊肾（polycystic kidney，pck）大鼠（常染色体隐性多囊肾脏病的鼠科动物模型）。ADPKD 患者中的 II 期试验显示血管加压素 V_2 受体拮抗药可有效抑制 V_2 受体，在超过 24 h 的时间内减少水的重吸收和尿渗透压。患者对该药物的耐受性良好，血钠浓度可维持稳定，可能有轻度的夜尿增多。托伐普坦治疗常染色体显性多囊肾脏病的有效性和安全性管理及其结果（the tolvaptan efficacy and safety management of autosomal dominant polycystic kidney disease and its outcomes，TEMPO）临床试验是一项 3 期、随机双盲安慰剂对照的临床试验，近期研究已完成。1445 例受试者接受了超过 3 年的随访，托伐普坦治疗组肾脏体积增长速率较慢（2.8% vs. 5.5%）。用血肌酐的倒数来反映肾功能恶化的斜率，其结果亦支持托伐普坦的疗效。需要指出的是，与安慰剂组相比，托伐普坦治疗组除了排水作用相关的副反应外，更大比例的受试者出现了肝酶升高。上述异常在停药后均可恢复。

其他小型的前瞻性研究也评价了生长抑素（可抑制 G 蛋白和腺苷酸环化酶通路，从而阻断细胞内 cAMP 的累积）的治疗效果。一项随机安慰剂对照研究显示，与对照组相比，12 例 ADPKD 患者接受 6 个月治疗后，其肾脏体积增长速率减低（2.2±3.7% vs. 5.9±5.4%；P 小于 0.05）。最近有证据表明，正常的多囊蛋白 1 和结节性硬化症相关蛋白（TSC1/TSC2）相互作用，在抑制 mTOR 活性的过程中有影响。Han: SPRD 大鼠模型显示，mTOR 抑制药西罗莫司可以减少肾囊肿负荷，亦支持上述结论。肾移植术后服用西罗莫司的 ADPKD 患者的本体肾脏体积随着时间推移显著缩小。

但是，最近的两宗临床试验显示，mTOR 抑制药治疗 ADPKD 患者对于肾脏疾病进展未能获得预期的效果。在一长达 18 个月的非盲、随机对照试验中，100 例患有早期多囊肾脏病的患者被分配到西罗莫司治疗组和普通治疗组。这项研究的结果表明，西罗莫司疗法对于肾脏体积增长和 GFR 改善并无效果。然而，该研究中使用的西罗莫司剂量相对较低，提示选择的药物剂量可能影响了其疗效。

在另一项为期 2 年的双盲对照临床试验中，433 例 ADPKD 患者被随机分配至依维莫司组和安慰剂组。该临床试验的结论显示，依维莫司可以减慢 ADPKD 患者肾脏体积增大的速度，但是无法延缓 GFR 的下降。实际上，依维莫司组的估算 GFR 下降速度更快。此外，在这项 2 年的研究结束时，依维莫司组的蛋白尿水平相较于安慰剂组明显增加。最后，依维莫司组的严重副反应事件发生率较高（服用了至少 1 剂该药物的患者中发生率为 37.4%），而且研究撤回率非常高（超过 35%）。

常染色体隐性多囊肾病

常染色体隐性多囊肾脏病（autosomal recessive polycystic kidney disease，ARPKD）在新生儿中发病率约为 1/20000。其病因与 6 号染色体短臂上（6p21.1）的多囊肾和多囊肝（polycystic kidney and hepatic disease，PKHD）基因突变有关。该基因编码

的蛋白产物叫作 fibrocystin（或 polyductin），是一种由 4074 个氨基酸组成的整体膜蛋白，具有一个大的胞外 N 末端和一个短的胞浆内尾部。Fibrocystin 的功能尚未被完全解读，相信是一种受体蛋白质，参与到细胞黏附、排斥和增殖的调节中，和（或）调节并维持肾脏集合管及肝胆管的稳定。Fibrocystin 共存于中心体、基体和上皮细胞的初级纤毛上。

42%~62% 的病例中发现存在基因突变。纯合突变引起即刻终止密码子或蛋白质截断，导致最为严重的表现型，与围产期死亡率增加相关。一项研究纳入了 78 例表现型较轻微的 ARPKD 儿童，对变异的测序显示错义突变占 79%。由于缺少功能性检验和 fibrocystin 的晶体结构信息，对这种错义突变的致病性的认识仍存在挑战。重要的是，同一家族内具有相同 PKHD1 突变的患者的肾脏病严重程度存在很大差异，提示修饰基因和环境因素可能参与其中。使用 PKHD1 测序数据辅助临床决策或产前咨询目前仍存在限制。

ARPKD 以肾脏纤维囊性变和不同程度的肝受累为特点。肾脏囊性病变是集合管纺锤样扩张的结果。多达 90% 的集合管受累，部分解释了肾脏表现型的多样性。与 ADPKD 的囊肿不同，ARPKD 的囊肿病变与其母体肾单位始终相连。

ARPKD 中，肾脏通常体积增大且皮髓质分界不清。大约 50% 的 ARPKD 患者会在生命的第一个十年内进展为 ESRD。高分辨率的超声对于检测仅限于髓质的肾脏病理改变更为敏感。影像异常仅限于髓质的患者的肾脏病变较轻，可预测肾功能的保留；皮髓质均受累者倾向于在围产期表现出异常，与肾功能的快速恶化相关。近期一项研究纳入了 73 例 ARPKD 患者，发现肾脏体积和肾功能之间存在显著的中等强度的负相关。

ARPKD 的肝病变包括胆管发育不全和门脉周围纤维化所致的先天性肝纤维化，会导致门脉高压和继发的脾大和食管静脉曲张。肝内（Caroli 综合征）和肝外胆管扩张会使得上行性的胆管炎易于反复。

大部分 ARPKD 患者在宫内或出生时即被确诊。病情较重的胎儿在超声上会表现为肾脏增大，同时由于尿量不足而引起羊水过少，从而导致 Potter 表型：肺部发育不全以及面部、脊柱和肢体畸形。在这种情况下，肺部发育不全和败血症是新生儿的主要死因，前者占全部死因的 25%~30%。ARPKD 儿童中生长迟缓很常见，但是不能单纯用慢性肾脏病或肺部病变解释。有报道显示诊断为 ARPKD 的新生儿中有 26%

存在低钠血症。

多达 80% 的 ARPKD 患儿合并高血压，且通常与 GFR 下降相关。ARPKD 动物模型的研究提示肾脏内部存在肾素和血管紧张素转换酶的上调。高血压的治疗包括限盐和阻断肾素 - 血管紧张素 - 醛固酮系统。

少数患者在儿童期被诊断为 ARPKD。他们的典型表现是肝脾大，且以肝并发症为主。肝受累很少会导致肝细胞损伤而引发合成功能障碍。但是，门脉高压通常出现于 5～10 岁。治疗包括食管静脉曲张的门体分流。肝病变严重的患儿可考虑行肝移植或肝肾联合移植。

结节性硬化症

结节性硬化症（tuberous sclerosis complex，TSC）是一种常染色体显性遗传病，新生儿发病率约为 1/5800。TSC 是由位于染色体 9q34 上的 TSC1 基因突变或位于染色体 16p13 上的 TSC2 基因突变所致。有趣的是，TSC2 基因与 PKD1 基因的位点很接近，一种连续的删除突变会同时影响这两种基因，从而导致一种严重的早期起病的多囊表现型。

70%～80% 的 TSC 患者并没有家族史，提示自发突变的发生率可能较高，其中大部分与 TSC2 相关，通常导致更为严重的表现型。TSC1 基因突变在家族性病例中的发生率是散发病例的两倍。TSC1 和 TSC2 基因是肿瘤抑制基因，而且与二次打击假说相符合，等位基因同时突变才会产生典型的病变。TSC1 基因编码 TSC1 蛋白（错构瘤蛋白），分子量为 140 kD，由 1164 个氨基酸组成；TSC2 基因编码 TSC2 蛋白（薯球蛋白），分子量为 200 kD，由 1807 个氨基酸组成。TSC1 蛋白和 TSC2 蛋白在众多器官的细胞中均共同表达，包括肾脏、脑、肺和胰腺。两个基因的编码产物与一个具有肿瘤抑制活性的异构二聚体紧密结合。2003 年，错构瘤蛋白和薯球蛋白对 mTOR 信号通路的抑制性调节作用得以阐明。mTOR 信号通路对蛋白质产生、细胞生长和增殖以及血管生成有着关键的调节作用。在正常条件下，蛋白激酶（Akt）介导的薯球蛋白失活会导致薯球蛋白 - 错构瘤蛋白复合物的降解，从而允许 mTOR 通路工作。在 TSC 患者中，TSC1 或 TSC2 的等位基因突变在经受未受影响的等位基因突变的二次打击之后，就会导致薯球蛋白 - 错构瘤蛋白复合物的破坏，并使得 mTOR 活性不受控制。

临床上，TSC 的特点是在不同器官系统中出现良性肿瘤，并最终导致器官功能障碍。1998 年，美国国立卫生研究院发起了一次 TSC 共识会议，并建立了其临床诊断标准。诊断 STC 需要两项主要特征，或者一项主要特征和一项次要特征。主要特征包括面部血管瘤或前额斑块、非创伤性指（趾）甲纤维瘤、色素脱失斑、鲨革斑、多发视网膜结节性错构瘤、皮层结节、室管膜下结节；室巨管膜下细胞星形细胞瘤、心脏横纹肌瘤、淋巴管肌瘤病和肾脏血管平滑肌脂肪瘤。次要特征包括牙釉质凹陷、错构瘤性直肠息肉、骨骼囊肿、脑白质放射移行线、齿龈纤维瘤、非肾脏错构瘤、视网膜色素缺失斑、斑驳样皮肤斑和多发肾脏囊肿。大部分特征在 3 岁后才会表现明显。大约 85% 的 TSC 患者会出现中枢神经系统并发症，包括癫痫、认知功能障碍、行为异常或自闭症。肾脏受累是第二常见的临床表现。50% 的患者存在囊性肾脏病，其中 80% 患有血管平滑肌脂肪瘤。血管平滑肌脂肪瘤也被认为是淋巴管肌瘤病（lymphangioleiomyomatosis，LAM）的发病基础之一，后者是一种几乎只见于女性的毁灭性的肺部并发症，会导致囊性或间质性肺病、气胸以及乳糜胸。

肾脏血管平滑肌脂肪瘤出血是导致成年 TSC 患者死亡或肾衰竭最常见的原因。当这些病灶直径达到 4 cm 以上时，出血风险会显著增加。大概 20% 的出血患者至急诊室就诊时已出现休克。这些肿瘤内部丰富的异常血管结构使得血管瘤易于形成，且当血管瘤直径超过 5 mm 后其出血风险会大幅度增加。目前，控制活动性出血或预防血管平滑肌脂肪瘤出血的标准治疗手段是动脉栓塞。

取栓术后综合征会在大部分患者接受治疗后的 48 h 内出现，表现为恶心、疼痛、发热和血流动力学不稳定，可以使用糖皮质激素治疗。任何手术或栓塞介入治疗的目标都是保存肾脏组织。

由于 mTOR 通路的脱抑制对于 TSC 的起病至关重要，近期的临床试验主要在关注 mTOR 抑制药治疗血管平滑肌脂肪瘤和其他 TSC 临床表现的效果。这些早期的临床试验结果提示，mTOR 抑制药相对安全，并且可以诱发肾脏和肝血管平滑肌脂肪瘤、室管膜下巨细胞星形细胞瘤和淋巴管肌瘤病消退。

VON HIPPEL–LINDAU 病

Von Hippel-Lindau 病（Von Hippel-Lindau，VHL）是一种罕见的常染色体显性遗传病，在新生儿

中发病率约 1/36 000。本病以多器官肿瘤形成为特点，包括视网膜和中枢神经系统（central nervous system，CNS）血管母细胞瘤、肾透明细胞癌、嗜铬细胞瘤、胰岛细胞瘤和内淋巴囊瘤等。VHL 的诊断主要基于临床表现。家族史阳性，合并上述肿瘤之一即可诊断；但是家族史阴性者，需要合并上述两种肿瘤方可诊断。大约 20% 的 VHL 患者是由全新突变所致的。

VHL 基因定位于 3 号染色体短臂上，编码两种蛋白质：$pVHL_{30}$（一个分子量为 30 kD 的由 213 个氨基酸组成的蛋白质）和 $pVHL_{19}$（一个分子量为 19kD 的缺乏最初 53 个氨基酸的蛋白质）。两种蛋白质的功能类似。*VHL* 是一个肿瘤抑制基因，与二次打击学说相符合，只有两个等位基因均出现突变后才会产生肿瘤。截至目前，大部分由外显子截断或删除突变导致的肾细胞癌（renal cell carcinoma，RCC）病例中的基因型和表现型之间的关联性得到了确认。

pVHL 的功能正在被迅速阐明。在含氧量正常的条件下，pVHL 会和缺氧诱导因子（HIF，hypoxia inducible factors）1 和 2 的 α 亚单位结合，并在其泛素化和蛋白酶体降解过程中扮演重要的角色。但是在缺氧的条件下，或者当 pVHL 失活或缺失时（由于基因突变所致），HIF-1 和 2 得以稳定存在，从而激活一系列目标基因，参与到血管生成、增殖、凋亡和代谢之中，比如血管内皮生长因子（vascular endothelial growth factor，VEGF）、血小板衍生生长因子（platelet-derived growth factor，PDGF）和促红细胞生成素等。这或许能部分解释 VHL 病中肿瘤富血管化的本质。新近的研究表明，pVHL 与微管相互作用，对于维持初级纤毛的稳定十分重要，可以稳定微管结构、使微管定向生长，从而抑制肾脏囊肿的形成。

VHL 病的临床特点是在多个器官内产生良性或恶性肿瘤。CNS 血管母细胞瘤见于 60% ~ 80% 的 VHL 患者，最经常发生于小脑、脊髓和脑干。尽管本质是良性肿瘤，但是血管母细胞瘤随着时间推移而增大，并且导致颅内压增高的相关症状以及占位效应。一旦出现症状，最好手术切除肿瘤。视网膜血管瘤与 CNS 血管母细胞瘤的病理表现是相同的，是 VHL 病最常见的起病表现。通常表现为双眼受累，并且在 35% ~ 55% 的患者中会导致失明。大部分病变对激光光凝治疗反应良好。RCC 是 VHL 患者的重要死因之一。RCC 的终身风险性根据 VHL 突变的不同而有不同，但是最高可达 70%。绝大部分 RCCs 是

透明细胞癌，通常为多发局灶和双侧的。最佳的管理策略是借助影像学检查对肿瘤进行密切监测，直至肿瘤大小达到 3 cm。超过 3 cm 之后，转移的风险会增加，建议进行保留肾脏的手术切除或消融治疗。嗜铬细胞瘤见于 7% ~ 20% 的患者，其风险大小与突变有关。通常起病年纪较小，双侧多见，亦可表现为异位。无症状的 VHL 患者在接受择期手术前需要筛查嗜铬细胞瘤，以避免麻醉和手术相关的血流动力学和心脏并发症。内淋巴囊瘤源于内耳的膜性迷路，当双侧出现时，是 VHL 的特异性表现。这会导致耳鸣、眩晕和听力减退。胰腺囊肿很常见，但是通常不会引起器官功能障碍。胰腺肿瘤发生于 5% ~ 10% 的病例，通常是非分泌性的胰岛细胞瘤。当这些肿瘤直径超过 3 cm 时则需要手术治疗。

获得性囊性肾脏病

获得性囊性肾脏病（acquired cystic kidney disease，ACKD）是指在慢性肾脏病过程中或 ESRD 情况下产生肾囊肿。其诊断要求各肾存在至少 3 个囊肿，且患者没有其他囊性肾脏病的家族史或临床特征。肾脏体积通常偏小或正常，囊肿形态和大小各异，经典情况下直径均小于 3 cm。

ACKD 在开始肾脏替代治疗的患者的发病率为 8% ~ 13%，并随着透析年限而增加，并且在男性非洲裔美国人中更多见。ACKD 的发生率与透析形式无关。

绝大部分 ACKD 患者是无症状的，但是囊肿可能破裂，造成血尿或腹膜后出血伴胁肋部疼痛。这种迟发的并发症多见于血液透析患者，可能与同时使用的抗凝剂有关。

RCC 仍然是最可怕的并发症，影响 3% ~ 6% 的 ACKD 患者。与散发的 RCC 相比，其起病年龄较轻，多发局灶和双侧更多见。乳头细胞癌是 ACKD 患者中 RCC 最常见的病理类型，而散发患者中以透明细胞癌多见。

最近还发现了两种仅见于 ACKD 患者的肿瘤类型，占据了合并 RCC 的 ACKD 患者的 60%。第一种肿瘤是获得性囊性疾病相关的 RCC，由一个界限清楚的致密纤维囊包裹，与周边肾脏组织相独立。这种肿瘤的特征是在偏振光显微镜下可见到草酸盐结晶。第二种肿瘤是透明细胞乳头状 RCC，见于 ESRD 患者，伴或不伴 ACKD。草酸盐结晶在该肿瘤中亦常

见。这两种肿瘤以形态学、细胞遗传学和免疫组织化学来加以区别。这些肿瘤发生的理论基础是肾衰竭会导致囊肿和瘢痕形成，伴随着草酸盐清除减少。草酸盐的沉积和结晶引发了氧化应激反应，导致基因组损伤，并最终刺激了囊肿上皮细胞肥大和肿瘤发生。

截至目前尚不存在对 ESRD 患者进行 ACKD 和 RCC 筛查的建议。一项决策分析模型显示，上述筛查只能使预期生存超过 25 年的患者获益。但是对高危个体进行筛查或许是有益的（如年轻男性，非洲裔美国人，透析年限超过 3 年者）。超声是一种很好的筛查手段，但是 CT 或 MRI 更为敏感，对于有症状或体征提示肾癌的患者建议采用。对于发现的肿瘤，直径超过 3 cm 者建议行全肾手术切除。

对于肾脏移植的候选人或受者的筛查指南同样充满争议。一项纳入了 516 例肾移植患者的研究显示 RCC 的患病率大约为 5%，而且几乎全部病例均是本体肾脏诊断为 ACKD 者。该项研究中 RCC 的危险因素主要包括高龄、男性、心脏病病史、肾脏体积较大和肾脏钙化。ACKD 在移植后患者中的患病率小于 ESRD 患者，提示较好的肾功能和（或）免疫抑制治疗对于囊肿形成有抑制作用。由于肾移植后的预期生存逐渐延长，以及手术干预潜在的治愈率，筛查指南可能很快将会重新讨论。

参考文献

Bonsib S: Renal cystic diseases and renal neoplasms: a mini-review, CJASN 4:1998-2007, 2009.

Budde K, Gaedeke J: Tuberous sclerosis complex-associated angiomyo-lipomas: focus on mTOR inhibition, AJKD 59:276-283, 2012.

Chapman AB, Torres VE, Perrone RD, et al: The HALT polycystic kidney disease trials: design and implementation, CJASN 5:102-109, 2010.

Dabora SL, Franz DN, Ashwal S, et al: Multicenter phase 2 trial of siro- limus for tuberous sclerosis: kidney angiomyolipomas and other tumors regress and VEGF-D levels decrease, PLoS One 6:e23379, 2011.

Fleming S: Renal cell carcinoma in acquired cystic kidney disease, His-topathology 56:395-400, 2010.

Goto M, Hoxha N, Osman R, et al: The renin-angiotensin system and hypertension in autosomal recessive polycystic kidney disease, Pediatr Nephrol 25:2449-2457, 2010.

Grantham JJ, Torres VE, Chapman AB, et al: CRISP Investigators: vol- ume progression in polycystic kidney disease, N Engl J Med 354:2122-2130, 2006.

Guay-Woodford LM, Desmond RA: Autosomal recessive polycystic kidney disease: the clinical experience in North America, Pediatrics 111:1072-1080, 2003.

Gunay-Aygun M, Tuchman M, Font-Montgomery E, et al: PKHD1 sequence variations in 78 children and adults with autosomal reces-sive polycystic kidney disease and congenital hepatic fibrosis, Mol Genet Metab 99:160-173, 2010.

Hyman M, Whittemore VH: National Institutes of Health Consensus Conference: tuberous sclerosis complex, Arch Neurol 57:662-665, 2000.

Krueger DA, Care MM, Holland K, et al: Everolimus for subependymal giant-cell astrocytomas in tuberous sclerosis, N Engl J Med 363:1801-1811, 2010.

Maher ER, Neumann HPH, Richard S: von Hippel-Lindau disease: a clinical and scientific review, Eur J Hum Gen 19:617-623, 2011.

Pei Y, Obaki J, Dupuis A, et al: Unified criteria for ultrasonographic diagnosis of ADPKD, JASN 20:205-212, 2009.

Schwarz A, Vatandaslar S, Merkel S, et al: Renal cell carcinoma in trans- plant recipients with acquired cystic kidney disease, CJASN 2:750-756, 2007.

Serra AL, Poster D, Kistler AD, et al: Sirolimus and kidney growth in autosomal dominant polycystic kidney disease, N Engl J Med 363:820-829, 2010.

Shneider BL, Magid MS: Liver disease in autosomal recessive polycystic kidney disease, Pediatr Transplant 9:634-639, 2005.

Sweeney WE, Avner ED: Molecular and cellular pathophysiology of autosomal recessive polycystic kidney disease (ARPKD), Cell Tissue Res 326:671-685, 2006.

Thoma CR, Matov A, Gutbrodt KL, et al: Quantitative image analysis identifies pVHL as a key regulator of microtubule dynamic instability, J Cell Biol 190:991-1003, 2010.

Torres VE, Chapman AB, Devuyst O, et al, for the TEMPO 3:4 Trial Investigators: Tolvaptan in patients with autosomal dominant polycys-tic kidney disease, N Engl J Med 367:2407-2418, 2012.

Walz G, Budde K, Mannaa M, et al: Everolimus in patients with autosomal dominant polycystic kidney disease, N Engl J Med 363:830-840, 2010.

Yamakado K, Tanaka N, Nakagawa T, et al: Renal angiomyolipoma: relationships between tumor size, aneurysm formation and rupture, Radiology 225:78-82S, 2002.

42 肾消耗病和髓质囊性肾脏病

John F. O'Toole, Friedhelm Hildebrandt　著

夏　鹏　吴海婷　马　杰　译校

肾消耗病（nephronophthisis，NPHP）和髓质囊性肾脏病（medullary cystic kidney disease，MCKD）代表了两组罕见的，且肾脏组织学病理相似的遗传性肾脏病。NPHP 和 MCKD 可根据其遗传规律和起病年龄加以鉴别。NPHP 为常染色体隐性遗传，会在生命的前三十年内导致终末期肾脏病（ESRD）。另一方面，MCKD 则是常染色体显性遗传，通常在四十至七十岁之间造成 ESRD。有两种已知的遗传学病因（表 42.1）。

流行病学

在世界范围内对肾消耗病认识已久，被认为是导致 ESRD 的少见原因之一，但是对于儿童患者，肾消耗病则是最常见的导致 ESRD 的遗传性疾病。历史上，NPHP 本身的发病率被认为是 1/50 000 ~ 1/1000 000。考虑到患者往往只在出现了 ESRD 后寻求就诊，且确诊难以实现，这些疾病的患病率很可能被低估。此外，这些疾病的尿液分析通常无特殊发现，不存在显著的蛋白尿或血尿，从而降低了采用侵入性检查手段如肾活检的可能性。尽管可以根据临床特点和活检所见的肾脏组织病理学对 NPHP 或 MCKD 进行假定性诊断，但是确诊和分型（表 42.1）的唯一方法是进行基因检测，而这直到最近仍无法实现。

病理

NPHP 和 MCKD 在肾脏组织学上的相似性使得历史上将这两种疾病联合起来。除了 2 型 NPHP 以外，其余 NPHP 均可见到肾脏病理的典型三联征，包括肾小管萎缩伴间质纤维化、肾小管基底膜（tubular basement membrane，TBM）破坏和皮髓质小囊肿。肾小球周纤维化和硬化亦得到注意。囊肿大小介于 1 ~ 15 mm，通常源自远曲小管或髓质集合管。在这些类型的 NPHP 中，肾脏体积正常或缩小，在疾病早期影像学检查可能难以发现囊肿。与常染色体显性多囊肾病（autosomal dominant polycystic kidney disease，ADPKD）不同，该疾病尚未在肾脏以外的器官发现囊肿。

NPHP2 型（NPHP2）为婴幼儿肾消耗病，由 INVS 突变引起，其肾脏病理和临床病程与其他类型的 NPHP 并不相同。NPHP2 会在十岁以内进展为 ESRD，通常是在 2 岁以内，以双肾中等程度的囊性增大为特点。肾脏病理的特征性表现是皮质囊肿形成更为明显，但是也可见于髓质。囊肿似由近端和远端小管产生，肾小球的囊性扩大亦可见到。小管间质性肾炎是 NPHP2 的另一个明显表现，亦可见于其他类型的 NPHP。TBM 破坏在 NPHP2 中有略不一致的表现。

和 NPHP 相似，大体上，MCKD 的肾脏体积正常或轻度减小。MCKD 的肾脏组织病理事实上与 NPHP 难以区分，导致历史上将两种疾病一并命名为肾消耗病 - 髓质囊性肾脏病综合征。

发病机制

NPHP 中已发现了 13 个致病基因（表 42.1）。全部 13 个基因在组织中均广泛表达。任一基因的两个隐性突变就会导致相应类型的 NPHP，且完全外显，表现为常染色体隐性遗传。

NPHP 最常见的类型 NPHP 1 型（NPHP1），约占全部病例的 25%。NPHP1 的突变中接近 90% 由大段的删除突变组成，典型情况下会包含整个基因。其他基因突变所致的 NPHP 每个约占确诊 NPHP 病例的 1% ~ 4%。大部分 NPHP 病例的遗传学病因尚未得到确定。

肾胱氨酸（nephrocystins）是这 13 个基因的编码产物，对其进行的研究为了解 NPHP 的发病机制提供了重要线索。许多肾胱氨酸出现在多蛋白复合物中，

表 42.1　肾消耗病和髓质囊性肾脏病的基因突变和肾外表现

疾病	基因名称	染色体	遗传	肾衰竭时的平均年龄（范围）[*]	肾外器官系统的受累频率（%）[*]				OMIM ID
					眼	CNS	肝	心脏	
NPHP1	NPHP1	2q13	AR	13 岁（4~20 岁）[†]	10	10	1	1	607100
NPHP2	INVS	9q31	AR	2 岁 1 个月（7 月~5 岁）	17	6		25	243305
NPHP3	NPHP3	3q22	AR	8 岁 5 个月（3~13 岁）		40	20		608002
NPHP4	NPHP4	1p36	AR	17 岁（6~33 岁）	35	10	10		607215
NPHP5	IQCB1	3q21.1	AR	14 岁 10 个月（6~47 岁）	100				609237
NPHP6	CEP290	12q21.3	AR	10 岁 7 个月（2~24 岁）	88	75	6		610142
NPHP7	GLIS2	16p13.3	AR						609799
NPHP8	RPGRIP1L	16q12.2	AR	9 岁 9 个月（4~17 岁）		75	14		613524
NPHP9	NEK8	17q11.1	AR						609799
NPHP10	SDCCAG8	1q43	AR	11 岁 3 个月（4~22 岁）	80	20			613524
NPHP11	TMEM67	8q21.13	AR	10 岁 9 个月（2 月~30 岁）	50	88	78	6	609884
NPHP12	TTC21B	2q24.3	AR						613820
NPHP13	WDR19	4p14	AR						608151
MCKD1	未知	1q21	AD	未知					174000
MCKD2	UMOD	16p12.3	AD	54 岁（25~70 岁）[‡]					191845

CNS，中枢神经系统；OMIM，在线人类孟德尔遗传目录（http://www.ncbi.nlm.nih.gov/omim）；AR，常染色体隐性遗传；AD，常染色体显性遗传；
注意：独特突变数不足五个的 NPHP 类型未报道患者肾衰竭时的年龄和肾外器官受累情况

[*] 如无特殊说明，数据均来自 Hart TC, Gorry MC, Hart PS et al: Mutations of the UMOD gene are responsible
for medullary cystic kidney disease 2 and familial juvenile hyperuricaemic nephropathy，J Med Genet 39:882-892, 2002.

[†] 数据来自 Hildebrandt et al: Molecular genetic identification of families with juvenile nephronophthisis type 1: rate of
progression to renal failure，Kidney Int 51:261-269, 1997

[‡] 数据来自 Rampoldi L, Caridi G, Santon D et al: Allelism of MCKD, FJHN and GCKD caused by impairment of uromodulin export dynamics, Hum
Mol Genet 12:3369-3384, 2003

并与其他肾胱氨酸相结合。较大的蛋白质复合物中的肾胱氨酸之间的相互作用提示其可能参与到了常见的功能网络中。

另一个突出的发现则是肾胱氨酸蛋白在初级纤毛／基体／中心体复合物中有着共同的亚细胞定位。初级纤毛是不运动的且以微管为基础；在大部分有极性的细胞类型中是从基体产生的，可能参与到对多种细胞外信号的感知之中（如光感知、机械感知、渗透感知、嗅觉等）。在初级纤毛／基体／中心体复合物上定位是肾胱氨酸和其他肾囊性病蛋白的共同特点，包括 Bardet-Biedl 综合征、常染色体显性多囊肾脏病和常染色体隐性多囊肾脏病的突变基因的产物。这种共同定位引出了一种假说，即纤毛／基体／中心体功能异常对于 NPHP 起病有关键作用。

纤毛复合物通过多种信号传导通路传送细胞外刺激。NPHP 基因的突变可能破坏了从纤毛到细胞体之间的有效信号，而且肾胱氨酸蛋白在很多信号传导通路中被认为对 NPHP 的发病机制很重要。NPHP2/INVS 在调节 Wnt 信号传导通路中起作用，而后者与上皮细胞极化有关。NPHP7/GLIS2 是一个转录因子，在刺猬的信号通路中起作用，而且 NPHP7/GLIS2 缺失突变的动物模型显示肾小管细胞的凋亡会增加。此外，促进纤维化和上皮间质化的基因也被上调。NPHP9/NEK8 对于纤毛和中心体定位很重要，这一过程对细胞周期调节很重要。肾胱氨酸在多个信号传导通路中的作用强调了各自之间的相互协调功能。当调节紊乱时会造成典型的 NPHP 表现型的肾脏病理改变，包括肾脏纤维化和肾小管萎缩等。

NPHP 的表现型会根据肾脏损伤出现的年龄、肾外表现的多少和严重程度而变化。随着越来越多的致病基因被发现，逐渐建立了基因特异性突变的目录，疾病表现型和基因型之间的重要关系——一种称为基因型 - 表现型关联性的概念也逐渐被认识。不同突变的基因（基因位点异质性）伴随着表现型的不同。这一现象见于 NPHP2/INV 突变，其出现肾衰竭的年龄不足四岁；在 NPHP5 突变中亦可见到，会持续伴发色素性视网膜炎。表现型的差异性也可能与特定基因突变的严重性有关（如多发等位基因性）。其典型例证是 NPHP6 的两个严重突变会伴发更多的肾外器官系统受累，且临床表现更显著；但是如果至少一个突变严重程度较轻，则肾外受累器官的数目就会减少，临床表现也会减轻。基因位点异质性对表现型差异性的影响程度比多发等位基因性更为一致，后者可能依赖于基因的相对于功能性蛋白结构域的精确定位和突变类型。基因对表现型差异性的另一个影响则是疾病修饰基因。此现象的例证有：纯合子 NPHP1 缺失突变会导致典型的仅限于肾脏受累的 NPHP，但是当联合 NPHP6 的单个突变时，疾病的表现型会被修改，从而伴随色素性视网膜炎。

肾胱氨酸蛋白基因突变导致肾脏疾病的准确致病机制并不明确。不过正如之前提到的，最近的研究显示肾胱氨酸在信号传导通路中调节细胞分裂和介导肾脏纤维化的转录信号通路。整体而言，肾胱氨酸蛋白对于控制肾脏的纤维化和维持小管间质空间很重要。

MCKD 已经发现了两个基因位点，分别是染色体 1q21 上的 MCKD1 和染色体 16p12 上的 MCKD2。MCKD1 的致病基因仍未被发现。尿调节素和 Tamm-Horsfall 蛋白的突变被证实导致了 MCKD2、家族性青年高尿酸性肾病（familial juvenile hyperuricemic nephropathy，FJHN）和肾小球囊性肾脏病（glomerulocystic kidney disease，GCKD）。尿调节素在髓袢升支粗段表达，是管型的基质蛋白。这是在尿液中最丰富的蛋白质。在这些患者中，由于异常的细胞内信号传导，尿调节素的排泄会减少。尿调节素在细胞内的病理性积聚会见于升支粗段的小管上皮细胞。

临床特征 / 诊断

NPHP 和 MCKD 在肾脏疾病的起病年龄和家族性病例的遗传模式上有所不同（表 42.1）。NPHP 的肾脏受累出现较早，会导致肾功能缓慢恶化，在 30 岁以内进展为 ESRD。NPHP 最早的临床表现是尿液浓缩功能障碍，会导致多尿、多饮和遗尿等症状。上述表现会先于肾功能减退、贫血和生长迟缓等症状而出现，这些症状则会于疾病晚期出现。常染色体隐性遗传的家族史对于诊断有很强的提示意义，但是鉴于

疾病的罕见性，散发病例更为多见。

历史上，起病年龄被认为对于区别不同类型的肾消耗症十分重要，从而引出了疾病的分类，包括婴幼儿型（NPHP2）、少年型（NPHP1 和 NPHP4）或青年型（NPHP3）。除了 NPHP2 会在十岁以内导致 ESRD 以外，其他类型的 NPHP 中尚不明确起病年龄对诊断有何预测价值。

NPHP 的肾外表现（表 42.1）包括色素性视网膜炎，见于大部分的 NPHP 类型，不过在目前确诊的所有 NPHP5 患者中均可见。许多 NPHP6 和 NPHP8 的病例被定义为 Joubert 综合征的组成部分。眼球运动失用、Cogan 类型伴随着 NPHP1 和 NPHP4 突变。内脏转位可见于 NPHP2。肝纤维化可见于 NPHP3。许多附加的临床综合征的肾脏表现均和 NPHP 相似，包括 Jeune、COACH、Arima、Sensenbrenner 和 Bardet-Biedl 综合征等。

肾消耗症相关的主要发现包括生长迟缓、肾功能减退和高血压，尽管高血压的频率略少于肾功能损伤所应见的程度。

肾消耗症患者的实验室检查应包括晨尿的尿液分析，其结果除比重低外一般是正常的，反映了尿液浓缩功能异常。没有蛋白尿或血尿可能有助于将 NPHP 与其他遗传性肾脏病如局灶节段性肾小球硬化和 Alport 综合征等相鉴别。贫血通常在起病时会引起注意，往往与严重的肾功能减退相关。不过，对于肾功能相对保留的患者，贫血则可能是由于显著的间质浸润引起的促红细胞生成素分泌减少所致，这在 NPHP 的肾活检中很常见。其他实验室检查的异常主要和 GFR 减退的程度相符合。

最相关的诊断检查是肾脏超声，其结果是多为正常或轻度缩小的肾脏体积伴回声增强，以及皮髓质分界不清。如有囊肿则多位于皮髓质连接处。许多时候影像学检查并不能发现囊肿，且囊肿对于诊断 NPHP 并非必需。NPHP2 患者的影像学表现实质上与其他类型的 NPHP 存在差异，主要包括肾脏体积通常是增大的且囊肿在影像学检查中比较突出。

概括地说，当某个体在 30 岁之前出现肾功能减退、尿沉渣相对正常，超声检查提示肾脏大小正常或缩小伴随回声增强及皮髓质分界不清，应当考虑 NPHP 的诊断。超声检查发现肾囊肿对于诊断并非必需，但是值得注意。NPHP 伴发的最常见的肾外表现是色素性视网膜炎，在大约 10% 的患者中经常会导致 10 岁之前即失明。当兄弟姐妹之间出现相似的临

床表现时高度提示 NPHP 的诊断。由于 NPHP 的遗传模式为常染色体隐性遗传，因此受累个体的父母往往并不受影响。

MCKD 则是常染色体显性遗传病，受累个体的父母中的一方也受影响，这点和 NPHP 不同。MCKD 通常在 40~70 岁起病。FJHN 和 GCKD 是两种例外情况，它们是 MCKD2 的等位基因突变（同一基因的突变）所致，但是在 30 岁前起病。MCKD、FJHN 和 GCKD 均为常染色体显性遗传模式。除了肾功能减退引起的症状之外，上述疾病唯一的肾外表现是高尿酸血症和痛风，大约见于 80% 的病例。

MCKD 患者的体格检查并无其他特殊异常发现。实验室检查的主要异常包括尿液浓缩功能异常和尿酸排泄分数降低，但是除此之外尿液分析基本正常。肾脏超声检查一般提示体积正常或轻度减小的肾脏，回声增强和皮髓质分界不清，而且小囊肿可以出现在皮质和髓质中。同样，这些囊肿可能体积非常小，以至于超声或 CT 扫描均难以发现。GCKD 患者的肾脏超声检查则提示肾脏体积正常或缩小及皮质囊肿形成。

尽管肾活检病理联合适当的临床和病史表现对于诊断 NPHP 或 MCKD 有提示作用，但是唯一确诊的方式仍然是基因检测。大部分的基因检测均是基于研究所做，不过近期商业化的检测手段也已出现。

治疗

目前尚无系统的人体临床试验来检验对于 NPHP 或 MCKD 的治疗方案。有些研究在 NPHP 的小鼠模型中评估了治疗效果。Pcy 小鼠是 NPHP3 型（NPHP3）的一种动物模型。NPHP3 在鼠科动物的同源基因发现了一种错义突变，该突变的纯合子会导致囊性肾脏病发生及在 40 周龄左右出现 ESRD。在不同的研究中，这些小鼠接受了大豆蛋白、糖皮质激素、丙丁酚或血管加压素 2 受体拮抗药等治疗。这些治疗均可在小鼠模型中减少囊肿形成，延缓肾衰竭进展。在同一试验中，血管加压素 2 受体拮抗药也在常染色体隐性多囊肾脏病的大鼠模型中进行了测试，其结果显示治疗有效。拮抗加压 2 受体可抑制肾实质内囊性变的机制目前尚未完全阐明。但是在两种动物模型的肾小管中均可观察到环磷腺苷（cAMP）水平的降低，提示在囊性肾脏病中，cAMP 对于肾脏上皮细胞的异常增殖可能具有第二信使的作用。

在上述治疗方案的人体试验完成之前，暂时并没有推荐的特异性治疗方案。目前，标准治疗主要包括延缓肾脏病进展的保守疗法，以及处理肾功能减退引起的并发症如贫血、酸中毒、甲状旁腺功能亢进等。阻断肾素-血管紧张素-醛固酮轴能否如其他肾脏病一样延缓 NPHP 的进展尚未可知。NPHP 和 MCKD 的患者均可成功接受肾脏移植，且无疾病复发证据。

参考文献

Bollee G, Dahan K, Flamant M, et al: Phenotype and outcome in hered- itary tubulointerstitial nephritis secondary to UMOD mutations, Clin J Am Soc Nephrol 6:2429-2438, 2011.

Chaki M, Hoefele J, Allen SJ, et al: Genotype-phenotype correlation in 440 patients with NPHP-related ciliopathies, Kidney Int 80:1239-1245, 2011.

Hart TC, Gorry MC, Hart PS, et al: Mutations of the UMOD gene are responsible for medullary cystic kidney disease 2 and familial juvenile hyperuricaemic nephropathy, J Med Genet 39:882-892, 2002.

Hildebrandt F: Nephronophthisis-medullary cystic kidney disease. In Avner ED, Harmon WE, Niaudet P, editors: Pediatric nephrology, 5th ed, Philadelphia, Lippincott, 2004, Williams & Wilkins, pp 665-673.

Hildebrandt F, Benzing T, Katsanis N: Ciliopathies, N Engl J Med 364: 1533-1543, 2011.

Rampoldi L, Caridi G, Santon D, et al: Allelism of MCKD, FJHN and GCKD caused by impairment of uromodulin export dynamics, Hum Mol Genet 12:3369-3384, 2003.

43 Alport 综合征及其相关疾病

Martin C. Gregory 著

林丽灵 刘岩 吴海婷 译校

Alport 综合征是一种胶原病，最常累及肾脏，其次累及眼部。Cecil Alport 曾描述在一个家系中，存在相关联的遗传性血尿性肾炎和听力下降，其患病男性皆于青少年期死亡。遗传方面的研究进展发现在一些家系中，该疾病的临床表现还包括视野缺损、血小板功能异常、迟发性肾衰竭及听力异常。至少 85% 的患病家系为 X 连锁染色体病，几乎甚至全部病例都是由 COL4A5 基因突变导致。COL4A5 基因位于 X 染色体 q22 片段，它编码 IV 型胶原蛋白 α5 链，即 α5（IV）。15% 的病例是常染色体隐性遗传，少数病例是常染色体显性疾病。

青少年型及成人型

青少年和成年型的临床表现区别对于 Alport 综合征基础概念的理解很重要。在一个家族内，所有男性成员发生肾衰竭的时间趋于相近的年龄，但是不同家族中的男性成员肾衰竭发病年龄不同，有的家族发生在儿童和青少年时期，其他家族发生在成年时期。早期发生肾衰竭的类型叫作青少年型。肾衰竭在中年发生的类型叫成人型。肾外表现在青少年型家族中更为显著。因为在青少年型家族中，男孩通常在繁衍后代前即死亡，这些家系常较小，且常源于新的基因突变，然而成人型家族中的患者较年长，新的突变发生

较少（表 43.1）。

生物化学

形成肾小球基底膜（GBM）的 IV 型胶原蛋白网眼由 α 链异三聚体组成。在胎儿期，α 链异三聚体包括 2 条 α2（IV）链，1 条 α2（IV）链，在出生后早期发育中转化为 α3（IV）、α4（IV），和 α5（IV）链。Alport 综合征最重要的化学缺陷大多涉及 α5（IV）链，但是无论哪一条 α 链的缺陷，α3，4，5 链任意一条的错误组装均会产生相似的病变，病变主要累及肾小球基底膜、耳蜗基底膜、视网膜基底膜。作为正常异三聚体形成失败的例证，大多数有 α5 链基因编码缺陷的患者，基底膜上缺少 α3 链。

遗传学

在绝大多数家族中，Alport 综合征是 X 连锁遗传。经典遗传谱系分析支持该理论，限制性片段长度多态性检测法亦加强了该理论，并由突变鉴定证实。

在许多家系中可见编码 α5（IV）链的基因 COL4A5 突变。其突变包括基因缺失、点突变、剪接错误。突变型和临床表现间有一些联系，缺失及严重的剪接错误会导致严重的肾脏疾病和早期听力损

表 43.1 Alport 综合征类型及相对应的染色体型、基因位点及相对频率 *

类型	染色体	基因位点	相对频率*
X 连锁	X	COL4A5	85%
青少年型			90% 的家族，50% 的患者
成年型			8% 的家族，25% 的患者
听力正常的成年型			8% 的家族，25% 的患者
常染色体隐性	2	COL4A3，COL4A4	15%
常染色体显性	2	COL4A3，COL3A4	<1%

*X 连锁遗传、常染色体隐性遗传、常染色体显性遗传的形式较常见。"青少年型"（男性平均 ESRD 发病时间小于 30 岁）、"成年型"（男性平均 ESRD 发病年龄超过 30 岁）、听力正常的成年型的发病频率是依据犹他大学 Alport 研究所已知的患者及其家族数据粗略估计的。在美国，C1564S 是造成成人型 Alport 综合征的常见突变，L1649R 是造成成人型听力正常的 Alport 综合征常见突变

失。错义突变可能会造成青少年型听力损失，成人型伴或不伴有听力损失。COL4A5 基因 5' 末端及邻近 COL4A6 基因 5' 末端缺失同时出现在食管和生殖器平滑肌瘤的家族中。

COL4A3 或 COL4A4 基因（染色体 2）突变的纯合子或杂合子会发生常染色体隐性的 Alport 综合征。杂合子突变包括许多良性家族性血尿的疾病（比如家族性薄基底膜病 familial thin basement membrane disease，TBMD）

合并血小板减少症、巨大血小板（Epstein 综合征）、白细胞包涵体（Fechtner 综合征）的常染色体显性遗传的血尿和肾炎患者均有 22 号染色体上 MYH9 基因突变。这些患者无法诊断 Alport 综合征，但应归类为 MYH9 相关疾病。

免疫组化

X 连锁遗传 Alport 综合征男性患者和常染色体隐性遗传 Alport 综合征患者的基底膜上通常缺乏 IV 型胶原蛋白的 α3、α4、α5 链。X 连锁遗传 Alport 综合征的杂合子男性患者，其表皮基底膜（EBM）通常缺乏 α5（IV）链。市场上可获得 IV 型胶原蛋白的 α2、α5 链的特异性单克隆抗体，可用于辅助诊断 Alport 综合征。正常人及所有 Alport 综合征患者肾小球基底膜（GBM）及表皮基底膜（EBM）会与 α2 抗体反应，但常染色体隐性遗传 Alport 综合征的男、女患者及 COL4A5 基因突变的男性半合子患者的 GBM 及 EBM 不与 α5 抗体反应。

在肾移植后，大约 10% 的 Alport 综合征男性患者会发展为抗 GBM 肾炎，大概是因为其第一次接触正常胶原蛋白链包括 α3（IV）链 26 kDa 单体，机体还未形成免疫耐受。再次肾移植后抗 GBM 肾病仍会复发，但是可以避免的。移植后产生的血清抗 GBM 抗体是异源性的，有的攻击正常 GBM，有的攻击 EBM。

病理学

在幼儿中，肾脏的光镜表现可为正常或接近正常。肾小球可持续表现为胎儿期形态。随着疾病进展，肾间质和小管会出现泡沫细胞，逐渐增多（图 43.1），其产生原因不明，这些细胞也可在其他情况下出现。最终会形成进展性肾小球硬化和间质瘢痕。

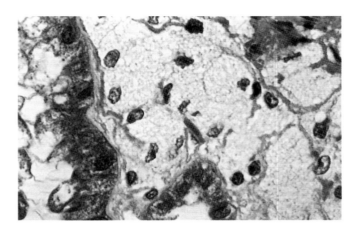

图 43.1 高能显微照片显示一名 Alport 综合征患者的肾活检组织可见小管及间质细胞充满泡沫。在左下部分，相对正常的近曲小管细胞质染为红色。其余细胞呈泡沫样改变，因为脂肪在制备过程中被洗脱

免疫球蛋白和补体复合物的免疫组化检查是阴性的，但是 α5（IV）链染色可有意义（见免疫组化部分）。

GBM 会比正常厚至三倍，分为几个不规则层面，混有无数电子致密颗粒，直径约 40 nm（图 43.2）。在多种青少年型的 Alport 综合征中，基底膜层会分支结合成复合网状图形。在病变早期，GBM 的变薄可能较显著，或为唯一可见的异常病变。患成人型 Alport 综合征的儿童、青少年的病理改变可能不如 TBMD 患者明显（参见下文）。

临床表现

肾脏表现

在受累男性中常表现出持续性镜下血尿。在运动后或发热时出现肉眼血尿，在青少年型中更常出现。在成年型家族中的杂合子女性中，镜下血尿外显率是 90%。在青少年型家族中，女性镜下血尿的外显率较少被研究，但看起来更常发生。在受累男性尿中常发现异形红细胞及红细胞管型。蛋白尿程度不尽相同，但偶尔达到肾病水平。

半合子男性患者最终会出现终末期肾脏病（ESRD）。在同一家族内 ESRD 发生时间相同，而不同的家族发展为 ESRD 时间不同。杂合子家族临床表现较轻，大约 1/4 的人会发展为 ESRD，年龄通常在 50 岁之后，但是家族中的女孩也可以在青少年期甚至更早时间发生 ESRD。

在常染色体遗传的家族中，女性受累的严重性及

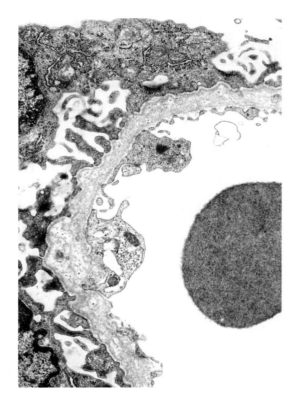

图 43.2 高分辨率电镜显示一名 Alport 综合征患者肾小球基底膜厚度不均。在某些区域基底膜被透亮致密小颗粒分隔为若干层。（Courtesy Dr. Theodore J. Pysher.）

发病年龄与男性相似，在常染色体隐性遗传的 Alport 综合征的纯合子患者中，肾衰竭通常发生在 20 岁前。

肾外表现
听力下降

许多家族中会出现双侧耳蜗高频听力下降，但是进展为 ESRD 的 X 染色体连锁遗传家族中未必会发生明显听力下降。若将听力下降视为 Alport 综合征的固有特征，则易漏诊该病（表 43.1）。在青少年型的家族中，听力下降在男性半合子中是普遍的，在严重受累的女性杂合子中常见。

听力下降的临床表现不尽相同。严重的听力损失是 2 ~ 6 kHz 区间，有重叠噪音损害时听力损害会发生在更高频率。在伴有听力损伤的成人型 Alport 综合征中，通常到 20 岁才会出现典型的听力下降表现；40 岁以后，听力下降至在 6 ~ 9 kHz 能听到 60 ~ 70 dB 大小的声音。在青少年型家族中听力下降发生更早。青少年型患者听力下降的发生率不明，但是许多患者在学龄期及青少年阶段便需要佩戴助听器。

眼部缺陷

眼部缺陷常发生在青少年型家系中，如近视、青年环、白内障，但是缺少诊断特异性。三种具有诊断意义的眼部改变包括前圆锥晶状体、后多形性角膜萎缩、视网膜斑，但只在少数家系中发生。前圆锥晶状体是晶状体前表面向前突出，系由于形成前晶状体囊的 IV 型胶原蛋白薄弱导致的。晶状体表面不规则会造成不可纠正的屈光误差。无法从眼底镜看到视网膜病变，择光性强的圆锥晶状体可以通过散大的瞳孔看到一块"油滴"或晶状体中央的圆形斑点（图 43.3）。视网膜斑是小型、黄色或白色的点状斑块，分布在黄斑周围或视网膜边缘（图 43.4）。如果散在分布，其与小型的硬性渗出难以鉴别。黄斑裂孔极少发生，但一旦发生可严重影响视力。由于眼部病变十分精细，咨询熟悉 Alport 综合征的眼科医师是必要的。

光学相干断层扫描是一项简单便宜的检查，可发现 Alport 综合征患者视网膜变薄。该检查有高度敏感性和特异性，但尚需开展更多相关研究。

平滑肌瘤病

X 连锁遗传 Alport 综合征家族中的年轻患者会发生巨大的食管或女性生殖器官平滑肌瘤。瘤体常巨大或多发，可能会造成出血、梗阻，导致切除困难。患平滑肌瘤的所有家族成员都有 COL4A5 及 COL4A6

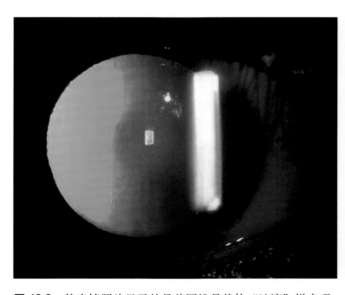

图 43.3 偏光镜照片显示的是前圆锥晶状体"油滴"样表现。前圆锥晶状体是 Alport 综合征的特征性病理改变。晶状体膨出的部分是黑色的圆形区域，在裂隙灯下垂直的反射光束左侧。与使用正透镜的直接眼底镜看到的图像相似

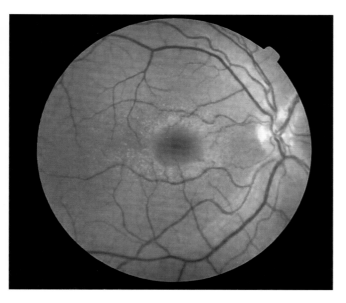

图 43.4　一名患有 Alport 综合征的 14 岁男孩右侧眼底视网膜图像，显示黄斑周围散在分布的斑点和斑块，在外周更加分散。Alport 综合征的视网膜病变形态为黄斑颞侧的小点到斑块大小的改变（Courtesy Dr. Judith Savige and Dr. Deb Colville.）

基因 5' 末端缺失。

诊断

不能依靠单一临床表现来确诊 Alport 综合征。诊断需基于：在许多家族成员中发现血尿，在男性亲属中有肾衰竭病史，男性先证者或亲属中的肾活检表明超微结构特征性改变。活检标本的免疫荧光检查须包括抗 GBM 特异性抗体或 α5（Ⅳ）特异性抗体的染色，Alport 综合征中二者常缺染，家族性 TBMD 中二者染色正常，故可借此鉴别两个疾病。在不明基因突变类型的大型家族中，利用分离分析方法有助于区分遗传类型，帮助判断某一个体是否携带致病基因。如果已知的受累家族成员的皮肤免疫荧光法不能被 α5（Ⅳ）抗体着染，那么可通过对皮肤活检进行 α5 免疫荧光检验法来诊断可疑受累的家族成员是否患病。

只有发现突变的家族中，分子诊断才具有几乎 100% 的敏感性和特异性。COL4A5 基因测序检测突变的敏感性至少为 80%，但是价格昂贵，若检测结果正常，还可能需进一步行 COL4A3 及 COL4A4 基因检查。在已明确 COL4A5 突变的家族中，用分子诊断法诊断患病男性和基因携带者女性是可行的。对于造成中年期肾衰竭的基因突变（如 C1564S、L1649R、R1677Q）可行特异性的基因检测。当家族的一位成员已知携带有其中某种基因突变，基因检测可用于筛查潜在患病的个体。对于其他不明原因的血尿、慢性肾脏病，家族基因检测法的价值尚不明确。

不明原因的血尿、肾病及肾衰竭是诊断临床可疑的 Alport 综合征的关键。在许多病例中，家族特征性的临床表现并非即刻就明确的，需细致完整地询问家族史。患者通常为男孩或青年男性，结合 X 连锁遗传的特点，母系中可有一位或多位男性亲属患有肾衰竭。需检查患者父母，尤其是其母亲的尿样明确有无镜下血尿。虽然听力下降是一条有用的线索，但其不是 Alport 综合征的敏感性和特异性的临床表现，也不是诊断的充分必要条件。许多伴有肾衰竭的 Alport 综合征成年患者无显著听力下降，尤其是 COL4A5 L1649R 突变的患者。另外，许多听力下降伴有肾病的患者没有 Alport 综合征，通常是肾小球肾炎合并有常见听力下降原因，如噪音暴露、使用氨基糖苷类抗生素或其他与 Alport 综合征无关的遗传性听力下降。

治疗

Alport 综合征无特殊治疗。阻止肾衰竭进展的通常办法如治疗高血压，看似有理，实则无凭。欧洲有说服力的观察数据表明血管紧张素酶抑制药会延缓肾衰竭的进展，延长生存期，但仍缺乏对照试验。未经证实的报告表明环孢素有助于减轻蛋白尿，阻止肾脏病进展，然而其他研究者发现环孢素的肾脏毒性相比其获益可忽略不计。

男性患者需在噪音环境中佩戴听力保护设备。助听器可以改善听力下降，但不能完全纠正听力下降。耳鸣通常对任何治疗无效，助听器可通过扩大外周声音而减小耳鸣干扰。视网膜病变通常不会影响视力，不需要任何治疗。圆锥晶状体或白内障造成的严重视力损害不能通过眼镜或隐形眼镜矫正。晶状体摘除及眼内晶体植入是标准有效的治疗。

相关疾病

常染色体隐性 Alport 综合征

少数儿童有表达Ⅳ型胶原蛋白 α3（Ⅳ）或 α4（Ⅳ）链基因的纯合子或混合杂合子突变。男孩和女孩受累概率相当，都可能在 10 岁前进展为晚期肾脏疾病。

杂合子父母常患有 TBMD（在后文中讨论），但不是所有 TBMD 患者皆有持续性血尿。

常染色体显性 Alport 综合征

极少出现表达Ⅳ型胶原蛋白 α3（Ⅳ）或 α4（Ⅳ）链基因的杂合子突变的常染色体显性遗传。

Alport 综合征伴血小板病：EPSTEIN 综合征和 FECHTNER 综合征

Epstein 及 Fechtner 综合征是少见的常染色体显性综合征，在男性和女性中皆表现为血尿，进行性肾衰竭伴有中度的血小板减少、重度听力下降、肾衰竭。患者血小板（直径约 7 μm）比正常（直径 1～1.5 μm）大许多，并且有轻到中度的出血倾向。在 Fechtner 综合征家族中，另一个临床表现为白细胞包涵体。此类综合征是由 22 号染色体 q12.3-13.1 上非肌性肌球蛋白重链 9 号基因（MYH9）突变所致。

家族性薄基底膜病

薄基底膜病或良性家族性血尿是常染色体显性基底膜肾小球病。许多病例是染色体 2q35-2q37 上的 COL4A3 或 COL4A4 杂合子基因突变所致。携带纯合子或混合杂合子突变基因者会成为常染色体隐性 Alport 综合征。超微结构下，GBM 厚度只有其正常的 1/2。光镜、电镜、免疫荧光镜下未见 GBM 缺损或变薄，也没有肾小球、肾小管、血管及间质的异常。肾衰竭极少发生。记录了生存者 90 年的数据表明生存寿命不会受肾衰竭影响。也许会在一些家族中发现轻度的 GBM 变薄及听力下降，这些家族可能患有未被诊断的 Alport 综合征。

在确诊后，患者及家族成员可进行下一步有创检查，可将预后告知其本人或健康担保人。然而，Alport 综合征与良性家族性血尿并不容易区分。确诊需要大型家系谱及所有家族成员正确的诊断。一次错误的诊断、不精确的尿样分析、不完整的调查都可能使完整谱系的遗传模型分析结论产生偏差。即使肾活检的结果也可能不可靠。Alport 综合征早期超微结构的改变不容易与良性家族性血尿区分。这种情况很可能发生在通过活检确诊成年型 Alport 综合征的儿童中。一位儿童持续几年的肌酐水平稳定无法排除成年型 Alport 综合征，行成年型 Alport 综合征的基因检查有助于避免误诊。若常染色体隐性的 Alport 综合征偶尔会向家族性 TBMD 发生转化则情况将更为复杂。

在这些家族中常染色体显性 TBMD 及常染色体隐性 Alport 综合征是由相同的基因突变导致的。

接诊遗传性肾炎患者

尽管 Alport 综合征较多囊肾少见，却比一般所想的常见。年轻的血尿患者鉴别需考虑的常见情况包括 IgA 肾病、其他类型的肾小球肾炎、肾结石及髓质海绵肾。家族性血尿的肾病鉴别诊断包括 TBMD、家族性 IgA 肾病、Fabry 病及多囊肾病。可能会与 Alport 综合征混淆的不伴有血尿的家族性肾病包括多囊肾、髓质囊性病、遗传性肾小球和间质肾脏病的少见形式。

如果一位患者以不明原因的血尿或肾衰竭就诊，并且家族成员中有血尿或肾衰史，应继续追问家族史，重点在于母系的男性亲属。发现听力下降能增加 Alport 综合征证据而特征性眼部病变能极大程度增加 Alport 综合征证据。通常会建议一位家族成员行肾活检，但是在一个家族中，基底膜肾病诊断确立之后，很难在其他家族成员中证明活检准确性，除非有指向其他诊断的临床表现。继续问诊的深入程度取决于临床表现，与家族史强度呈负相关。比如，在已知的 Alport 综合征家族中，一位年轻男性若尿中带有异形红细胞，仅需要最小限度的问诊。他可能除了肾小球滤过率检查或尿蛋白定量检查外不需要其他检查了，除非有提示其他系统性疾病的临床表现。一名血尿的患者伴不确定家族史，可能需要进行血尿相关的全套肾脏病方面检查。如果中度或高度怀疑 Alport 综合征，可在实验条件允许的情况下进行皮肤活检 α5（Ⅳ）染色，特别是有已知患病的家族成员可提供阳性对照的情况下。

如果进行基因检测，通常从 COL4A5 测序开始。如果上述基因正常，继续考虑检查 COL4A3 和 COL4A4 基因。在家族突变基因确定后，可通过目标基因分析这一便宜的方法来确定其他家族成员是否携带突变基因，此法还可以减少需要肾活检的患者例数。在美国，迟发型肾衰竭家族的成年人中，成人型突变（C1564S，L1649R，R1677Q）的检测是较经济的第一步检测方法。

应告知每一位遗传性肾病的患者疾病的性质，可能需要进行基因检测或肾脏活检报告，以避免不必要的进一步检查。对于家族成员中潜在的基因携带者也建议进行相似的检查。Alport 综合征患者应随访监测血压、血清肌酐的变化。随访的频率取决于家族肾功能退化时间的早晚。家族性 TBMD 患者应每两年随访一次，因其可能最终演变为 Alport 综合征。

参考文献

Barker DF, Hostikka SL, Zhou J, et al: Identification of mutations in the COL4A5 collagen gene in Alport's syndrome, Science 248:1224-1227, 1990.

Bekheirnia MR, Reed B, Gregory MC, et al: Genotype-phenotype cor-relation in X-linked Alport syndrome, J Am Soc Nephrol 21:876-883, 2010.

Gleeson MJ: Alport's syndrome: audiological manifestations and impli- cations, J Laryngol Otol 98:449-465, 1984.

Govan JA: Ocular manifestations of Alport's syndrome: a hereditary disorder of basement membranes? Br J Ophthalmol 67:493-503, 1983.

Gregory MC: Alport's syndrome and thin basement membrane nephropathy: unraveling the tangled strands of type IV collagen, Kid- ney Int 65:1109-1110, 2004.

Gregory MC, Shamshirsam A, Kamgar M, et al: Alport's syndrome, Fab- ry's disease, and nail-patella syndrome. In Schrier RW, editor: Diseases of the kidney, ed 8, Boston, 2007, Little Brown, pp 540-569.

Gross O, Licht C, Anders HJ, et al: Early angiotensin-converting enzyme inhibition in Alport syndrome delays renal failure and improves life expectancy, Kidney Int 81:494-501, 2012.

Heath KE, Campos-Barros A, Toren A, et al: Nonmuscle myosin heavy chain IIA mutations define a spectrum of autosomal dominant macrothrombocytopenias: May-Hegglin anomaly and Fechtner, Sebastian, Epstein, and Alport-like syndromes, Am J Hum Genet 69:1033-1045, 2001.

Jais JP, Knebelmann B, Giatras I, et al: X-Linked Alport syndrome: natu- ral history in 195 families and genotype-phenotype correlations in males, J Am Soc Nephrol 11:649-657, 2000.

Jais JP, Knebelmann B, Giatras I, et al: X-Linked Alport syndrome: natu- ral history and genotype-phenotype correlations in girls and women belonging to 195 families. A "European Community Alport Syn- drome Concerted Action" study, J Am Soc Nephrol 14:2603-2610, 2003.

Kashtan CE, Ding J, Gregory M, et al: Clinical practice recommenda- tions for the treatment of Alport syndrome: a statement of the Alport Syndrome Research Collaborative, Pediatr Nephrol, 2012, Mar 30 Epub.

Kashtan CE, Kleppel MM, Gubler M-C: Immunohistologic findings in Alport's syndrome. In Tryggvason K, editor: Molecular pathology and genetics of Alport's syndrome, Basel, 1996, Karger, pp 142-153.

Lemmink HH, Nielsson WN, Mochizuki T, et al: Benign familial hematuria due to mutation of the type 4 collagen gene, J Clin Invest 98:1114-1118, 1996.

Tiebosch TA, Frederik PM, van Breda Vriesman PJ, et al: Thin base- ment membrane nephropathy in adults with persistent hematuria, N Engl J Med 320:14-18, 1989.

44 Fabry 病

Gere Sunder-Plassmann, Manuela Födinger, Renate Kain　著
王　熙　吴海婷　李　航　译校

Fabry 病（OMIM 301500）是一种由 α- 半乳糖苷酶 A（αGAL；EC 3.2.1.22）活性缺乏或缺失引起的遗传性溶酶体存储障碍性疾病。α- 半乳糖苷酶 A 由 Xq22 染色体（图 44.1）上的 GLA 基因编码，迄今已发现 600 多种突变（图 44.2）。近来一项新的筛查显示 GLA 基因在奥地利新生儿中的突变率为 1：3859。这种酶的缺陷导致神经酰胺三聚己糖苷（Gb3）为主的鞘糖脂在各器官中逐渐沉积（图 44.3）。

儿童期的早期表现包括疼痛、无汗症和消化道症状等（框 44.1）。后期，慢性肾脏病（CKD）（图 44.4）及其所致终末期肾病（ESRD）、肥厚性心肌病（图 44.5）以及脑血管事件（图 44.6）是临床上最重要的器官受累表现，导致半合子男性及杂合子女性的寿命缩短。大多数男性患者为典型表现型，以各器官受累症状为主要表现，然而女性患者则因 X 染色体失活程度不同导致非常多变的表现。另外，还有研究发现迟发的肾脏和心脏受累表型可能与酶活性的部分残留有关。需要注意的是，因患者主诉往往不具备特异性，做出准确的诊断时疾病可能已发展了 10 ~ 20 年。因此当年轻患者存在框 44.2 中的两项或两项以上临床表现时，即应将 Fabry 病纳入鉴别诊断。

除了对具有 Fabry 病家族史（图 44.7）的个体进行筛查外，还有许多病例是通过肾病学家对患有蛋白尿或其他肾脏损伤的患者进行肾组织病理活检而发现并确诊的。其余部分病例是在高危人群中发现的，如终末期肾病、左心室肥厚和脑卒中患者。男性患者出现白细胞 αGAL 活性的缺乏或缺失即可确诊。女性患者则必须进行基因检测，因为在女性中有相当比例的患者 αGAL 活性呈正常水平。多数情况下患者存在尿 Gb3 升高，血浆中血溶性 Gb3 也是一种有价值的诊断和疗效检验指标。针对全部蛋白质进行的蛋白组学大数据研究也是有意义的，可用于在 Fabry 病患者的尿、血清中寻找诊断和评估疾病进展及疗效的指标。

Fabry 病的肾脏症状

肾病是 Fabry 病的主要表现之一，早期多与鞘糖脂在肾单位的聚集、间质纤维化及局灶性或节段性肾小球硬化相关。几乎所有男性患者在 40 ~ 50 岁发展为终末期肾病，然而也有少数患者在青春期即进展至终末期肾病。女性患者的肾脏损伤进程相对缓慢，但最终也将发展为终末期肾病。

患者尿沉渣检查可见红细胞、白细胞、透明或颗粒管型，偏振光下可见马尔他十字形脂肪粒。在病程早期，近端、远端小管功能障碍表现为净酸排泄减少，或尿浓缩功能受损引起的多尿、夜尿增多及烦渴。在儿童期即可能出现白蛋白尿或明显的蛋白尿，且在 35 岁前已有蛋白尿症状的案例，在男性患者中约占 50%，女性患者中约占 20%。肾脏影像学可见皮质及肾盂旁囊肿，但原因未明。对处于不同 CKD 分期的 391 位患者进行的大型数据分析显示，57% 男性患者、47% 女性患者血压高于 130/80 mmHg。另一项针对 5 个国家 27 个地点的 168 名女性和 279 名男性 Fabry 病患者进行的回溯性研究显示，肾小球滤过率评估值（estimated glomerular filtration rate，eGFR）低于 60 ml/(min·1.73 m²) 的男性患者其 eGFR 下降速率为 6.8 ml/(min·1.73 m²)，而 eGFR 高于 60 ml/(min·1.73 m²) 的患者该数值为 3.0 ml/(min·1.73 m²)；对于女性患者，其 eGFR 下降速率分别为 2.1 ml/(min·1.73 m²) 及 0.9 ml/(min·1.73 m²)。同其他肾脏疾病一样，蛋白尿和高血压也与肾功能快速下降相关。该研究中有 49 例男性、8 例女性患者发展为终末期肾病。在美国和欧洲所登记的透析患者中，Fabry 病的患病率分别为 1.7% 和 1.9%，但过去十年中的大多针对男性 ESRD 患者的研究显示 Fabry 病的患病率为 0.2% ~ 0.5%。对于确诊 Fabry 病的患者，常规肾活检不是必需的。但每年都应监测血肌酐和尿白蛋白 / 蛋白肌酐比。

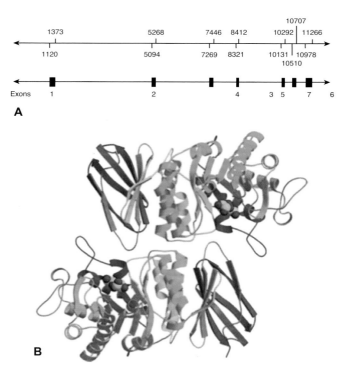

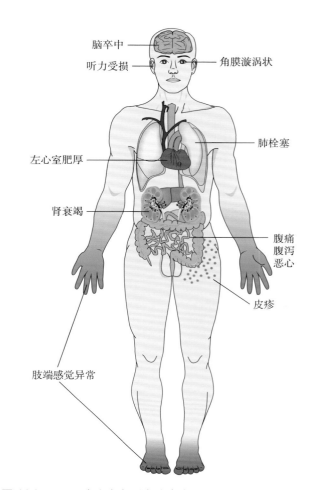

图 44.1 A，Xq22.1 上 GLA 的基因结构。整个基因长度为 12.4 kb，包含 7 个外显子。下图中的黑色条带代表 GLA 基因的 7 个编码区（外显子）。上图显示各外显子在基因库中的位置编码（基因位置 X14448.1）。B，α- 半乳糖苷酶 A 的结构。人类 α- 半乳糖苷酶 A 二聚体的结构在图中以带状表示法展示。每条肽链都以蓝色表示 N 端，红色表示 C 端。活性中心使用催化产物半乳糖识别，用球形的 Corey-Pauling-Koltun（CPK）模型表示。同源二聚体中的每个单体包括两个域，一个是包含活性中心的（β/α）8-barrel（蓝色到黄色部分），以及一个含 C 端的反平行 β 域（黄色到红色部分）。（A, From Doctoral thesis, Anita Jallitsch-Halper, Medical University of Vienna, 2012. B, From Garman SC: Structure-function relationships in alphagalactosidase A, Acta Paediatr Suppl 96:6-16, 2007, Fig. 1.）

图 44.3 Fabry 病患者各器官临床表现

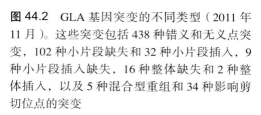

图 44.2 GLA 基因突变的不同类型（2011 年 11 月）。这些突变包括 438 种错义和无义点突变，102 种小片段缺失和 32 种小片段插入，9 种小片段插入缺失，16 种整体缺失和 2 种整体插入，以及 5 种混合型重组和 34 种影响剪切位点的突变

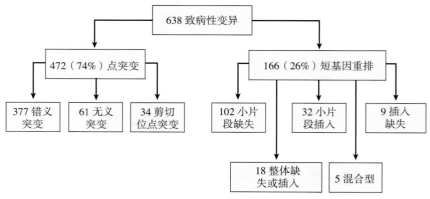

框 44.1	Fabry 病的早期体征与症状	
神经系统		**眼**
肢端感觉异常，神经性耳聋，热耐受不良，耳鸣		角膜及晶状体浑浊，血管病变（视网膜，结膜）
胃肠道		**肾脏**
恶心，呕吐，腹泻，餐后腹胀腹痛，早饱，体重增长困难		白蛋白尿，蛋白尿，尿浓缩功能受损，尿 Gb3 排泄量增加
皮肤		**心脏**
血管角质瘤，无汗症		心率变异性受损，心律不齐，ECG 异常（短 PR 间期），轻度瓣膜功能不全
Adapted from Germain DP: Fabry disease, Orphanet J Rare Dis 5:30, 2010, p. 30. ECG, 心电图；Gb3, 肽酸三聚己糖苷		

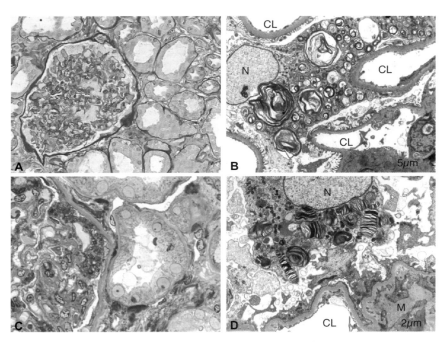

图 44.4　Fabry 病肾脏的组织病理学和电镜表现。A，经福尔马林固定和石蜡包埋处理后，光镜下表现为"泡沫样"的足细胞（箭头所示），这一现象是由细胞内大量胞质空泡（过碘酸 - 雪夫式染色反应）引起的。细胞质内含物是嗜锇的（箭头所示）。B，甲苯胺蓝染色的环氧树脂包埋切片。与电镜相对应的次级溶酶体中的薄片样的膜包涵体，呈"斑纹状"（C）或"髓鞘样"（D）表现

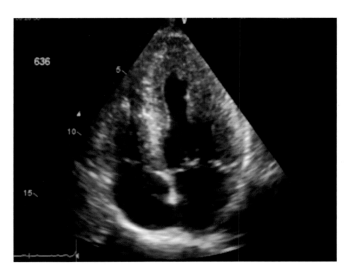

图 44.5　53 岁男性 Fabry 病患者，心脏超声显示心肌肥厚

Fabry 病的肾脏病理学

大体病理

关于 Fabry 病患者肾脏的大体病理描述有限，多为由于物质沉积和囊肿所致双肾体积增大。

光镜

典型的组织学改变表现为足细胞空泡变性，呈"泡沫样"。而其他如内皮细胞、血管平滑肌细胞和小管上皮细胞可因鞘糖脂聚集而产生类似改变。若采用传统的福尔马林固定和石蜡包埋技术，有些细胞内容物会因为处理过程而消失。故使用锇粉进行固定、环氧树脂进行包埋，使这些细胞内物质得以保留，以便

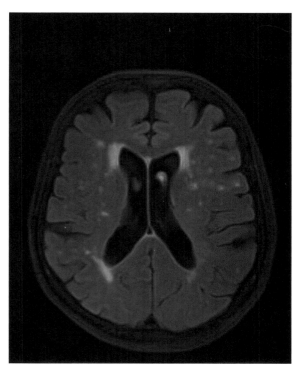

图 44.6　63 岁女性 Fabry 病患者，颅脑核磁 T2 相示明显的白质病变

于用甲苯胺蓝或亚甲蓝染色后切片在光镜及电镜下观察。细胞内容物中，脂肪成分由于其嗜苏丹性故使用苏丹红（油红 O）对冰冻切片进行染色。免疫组化及凝集素结合试验可进一步明确诊断。其余特异性的组织学改变还包括肾小球系膜细胞不同程度的硬化、小管萎缩、间质纤维化，以及与 CKD 分期相关的动脉血管壁硬化。因此肾脏病理对于 Fabry 肾病的基线评

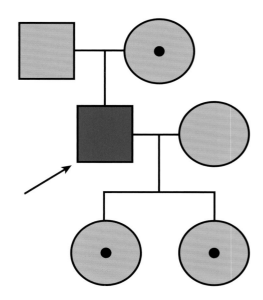

Figure 44.7 Pedigree of a family with Fabry disease. The index case was diagnosed by a nationwide case-finding study among Austrian dialysis patients. His mother and the two daughters carry the same mutation and were asymptomatic at the time of screening. (Case 3 from Kotanko P et al: Results of a nationwide screening for Anderson-Fabry disease among dialysis patients, *J Am Soc Nephrol* 15:1323-1329, 2004.)（应版权方要求保留英文）

估是有价值的，并且现在已有有效的评分表记录光镜下连续活检的进展（图 44.4）。

电镜

　　电镜显示足细胞的次级溶酶体中出现薄片状的膜包涵体。这些包涵体呈髓鞘样的同心圆环状，或表现为斑马纹样（见图 44.4）。

Fabry 病的治疗

　　Fabry 病影响人体各器官系统，因此针对不同症状需要采取特异的治疗方式（框 44.3）。慢性疼痛是最令患者困扰的早期症状，一般童年期就开始出现，常于剧烈运动及气温变化时出现。疼痛（和抑郁）管理方面主要包括加巴喷丁、卡马西平、苯妥英、阿米替林和抗抑郁药。

肾素 – 血管紧张素 – 醛固酮系统阻断

　　肾素 - 血管紧张素 - 醛固酮系统（renin-angiotensin-aldosterone system，RAAS）阻滞剂的使用现仍是 Fabry 病未明确的问题。一项针对 11 位该病患者进行的非对照研究发现，使用血管紧张素转化酶（ACE）

框 44.3 Fabry 病患者的同步治疗

肢端感觉异常
疼痛危象：避免温度迅速变化，使用非甾体抗炎药
慢性疼痛：抗痉挛药

无汗症
适宜的温度和环境

血管角质瘤
停用化妆品，氩离子激光治疗

蛋白尿
ACEI 或 ARB 类药物

肾衰竭
透析，移植

胃肠道症状
缓解疼痛，H2 阻滞剂，胃动力药，补充胰酶

高血压
规律监测，严格按照指南用药（避免使用 β 受体阻滞剂，防止引起窦性心动过缓）

高血脂
常规监测，他汀类治疗

水肿
弹力袜，淋巴引流

预防卒中
治疗高血压、糖尿病、血脂异常，戒烟；阿司匹林，氯吡格雷

抑郁
选择性使用 5- 羟色胺再摄取抑制药或去甲肾上腺素再摄取抑制药

Adapted from Whybra-Trümpler C: Symptomatic and ancillary therapy. In Elstein D, Altarescu G, Beck M, editors: Fabry disease, Dordrecht, Heidelberg, London, New York, 2010, Springer, pp. 481-487.

抑制药或血管紧张素受体阻滞剂（ARB，angiotensin receptor blockers）的患者蛋白尿有所下降，肾功能也较为稳定。然而，在 Fabry 病结果调查（Fabry outcome survey，FOS）中，208 位受试者使用 ACE 抑制药或 ARB 类药物后，eGFR 存在无统计学意义的下降；而且重组 αGAL 还可能与内生 ACE 相互作用从而抑制其活性，使酶输注过程中血压降低。

透析与肾移植

欧洲和美国的研究都显示透析的 Fabry 病患者相较于非糖尿病对照组的 3 年生存率更低。同样，肾移植后患者的 5 年生存率也比对照组低。不过 Fabry 肾病患者接受同种异体肾移植后，不会出现复发，且总的来说比长期透析的患者效果更好。因此肾脏移植成为治疗该病的首选方案。

酶替代治疗

使用静脉注射人重组 αGAL 进行的特异性酶替代疗法开始于 2001 年。确诊的成年男性患者或有临床症状的未成年男性和成年女性均可采用该疗法。

现有两种可选的药物。第一种，半乳糖苷酶 α（replagal，由瑞典 Transkaryotic Therapies 公司发明，现由美国马萨诸塞州剑桥市 Shire Human Genetic Therapies 公司进行销售），是用基因活化技术从人类皮肤成纤维细胞中提取的一种成分。欧洲及许多其他国家认可这种药物，注射剂量为隔周 0.2 mg/kg（输注时间：40 min）。另一种，半乳糖苷酶 β（fabrazyme，genzyme corporation，马萨诸塞州剑桥市），提取自中国仓鼠卵巢细胞，注射剂量为隔周 1.0 mg/kg（输注时间：若干小时）。Fabrazyme 是目前美国唯一批准上市的酶替代治疗药物。

酶替代疗法的副作用包括轻到中度的发热、寒战、畏寒。多半接受该治疗的患者第一个月就会出现上述症状。这些症状可能与 IgG 或 IgE 抗体相关，许多患者都出现相关抗体阳性。如果出现上述反应，应降低输注速度或暂停输液，重者考虑使用抗组胺药物及糖皮质激素。若副反应症状较轻微，可以继续输液。有些患者需要提前使用抗组胺药物、扑热息痛 / 对乙酰氨基酚或糖皮质激素。对于长期透析患者，允许在透析治疗期间进行输液。

为验证这两种药物的临床疗效，共计进行了两项小型关键性临床试验、若干对照研究和大量非对照研究，并通过了注册表报告。在一项双盲安慰剂对照临床试验中，Schiffmann 等选取了 26 名成年男性患者入组，随机分配接受半乳糖苷酶 α（replagal）或安慰剂治疗，剂量均为隔周 0.2 mg/kg。主要终点设置为治疗期间神经痛改善，评估方式为疼痛量表。结果提示半乳糖苷酶 α 治疗可改善疼痛及生活质量。次要终点为肾功能，但 GFR 测量值和肾组织 Gb3 含量的改变并无显著性差异。

Eng 等在另一项关键性试验中对半乳糖苷酶 β（fabrazyme，共计 11 次注射）进行了研究。该试验选取 58 名成年患者（其中有 2 名女性），以出现肾小血管内皮细胞 Gb3 沉积被清除的患者比例来证明其疗效。经过 20 周治疗后，使用该药的实验组的 29 位患者中，20 例（69%）无肾小血管内皮细胞 Gb3 沉积；安慰剂组则无 Gb3 被清除的表现。以疼痛缓解作为次级终点，两组无显著性差异。

遗憾的是 Banikazemi 等的另一项针对半乳糖苷酶 β 的重要的随机对照试验最终未能完成。该试验原本是为验证半乳糖苷酶 β 的疗效而设计，选取 82 例（10 例女性，72 例男性）平均血肌酐值为 1.6 mg/dl 的晚期 Fabry 肾病患者为研究对象，以临床上首次出现肾脏、心脏、脑血管事件或死亡作为主要复合终点。经基线尿蛋白值调整后的完成治疗分析，显示半乳糖苷酶 β 相比安慰剂有一定疗效。

非对照研究显示许多患者接受酶替代治疗时，肾、心相关临床症状较为稳定，甚至有所改善。生活质量、消化道症状、无汗症、肺栓塞及其他临床症状也都有所改善。肾功能、尿蛋白和血压是肾脏对酶替代疗法反应的预测指标。近来一项针对 Fabry Registry 记录的 213 例接受半乳糖苷酶 β 治疗大于等于 2 年的患者进行的分析显示，较高的尿蛋白水平、较差的初始肾功能和出现症状后开始酶替代治疗的延误，是

男性患者肾脏疾病进展的重要提示。心脏及脑血管病史也是导致 eGFR 快速下降的危险因素。共计 75% 的男性患者接受酶替代治疗期间的 eGFR 下降率在 2.8 ml/(min·1.73 m^2) ~ 15.5 ml/(min·1.73 m^2)。FOS 的报告显示 208 例接受半乳糖苷酶 α 治疗大于等于 5 年的患者，其 eGFR 每年下降的平均值在男性中为 2.2 ml/(min·1.73 m^2)，在女性中为 0.7 ml/(min·1.73 m^2)。24 小时尿蛋白大于 1 g 的患者，相比于 24 小时尿蛋白在 500 ~ 1000 mg 或小于 500 mg 的患者，其基线及随访肾功能都更差。基线血压值升高的患者相比于血压正常的患者，其肾功能更差，且年下降速度更快。总结来看，在很多患者中半乳糖苷酶 α 和半乳糖苷酶 β 并不能阻止肾脏疾病的进展。不过通过比较，我们还是能观察到接受治疗的患者其 eGFR 下降率是有所减缓的（图 44.8）。

酶替代治疗过程中出现疾病进展，可能的原因包

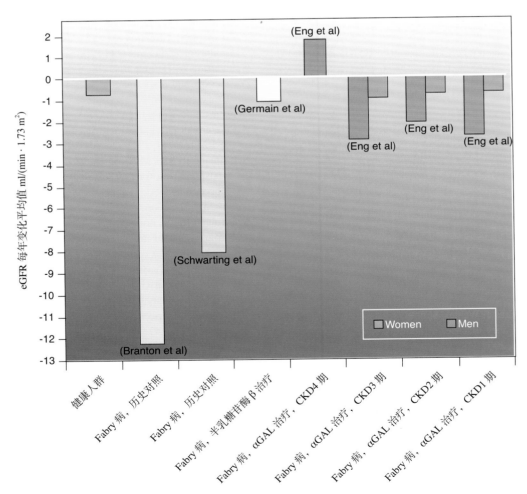

图 44.8　行酶替代治疗的患者与未行酶替代治疗的患者的 eGFR 每年下降率比较。CKD，慢性肾病；eGFR，肾小球滤过率估测值；ESRD，终末期肾病

括重组 αGAL 物理稳定性差、半衰期短，以及不同组织吸收量的不同。因此我们需要新的治疗策略来改善 Fabry 病的治疗结果。这可以包括酶更高的使用频率，或其他的使用路径，以及药理伴侣的单药或联合使用。

药理学分子伴侣

药理学分子伴侣（pharmacologic chaperones，也称 pharmacoperone，药理伴侣，衍生自"蛋白分子伴侣"）是一种能够准确进入细胞并使突变蛋白失效的小分子物质。Fabry 病的错义突变可能引起了 αGAL 的错误折叠，使其在内质网中滞留，并进一步被分解。1- 脱氧半乳糖野尻霉素（1-deoxygalactonojirimycin）是一种 αGAL 的有效抑制药，这种亚胺糖与 Gb3 末端半乳糖的结构相似。它可以和 αGAL 的活性位点结合，从而提高稳定性并阻止其运送到溶酶体中。它减少了 Gb3 在体内和体外的存储量，并且使野生型和突变型的 αGAL 更稳定。此外，联合使用还可以提高重组人 αGAL 的药理学特性。在体外，它能够阻止 αGAL 的降解或活性降低，使得细胞内 αGAL 含量大幅增加及 Gb3 明显下降，比体内单用重组人 αGAL 效果更显著。联合 1- 脱氧半乳糖野尻霉素对大鼠使用时，发现重组人 αGAL 的半衰期增长，且在 GLA 基因敲除的小鼠中，出现了 αGAL 水平升高，Gb3 下降数值为单用重组人 αGAL 时的 4 倍。对表达人类突变 αGAL 的转基因小鼠实验时发现，1- 脱氧半乳糖野尻霉素引起许多器官中的 αGAL 活性显著增加，伴 Gb3 减少。总之，这些数据都表明这一新的治疗方式无论单用还是联合酶替代治疗都具有重要的临床意义。

参考文献

Banikazemi M, Bultas J, Waldek S, et al: Agalsidase-beta therapy for advanced Fabry disease: a randomized trial, Ann Intern Med 146:77-86, 2007.

Benjamin ER, Khanna R, Schilling A, et al: Co-administration with the pharmacological chaperone AT1001 increases recombinant human alpha-galactosidase A tissue uptake and improves substrate reduction in Fabry mice, Mol Ther 20:717-726, 2012.

Branton MH, Schiffmann R, Sabnis SG, et al: Natural history of Fabry renal disease: influence of alpha-galactosidase A activity and genetic mutations on clinical course, Medicine (Baltimore) 81:122-138, 2002.

Clarke JT: Narrative review: Fabry disease, Ann Intern Med 146:425-433, 2007.

Eng CM, Germain DP, Banikazemi M, et al: Fabry disease: guidelines for the evaluation and management of multi-organ system involvement, Genet Med 8:539-548, 2006.

Eng CM, Guffon N, Wilcox WR, et al: Safety and efficacy of recombinant human alpha-galactosidase A replacement therapy in Fabry's disease, N Engl J Med 345:9-16, 2001.

Feriozzi S, Torras J, Cybulla M, et al: The effectiveness of long-term agalsidase alfa therapy in the treatment of Fabry nephropathy, Clin J Am Soc Nephrol 7:60-69, 2012.

Fogo AB, Bostad L, Svarstad E, et al: Scoring system for renal pathology in Fabry disease: report of the International Study Group of Fabry Nephropathy (ISGFN), Nephrol Dial Transplant 25:2168-2177, 2010.

Gal A: Molecular genetics of Fabry disease and genotype-phenotype correlation. In Elstein D, Altarescu G, Beck M, editors: Fabry disease. Dordrecht, Heidelberg London New York, 2010, Springer, pp 3-19.

Germain DP, Waldek S, Banikazemi M, et al: Sustained, long-term renal stabilization after 54 months of agalsidase beta therapy in patients with Fabry disease, J Am Soc Nephrol 18:1547-1557, 2007.

Linhart A, Kampmann C, Zamorano JL, et al: Cardiac manifestations of Anderson-Fabry disease: results from the international Fabry outcome survey, Eur Heart J 28:1228-1235, 2007.

Mechtler TP, Stary S, Metz TF, et al: Neonatal screening for lysosomal storage disorders: feasibility and incidence from a nationwide study in Austria, Lancet 379:335-341, 2012.

Mignani R, Feriozzi S, Schaefer RM, et al: Dialysis and transplantation in Fabry disease: indications for enzyme replacement therapy, Clin J Am Soc Nephrol 5:379-385, 2010.

Schwarting A, Dehout F, Feriozzi S, et al: Enzyme replacement therapy and renal function in 201 patients with Fabry disease, Clin Nephrol 66:77-84, 2006.

Schiffmann R, Kopp JB, Austin HA 3rd, et al: Enzyme replacement therapy in Fabry disease: a randomized controlled trial, JAMA 285:2743-2749, 2001.

Schiffmann R, Ries M, Timmons M, et al: Long-term therapy with agalsidase alfa for Fabry disease: safety and effects on renal func-tion in a home infusion setting, Nephrol Dial Transplant 21:345-354, 2006.

Schiffmann R, Warnock DG, Banikazemi M, et al: Fabry disease: progres-sion of nephropathy, and prevalence of cardiac and cerebrovascular events before enzyme replacement therapy, Nephrol Dial Transplant 24:2102-2111, 2009.

Sunder-Plassmann G: Renal manifestations of Fabry disease. In Mehta A, Beck M, Sunder-Plassmann G, editors: Fabry disease—perspectives from 5 years of FOS, Oxford, 2006, Oxford PharmaGenesis, pp 203-214.

Sunder-Plassmann G, Födinger M: Fabry disease case finding studies in high-risk populations. In Elstein D, Altarescu G, Beck M, editors: Fabry disease, 2010, Springer, pp 153-162.

Warnock DG, Ortiz A, Mauer M, et al: Renal outcomes of agalsidase beta treatment for Fabry disease: role of proteinuria and timing of treatment initiation, Nephrol Dial Transplant 27:1042-1049, 2012.

Warnock DG, Valbuena C, West M, et al: Renal manifestations of Fabry dis-ease. In Elstein D, Altarescu G, Beck M, editors: Fabry disease. Dordrecht, Heidelberg London New York, 2010, Springer, pp 211-243.

West M, Nicholls K, Mehta A, et al: Agalsidase alfa and kidney dysfunc- tion in Fabry disease, J Am Soc Nephrol 20:1132-1139, 2009.

肾小管间质性疾病及泌尿道疾病

第八篇

45

慢性肾小管间质性疾病

Catherine M. Meyers 著

吴海婷 马 杰 郑 可 译校

原发性间质性肾炎由一组引起间质炎症、肾小管细胞损伤的疾病组成。按照传统上分类，间质性肾炎可按病理和临床分为急性和慢性两种。急性间质性肾炎（acute interstitial nephritis，AIN）通常导致肾功能急剧下降，并造成以间质水肿伴随不同程度的肾小管细胞损害为特征的显著的肾间质炎症反应。浸润的单个核细胞主要为淋巴细胞。这一过程通常不涉及肾小球和肾血管，将在第 35 章讨论。相反，慢性间质性肾炎（chronic interstitial nephritis，CIN）是一个进展更加缓慢的过程，并以肾小管间质纤维化和萎缩为特征。与 AIN 类似，CIN 也与肾间质单个核细胞浸润有关。随着时间迁移，肾小球和血管结构也出现变化，最终出现肾脏进展性纤维化和硬化。这两种临床情况可出现重叠：AIN 有时可以表现得更加隐秘而进展为慢性肾脏病（chronic kidney disease，CKD）。类似的，一些类型的 CIN 也存在明显的细胞浸润。

美国肾脏数据系统（USRDS）2011 年度数据报告指出：2006 — 2010 年，约有 4700 例（0.9%）的终末期肾病（ESRD）患者是归因于原发性 CIN（包括滥用止痛药和铅中毒肾病，分别报道的），上述患者平均年龄 65 岁。回顾疾病的年发生率，在 20 世纪 90 年代间每年约有 1100 例报告，而在 2000 年后每年有 850 ~ 1000 例报告，可以发现在过去十年内，其有缓慢的下降趋势。在 2009 年美国约有 7000（1.3%）例现存的 ESRD 患者归咎于原发性 CIN。这些现存的患者平均年龄为 58 岁。自 1990 年后，这些病例数目缓慢上升到 5500 例。人口学资料显示这些因 CIN 而发展至 ESRD 的患者主要为白种人（80%）。

组织病理学

尽管病因各不相同，但 CIN 的组织病理学惊人的一致（框 45.1）。除了肾小管细胞损伤和显著的单个核细胞浸润外，CIN 以肾小管间质纤维化和瘢痕形成为特征（图 45.1）。间质肉芽肿性疾病也可见于某些形式的 CIN（如结节病）。肾小球和血管的结构在疾病早期时保存相对完好，但进展到纤维化和硬化时，其最终会受到牵累。进展至肾小管间质纤维化是原发性肾小管疾病、原发性肾小球或血管疾病最终进入 ESRD 的共同通路。所有形式的进展性肾病最终都会导致慢性、进展性肾间质纤维化。

与 AIN 相似，单个核细胞浸润通常会伴随 CIN，进一步提示了疾病进展中的免疫调节致病机制。一项关于对间质的免疫识别的假说提出，感染源的部分颗粒或药物分子可能与肾脏内部抗原起交叉反应或改变肾脏内部抗原。对于这些刺激抗原的直接免疫反应也以肾间质为攻击目标。一项研究观察了单中心 8 年内的肾活检标本，其结果很有意思，在过去认被认为是特发性的 CIN 中 EB 病毒起了重要的作用。在所有的 17 例原发性特发性间质性肾炎患者中，研究者发现 EBV-DNA 和其受体、CD21 主要分布在近端肾小管细胞中。在 10 例对照肾活检标本中并没有见到上述发现。这些观察结果提示 EBV 感染在诱发针对间质的慢性、恶性免疫反应中的作用较我们之前理解的更加重要。

肾小管间质纤维化的机制

来自实验研究的观察结果显示肾小管上皮 - 间质转化（epithelial-mesenchymal transition，EMT）可能在肾小管间质纤维化的启动和发展中起了一定的作用。肾脏上皮细胞是由后肾间充质通过间质 - 上皮细胞转化而来的，观察结果显示了一个特殊范例即肾小管间质对于损伤的反应，其中通过去分化通路活化上皮细胞，最终达到了使细胞具有更多间质细胞的特征的转变。在体内，这一过程的调节异常可导致更多的成纤维反应（图 45.2）。这种情况下的肾脏 EMT 可继而促进成纤维母细胞和肌成纤维细胞聚集，这两种细胞是 CIN 及其他与肾小管纤维化相关的慢性肾脏病的特征性细胞。

框 45.1　慢性间质性肾炎

药物 / 毒物
止痛药
重金属（铅，镉，汞）
锂
中草药（马兜铃酸）
钙调蛋白抑制药（环孢霉素，他克莫司）
顺铂
亚硝酸盐
遗传异常
多囊肾
髓质囊性病 - 少年型肾单位肾痨
遗传性肾炎
代谢异常
高钙血症 / 肾钙质沉着症
低钾血症
高尿酸血症
高草酸尿症
胱氨酸尿病
免疫介导的疾病
同种异体肾移植物排异
系统性红斑狼疮
结节病
肉芽肿病伴多动脉炎（韦格纳肉芽肿）
血管炎
干燥综合征
血液病
多发性骨髓瘤
轻链病
异常蛋白血症
淋巴增殖性疾病
镰状细胞病
感染
肾脏感染
系统性感染
梗阻 / 机械性疾病
肿瘤
结石
输尿管膀胱反流
其他疾病
巴尔干肾病（马兜铃酸）
放射性肾病
老龄
高血压
肾脏缺血

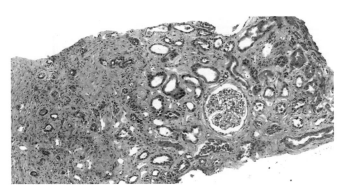

图 45.1　慢性间质性肾炎。光镜显示局灶性淋巴细胞聚集以及正常肾间质组织明显减少。可见肾小管扩张及萎缩，肾间质纤维化和肾小球相对减少（Hematoxylin-eosin stain, courtesy Dr. James Balow, National Institutes of Health, National Institute of Diabetes, Digestive and Kidney Diseases, Bethesda, Md.）

肾小管上皮细胞在体外可转化为成纤维母细胞和肌成纤维细胞的能力已经广为报道。尽管人类原发性 CIN 的过程还没有阐明清除，损伤的实验模型和许多体外研究都提示了转化生长因子 -β 和其他成纤维介质（如成纤维生长因子 -2、晚期糖基化终产物以及血管紧张素 II）的作用。这些因子调节肾脏成纤维反应和肾小管 EMT（图 45.2）。此外，许多人类肾活检研究都显示了上皮和间质标志物在损伤区域的肾小管细胞上的共表达，这支持了肾小管 EMT 与肾小管间质纤维化在各种肾脏疾病中都相关的观点。然而，近期，可在体外的疾病试验模型中标记和跟踪肾脏上皮细胞的原基分布图研究却观察到了与 EMT 在肾脏损伤进展中的作用相反的现象。将来的研究应更好地描绘肾脏成纤维过程的启动和扩大过程。

临床表现

　　如框 45.1 所示，CIN 可发生在各种临床情况下，常见暴露于药物或毒物后，或遗传性疾病、代谢性疾病、免疫调节的疾病、血液系统紊乱、感染和梗阻性疾病的情况下。由于 CIN 倾向为一种缓慢进展的疾病，多数诊断为 CIN 的患者具有潜在的原发疾病的系统表现，或具有 CKD 症状。这些患者的实验室检查结果包括非肾病范围的蛋白尿、镜下血尿和无菌性脓尿。如表 45.1 所列出，其他经常报道的泌尿系异常包括糖尿、高磷酸盐尿和钠盐消耗，这些反映了肾小管功能缺陷。除系统性免疫病情况下出现的 CIN 外，CIN 中的血清学检查通常为正常，如抗 -DNA 抗体、抗核抗体和补体水平。

　　受累的患者也可出现尿中低分子蛋白升高，这常与肾小管损伤和破坏（如溶菌酶，β2- 微球蛋白和

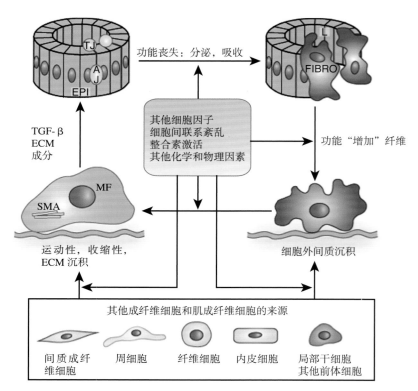

图 45.2 肾纤维化的发生和进展。来源于其他种类细胞的成纤维母细胞和肌成纤维母细胞（MF）（如在 BOX 中所述）在肾脏纤维化的过程中起了重要的作用。肾小管上皮 - 间充质转化的范例提出了肾纤维化的补充通路，在这条通路中肾脏上皮细胞在暴露于肾脏成纤维刺激后（见 box）产生了深远的形态学变化。这一变化导致了其上皮细胞特点的丢失但获得了间质细胞的特点。转化了的细胞可能继续留在肾小管壁中或移行到间质中。上皮来源的成纤维细胞促成了细胞外间质（ECM）的沉积，其中一部分可开始表达 α- 平滑肌肌动蛋白（SMA），α-SMA 是 MF 表型的标志。活化的成纤维细胞和 MF 分泌更多的转化生长因子 -β（TGF-β），而收缩性增加了的 MFs 将通过整合素调节的机械化学通路促成潜在的 TGF-β 的活化。TGF-β 水平增加以及 EMC 聚集有助于先前完整的肾小管转化，继而产生了上皮细胞损伤的正向反馈环。AJ，黏着连接；EPI，上皮；FIBRO，成纤维细胞；L，管腔；TJ，紧密连接（经 Macmillan Publishers Ltd 允许后转载：Quaggin SE, Kapus A: Scar wars: mapping the fate of epithelial-mesenchymal-myofibroblast transition, *Kidney Int* 80:41-50, 2011.）

表 45.1　间质性肾炎的实验室检查

指标参数	结果
尿沉渣	红细胞，白细胞（嗜酸性粒细胞），白细胞管型
尿钠排泄分数	通常 >1%
近端小管缺陷	糖尿，尿重碳酸盐增多，高磷酸盐尿，氨基酸尿，近端小管 RTA
远端小管缺陷	高钾血症，钠盐消耗，远端小管酸中毒
髓质缺陷	钠盐消耗，尿浓缩障碍
RTA，肾小管酸中毒	

视黄醇结合蛋白）、增加的酶尿（N- 乙酰 -β-D- 氨基葡糖苷酶、丙氨酸氨基肽酶、和小肠碱性磷酸酶）有关。然而，由于其诊断和预测预后用途小，尿中低分

子蛋白和酶类的常规评估不被作为常规应用。高血压是 CIN 的另一常见临床表现，但在某些 CIN 患者进展至 ESRD 之前高血压可能并不明显。具有进展性的 CIN 者，肾脏超声影像没有明显的结构异常（如囊性肾病），而表现为萎缩、回声增强。不规则的肾脏轮廓和肾脏钙化可见于某些类型的 CIN。

临床过程和治疗

鉴于在许多 CIN 患者中观察到的肾功能缓慢丢失，治疗的总体考虑包括：治疗潜在的系统性疾病（结节病）、避免暴露于药物或毒物（止痛药、铅），或消除可以导致慢性间质损伤的情况（梗阻）。目前，在 CIN 中，对于伴随着肾功能损伤为结果的间质纤维化和瘢痕形成尚无干预治疗的方法。尽管确诊 CIN

需要肾活检，但在进展期 CKD 或肾衰竭患者中，肾活检可能作用有限。因此，大多数 CIN 的治疗为支持性治疗，在进展至 ESRD 的患者中开始肾脏替代治疗。对于铅暴露或结节病相关的肾间质损伤的特异性治疗将在后续部分讨论。

慢性间质性肾炎的各种病因

框 45.1 中所列的许多 CIN 的病因已经在本书的其他章节详细描述。本处将重点讨论原发性 CIN 的常见原因。在所有类型的 AIN 中都有进展至 ESRD 的报道。USRDS2011 年度报告指出，在美国有 1329 例（0.2%，2006—2010 年的总和）新发病例以及 685 例（0/1%，2009 年）患病病例的 ESRD 患者是归因于 AIN 的。USRDS 数据同时提示：在 1990 年，由 AIN 造成的 ESRD 的发病率和患病率都在稳步增加。ESRD 患者的发病平均年龄和患者平均年龄分别为 65 岁和 63 岁。由 CIN 造成的 ESRD 方面的观察结果与之相似，报道的病例主要为白种人（80%）。

止痛药性肾病

止痛药性肾病被认为是最常见的药物诱导的 CIN，尤其是在美国、欧洲和澳大利亚。这种状况与这些年来复合止痛制剂的过度应用有关。典型的受累患者都规律服用复合型止痛药（如阿司匹林、对乙酰氨基酚和扑热息痛），这些药物中也含有可待因或咖啡因。然而，在过去的几十年中，对于止痛药肾病与非处方复合型止痛药的慢性应用间的关系的认识使得这类产品在公众中的应用显著减少，同时这一疾病的发病率也随之减少。含对乙酰氨基酚的复合药物尤其与止痛药肾病相关。甚至在这些药物已经撤出市场后，仍有这些疾病的持续报道。其他复合型止痛药的相继撤市使得止痛药肾病在世界范围内的发病率进一步减低。在 2002 年，USRDS 年度报告指出：在美国，每年约有 180 例止痛药肾病造成的 ESRD 报告。

复合型止痛药的肾毒性为剂量依赖性，髓质损伤在病程的最初几年最为突出。早期为毛细血管和肾小管改变，然后出现间质损伤和纤维化，同时出现伴随钙化的肾乳头坏死（renal papillary necrosis，RPN）。RPN 在止痛药肾病中是特征性的，但并不是诊断性的，因为在其他肾脏疾病中也可出现 RPN，如糖尿病、镰状细胞病、肾结核和尿道梗阻。也有应用单一止痛药后发病的报道，如非甾体类消炎药或阿司匹林。肾毒性的机制仍不十分清楚。所服用的复方制剂或其代谢产物随着髓质渗透压阶梯而浓缩，可能的在髓质内的慢性的高浓度促使了早期的肾髓质损伤。除局部的高代谢物浓度外，髓质中相对薄弱的血供在启动和加重肾脏损伤中也起了重要的作用。

与许多形式的 CIN 一样，止痛药肾病的临床表现不具特异性且隐匿。典型的患者表现为无菌性脓尿、轻度蛋白尿和疾病缓慢进展。在肾病进展过程中，出现贫血和高血压。此种疾病在女性中报道较男性多，在众多研究所报告的病例中有 50%～80% 为女性。年龄范围为 30～70 岁，发病的高峰年龄为 50 岁出头。患者每日应用止痛药来治疗慢性疼痛状态，估计提示肾病会在止痛药累计达到 2～3 kg 时出现。鉴于过量的规律服药，常常有对于这些药物的心理依赖的报告。

由于患者可能不愿意完整报告止痛药使用的时间范围，以及早期症状和体征均不特异，止痛药肾病的诊断很难确定。临床医师常常根据病史、尿液检查和肾脏影像学综合辅助诊断这种情况。鉴于静脉肾盂造影的敏感性低和造影剂的使用，其未被证实有用。无静脉造影剂的计算机化断层显像（CT）扫描经常被用来评估这种状况下的肾脏结构（图 45.3）。许多 CT 扫描中的典型表现支持止痛药肾病的诊断，其中包括双侧肾脏容量减少、皮质瘢痕伴肾脏轮廓变形以及肾乳突损坏与钙化。这些典型的 CT 特征在其他类型的 CIN 中并不常见。评估 CT 扫描发现在止痛药肾病上的敏感性和特异性的研究结果并不一致。其变化性可能与各个研究的时间段不同、地域差异（欧洲和美国队列）以及复合止痛药不同有关。即便是在不能提供可靠的止痛药应用过量病史的患者中，非造影的 CT 扫描也被认为是一个可靠的诊断工具。

经典的止痛药肾病临床过程千变万化，主要依靠诊断时肾脏不可逆的瘢痕范围。如同多数毒物诱导的间质性疾病，在发生不可逆的纤维化前停止致病的药物是保存肾功能的关键。在许多止痛药肾病的报道都中描述了在停止应用止痛药后肾功能稳定或轻度进展。除 CKD 和 ESRD 外，止痛药肾病患者患胃炎和消化性溃疡的风险也增加，这也与止痛药的过度暴露有关。这些药物暴露也与日后发生尿道上皮肿瘤有关。虽然也有肾细胞癌和肉瘤的发生，但报道的泌尿道恶性肿瘤多为移行细胞癌。过度的止痛药应用还导致了心血管疾病风险的增加，尤其是缺血性心脏病和

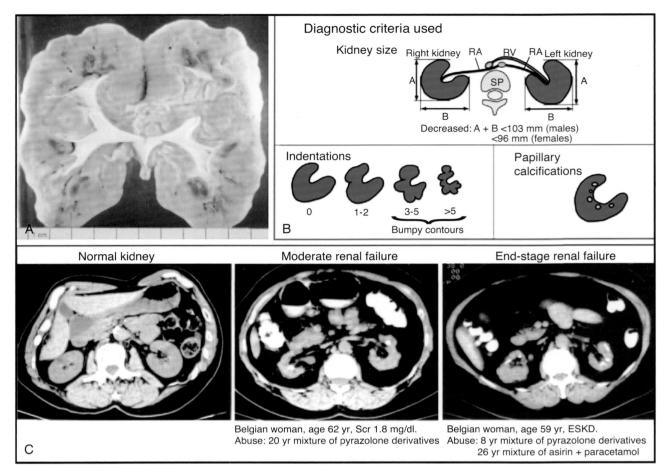

Figure 45.3 Analgesic nephropathy. A, Macroscopic kidney specimen from a patient who developed ESRD as result of analgesic nephropathy. B, Characteristic analgesic nephropathy features on CT scanning include reduced kidney size, irregular contours, and papillary calcifications. C, Noncontrast CT findings comparing a normal subject with two cases of analgesic nephropathy, with two distinct levels of reduced kidney function. (Reprinted by permission from the *Journal of the American Society of Nephrology*: De Broe ME, Elseviers MM: Over-the-counter analgesic use, *J Am Soc Nephr* 20:2098-2103, 2009.)（应版权方要求保留英文）

肾动脉狭窄。

慢性铅中毒肾病

　　暴露于高浓度的铅水平超过数年至数十年与被称为慢性铅中毒肾病的一种进展性 CIN 有关。多数这样的暴露为职业暴露，可见于生产或应用含铅的涂料、弹药、暖气管、电池、电线、釉彩、焊料和金属罐。此外，环境中的铅暴露还可发生在许多情况，如在饮水管路中应用铅管和铅焊接头、在铅污染的土地中种植农作物，或吞入了含铅的涂料碎片，或铅衬的汽车暖气管产生的气雾（"moonshine"）。在发达国家中，极少见到足以导致铅中毒肾病的铅暴露水平，其毒性已经被充分认识，结果使得来源于汽油、涂料和工业加重中的铅都已经被常规去除掉了。在没有高剂量的慢性暴露的情况下，慢性铅中毒肾病罕有报道。

　　由于观察到的慢性铅暴露早期病理学损害充斥着近曲小管内的由铅 - 蛋白络合物组成的核内包涵体，早期的铅导致的肾脏损害可能就源自近端再吸收继而在细胞内铅的聚集。早期的临床表现反映了近端小管功能障碍，包括高尿酸血症、氨基酸尿和糖尿（表 45.1）。由于肾脏疾病进展缓慢，受累患者典型表现为 CKD、高血压、高尿酸血症和痛风。然而，这些综合症状可能提示慢性尿酸性肾病或高血压肾硬化。伴随痛风石的慢性尿酸性肾病目前已经少见，而且一些研究提示一些曾经被诊断的病例实际上是与慢性铅暴露有关的。相反，高血压肾硬化通常与高尿酸血症和痛风无关。因此，表现为高血压、高尿酸血症和慢性肾脏病的患者应当考虑铅暴露的问题。

　　慢性铅中毒的诊断通常基于铅动员试验，通过给予乙二胺四乙酸（EDTA）后测量尿铅的排泄来完成。X 射线荧光分析也可用于明确骨铅的水平。然而，铅中毒肾病的诊断经常基于在高尿酸血症、高血压和符合 CIN 的慢性进展性肾病背景下的铅暴露史。铅中毒的治疗包括 EDTA 螯合治疗或口服二巯基丁二酸。鉴于 EDTA 治疗的相关副作用，螯合治疗应当慎重考虑，尤其是已经存在了明显的不可逆的肾脏纤维化时。

值得注意的是，近期的人群研究已经在总体人群中观察到了血铅水平的升高趋势，以及肌酐清除相关的反向趋势。然而，尚不清楚这些人群研究观察反映了铅中毒肾病的增加抑或是增加的肾脏疾病导致了铅滞留。但这些研究提示在发展中国家中的慢性低水平铅暴露可能导致额外的 CKD 风险。此外，一些研究已经显示螯合治疗可能延缓体内血铅总体水平超标患者的 CKD 进展。

马兜铃酸肾病

在一组服用包含来源于广防己（马兜铃酸）的植物肾毒素的中草药减肥项目中已有快速进展的纤维化性间质性肾炎报道。肾脏损伤特点为以皮质受累为突出的间质纤维化和肾小管萎缩。迄今为止，在已有上百例服用不含马兜铃酸的中药的病例被报道。其他来自亚洲的报告显示草药导致的肾脏损伤不少见。受累患者肾脏疾病的典型表现为进展性的、不可逆的，即便停止毒物暴露也是如此，许多患者在发病 1 年内需要透析治疗或肾脏移植。

在动物模型中，经过每天的慢性暴露，假定的肾脏毒素即马兜铃酸可导致小管间质纤维化。然而，马兜铃酸诱导肾脏毒性的机制尚未能被清楚地描述。对于一些患者暴露于毒性草药却未发生肾脏疾病的观察结果更加提示患者对于肾脏损伤的易感性的多样性。女性可能对于此类疾病风险更高。此外，草药制品的变化可能显著改变在批量制备时的毒物浓度。动物模型的研究显示毒物暴露同时合并发生的肾血管收缩才可能出现典型的进展性肾病。细胞异型和尿道细胞恶性肿瘤的经常关联在动物模型和受累患者中都已经被报道。在泌尿生殖肿瘤中发现了马兜铃内酰胺 DNA 加合物和肿瘤抑制因子 P53 基因突变提示在尿道上皮转化中这些因素起到了一定作用。由于许多受累患者接受了肾移植及免疫抑制治疗，鉴于此类药物与尿路上皮肿瘤的关系，常规监测尿细胞学被作为常规推荐。

巴尔干肾病

巴尔干肾病是在保加利亚、罗马尼亚、塞尔维亚、克罗地亚、波斯尼亚和塞黑哥维那地区的地方性 CIN。其最常见于多瑙河流域，几乎仅在农民中报告。尽管此类疾病病因学仍未被阐明，但许多环境毒素（植物肾毒素、真菌毒素、微量金属和芳香烃）都被探究过。家庭聚集性的趋势还提示基因变量可能在疾病的易感性中起到了一定的作用，近期的许多研究提示该类疾病是易感个体慢性暴露于马兜铃酸后所诱发的。由于马兜铃属植物在农作物区生长广泛，在污染地区收获小麦等农作物时可能将马兜铃酸带入当地的食品供给中，使得人群暴露于肾毒素下。如同许多形式的 CIN，巴尔干肾病是一种缓慢的进展性肾脏疾病，患者在血和尿中显示出小管功能失调的证据。经典表现在患者 40 岁后可见，很少见小于 20 岁的患者。患者通常表现为：血压正常，超声检查中肾脏大小正常或轻度缩小。肾脏病理损伤典型表现为突出的肾皮质纤维化和肾小管萎缩。对于巴尔干肾病尚无诊断性检查，且目前无特异性治疗或预防策略。

巴尔干肾病和马兜铃酸肾病的临床过程和受累人群都已经十分清晰，这两种疾病有着许多相似之处。这两种疾病都与马兜铃酸暴露有关，在病理上都存在突出的肾皮质病变，都与尿路上皮肿瘤有关。在巴尔干肾病患者中，各个研究报道的肿瘤发病率范围宽泛，从 2% 到 47%。近期的一项研究中从来自巴尔干肾病患者的肾脏和泌尿道上皮肿瘤组织中鉴定出了马兜铃酸 DNA 加合物以及 P53 基因变异，这两个特点都是在实验模型和马兜铃酸肾病患者中的马兜铃酸诱导的肿瘤特征。这些观察结果进一步暗示了马兜铃酸在巴尔干肾病发病机制中的作用。

结节病

结节病中最常见的肾脏表现是通过调节钙代谢紊乱而导致的高钙血症和高尿钙症，偶尔表现为肾结石。尽管间质性疾病在结节病中相对常见（15%~30%），有时表现为非干酪性肉芽肿形成，尸检显示其对于导致临床显著肾功能紊乱的间质异常来讲并不常见。此外，在没有肾外器官受累的结节病中并不常见间质疾病。尽管多数伴随肾功能受损的患者对糖皮质激素反应良好，但由于肾间质炎症和纤维化，肾功能的恢复常常不完全。对于激素治疗 1 年后更能保持持续反应的这类患者，高钙血症常常伴随出现。据报道，在激素减量期间肾功能受损可反复常见，但很少进展至 ESRD。

Sjören 综合征

　　Sjören 综合征是一种以淋巴细胞和浆细胞在唾液腺、腮腺和泪腺浸润为特征的疾病，可导致器官进行性功能障碍和干燥综合征。其他器官受累也常常被报道，包括肾脏。循环抗体（抗 Ro 和抗 La）阳性与 Sjören 综合征有关，其存在支持该病的诊断。肾脏受累在一些病例报告中可达到受累患者的 67%。活检中可见到的肾脏损害包括突出的肾间质细胞浸润，可侵入并破坏肾小管。有报道皮质肉芽肿形成，这可能提示结节病或肾小管间质肾炎合并葡萄膜炎（TINU）综合征。但是，这些其他的情况与干燥综合征无关。在 Sjören 综合征的疾病慢性阶段，肾小管萎缩和间质纤维化更加明显，患者可能表现出小管功能障碍导致的生化紊乱。与结节病治疗类似，患者通常对于糖皮质激素有反应。尽管少见，但存在 ESRD 发生的报道。

参考文献

Becker JL, Miller F, Nuovo GJ, et al: Epstein-Barr virus infection of renal proximal tubule cells: possible role in chronic interstitial nephritis, J Clin Invest 104:1673-1681, 1999.

Brause M, Magnusson K, Degenhardt S, et al: Renal involvement in sarcoidosis—a report of 6 cases, Clin Nephrol 57:142-148, 2002.

De Broe ME, Elseviers MM: Over-the-counter analgesic use, J Am Soc Nephrol 20:2098-2103, 2009.

Ekong EB, Jaar BG, Weaver VM: Lead-related nephrotoxicity: a review of the epidemiologic evidence, Kidney Int 70:2074-2080, 2006.

Evans M, Elinder C- G: Chronic renal failure from lead: myth or evidence- based fact? Kidney Int 79:272-279, 2011.

Grollman AP, Shibutani S, Moriya M, et al: Aristolochic acid and the etiology of endemic (Balkan) nephropathy, Proc Natl Acad Sci USA 104:12129-12134, 2007.

Henrich WL, Clark RL, Kelly JP, et al: Non-contrast-enhanced comput-erized tomography and analgesic-related kidney disease: report of the national analgesic nephropathy study, J Am Soc Nephrol 17:1472, 2006.

Humphreys BD, Lin SL, Kobayashi A, et al: Fate tracing reveals the peri-cyte and not epithelial origin of myofibroblasts in kidney fibrosis, Am J Pathol 176:85-97, 2010.

Jelaković B, Karanović, Vuković-Lela I, et al: Aristolacam-DNA adducts are a biomarker of environmental exposure to aristolochic acid, Kid- ney Int 81:559-567, 2012.

Kim R, Rotnitsky A, Sparrow D, et al: A longitudinal study of low-level lead exposure and impairment of renal function. The Normative Aging Study, JAMA 275:1177-1181, 1996.

Kritz W, Kaissling B, Le Hir M: Epithelial-mesenchymal transition (EMT) is kidney fibrosis: fact or fantasy? J Clin Invest 121:468-474, 2011.

Lin JL, Lin-Tan DT, Hsu KU, et al: Environmental lead exposure and progression of chronic renal diseases in patients without diabetes, N Engl J Med 348:277-286, 2003.

Mahévas M, Lescure FX, Boffa JJ, et al: Renal sarcoidosis: clinical, labo-ratory, and histologic presentation and outcome in 47 patients, Medi-cine (Baltimore) 88:98-106, 2009.

Meyers CM: New insights into the pathogenesis of interstitial nephritis, Curr Opin Nephrol Hypertens 8:287-292, 1999.

Muntner P, He J, Vupputuri S, et al: Blood lead and chronic kidney dis- ease in the general United States population: Results from NHANES III, Kidney Int 63:1044-1050, 2003.

Nortier JL, Martinex M-C, Schmeiser HH, et al: Urothelial carcinoma associated with the use of a Chinese herb (Aristolochia fangchi), N Engl J Med 342:1686-1692, 2000.

Quaggin SE, Kapus A: Scar wars: mapping the fate of epithelial-mesenchymal-myofibroblast transition, Kidney Int 80:41-50, 2011.

Rossert J: Drug-induced interstitial nephritis, Kidney Int 60:804-817, 2001. Strutz F, Okada H, Lo CS, et al: Identification and characterization of a fibroblast marker: FSP1, J Cell Biol 130:393-405, 1995.

梗阻性肾病

46

Richard W. Sutherland 著

王　颖　吴海婷　马　杰　译校

泌尿道梗阻可以发生在集合管至尿道口的任何部位。集合管结晶、结石、肿瘤和管腔狭窄可导致梗阻。无论梗阻原因为何最终的结果是一样的，那就是集合系统升高的静水压会传导至包曼囊腔，从而降低肾小球滤过率（GFR）。如果这一过程没有逆转，会启动一系列级联反应最终导致肾脏瘢痕形成及肾功能下降。肾功能下降和集合系统生理结构损伤程度取决于梗阻持续的时间和梗阻的完全程度。肾功能的下降包括 GFR 的下降和小管功能障碍。尽管两者对维持正常的肾功能都非常重要，但 GFR 贡献更大。在非梗阻性肾病中，肾小球滤过功能降低也会影响肾小管功能。肾小球滤过对于提供底物（如 Na^+ 离子）以维持小管功能是非常必要的。在长期梗阻的肾脏，小球和小管功能都受损。

单侧输尿管梗阻

因为梗阻后对肾脏结构产生的影响不同，单侧和双侧输尿管梗阻历来是被分开讨论的。在梗阻后的最初几小时，两者区别在于肾小球血流量和输尿管压力。单侧梗阻（unilateral ureteral obstruction，UUO）时血流量和输尿管压力表现为三相变化，而双侧梗阻（bilateral ureteral obstruction，BUO）仅可以见到两相变化。UUO 中（图 46.1），管腔内静水压最初是升高的。同时由于入球小动脉的扩张增加肾小球毛细血管压，使 GFR 得以维持。前列腺素 E_2（prostaglandin E_2，PGE_2）和一氧化氮（nitrous oxide，NO）被认为是入球小动脉扩张的介质。研究发现，PGE_2 和 NO 抑制药可以减少肾血流和 GFR 的增加。促使 PGE_2 和 NO 产生的具体机制了解不多，但是可能与流经致密斑的 Na^+ 减少有关。这种 GFR 和管腔内压力的增加为第一相变化。

UUO 的第二相变化始于肾小球血流量的下降。在梗阻后的 12～24 h，入球小动脉从扩张转变至收缩。第一相时便出现的肾素血管紧张素系统的激活成

为影响 GRF 最主要的因素，因此出球小动脉和部分入球小动脉血管收缩超过了 PGE_2 和 NO 的血管扩张作用。研究资料表明给予血管紧张素转化酶（ACE）抑制药可以减轻血管收缩和 GFR 的下降。血栓素 A2 和内皮素在 UUO 可减少肾小球血流量。UUO 第二相的变化是静水压的持续升高甚至伴有 GFR 下降。

UUO 的第三相也是最后一相变化以管腔内静水压及肾血流量下降为标志。除非梗阻得以解除，小球血流量和管腔内的压力持续低于基础值。对肾脏造成的永久性损害绝大多数都是在这一相产生的。能否回到基线功能由梗阻持续时间和严重程度决定。动物模型中完全梗阻 24 h 可以使 GFR 下降达 50%。

双侧输尿管梗阻

UUO 和 BUO 主要的区别是维持 GFR 的出球小动脉持续收缩。BUO 梗阻后管腔内压力持续升高超过 24 h，而 UUO 梗阻后 6 h 压力即开始下降。在 BUO 而不是 UUO 有额外的血管活性物质积聚，导致入球小动脉扩张及出球小动脉收缩。心房利钠肽（ANP）是其中主要的物质，它在容量负荷过重情况下产生，增加尿液排出。由于入球小动脉扩张和出球小动脉收缩使得 GFR 升高并产生利尿作用。

有一些血管活性物质在 UUO 和 BUO 都能影响肾脏。血管扩张药 PGE_2 和 NO 也有作用，当抑制其产生时会放大梗阻引起的 GFR 升高。说明虽然 ANP 使入球小动脉扩张，但 PGE_2 和 NO 可以加强这一作用。与对照组相比，抑制 TXA-2 和血管紧张素 Ⅱ 的产生能够减少梗阻后利尿效应，使维持 GFR 和保护肾单位功能的血管收缩物质量减至最少。

肾小管功能异常

梗阻后小管功能的障碍主要由于 GRF 的下降而不是因为静水压对小管细胞的直接损伤。钠、钾、水

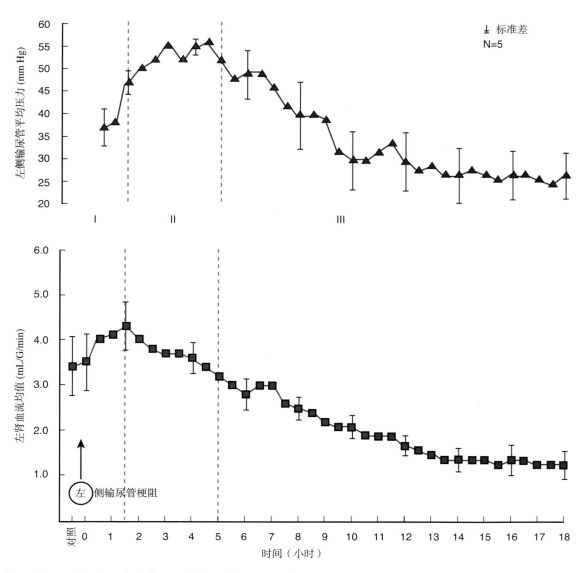

图46.1 输尿管梗阻时肾脏阻力变化。左侧输尿管梗阻后左侧输尿管管腔内压力与左肾血流关系的三相变化。(Moody TE, Vaughn ED Jr, Gillenwater JY: Relationship between renal blood flow and ureteral pressure during 18 hours of total unilateral uretheral occlusion: implications for changing sites of increased renal resistance, *Invest Urol* 13:246-251, 1975.)

及酸钾平衡都会改变。GFR 下降引起了一系列由血管活性物质、细胞因子和缺血等介导的代偿性变化，但是这些变化并不能完全代偿。这些变化包括滤过量、滤过液构成、小管转运蛋白和小管血流量的变化。

钠的重吸收

梗阻对钠重吸收的影响贯穿整个肾单位。管腔侧膜 Na^+/H^+ 交换子（NHE3，Na^+/H^+ exchanger）、$Na^+K^+/2Cl^-$ 共转运子（$Na^+K^+2Cl^-$ cotransporter，NKCC2）以及基底膜侧 Na^+/K^+ATP 酶泵在梗阻的肾脏被抑制。肾单位不同部位的细胞实验支持上述结论。近端小管，

可以见到 NHE3 活性下降。亨氏襻则出现 Na^+K^+ATP 酶活性下降。髓袢升支粗段的细胞实验发现有 NKCC2 共转运子活性下降。Na^+ 的重吸收需要从管腔内进入细胞内。这一过程类似呋塞米作用，支持为阻碍 NKCC2 转运子的结果。在集合管髓质部位，Na^+/H^+ 交换子能量消耗减少且 NHE3 表达也减少。这些转运过程多数是耗能的，依赖 ATP。尽管由于缺血导致可利用的 ATP 数量减少，但是 ATP 的产生 / 供应在 Na^+ 转运中并非限速步骤。

导致受体缺失和酶活性下降的真正诱因所知甚少。可能原因包括滤过减少、促尿钠排泄物质减少以

及小管静水压的直接作用。GFR 下降减少滤过以及运送至细胞的钠。Na^+ 的减少可以下调其受体及转运蛋白，并且管腔内 Na^+ 减少使电位梯度下降，抑制了 Na^+ 进入梗阻的髓袢升支粗段细胞，导致乌本苷敏感的 ATP 酶减少。总之，运送至细胞的 Na^+ 减少可以从转录或转录后水平下调 Na^+K^+ATP 酶。缺血可能也发挥了一定作用。

PGE₂ 水平变化是梗阻的结果，影响 Na^+ 的重吸收。梗阻后由于 COX-2 产生增加促使 PGE_2 释放。抑制 COX-2 使 NKCC2 活性及 Na^+K^+ATP 酶下降减少，提示 PGE_2 对抑制 Na^+ 重吸收有作用。

由于容量扩张，BUO 的 Na^+ 重吸收与 UUO 不同。此外由于 ANP 参与及醛固酮生产减少使小管 Na^+ 重吸收减少。UUO 中 Na^+ 平衡破坏很大程度上是由于 ANP 的放大作用，后者可以抑制肾素的释放，最终减少血管紧张素 II 的产生。ANP 还能直接减少集合管 Na^+ 的重吸收，也能抑制血管紧张素对 Na^+ 重吸收的作用，净效应为利尿及尿钠排泄增多。

尿液浓缩

梗阻会影响正常的尿液浓缩功能。伴随 GFR 下降，可用于在髓质建立渗透压梯度的 Na^+ 减少。与 Na^+ 重吸收障碍一样，管腔侧及基底膜侧膜蛋白、NKCC2 共转运子及 Na^+K^+ATP 酶减少。这些变化阻止了 Na^+ 从管腔内转运至髓质，而这对于产生髓质梯度的逆流倍增系统非常关键。升支粗段不能重吸收 Na^+，远曲小管不能稀释小管液，维持梯度所需的溶质都被排出。在梗阻肾的集合管，管腔侧膜的 AQP-2 减少使抗利尿激素（antidiuretic hormone，ADH）增加水通透性的作用被抑制。一些研究表明这是 c-AMP 后缺陷。AQP-2 转录下降以及磷酸化（对将 AQP-2 囊泡整合至管腔侧膜非常必要）减少是其原因。最后，基底膜侧也发现有 AQP-3 和 AOP-4 减少。梗阻解除后，浓缩功能的恢复与管腔侧膜 AQP-2 通道恢复水平平行。

尿素再循环是肾单位增加尿液浓缩梯度的另一途径。滤过液中的尿素被动通过集合管的内髓质部进入间质内，在直小血管及亨氏襻细段被重吸收。通过尿素的再循环使髓质最大的渗透压梯度得以建立。尿素在集合管的通透性是由尿素转运子（urea transporter，UT）-A1 和 UT-A3 受体调节的。ADH 增加尿素通透性，便于其进入间质内。ADH 通过调节 UT-B 受体促进直小血管重吸收尿素。梗阻的肾脏、尿素转运子 UT-A1、UT-A3，以及 UT-B 的表达下降。这些转运子的减少通过干扰尿素再循环以及增加尿素排出减少髓质梯度的建立，影响尿液浓缩。

钾

梗阻对 K^+ 的变化没有直接影响。最初 K^+ 代谢紊乱是 Na^+，H^+ 代谢紊乱及 GFR 下降的结果。梗阻发生后，Na^+ 的重吸收减少（Na^+ 通道减少）以及运送至远端小管的 Na^+ 减少（GFR 下降）。管腔内 K^+ 增加的结果是 K^+ 排泌减少。在梗阻的低流量状态，集合管尿钾浓度升高导致管腔内与细胞质的浓度梯度下降。结果是导致 K^+ 向管腔内流动减少，最终导致高钾血症。

酸化功能

尿路梗阻引起的代谢性酸中毒是远端（1 型）肾小管酸中毒合并高钾血症（renal tubular acidosis，RTA）的一种，也叫"电压依赖"RTA。其特征为远端小管 H^+ 和 K^+ 排泌障碍。Na^+ 通道缺陷在此类酸中毒中起主要作用。在梗阻的肾脏，远端小管 Na^+ 重吸收减少使尿液酸化功能受损。小管细胞基底膜侧 Na^+/K^+ATP 酶功能障碍影响 Na^+ 从集合管腔内的清除。阳离子重吸收减少的结果是使顺电位梯度被动排泌至管腔内的 H^+ 减少，从而发生"电压依赖型酸中毒"。Na^+/K^+ATP 酶功能障碍和 Na^+ 重吸收减少同时也导致高钾血症发生。集合管 H^+/ATP 酶表达下降也是代谢性酸中毒原因之一。尽管 H^+/ATP 酶转运子功能障碍是经典的远端 RTA 发生的关键，但并不能完全解释高钾型远端 RTA。在梗阻早期尿液能够被酸化说明质子泵未受损。电压依赖 RTA 和 4 型 RTA 存在一些相同之处。H^+ 排泌障碍都不是这两种类型酸中毒的主要原因。低醛固酮是 4 型 RTA K^+ 排泌障碍和高钾血症的原因。

纤维化

梗阻持续的结果是导致小管间质纤维化。纤维化活化的途径与其他疾病导致纤维化的途径没有差异。正常肾脏的稳态失衡导致细胞外基质（extracellular matrix，ECM）堆积过多进而发生小管间质纤维化，晚期则导致肾小球和血管硬化。

梗阻性肾病能产生组织金属蛋白酶抑制剂（tissue inhibitors of metalloproteinases，TIMPS），降

低金属蛋白酶（metalloproteinases，MMPS）活性。MMPS 减少使正常的 ECM 产生和清除的平衡向 EMC 增加方向移动。在细胞水平，成纤维细胞和肌成纤维细胞数量增加。浸润的巨噬细胞和成纤维细胞对损伤释放的细胞因子产生反应并刺激生长因子如 TGF-β，白细胞介素（interleukin，IL）-2 及 IL-6 产生。小管上皮细胞和内皮细胞转化为间质细胞，失去原有的上皮和内皮表型。这种上皮 - 间质转化（epithelial-mesenchymal transition，EMT）以及内皮间质转化（endothelialmesenchymal transition，EndMT）产生更多的成纤维细胞，利于胶原沉积。梗阻促使血管紧张素 Ⅱ 增多，刺激 TGF-β 表达，促进纤维化；并且由于血管紧张素 Ⅱ 影响，生长因子、细胞因子以及促进细胞生长和纤维化的血管活性物质如 TNF-α、NF-κB、血小板源性生长因子（platelet-derived growth factor，PDGF）、血管细胞黏附分子 -1（vascular cell adhesion molecule-1，VCAM-1）以及基础的成纤维细胞生长因子（basic fibroblast growth factor，bFGF）表达上调。使用 ACE 抑制药可减少纤维化还仅是假设。目前还没有明确证据表明阻止这些病理途径能够减少肾脏纤维化。

细胞凋亡

细胞凋亡是细胞的程序性死亡，是肾脏及机体其他脏器的正常生理过程。梗阻后，细胞内外信号传导通路作用使细胞凋亡增加。梗阻导致的外源性激活是由组织水平 TNF-α 增加并结合到其受体 TNFR1 所致。TNF 与 TNFR1 复合物再与细胞死亡区（TRADD）结合，激活凋亡程序导致细胞死亡。内源性的激活则是氧化应激的结果，导致细胞内受损的细胞器释放出其内的物质。线粒体释放的细胞色素 C 能促进细胞凋亡，在肾脏也有作用。内质网应激上调凋亡的 c-JUN NH2 终端激酶，增加炎症及其后续的纤维化。外源性和内源性通路通过凋亡酶效应器持续促进凋亡，后者裂解细胞核以产生凋亡小体。凋亡酶一共有 12 种，梗阻的肾脏组织内发现有 3、8、12 三种。

梗阻后利尿

梗阻后利尿是长期双侧尿路梗阻患者的正常生理表现。尿量与梗阻期间容量负荷、尿素水平和电解质紊乱程度有关。梗阻后利尿并没有对尿量的具体定义，但是 250 ml/h 常见，750 ml/h 也可见到。

有一些原因导致这种生理性的利尿。在梗阻解除前，Na$^+$ 转运子减少，不能重吸收 Na$^+$，从而减少了尿液浓缩所必需的渗透压梯度。在远端小管，水通道蛋白下调及活性下降促进水排出。前负荷增加使心脏心房牵张感受器激活释放 ANP，进一步增加尿量。

梗阻后利尿的初始治疗是不限水。对于术后不能饮水的患者，大约 75% 的尿量由 0.45%（1/2 正常）盐水补充。根据患者的尿量及病情，每 12 小时测尿渗透压、血渗透压及血电解质水平，据此决定此后的静脉补液情况。梗阻解除后的利尿是由于积极的补液以弥补排出的容量导致的医源性利尿，而不是肾脏病理改变的结果。

梗阻后病理改变会引起利尿。持续排出稀释尿液可导致严重脱水。初始治疗与梗阻后生理性利尿一样：补充水与电解质，严密监测血及电解质。严重病例甚至需要 4~6 h 复查血生化，直至通过饮食、补液及补充电解质后病情才可以平稳。

梗阻的病因

梗阻的病因见框 46.1。

肾结石

肾结石可导致从漏斗部至尿道口任何部位的内部梗阻。结石导致的梗阻可发生在输尿管的 3 处狭窄部位：①肾盂输尿管结合部（ureteropelvic junction，UPJ）；②跨髂血管的输尿管部；③输尿管膀胱结合部（ureterovesicular junction，UVJ）。膀胱结石可在膀胱三角区导致尿道梗阻。罕见情况下，尿道结石（通常由之前的结构性疾病或者手术重建所致）可致尿道及尿道口梗阻。结石梗阻的治疗与部位及疾病严重程度有关。漏斗部狭窄的肾盏结石可引起疼痛和感染，但不会导致梗阻性肾病。漏斗部深至肾实质使开腹手术操作困难。可考虑内镜肾盏激光消融术，通过去除肾盏使其功能丧失，避免以后再发生梗阻、感染及肾绞痛。

小的钙化灶一旦进入肾盂易发展至大的结石。肾盂结石是体外冲击波碎石术（extracorporeal shock wave lithotripsy，ESWL）的指征。肾脏位于腹膜后，远离其他重要结构及肠气，所以冲击波可以穿透肾脏，击碎结石。ESWL 是小的无症状结石的最佳治疗选择。大的结石需要长时间以及重复的治疗，可能损

框 46.1　尿路梗阻的原因

内源性梗阻

肾单位
1. 尿酸晶体 / 结石
2. 脱落的肾乳头
3. 肉眼血尿伴血凝块

肾盂
1. 恶性肿瘤，原发 / 转移
2. 肾囊肿
3. 输尿管肾盂结合部（UPJ）狭窄

输尿管
1. 输尿管狭窄
2. 输尿管结石
3. 输尿管蠕动抑制（如巨输尿管或梨状腹综合征）
4. 输尿管疝
5. 异位输尿管

膀胱
1. 神经源性（如脊柱裂、糖尿病）
2. 恶性肿瘤，移行细胞癌
3. 纤维化（如放射性、慢性炎症）

尿道
1. 后尿道瓣膜
2. 良性前列腺增生
3. 恶性肿瘤
4. 狭窄
5. 前列腺脓肿
6. 包茎

外源性梗阻

肾盂
1. 肾盂周围囊肿
2. 肿瘤，肾脏原发或转移
3. 外伤

输尿管
1. 跨血管 UPJ
2. 腔静脉后输尿管
3. 肿瘤（盆腔恶性肿瘤）
4. 腹膜后纤维化
5. 妊娠
6. 子宫内膜异位症
7. 卵巢静脉血栓

膀胱
膀胱颈收缩（手术史，恶性肿瘤）

伤周围实质。这种情况下经皮肾碎石术（percutaneous nephrolithotripsy，PCNL）或输尿管镜可能更佳。

输尿管镜在部分患者效果很好（成功率超过 85%）。在治疗的同时可以直观检查输尿管和肾盂。这可以确保除外有无导致患者易患结石的病理性结构存在。解剖结构异常使输尿管镜检查困难，需要直接经皮肾造瘘（percutaneous nephrostomy，PCN）管检查。经由 PCN 进入肾脏后则可以通过激光或超声波探头进行 PCNL。对于较大的（直径超过 2 cm）或较硬的石头，PCN 由于能够使用作用更强的器械且视野更佳，故为更好的选择。

尽管 ESWL 对肾结石有效，但是对于输尿管中段结石成功率低。ESWL 需要通过组织使压力波集中以打碎结石。邻近的肠道积气阻碍了冲击波传导至结石。输尿管镜是大多数中段及下段输尿管结石的治疗选择。逆行入路是更佳的选择，但是通过肾盂下行至

输尿管也是方法之一。

狭窄

尿路狭窄提示之前发生过创伤、感染或是系统性疾病。部位可以从 UPJ 至尿道口。狭窄部位行球囊扩张及全层切开是不错的选择。对于短的孤立性狭窄，长期成功率可达 85%～90%。术后临时支架有助于引流及减少酸性尿外渗，后者可以影响修复导致再狭窄。结核、感染或恶性肿瘤导致的输尿管或尿道的广泛狭窄可能需要开放性手术切除病变部位以及再吻合。

恶性肿瘤

导致尿路外压性梗阻的恶性肿瘤非常多，但是能引起内部梗阻的非常少。最常见引起内部梗阻的恶性肿瘤是来源于泌尿系黏膜上皮细胞的移行细胞癌（transitional cell carcinoma，TCC）。这是一种易碎的、分叶状有蒂肿瘤，主要见于有吸烟史的老年人。梗阻的治疗取决于肿瘤的位置；位于肾盂的可以用输尿管支架。TCC 也可以在 UVJ 产生梗阻。治疗包括尝试膀胱镜局部切除或入口去顶术。如果膀胱镜下无法切除，可放置临时支架或肾造瘘管，直至通过输尿管再植及膀胱切除术实现手术重建。

肿瘤导致的输尿管外压性狭窄时常发生。最常见的主要是女性盆腔肿瘤。邻近输尿管处沿主动脉或下腔静脉分布的腹膜后肿大淋巴结也能导致梗阻。肿瘤可以直接侵及输尿管壁导致管腔梗阻。起始治疗建议支架置入。大的盆腔肿物可以破坏正常的膀胱及输尿管口解剖结构。这种情况下，可以先放置 PCN 管，以后再逆行置入支架。

良性前列腺增生 / 前列腺癌

增大的前列腺不是由于尿道的固定梗阻而是通过膀胱功能失代偿及功能不全产生尿路梗阻。相对缓慢及逐渐增大的前列腺可能由于良性或恶性原因导致。增大的前列腺组织产生部分梗阻增加患者的膀胱排尿压。排尿压的慢性增加对膀胱平滑肌产生静水压，导致膀胱肌纤维肥大。成纤维细胞和平滑肌细胞增加导致膀胱壁小梁形成，最终导致膀胱壁功能下降。肌肉张力的消失最终导致膀胱功能障碍，产生尿液潴留。所以是这种膀胱功能下降产生了功能性的梗阻及尿路疾病。慢性升高的膀胱静息压超过 40 cmH$_2$O 也能通过影响输尿管蠕动产生梗阻性尿路疾病。

有症状的良性前列腺增生（benign prostatic hyperplasia，BPH）初始治疗是使用 α 受体阻滞药（坦索罗欣，特拉唑嗪），减少前列腺平滑肌张力。其作用可增加尿道管腔直径以及使排尿压下降。磷酸二酯酶（Phosphodiesterase，PD-5）抑制药是另外一类影响平滑肌的药物，可以改善排尿困难症状。联合 PD-5 抑制药和 α 受体阻滞药可以更好地缓解症状，强于单药治疗。如果药物治疗改善不完全，经尿道前列腺切除、开放性手术切除以及间歇性清洁导尿（clean intermittent catheterization，CIC）也是可选方法。

神经源性膀胱

神经源性膀胱患者需要密切监测是否有新出现的尿路梗阻。这是在 20 世纪 70 年代 CIC 被广泛接受前成人神经源性膀胱患者中发病率最高的尿路疾病。脊柱外伤及脊髓脊膜膨出分别是成人及儿童神经源性膀胱患者最常见的病因。正常成人排尿反射使膀胱收缩时尿道括约肌松弛。神经源性膀胱患者这种协同反射消失导致膀胱收缩时括约肌也收缩，即逼尿肌括约肌协同失调（detrusor sphincter dysenergia，DSD）。高的排尿压使患者处于类似 BPH 时膀胱功能退化及上尿路损伤的风险（图 46.2 和图 46.3）中。慢性升高的膀胱压是更明显的危险因素。膀胱已经充盈至最大的安全容量但是患者并未意识到还在持续产生的尿液。随着容量的增加，恒定的膀胱静息压随之上升。对于膀胱小容量低且有尿道括约肌缩紧的患者，慢性

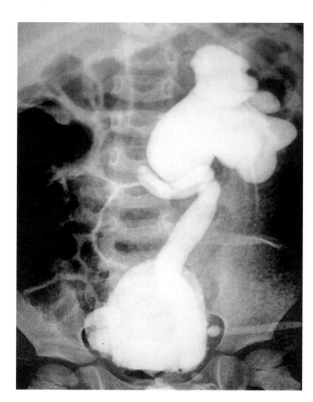

图 46.3　神经源性膀胱排尿膀胱尿道造影（voiding cystourethrogram，VCUG）。静息压高及排尿障碍导致膀胱小梁、小房形成，伴继发性 5 级反流

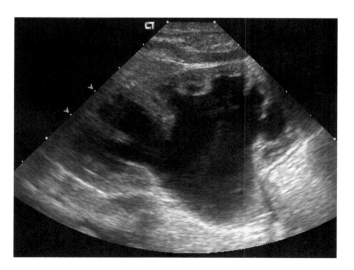

图 46.2　神经源性膀胱患者膀胱静息压超过 40 cmH₂O，胎儿泌尿协会（Society of Fetal Urology，SFU）Ⅳ级肾积水，伴或不伴膀胱输尿管反流

升高的静息压超过 40 cmH$_2$O 时 GFR 下降风险增加。治疗在于减低膀胱内静息压。这可以通过抗胆碱能药物、CIC、尿道扩张或手术重建实现。失禁改道，例如回肠膀胱或经皮输尿管造口术也是选择之一。许多患者倾向选择可控性尿道重建，间断经尿道或经皮造口处留置尿管，例如 Mitrofanoff 或 Indiana 尿囊。输尿管肾盂积水通常在不可逆的尿路疾病发生前出现。对于没有尿路感染或肾积水的泌尿科患者应该每年行肾脏超声筛查。

成人患者的先天异常

成人可以出现集合系统先天异常。UPJ 和 UVJ 异常、异位输尿管以及后尿道瓣膜都可以见到。处理取决于特异的表现和症状。出现疼痛、感染或者肾功能下降者需要手术修复。干预措施可以是内镜、腹腔镜或者开放性手术矫正。偶然发现的无症状的异常结构并非都需要治疗。成人患者有一些解剖结构异常可以导致泌尿系梗阻。UPJ 通常在有结石或尿潴留继发感染时被发现。既往被认为与胃肠道疾病有关的慢性间断腰痛可能也是其常见表现。治疗结石以及感染可

以改善症状，但是反复的结石形成或感染常见。球囊扩张的同时使用特殊设计的 Accuise 球囊切除狭窄部位在经过选择的 UPJ 患者成功率接近 85%。如果 UPJ 发育不良的部分长则 Accuise 球囊失败率高。开放性手术或腔镜肾盂成型术是重建的不错选择，成功率接近 95% ~ 97%。UPJ 狭窄的无症状尿路积水患者、仅有肾功能下降的患者需要干预。是否存在功能障碍需要呋塞米核显像检测肾功能不全是否由梗阻所致。在配合的成人患者，在试验的呋塞米相可能因为尿流量高再次出现疼痛。少数出现间断疼痛的可疑患者，可以放置跨过可能的梗阻部位的双 J 管以观察疼痛是否解除。

儿童患者的先天异常

儿童患者的先天梗阻发生在泌尿系全程。最常见的部位是 UPJ、UVJ 及后尿道瓣膜。先天异常导致的产前梗阻可以对尿道及肾功能造成明显损伤。幸运的是大多数产前肾积水的儿童，产后第一年尿道的发育可以纠正先天异常，正常的泌尿系得以继续发育。产前先天异常的诊治目标是识别如果不处理异常会持续进展的 10% ~ 30% 的患者。

高达 80% 的 UPJ 部分梗阻患者能够自行修复而不影响肾功能。严重的肾积水并且有实质变薄的患者如果肾功能与未受累的对侧相当则可以密切监测。70%UVJ 梗阻导致的巨输尿管（图 46.4）未经干预可自行恢复。肾积水并不意味着梗阻。

有症状的 UPJ 梗阻幼儿患者，肾盂成形术仍然是最佳的手术方案。成功率可达 95% ~ 97%。腹腔镜

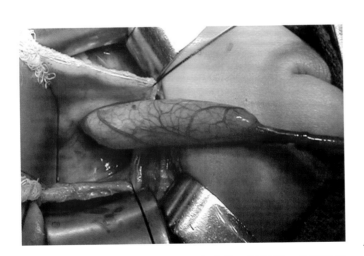

图 46.4　术中巨输尿管重建。患者膀胱已经切开。扩张的输尿管进入切开的膀胱中。远端狭窄的输尿管在右边，近端健康但是扩张且满布血管的输尿管在左侧

肾盂成形术是一项极好的技术，但是不适用于小于 1 岁的患者，因为这些患者的手术失败率稍高。

妊娠

肾盂积水在妊娠中很常见，通常也非病理性。由于对异常扩张的界定不同，肾盂积水在妊娠妇女中的发生率为 40% ~ 100%。扩张可以持续至产后 6 周，也非病理性。导致妊娠期输尿管积水的机制有两种：输尿管受压和激素导致平滑肌松弛。孕 20 周，妊娠子宫增大到足够的体积，到骨盆边缘压迫输尿管产生部分机械性梗阻。由于子宫位置的关系，右侧更容易扩张。10% ~ 15% 的女性在妊娠的最初三个月出现肾盂积水。妊娠期的激素包括雌激素、孕酮，可以使输尿管平滑肌松弛，也能导致输尿管积水。输尿管积水通常在产前常规超声检查中被发现。即使是中度的输尿管积水也没必要随诊，除非患者出现症状。

严重外压性或结石导致的真正梗阻的治疗可以通过膀胱镜放置输尿管支架。会发生早期支架结垢，所以需要频繁更换支架以防支架梗阻。如果不能放支架或不耐受支架可以行 PCN。

梗阻伴感染

梗阻的泌尿系统伴活动性感染是医学急症。活动性感染需要密切处置包括对病情进展的早期手术干预，应解除压迫以降低患病率和死亡率。无论梗阻的原因为何，减压的迫切性和方法取决于病情的严重程度，感染是许多重建手术的相对禁忌证，因为炎症可以阻碍伤口愈合及促进纤维化、瘢痕形成及反复梗阻。

尿道狭窄的成年男性治疗可以选择插尿管，UPJ 破裂的婴儿可以行开放性肾盂造瘘术或 PCN 管。结石或肿瘤导致的输尿管梗阻常见，最佳的治疗是尽早行膀胱镜支架置入术。感染及炎症缓解后可以行重建术。支架刺激膀胱引起的排尿不适很常见。抗胆碱能药物对于膀胱收缩增强所致的有症状患者有使用指征。既往置入支架但是耐受不了的患者 PCN 管是另外一种不错的选择。

PCN 管对于病重的患者更有益。管子在患者镇静状态下就能放置，不像支架置入需要风险更大的全身麻醉。PCN 管的优势在于便于监测引流情况，保证充分解除压迫，而支架可能出现无症状的梗阻。与可能需要的支架更换术相比 PCN 管冲洗简单。开放

性手术引流目前使用较少，仅仅用于存在解剖异常不能行支架术或 PCN 管的情况下，有严重挛缩或异位肾脏则属于这种情况。刚出生的男婴尿道狭小，通常不能耐受膀胱镜检查。如果肾脏没有明显积水，PCN 管置入困难，则需要开放性解压操作。扩张的远端输尿管可以移至皮下行经皮输尿管造瘘术；也可以选择行肾盂造瘘以保护输尿管后期重建。

参考文献

Canbay A, Friedman S, Gores GJ: Apoptosis: the nexus of liver injury and fibrosis, Hepatology 39:273-278, 2004.

Halachmi S, Pillar G: Congenital urological anomalies diagnosed in adulthood—management considerations, J Pediatr Urol 4:2-7, 2008.

Jensen AM, Bae EH, Fenton RA, et al: Angiotensin II regulates V2receptor and pAQP2 during ureteral obstruction, Am J Physiol Renal Physiol 296:F127-F134, 2009.

Jensen AM, Li C, Praetorius HA, et al: Angiotensin II mediates down- regulation of aquaporin water channels and key renal sodium trans- porters in response to urinary tract obstruction, Am J Physiol Renal Physiol 291:F1021-F1032, 2006.

Kouba E, Wallen EM, Pruthi RS: Management of ureteral obstruction due to advanced malignancy: optimizing therapeutic and palliative outcomes, J Urol 180:444-450, 2008.

Li C, Klein JD, Wang W, et al: Altered expression of urea transporters in response to ureteral obstruction, Am J Physiol Renal Physiol 286: F1154-F1162, 2004.

McVary KT, Roehrborn CG, Avins AL, et al: Update on AUA guideline on the management of benign prostatic hyperplasia, J Urol 185, 2011. 1793-1780.

Mirone V, Imbimbo C, Longo N, et al: The detrusor muscle: an innocent victim of bladder outlet obstruction, Eur Urol 51:57-66, 2007.

Misseri R, Meldrum DR, Dinarello CA, et al: TNF-alpha mediates obstruction-induced renal tubular cell apoptosis and proapoptotic signaling, Am J Physiol Renal Physiol 288:F406-F411, 2005.

Sands JM: Critical role of urea in the urine-concentrating mechanism, J Am Soc Nephrol 18:670-671, 2007.

Sands JM, Layton HE: The physiology of urinary concentration: an update, Semin Nephrol 29:178-195, 2009.

Stødkilde L, Nørregaard R, Fenton RA, et al: Bilateral ureteral obstruc- tion induces early downregulation and redistribution of AQP2 and phosphorylated AQP2, Am J Physiol Renal Physiol 301:F226-F235, 2011.

Wang G, Ring T, Li C, et al: Unilateral ureteral obstruction alters expression of acid-base transporters in rat kidney, J Urol 182:2964-2973, 2009.

Wolf G: Renal injury due to renin-angiotensin-aldosterone system activation of the transforming growth factor-beta pathway, Kidney Int 70:1914-1919, 2006.

肾结石 47

Gary Curhan 著

王 颖 吴海婷 马 杰 译校

问题概述

肾结石是泌尿系的常见疾病。尿路结石在美国的患病率从 20 世纪 70 年代后期的 3.8% 增加至 21 世纪后期的 8.8%。患病率在男性和女性、黑种人及白种人中均有增加。2000 年，接近 2 百万人次因结石就诊，但每年的花费一直在接近 20 亿美元，原因可能是诊治从住院操作转变为门诊操作。

男性的结石患病风险为 19%，女性为 9%。男性首次出现肾绞痛多发生在 30 岁之后，但是也可提前发生。既往无肾结石的男性 30 岁至 60 岁期间发生肾结石的概率约为 0.3%/ 年，并随着年龄增加而下降。对于女性而言，20 岁至 30 岁期间该比率为 0.25%/ 年，随后 40 年期间降至 0.15%/ 年。

未治疗患者出现结石复发的风险尚存在争议。非对照研究中报道的结石 5 年复发率为 30% ~ 50%。但是，近期随机对照研究的结果表明草酸钙结石的复发率明显低于之前的报道，为 2%/ 年至 5%/ 年。随机试验中未能得出性别特异的比率。

急性肾绞痛

结石从肾盂进入输尿管导致部分或完全梗阻，会突然出现单侧腰痛甚至严重到患者需要寻求医疗帮助。"绞痛"有些用词不当，但是疼痛不会完全消失而是时轻时重。与疼痛相伴的是会出现恶心、呕吐。疼痛的形式与结石的部位有关。如果是位于上输尿管，疼痛会向前放射至腹部；如果位于下输尿管，男性患者疼痛会放射至同侧睾丸，女性则放射至同侧会阴部；如果结石位于输尿管膀胱结合部（ureterovesical junction，UVJ），初始的症状可能为尿频、尿急。相对少见的急性表现为无痛性肉眼血尿。

输尿管结石症状可能与其他几种急性疾病表现类似。结石嵌顿在右侧肾盂输尿管结合部的表现类似急性胆囊炎。结石通过骨盆上缘嵌顿在右侧下输尿管则表现类似急性阑尾炎。结石无论嵌顿在哪侧 UVJ，表现都类似急性膀胱炎。左侧结石通过骨盆缘嵌顿在下输尿管时症状类似憩室炎。梗阻性结石伴近端感染症状类似急性肾盂肾炎。需要注意梗阻引起的感染是医学急症（压力下化脓），需要置入输尿管支架或经皮肾造瘘置管行急诊引流术。但是，因为结石很常见，在出现急性腹痛的患者有肾结石不足以证实由肾绞痛所致。

怀疑肾绞痛的鉴别诊断包括肌肉或骨骼疼痛、带状疱疹、十二指肠溃疡、腹主动脉瘤、妇产科疾病、其他管腔内因素导致的输尿管梗阻（如血块、脱落的肾乳头）以及输尿管狭窄。管腔外压迫一般不会导致肾绞痛。

体格检查本身很少能得出诊断，但是能为进一步评估提供指导。患者通常疼痛明显，体位改变并不能缓解疼痛。可能出现同侧肋脊角触痛，或者在有梗阻伴感染的患者出现败血症的症状和体征。

尽管血液化验通常无异常，可能出现压力或感染导致的白细胞增多。血肌酐水平通常正常，但在容量不足、双侧输尿管梗阻或单侧梗阻特别是只有一侧肾脏有功能的患者中可以升高。典型的尿检可以出现红细胞和白细胞，偶尔可以见到晶体。如果结石引起的输尿管梗阻是完全性的，则可能因为尿液不会流经梗阻侧输尿管进入膀胱而不出现红细胞。

因为体格检查和实验室检查通常不特异，所以影像学检查对于明确诊断起了至关重要的作用。可选的影像学检查方法为螺旋计算机断层扫描（computed tomography，CT），因为其不需要造影剂且能够检测出小至 1 mm 的结石。甚至传统上被认为是射线可透过的纯尿酸结石仍然可以被发现。典型的影像学表现为输尿管结石（图 47.1）或者近期有排石的证据，如肾周间隙或肾盂积水。肾脏、输尿管及膀胱（kidney，ureter，and bladder，KUB）的腹部平片可能会漏过输尿管或肾脏结石，即便结石是不透 X 线的，且对于

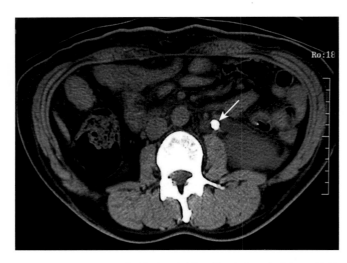

图 47.1 非增强 CT 扫描示左侧输尿管不透 X 线的梗阻性结石（箭头所示）

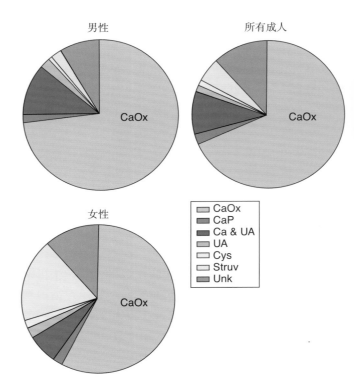

图 47.2 结石的种类及在成人中出现的频率。Ca，钙；CaOx，草酸钙；CaP，磷酸钙；Cys，胱氨酸；Struv，磷酸铵镁；UA，尿酸；Unk，未知 .（From Coe F, Parks J, editors: *Nephrolithiasis: pathogenesis and treatment*, Chicago, 1988, Year Book Medical, with permission. ）

梗阻不能提供有价值的信息。尽管 KUB 通常用于监测输尿管结石或无症状肾脏结石的进展，但其敏感性有限。静脉肾盂造影需要使用造影剂而且可能漏掉小结石，很少用于肾结石的评估和治疗。尽管普遍认为造影剂引起的渗透性利尿有助于排石，但缺乏足够的证据。超声检查尽管可以避免放射性，但是仅仅能检查肾脏和近端输尿管。

肾绞痛是非常剧烈的疼痛，止痛治疗是必要的。麻醉药及肠外非甾体消炎药能有效止痛，后者因其副作用少更适宜。其他可以促进排石的治疗包括 α 肾上腺素能受体阻滞药及钙离子通道阻滞药。碱化尿液可能对溶解尿酸结石有效，但是这种结石相对少见且需要保持足够的尿流量通过结石。

结石分类

男性患者中 90% 及女性患者中 70% 的结石都含钙，最常见的是草酸钙（图 47.2）。其他类型如胱氨酸、纯尿酸及磷酸铵镁结石少见。但是，这些类型的结石也需要引起重视，因为容易复发。没有关于第一次结石形成后复发率的资料，部分原因是第一次结石通常没有取出或者是没有送检分析（尽管理论上应该这么做）。

发病机制

大多数人尿中钙、草酸盐及其他可以影响结石形

成的溶质浓度都足够高到可导致结晶形成，但是实际情况显然不是这样。这种情况被称为过饱和。尿中被称为抑制剂的物质可防止结石生成。临床上最重要的抑制剂是枸橼酸，通过螯合尿中钙离子减少可结合草酸或磷酸的游离钙。如果过饱和情况过于严重或者抑制剂不足，则会发生沉淀导致结晶尿。

不同的结石形成病因不同。胱氨酸结石只在有常染色体隐性遗传的胱氨酸尿患者出现。尿酸结石仅在有持续酸性尿（无论是否有高尿酸尿）患者出现。磷酸铵镁结石仅在产尿素酶细菌引起的上尿路感染患者中出现。这些结石在反复尿路感染患者中可见到，特别是那些有异常尿路解剖的患者如行尿道改流术或需频繁插尿管的患者。结石偶尔是药物沉淀的结果，如尿中的阿昔洛韦、磺胺嘧啶及阿扎那韦。

含钙的结石成因多样。传统上讲结石的形成被认为是：①肾小管晶体形成之后；②晶体黏附于小管上皮，通常为乳头顶端；③晶体样物质的不断沉积使晶体进一步增大。但是，目前看来第一步磷酸钙沉积在髓质间质中，进而腐蚀乳头上皮细胞，之后草酸钙

会在上面继续沉积。一些身体状况会增加草酸钙结石形成。原发性甲状旁腺功能亢进时尿钙增加。克罗恩病及其他结肠未受累的吸收不良状态与尿中草酸分泌增加有关。脂肪吸收不良时，钙在小肠结合至游离脂肪酸，仅剩下少量的游离钙与草酸结合。未结合的草酸在结肠的重吸收增加。另外一个可能的原因是分泌至肠道的草酸减少，但是这一因素的作用有多大尚不清楚。这些患者通常经胃肠道丢失大量的液体，伴随而来的尿量减少也是危险因素之一。代谢性酸中毒增加枸橼酸重吸收，使尿中可供螯合钙离子的枸橼酸减少。正是由于这个原因，远端肾小管酸中毒也容易出现肾结石。

高尿钙、低枸橼酸尿及碱性尿情况下容易形成磷酸钙结石。磷酸钙结石患者中常见的系统性疾病包括肾小管酸中毒及原发病甲状旁腺功能亢进。这章剩下的内容除了特别注明外主要讨论草酸钙结石。

尿中增加草酸钙形成风险的因素为钙及草酸水平升高；枸橼酸水平升高及尿量增加减少结石风险（表47.1）。尽管尿中尿酸水平高被认为增加草酸钙结石形成风险，近期大型研究结果却并不支持这种观点。尿异常的常规检测方法是基于 24 h 尿排出量。尿检的正常范围在各个实验室不同，因为对正常范围尚没有共识。下类是常用于界定"异常"的范围：高尿钙（女性≥250 mg/d，男性≥300 mg/d），高草酸尿（男女均≥45 mg/d），高尿酸尿（女性≥750 mg/d，男性≥800 mg/d）以及低枸橼酸尿（男女均≤320 mg/d）。

表 47.1　草酸钙结石形成的危险因素

高危	低危
尿液的危险因素	
钙	枸橼酸
草酸	尿量
饮食的危险因素	
草酸	饮食中的钙
动物蛋白	钾
钠	肌醇六磷酸
蔗糖	饮水
果糖	
钙补充剂	
维生素 C	
其他危险因素	
肥胖	
痛风	
糖尿病	
解剖结构异常	

评估之后患者通常根据其尿检异常被分为不同的组，治疗则是纠正异常。

尽管这种方法被使用多年，但是仍然有其不足。结石的形成是与浓度有关的疾病，所以不仅仅是某种物质的绝对量决定结石形成的风险，传统上对"异常"排泄的定义在一些情况下需谨慎使用。首先，尚没有足够证据支持用于评估结石形成风险的界限值。例如，通常对高尿酸尿的定义男性高于女性 50 mg/d，但是并不能就此认为因为男性的正常高限更高所以结石形成的尿尿酸值就更高，特别是男性的平均 24 h 尿量要少于女性。同样，另外一种常用的高尿钙的定义是尿钙排出超过 4 mg/[kg（体重）·d]。但是，使用这个定义，体重大或胖的人较瘦的人排出更多的钙但仍在正常范围内也被视为正常。其次，可能出现钙排出总量正常但由于尿量减少尿钙浓度升高的情况。这种情况有治疗提示作用，因为治疗目标是改变致结石生成的物质浓度。最后，结石形成风险是连续的，所以使用特定的正常值对尿钙水平正常高限的患者可能会错误地判断为没有结石再发风险。就如心血管风险随着血压升高（即便在"正常"范围）增加一样，结石形成的风险随尿钙水平增加而增加。

一些研究者建议将尿钙升高进一步分为以下三类：①吸收性（由于胃肠道对钙的吸收增加）；②再吸收性（由于骨的再吸收增加）；以及③肾性（滤过钙排出增加所致）。但是，这样分类是否具有临床重要性不清楚。有很大一部分病例不能被分类，有证据表明随着时间变化分类也会变化。所以，多数的临床医生会测量 24 h 尿检作为代谢评估的一部分，但是并不会据此将患者分类。尽管激素及其受体参与了钙的代谢，例如 1，25- 双羟维生素 D 及维生素 D 受体可能在其中发挥了作用，但是原发性高尿钙的发病机制尚不清楚。

高草酸尿可能是由于胃肠重吸收增加（饮食中草酸摄入高或吸收增加）、内源性产生增多或者胃肠道分泌减少。外源性及内源性草酸哪种对尿草酸增加的作用更大尚存在争议。饮食中草酸的作用可能为30% ~ 50%，但是饮食中的其他因素（如抗坏血酸）也很重要。

嘌呤代谢产生尿酸。尿尿酸增加是高嘌呤饮食及通过嘌呤转化使内源性产生增加的结果。在稳态情况下，尿尿酸的排出取决于生成多少；血尿酸水平与24 h 尿尿酸排出没有关系。

尿枸橼酸水平低是系统性代谢性酸中毒的典型表

现，例如肾小管酸中毒或腹泻引起的胃肠道碳酸氢盐丢失过多。因为枸橼酸可以生成碳酸氢盐，从肾小球滤过后在近端肾小管被重吸收。

饮食中减少结石形成风险的因素包括饮食摄入钙、钾及液体多；增加结石风险的因素包括饮食中额外补充钙，草酸、动物蛋白、钠及蔗糖摄入多（表47.1）。尽管饮食中草酸摄入通常被认为对结石形成很重要，风险程度却并不高。很多食物都含有少量的草酸，但是含草酸高的食物并不常见。近来，对食物中草酸含量的测量已更为可靠。

观察性及随机对照研究的结论支持饮食钙的摄入与结石形成风险成负相关。饮食中钙降低结石风险的机制并不清楚，但是可能与钙及草酸在肠道结合、减少草酸重吸收有关。也可能是由于饮食中有一些其他预防结石形成的物质，同时也是饮食中钙的主要来源。

消化时间不同可能是饮食中钙防止结石形成而外源性补充钙促进结石形成的原因。除非补充的钙与含有草酸的食物一起消化，不然不会有预防结石形成的作用。在补钙的情况下，观察到结石风险增加的原因是尿钙排出增加而尿草酸排出没有变化。

增加结石形成的非饮食因素包括泌尿生殖道解剖异常，疾病如髓质海绵肾、原发性甲状旁腺功能亢进、痛风，及糖尿病，及体型较大。

临床评估

第一次出现肾结石后就进行评估在经济上是可取的，但对于应该做到什么程度尚存在不同意见。决策的制订取决于以下几方面。首先，结石的负担是多大？尽管有症状的肾结石经常发生在初次就诊的患者，但有相当比例的患者为复发性结石。如果这样的患者在急性期评估仅仅行 KUB 或肾脏超声，小结石很可能会被漏掉，所以行 CT 扫描（最好是螺旋 CT）明确是否存在残余的肾结石是明智的。其次，如果最初的结石体积大（如 ≥10 mm）或者需要侵入性操作去除，则需要进一步评估。最后，患者的意愿是最重要的，因为一些改变需要终身维持。

详细的病史对治疗建议非常重要。以下情况需要充分了解：结石总数，残余肾结石的证据，操作的次数和类型，之前预防性治疗的形式和是否成功，结石的家族史以及结石发作前的饮食及用药情况。经历过急性肾绞痛，患者会将各种各样的慢性后背痛或腰痛归结为残余肾结石的原因。进一步询问会发现其他病因，特别是肌肉骨骼性疼痛。体格检查会发现与结石形成有关的全身情况，但是这些体征不常见。

实验室（代谢性）评估

回收结石行化学分析是通常被忽略但是非常重要的评估，因为治疗建议因结石种类不同而不同。结石的组成不能通过影像或其他一些实验室检查确定。开始代谢性评估需要由患者是否愿意做出终身性生活方式改变以预防结石复发而决定。一些专家建议仅在第二次结石后进行评估。但是，可以基于相对便宜的 24 h 尿液收集，给予安全的、便宜的干预措施（如改变液体摄入）。如果进行代谢性评估，初发或复发患者评估方法都是一样的。血生化检查应该包括电解质、肾功能标志物以及钙、磷浓度。根据血和尿生化结果决定是否测量甲状旁腺激素或维生素 D 水平。如果患者有高钙、低磷或者高尿钙，则需要测定甲状旁腺素。而评估的核心是 24 h 尿检，常规饮食的情况下收集 2 次 24 h 尿。因为患者通常在肾绞痛发作后改变饮食习惯，所以检查前至少等待 6 周。需要 2 次留尿是因为每日变异大。

24 h 尿需要测量总尿量，钙、草酸、枸橼酸、尿酸、钠、钾、磷、pH 及肌酐。一些实验室能根据测量值计算相对过饱和度，可以用于估计治疗的效果。

治疗方法

由于结石可以多年无症状，所以有临床意义的结石实际形成时间不清楚。而目前的代谢方面评估也可能是完全正常的，患者不需要生活方式的调整。患者是否有活动性结石形成影响治疗决策。尿液检查结果可以预测复发的可能性但不准确；1 年后复查影像学检查有助于鉴别患者是否有活动性结石形成。结石复发概率大的患者，首先需要尝试改变生活方式，根据结石的种类和尿生化检查结果给予不同的建议。为了防止复发这些改变应该是终身的。已有结石的增长所需要的过饱和度低于新生结石形成所需要的，所以对预防结石增长的建议会比预防结石形成更严格。

饮食建议

预防结石的有用的饮食建议见表 47.2。没有证据表明限制饮食中的钙有助于预防结石形成，反而有大量证据证实这么做是有害的。减少动物蛋白摄入（肉、肌肉及海鲜）有帮助。尿枸橼酸水平低的患者应该增加碱性食物摄入（水果和蔬菜），减少产酸食物如动物蛋白摄入。由于补钙治疗常见，对钙补充制剂需要另外说明。对于从未有肾结石的患者，由钙补充制剂引起结石的风险低。对于已经有过含钙结石并希望继续补钙的患者，需要在服药期间测量 24 小时尿生化：如果服药时尿钙高于正常所需，则需要停药。增加饮水能减少结石形成及复发风险。基于 24 小时尿量指导患者每日需要增加多少饮水量，目标是每日尿量接近 2 L。

尿中草酸水平高的患者，低草酸饮食的益处并不明确；但是应该避免吃菠菜以及减少吃干果。对于低草酸饮食并没有明确的界定。增加饮食中钙可以减少草酸吸收从而减少尿草酸的排出。并且要避免补充维生素 C，因为高的维生素 C 摄入可能增加尿草酸排出。

药物选择

如果饮食改变不足以纠正尿生化异常则可以选择药物治疗。最常用的 3 类预防结石形成的药物包括：①噻嗪类（如氯噻酮、氢氯噻嗪）可以减少尿钙排出；②补碱（如枸橼酸钾），增加尿枸橼酸排出；③黄嘌呤转化酶抑制药（如别嘌呤醇），减少尿尿酸排出。

对于尿钙升高但是钙摄入不高（如少于 1500 mg/d）的患者，噻嗪类利尿药被证明可以减少结石复发风险并有助于维持骨密度。用于减少尿钙的剂量远高于用于治疗高血压的剂量（至少 25 mg/d，通常需要

50 ~ 100 mg/d）。持续 3 年以上的随机研究均证实可以降低 50% 的复发风险。严格限钠（少于 3 g/d）有利于噻嗪类药物发挥最大作用；高的钠摄入使远端小管钠增加，减少甚至抵消了噻嗪类药物的益处。对于不能增加饮水量的患者，即使总尿钙排出不高噻嗪类药物也能获益，因其减少尿钙排出从而减少尿钙浓度；并且，对于骨密度减低的患者噻嗪类药物更适宜。

对于尿枸橼酸水平低的患者，任何形式的补碱都能增加尿枸橼酸。但是，枸橼酸应该作为首选，因其耐受性较碳酸氢盐好。钾盐因更有利于钙排出而优于钠盐。碱制剂每天至少服用 2 次以维持足够的枸橼酸水平。随机研究表明补碱治疗可以减少 50% 复发风险。

在一项随机研究中，对复发性草酸钙结石及孤立性高尿酸尿的患者，别嘌呤醇能够减少 50% 的复发率。考虑到流行病学观察性研究表明高的尿尿酸水平并不增加患者结石形成风险，所以并不清楚该获益是来源于减少尿尿酸浓度还是由于一些其他机制。

不含钙结石

对于少见类型的结石（尿酸、磷酸铵镁及胱氨酸），饮食除可以改变尿液成分外，对于结石形成影响尚不清楚。以下的建议是基于我们目前对于这些结石病理生理的理解给出的，需要谨慎使用，因为建议都是来源于尿液组成的研究而不是实际的结石形成。

尿酸结石

高的非奶制品性动物蛋白摄入会增加尿酸结石形

表 47.2　根据尿检异常，预防结石的饮食建议及药物治疗

尿液异常	饮食改变	药物
高尿钙	避免服用钙补充剂 保证足够的饮食中钙摄入 减少动物蛋白摄入 钠摄入减少至 3 g/d 以下 减少蔗糖摄入	噻嗪类
高草酸尿	避免高草酸食物 保证足够的饮食中钙摄入 避免补充维生素 D	大剂量吡哆醇
高尿酸尿	减少嘌呤摄入（如肉、鸡、鱼）	黄嘌呤氧化酶抑制药
低枸橼酸尿	增加水果蔬菜摄入 减少蛋白摄入	碱（如枸橼酸钾）
尿量少	增加液体摄入量	不适用

成。动物肉嘌呤含量丰富，吃肉、鸡及海鲜增加尿酸生成。动物蛋白与植物蛋白相比含硫氨基酸含量丰富，前者代谢产酸增加并降低尿 pH，增加尿酸结晶形成风险。富含碱基的水果及蔬菜摄入增加，可以增加尿 pH，从而减少尿酸结晶形成风险。

补碱对已存在的尿酸结石是最有效的治疗。如果尿 pH 维持在 6.5 以上（通常每日需要补碱 90～120 eMq），纯尿酸结石会溶解。预防新的尿酸结石形成的剂量可略低。对于有严重的高尿酸尿或者不能将尿液 pH 维持在 6.5 以上的患者，黄嘌呤转化酶抑制药可作为二线药物。

胱氨酸结石

高的钠摄入可能增加尿胱氨酸排出。因为胱氨酸的溶解度随着尿 pH 增加而增加，多吃蔬菜水果有助于增加尿 pH。尽管限制含胱氨酸高的蛋白摄入（如动物蛋白）似乎可行，但是很少有证据支持此法可直接降低尿胱氨酸水平。但是减少动物蛋白摄入由于可以增加尿 pH，可能是有帮助的。

药物如硫普罗宁及青霉胺增加滤过的胱氨酸的溶解度（不是总量）。这些药物的有效性受限于每日胱氨酸排出的量以及副作用大。如果有足够的药物进入尿液，胱氨酸结石可以被溶解。补充碱性钾盐可能有利于增加尿 pH。

磷酸铵镁结石

因为磷酸铵镁结石仅在上尿路产尿素酶细菌感染的情况下形成，所以饮食对结石的形成没有直接影响。磷酸铵镁结石几乎都很大甚至填充肾盂，即"鹿角形肾结石"；有经验的泌尿科医生应该去除这些结石。除了完全去除所有的残余结石外，避免泌尿系感染是避免结石复发的基础。醋羟胺酸是唯一一种可以抑制尿素酶的药物；但是使用需要非常小心，因为其副作用很常见也很严重。

磷酸钙结石

饮食对于磷酸钙结石形成的影响资料有限。但是，基于已知的物理化学性质，促进磷酸钙结晶形成的饮食因素包括过多的钙摄入（导致尿钙排出增加）、高的磷摄入（导致尿磷排出增加）以及水果蔬菜摄入多（导致高的尿 pH）。尽管如此，需谨慎理解这些影响，因为限制这些营养元素的理论上获益可能并不能真正实现，而且还有其他一些原因需要保证足够的钙、水果、蔬菜摄入。

噻嗪类药物可以减少尿钙，方法类似草酸钙结石的治疗建议。磷酸钙结石患者尿枸橼酸水平可能也低，可谨慎补碱。补碱通常增加尿 pH，从而增加磷酸钙结晶形成风险。

结石的手术治疗

急性情况下，泌尿科医生可以协助患者治疗。如果没有很快排石，可以让患者回家的同时给予适当的口服止痛药以及 α 受体阻滞药或钙离子通道阻滞药，但应该告诉患者如果出现发烧或者疼痛加重需要及时返回医院就诊。多数泌尿科医生会观察几天再行干预，除非发生下述情况：尿道感染，结石超过 6 cm，出现解剖结构异常不利于排石或者难治性疼痛。通常采用麻醉下膀胱镜输尿管支架置入术。支架会引起不适感，很少情况下会出现肉眼血尿。支架对于排石有无帮助尚存争议，膀胱镜或支架置入可能将结石推回肾盂，因此应该在非紧急情况下行该项操作。

结石去除的方法取决于结石大小、部位及组分；尿路解剖结构；可使用的技术方法以及泌尿科医生的经验。体外冲击波碎石术（extracorporeal shock wave lithotripsy，ESWL）是侵入性最小的方法。膀胱镜取石，无论是取石或碎石，都是侵入性的但是比 ESWL 更有效，而且新的仪器甚至可以去除肾脏结石。经皮肾镜取石需要置入肾造瘘管，这样创伤性更大但是对于结石多以及不能经由膀胱镜去除的结石可选。这是保证患者去除所有结石的金标准。很少需要开放性手术如输尿管切开取石或肾切开取石术。

无症状结石的手术治疗存在争议。ESWL 的出现降低了无症状结石的治疗门槛；多数泌尿科医生对于无症状结石仅在直径超过 1 cm 时才治疗。

随着美国肥胖的患病率增加，病理性肥胖患者已有结石的治疗需要特别提出。如果患者的体格太大不能行 CT 扫描，则尿道的成像受限。因为病理性肥胖可以阻碍结石定位并且使冲击波不能到达结石，所以 ESWL 可能不能作为选择；所以这时需要行有创性的检查如输尿管镜。

长期随访

肾脏专科医生或者家庭医生应该承担长期预防的责任，并且在需要进一步手术干预时征求泌尿科医生意见。计划应该包括基于评估后的预防建议；干预后需要复查代谢指标评价是否有效，调整治疗及随访影像学变化。

随着时间推移，治疗的依从性会下降；并且治疗的长期后果以及潜在的疾病可能对患者的健康造成其他影响。例如，尿钙排出高的患者通常骨密度低，骨质疏松的风险增加。适当的关注和评估使结石复发的发病率和花费大幅度减少。

参考文献

Borghi L, Schianchi T, Meschi T, et al: Comparison of two diets for the prevention of recurrent stones in idiopathic hypercalciuria, N Engl J Med 346:77-84, 2002.

Coe FL, Evan A, Worcester E: Pathophysiology-based treatment of idio- pathic calcium kidney stones, Clin J Am Soc Nephrol 6:2083-2092, 2011.

Curhan GC, Willett WC, Rimm EB, et al: A prospective study of dietary calcium and other nutrients and the risk of symptomatic kidney stones, N Engl J Med 328:833-838, 1993.

Evan AP, Lingeman JE, Coe FL, et al: Randall's plaque of patients with nephrolithiasis begins in basement membranes of thin loops of Henle, J Clin Invest 111:607-616, 2003.

Ferraro PM, Taylor EN, Gambaro G, Curhan GC: Soda and other bev-erages and the risk of kidney stones. Clin J Am Soc Nephrol 2013 (in press).

Mandeville JA, Gnessin E, Lingeman JE: Imaging evaluation in the patient with renal stone disease, Semin Nephrol 31:254-258, 2011.

Pearle MS, Calhoun EA, Curhan GC: Urolithiasis. In Litwin MS, Saigal CS, editors: Urologic diseases in America, U.S. Department of Health and Human Services, Public Health Service, National Institutes of Health, National Institute of Diabetes and Digestive and Kidney Diseases. Washington, DC, 2004, U.S. Government Publishing Office, pp 3-39.

Taylor EN, Curhan GC: Oxalate intake and the risk for nephrolithiasis, J Am Soc Nephrol 18:2198-2204, 2007.

Taylor EN, Stampfer MJ, Curhan GC: Dietary factors and the risk of incident kidney stones in men: new insights after 14 years of follow- up, J Am Soc Nephrol 15:3225-3232, 2004.

Taylor EN, Stampfer MJ, Curhan GC: Obesity, weight gain, and the risk of kidney stones, JAMA 293:455-462, 2005.

Taylor EN, Stampfer MJ, Mount DB, et al: DASH-style diet and 24-hour urine composition, Clin J Am Soc Nephrol 5:2315-2322, 2010. Teichman JMH: Acute renal colic from ureteral calculus, N Engl J Med 350:684-693, 2004.

48

尿路感染及肾盂肾炎

Lindsay E. Nicolle 著

刘倩伶　曹淑明　倪岳晖　王　颖　高瑞通　译校

　　尿路感染是指病原微生物侵犯尿路引起的尿路炎症。病原体多为细菌，真菌、病毒和寄生虫偶尔也可能致病（表 48.1）。尿路感染（简称尿感）是人类最常见的细菌感染，可分有症状尿感或无症状尿感。有症状尿感临床表现形式多样，从轻度的尿路刺激症状到菌血症、败血症都可出现，少数甚至导致死亡。无症状尿感是指患者有真性细菌尿而无任何感染相关的局部泌尿系或全身的症状、体征。

　　"菌尿症"可以简单地认为即尿中含有细菌，尽管它通常是指尿中某一种特定微生物达到了一定数量。这一说法与无症状尿感通常意思相同。初次尿感的患者中尿感再发患者常见，可分为复发（通常发生在疗程结束后的一段时间内）和重新感染（不同菌种的感染）。处理尿感时重点需要鉴别患者的泌尿生殖道功能和结构是正常（非复杂性尿感和急性非梗阻性肾盂肾炎）还是异常（复性尿感）。

　　尿感的微生物学诊断需要从患者的尿液中分离出特定的病原体，且达到一定的数量，尽可能减少阴道和尿道周围寄生菌的污染。通常细菌数定量 $\geq 10^5 cfu/ml$ 可认为是感染微生物而非污染所致。尿细菌定量培养对尿感的诊断和病史判断非常重要，但定量细菌数 $\geq 10^5 cfu/ml$ 这一标准需结合临床表现一

同考虑。

急性非复杂性尿路感染

　　急性非复杂性尿感或急性膀胱炎是指发生尿感的患者无尿路功能或结构异常，近期未在尿路使用器械检查。急性非复杂性尿感几乎全发生在女性。60% 的女性在她们的一生中至少会发生一次尿感。1%～2% 的女性可频繁再发。年轻、性交频繁的女性发病率最高。这些女性发生尿感的危险因素与遗传和生活习惯相关。一级直系女性亲属存在尿路感染史和血型物质是非分泌型的女性患者出现急性非复杂性尿感再发可能性更高。最近的研究表明，一些与先天性免疫反应相关的基因多态性与尿感再发有关。性行为与尿感密切相关，感染的频率与性交的频率相关。杀精剂的使用或是隔膜避孕也会增加尿感的发生。口服避孕药或是使用不含杀精剂的避孕套不会增加尿感的风险。对于年轻女性，生活习惯如个人排尿卫生、内衣的类型、性交后排尿、用泡澡代替淋浴均与尿感无关。绝经后女性性交的频率不是尿感的危险因素。老年妇女尿感的最重要危险因素是年轻时有尿感病史。

　　在细菌性尿感中，大肠埃希菌最为常见（占急性尿感的 80%～85%）。腐生葡萄球菌是一种凝固酶阴性的葡萄球菌，其感染占 5%～10%。这种微生物很少导致其他的临床综合征，且其感染具有季节性，在夏末秋初发生率增高。肺炎杆菌和变形杆菌各占急性非复杂性尿感的 2%～3%。导致尿感的微生物主要来源于正常肠道菌群，它们寄生在阴道和尿道周围，可上行至膀胱导致尿路感染。经常发生尿感的女性患者通常伴有阴道菌群的改变，其阴道乳酸杆菌产生过氧化氢（H_2O_2）减少或缺失，导致阴道 pH 升高和大肠埃希菌及其他潜在尿路病原体的定殖。

　　表 48.2 归纳了急性非复杂性尿感的临床表现、诊断和推荐的治疗方案。如同时存在新近出现的尿频、尿急及不伴阴道疼痛或阴道分泌物的排尿困难，可诊为尿感，其准确率特异性可高达 90%。

表 48.1　导致尿路感染的非细菌性病原体

真菌	病毒	寄生虫
白色念珠菌	JC，BK 病毒	埃及血吸虫
假丝酵母菌	腺病毒	
光滑念珠菌	11 型、12 型	
热带念珠菌	腮腺炎病毒	
皮炎芽生菌 [*]	汉坦病毒 [†]	
烟曲霉菌 [*]		
新型隐球菌 [*]		
荚膜组织胞浆菌 [*]		

[*] 播散性感染
[†] 肾综合征出血热

表 48.2　常见症状性泌尿系感染的诊断和治疗

临床表现	微生物学诊断	一线治疗	二线治疗	静脉用药
急性非复杂性尿路感染（急性膀胱炎） 下尿路刺激症状：排尿困难、尿频、尿急、耻骨下不适感、血尿	病原体 $\geqslant 10^3$ cfu/ml 伴脓尿	TMP/SMX 160/180 mg bid，3 d TMP 200 mg bid，3 d 呋喃妥英 50～100 mg qid，或一水化物 / 呋喃妥英 100 mg bid×5 d 磷霉素氨丁三醇 3 g，单剂量 匹美西林 400 mg bid* 3 d 或 7 d	诺氟沙星 400 mg bid，3 d 环丙沙星 250 mg bid，3 d 环丙沙星缓释片 500 mg/d，3 d 氧氟沙星 400 mg bid，3 d 左氧氟沙星 400 mg/d，3 d 阿莫西林 / 克拉维酸 500 mg bid，7 d 头孢氨苄 500 mg qid，7 d 头孢克肟 400 mg/d，7 d 头孢泊肟 100 mg bid，3 d	
急性非梗阻性肾盂肾炎 肋脊角的疼痛和压痛 ± 发热，± 下尿路刺激症状	$\geqslant 10^4$ cfu/ml	诺氟沙星 400 mg bid 环丙沙星 500 mg bid 氧氟沙星 400 mg bid 左氧氟沙星 500～750 mg/d	TMP/SMX 160/800 mg bid† TMP 100 mg bid† 阿莫西林 / 克拉维酸 500 mg tid 头孢氨苄 500 mg qid† 头孢克肟 400 mg/d	庆大霉素 3～5 mg/(kg·24 h) 一次或两次剂量 ± 氨苄青霉素 1 g/4～6 h 头孢曲松钠 1～2 g/24 h 头孢噻 1 g tid 环丙沙星 400 mg tid 左氧氟沙星 500～750 mg/d
复杂性尿路感染症状多样： 包括下尿路刺激症状；肾盂肾炎；全身症状（发热，休克）	$\geqslant 10^5$ cfu/ml	TMP/SMX 160/800 mg bid 诺氟沙星 400 mg bid 环丙沙星 250～500 mg bid 环丙沙星缓释片 1g/d 氧氟沙星 400 mg bid 左氧氟沙星 500 mg/d 阿莫西林 / 克拉维酸 500 mg tid 头孢氨苄 500 mg qid 头孢克肟 400 mg/d，口服		庆大霉素或妥布霉素 3～5 mg/(kg·24 h) 一次或两次剂量 ± 氨苄青霉素 1 g/4～6 h 或哌拉西林 3 g/4 h 阿米卡星 15 mg/kg 一次或两次剂量 哌拉西林 / 他唑巴坦 3.375 g/6 h 头孢他啶 1 g tid 头孢噻肟 1 g tid 或头孢曲松钠 1～2 g/24 h 厄他培南 1 g/24 h 美罗培南 500 mg/6 h 多利培南 500 mg/8 h

bid，一天两次；tid，一天三次；TMP/SMX，复方新诺明；qid，一天四次。

* 未在美国上市

† 如果已知病原菌敏感

30%～50% 的女性患者尿路病原体定量培养不到 10^5 cfu /ml。当患者有持续的临床症状，且伴有脓尿，无论潜在的尿路病原体计数是多少，均可诊为尿感。由于急性非复杂性尿感的临床表现典型，病原菌也容易预测，而微生物定量通常难以明确，因此建议一旦症状发作可给予常规的经验性抗菌治疗，且治疗前无须留取尿培养。但是如果诊断不确定，初始治疗方案失败，或是治疗后早期再发，则应在留取尿培养后再

进行抗菌治疗。鉴别诊断包括性传播疾病所导致的尿道炎，如淋病、衣原体感染、酵母菌性阴道炎或是生殖器疱疹。

抗菌治疗的选择需要考虑患者的耐受性、已报道的尿感治疗效果，以及耐药性社区获得性大肠埃希菌在当地的流行情况。复方新诺明（TMP/SMX）多年来已成为推荐的经验治疗方案。但如果当地的社区获得性大肠埃希菌超过 20% 对其耐药，则建议选择另

一种经验性抗感染方案。可供选择的经验性治疗包括呋喃妥英 5 日疗法、单剂量磷霉素氨丁三醇或者匹美西林 5 日疗法。上述药物的治疗指征实际上也仅限于非复杂性尿感。喹诺酮类和 β- 内酰胺类抗生素不是治疗急性非复杂性尿感的一线用药，因其易致肠道菌群耐药，且对于 β- 内酰胺类抗生素来说，疗效较差。社区获得性大肠埃希菌耐药在全球范围的增加，尤其是产超广谱 β 内酰胺酶（ESBL）和产碳青霉烯酶菌株的广泛播散，已成为广为关注的问题。这些微生物也对复方新诺明（TMP/SMX）和喹诺酮类耐药，但目前为止，大多数对呋喃妥英、磷霉素、匹美西林仍然敏感。使用复方新诺明（TMP/SMX）或是喹诺酮类药物三日疗法是有效的。当患者症状持续超过 7 d，女性患者抗生素治疗后有症状尿感早期再发（上一次治疗后 30 d 以内），或是使用 β- 内酰胺类抗生素治疗时，建议使用 7 日疗法。

反复复发的急性膀胱炎对很多女性来说是一种痛苦的经历。长程低剂量疗法或性交后预防性使用抗生素可以阻止 95% 及以上的尿感反复发作（表 48.3）。大肠埃希菌耐药菌株的增加会降低复方新诺明（TMP/SMX）的疗效。目前推荐小剂量长程疗法，在睡前预防性应用抗生素，一般疗程 6 ~ 12 个月。这种疗法可持续 2 ~ 5 年。当停止预防性治疗时，尿感发生的频率与预防性用药之前相似。大约 50% 的女性患者在三个月内会有尿感再发。性交后预防性使用抗生素尤其适用于明确由性生活所致症状反复发作的女性患者。对于一些女性，尤其是复发较少的患者，可自行选择用药。短疗程的复方新诺明（TMP/SMX）、环丙沙星或左氧氟沙星已被证明有效，适合于那些依从性好且能够自主识别尿感症状的患者。

预防尿感再发最重要的非抗菌措施药物是避免杀精剂的使用。曾有报道指出每天摄入蔓越莓、越橘汁或是蔓越莓咀嚼片可以减少 30% 的尿感再发，但是最近的双盲、安慰剂对照研究并未得出此结论。目前正在研发疫苗及利用益生菌重建肠道和阴道的正常菌群来预防非复杂性尿感再发，但是迄今为止，其疗效并不明确。

急性非梗阻性肾盂肾炎

急性非梗阻性肾盂肾炎（acute nonobstructive pyelonephritis）是指泌尿生殖道结构正常的女性患者发生的有症状性肾脏感染。有急性非复杂性尿路感染病史的女性同样有发生非梗阻性肾盂肾炎的风险；有报道称膀胱炎发病率是肾盂肾炎的 18 ~ 29 倍。对于绝经期前女性，急性肾盂肾炎的危险因素与急性膀胱炎类似；频繁的性交是最重要的危险因素。85% 以上的急性非梗阻性肾盂肾炎由 *E. coli* 所致。该菌株具有特殊的毒性因子，其中最重要的毒性因子是菌毛 P，这是一种黏附素，可黏附于尿路上皮细胞并能引起炎症反应。其他毒性因子包括可溶解宿主细胞的溶血素产物以及可促进细菌生长的气杆菌素，后者是一种铁载体。

急性肾盂肾炎主要表现为发热、肋脊角疼痛和压痛，常伴有下尿路感染症状。发热多为低热，有时也可无发热。对于每一个疑诊为肾盂肾炎的女性，在给予抗菌治疗前均应留取尿液标本做细菌培养及药敏试验。病原体菌落计数 ≥ 10^4 cfu/ml 伴有脓尿与持续性临床症状的患者，可以诊断为肾盂肾炎；然而，95% 以上的病例菌落计数 ≥ 10^5 cfu/ml。菌血症的发生率约为 10%，多发生于老年女性及合并糖尿病的女性患者。当患者出现败血症或休克时，应尽快行影像学检查排除梗阻因素或其他需要紧急干预的损伤，因为危急重症很少见于急性非梗阻性肾盂肾炎。

大部分女性患者可门诊给予口服抗菌药物治疗（表 48.2）。常见的治疗方法为急诊给予单次剂量的注射用抗生素，通常选择庆大霉素 3 ~ 5 mg/kg 或头孢曲松 1 ~ 2 g，随后使用口服抗生素治疗一个疗程。血流动力学不稳定的女性患者应住院并给予非口服给药途径治疗。这些患者由于严重的胃肠道症状，口服药物可能不耐受，或伴有严重的全身症状致门诊治疗时依从性较差。通常用药 48 ~ 72 h 后临床症状有所改善，可改为口服给药，此时可根据尿培养结果选择敏

表 48.3　急性非复杂性尿路感染频繁再发女性患者预防性抗菌药物疗法

药物	治疗方案	
	长期治疗	性交后（单次剂量）
TMP/SMX*	80/400 mg/d 或每周 3 次	80/400 mg
TMP*	100 mg/d	100 mg
呋喃妥因*	50 mg/d	50 ~ 100 mg
头孢氨苄	125 mg/d	250 mg
诺氟沙星	200 mg 隔日 1 次	200 ~ 400 mg
环丙沙星	–	250 mg

TMP/SMX，甲氧苄啶 / 磺胺甲噁唑
* 推荐一线用药

感的抗菌药物继续治疗。

应用有效抗菌药物 48～72 h 后，临床症状应有所缓解，如肋脊角疼痛减轻、体温下降或恢复正常。如果 48～72 h 内症状没有明显缓解或经正规治疗后症状缓解很快再发，应考虑耐药菌株、存在泌尿生殖道畸形导致的尿路梗阻或脓肿形成等因素。影像学检查应根据患者临床表现、病程特点等进行个体化选择。增强 CT 相较于超声、MRI 来说，更易发现患者潜在的肾脏畸形。

复杂性尿路感染

机体对尿路感染最重要的防御机制是基于尿液排泄的间歇性与通畅性，任何会影响尿液排泄的泌尿生殖道畸形都可增加尿路感染的风险。复杂性尿路感染（complicated urinary infection）指尿路感染伴有泌尿系统结构和（或）功能异常，包括既往接受过器械操作（表 48.4）。感染发生的概率和频率取决于尿路异常的情况，并受性别、年龄的影响。如多囊肾囊肿感染，通常很少发生，然而一旦发生则难以控制；留置导尿管的患者，感染发生率高，约每天 5%；长期留置导尿管的患者，由于生物膜的形成，所有患者均存在菌尿。

有症状性尿路感染的临床表现多样，轻者为下尿路刺激症状，重者可出现全身症状如发热甚至感染性休克。伴有尿路完全梗阻或黏膜出血的患者临床症状更严重。菌落计数 $\geqslant 10^5$ cfu/ml 是非复杂性尿路感染的病原学诊断标准。与非复杂性尿感相比，复杂性尿路感染的致病微生物种类更多、更易发生耐药；它们较少表达毒性因子，因为机体本身的排尿异常即可导致感染的发生。医院内感染或对复发感染的多次抗菌治疗可导致细菌耐药性增加。长期使用广谱抗菌药物治疗的患者可发生酵母菌属或高度耐药菌（如铜绿假单胞菌、不动杆菌）的重新感染。

根据临床症状、患者的耐受性、已知或预测的感染病原体药敏给予抗菌治疗。尽量在尿培养结果回报之后给予抗菌治疗。中 - 重度患者可在细菌培养结果之前应用经验性抗菌治疗。既往抗菌药物使用情况及尿培养结果对经验性药物的选择有指导意义。对于临床症状较重的患者，口服药物不耐受或感染微生物高度怀疑或已知对口服给药途径反应不佳，可给予非口服途径给药治疗。主要表现为下尿路症状的患者，通常抗菌治疗 7 d 即可；若患者发热明显或伴有全身性症状，尽管应用 7 d 喹诺酮类药物即有效，仍推荐给予 10～14 d 抗菌治疗。

矫正尿路异常可预防复杂性尿路感染。若尿路异常持续存在，感染复发风险高。如 50% 间歇性导尿的神经源性膀胱患者，在抗菌治疗后 4～6 周可再发感染。对于住院患者，减少感染最重要的干预措施是避免置入导尿管，如果置入导尿管十分必要，则尽量减少留置导尿管的时间。目前并不建议给予预防性抗菌治疗。这是因为未证实预防性抗菌治疗可减少有症状性感染的发生，而且还会因为病原体对药物耐药性的增加使感染复发的可能性增加。对于某些存在不能纠正的尿路异常且反复发生严重的有症状性感染的患者，比如慢性前列腺炎的男性或无功能肾的感染，可给予长期抑菌治疗，但应个体化治疗；起始可给予足量抗菌药物，在尿培养转阴且临床症状缓解后，序贯为常规剂量的一半继续治疗。

表 48.4　与复杂性尿感相关的泌尿系统异常	
异常	举例
代谢或结构	海绵肾
	肾钙质沉着症
	软斑病
	黄色肉芽肿性肾盂肾炎
先天性	囊性病变
	双侧输尿管梗阻
	尿道瓣膜症
梗阻	膀胱输尿管反流
	肾盂肾盏阻塞
	肾乳头坏死
	尿道纤维化 / 狭窄
	膀胱憩室
	神经源性膀胱
	前列腺肥大
	肿瘤
	尿石症
器械操作	留置导尿管
	间歇性导尿
	膀胱镜检查
	尿道支架
	肾盂引流管
其他	免疫功能降低
	肾移植后
	中性粒白细胞减少症

无症状性尿路感染

无症状性菌尿是指存在一种或多种尿道病原菌且菌落计数持续≥10^5 cfu/ml，但没有局部泌尿生殖系统体征或症状。50%～90%的患者存在脓尿，是最常见的表现。患有症状性尿路感染的患者其无症状性菌尿的发生率增高，但无症状性菌尿本身不导致有症状的感染。这说明导致症状性和无症状性感染的机制相似。治疗仅限于孕妇或即将接受尿道生殖系统有创操作的患者，这类患者黏膜出血发生率高。在怀孕早期诊断和治疗无症状性菌尿可以预防肾盂肾炎，也可降低早产儿和低体重儿的发生。对于接受泌尿生殖系统有创操作的患者，应在操作前预防性用药以预防围术期脓毒症的发生。对于其他患者，不论伴或不伴脓尿，均不需要治疗。随访时间较长的队列研究没有发现菌尿会对人体造成不良反应，前瞻性随机对照研究也未证实抗菌治疗有益。事实上，对无症状性菌尿尝试性治疗的风险在于抗生素的副作用以及病原体耐药性增加所导致再感染的发生。

特殊人群

儿童的尿路感染

在一岁以内的儿童中，男孩比女孩更容易发生尿路感染。男孩的尿路感染通常发生在出生后3个月内，且常与先天性泌尿系统畸形有关。新生儿尿路感染临床表现为新生儿败血症，常不伴有泌尿生殖道局部体征。故这些尿感常按新生儿败血症治疗。一岁之后，尿路感染在女孩的发病率高于男孩，其临床表现常有泌尿生殖道症状。在女孩中，大多数都是急性非复杂性尿感。童年时期患急性非复杂性尿感的女孩成年后更易于发生尿路感染。应除外膀胱输尿管反流，该病常致肾功能受损。进行影像学检查（包括排泄性膀胱尿道造影、超声、DMSA扫描或CT扫描）的指征为：①儿童肾盂肾炎；②任何年龄的男孩或3岁以下女孩首次发生尿感；③3岁以上女孩第二次发生尿感；④不论年龄，有泌尿系畸形家族史首次发生尿感患者。进行影像学检查的其他指征包括伴有排尿异常、高血压或生长发育较差的尿路感染。

女童急性下尿路感染治疗疗程为3～7 d，肾盂肾炎的疗程为10～14 d。一般来说，儿童尿路感染使用的抗生素和成人类似，剂量则应根据体重作调整。喹诺酮类抗生素可致软骨发育不良，不宜应用于16岁以下儿童。症状反复发作或有膀胱输尿管严重反流（Ⅳ级或Ⅴ级）且反复发生尿感的女童，有长期低剂量预防性治疗的指征。无症状性尿感在学龄期女童中常见。对女童无症状性尿感进行治疗不改变肾脏疾病的自然进程及预防肾脏纤维化。实际上，使用抗生素治疗增加了患有症状性尿感的机会。因此，不建议对女童无症状性尿感进行筛查和治疗。

妊娠期尿路感染

妊娠期激素水平改变使自主神经控制的肌肉组织张力降低，易致尿潴留及输尿管反流。另外随着胎儿增大，会发生骨盆边缘处梗阻（右侧较左侧更明显）。这些变化在中孕期末和晚孕期初最为显著，此即肾盂肾炎发生率最高的时间。如晚孕期的其他任何发热性疾病一样，急性肾盂肾炎会诱发早产和分娩。大约有30%在早孕期诊断为无症状性尿感而未接受抗生素治疗的妇女会在晚孕期发展为急性肾盂肾炎。对无症状性尿感进行早诊断、早治疗能避免75%～90%的急性肾盂肾炎发生，也降低早产率和低出生率。

因为治疗无症状性菌尿能带来这些获益，所有孕妇都应通过妊娠12～16周的尿培养来筛查菌尿。如果发现真性菌尿，应复查尿培养以确认菌尿结果，如果持续阳性则应治疗。抗生素的选择应根据细菌的敏感性、患者的耐受性及妊娠期使用的安全性来决定。阿莫西林、呋喃妥因或头孢氨苄3日疗程通常足够；TMP/SMX有效且得到广泛使用，但孕早期使用会增加胎儿畸形的风险，所以应尽量避免于孕早期使用；禁用喹诺酮类抗生素。因孕早期首次无症状性或有症状性尿感接受治疗的妇女应在分娩前每月复查尿培养以检测感染是否复发。如果有症状性或无症状性尿感再发，在治疗结束后应开始进行预防性治疗直至分娩结束。

男性尿路感染

男性很少罹患急性非复杂性尿感或急性非梗阻性肾盂肾炎。未行包皮环切术者、与新伴侣性交时感染者、男同性恋者都有潜在风险，在少数情况下会发生尿路感染。大肠埃希菌是常见病原体。但是，非复杂性尿感在男性中并不常见，所以任何患尿路感染的男性均应筛查以明确有无泌尿系畸形。

老年男性可因前列腺肥大导致梗阻和尿流形成湍流，所以容易发生尿感。他们也可能同时患有慢性细菌性前列腺炎。一旦细菌定植于前列腺中，因抗生素难以在前列腺中扩散及前列腺结石形成等因素，感染将难以根治。然后，前列腺就成为有症状性或无症状性膀胱炎复发的根源。如果有症状性尿感复发，且既往诊断慢性细菌性前列腺炎，抗生素治疗方案延长至 4～6 周可能会改善远期疗效。推荐将喹诺酮类药物作为一线用药，但也可根据病原体的药敏情况选用 TMP/SMX、四环素和阿奇霉素等。

老年人的尿路感染

无论是门诊还是住院的老年患者中，尿路感染都是最常见的感染形式。在社区 65 岁以上的人群中，5%～10% 的女性及 5% 的男性存在菌尿。随着年龄增长，患病率会增加。在长期护理机构中，任何时间检查都会发现有 25%～50% 的老年人存在无症状性菌尿。随着痴呆、尿便失禁等功能障碍的患病率上升，菌尿的发生率也上升。老年患者无症状性菌尿不需使用抗生素进行治疗。抗生素治疗不降低发病率和死亡率，反而增加药物副作用、医疗费用和抗生素耐药。因此，无尿感症状的老年人不需筛查菌尿。

老年人有症状性尿感的临床表现常与年轻人尿感症状类似。但是，老年人尿路感染的诊断通常较为困难，特别是对于住院和有功能障碍的老年患者。沟通困难、患有其他慢性合并症、无症状性菌尿发生率高，这些因素都会影响诊断的确立。发生尿感的老年患者常无发热反应及特征性的白细胞增多，最突出的症状可表现为急性意识障碍。尽管如此，对于没有留置尿管的老年人而言，如果没有泌尿生殖道的局部症状，就不应作出有症状性尿感的诊断。尿液有异味或者浑浊本身并不是抗生素治疗的指征。

抗生素的治疗方案（包括治疗的持续时间）和年轻人尿感类似。剂量应根据肾功能而非年龄作出调整。对于同样的治疗时间，老年女性的治愈率较老年男性低。除非症状持续存在或复发，不建议为证明已获得微生物学治愈而在疗程结束后行尿培养检查。虽然预防性应用抗生素能更有效预防尿感，但对于一些反复复发有症状性尿感的妇女，阴道内局部使用雌二醇可减少感染发生。全身应用雌激素与尿感风险增加相关。

肾功能受损患者的尿路感染

尿路感染的治疗要求抗生素在肾脏或尿液中形成足够的浓度。当肾功能受损时，抗生素排泄至尿液中的量会降低，所以尿液中抗生素水平可能无法达到治疗量。肾功能严重受损时，尿路感染常常很难治愈。当肾功能受损时，呋喃妥因和除多西环素以外的四环素类药物可能会增加毒性反应，应避免使用；氨基糖苷类不能以足量扩散入无功能肾，所以不能有效治疗尿感；对于大多数轻微到中等肾功能受损的患者，青霉素类、头孢菌素类和喹诺酮类都是有效的。根据肾功能作出剂量调整是必要的。在某些情况下，感染无法根治，可通过长期抑菌治疗来控制症状的反复复发，如接受肾移植的患者出现自体肾感染。

如果仅有单侧肾功能受损，对侧的有功能肾会优先将抗生素排泄至尿液中。尿液中的高浓度抗生素会杀灭膀胱中的细菌，但无功能肾中的抗生素浓度则不能达到治疗量。如果肾功能受损侧肾脏发生感染，一旦停止抗生素治疗，这侧肾脏就会作为感染原导致感染复发。

肾囊肿患者的尿路感染

多囊肾患者可能会发生一个或多个囊肿的感染，这种感染的诊断和治疗存在挑战。多囊肾患者尿感的症状常有腹痛或压痛，菌血症常见。如果初始治疗不足，常会发生复发性菌血症。应查明感染的囊肿位置，有条件应抽取囊肿内容物培养。很多病原体都能造成尿路感染，包括酵母菌，所以最佳治疗方案需要在了解其病原体及药物敏感性之后再决定。MRI 和白细胞标记扫描作为有效成像技术，可用于明确发生感染的囊肿。治疗包括长程抗生素治疗，所使用的抗生素应能有效对抗病原体，且对囊肿有良好的渗透性。TMP/SMX、喹诺酮类及氯霉素等抗生素能在囊肿中达到治疗浓度。虽然临床研究中尚无囊肿感染的最佳治疗方案，但建议抗生素治疗至少 4 周以上。在某些病例中，如抗菌治疗（无论是否引流）不能治愈，则须行手术治疗。

其他尿路感染类型

真菌性尿路感染

真菌性尿感的发病率日益升高。真菌性尿感的主要原因是医院获得性感染，患者常为糖尿病患者、留置导尿管者及应用强广谱抗生素治疗者。真菌性尿感最常为白色念珠菌感染，但其他念珠菌属如光滑念珠菌、克柔念珠菌、近平滑假丝念珠菌和热带念珠菌也会导致真菌性尿感发生。因为大多数患者都伴有复杂的内外科疾病，所以常常很难评估尿培养阳性的临床意义。如果没有泌尿生殖道症状和侵袭性感染的证据，不应对真菌尿进行治疗，因为患者无法从中获益。如果患者正留置导尿管，可拔除时应予以拔除。真菌球的形成会导致尿路梗阻，对于存在梗阻及持续性念珠菌尿或念珠菌血症的患者应除外真菌球，真菌球形成的患者必须行手术切除。

当症状与泌尿生殖道相关、反复尿培养得到酵母菌菌落数 $>10^4$ cfu/ml 而没有其他潜在病原体时，即有治疗真菌尿指征。因氟康唑排泄至尿液中且可口服给药，建议使用 100 ~ 400 mg/d，持续 7 ~ 14 d 治疗；5- 氟胞嘧啶 [50 ~ 150 mg/（kg·d），使用 7 d] 和两性霉素 B 也有效；棘白菌素（卡泊芬净、米卡芬净、阿尼芬净）和其他三唑类药物（伏立康唑、泊沙康唑）不排泄入尿液中，所以不推荐使用；念珠菌属如克柔念珠菌、光滑念珠菌等，对氟康唑耐药，需用两性霉素 B 治疗；使用两性霉素 B 行膀胱冲洗（50 mg/L，连续 5 d）需要插导尿管，且不比其他治疗更有效，因此不再是一线治疗；但是，在某些情况下，这种冲洗方法仍有效，特别是对于有慢性肾脏病的膀胱感染患者。任何一种治疗方法的治愈率都只有 70% 左右，而且严重合并症常使治疗结果难以评估。

黄色肉芽肿性肾盂肾炎

黄色肉芽肿性肾盂肾炎是一种不常见的肾脏亚急性或慢性化脓性病变，其特征为肾实质破坏，代之以含组织细胞和泡沫细胞的肉芽组织，可累及肾周组织。病因尚不明确，但潜在致病因素包括慢性尿路感染、血脂代谢异常、淋巴管阻塞、白细胞功能障碍和血管闭塞。患者常有感染，奇异变形杆菌和大肠埃希菌是最常见的病原体；也可由克雷伯菌属 / 肠杆菌属、铜绿假单胞菌和金黄色葡萄球菌等所致。常见的临床表现是亚急性或慢性发热、季肋部或腹部疼痛、体重下降、下尿路症状和肉眼血尿。患者常合并肾结石、既往可有复发性尿感和泌尿系统手术史。本病依靠 CT 作出诊断，特征性影像表现为肾脏增大，肾实质由多个内含液体的囊腔代替，尿路结石常见。治疗以肾切除为主，抗生素治疗处在次要地位。如果能在仅有局灶性肾受累时作出早期诊断，肾部分切除术可治愈本病。

软斑病

软斑病是一种罕见的慢性肉芽肿性炎性疾病，以

累及膀胱为主，偶尔累及输尿管和肾脏。它主要发生在免疫功能低下或虚弱的患者，但在正常成年人和儿童中也有发现。患者通常有慢性感染，85%~90% 的病例能够分离出大肠埃希菌。其病理生理学机制尚不完全清楚，但学界认为巨噬细胞溶酶体消化吞噬细菌（特别是大肠菌群）的功能发生缺陷可能在本病发生中发挥作用。本病临床表现多样，慢性或亚急性发热、泌尿系统症状、腹痛或盆腔疼痛是最常见的症状，常见贫血和白细胞增多。膀胱受累的典型影像学征象为一个或多个直径小于 1 cm 的无蒂结节。本病少有表现为导致肾衰竭的肾脏占位性病变和梗阻。确诊依赖于特征性病理表现：大组织细胞细胞质中含有嗜酸性颗粒，胞内或胞外有 Michaelis-Gutmann 小体，此结构对本病具有诊断价值。治疗为长程抗生素治疗（8 ~ 12 周），必要时可通过手术治疗解除梗阻。TMP/SMX 和喹诺酮类药物均有效；有时也可应用抗胆碱能药物和维生素 C。这些药物可增加细胞内 cGMP，从而使巨噬细胞溶酶体消化吞噬功能恢复。

参考文献

Bent S, Nallamothu BK, Simel DL, et al: Does this woman have an acute uncomplicated urinary tract infection? JAMA 287:2701, 2002.

Cardenas DD, Hooton TM: Urinary tract infection in persons with spinal cord injury, Arch Phys Med Rehab 76:272, 1995.

Collins TR, Devries CR: Recurrent urinary tract infections in children: a logical approach to diagnosis, treatment, and long-term manage-ment, Compr Ther 23:44, 1997.

Fihn SD: Acute uncomplicated urinary tract infection in women, N Engl J Med 349:259, 2003.

Gould CV, Umseheid CA, Agarwal RK, et al: Guideline for prevention of catheter-associated urinary tract infection 2009, Infect Control Hosp Epidemiol 31:319, 2010.

Gupta K, Hooton TM, Naber KG, et al: International clinical practice guidelines for acute uncomplicated cystitis and pyelonephritis in women: a 2010 update by the IDSA and ESCMID Guidelines Com- mittee, Clin Infect Dis 52:561, 2011.

Hooton TM: The current management strategies for community-acquired urinary tract infection, Infect Dis Clin North Am 17:303, 2003.

Hooton TM, Bradley SF, Cardenas DD, et al: 2009 International clini-cal practice guideline for the diagnosis, prevention and treatment of catheter-associated urinary tract infection in adults, Clin Infect Dis 50:625, 2010.

Johnson JR: Microbial virulence determinants and the pathogenesis of urinary tract infection, Infect Dis Clin North Am 17:261, 2003.

Johnssen TE: The role of imaging in urinary tract infections, World

J Urol 22:392, 2004.

Lipsky BA, Byren I, Hooey CT: Treatment of bacterial prostatitis, Clin Infect Dis 50:1641, 2010.

Loffroy R, Guiu B, Watfa J, et al: Xanthogranulomatous pyelonephritis in adults: clinical and radiologic findings in diffuse and focal forms, Clin Radiol 2007.

Montini G, Tullus K, Hewitt I: Febrile urinary tract infections in chil-dren, N Engl J Med 365:239, 2011.

Nicolle LE: Uncomplicated urinary tract infection in adults including uncomplicated pyelonephritis, Uro Clin North Am 35:1, 2008.

Nicolle LE: Urinary tract infections in the elderly, Clin Ger Med 25:423, 2009.

Nicolle LE, Bradley S, Colgan R, et al: IDSA guidelines for the diagnosis and treatment of asymptomatic bacteriuria in adults, Clin Infect Dis 40:643, 2005.

Schaeffer AJ: Chronic prostatitis and the chronic pelvic pain syndrome, N Engl J Med 355:1690, 2006.

Scholes D, Hooton TM, Roberts PL, et al: Risk factors associated with acute pyelonephritis in healthy women, Ann Intern Med 142:26, 2005.

Sobel JD, Kauffman CA, McKinsey D, et al: Candiduria: a randomized, double-blind study of treatment with fluconazole or placebo. The National Institute of Allergy and Infectious Diseases Mycoses Study Group, Clin Infect Dis 30:19, 2000.

Stapleton A: Novel approaches to prevention of urinary tract infections, Infect Dis Clin North Am 17:457, 2003.

49 婴儿及儿童肾脏病

Lawrence A. Copelovitch, Colin T. White, Susan L. Furth　著

刘 岩　吴海婷　乐 偲　译校

肾脏发育及成熟过程

肾脏在宫内的发育过程从第 5～6 孕周开始，大约持续至第 36 孕周肾单位全部形成。在孕期前三月结束之前，胎儿的尿液开始产生，并在孕期的最后三个月，成为羊水的主要成分，这对于正常肺功能的发育是非常重要的。虽然足月新生儿的肾单位数量与成人相同，但其肾小球及肾小管的功能尚不成熟。肾小管可应对不同环境及饮食情况，浓缩或稀释尿液，而这种能力在新生儿是较差的。近端肾小管重吸收 HCO_3^- 的能力也是较差的。因此，早产儿血清 HCO_3^- 的浓度（16～20 mEq/L）相比足月儿（19～21 mEq/L）偏低，且比儿童及成人（24～28 mEq/L）更低。新生儿的血钾浓度一般比儿童偏高（6.5～7.0 mEq/L），因为新生儿肾小球滤过率（GFR）偏低，且肾小管对醛固酮的敏感性偏低。

在出生后几天中，新生儿肾脏的 GFR 仅有大约 20 ml/（min·1.73 m²）。在出生后第一周末，GFR 可升高至大约 40 ml/（min·1.73 m²），此后 GFR 逐渐升高，在 2 岁左右可接近成人水平，约 100～130 ml/（min·1.73 m²）。出生后 GFR 的改变主要是由于以下原因：心输出量及平均动脉压升高，肾脏血管阻力下降及肾小球滤过面积的增加。同时，肾内血流也出现再分布，由皮髓交界处转移至肾脏皮质，尽管皮髓交界处肾小球体积较大，但数量较少。

新生儿出生后 24～48 h，其 GFR 很低，其血清肌酐值与母体是相似的。出生后第 5～7 d，肌酐逐渐下降至 0.4 mg/dl。在 28～30 孕周出生的早产儿，其出生后前几日，其 GFR 仅有 12～13 ml/（min·1.73 m²），需更长时间肌酐才可降至正常。足月新生儿肾脏长度仅有 4～5 cm，此后继续生长，至青少年期达到 10～12 cm。尽管肾小球体积有所增大，但肾脏体积的增大主要来自于肾小管的生长及间质小管区体积的增加。

急性肾损伤

急性肾损伤（AKI）的定义为肾功能突然下降，导致肾脏对水、电解质、酸碱平衡的调节功能障碍。AKI 主要表现为 GFR 下降，导致血清 Cr 及尿素氮（BUN）突然升高。在 2002 年，国际急性透析质量合作组织引入急性肾损伤分层诊断（RIFLE）标准。RIFLE 为其包括 5 个阶段的首字母缩写，包括高危阶段（risk）、损伤阶段（injury）、衰竭阶段（failure）、丢失阶段（loss）及终末期肾脏病（ESRD）。这一分层标准制订的意义在于：基于 sCr 由基线值的升高水平和（或）尿量突然减少的程度来对患者进行分层，以标准化对 AKI 进行定义。RIFLE 标准在成人中已被证实为住院日、费用、患病率及死亡率的独立预测指标。此后，儿童修正版的 RIFLE（pRIFLE）也已制订，用来分层评估儿童患者急性肾损伤（表 49.1）。

表 49.1　儿科修正版 RIFLE 标准（pRIFLE）

	eGFR	尿量
高危阶段（risk）	下降 25%	少于 0.5 ml/(kg·h) 超过 8 h
损伤阶段（injury）	下降 50%	少于 0.5 ml/(kg·h) 超过 16 h
衰竭阶段（failure）	下降 75% 或小于 35 ml/(min·1.73 m²)	少于 0.3 ml/(kg·h) 超过 24 h 或无尿超过 12 h
丢失阶段（loss）	持续肾衰竭超过 4 周	
终末期	ESRD（超过 3 个月）	

Adapted from Akcan-Arikan A, Zappitelli M, Loftis LL et al:Modified RIFLE criteria in critically ill children with acute kidney injury, Kidney Int 71:1028-1035, 2007 [10].

eGFR，估计肾小球滤过率；ESRD，终末期肾脏病；pRIFLE，儿科肾脏病高危阶段、损伤阶段、衰竭阶段、丢失阶段及终末期肾脏病

正如 RIFLE 标准中指出，AKI 患者的尿量是变化较大的，可能为无尿、少尿，甚至某些情况下表现为多尿。AKI 的发展时间多为数小时至数天，而慢性肾脏疾病（CKD）的发展时间则多为数月至数年。如患者出现身材矮小、肾性骨病、青春期延迟、正细胞性贫血及甲状旁腺功能亢进等表现，则提示病程可能较长，更支持为慢性肾脏疾病而不是急性肾损伤。然而，在患者因急性出现的症状就诊时，如果没有肾脏影像学资料、之前提到的并发症相关的实验室检查结果，仍是很难鉴别 CKD 和 AKI 患者的，有时可能需肾穿刺活检病理结果。而且在患者就诊时，可能为慢性肾脏疾病基础上叠加了急性肾损伤，即慢性肾脏病急性加重。

AKI 恢复的可能性及合适的治疗方案部分取决于患者是否有尿、尿量多少、无尿时间及肾脏损伤的基础病因及严重性。尿量的测量是很有必要的，可以提示临床病程，且有助于鉴别肾脏损害基础病因。婴儿及幼儿少尿的定义为尿量少于 1 ml/(kg·h)，在较大儿童定义为少于 0.5 ml/(kg·h)。与少尿或无尿患者相比较，非少尿型 AKI 的患者出现并发症的概率较低，生存率亦较高。非少尿型 AKI 的病因包括急性间质性肾炎（AIN）或肾毒性药物损伤，包括氨基糖苷类药物所致肾毒性。相反，肾脏低灌注损伤、急性肾小球肾炎或溶血尿毒综合征在儿童患者中导致的 AKI 多表现为少尿。婴儿起病的少尿型 AKI 的病因多为肾血管事件（肾动脉或肾静脉栓塞）或休克导致的缺血性肾小管坏死（ATN）。AKI 的病因可以分类为肾前性、肾性及肾后性，但需要注意，在住院的儿童患者中，AKI 多为多因素导致。

肾前性因素导致的 AKI 多由肾脏低灌注导致，病因多为血容量不足、有效循环血量下降或肾内血流动力学变化。血容量不足多见于容量丢失、急性失血或血管外液体积聚（即第三间隙积液），多见于存在系统性炎症反应综合征（SIRS）或低白蛋白血症的患者。有效循环血量下降多见于真实的血容量为正常或增加，但肾脏灌注下降，通常为左心衰、心包填塞或肝肾综合征的并发症。肝肾综合征、钙调神经磷酸酶抑制剂毒性及使用 NSAIDs 药物可导致肾内入球小动脉收缩，而当使用 ACEI 类药物时可导致肾内出球小动脉扩张。在发生肾前性 AKI 时，起初肾功能可能是正常的，但是严重的和（或）持续时间较长的肾脏低灌注状态也会导致肾小管损伤及肾性 AKI 发生。

肾性因素导致的损伤及病理改变可能发生于肾脏不同水平，包括肾血管、肾小管、肾间质或肾小球。肾脏损伤的基础机制包括低灌注、缺血性细胞损伤、毒素介导的细胞损伤及炎症。

血管损伤可能发生于大血管（比如肾动脉或静脉血栓）或微血管系统［比如溶血尿毒症（HUS）或血栓性血小板减少性紫癜（TTP）］。肾小管的直接损伤，也就是急性肾小管坏死（ATN），是缺血或毒素介导的对肾小管损伤的最终结果。缺血导致的 ATN 为肾脏低灌注的结果。如果损伤持续且严重，肾前性的 AKI 可能进展至肾性 AKI，当肾脏灌注恢复后，损伤亦为不可逆性。毒素介导的肾性 AKI 可能继发于很多药物，包括氨基糖苷类抗生素、两性霉素、阿昔洛韦、顺铂、含碘造影剂及内源性或外源性毒素。外源性毒素介导的 AKI 可能由于肾小管直接损伤（比如汞）或晶体形成（比如乙二醇及甲醇中毒）。可导致 AKI 的内源性毒素为肌红蛋白、血红蛋白及尿酸。

以急性间质性肾炎（AIN）的形式表现的炎症损伤通常由于药物暴露导致。与间质性肾炎相关的药物包括广谱青霉素、非甾体抗炎药（NSAIDs）、磺胺及利福平。AIN 也可与感染、系统性疾病、肿瘤浸润或基因因素相关。急性肾小球肾炎在学龄儿童更常见，2 岁前罕见。感染后肾小球肾炎是儿童急性肾小球肾炎及 AKI 的最常见原因，然而，许多其他病因亦可导致肾小球肾炎，包括抗基底膜抗体病（抗 GBM 病）、ANCA 相关血管炎、狼疮性肾炎、IgA 肾病、过敏性紫癜（HSP）性肾炎及膜增生性肾小球肾炎（MPGN）。

尽管先天性梗阻性肾病是儿童 CKD 患者最常见的病因，但除非发生在孤立肾的患者中，肾后性梗阻很少导致 AKI 发生，孤立肾的原因可能为先天发育不全、肾切除或肾移植。在两侧肾功能保留的情况下，肾后性 AKI 多出现于尿道或膀胱颈完全梗阻的患者或更罕见的情况如双侧输尿管梗阻。很多临床情况可导致如上所述单侧或双侧梗阻，从而导致 AKI 发生，包括结石、输尿管血块、腹膜后纤维化、神经源性膀胱、膀胱或盆腔肿瘤、尿道狭窄或血块。

AKI 的主要并发症为代谢异常或水负荷过重。AKI 的代谢并发症为高钾、代谢性酸中毒、低钙、高磷、高钠，罕见情况为尿毒症毒素导致。少尿或无尿性 AKI 经常表现为高容量及液体过负荷。高血压通常由水钠潴留导致，血管张力变化及间质损伤导致肾素-血管紧张素系统的激活亦可能为原因。如果液体负荷加重，患儿可能会出现肺水肿和（或）充血性心力衰竭。在 AKI 患者治疗中，重建液体平衡可能为最重要的步骤。防止出现肾前性 AKI 可以有效预防肾性损伤的发生。低血容量的患者表现为少尿型 AKI 时，病因中可能存在肾前性因素。这类患者治疗第一步为快速输注等渗盐水进行容量复苏。如果评估患者容量恢复正常后，尿量仍无增加趋势，需进一步考虑肾性因素。在尿量没有增加的这一阶段，需控制液体入量以避免高血压、肺水肿及充血性心力衰竭发生。非少尿型 AKI 的患者可能表现为多尿，需要摄入超过正常液体量以避免循环容量不足。AKI 治疗的重要方面包括维持正常容量状态、纠正电解质及酸碱平衡、避免使用肾毒性药物、根据下降的 GFR 适当调整药物用量及适当的营养支持治疗。如果容量控制及电解质紊乱不能通过药物治疗纠正，或出现尿毒症相关症状，需及时开始透析治疗。

慢性肾脏病

慢性肾脏病定义为已知肾脏病理证实或具备肾脏损害相关指标超过 3 个月，肾脏损害相关指标包括血、尿或影像学异常。在 CKD 早期，GFR 可能为正常（表 49.2），因此早期诊断有助于延缓肾脏病进展并防止相关并发症。在婴儿、儿童及青少年患者中，CKD 的病因与成年人有显著差异。在成年患者中，糖尿病及高血压是 CKD 的首要病因，而在儿童患者中，这些病因在终末期肾病中占比不到 0.1%。儿童患者中，几乎 60% 的病因为肾脏及尿路系统的先天性异常（CAKUT），包括肾脏发育异常、先天缺如、发育不全和（或）梗阻性尿路系统疾病。其他常见病因包括局灶节段性肾小球硬化（FSGS）（5%～10%）、慢性肾小球肾炎（狼疮性肾炎，IgA 肾病，过敏性紫

表 49.2　慢性肾脏病分期		
分期	描述	GFR[ml/(min · 1.73 m²)]
1	正常 GFR	≥90
2	轻度 CKD	60～89
3	中度 CKD	30～59
4	重度 CKD	15～29
5	终末期肾衰竭	低于 15（或透析）

Adapted from Kidney Disease Outcomes Quality Initiative（K/DOQI）: K/DOQI clinical practice guidelines for chronic kidney disease: evaluation, classification, and stratification. Executive summaries of 2000 updates.
http://www.kidney. org/professionals/KDOQI/guidelines_ckd/toc.htm.
CKD，慢性肾脏病；GFR，肾小球滤过率

癜性肾炎或膜增生性肾小球肾炎，5%～10%），纤毛类疾病（常染色隐性遗传性多囊肾病，肾消耗病；3%～5%）及溶血尿毒综合征（HUS）（3%～5%）。成人中罕见病因如肾血管事件、Alport 综合征、先天性肾病综合征、原发性高草酸尿症及胱氨酸病等，都为儿童 CKD 的重要病因。

在 2009 年，Schwartz 及其同事提出了估计儿童 CKD 患者 GFR 的新公式。原始的 Schwartz 公式在 20 世纪 70 年代中期发展，基于 sCr、身高及经验性常数估计儿童患者 GFR。新的儿童 CKD（CKiD）公式包括身高、性别、sCr、胱抑素 C 及尿素氮，以提高在已知 CKD 及测量的 GFR 低于 75 ml/min/1.73 m² 的儿童中使用的准确性。

$$eGFR = 39.1[身高 (cm)/sCr]^{0.516}[1.8/ 胱抑素 C]^{0.294}$$
$$\times [30/BUN]^{0.169}[1.099]^{男性}[身高 (cm)/1.4]^{0.188}$$

此公式在大于 1 岁的已知 CKD 患者中得到进一步简化，使用常数 0.413，得到临床实用性更强的 CKiD 床旁公式：

$$eGFR = 0.413[身高 (cm)]/sCr$$

准确估计 GFR 对于 CKD 患者的恰当分级是非常重要的（表 49.2），以便更好发现及筛查相关并发症（图 49.1）。

以下几方面的临床病史可能为婴儿及儿童 CKD 患者的早期提示，包括产前超声异常、羊水偏少、羊水过多、多饮、多尿、夜尿增多及喜食咸食。然而，许多儿童患者经常为无症状或仅有非特异性症状，包括乏力、头痛或胃肠道症状。而 CKD 患者更晚期的表现包括发育障碍、身材矮小、青春期延迟、面色苍白及难以集中精力等。存在肾小球疾病（FSGS、肾小球肾炎或溶血尿毒综合征）的儿童患者，较泌尿系统先天性疾病的患者，更易出现高血压、左室肥厚及血脂异常。在进展性 CKD 患者中出现的原发性代谢异常包括高钾、高磷、低钙及代谢性酸中毒。肾性骨病通常于 CKD2～3 期开始出现，主要是由于尿磷排泄减少、血磷及 PTH 水平升高、低钙及活性维生素 D（1, 25-OH 维生素 D）水平减低。贫血一般从 CKD 3 期、GFR 下降至 40～60 ml/min 开始出现，主要由于促红细胞生成素产生减少。

CKD 的治疗目标包括 5 方面：①尽可能治疗原发病；②阻止病情进展；③治疗 CKD 并发症；④为正常生长发育创造条件；⑤避免进一步的肾毒性损

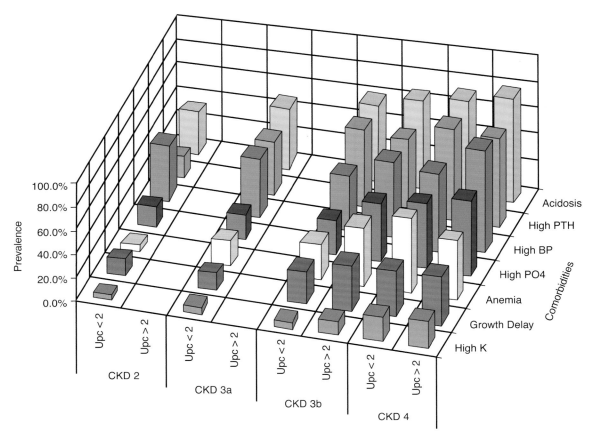

Figure 49.1　CKD comorbidities by stage and urine protein-to-creatinine ratio. CKD3 was divided into 3a (GFR 30 to 44 mL/min/1.73 m²) and 3b (GFR 45 to 59 mL/min/1.73 m²) for a more detailed analysis. *BP*, Blood pressure; *CKD*, chronic kidney disease; *GFR*, glomerular filtration rate; *K*, potassium; *PTH*, parathyroid hormone; *Upc*, urine protein-to-creatinine ratio. (Adapted from Furth *SL*, Abraham *AG*, Jerry-Fluker J et al: Metabolic abnormalities, cardiovascular risk factors and GFR decline in children with chronic kidney disease, *Clin J Am Soc Nephrol* 6:2132-2140, 2011.)（应版权方要求保留英文）

伤。高血压及蛋白尿是 CKD 快速进展的两个独立危险因素。因此，对于早期至中期的 CKD 儿童患者，是有指征使用 ACEI 或 ARB 类药物的。在 ESCAPE 试验中，患有肾性高血压的儿童使用 ACEI 控制血压，一组儿童予强化血压控制（目标血压低于相同年龄、性别、身高组血压的第 50 百分位），另一组儿童使用传统血压标准（低于第 90 百分位），研究为期 5 年，结论为强化血压控制组 GFR 降低速度低于传统血压控制组。除此以外，在 CKD 患儿中使用 ACEI 的前 6 个月，即可发现尿蛋白量下降将近 50%。在进展的 CKD 患者中，可能需要同时使用其他种类的降压药控制血压，以避免高钾风险。

　　CKD 患者主要通过使用重组人促红素及补充铁剂治疗纠正贫血。肾性骨病的治疗主要通过限制饮食中磷的摄入、使用肠道磷结合剂及使用活性维生素 D（人工合成的 1,25-双羟维生素 D）-骨化三醇进行治

疗。这些治疗可以抑制甲状旁腺激素分泌。如果摄入充足，且 CKD 导致的继发性甲状旁腺亢进症及酸中毒已经得到纠正，但患者仍身材矮小，可考虑使用重组生长激素治疗。不良生活方式可以加速 CKD 进展，包括吸烟、肥胖及频繁使用 NSAIDs 药物，都应尽量避免。虽然在成人患者中建议限制蛋白摄入，但在儿童患者中至少应摄入足够满足成长所需的蛋白质及能量。

高血压

　　大于 1 岁儿童患者中的高血压定义为收缩压和（或）舒张压超过相同年龄、性别及身高组血压的第 95 百分位，目前参考血压标准来自《儿童高血压诊断、评估及治疗的第 4 次报告》。小于 12 岁的儿童高血压前期定义为收缩压和（或）舒张压在相同年

龄、性别及身高组的第 90 及 95 百分位之间。大于 12 岁（包括 12 岁）的儿童高血压前期定义为血压超过 120/80 mmHg，但低于相同年龄、性别及身高组的第 95 百分位。高血压可根据严重性进一步分级：1 级高血压定义为平均血压水平位于第 95 百分位至第 99 百分位以上 5 mmHg 之间；2 级高血压定义为平均血压水平超过第 99 百分位以上 5 mmHg。

动态血压监测（ambulatory blood pressure monitoring，ABPM）近期被引入儿童高血压领域，并成为实用的诊断工具。ABPM 有助于发现在诊室中的传统血压测量与自然环境中测量血压的结果差异。有些患者在诊所中测量血压偏高，但 ABPM 检查中血压正常，这些患者被称为孤立性诊室高血压或白大衣高血压。而在诊室中血压测量正常，但在 ABPM 检查中显示为高血压的患者被称为隐匿性高血压。

高血压也可以根据病因分类。在婴儿及幼儿中，原发性高血压很罕见，在这类高血压患者中，找不到明确的继发因素。可以找到明确继发因素，则为继发性高血压，病因包括肾脏疾病、肾脏血管异常、主动脉缩窄、内分泌性疾病、恶性肿瘤、中枢系统疾病、药物或单基因遗传性高血压。总的来说，发现高血压继发原因的可能性与血压升高程度（2 期）成正比，与儿童年龄成反比。

肾实质性疾病在儿童高血压患者的继发原因中占有很大比重，包括肾小球肾炎、肾脏纤维化、FSGS、肾脏发育异常及多囊性肾脏疾病等。肌纤维发育不良及主动脉缩窄也是较常见原因，特别是在幼儿中。在新生儿及早产儿中，脐动脉导管相关性血栓栓塞事件可能影响肾动脉，亦为高血压常见病因。原发性高血压通常出现于青少年，表现为高血压前期或 1 期高血压，通常与肥胖、高血压家族史、不喜运动及非裔美国人种相关。

对任何一个高血压儿童的评估很大程度取决于继发因素存在的可能性，初始评估程度应个体化。针对大部分幼儿高血压、青少年 2 期高血压及没有明显原发性高血压危险因素的青少年 1 期高血压患者都应进行完善的初始评估，包括代谢方面检查、尿液检查及肾脏超声。应完善超声心动图以评估高血压靶器官损伤，并除外主动脉缩窄的可能性。肥胖、不喜运动的青少年患者如为轻度高血压，可首先进行生活方式调整，存在继发因素的高血压患者亦需使用药物控制血压。在儿童患者中可使用以下几类降压药，包括 ACEI、ARB、钙离子通道拮抗药及利尿药。初始治疗通常采用低剂量单药。药物剂量可逐渐增加，并可加用其他种类药物，避免血压快速下降或其他副作用。当分别使用 ACEI/ARB 和（或）利尿药时，需监测肾功能及电解质情况。儿童高血压患者的长期预后取决于原发病。总之，儿童高血压患者未来的心血管疾病发生率及死亡率较高，如能早期识别及治疗儿童高血压，有可能部分改善此类患者的预后。

参考文献

Akcan-Arikan A, Zappitelli M, Loftis LL, et al: Modified RIFLE cri-teria in critically ill children with acute kidney injury, Kidney Int 71:1028-1035, 2007.

Arora P, Kher V, Rai PK, et al: Prognosis of acute renal failure in children: a multivariate analysis, Pediatr Nephrol 11:153-155, 1997.

Copelovitch L, Meyers KEC, Kaplan BS: Acute renal failure. In Domico SF, Canning DA, Khoury A, editors: The Kilalis-King-Belman textbook of clinical pediatric urology, ed. 5, London, 2006, Informa Health Care, pp 7357-7366.

Copelovitch L, Warady BA, Furth SL: Insights from the Chronic Kidney Disease in Children (CKiD) Study, Clin J Am Soc Nephrol 6:2047-2053, 2011.

Falkner B: Hypertension in children and adolescents: epidemiology and natural history, Pediatr Nephrol 25:1219-1224, 2010.

Furth SL, Abraham AG, Jerry-Fluker J, et al: Metabolic abnormalities, cardiovascular risk factors and GFR decline in children with chronic kidney disease, Clin J Am Soc Nephrol 6:2132-2140, 2011.

Guignard JP: Measurement of glomerular filtration rate in neonates. In Polin RA, Fox WW, Abman SH, editors: Fetal and neonatal physiology, ed 3, Philadelphia, 2003, WB Saunders, pp 1205-1210.

Hoste EA, Kellum JA: RIFLE criteria provide robust assessment of kidney dysfunction and correlate with hospital mortality, Crit Care Med 34:2016-2017, 2006.

Kidney Disease Outcomes Quality Initiative (K/DOQI): K/DOQI clinical practice guidelines for chronic kidney disease: evaluation, classification, and stratification. Executive summaries of 2000 updates. http://www. kidney.org/professionals/KDOQI/guidelines_ckd/toc.htm.

Lurbe E, Alvarez J, Redon J: Diagnosis and treatment of hypertension in children, Curr Hypertens Rep 12:480-486, 2010.

Saland JM, Pierce CB, Mintsnefes MM, et al: Dyslipidemia in children with chronic kidney disease, Kidney Int 78:1154-1163, 2010.

Schwartz GJ, Haycock GB, Edelmann CM, et al: A simple estimate of glomerular filtration rate in children derived from body length and plasma creatinine, Pediatrics 58:259-263, 1976.

Schwartz GJ, Munoz A, Schneider MF, et al: New equations to estimate GFR in children with CKD, J Am Soc Nephrol 20:629-637, 2009.

Smith FG, Nakamura KT, Segar JL, et al: Renal function in utero.

In Polin RA, Fox WW, Abman SH, editors: Fetal and neonatal physiology, ed 3, Philadelphia, 2003, WB Saunders, pp 1258-1260.

Thadhani R, Pascual M, Bonventre JV: Acute renal failure, N Engl J Med 334:1448-1460, 1996.

The ESCAPE Trial Group: Strict blood-pressure control and progression of renal failure in children, N Engl J Med 361:1639-1650, 2009.

The Fourth Report on the Diagnosis, Evaluation, and Treatment of High Blood Pressure in Children and Adolescents, National High Blood Pressure in Children and Adolescents: National High Blood Pressure Education Program Working Group on High Blood Pressure in Children and Adolescents, Pediatrics 114:555-576, 2004.

Woolf AS: Embryology. In Avner ED, Harmon WE, Niaudet P, editors: Pediatric nephrology, ed 5, Baltimore, 2004, Williams and Wilkins, pp 3-24.

Wuhl E, Mehls O, Schaefer F, et al: Antihypertensive and antiproteinuric efficacy of ramipril in children with chronic renal failure, Kidney Int 66:768-776, 2004.

Full bibliography can be found on www.expertconsult.com.

50 妊娠与肾脏

Kavitha Vellanki, Susan Hou 著

张磊 吴海婷 乐偲 译校

妊娠可造成全身血流动力学的急剧变化，导致总循环血量和心输出量增加，并使全身血管阻力（systemic vascular resistance，SVR）降低，导致高输出状态以及血压（blood pressure，BP）轻度下降。肾小球滤过率（glomerular filtration rate，GFR）和肾脏血流量（renal plasma flow，RPF）的显著增加对良好妊娠结局至关重要。了解妊娠期的适应性改变对于鉴别和处理正常和异常妊娠非常关键。

正常妊娠期的解剖学改变

在妊娠期间，肾脏长径增加 1～1.5 cm，体积增加达 30%，这反映了血管和间质的增多，该过程类似于代偿性肥大。早在妊娠第三个月，肾脏集合系统显著扩张，并且蠕动减少，其中以右侧变化更为显著。尽管原因尚存争议，但妊娠初期激素改变以及妊娠后期子宫对输尿管的压迫为可能机制。至少有 200 ml 尿液滞留在集合系统。出现无症状菌尿的孕妇由于尿液滞留，易发生急性肾盂肾炎。磁共振成像有助于鉴别生理性肾积水与妊娠期输尿管阻塞；而超声检查的可靠性较差。一般在产后 12 周，肾脏结构的变化恢复，如果肾积水持续超过 12～16 周，则需作进一步检查（框 50.1）。

正常妊娠期的生理学改变

全身血流动力学改变

妊娠导致血管扩张，并且在妊娠第 24 周，心输出量比正常情况增加 40%～50%。血浆容量增加 40%～50%，而红细胞数量仅增加 18%～30%，从而导致红细胞压积下降及妊娠期生理性贫血。虽然血容量和心输出量增加，并且许多升压激素水平增加（血管紧张素增加 4 倍，血浆肾素增加 8 倍、醛固酮增加 10～20 倍），但全身血压仍显著下降。由于血管扩张物质［如前列环素、一氧化氮（nitric oxide，NO）和松弛素］引起 SVR 大幅减小，因此，这些升压激素的作用受到限制。在妊娠第 16 周至 20 周，血压最低，之后逐渐升高。

肾脏血流动力学改变

肾小球滤过率和 RPF 约增加 50%，其中 RPF 比 GFR 略高。导致妊娠期高滤过的原因包括 RPF 增加、胶体渗透压下降以及肾小球毛细血管滤过系数增加。早在妊娠第 4 周，即出现 GFR 增加，在妊娠前半期达到峰值，之后不变，直至妊娠结束（图 50.1）。尽管 GFR 大幅增加，但对肾小球功能或结构不造成长期影响；由于妊娠期入球小动脉和出球小动脉阻力下降程度相同，而肾小球内压不变，因此，肾功能正常的女性即使反复妊娠，GFR 增加也不会对肾功能和结构造成长期影响。

之前接受单侧肾切除或肾移植的女性由于在正常妊娠期单侧肾仍可进一步适应，因此也常会有 GFR 和 RPF 增加，尽管这种变化比双侧肾功能正常的女性要小，并且发生较慢。

代谢改变

GFR 增加可导致血尿素氮（blood urea nitrogen，BUN）和血清肌酐水平下降。在正常妊娠期，如 BUN 大于 13 mg/dl 或血清肌酐大于 0.7～0.8 mg/dl，应关注并作进一步检查。尿蛋白排出可能会增加，但通常仍低于 300 mg/24 h。总体液容积增加 6～8 L，其中 4～6 L 为细胞外液，约 900 mEq 钠会逐步潴留，具体机制尚不清楚。渗透调定点重设可导致血浆渗透压较低（比正常低 10 mOsm/l），并且使血清钠成比例下降 4～5 mEq/l。呼吸性碱中毒导致轻度碱血症，并且血清碳酸氢盐代偿性降低至 18～22 mEq/l。肾脏滤过增加和肾小管重吸收下降的共同作用可导致尿酸水平降至 2.5～4 mg /dl。合并先兆子痫和宫内发育迟缓（intrauterine growth retardation，IUGR）的孕妇中，血清尿酸水平和尿酸重吸收程度明显较高。怀孕后不

框 50.1　妊娠期的正常适应性改变

肾脏结构改变

肾脏大小增加 1 ~ 1.5 cm

集合系统扩张，右侧更为显著

激素改变

醛固酮增加 10 ~ 20 倍

肾素增加 8 倍

血管紧张素增加 4 倍

全身血流动力学改变

心输出量增加至正常的 40% ~ 50%

血容量增加 40% ~ 50%

收缩压下降 9 mm，舒张压下降 17 mm Hg（特别是在孕中期）

抗血管紧张素升压作用

前列腺素和一氧化氮的生成增加

肾脏血流动力学改变

GFR 和 RPF 比正常升高 50%

肾小球毛细血管胶体渗透压下降

代谢改变

BUN（至 <13 mg/dl）和血肌酐（至 0.4 ~ 0.5 mg/dl）下降

总体液增加 6 ~ 8 L

钠净潴留 900 mEq

血浆渗透压下降 10 mOsm/l

血钠下降 4 ~ 5 mEq/Ll

轻度呼吸性碱中毒伴代偿性代谢性酸中毒（碳酸氢盐 18 ~ 22 mEq/l）

血尿酸水平下降（至 2.5 ~ 4 mg/dl）

与血糖水平无关的糖尿

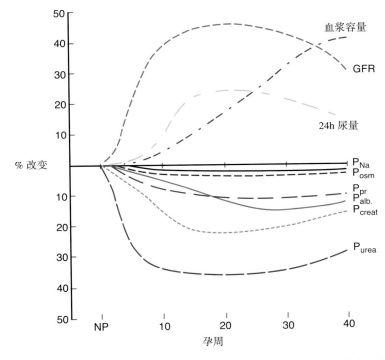

图 50.1　妊娠引起的生理变化。相对非妊娠基线各参数增加和减少的百分比。 GFR，肾小球滤过率；NP，非妊娠；P_{ajb}，血浆白蛋白；P_{creat}，血浆肌酐；P_{Na}，血钠；P_{osm}，血浆渗透压；P_{pr}，血浆蛋白；P_{urBa}，血浆尿素。（来自 Davison JM: The kidney in pregnancy: a review, J Royal Soc Med 76:485-500, 1983.）

久会出现葡萄糖排泄增多，甚至在 24 h 内变化明显。通常情况下，它与血糖浓度或妊娠时期无关。分娩后一周内葡萄糖排泄恢复至正常水平。

妊娠期肾功能评估

　　基于血肌酐的公式不能准确计算妊娠期 GFR；因此，MDRD 公式应用指南不适用于孕妇。即使是在合并慢性肾病（CKD）的妊娠患者中，MDRD 公式也会比基于菊粉清除率测得的"真实"GFR 值低约 25 ml/min。采集 24 h 尿样测量肌酐清除率（ClCr）仍是估算妊娠期 GFR 的最实用方法，尽管在正常情况下可能会高估 GFR 10% ~ 20%。通过尿蛋白 / 肌酐比值（urine-protein-to-creatinine ratio，UPCR）估算妊娠期尿蛋白水平一直存在争议，24 h 尿蛋白测量仍是金标准。

表 50.1 妊娠期降压药的使用

药物	每日剂量	副作用 / 注释	安全性标识
甲基多巴	500～3000 mg，分次给药	一线药物	B 类
拉贝洛尔	200～1200 mg，分次给药	广泛使用；疗效和安全性与甲基多巴相似	B 类
其他 β 受体阻滞药	可变	IUGR 和胎儿心动过缓	C/D 类
钙通道阻滞药	可变	相对安全	C 类
利尿药	可变	可能会引起血容量减少	B/C 类
可乐定	0.1～0.8 mg，分次给药	数据有限	C 类
肼苯哒嗪	30～200 mg，分次给药	广泛使用；单独给药时无效	C 类
米诺地尔	2.5～10 mg，分次给药	数据有限	C 类
安体舒通	可变	动物研究中可使雄性动物雌性化；人类数据有限	C 类
α 受体阻滞药	可变	数据有限	B/C 类
ACE 抑制药	禁用	肾发育异常	D 类
ARBs	禁用	新生儿无尿型肾衰竭	D 类

B 类，动物研究表明存在胎儿风险，但是缺少人类数据；C 类，动物研究表明有胎儿风险，但是缺少人类数据；D 类，有人类胎儿风险的阳性证据。
ACE，血管紧张素转化酶；ARB，血管紧张素受体拮抗药；IUGR，宫内发育迟缓

妊娠期高血压疾病

妊娠期高血压定义为至少两次测得 BP≥140/90 mm Hg。在美国，6%～8% 的孕妇发生高血压，高血压是引起产妇死亡的第二大原因。为了鉴别妊娠前高血压与妊娠期特有的高血压，将妊娠期高血压疾病分为四类：

1. 慢性高血压
2. 先兆子痫
3. 慢性高血压并发先兆子痫
4. 妊娠期高血压

慢性高血压

慢性高血压是指妊娠前出现的高血压或妊娠 20 周前诊断的高血压或首次在妊娠期诊断但在产后未好转的高血压。之前患高血压的女性患者中，有 2/3 在妊娠第 13～20 周血压下降，如果她们在此期间首次就诊，诊断可能并不明确。而血压未下降的女性在孕晚期有严重高血压以及不良妊娠结局的风险。慢性高血压导致 IUGR、胎盘早剥、胎儿死亡以及先兆子痫的风险增加。

有关妊娠期具体血压目标的资料很少，降压药可降低住院率和早产率。由于有许多安全降压药可用，因此治疗妊娠期轻度高血压，特别是在患肾病或其他终末器官损害的女性患者中进行降压治疗是合理的选择。由于在妊娠期血压有波动，因此需要对高血压孕妇进行密切随访，并教会她们在家进行血压监测。

妊娠期降压药物

几乎所有降压药都可穿过胎盘（表 50.1）。安全性数据来自动物研究、人类数据的回顾性研究以及长期临床经验。

甲基多巴

甲基多巴从 1960 年开始用于孕妇。该药物对子宫胎盘血流和胎儿血流动力学的影响极小，并且最主要的不良反应是困倦。

钙通道阻滞药

钙通道阻滞药现被广泛作为难治性高血压孕妇的一线降压药物。硝苯地平使用最广泛，与甲基多巴一样，其对子宫胎盘血流量的影响很小。据报告，当镁与硝苯地平联合给药时，会发生严重低血压。

β 肾上腺素能受体阻滞药和拉贝洛尔

由于拉贝洛尔很少引起新生儿肾上腺素能阻滞，因此是使用最广泛的肾上腺素能受体阻滞药。研究表明，阿替洛尔可减少胎盘血流量，并影响新生儿生长，而普萘洛尔与新生儿心动过缓、低血糖以及呼吸抑制有关。

肼苯哒嗪

肼苯哒嗪应用广泛，但单独口服时无效。很少报道副作用。

血管紧张素转化酶（ACE）抑制药和血管紧张素受体拮抗药（angiotensin receptor blockers，ARBs）

妊娠中晚期暴露于 ACE 抑制药与羊水过少、肾发育异常以及肺发育不全相关。使用 ARB 类药物也会引起相似问题。即使是在孕早期暴露于 ACE 抑制药也会增加先天畸形发生率。对于孕妇以及计划怀孕的女性而言，应避免使用 ACE 抑制药和 ARB 类药物。

利尿药

一些医生反对在妊娠期使用利尿药，因为它们会加重血容量降低，同时会引发先兆子痫。在一项涉及 7000 多名正常血压的孕妇接受利尿药治疗的荟萃分析中，胎儿不良事件未增加。如果高血压与血容量扩张有关，而与妊娠无关，则需要频繁使用利尿药控制血压，但要慎用。

妊娠期严重高血压的紧急治疗
肼苯哒嗪

发生妊娠高血压危象时，可选择静脉输注肼苯哒嗪，剂量为 5 ~ 10 mg，每 20 ~ 30 min 给药一次。

拉贝洛尔

拉贝洛尔静脉输液是第二常用的药物，先以 20 mg 负荷剂量给药，随后每 30 min 给予 20 ~ 30 mg，或者按 2 mg/min 输注。应对新生儿出现的心动过缓和低血压进行监测。

硝苯地平

短效硝苯地平仍被一些机构用于治疗妊娠期严重高血压。使用肼苯哒嗪或拉贝洛尔不能有效控制血压时，可使用硝苯地平治疗。

继发性高血压

相比于原发性高血压和先兆子痫，继发性高血压引起妊娠期高血压不太常见。然而，未确诊的嗜铬细胞瘤导致产妇死亡率高达 50%。通过测定 24 h 尿样中的肾上腺素、去甲肾上腺素及其代谢产物水平可作出诊断；正常妊娠或先兆子痫患者中，这些数值不会改变。摄入可卡因后的表现类似嗜铬细胞瘤，但通过毒物筛查易于检测。由于妊娠期肾素和醛固酮分泌存在变化，因此，诊断原发性醛固酮增多症有难度。肌纤维发育不良引起的肾血管性高血压可导致严重妊娠高血压，据报道，血管成形术可成功控制这类高血压。

先兆子痫 – 子痫

先兆子痫是人类妊娠期间特有的多系统疾病，而且是妊娠期最常遇到的并发肾小球疾病的情况。在美国，约 5% 的妊娠者发生先兆子痫，甚至是在葡萄胎妊娠中，通常在去除胎盘后症状消失。先兆子痫的特点是：在妊娠 20 周后，开始出现高血压（血压 ≥140/90 mm Hg）和蛋白尿，并且通常合并水肿和高尿酸血症。子痫是指先兆子痫的女性中发生癫痫症状，而癫痫病因不能归结为其他原因。值得注意的是，先兆子痫和高血压、缺血性心脏病、卒中和静脉血栓栓塞的风险增加有关。

危险因素

先兆子痫在首次妊娠和拥有新伴侣的经产孕妇中最常见，这表明之前暴露于父亲的抗原可起到保护作用。妊娠前同居时间短、采用屏障避孕法和人工受孕等因素引起先兆子痫的发生率较高，进一步支持了这个观点。其他危险因素包括多胎妊娠、葡萄胎妊娠、妊娠时年龄较大、有家族史或先兆子痫病史，以及孕妇基础疾病，如高血压、糖尿病、慢性肾病、肥胖和血栓形成倾向。

发病机制

在先兆子痫中，胎盘异常非常常见（图 50.2）。在妊娠期间，滋养细胞迁移至子宫螺旋动脉，将肌性动脉转化为高容量血管，从而允许更多血液流向子宫胎盘单元。在先兆子痫中，这个过程并不完整，子宫螺旋动脉仍为高阻力血管，导致胎盘氧输送不足，从而造成胎盘缺血并释放产生可以诱导母体血管内皮功能紊乱的因子。胎盘局部缺血是否是造成先兆子痫的唯一因素目前仍有争议，原因是在不发生先兆子痫的情况下，以胎盘功能不足为特征的 IUGR 现象也较常发生。

妊娠可伴随血管扩张物质的增加，如前列环素和 NO。尽管血管收缩物质，如血栓素和血管紧张素的生成增加，但血栓素的增加少于前列环素，并且有拮抗血管紧张素的升压作用。在先兆子痫中，这种平衡被打破。在临床症状发生前出现血栓素和前列环素的

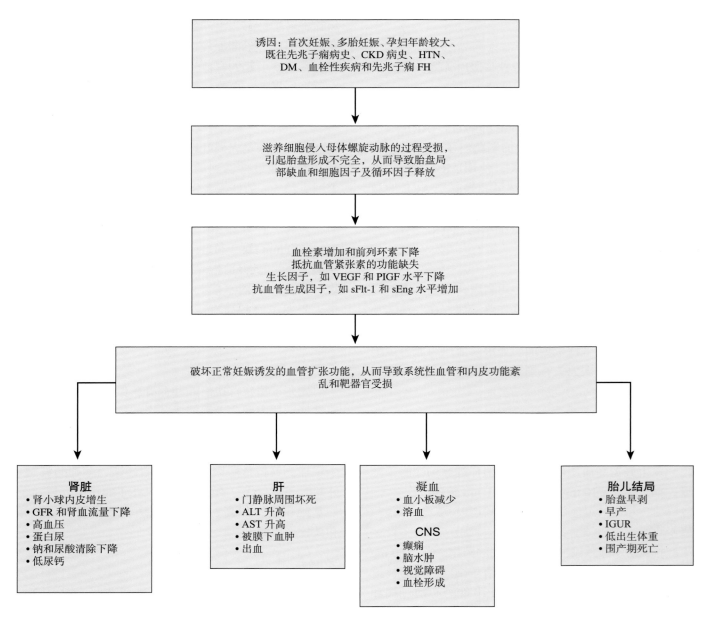

图 50.2　先兆子痫的发病机制。 ALT，谷丙转氨酶；AST，谷草转氨酶；CKD，慢性肾病；CNS，中枢神经系统；DM，糖尿病；FH，家族史；GFR，肾小球滤过率；HTN，高血压；IUGR，宫内发育迟缓；PIGF，胎盘生长因子；RPF，肾血流量；sEng，可溶性内皮因子；sFlt1，可溶性血管内皮生长因子受体 -1；VEGF，血管内皮生长因子受体

比例倒置，NO 生成下降，并且对血管紧张素升压作用的敏感性回升。

多年以来，人们为明确发病机制，并最终找到先兆子痫的治疗方法付出许多努力。大量证据证明胎盘抗血管生成因子，如可溶性血管内皮生长因子受体 -1（soluble fms-like tyrosine kinase-1，sFlt1）和可溶性内皮素（soluble endoglin，sEng）在先兆子痫发病机制中的作用。sFlt1 是一种可溶性血管内皮生长因子

（VEGF）受体，和促血管生成因子，如 VEGF 和胎盘生长因子 PIGF 结合，从而起到拮抗作用。sEng 是一种可溶性肿瘤生长因子（tumor growth factor，TGF）β 辅助受体，可抑制血管生成并诱导血管通透性改变和血压升高。在先兆子痫发生前，sFlt1 和 sEng 水平增加，在出现先兆子痫临床症状之前，两者水平急剧增加，而在分娩后几天，水平又恢复正常。这与蛋白尿和高血压改善相一致。有人认为先兆

子痫是由于生长因子，如 VEGF 和 PIGF 的下降，同时抗血管生成因子如 sFlt1 和 sEng 过度生成等因素导致。尽管目前还没有筛查试验可以准确预测先兆子痫，但对以上因素的综合利用很有前景。这些标志物最重要的临床意义是诊断尚未出现明显临床特征的先兆子痫、鉴别先兆子痫与其他原因导致的高血压合并肾病患者，以及开发针对这些作用机制的治疗方法。

临床特征

先兆子痫是造成妊娠 20 周后高血压和蛋白尿的最常见原因。通常会出现水肿，但由于 80% 的孕妇都会有水肿，因此水肿并不是诊断标准。出现以下临床特征时，先兆子痫被视为非常严重：精神异常或卒中、血压高于 160/110 mm Hg、蛋白尿 >5 g/24 h、少尿、肺水肿、严重 IUGR 或 HELLP 综合征。HELLP 综合征的特点是：微血管病性溶血性贫血、肝酶升高、血小板计数下降。10% ~ 20% 的先兆子痫患者会出现 HELLP 综合征。其他临床表现包括肺水肿、脑水肿、腹腔积液、胸腔积液、视网膜脱落、弥散性血管内凝血（disseminated intravascular coagulation，DIC）和成人呼吸窘迫综合征。

肾脏表现

在先兆子痫中，肾脏病理性损伤是指肾小球毛细血管内皮增生。毛细血管内皮细胞增生肥大，重者可堵塞毛细血管腔，导致肾小球体积增大、肿胀以及血流减少。GFR 和 RBF 减少，前者减少程度更大，滤过分数可下降 25%。因为在妊娠期间 GFR 增加，先兆子痫患者血清肌酐水平相对正常。蛋白尿通常为非选择性，而且在妊娠期出现时间较晚。蛋白尿病因目前还不确定，因为足细胞通常完好无损。钠和尿酸排泄受损，后者可导致高尿酸血症，这是先兆子痫的重要标志物之一。与正常妊娠相比，先兆子痫常出现低尿钙。

胎儿结局

大多数患有先兆子痫的孕妇中，婴儿有早产风险，这样使产妇并发症风险降到最低。慢性胎盘血流灌注不足可能导致羊水过多和 IUGR。严重先兆子痫会导致胎盘早剥。

诊断

主要根据早期发现的临床特征诊断先兆子痫，但是对于有基础肾病和高血压患者诊断困难，因为这些患者通常基线状态就有水肿、高血压和蛋白尿。

治疗

对先兆子痫的处理措施是分娩胎盘和胎儿。当胎儿足够成熟可分娩时，作出这个决定很容易。但如胎儿成熟度不够，则应对孕妇和胎儿进行密切监测、治疗高血压、通过镁预防母亲癫痫发作，这是非常重要的。对于肾病患者，持续输注镁盐时应慎重，并密切监测血清镁水平。

小剂量阿司匹林预防先兆子痫的数据存在争议，尽管最近的荟萃分析表明使用抗血小板药物，主要是小剂量阿司匹林可使先兆子痫风险降低 17%，在高危组中，风险降低最显著。相应的，英国国家卫生与临床优化研究所 2010 年指南建议在中高危先兆子痫患者中，妊娠 12 周后每日服用 75 mg 阿司匹林，直至分娩。关于钙预防先兆子痫的作用，尚无使人信服的数据。

慢性高血压并发先兆子痫

慢性高血压女性如在妊娠第 20 周后出现蛋白尿，则诊断为并发先兆子痫。如果患者有基础蛋白尿，则诊断有难度，因为在妊娠期蛋白尿也会增加。这些患者如果妊娠后半程出现严重血压升高（≥160/110 mmHg），则可诊断为先兆子痫。与血压正常的孕妇相比，慢性高血压并发先兆子痫的孕妇胎儿结局较差。

妊娠期高血压

孕中期之后新发血压升高但不伴蛋白尿可诊断为妊娠高血压。通常只在妊娠期采用这种非特异性诊断，直至确认更特异性的诊断。如未出现先兆子痫，且产后 12 周血压恢复正常，则称为妊娠期暂时性高血压。如果在产后 12 周后高血压持续存在，则归类为慢性高血压。

妊娠期急性肾损伤

急性肾损伤（AKI）是一种少见但严重的并发症。尽管成人中任何形式的 AKI 也可见于孕妇，但有一些病因在孕妇中格外常见（框 50.2）。肾前性氮质血症是造成孕妇血清肌酐升高的最常见原因，常发生于妊娠剧吐、子宫出血或肾盂肾炎。

尿路梗阻

在孤立肾和羊水过多患者中，妊娠期尿路梗阻引起的急性肾损伤最常见。双侧输尿管梗阻是罕见并发症，通常在分娩后症状迅速消失。妊娠期功能性肾盂积水引起的 AKI 罕见，但已有报道，而且侧卧位时肾功能恢复正常可帮助确诊。少数病例需要分娩或行经皮肾造瘘术。

肾皮质坏死

双侧肾皮质坏死是一种病理性诊断，常与妊娠相关并发症，如胎盘早剥、前置胎盘和过期宫内死亡一并发生。严重肾脏缺血和原发性 DIC 是导致内皮损伤和血栓形成的因素。相对于正常人群，严重肾脏缺血的孕妇更容易出现肾皮质坏死，并且孕妇会突然出现少尿或无尿以及腰部疼痛、血尿和低血压。计算机断层扫描或超声检查显示肾皮质低密度或低回声区域可帮助诊断。多数患者需要透析，而只有 20%～40% 患者的肾功能可部分恢复。

血栓性微血管病

血栓性血小板减少性紫癜（thrombotic thrombocytopenic purpura，TTP）、溶血尿毒综合征（hemolytic uremic syndrome，HUS）以及伴随 HELLP 综合征的严重先兆子痫是在妊娠后期造成 AKI 的重要因素。

TPP-HUS 的特点是不明原因的血小板减少和微血管性溶血性贫血，并常见肾衰竭。通常来说，以神经系统异常为主时考虑 TTP，而以肾衰竭为主时，特别是产后期，则考虑为 HUS。在非妊娠状态下，TTP

框 50.2 妊娠期急性肾损伤的原因

血容量不足
  妊娠剧吐
  产后出血
  胎盘早剥
脓毒血症
  流产
  急性肾盂肾炎
严重先兆子痫
双侧肾皮质坏死
血栓性微血管病（TTP-HUS）
妊娠期急性脂肪肝
妊娠子宫引起的泌尿道梗阻

和 von Willebrand 因子裂解蛋白酶（ADAMTS 13）缺陷有关，但是在妊娠期这种关系并不成立。编码补体调控的基因突变与妊娠相关的 HUS 有关。在妊娠期，TTP 和 HUS 均通过血浆置换治疗，而产妇死亡率的显著下降支持了这种治疗方法的广泛应用。在此后的妊娠中，以及在其他诱因如感染和药物，例如环孢霉素的刺激下，TTP-HUS 可复发。

区分 TTP-HUS 与其他微血管病综合征，包括伴随 HELLP 综合征的急性先兆子痫（表 50.2），有时是相当困难的。尽管肝酶水平升高更多见于 HELLP 综合征，乳酸脱氢酶水平升高、凝血酶原时间和部分凝血活酶时间延长更常见于 TTP-HUS，但血小板减少、微血管病性溶血性贫血、AKI、蛋白尿和高血压可同时见于 TTP-HUS 和 HELLP 中。

妊娠期急性脂肪肝

妊娠期急性脂肪肝（acute fatty liver of pregnancy，AFLP）是一种少见的并发症，只见于人类妊娠期，其特点是肝细胞小泡性脂肪浸润，伴随血清转氨酶水平升高、胆红素水平升高、血小板减少伴或不伴 DIC。AKI 和高尿酸血症常见。AFLP 中肾脏活检可发现急性肾小管坏死、肾小管细胞空泡变性，和纤维蛋白样物质沉积堵塞毛细血管腔。在临床上，AKI 可能类似于肝肾综合征，有较低的钠排泄分数，且尿沉渣无明显异常，但病理生理学可能有所不同，因为血清肌酐水平升高常出现在肝功能异常之前。AFLP 通常发生于孕晚期，伴随非特异性前驱症状，如恶心、呕吐、精神不振和上腹痛。几天后会出现黄疸，患者可出现暴发性肝衰竭和脑病。此时，处理决策是迅速分娩婴儿。肾衰竭和肝衰竭常在产后好转，很少有患者需要肝移植。

蛋白尿

蛋白尿可能是妊娠期首先检测到的现象，可以反映已存在的肾病或新发肾病。先兆子痫是造成妊娠期肾病范围蛋白尿的最常见原因。通常情况下，可等待妊娠结束后再明确诊断，因为只要未合并肾衰竭或高血压，则肾病范围蛋白尿不会改变妊娠或胎儿生存的自然过程。主要的例外情况见于有狼疮性肾炎血清学证据或明显血白蛋白减少的患者。在这些患者中，了解潜在的肾病有一定作用，因为可使用糖皮质激素进行有效治疗。妊娠期间，使用小剂量利尿药是安全的，但大剂量利尿药的安全性尚未确定。

急性肾盂肾炎

妊娠期肾盂肾炎是一种严重疾病，可导致 IUGR、早产、败血症甚至母亲死亡。AKI 发生率可达 25%。虽然在妊娠女性和非妊娠女性中无症状性菌尿的发生率相似，但 30%～40% 无症状性菌尿且未经治疗的妊娠女性会进展至症状性尿路感染，包括肾盂肾炎。如果根除菌尿，则该风险减少 70%～80%。如果在首次产前检查中尿培养筛查阴性，且无基础肾病的情况下，不太可能在此后妊娠过程中出现无症状性菌尿。头孢菌素和青霉素通常是安全有效的。应该静脉给药，直至患者体温正常后继续治疗 14 d。肾盂肾炎可复发；因此，对于肾功能正常和异常的女性，分别推荐呋喃妥因或头孢菌素作为抑菌治疗。

慢性肾病合并妊娠

患 CKD 的妊娠女性可能合并高血压 / 先兆子痫、蛋白尿恶化及早产。CKD 女性妊娠中最严重的问题是肾功能可能快速丧失。不论基础疾病如何，都有可能发生肾功能丧失，且如果存在基线肾功能不全，则肾功能丧失风险会显著增加。肾小球内压增加，增加的 GFR 不能被代偿是导致肾功能快速减退的最可能原因，且一旦发生，即使终止妊娠也不会有可预见的逆转。妊娠期间因肾病快速进展而透析的患者通常需要产后持续透析。尽管母亲有进展性肾衰竭的风险，但最终活产的可能性较高。最常见的不良妊娠结局是早产（40%～70%）和 IUGR（20%～60%）。

在很多女性中，妊娠期间可能初次诊断 CKD；

然而，由于担心出血风险增加，肾活检通常推迟到妊娠结束后进行。有指征时，在经皮超声引导下行肾活检较为安全，妊娠早期常采用俯卧位，而妊娠后期采用侧卧位。

多囊肾

患多囊肾（polycystic kidney disease，PKD）的女性通常在达生育年龄后会出现进展期肾病。然而，患 PKD 的妊娠女性中，无症状性菌尿发生率增加、泌尿道感染更严重、且雌激素刺激导致肝囊肿大小和数量增加。患有颅内动脉瘤的女性在分娩时蛛网膜下腔出血的风险增加。

GITELMAN 综合征和 BARTTER 综合征

已报道患有 Gitelman 综合征和 Bartter 综合征的妊娠患者对钾补充和镁补充的需求增加。胎儿存活率通常良好，但需要密切监测患者的电解质。

狼疮性肾炎

狼疮性肾炎是孕妇中最具变化性和最危险的肾病之一。在约一半狼疮性肾炎患者中，妊娠相关的免疫变化和激素变化与复发相关，特别是弥漫增生性病变患者中。可出现蛋白尿增加或 GFR 下降以及其他危及生命的肾外表现，例如脑病、心包炎及肠系膜血管炎。先兆子痫是一种常见并发症（与无肾脏受累的狼疮患者相比，在狼疮性肾炎患者中发病率较高），往往与狼疮性肾炎复发难以区分。胎儿结局一般较好，除外人工流产病例，约 75% 的妊娠结局为活产。自身抗体可穿过胎盘，引起新生儿短暂性狼疮表现。典

特征	HELLP	TTP	HUS	AFLP
临床发病时间	孕晚期	任何时间	产后	孕晚期
妊娠特有	是	否	否	是
基础病理生理学	胎盘形成缺陷	缺乏 ADAMTS 13	调控补体功能的基因突变	线粒体脂肪酸 β 氧化缺陷
高血压	是	偶尔	是	常见
肾衰竭	是	是	是	是
血小板减少	存在	存在	存在	存在
肝功能	升高	正常	正常	升高
凝血功能	正常至高	高	正常	正常
抗凝血酶 Ⅲ	低	正常	正常	低
治疗	分娩	血浆置换	血浆置换	分娩

表 50.2　妊娠相关微血管病综合征的特征

AFLP，妊娠期急性脂肪肝；HUS，溶血尿毒综合征；TTP，血栓性血小板减少性紫癜

型表现之一是与母体抗 SSA 抗体相关的先天性心脏传导阻滞。人们已尝试用血浆置换清除抗 SSA 抗体，但没有取得一致成功。

尽管最初认为抗磷脂抗体综合征（antiphospholipid antibody syndrome，APS）是 SLE 的一部分，但人们逐渐明确它可以是一种原发性疾病。APS 与妊娠第 20 周前反复流产的高风险以及孕中晚期非预期的宫内死亡有关。母亲并发症包括静脉和（或）动脉血栓形成、血小板减少、妊娠高血压和先兆子痫。APS 的治疗措施包括小剂量阿司匹林和肝素。

新发狼疮是妊娠期行肾活检的指征，原因是增生性狼疮性肾炎需要及时治疗。一线药物有致畸性（表 50.3）。在妊娠期，环孢素、硫唑嘌呤和泼尼松比其他药物更安全，其中环孢素可能最有效。对于先前患狼疮性肾炎的女性，如果每日服用剂量低于 10 mg 的泼尼松，且疾病持续缓解 6 个月、血清肌酐水平低于 1.5 mg/dl、血压控制良好时妊娠更为安全。

透析患者的妊娠

在透析患者中受孕少见，且胎儿结局不良。新的数据表明，强化透析可改善胎儿结局，对于可能因 CKD 错过生育年龄的女性而言，这是可行的选择。

GFR 下降且低于 15 ml/min 时，通常会出现月经不调，而 GFR 低于 5 ml/min 时，会出现闭经。早期绝经常见，即使在有月经患者中，月经周期往往无排卵。已表明许多内分泌异常在其中发挥作用，包括无促黄体生成素脉冲、黄体期缩短、孕酮和雌二醇水平下降和催乳素水平升高。此外，药物、贫血、抑郁和疲劳导致的性欲缺乏常见。生育率不确定，范围从每年 0.3%～1%，最近数据显示受孕率有所增加。在接受腹膜透析的女性中，受孕率显著降低。腹膜内间隙中高渗溶液或输卵管受压可能干扰卵子输送至输卵管。

自从在 1971 年报告首例成功妊娠的透析患者以来，妊娠结局已得到显著改善。在 1998 年，仅 50% 的透析后受孕的女性的妊娠结局为活产。到 2002 年，足够数据表明当透析增加到每周 20 h 或更多时，75% 的婴儿可存活；然而，早产仍是一个主要问题。在 2008 年，一组病例报道指出，经历 36 周夜间透析（每周平均 48 h）后，5/6 的孕妇可分娩。

妊娠期透析患者的管理

因为闭经在透析期间常见，因此难以诊断妊娠。在透析人群中，β-HCG 水平升高，因此 β-HCG 不能用于估算胎龄或诊断葡萄胎；因此，应通过超声检查确诊妊娠。应仔细审查药物，及时停止服用致畸药物。应加强血液透析，达到每周 20 h 以上，透前 BUN 应为 40 mg/dl 以下（框 50.3）。鉴于这种强化透析方案，饮食可以不受限制，每日蛋白摄入量增至 1.1 g/(kg·d)，原因是透析中会损失 10～15 g 氨基酸。由于胎儿骨骼发育需求，往往需要增加透析液钙含量来确保充足的钙流入，但应根据 PTH 和离子钙水平来调节透析液中钙含量。由于频繁透析导致铁和红细胞损失，妊娠期透析患者贫血通常加重；因此预计促红细胞生成素和铁的需求增加。给予两倍剂量的复合维生素和叶酸（5 mg）以满足妊娠期间对水溶性维生素（尤其是叶酸）需求的增加，且补充透析带来的损失增加。因为在孕晚期体重以 0.5 千克/周的速度增

表 50.3　妊娠期免疫抑制药物 *

药物	安全性标识	注释	用量调整
环孢素/他克莫司	C 类	可增加孕妇糖尿病、高血压和先兆子痫的发病率	由于代谢增强需要较高剂量
雷帕霉素	X 类	禁忌	受孕前 6 周停药
霉酚酸酯	X 类	禁忌	受孕前 12 周停药
硫唑嘌呤	D 类	即使是 D 类，但也广泛使用；已报道新生儿低出生体重和白细胞减少	不需要剂量调整
环磷酰胺	D 类	先天畸形和儿童癌症风险增加	慎用
利妥昔单抗	C 类	人类数据有限；可穿过胎盘；已报道引起 B 淋巴细胞减少	数据有限

C 类，动物研究显示胎儿风险，但无人类数据；D 类，人类胎儿风险的阳性证据；X 类，人类胎儿风险的阳性证据，且风险明显超过潜在获益。

* 如服用本表中任何药物，不推荐母乳喂养

框 50.3　妊娠期血液透析患者的管理

透析剂量

每周至少 20 h 透析；目标透前 BUN<40 mg/dl

透析液组成

碳酸氢盐：25 mEq/L

钙：2.5 ~ 3.0 mmol/L，每周测量钙和磷

钠：130 ~ 135 mEq/L，基于血清钠调整

膳食 / 维生素补充剂

MVI 剂量加倍

叶酸 5 mg/d

饮食不受限制

蛋白摄入量：1.5 ~ 1.8 g/(kg · d)

干体重

每周评估

孕中晚期增加 0.5 kg/ 周

贫血

ESA 和铁的需求增加

目标血红蛋白 10 g/dl

高血压

透析后目标 BP 为 140/90 mm Hg

先兆子痫的诊断

难以诊断；必须基于 BP 控制恶化来判断

每日阿司匹林 75 mg 用于预防先兆子痫

代谢性骨病

维生素 D 类似物维持 PTH 水平，与一般透析患者相同

一般不需要口服磷结合剂

加，因此需要预估到患者的体重增加。干体重测定有难度，应该通过临床检查和评估胎儿生长情况进行判断。应由包括高风险产科医师和肾病专家在内的多学科团队来管理妊娠。

肾移植患者的妊娠

移植术后性功能障碍和不孕往往会逆转。应在肾移植围术期采取最佳避孕措施。由于宫内节育器需要完整免疫系统才能有效发挥作用，且屏障法的失败率高，因此口服避孕药可能是最佳选择，前提是 BP 得到充分控制。另外，可以组合使用两种屏障避孕法。

最佳妊娠时间取决于移植受体的个人情况。因为患 CKD 的女性会早期绝经，因此计划移植后妊娠时，应考虑年龄和早期绝经风险。美国移植学会达成一项共识：在移植术后 1 年时，只要满足下列条件即可计划妊娠：肾功能良好、使用稳定剂量的免疫抑制药物、在过去一年内无排斥反应、近期无危及胎儿生存的感染以及未服用致畸药物。

主要问题是妊娠对母体移植肾功能的影响和药物对胎儿生长的潜在副作用。在移植受者中先兆子痫、早产、低出生体重和新生儿死亡较常见。病例对照研究显示，移植肾失功率未增加，并且没有表明妊娠本身导致排斥风险升高；然而，由于妊娠相关的肾脏生理变化，难以检测排斥反应。怀疑排斥反应时，可进行肾活检。高血压管理很重要，因为很多患者患有慢性高血压。相对正常妊娠人群，治疗一般更为积极；其目标为维持正常血压。

所有免疫抑制药物可穿过母体 - 胎儿循环，因此只能尽可能使用胎儿暴露危害最小的药物。妊娠期间免疫抑制药物的药代动力学和药效学仍有待明确，正如预期，多数可用信息来自回顾性研究和临床经验（框 50.3）。在妊娠期移植患者中维持免疫抑制治疗一般包括环孢霉素或他克莫司、硫唑嘌呤和泼尼松。在计划妊娠的移植患者中应避免使用霉酚酸酯，此时常使用硫唑嘌呤替代。用于治疗排斥反应的抗体，如抗胸腺细胞球蛋白和阿仑单抗可穿过胎盘。关于妊娠期使用这些药物的经验尚不足。尽管如此，仍应考虑使用此类药物以避免肾衰竭，但应在大剂量激素无效，且有挽救肾脏的机会的情况下使用。

参考文献

Abalos E, Duley L, Steyn DW, et al: Antihypertensive drug therapy for mild to moderate hypertension during pregnancy, *Cochrane Database Syst Rev* 2007.

Barua M, Hladunewich M, Keunen J, et al: Successful pregnancies on nocturnal home hemodialysis, *Clin J Am Soc Nephrol* 3:392-396, 2008.

Baumann MU, Nick A, Bersinger, et al: Serum markers for predicting preeclampsia, *Mol Aspects Med* 28:227-244, 2007.

Bobrie G, Liote F, Houillier P, et al: Pregnancy in lupus nephritis and related disorders, *Am J Kidney Dis*. 9:339, 1987.

Cornelis T, Odutayo A, Keunen J, et al: The kidney in normal pregnancy and preeclampsia, *Semin Nephrol* 31:4-14, 2011.

Davison JM: Changes in renal function in early pregnancy in women with one kidney. *Yale J Biol Med* 51:347-349, 1978.

Davison JM: The kidney in pregnancy: a review, *J Royal Soc Med* 76:485-500, 1983.

Duley L, Henderson-Smart DJ, Meher S，et al: Anti-platelet agents for preventing preeclampsia and its complications,

Cochrane Database Syst Rev 2004.

Fakhouri F, Roumenina L, Provot F, et al: Pregnancy-associated hemolytic syndrome revisited in the era of complement gene mutations, *J Am Soc Nephrol* 21:859-867, 2010.

Hladunewich M, Hercz AE, Keunen J, et al: Pregnancy in end stage renal disease, *Semin Dialysis* 24:634-639, 2011.Hou SH, Grossman SD, Madias NE: Pregnancy in women with renal disease and moderate renal insufficiency, *Am J Med* 78:185-194, 1985.

Imbasciati E, Gregorini G, Cabiddu G, et al: Pregnancy in CKD stages 3 to 5: fetal and maternal outcomes, *Am J Kidney Dis* 49:753-762, 2007.

Lindheimer MD, Davison JM, Katz AI: The kidney and hypertension in pregnancy: twenty existing years, *Semin Nephrol* 21:173-189, 2001.

Maynard SE, Karumanchi SA: Angiogenic factors and preeclampsia, *Semin Nephrol* 31:33-46, 2011.

McKay DB, Josephson MA: Pregnancy after kidney transplantation, *Clin J Am Soc Nephrol* 3:S117-S125, 2008.

National Collaborating Centre for Women's and Children Health: *Hypertension in pregnancy: the management of hypertensive disorders during pregnancy* London, 2010, Royal College of Obstetricians and Gynaecologists.

Availablehttp://guidance.nice.org.uk/CG107/guidance.Okundaye IB, Abrinko P, Hou S: A registry for pregnancy in dialysis patients, *Am J Kidney Dis* 31:766-773, 1998.

Report of the national high blood pressure education program working group on high blood pressure in pregnancy, *Am J Obstet Gynecol* 183: S1-S22, 2000; July.

Sibai BM, Grossman RA, Grossman SG: Effects of diuretics on plasma volume in pregnancies with long term hypertension, *Am J Obstet Gynecol* 150:831-835, 1984.

Singh Ajay K: Lupus nephritis and the anti-phospholipid antibody syndrome in pregnancy, *Kidney Int* 58:2240-2254, 2000.

Smith MC, Moran P, Ward MK, et al: Assessment of glomerular filtration rate during pregnancy using the MDRD formula, *BJOG* 115:109-112, 2008.

老年人群中的肾脏病

Ann M. O'Hare, C. Barrett Bowling, Manjula Kurella Tamura 著

樊晓红 马 杰 李 超 译校

高龄和慢性肾脏病的患病率

慢性肾脏病（CKD）的患病率随着年龄增长而显著增加。在普通人群的成年人中，患病率由 40 岁以下的 5% 升高到 70 岁及以上的 47%，或者说每两人中就有一人患病（图 51.1）。尽管 CKD 在老年人群中的高患病率可能部分反映出 CKD 伴随疾病的高患病率（如糖尿病和高血压），但与年龄高度相关的 CKD 患病率的增长也体现在更广泛的人群中。CKD 在老年人群中患病率的显著增加很大程度上反映了估算肾小球滤过率（eGFR）的临界值［60 ml/(min·1.73 m²) ］为判定有无疾病的临界值）和 eGFR 在人群中的分布之间的关系。eGFR 在普通人群中呈正态分布，中位值为 80 ~ 90 ml/(min·1.73 m²)。正态分布的中位值随着年龄的增加而减小，在最高龄老年人中 eGFR 中位值接近 60 ml/(min·1.73 m²)。在 Netherlands 一项纳入没有并发症女性的社区人群队列研究显示，中位 eGFR 从 18 ~ 24 岁时的 90 ml/(min·1.73 m²) 下降到了 85 岁及以上的 60 ml/(min·1.73 m²)。85 岁以上没有合并症的女性中少于 5% 的人 eGFR 接近 90 ml/(min·1.73 m²)，与最年轻亚组的中位值相当。

在此队列的同一年龄段的亚组中，女性的 eGFR 中位水平低于男性，有合并症者低于没有合并症者，但是这些差别没有各年龄组之间的差别大。总而言之，eGFR 中位值随着年龄增长而下降，但是在同一年龄组，eGFR 分布范围较广。

尿蛋白排泄量也随着年龄的增加而增加。然而，白蛋白 / 肌酐比（ACR）的分布及 ACR 与其定义 CKD 的阈值 30 mg/g 之间的关系都与 eGFR 非常不同。普通人群中将近一半成年人的 ACR 在检测水平以下，而且 ACR 在 30gm/g 或更高仅见于少数人群。因为与达到 eGFR 诊断 CKD 标准的患者比例相比，达到 ACR 诊断 CKD 标准的患者比例受年龄影响较小，大多数老年 CKD 患者只表现 eGFR 的下降而无显著白蛋白尿，然而大多数年轻 CKD 患者则表现为白蛋白尿但 eGFR 正常（图 51.2）。

估测 GFR 方法不同，老年人中 CKD 估测患病率差别很大（详见第 3 章）。Cockroft-Gault 方程和改良 MDRD 方程建立的人群并不包括老年代表群体，而且他们的缺点是依赖于血肌酐建立公式，而肌酐代表了肌肉容量和 GFR。估测 GFR 精确度的微小提高会对 CKD 的患病率造成显著影响，因为很多 eGFR 降低的患者，其 eGFR 仅轻微低于 60 ml/(min·1.73 m²)。

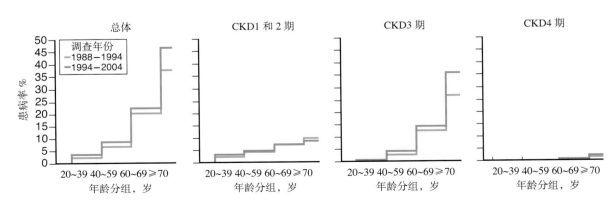

图 51.1 美国 1988—1994 年和 1994—2004 年的慢性肾脏病分期。CKD，慢性肾脏病。（Data from Coresh J, Selvin E, Stevens LA, et al: Prevalence of chronic kidney disease in the United States, *JAMA* 298:2038-2047, 2007.）

在过去几年的临床实践中，慢性肾病流行病学学会（CKD-EPI）公式已取代了 MDRD 公式。总的来说，相比于 MDRD，这个公式的使用降低了普通人群中的 CKD 估测患病率，但对于老年人群来说可能不会如此。

进展至终末期肾病

CKD 患者处在进行性肾功能丢失，最终进展至终末期肾病（ESRD）的风险中，ESRD 传统定义为开始规律透析或者接受肾移植。ESRD 的负担在老年人中尤其高：在美国，新发透析患者的平均年龄是 65 岁，ESRD 粗发病率在 75 岁及以上成人中是最高的。老年人群中高 ESRD 发病率与老年人中 CKD 高患病率平行。然而，在 eGFR 水平相似的人群中，实际上高龄患者开始肾脏替代治疗的可能性更小。这一现象可能反映了诸多因素，包括更高的死亡竞争风险、更低的肾脏替代治疗采纳比例、eGFR 估算准确

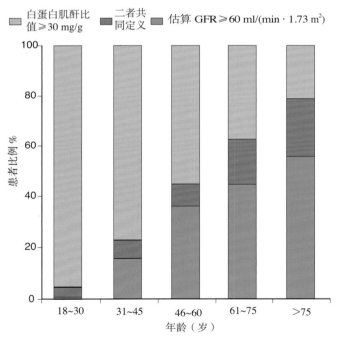

图 51.2 美国人群中由白蛋白肌酐比值、估测的 eGFR 或二者同时定义的慢性肾脏病患者比例。GFR，肾小球滤过率。（From James, MT, Hemmelgarn BR, Tonelli M et al: Early recognition and prevention of chronic kidney disease, *Lancet* 375:1296-1309, 2010 [adapted from McCullough PA, Li S, Jurkovitz CT et al: CKD and cardiovascular dis- ease in screened high-risk volunteer and general populations: the Kidney Early Evaluation Program (KEEP) and National Health and Nutrition Ex- amination Survey (NHANES) 1999-2004, *Am J Kidney Dis* 51 (suppl 2): S38–S45, 2008].）

性的差别，以及相较于年轻人，老年患者的肾功能丧失可能更缓慢。

老年人中的高死亡竞争风险

ESRD 发病率随着 eGFR 的下降而呈指数增长。死亡率也随着 eGFR 的下降而增高，但是死亡率的增加更趋于线性而非急剧变化。因为大多数 CKD 患者只是 eGFR 中度下降至 45 ~ 59 ml/(min·1.73 m²)，当死亡风险高于 ESRD 风险时，大多数 CKD 患者在发展至 ESRD 前死于其他疾病。当 eGFR 更低时，大多数患者发展为 ESRD 的风险最终会超过死亡风险。但发生这一转变的 eGFR 阈值水平因年龄不同而不同。例如，在一项美国退伍老兵队列研究中，对一些较年轻的亚组来说，ESRD 发病率超过死亡风险的 eGFR 阈值水平为 30 ~ 44 ml/(min·1.73 m²)，但是一些更高龄的亚组该 eGFR 阈值低至 15 ml/(min·1.73 m²)（图 51.3）。如果 ESRD 的定义更宽泛地包括 eGFR 持续低于 15 ml/(min·1.73 m²) 但是还未接受肾脏替代治疗的患者，相似的情况也会出现。eGFR、ESRD 以及死亡竞争风险之间的关系很有可能还受到其他因素影响，例如尿蛋白水平、性别、种族及其他合并症。因此，在相同年龄的患者中，ESRD 风险超过死亡风险时 eGFR 的阈值水平在不同人群中是不一样的。

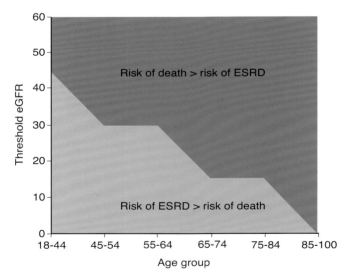

Figure 51.3 Age differences in the threshold level of estimated glomerular filtration rate at which risk of end-stage renal disease exceeds risk of death among a U.S. cohort of veterans. *eGFR*, Estimated glomerular filtration rate; *ESRD*, end-stage renal disease. (From O'Hare AM, Choi AI, Bertenthal D et al: Age affects outcomes in chronic kidney disease, *J Am Soc Nephrol* 18:2758-2765, 2007.)（应版权方要求保留英文）

肾功能丧失的年龄差异

　　相比年龄和此前提到的接受替代治疗的 ESRD 之间的关系而言，年龄和 eGFR 下降之间的关系并不明确，可能因评估病情进展的方法、肾功能重复评估方法（如定期系统收集 vs. 作为临床护理的一部分）以及研究人群的不同而发生变化。一些研究报道，大部分 CKD 早期的患者，老年人比年轻人肾功能丧失速度更快，而另有研究报道，大部分更低水平 eGFR 的患者，老年人肾功能丧失速度反而更慢。最近一项来自加拿大 Alberta 的研究表明老年人和年轻人肾衰竭的发病率相似，该研究定义肾衰竭为开始透析或者 eGFR 持续小于 15 ml/(min·1.73 m²)。

终末期肾病治疗决策的年龄差异

　　因为大部分 ESRD 注册临床试验仅包括接受肾脏替代治疗的患者，而那些不愿或没有条件进行透析的 CKD 晚期患者则知之甚少。美国之外的单中心研究与日俱增，这些研究结果表明晚期肾病老年患者的保守治疗比例相对较高。Joly 等的研究显示，1989 — 2000 年在巴黎 Necker 医院肾病中心，146 名年龄在 80 岁或以上且估算肌酐清除率小于 10 ml/min 的患者中，37 名（25%）患者被推荐接受非透析保守治疗。另一个相似的研究称，在英国某一肾病中心就诊的 321 名患者中，有 20% 患者被推荐接受姑息的非透析治疗。与推荐进行透析的患者相比，非透析治疗组的年龄较大，肾功能状态更差，更多合并糖尿病。一项澳大利亚的研究称老年患者更容易接受保守治疗的信息，更倾向选择非透析治疗。

　　因为很多终末期肾病的老年患者并未就诊于肾病专科医生，所以特定人群的单中心研究往往低估终末期肾病老年患者不愿接受或者没有条件进行透析治疗

的人数和比例。根据来自加拿大 Alberta 的实验室和管理资料，Hemmelgarn 等发现，尽管老年 ESRD 患者接受透析治疗的比例低于相似 eGFR 水平的年轻患者，eGFR 持续少于 15 ml/(min·1.73 m²) 且未接受透析治疗的比例在老年人中更高。这些结果表明，终末期肾病在治疗策略上可能存在年龄差异。然而，这项研究不能提供低 eGFR 的老年患者是否更倾向于不接受透析治疗的信息。

　　目前美国晚期肾脏病的治疗策略知之甚少。然而由几项间接的证据可知相当数量的老年美国人未接受透析治疗。首先，美国不同区域医院的老年人 ESRD 的治疗率差异很大，而且这种差异不能归因于年龄、种族和性别差别。医疗花费最高的地区，其医院的 ESRD 治疗率通常最高。不仅如此，高龄患者 ESRD 治疗率的地区差异最为显著。其次，尽管老年人中 CKD 的患病率增加，但美国成人中每百万人 ESRD 发病率在 75～79 岁年龄段达到峰值，此后下降（图 51.4）。类似的趋势也见于各年龄段中住院患者急性肾损伤（AKI）的治疗。Hsu 等描述了在 1996 — 2003 年加利福尼亚北部一大型健康保障机构中 AKI 患者治疗方式的年龄差异。尽管 AKI 但未接受透析治疗的发生率随着年龄增长而呈线性增加，AKI 接受透析治疗率在 70～79 岁年龄组中达到峰值，而在更高年龄组下降。总而言之，以上研究结果提示美国晚期肾脏病中的治疗策略可能存在年龄差异。

老年人估测肾小球滤过率中度下降的临床意义

　　70 岁以上的成人患者约占所有美国成人 CKD 的一半；但这部分 CKD 老年患者中一半以上仅为 eGFR 中度下降 [45～59 ml/(min·1.73 m²)]。换言之，

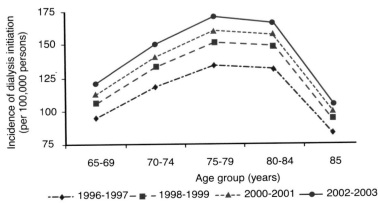

Figure 51.4 Incidence of treated end-stage renal disease by age group over time. (From Kurella M et al: Octogenarians and nonagenarians starting dialysis in the United States, *Ann Intern Med* 146:177-183, 2007.)（应版权方要求保留英文）

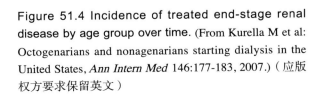

美国人群 CKD 总患病率主要归因于 eGFR 中度下降的老年患者。对于这些老年患者，这个范围的 eGFR 接近他们同龄人的中位值。由于 eGFR 下降被认为是"正常"老化的一部分，因此一些研究者质疑老年人 eGFR 中度下降的临床意义。

eGFR 中度下降的老年患者中死亡远比进展至 ESRD 更常见，所以针对这部分患者 eGFR 下降临床意义的争论主要集中于死亡风险。CKD 流行病学研究主要报告某一个指定的肾功能水平对比"正常"范畴肾功能水平的相对死亡风险。在群体水平，相对死亡风险相同的增幅，在高死亡率背景患者中意味着死亡人数会增加更多（如老年患者）。然而，对于个体患者，相同的相对死亡风险的增幅，在预期寿命更为有限的患者中仅表现为预期寿命的细微差别。例如，死亡风险增加 10%，在预期寿命为 10 年患者中将转化为生存期减少 1 年，预期寿命为 10 个月患者该死亡风险将转化为生存期减少 1 个月。在考虑 eGFR 仅中度下降的老年患者死亡风险时，这种区别具有临床意义，与肾功能正常的参照患者相比，这部分患者死亡相对风险仅略增加。因此这种中度增加的相对死亡风险在基线死亡率很高的人群中预期寿命可能不会有显著差异。

与上述可能性一致的是，一些研究显示死亡时间（或死亡的相对危险度）与给定的 eGFR 水平的相关性在老年人中会减弱。O'Hare 及其同事发现，在一项大型美国国家退伍军人队列研究中，各 eGFR 水平的死亡相对危险随着年龄增长而减弱。队列中年龄在 65 岁及以上、eGFR 在 $50 \sim 59$ ml/(min · 1.73 m^2) 范围内受试者（队列中接近一半受试者诊为 CKD）的死亡风险，与 eGFR $\geqslant 60$ ml/(min · 1.73 m^2) 的同龄者相比无明显增加。另一方面，该队列中 eGFR 中度下降的年轻受试者与对照组相比死亡风险更高。与给定的 eGFR 水平相比，死亡的相对危险减弱也见于其他几个队列的报道，虽然在一些这样的队列研究中与高水平肾功能患者相比，eGFR 中度下降的患者的风险有一定的增加；但是这种关系依赖于所研究的人群、研究组和参考组的 eGFR 水平，GFR 的估算公式以及分析中是否包括蛋白尿水平的信息。

鉴于老年人 eGFR 中度下降的人群数量非常大而且这种中度下降的临床意义并不确定，因此区分这组人群中的高危及低危者有着重要的意义。一些研究已建议其他的疾病标志物，如蛋白尿水平、eGFR 变化轨迹、胱抑素 C 有助于在大规模 eGFR 中度下降的老年人群中识别高风险亚群。

老年慢性肾脏病的合并症及老年综合征

一些早期的研究涉及老年人中 CKD 与代谢异常是否相关的问题。两个大型的研究表明，与年轻人相似，老年患者中较低的 eGFR 与贫血、高钾血症、酸中毒、高磷血症及甲状旁腺功能亢进的高患病率相关。CKD 患者发生老年综合征风险也更高，例如认知功能障碍、功能受限和跌倒。这些综合征可理解为一个或多个共同危险因素导致在老年患者中集中出现的异质性状态。老年综合征会导致衰弱，其表型特征为患者容易受到情境影响，进而导致残疾、依赖他人和死亡（表 51.1）。老年 CKD 患者中老年综合征和衰弱的负担相当高。例如，几项研究中 20% 以上的 CKD4 期患者有认知障碍和虚弱的证据，而 65 岁以上的透析患者中超过 30% 的患者有认知障碍，超过 75% 的患者存在衰弱。与普通人群相比，即使相对年轻的 CKD 患者老年综合征和衰弱也较常见。这些观察结果使得一些研究者将 CKD 描述为加速老化过程。

老年晚期慢性肾脏病患者的预后

晚期 CKD 的治疗方案在老年和年轻人中是相似的。高龄及其相关合并症和残疾的高发对于确定可用治疗选择的相对获益和负担具有重要影响。对于某些老年人，选择 ESRD 治疗方案时生活质量与生存时间是同样重要的。

透析及保守治疗

$75 \sim 79$ 岁、$80 \sim 84$ 岁、$85 \sim 89$ 岁及 $\geqslant 90$ 岁年龄段的成人开始透析后的中位生存期分别为 1.7 年、1.3 年、0.9 年及 0.6 年。然而，相似年龄患者生存期存在相当大的异质性，突显了仅用年龄预测结果的局限性。例如，$75 \sim 79$ 岁开始透析的成人中 25% 预期寿命超过 3 年，然而另外 25% 患者预期寿命少于 6 个月。除了高龄，流行病学研究中已经确定了许多负性的预后因素，包括衰弱或功能状态下降、低体重或低血清白蛋白浓度、并发症的数量及严重程度、就诊过晚或计划外开始透析。另外，在开始透析 6 个月内死亡的患者中，大多数在透析开始 3 个月内死亡。近期已经开发了经过验证的预测模型纳入了上述因素，可能有助于重新预测预期寿命。

鉴于这些评估和许多老年人 CKD 进展速度缓

表 51.1　老年慢性肾脏病患者中老年综合征症状的相关性及重要意义

老年综合征	老年 CKD 患者中的相关性及意义
认知障碍	认知功能障碍的患病率和发病率在低水平 eGFR 时增加，常见于规律透析的老年人。在一般人群及 ESRD 患者中，认知障碍与死亡率增加相关。
抑郁症状	抑郁在 CKD 患者中更常见，并且与肾功能恶化、进展至 ESRD 相关。ESRD 患者中，抑郁与死亡率增加相关。
跌倒	CKD 并发症如神经病变、肌肉无力和贫血与跌倒发生相关。CKD 患者有更高的骨折风险。
多重用药	CKD 患者平均服用 8 种药物，而且许多药物的肾清除率降低。老年人中多重用药与死亡率增加相关。药物剂量需根据肌酐清除率调整，但该指标在肌肉含量下降的老年人中可能并不能准确反映肾功能。
身体活动能力差	CKD 与身体活动能力差有关。普通人群中活动能力差可以预测死亡及功能下降。
衰弱	较不伴 CKD 者，衰弱多见于老年 CKD 患者。透析患者中即使年轻患者衰弱亦较常见，而且与死亡率增加相关。

CKD，慢性肾脏病；eGFR，估算肾小球滤过率；ESRD，终末期肾病

慢，对于较多合并症和（或）残疾的老年人许多人开始质疑透析是否能够延长预期寿命或提高的生活质量。不幸的是，老年晚期 CKD 患者保守治疗的预后相关信息相对较少。鉴于目前存在的选择性偏倚，对此前研究应谨慎解读（如身体更健康的患者更可能接受透析，病情较重的患者更可能接受保守治疗）。大多数但不是所有的研究表明选择透析治疗患者的总生存期超过了选择保守治疗患者的生存期。然而这种效应的大小因研究不同而不同。在一法国高龄患者队列研究中，开始接受透析治疗的患者生存时间较接受保守治疗患者平均延长 20 个月。在另一项英国七十岁 ESRD 患者的研究中，推荐行透析治疗的患者生存时间较推荐行保守治疗患者延长 24 个月。然而那些选择透析治疗的患者住院时间也更长，更可能死于医院。值得注意的是，一些研究表明也有部分老年患者的生存时间并未从透析治疗中获益。

老年人在开始透析治疗后仍会继续背负沉重的合并症及相关症状负担。例如老年 ESRD 患者大约每年住院两次，即每年平均住院时间 25 d。老年人机体功能下降是常见的，尤其是在开始透析及住院期间。在一项美国疗养院人群研究中，患者在开始透析时机体功能状态有明显下降。研究结果显示疗养院中只有不足 13% 的患者在开始透析后存活超过一年并能维持透析前的机体功能。类似的情况也见于门诊可行动的慢性透析老年人及住院 ESRD 患者。相比年轻患者，抑郁、认知障碍以及其他老年综合征更常见于老年 ESRD 患者。不良躯体症状也很突出，影响日常活动或生活质量。

正如决定开始透析比率在国内和国际不同，透析退出率也各异。每年 8% 的美国透析患者退出透析，但在 75 岁以上老年患者中，这一数字上升至 13%。

合并症和近期住院均与透析退出相关。较其他生存有限的疾病如老年痴呆症、心力衰竭和癌症，ESRD 患者更少接受临终关怀。除此之外，不足一半的退出透析患者于逝前接受临终关怀。低应用率反映了在患者接受透析治疗的同时接受临终关怀的资源受限，以及不了解临终关怀的益处。

尽管患病率高，但现有的数据表明许多接受慢性透析治疗的老年人生活质量是可以接受的。在北泰晤士河研究中，ESRD 老年人身体质量评分较低，但是精神质量与年龄匹配的普通人群相似。相似的结果也见于透析预后与实践模式研究（the Dialysis Outcomes and Practice Patterns Study，DOPPS）。在 HEMO 研究中，老年 ESRD 患者 3 年内生活质量的变化类似于对照组的年轻患者。应该注意的是，这些研究只纳入了常规的透析患者，生活质量可能会被高估，原因是排除了病情偏重的退出透析的患者或者开始透析后不久便死于其他原因的患者。

临床医师应该如何看待这些信息？一个建议是重新思考获得透析知情同意的过程。这在伴有许多合并症、残疾或认知功能障碍的患者中是特别需要的。获得知情同意书的重要因素包括关于预期结果和明确替代治疗方案的讨论。虽然透析生活质量必然是主观的，但是生存时间、机体功能状态和预期生活方式的变化的评估确能影响许多患者治疗的决策。另一个建议是促进缓和医疗服务融入常规透析中心治疗中。这样的方法可能帮助患者了解 ESRD 的症状和透析治疗，并为临终决策做准备。

移植

ESRD 治疗选择的另一方面，便是肾移植的需求在老年患者中持续增加。在过去的 20 年里，美国肾

移植等待名单中 60 岁以上的患者数量增加了的 20 倍，这样 60 岁以上老年人占等待名单中患者约 30% 以及所有接受肾移植患者的 25%。在这些个体中，与维持透析患者相比，肾移植可以平均延长寿命 1～4 年。最近的研究表明，超过 75 岁患者也可通过肾移植获益。一项研究表明肾移植在 65 岁以上老年患者中是低成本高收益的，但是移植的吸引力随着等待时间的延长而下降。虽然短期移植肾存活率在老年患者中轻度下降，但总体而言是好的。

扩展移植供体标准（ECD）名单缩短了等待肾移植时间，但增加了移植肾功能丧失的风险。对于高龄和那些需要长期等待移植地区的患者，ECD 肾脏提供的益处超过了风险。因此这一选择在老年移植受者中很常见。随着老年人对移植需求量的增加，候选受者选择和有限的器官分配也变得越来越有挑战性。也许正因此各中心将老年人列入移植等待名单的标准不尽相同。欧洲已经开始实施根据供者和受者年龄匹配的器官分配制度，美国也在考虑中。

老年人慢性肾脏病的治疗

在过去的十年里，随着临床实践指南的不断发展，定义了 CKD 以及提出了基于循证医学的患者治疗，与此同时基于疾病的 CKD 治疗方法也发生了变革。CKD 临床实践指南介绍了标准疗法及优先干预措施以降低死亡率和心血管事件发生率，在疾病的早期阶段预防和延缓疾病进展。在 CKD 的后期阶段，治疗重点集中在疾病并发症的治疗和 ESRD 的准备。临床实践指南的目的在于提供一种简化模式来指导治疗，而非解决个体患者中可能出现的诸多复杂问题。目前 CKD 患者的管理指南并未区分不同年龄段；然而高龄患者中，临床实践指南中推荐的内容与个体患者最可能获益的，二者之间经常存在矛盾之处。

复杂并发症高发率可能使老年慢性肾脏病的管理复杂化

高龄患者往往患有一种以上疾病。这在老年 CKD 患者中尤为常见。多个并发症的存在可能对健康影响不同，治疗建议也可能存在争议。临床实践指南很少提及存在超过一种疾病患者的可能性，大多数情况下不会提供如何治疗多个影响健康状态的指导，而这种情况常见于存在复杂合并症的老年患者。Boyd 等提供了一个假设的病例显示基于疾病的指南对于有复杂合并症的老年患者可能是有害的（图 51.5）。对一个有多种常见合并症的老年患者，这些作者模拟了复杂的药物和非药物的治疗方案，如果按照所有相关的实践指南执行，会导致多种潜在药物相互作用和治疗优先选择的矛盾。

老年及年轻慢性肾脏病患者预后的不同可能会影响治疗效果

CKD 患者的指南假定在各年龄段患者肾功能水平和临床结局具有统一关系；然而在老年及年轻患者中相同 eGFR 水平下，不同临床结局的相对及绝对发生率各异。这种结局的差异可能会影响推荐个体患者的干预措施带来的获益。例如，虽然降低心血管风险的干预措施可能在高危人群（例如老年慢性肾脏病患者）中预防最多的事件发生，但在预期寿命有限的患者中，这样的干预措施在预期寿命或无事件生存率方面会产生较少的获益。同样，由于老年人中较高的 ESRD 粗发病率，延缓进展为 ESRD 的干预措施可预防老年人中的 ESRD 病例数最多；然而，干预措施预防类似 ESRD 非死亡结局的益处在预期寿命短的患者中会更受限，这些患者不太可能有足够的生存时间以出现相关的结局。类似的原则也适用于开展的几项用以 ESRD 预备的治疗决策。一个患者不能活到开始慢性透析，也不能从 ESRD 预备的干预措施中获益（如建立血管通路）。因此，临床实践指南及其证据基础在解读时需结合每个患者预期寿命、观察结局的基线风险、目标及个人偏好。

支持老年慢性肾脏病干预措施的有限证据

临床实践指南中推荐的干预措施的证据往往基于临床试验的结果，而这些研究并未纳入有代表性的老年人样本。因此许多推荐的干预措施在老年人中的获益和危害并不清楚。如果这些人群之间存在系统差异，从来自于年轻试验人群的证据则很难外推至真实世界老年人群。与普通人群类似，支持许多干预措施疗效的证据在老年 CKD 人群中往往缺乏。例如，目前实践指南引用血管紧张素转换酶（ACE）抑制药和血管紧张素受体拮抗药（ARB）的临床试验，用以支持在 CKD 中应用这些药物，但这些研究大多数未纳入超过 70 岁的受试者。

此外，这些临床研究对老年 CKD 患者的关系尤其不确定，因为大多数研究者选择伴有蛋白尿的患者，然而大多数老年 CKD 患者仅有 eGFR 下

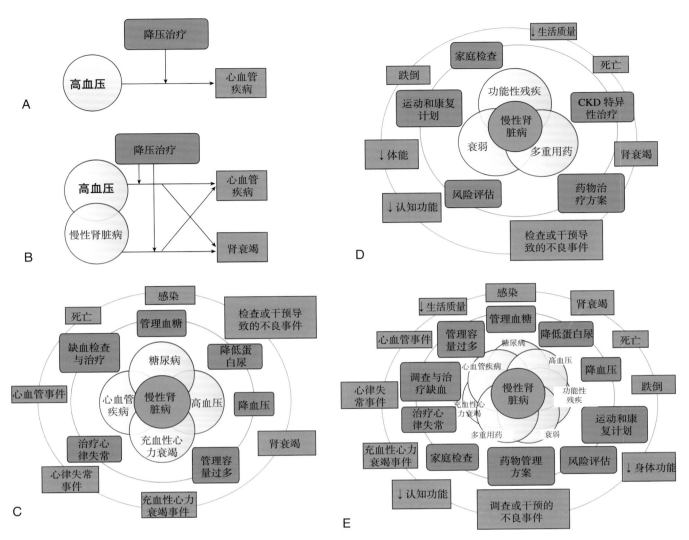

图 51.5　疾病模型的复杂性随着疾病状况、治疗和预后项目的增加而增加，如 CKD 患者或者老年患者。圆形表示疾病，矩形表示预后，圆角矩形表示治疗。疾病模型显示的是以下疾病的治疗：A，不伴 CKD 的高血压（HTN）；B，伴 CKD 的 HTN；C，CKD 伴一组附加的合并疾病；D，CKD 伴老年综合征；E，老年 CKD 患者，伴常见合并症和老年综合征（C 和 D 的叠加）。BP，血压；CHF，充血性心力衰竭；CKD，慢性肾脏病；CVD，心血管疾病；DM，糖尿病；QOL，生活质量。（From Uhlig K, Boyd C: Guidelines for the older adult with CKD, Am J Kidney Dis 58:162-165, 2011.）

降但不伴大量蛋白尿。减少非胰岛素依赖性糖尿病（NIDDM）终点事件的血管紧张素受体拮抗药氯沙坦研究（the reduction in endpoints in NIDDM with the angiotensin-II antagonist losartan，RENAAL）（此研究纳入糖尿病伴蛋白尿的成人）中，老年受试者亚组分析建议血管紧张素受体拮抗药减缓老年糖尿病伴蛋白尿患者进展至 ESRD，然而另外一个临床试验结果［降压及降脂药物预防心脏病研究（the antihypertensive and lipid lowering therapy to prevent heart attack trial，ALLHAT）］，可能与老年 CKD 患者有更大的相关性。ALLHAT 不同于其他研究 ACEI

和 ARB 对肾脏病进展影响的试验，该试验中伴有 CKD 受试者中大约一半为 70 岁以上，受试者入选不考虑蛋白尿（实际上该研究未明确蛋白尿水平）。在 ALLHAT 研究伴 CKD 的受试者中，与氯噻酮或氨氯地平相比，赖诺普利并未更有效地延缓至 ESRD 的进程。因此，在评估推荐给老年 CKD 患者的不同干预措施的利弊时，临床医生应考虑现有证据与老年患者相关的强度。

健康状况、预期寿命和偏好的异质性

　　老年人中健康状况、预期寿命和偏好存在很大程

度的异质性，难以纳入基于疾病的临床实践指南中。基于疾病的治疗方法假定临床症状、体征与基础疾病的病理生理之间存在直接的因果关系。因此，治疗计划往往针对疾病发展相关的病理生理机制，目标是改善疾病相关的预后。CKD 中基于疾病治疗的预后的优先排序包括生存、心血管事件和进展至 ESRD；然而这些预后结局对于个体患者并不总是有意义的。对于预期生存期有限的患者，以延长寿命为目的的干预措施可能不如那些可以使患者保持独立性、维持或改善生活质量，或控制疼痛的措施重要，结局可能并不总与特定的基础疾病发展过程密切相关。当面对多个影响健康的因素时，患者可能愿意做出让步妥协以达到那些他们认为最重要的结局。因为那些 CKD 临床实践指南认为优先的预后可能不符合老年 CKD 个体患者最重要的预后，明确个体患者的目标和重点是确定指南推荐的个体患者治疗策略的关联和潜在获益时

关键的一步。

老年慢性肾脏病的个体化疗法

　　当将一项严格的基于疾病的治疗方法用于病情复杂老年患者时，此时个体化疗法可以避免一些固有的矛盾（图 51.6）。个体化治疗优先考虑患者最为重要的结局，可以对当前可以使用的干预措施进行改进。而以疾病为导向的疗法假设症状和体征可以由一种或多种潜在的疾病解释，针对这些过程的干预措施是最好的治疗方法，个性化的疗法支持症状和体征可能无法直接由一种潜在的疾病过程解释，可能反映了各种不同的内在和外在的疾病过程。在个性化疗法中，症状和体征通常被认为是合理的干预目标，但许多情况下需要复杂的、多方面的干预措施，这种干预不针对特定的基础疾病。

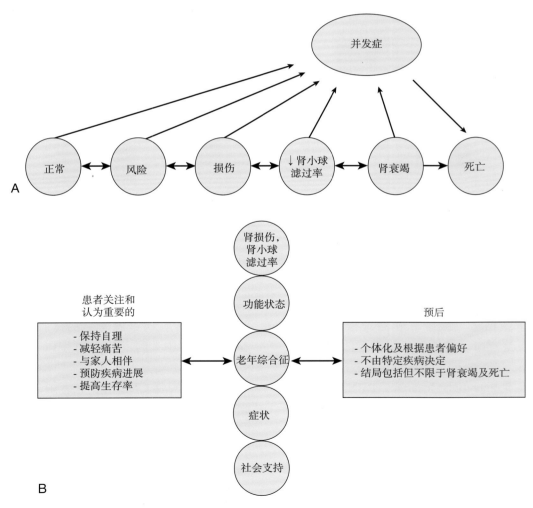

图 51.6　（A）以疾病为基础和（B）个体化方法治疗慢性肾脏病的概念化。（From Bowling CB, O'Hare AM: Managing older adults with CKD: individualized versus disease-based approaches, Am J Kidney Dis 59: 293-302, 2012.）

优化老年慢性肾脏病个体化治疗决策

　　许多老年 CKD 患者将受益于一些在以疾病为导向疗法下推荐的干预措施。预后和不同治疗方法比较效果的信息非常有助于构建个体化治疗计划，并帮助患者评估基于疾病的疗法下推荐的干预措施的利弊。Walther 和 Covinsky 开发了一个软件用以支持关于老年人癌症筛查的个性化决定。该软件使用关于预期寿命和死于某种筛查 - 可检测的肿瘤基线风险的信息，定量评估每位患者在他们生命的剩余时间中进展为观察结局的可能性，估计他们将从预防这个结局的干预措施中的获益。因为不同患者对同一信息的风险和获益侧重不同，患者的偏好至关重要，决定着患者预期寿命、疾病预后的基线风险以及临床干预措施的疗效最终如何影响治疗决策。

　　类似的方法可以用来评估给老年 CKD 患者推荐的治疗方法的获益。应用这种方法，重要的是要认识到尽管老年人出现 CKD 及其严重程度对预后有影响，但许多其他的因素也会影响预后，导致相似的肾功能水平下患者的预期寿命出现显著的异质性。此外，预期寿命和疾病相关预后如延缓肾脏疾病进展往往是重要的，然而其他预后结局如自理和生活质量可能对患者更重要。考虑到患者预后、基线风险、患者的目标和偏好的差异等因素，个体化疗法会在肾功能水平非常相似的老年人中产生多样化治疗方案。

致谢

　　由国家老龄化研究所 Beeson 职业发展奖金对 Manjula Kurella Tamura 提供资助，伯明翰 / 亚特兰大晚期老年医学的 GRECC 老年医学研究特别奖学金、John A. Hartford 基金 / 老年医学东南卓越中心对 C. Barrett Bowling 提供资助。

参考文献

Bowling CB, O'Hare AM: Managing older adults with CKD: individual-ized versus disease-based approaches, Am J Kidney Dis 59:293-302, 2012.

Boyd CM, Darer J, Boult C, et al: Clinical practice guidelines and quality of care for older patients with multiple comorbid diseases: implica-tions for pay for performance, JAMA 294:716-724, 2005.

Coresh J, Selvin E, Stevens LA, et al: Prevalence of chronic kidneydisease in the United States, JAMA 298:2038-2047, 2007.

Hemmelgarn BR, James MT, Manns BJ, et al: Rates of treated and untreated kidney failure in older vs younger adults, JAMA 307:2507-2515, 2012.

Jassal SV, Chiu E, Hladunewich M: Loss of independence in patients starting dialysis at 80 years of age or older, N Engl J Med 361:1612- 1613, 2009.

Johansen KL, Chertow GM, Jin C, et al: Significance of frailty among dialysis patients, J Am Soc Nephrol 18:2960-2967, 2007.

Kurella M, Chertow GM, Fried LF, et al: Chronic kidney disease and cognitive impairment in the elderly: the health, aging, and body com- position study, J Am Soc Nephrol 16:2127-2133, 2005.

Kurella M, Covinsky KE, Collins AJ, et al: Octogenarians and nonage- narians starting dialysis in the United States, Ann Intern Med 146:177- 183, 2007.

Kurella Tamura M, Covinsky KE, Chertow GM, et al: Functional status of elderly adults before and after initiation of dialysis, N Engl J Med 361:1539-1547, 2009.

Kurella Tamura M, Tan JC, O'Hare AM: Optimizing renal replacement therapy in older adults: a framework for making individualized deci- sions, Kidney Int 82:261-269, 2012.

Murray AM, Arko C, Chen SC, et al: Use of hospice in the United States dialysis population, Clin J Am Soc Nephrol 1:1248-1255, 2006.

Murtagh FE, Marsh JE, Donohoe P, et al: Dialysis or not? a comparative survival study of patients over 75 years with chronic kidney disease stage 5, Nephrol Dial Transplant 22:1955-1962, 2007.

O'Hare AM, Bertenthal D, Covinsky KE, et al: Mortality risk stratifica- tion in chronic kidney disease: one size for all ages? J Am Soc Nephrol 17:846-853, 2006.

O'Hare AM, Choi AI, Bertenthal D, et al: Age affects outcomes inchronic kidney disease, J Am Soc Nephrol 18:2758-2765, 2007.

O'Hare AM, Kaufman JS, Covinsky KE, et al: Current guidelines for using angiotensin-converting enzyme inhibitors and angiotensin II- receptor antagonists in chronic kidney disease: is the evidence base relevant to older adults? Ann Intern Med 150:717-724, 2009.

O'Hare AM, Rodriguez RA, Hailpern SM, et al: Regional variation in health care intensity and treatment practices for end-stage renal dis-ease in older adults, JAMA 304:180-186, 2010.

Rao PS, Merion RM, Ashby VB, et al: Renal transplantation in elderly patients older than 70 years of age: results from the Scientific Regis-try of Transplant Recipients, Transplantation 83:1069-1074, 2007.

Uhlig K, Boyd C: Guidelines for the older adult with CKD, Am J Kidney Dis 58:162-165, 2011.

Walter LC, Covinsky KE: Cancer screening in elderly patients: a frame- work for individualized decision making, JAMA 285:2750-2756, 2001.

Wetzels JF, Kiemeney LA, Swinkels DW, et al: Age- and gender- specific reference values of estimated GFR in Caucasians: the Nijmegen Bio-medical Study, Kidney Int 72:632-637, 2007.

Full bibliography can be found on www.expertconsult.com.

慢性肾脏病及其治疗 第十篇

52 慢性肾脏病的病理生理

William L. Whittier, Edmund J. Lewis 著

李思倩 吴海婷 郑 可 译校

慢性肾脏病的定义

目前慢性肾脏病（CKD）定义包括实际或预测肾小球滤过率（GFR）异常持续至少 3 个月（框 52.1）。GFR 是血浆滤过肾小球基底膜（glomerular basement membrane，GBM）的速率。在医疗实践中，GFR 通常用血浆肌酐估量，因为在大多数情况下血浆肌酐升高就意味着 GFR 降低。但血清肌酐不仅随着 GFR 而改变，因其是代谢和肌肉分解的产物，在体重差异（如营养不良）或者肌肉极度分解（如横纹肌溶解症）的情况下会明显不同。基于肌酐的 GFR 预测公式试图校正这些非肾性因素。用血清肌酐及其他方法预测 GFR 来估测和衡量肾功能在第 3 章有详细阐述，需要注意的是，没有完美的 GFR 标志物。

CKD 的定义还包括 GFR 正常，但是肾脏的病理状态已经存在的情况，例如影像学提示多囊肾或者临床表现为孤立性蛋白尿的早期肾小球疾病。本书将在第 53 章详细讨论 CKD 的定义和分期。

基于以上定义，在美国，约有 15% 的成人患有

CKD。显然绝大多数患者最终都不会进展至终末期肾病（ESRD）。许多患者的肾功能都相对稳定。但是，对于开始透析治疗的慢性肾衰竭患者，5 年死亡率平均是 75%。这一死亡风险因其合并症不同而异：没有糖尿病（diabetes mellitus，DM）的年轻患者比合并 DM 和心脏衰竭的老年患者风险低。心血管疾病是 CKD 患者的主要死因，其表现包括冠心病、脑血管疾病、外周血管疾病、心律失常、心脏衰竭和猝死（第 56 章）。

糖尿病肾病（图 52.1）和高血压肾硬化是 CKD 和 ESRD（表 52.1）的最主要原因。相比之下，原发性肾小球疾病（如 IgA 肾病、膜性肾炎）、继发性肾小球疾病（如狼疮肾炎、淀粉样变）、肾小管间质疾病、肾血管病、肾囊肿和遗传性肾脏疾病都不很常见。这些病因中的每一个都有其独特的肾脏损害病理生理机制，因此相应的治疗也不一样，目标是控制和逆转原发病的进程。

框 52.1　慢性肾脏病的重要特征

1. 慢性肾脏病（CKD）目前定义为持续一段时间的肾小球滤过率降低或有肾损伤的证据。
2. 糖尿病和高血压是 CKD 最常见的病因，较少见的病因有原发性肾小球疾病、肾小管间质疾病和囊性疾病。
3. 慢性肾损伤的病理生理与基础疾病相关，但球内压增高、系统性高血压、炎症和纤维化是其促进因素。
4. CKD 进展的危险因素是高血压、蛋白尿和反复急性肾损伤。
5. CKD 的治疗是因病而异的，但几种通用的疗法可用于几乎所有肾脏病。其治疗目的是纠正病理生理过程，以达到延缓或逆转疾病进程的目标。这些治疗方法包括药物抑制肾素 - 血管紧张素 - 醛固酮系统（RAAS）、控制血压和减少蛋白尿。这一目标同时也以降低心血管风险为目的。针对疾病病理生理过程中的炎症和纤维化反应的新疗法还在进一步的研究中。

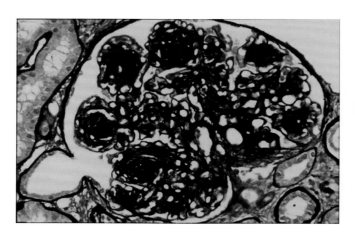

图 52.1　临床糖尿病肾病患者的肾小球，Dr. Edmund J. Lewis. 称之为 "敌人面容"。明显的肾小球结节性硬化与 Kimmelstiel-Wilson 结节一致。注意肥大的肾小球、突出的系膜、毛细血管瘤样改变，呈现出 "雏菊" 样外观（六甲基四胺银染色；放大倍数 ×230）

表 52.1　终末期肾病病因的发生率	
疾病	百分比（%）
1 型糖尿病	3.9
2 型糖尿病	41.0
高血压	27.2
原发性肾小球肾炎	8.2
肾小管间质	3.6
遗传性或囊性	3.1
继发性肾小球肾炎或血管炎	2.1
肿瘤或浆细胞病	2.1
其他	4.6
不明原因的	5.2

　　导致肾脏损伤的原发过程多种多样，因此认为可以将 CKD 统一成一种疾病过程的理念过于简化。但是，许多紊乱发生的病理生理过程涉及相似的通路，更重要的是，以减缓疾病进展为目的的基因治疗已经安全、有效地用于多种肾脏病的治疗。在过去 20 年中，已经研发出可延缓向 ESRD 进展的特异性治疗且其疗效也已被证实，其他的治疗也在开发中。因此，将 CKD 作为一个实体看待、尽早识别 CKD，对实施治疗至关重要，从而可延缓或逆转疾病进程并力争降低相关的高死亡风险。

慢性肾脏病的病理生理机制

　　CKD 的病理生理是复杂的，很大程度上取决于原发病。急性或慢性的原发损害发生后，如在糖尿病肾病或狼疮肾炎中，许多共同的通路被激活，使肾小球或小管间质的损伤持续化（图 52.2）。初始破坏的结果是损伤性的代偿，这些代偿可大致分为血流动力学调节的和非血流动力学相关的。

血流动力学损伤

　　对于血流动力学调节的损伤的研究大多来自于 5/6 肾切除动物模型。在切除大鼠单侧肾和另一侧 2/3 肾后，随之出现了高血压、蛋白尿、GFR 的进行性降低。剩余肾组织的病理学检查显示出高滤过损伤，包括肾小球肥大和局灶性节段性肾小球硬化（focal segmental glomerular sclerosis，FSGS）。此过程发展的速度与肾组织减少的比例呈线性关系。显微穿刺术显示了肾血浆流量的增高和剩余肾单位的高滤过状态。肾素 - 血管紧张素 - 醛固酮系统（renin-angiotensin-aldosterone system，RAAS）激活造成的系统性高血压和肾小球性高血压导致了进一步的肾小球损害和蛋白尿。这些变化将导致入球小动脉张力减低而小于出球

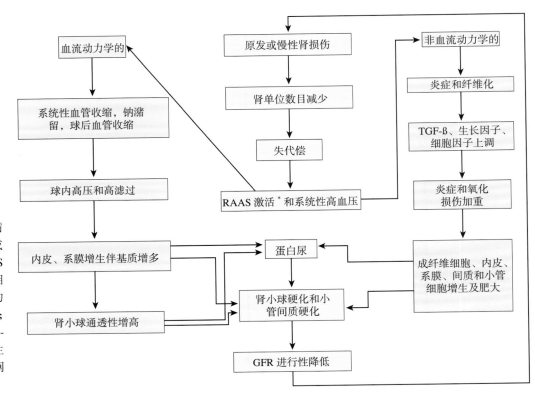

图 52.2　进展性慢性肾脏病的发病机制示意图。原发或慢性肾损伤发生后，RAAS 的激活导致了血流动力学相关的或非血流动力学相关的损伤。GFR，肾小球滤过率；RAAS，肾素 - 血管紧张素 - 醛固酮系统；TGFβ，转化生长因子 β。* 见图 52.3 详细阐述 RAAS 的激活

小动脉。这一净效应导致球内压增加和滤过压进一步升高，使高滤过损伤持续存在。其他肾脏疾病的动物模型，如大鼠的糖尿病肾病模型，表现出类似的肾小球内高压、肾小球肥大、高滤过的病理生理变化。

这些失代偿的血流动力学效应是由 RAAS 介导的（图 52.2 和图 52.3）。伴随肾单位丢失后的代偿性改变导致球旁器释放出肾素，而肾素的释放源自于灌注压降低，传递到致密斑的溶质减少。肾素将血管紧张素原转化成血管紧张素 Ⅰ，后者在血管紧张素转换酶（angiotensin converting enzyme，ACE）的影响下，转化成血管紧张素 Ⅱ（angiotensin Ⅱ，A Ⅱ）。A Ⅱ 除促进肾上腺分泌醛固酮外，还是导致肾小球血流动力学失代偿的主要原因。A Ⅱ 通过增加交感兴奋而发挥强大的缩血管效应，在球后小动脉上尤其突出。此外，A Ⅱ 直接通过增加近端小管钠重吸收并间接地通过醛固酮依赖的远端肾小管钠重吸收，导致水钠潴留。此外 AII 可刺激垂体后叶释放抗利尿激素（antidiuretic hormone，ADH）。

所有这些机制的净作用是一套完整的自我调节

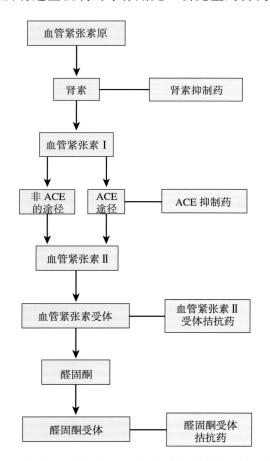

图 52.3　肾素 - 血管紧张素 - 醛固酮系统激活及阻断通路的靶向治疗示意图。ACE，血管紧张素转换酶

机制，在肾灌注量降低的情况下帮助维持 GFR。但是，在原发肾损伤或 CKD 导致肾单位丢失的情况下，A Ⅱ 持续过度激活而使失代偿持续存在，导致了系统高血压和显著的肾小球内高压。肾小球内高压增加肾小球滤过分数，静水压的升高增加了 GBM 上滤孔的孔径，最终产生临床蛋白尿和肾小球破坏。

肾单位体积或数目减少的最好人体模型是孤立肾或单侧肾缺如。20 世纪 60 年代 Ashley 和 Mostofi 最早报道了 232 个单侧肾缺如的患者：尽管缺少病理描述，但 16% 的患者死于肾衰竭。随后，在 20 世纪 80 年代，系列尸检和系列病例研究证实了单侧缺如与高血压、蛋白尿、进行性肾脏疾病、肾小球肥大、FSGS 之间的联系（图 52.4）。除了肾缺如，另一个例子是肾单位稀少巨大症。肾单位稀少巨大症是一种肾单位数量减少的先天性肾发育不良，肾小球肥大以弥补减少的肾单位。结果出现高血压、蛋白尿、高滤过相关的 FSGS 及进展性肾衰竭。其他支持该肾损伤机制的临床疾病实例包括肥胖相关性肾小球肥大及肾病、发育不良性孤立肾或者孤立肾的肾部分切除术后。

既然动物模型和人类肾单位减少的先天性疾病都导致血流动力学失代偿，并且已有 FSGS 形态学证据，自然可以推测肾移植供者也会承受同样的病理生理过程风险。幸而，移植供者的剩余肾脏发生高血压和肾损害并不常见。这反映出对移植供者进行全面的筛查，这样可以保证具有最少血管性疾病的足够健康的人群作为供体，这样的供者可以充分代偿 50% 肾组织的丢失。动物模型也得到类似的结果，单侧肾

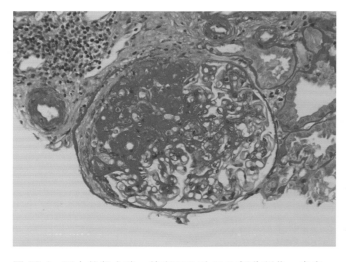

图 52.4　肥大的肾小球，其表面几乎 50% 部分硬化，来自一个单侧肾发育不良、高血压、蛋白尿的患者。未受累肾的毛细血管且结构正常。测量肾小球直径为 270 μm（过碘酸雪夫氏染色，放大倍数 × 230），正常肾小球直径为 144 ± 11 μm

切除的成年大鼠很少发生高血压或者肾脏病，而当从未成熟大鼠中取走一个肾时，其剩余的肾出现肾小球 FSGS 改变。因此，血流动力学损伤可能只在处于正常生长的肾脏中发生或表现出来。对供肾者的这一良性临床过程的另一个解释是临床病理进展与肾单位总量丢失的时长和程度直接相关。事实上，有研究表明在肾组织减少超过 50% 的患者中发生高血压、蛋白尿和进展性肾脏病的风险增高，如因肿瘤而进行了双肾部分切除的患者，肾组织丢失的病程越长，其发生为进展性肾脏病的可能性越大。

非血流动力学损伤

除了系统性血管收缩的血流动力学作用，钠潴留、球后血管收缩、RAAS 激活可引起许多非血流动力学失代偿通路（图 52.2），可导致炎症发生和纤维化。已经证实 A Ⅱ 在 CKD 患者肾脏的各个部分均保持高浓度，包括系膜细胞、内皮细胞、足细胞、包曼氏囊、小管间质。

RAAS 的激活最终导致纤维化和 GFR 的进行性下降。纤维化伴随着许多生长因子及其受体的上调，如结缔组织生长因子（connective tissue growth factor，CTGF）、表皮生长因子（epidermal growth factor，EGF）、胰岛素样生长因子 1（insulin-like growth factor-1，IGF-1）、血小板源性生长因子（platelet-derived growth factor，PDGF）、血管内皮生长因子（vascular endothelial growth factor，VEGF）、转化生长因子 β（transforming growth factor-β，TGF-β，）、单核细胞趋化蛋白 1（monocyte chemotactic protein-1，MCP-1）。A Ⅱ 和醛固酮激活这些因子，其激活可引起细胞增殖和肾小球内皮细胞、上皮细胞、系膜细胞、小管间质细胞及成纤维细胞增生的肥大。A Ⅱ 和 TGF-β 也上调其他因子，导致大量细胞外基质生成，如 1 型原胶原、纤溶酶原激活物抑制物 1、纤连蛋白。此外，整合素、血管细胞黏附分子 1 等黏附分子的过度表达使得增加的细胞外基质和增多的细胞得以积聚和维持存在。这些共同的结果是细胞增生、细胞外基质积聚、细胞黏附及伴随功能改变的最终纤维化（图 52.5）。

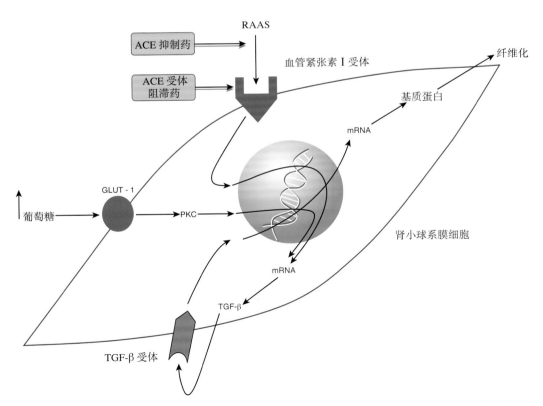

图 52.5　糖尿病肾病所致的慢性肾脏病的肾小球系膜细胞示意图。RAAS 激活致 TGF-β 表达上调，引起基质积聚、炎症反应和纤维化。高血糖还通过增加蛋白激酶 C（protein kinase C，PKC）的活性使纤维化过程持续。ACE 抑制药和血管紧张素受体阻滞药是中断这一瀑布式反应的有效治疗，可延缓糖尿病肾病的慢性肾病进程。AT-1，血管紧张素 1；GLUT-1，葡萄糖转运体；mRNA，信使核糖核酸；RAAS，肾素 - 血管紧张素 - 醛固酮系统；TGF-β，转化生长因子 β

炎症也是肾脏病进展的关键部分（图 52.2）。对于炎症为原发损害的疾病如感染后肾小球肾炎或重型狼疮肾炎，这点是显而易见的。然而，炎症反应在几乎所有类型肾脏病进展过程中都有举足轻重的作用，其部分通过 RAAS 介导。A II 通过刺激内皮素 1（endothelin-1，ET-1）募集 T 细胞和巨噬细胞，增加核转录因子 κB（Nf-κB，nuclear factor κ-light-chain-enhancer of activated B cells）的表达；这些分子释放细胞因子，加重炎症反应。TGF-β 表达增加也产生细胞募集效应。最终，氧自由基产生附加损伤，进一步加重炎症和纤维化。

实验证据同样支持蛋白尿本身可加重进行性的肾硬化。通过超滤，肾小球对白蛋白的滤过增加，使得更多的尿蛋白被近端小管细胞重吸收。实验室模型显示当肾间质中充满蛋白量时，巨噬细胞和 ET-1、MCP-1 以及其他趋化因子等炎症介质表达上调，最终诱导炎症产生，以及后续的间质小管和肾小球发生硬化。

通过 RAAS 的初始激活，由 TGF-β 主导，发生了一系列以炎症为起始的级联反应事件，继以持续的细胞及基质聚集，细胞及基质的黏附和持续存在是其加重因素，最终形成损伤、肾小球硬化和小管间质纤维化（图 52.2）。通过级联反应，CKD 病程逐步进展，发生蛋白尿、GFR 下降和持续性 RAAS 激活的恶性循环。

疾病进展的危险因素

疾病进展的危险因素包括人口学因素如老年、男性、黑色人种。一项对较年轻的 CKD 患者的研究估测了 20 岁个体在一生中发生 ESRD 的风险：黑种人女性 7.8%，黑种人男性 7.3%，白种人女性 1.8%，白种人男性 2.5%。这些因素的可能原因是复杂的，但其确是不可改变的因素。相反，高血压、蛋白尿、反复急性肾损害（AKI，acute kidney injury）都是可改变的潜在危险因素，因此值得大家注意（框 52.2）。

高血压因增加 RAAS 活性而成为维持 CKD 病程进展循环的重要推动力。糖尿病肾病是 CKD 最常见病因。高血压是 2 型糖尿病所致的糖尿病肾病患者 GFR 急剧下降的明确危险因素，对高血压的处理可显著缓减疾病进程。在应用血管紧张素受体阻滞药治疗的人群中，治疗的效果更加显著（图 52.6）。早在 20 世纪 80 年代，Mogensen 的研究显示，当糖尿病患者升高的血压（均值 162/103 mm Hg）降至最终 144/

框 52.2	肾脏病发生或进展的危险因素

蛋白尿
高血压
急性肾损伤的发作
肾脏病的基础病因（例如糖尿病肾病）
肥胖
高脂血症
吸烟
高蛋白饮食
代谢性酸中毒
高磷血症
高尿酸血症
非裔美国人或美洲土著人
男性
老年人
DM，CKD 或 ESRD 家族史
低出生体重

CKD，慢性肾脏病；DM，糖尿病；ESRD，终末期肾病

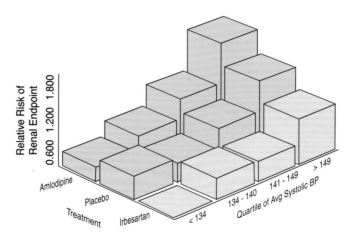

Figure 52.6 Simultaneous impact to quartile of achieved systolic blood pressure and treatment modality on the relative risk for reaching a renal endpoint (doubling of baseline serum creatinine or ESRD, defined as serum creatinine ≥ 6.0 mg/dL or renal replacement therapy). Avg, Average. (Reproduced with permission from Pohl MA, Blumenthal S, Cordonnier DJ et al: Independent and additive impact of blood pressure control and angiotensin II receptor blockade on renal outcomes in the irbesartan diabetic nephropathy trial: clinical implications and limitations, *J Am Soc* Nephrol 16:3031, 2005.)（应版权方要求保留英文）

95 mm Hg 的水平时，可将 GFR 的损失从 1.23 ml/min/月减少到 0.49 ml/min/月。此后，其他观察性研究和设计合理的临床试验已经显示高血压是糖尿病肾病患者进展性 ESRD 的明确危险因素，同时降低血压，尤其是应用血管紧张素受体阻滞药治疗高血压，可以减轻此风险（见图 52.6 以及本章中后述部分）。

高血压亦是非糖尿病性肾病进展的明确危险因素。多危险因素干预试验（the multiple risk factor intervention trial，MRFIT）使用多项医疗干预措施治疗具有吸烟、高血压、肥胖、高脂血症等高心血管病风险的患者，证实了高血压是肾衰竭发展的独立危险因素。其他的对非糖尿病性肾病的研究，如非裔美国人肾脏病研究（the African American study of kidney disease，AASK）显示了类似的结论，提示非糖尿病性肾病患者会获益于血压的降低，特别是在存在蛋白尿时。同样，观察性研究显示在多囊肾等其他病因导致的 CKD 患者中，血压得到控制后，其 CKD 进展可延缓。

蛋白尿同高血压一样，也是公认的 CKD 进展的危险因素。在临床显性糖尿病肾病患者中，基线蛋白尿程度与 GFR 的进行性下降直接相关（图 52.7）。这一现象也见于 IgA 肾病或重型狼疮肾炎等非糖尿病性肾病。在肾脏病饮食调整（the modification of diet in renal disease，MDRD）研究中，研究对象为非糖尿病为主的人群，其中有蛋白尿是发展为进展性肾脏病的最高风险。肾病中雷米普利的功效（the ramipril efficacy in nephropathy，REIN）研究也提出类似的结论，在非糖尿病 CKD 患者中，基线蛋白尿水平是肾衰竭最强的预测因子，其独立于基线 GFR 水平。甚至在 CKD 的更早期，当估测 GFR>60 ml/(min·1.73 m^2) 时，蛋白尿在尿试纸法中≥2+ 或 ACR 300 mg/g 的患者较持续

的微量白蛋白尿（ACR30～300 mg/g）患者，其随时间进展有三倍以上的可能性出现血清肌酐值增倍。同样的趋势也存在于微量白蛋白尿患者和尿白蛋白水平小于 30 mg/g 的患者之间。

尽管上述资料充分，对于蛋白尿究竟是致病危险因素还仅是肾脏疾病严重程度的一个标志物仍然存在争议。如果蛋白尿仅是重病阶段的一个表现，正如咳嗽之于肺炎，那么对症治疗则对改善疾病结局将无效。但是，无论是糖尿病（图 52.7）还是非糖尿病患者中，以减轻蛋白尿为目标的治疗均很有效地改善了肾脏结局（见后述的"肾脏疾病进展的治疗和预防"）。

基于疾病的病理生理，反复发作或阵发性的 AKI 导致进行性肾功能不全的观点是合理的（图 52.2）。现有多项研究显示，对于已有 CKD 的患者，AKI 是其慢性肾衰竭进展的危险因素。已有 CKD 的严重程度、AKI 的严重性、高龄、DM 的存在、低白蛋白血症加重此风险。在 Ishani 及同事进行的一项回顾性研究中，无 AKI 的 CKD 老年患者（>67 岁）发展为 ESRD 的风险比是 8.4，而合并 AKI 的 CKD 患者的风险比是 41.2。

认识 AKI 对 CKD 的影响非常重要，有助于将来研发和评估可以延缓这一进程的治疗方案。如果可能，应该规避可能造成 AKI 的情况，如医源性低血压或复方药的肾毒性损害、含碘造影剂的暴露、动脉粥样硬化栓塞以及在易感患者中使用非甾体类抗

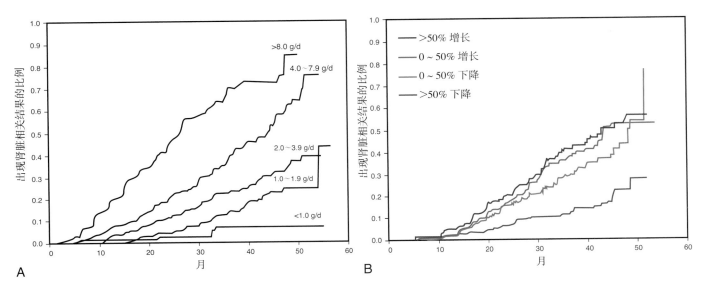

图 52.7　A，对于基线血清肌酐值倍增、血清肌酐水平≥6.0 mg/dl 或进展为 ESRD，以基线尿蛋白水平的 Kaplan-Meier 分析；B，对于血清肌酐值倍增、血清肌酐水平≥6.0 mg/dl 或进展为 ESRD，以最初 12 个月内尿蛋白变化的 Kaplan-Meier 分析（来源于 Atkins RC，Briganti EM，Lewis JB 等：Proteinuria reduction and progression to renal failure in patients with type 2 diabetes mellitus and overt nephropathy，Am J Kidney Dis45: 283, 285, 2005.）

炎药。

许多其他因素与 GFR 的进行性下降有关（框 52.2）。原发性肾脏疾病影响 CKD 进展速度，如肾小球疾病和多囊肾比大多数肾小管间质疾病进展要快。尽管支持高脂血症、烟草依赖、肥胖作为危险因素的证据力度不如高血压和蛋白尿强，但这些联系确实存在，当这些因素存在时，进行相应治疗是明智的。

慢性肾脏病进展的治疗和预防

基于潜在的病理生理过程，已经研发出了相应的治疗方式并且针对其如何能安全地减缓或逆转 RAAS 激活的恶性循环、肾小球内高压、系统性高血压、蛋白尿、炎症反应及进行性的纤维化进行研究（表 52.2）。此外，针对其他临床上可改变的危险因素的治疗均是以安全地减缓或逆转 CKD 的进展为目标。

拮抗肾素 – 血管紧张素 – 醛固酮系统

基于 5/6 肾切除和糖尿病肾小球硬化的动物模型，阻断 RAAS 级联反应（图 52.3）可以保护肾脏的观点似乎合理。动物模型中，A Ⅱ 通过选择性收缩出球小动脉引起血流动力学介导的损伤，而血管紧张素转换酶（ACE）抑制药和血管紧张素受体阻滞药（angiotensin receptor blockers，ARBs）的应用有效扩张出球小动脉，降低肾小球球内压，从而减轻肾小球

肥大和损伤（图 52.8）。阻滞 RAAS 也改善了系统性高血压，从而进一步降低球内压。除了对肾小球损害血流动力学方面的缓解外，动物研究显示拮抗 RAAS 的同时阻滞包括 TGF-β 在内的多种细胞因子的炎症和纤维化效应。因此拮抗 RAAS 的净效应是多层次的肾脏保护作用：血流动力学的、抗纤维化的和抗蛋白尿的。

Lewis 和同事于 1993 年在人体验证了这一可致保护肾脏的假说。在随机对照临床试验中，409 名临床显性糖尿病肾病患者接受了 ACE 抑制药卡托普利或安慰剂的治疗，两组均达到相同的降压目标。研究结果表明，与安慰剂组相比，卡托普利组患者血清肌酐值增倍的比例惊人地下降了 43%，同时进展到死亡、透析或肾移植的风险降低。该试验首次在人体证

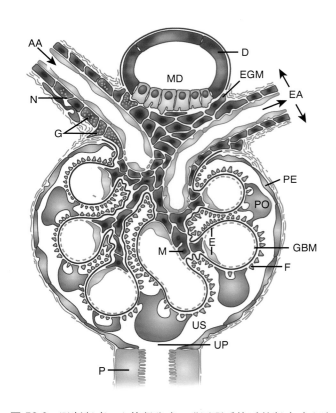

图 52.8　阻断肾素 - 血管紧张素 - 醛固酮系统后的肾小球血流动力学改变示意图。血管紧张素转换酶（ACE）拮抗药和血管紧张素受体阻滞药（ARBs）减弱了血管紧张素 Ⅱ 对肾内小动脉的效应，导致出球小动脉净舒张（黑色箭头）和肾小球内高压的降低。肾小球毛细血管压的降低减轻了肾小球高滤过状态，导致尿蛋白分泌的减少和肾脏保护作用。AA，入球小动脉；D，远端小管；E，内皮细胞；EGM，球外系膜细胞；F，足突；G，球旁颗粒细胞；GBM，肾小球基底膜；M，系膜细胞；MD，致密斑；N，交感神经末梢；P，近端小管；PE，壁层上皮细胞；PO，上皮足细胞；UP，尿极；US，肾小囊腔

表 52.2　延缓慢性肾脏病进展的治疗	
已证实可获益	**初步证据**
血管紧张素转化酶拮抗药	醛固酮受体拮抗药
血管紧张素受体阻滞药	肾素抑制药
控制血压	饮食控制
目标血压：收缩压 120 ~	体力锻炼
140 mmHg，舒张压 80 ~	减重
90 mmHg	戒烟
减少尿蛋白	糖尿病患者平稳控制血糖
	改善高尿酸血症
	改善高脂血症
	改善高磷血症
	酸碱平衡
	新疗法
	内皮素 -1 拮抗药
	吡非尼酮
	维生素 D
	糖基化终末产物抑制药

实了 ACE 抑制药的肾脏保护作用和其对于进展期糖尿病肾病的缓解作用。

拮抗 RAAS 的作用也在 2 型糖尿病肾病中得到评估。在厄贝沙坦对 2 型糖尿病患者微量白蛋白尿的作用（the irbesartan for microalbuminuria in type 2 diabetes，IRMA-2）试验中，对于 GFR 正常、微量白蛋白尿的 2 型糖尿病患者，在达到相同的血压水平时，相比于安慰剂组，厄贝沙坦对延缓微量白蛋白尿进展到显性蛋白尿更加有效。随后的 2 个大型随机研究验证了血管紧张素受体阻滞药在临床显性糖尿病肾病中的作用。在糖尿病肾病厄贝沙坦试验（the Irbesartan diabetic nephropathy trial，IDNT）中，1715 名具有高血压的临床显性糖尿病肾病患者（基线血清肌酐值中位数为 1.67 mg/dl，基线尿蛋白分泌量中位数 2.9 g/24 h）随机接受三种不同治疗方案中的一种：厄贝沙坦 300 mg/d，钙离子通道阻滞药氨氯地平 10 mg/d，或安慰剂。三组间达到血压水平没有差异。厄贝沙坦组到达血清肌酐值倍增或 ESRD 的复合终点事件的风险较安慰剂降低了 20%、较氨氯地平降低了 23%。除了 ARB 的使用外，较低的收缩压也与血清肌酐值倍增或到达 ESRD 的相对危险度降低有关（图 52.6）。应用血管紧张素受体阻滞药氯沙坦减少 NIDDM 的终点事件试验（the reduction in endpoints in NIDDM with the angiotensin-Ⅱ antagonist losartan，RENAAL）也得到了关于 ARB 氯沙坦的类似结果。在这个随机对照试验中，1513 名临床显性的 2 型糖尿病肾病患者随机接受氯沙坦或安慰剂的治疗。同样，两组的控制血压在相同水平，氯沙坦降低了 25% 血清肌酐值倍增的风险及降低了 28% 的 ESRD 风险。两个试验中，ARB 的使用均显著降低了尿蛋白。鉴于两者几乎一致的结论，这些试验均对 ARB 在临床显性糖尿病肾病中的肾脏保护作用提供了充分证据。

拮抗 RAAS 除了降低系统血压和球内压外，也降低糖尿病肾病患者的尿蛋白。在 IDNT 和 RENAAL 中，基线尿蛋白与进展到血清肌酐值倍增或 ESRD 的终点事件的发生直接相关。更重要的是，尿蛋白降低的患者肾脏病的结局有所改善（图 52.7），强调了蛋白尿可能是肾脏病进展的独立危险因素，降低尿蛋白是提高肾脏病整体预后的合适替代目标。

非糖尿病肾脏病中也见到了类似的结论。Jafar 和同事的 meta 分析显示拮抗 RAAS 延缓非糖尿病肾脏病进展，特别是在尿蛋白超过 1000 mg/d 的患者中。为了证实这个发现，REIN 试验的研究者们对 352 名

有高血压且非糖尿病肾病的蛋白尿患者进行随机分组，分别接受 ACEI 雷米普利或常见降压治疗，两组均获得同样的血压控制。值得注意的是，随机接受雷米普利的患者 3 年随访中进展至 ESRD 的风险降低 50%。和之前结论类似，蛋白尿程度较重并且接受雷米普利治疗的患者和接受传统降压治疗的患者相比，GFR 的降低更少。

简而言之，临床试验数据表明使用 ACE 阻滞药和 ARBs 拮抗 RAAS 提供了迄今为止最强的肾脏保护作用，特别是在糖尿病肾病或非 DM 引起的具有蛋白尿的 CKD 患者，在此临床背景下这些药物应作为一线治疗。需注意的是，进展期 CKD 并不妨碍其应用。

随之而来的问题是：额外或双重拮抗能否提供协同肾脏保护作用。目前，大多数研究应用 ACE 抑制药、血管紧张素受体阻滞药、肾素抑制药或醛固酮拮抗药双重阻滞的试验都显示了蛋白尿显著减轻。但是，双重治疗对诸如 GFR 下降速度的减缓或肾衰竭发生率的减少等"硬"指标的长期获益情况仍然未知。目前，考虑到可能引起的害处（见"减轻蛋白尿"，后述），尤其是没有大量蛋白尿的患者，因此不推荐对 RAAS 的双重拮抗。此外，应用任何拮抗 RAAS 的药物均需注意监测和处理可能出现的高钾血症。鉴于许多患者存在 GFR 下降并无法泌钾，多位点、最大化地强化拮抗 RAAS 可能导致高钾血症；因此在开始如上药物治疗后 7~14 d 应检测血钾。

控制血压

拮抗 RAAS 的药物通过同时降低球内压和系统血压发挥保护作用。很显然，这使得此类药物成为大多数合并高血压的 CKD 患者的一线治疗。观察性研究和随机对照试验显示降低合并高血压的 CKD 患者的血压可降低疾病进展的速度。然而，CKD 患者的理想目标血压值仍然存在争议。目前指南建议 CKD 或 DM 患者的目标血压为 <130/80 mmHg，低于普通人群 <140/90 mmHg 的推荐值。此目标血压值的确立基于若干研究，这些研究显示"强化"血压控制对于 CKD 患者在肾脏病和（或）心血管疾病的治疗方面具有重大收益。值得注意的是，控制血压常常需要至少二至四种降压药物，包括拮抗 RAAS 的药物且（通常还包括一种利尿药）。

血压应降至多少？对于 CKD 患者的过度降压是否存在不利影响？1988 年有学者提出了此顾虑，并引入了"J 曲线"的概念。"J 曲线"指出在某点以上

降低血压可减少心血管疾病和死亡，在该点以下则是平台期，降低血压不再获益且事实上可能增加不良事件发生的风险。IDNT 的一项事后分析描述了糖尿病肾病的 J 曲线，临床显性糖尿病肾病患者的收缩压在很高和很低水平上时结局均更差。收缩压控制在 120～130 mmHg 时肾脏疾病发生的风险最低，当收缩压控制在 120 mmHg 以下时死亡风险增加。2010 年控制糖尿病患者的心血管风险行动（the action to control cardiovascular risks in diabetes，ACCORD）试验研究者报告了其试验的结果，该研究纳入了 4733 名肾功能相对正常（血清肌酐≤1.5 mg/dl）但具有高心血管疾病风险或心血管病病史的 2 型 DM 患者。将这些患者按目标收缩压强化控制在＜120 mmHg 和目标收缩压＜140 mmHg 进行随机分组。最终达到的血压：强化组为 119/64 mmHg；标准组为 134/71 mmHg。平均随访近 5 年后，两组间心血管病或卒中方面无差异；强化治疗组出现了更多的低血压、更高血清肌酐、更低估测 GFR 以及十倍以上的高血钾发生率，此结果提示治疗高血压的获益平台为收缩压 120～140 mmHg 的某处。非糖尿病肾病患者存在平台期的额外证据来自 AASK 试验的随访资料，除基线存在蛋白尿（定义为尿蛋白/肌酐比＞0.22 g/g）的患者外的其他患者中，血压控制较低的患者的血清肌酐值倍增、ESRD 或死亡风险与血压不低的患者无差异。

因此，药物治疗将 CKD 或糖尿病肾病患者血压降至＜120/80 mmHg 并不安全。持续高于 140/90 mmHg 的血压应该被治疗，且 ACEI 或 ARB 应是合并糖尿病或蛋白尿患者的一线治疗药物。CKD 患者的确切目标血压仍有争议，但目前指南对合并糖尿病肾病和（或）蛋白尿的患者建议血压＜130/80 mmHg 的意见是合理的。

调整生活方式

基于急性和慢性肾脏病的病理生理机制，血流动力学改变引起的球内高压在其中起一定作用。理论上讲，以任何方式降低已经升高的肾小球内压都是有益的。饮食蛋白限制是一种可考虑的方案，在 5/6 肾切除动物模型中，限制蛋白饮食显示出可通过减弱入球小动脉收缩、降低球内高压和降低胶体渗透压而减轻肾脏损害。但与拮抗 RAAS 不同，对限制蛋白饮食的人体研究并未显示出潜在的收益。

目前推荐的糖尿病患者的低盐低脂适量低蛋白高纤维饮食可降低不合并 CKD 或蛋白尿患者的高

血压和 2 型 DM 患者的血压。基于已有证据，CKD 患者较谨慎的饮食推荐为：限制蛋白摄入至 0.8～1.0 g/（kg·d）、限制膳食钠盐＜2.4 g/d。第 54 章将对此进一步讨论。此外，第 25 章已讨论过，尽管没有资料支持对糖尿病肾病患者进行强化血糖控制以减缓 GFR 下降的速率，但 DM 患者血糖水平的控制对其降低微血管和心血管并发症尤为重要。

肥胖及肥胖相关的肾小球疾病与日俱增。肥胖是发生 CKD 的危险因素，在已经诊断 CKD 的患者中，肥胖是疾病进展的危险因素。已经存在的白蛋白尿随体重增加而恶化、体重减轻而改善。该发现正好符合高滤过、球内高压进而出现蛋白尿的模型；但是，需要更多的证据以明确肥胖与 GFR 进行性下降间的关联。

高脂血症类似于肥胖，可能是延缓进展性 CKD 的一个可调控的危险因素。考虑到低密度脂蛋白（low-density lipoproteins，LDL）具有促炎症和促纤维化的特性，高脂血症可能是通过促炎症和促纤维化机制加重 CKD 进展。动物模型显示高胆固醇饮食大鼠较低胆固醇饮食大鼠的肾小球硬化及间质病变程度更重。在同样的动物模型中，3-羟-3-甲戊二酰辅酶还原酶抑制药（他汀类）显示出可限制炎性细胞因子和黏附分子的表达并延缓肾脏病的进展。人体中的观察性研究也支持此假说；但是，不同于拮抗 RAAS，应用他汀治疗来延缓 CKD 进展的人体临床试验结果令人失望。在心肾保护研究（the study of heart and renal protection，SHARP）试验中，6247 名中重度 CKD 患者随机分配到他汀联合依折麦布或者安慰剂治疗组，尽管存在心血管获益，但试验组发展至肾衰竭的概率相比对照组并无差异。

减轻蛋白尿

无论患者有无 GFR 下降，蛋白尿都是进行性肾脏损伤的独立危险因素。人类进展性临床显性糖尿病肾病的前瞻性随机对照试验显示较高的基线蛋白尿水平是 GFR 最终下降的有力的预测因子（图 52.7）。该结论在尿中分泌较低水平白蛋白（持续微量白蛋白尿）的患者中也成立。此外，能够应用 ACE 拮抗药或 ARBs 成功降低尿蛋白水平是糖尿病肾病及其他蛋白尿性肾病（包括高血压性肾硬化症、IgA 肾病、膜性肾小球肾炎和重型狼疮肾炎）患者良性病程的预测因素（图 52.7）。

因此，最大限度减少蛋白尿可能获益。然而，在一项研究中，具有血管疾病或高危 DM 的患者随机分组接受 ARB 替米沙坦或 ACE 拮抗药雷米普利之一或二者联合治疗，结果表明联合治疗比单一药物治疗能更大程度地降低尿蛋白，但也伴随着 GFR 更大程度的降低。在另一个临床显性糖尿病肾病的研究中，肾素拮抗药阿利吉仑和氯沙坦联用比单用氯沙坦可更大程度地降低尿蛋白；但是，一项阿利吉仑和缬沙坦双重治疗的随访研究，因联合治疗组中的卒中、肾脏并发症、高钾血症、低血压风险增高而提前终止。因此，尽管降低蛋白尿是有益的，但在多个不同的位点拮抗 RAAS 系统（图 52.3）可能并不能额外获益。在推荐该治疗之前，仍需进一步证实双重治疗对肾脏病情的长期受益情况。

值得注意的是，蛋白分泌水平有助于确定最佳血压目标。MDRD 试验、AASK 试验和 REIN 试验中的伴较高水平尿蛋白的非糖尿病患者可以从一个较低的血压目标值中获益。在 REIN 研究中，用 ACE 拮抗药强化降压治疗组患者获益更加明显。

新疗法

新疗法针对 CKD 进展的病理生理机制中的炎症和（或）纤维化反应，致力于延缓慢性肾脏病的进程。吡非尼酮是针对 CKD 纤维化通路的新型制剂，在 CKD 和糖尿病肾病的动物模型中已取得良好疗效。但尚无肯定的、大样本的、长期的人类临床试验证实其可以延缓 CKD 的进展。鉴于 ET-1 可通过收缩血管同时促进间质纤维化而加重肾损害，内皮素拮抗药是另一个未来有前景的领域。动物模型已显示出内皮素具有降低尿蛋白和提高肌酐清除率的益处。目前，仍缺乏这些药物的明确安全和有效的临床试验数据。

另一种新型药物吡多胺，通过抗氧化和阻碍糖基化终末产物的产生（advanced glycation end products，AGEs）而发挥效应。一项多中心随机对照临床试验已经在评估吡多胺对临床显性糖尿病肾病患者的作用。在该试验中，用药 1 年后未能减少 GFR 损失，但观察到该药对基线肾功能最好的一组患者的 GFR 起到了稳定作用。舒洛地特，一种糖胺聚糖，在糖尿病肾病患者的临床试验中经过严格测试但并未显示出收益。

观察性研究和（或）小型临床试验表明，治疗高尿酸血症、高磷酸血症、维生素 D 缺乏症和用碳酸氢钠维持合适的电解质平衡与白蛋白尿减低和（或）CKD 的进展延缓有关。这些治疗未来可能前景广阔，但目前缺乏长期对照试验。

降低心血管病风险

CKD 患者的首要死因是心血管疾病。高血压、水钠潴留、贫血、高磷酸血症、DM 及血管疾病的高发病率和包括高钾血症在内的电解质紊乱均被报告是导致心血管不良事件的危险因素。基于此，应谨慎降低风险，调整生活方式，戒烟，服用阿司匹林，用药物治疗高血压、血脂异常、白蛋白尿、高血糖（若存在），因为心血管病发展和 CKD 发生、进展表现出协同效应。

结论

CKD 的病理生理过程主要取决于原发损伤，但在几乎所有的肾脏疾病中存在着共同的通路。这些共同通路包括血流动力学介导的高滤过、最终的肾单位丢失，以及炎症和细胞介导的纤维化。多数病理生理改变是由于对 RAAS 的过度激活的自身调节失代偿产生的。理论上讲，阻断这些通路可以阻止疾病进展；事实上，延缓或逆转进展最有力的临床证据是阻断 RAAS 系统。控制血压、减轻蛋白尿、避免 AKI、降低心血管病风险是内科医生治疗 CKD 患者的重要目标。新疗法备受期待，但必须经过严格的临床研究证实其安全性、耐受性、有效性。

参考文献

Agodoa LY, Appel L, Bakris GL, et al: Effect of ramipril vs amlodipine on renal outcomes in hypertensive nephrosclerosis: a randomized controlled trial, JAMA 285:2719-2728, 2001.

Ashley DJ, Mostofi FK: Renal agenesis and dysgenesis, J Urol 83:211-230, 1960.

Atkins RC, Briganti EM, Lewis JB, et al: Proteinuria reduction and pro-gression to renal failure in patients with type 2 diabetes mellitus and overt nephropathy, Am J Kidney Dis 45:281-287, 2005.

Baigent C, Landray MJ, Reith C, et al: The effects of lowering LDL cholesterol with simvastatin plus ezetimibe in patients with chronic kidney disease (Study of Heart and Renal Protection): a randomised placebo-controlled trial, Lancet 377:2181-2192, 2011.

Brenner BM, Cooper ME, de ZD, et al: Effects of losartan on renal and cardiovascular outcomes in patients with type 2 diabetes and nephropathy, N Engl J Med 345:861-869, 2001.

Brenner BM, Meyer TW, Hostetter TH: Dietary protein intake and the progressive nature of kidney disease: the role of hemodynamically mediated glomerular injury in the pathogenesis of progressive glo- merular sclerosis in aging, renal ablation, and intrinsic renal disease, N Engl J Med 307:652-659, 1982.

Cushman WC, Evans GW, Byington RP, et al: Effects of intensive blood-pressure control in type 2 diabetes mellitus, N Engl J Med 362:1575- 1585, 2010.

GISEN Group: (Gruppo Italiano di Studi Epidemiologici in Nefrolo-gia). Randomised placebo-controlled trial of effect of ramipril on decline in glomerular filtration rate and risk of terminal renal fail-ure in proteinuric, non-diabetic nephropathy, Lancet 349:1857-1863, 1997.

Hemmelgarn BR, Manns BJ, Lloyd A, et al: Relation between kidney function, proteinuria, and adverse outcomes, JAMA 303:423-429, 2010.

Ishani A, Xue JL, Himmelfarb J, et al: Acute kidney injury increases risk of ESRD among elderly, J Am Soc Nephrol 20:223-228, 2009.

Jafar TH, Stark PC, Schmid CH, et al: Progression of chronic kidney disease: the role of blood pressure control, proteinuria, and angio-tensin-converting enzyme inhibition: a patient-level meta-analysis, Ann Intern Med 139:244-252, 2003.

Klag MJ, Whelton PK, Randall BL, et al: Blood pressure and end-stage renal disease in men, N Engl J Med 334:13-18, 1996.

Klahr S, Levey AS, Beck GJ, et al: The effects of dietary protein restric- tion and blood-pressure control on the progression of chronic renal disease. Modification of Diet in Renal Disease Study Group, N Engl J Med 330:877-884, 1994.

Lewis EJ, Hunsicker LG, Bain RP, Rohde RD: The effect of angiotensin-converting-enzyme inhibition on diabetic nephropathy. The Collab-orative Study Group, N Engl J Med 329:1456-1462, 1993.

Lewis EJ, Hunsicker LG, Clarke WR, et al: Renoprotective effect of the angiotensin-receptor antagonist irbesartan in patients with nephrop-athy due to type 2 diabetes, N Engl J Med 345:851-860, 2001.

Mann JF, Schmieder RE, McQueen M, et al: Renal outcomes with telmisartan, ramipril, or both, in people at high vascular risk (the ONTARGET study): a multicentre, randomised, double-blind, con- trolled trial, Lancet 372:547-553, 2008.

Mogensen CE: The effect of blood pressure intervention on renal func- tion in insulin-dependent diabetes, Diabete Metab 15:343-351, 1989.

Parving HH, Brenner BM, McMurray JJ, et al: Cardiorenal end points in a trial of aliskiren for type 2 diabetes, N Engl J Med 367:2204-2213, 2012.

Parving HH, Lehnert H, Brochner-Mortensen J, Gomis R, Andersen S, Arner P: The effect of irbesartan on the development of diabetic nephropathy in patients with type 2 diabetes, N Engl J Med 345: 870-878, 2001.

Pohl MA, Blumenthal S, Cordonnier DJ, et al: Independent and addi-tive impact of blood pressure control and angiotensin II receptor blockade on renal outcomes in the irbesartan diabetic nephropa-thy trial: clinical implications and limitations, J Am Soc Nephrol 16: 3027-3037, 2005.

Tonelli M, Muntner P, Lloyd A, et al: Using proteinuria and estimated glomerular filtration rate to classify risk in patients with chronic kidney disease: a cohort study, Ann Intern Med 154:12-21, 2011.

慢性肾脏病的分期和管理

Lesley A. Inker, Andrew S. Levey　著

赵旭冉　吴海婷　李明喜　译校

53

慢性肾脏病（CKD）是一种呈全球化流行趋势的公共健康问题，其特点为发病率逐年增加、治疗费用高昂及预后不良。慢性肾脏病预后不良不仅限于肾脏病进展导致的慢性肾衰竭，还包括了急性肾损伤（AKI）、心血管疾病、死亡率以及其他各种并发症风险的增加。

2002 年美国国家肾脏基金会（NKF）的肾脏疾病患者生存质量指南（KDOQI）提出了关于慢性肾脏病定义、分期、评估和危险分级的指南。这些指南的目的是制订统一的术语，以促进患者和参与 CKD 医疗和管理的医生、研究人员及政策制定者之间的相互交流。经小范围修改后，2005 年该指南被"改善全球肾脏病预后组织（KDIGO）"所采用。由于一些争议及新数据的出现，KDIGO 于 2009 年举办了一次研讨会，

会议推荐保持 CKD 的原有定义，但修改了 CKD 分级，并最终在 2012 年推出了新的指南。本章主要阐述 CKD 进展模型，介绍修订后的 KDIGO 关于 CKD 的定义和分期指南，重点讨论肾科医生诊断 CKD 患者、降低患病率和制订治疗计划的工作标准和作用。

慢性肾脏病的定义与分期

慢性肾脏病的病程

图 53.1 描述了 CKD 进展模型，表 53.1 是其相应的结局。该模型描述了 CKD 的自然病程，从增加肾脏病风险的前期条件开始，逐步进入到 CKD 的不同阶段［包括肾脏损伤、肾小球滤过率（GFR）下降和肾衰竭］及相关的各种并发症。

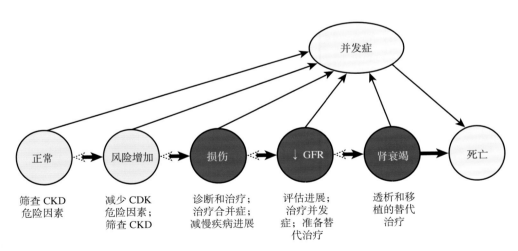

图 53.1 慢性肾脏病进展模型。慢性肾脏病（CKD）的发展、进程、并发症及改善结局的措施。深绿色圈：CKD 分期；浅绿色圈：CKD 潜在因素；淡紫色的圈：CKD 结局；圈之间的粗箭头：CKD 发展、进程和缓解。并发症是指所有 CKD 可能引起的并发症，包括肾小球滤过率下降和心血管疾病。并发症也可能由预防和治疗疾病相关的副作用而引起。横向的箭头从左到右显示了 CKD 进展的自然病程。虚线从右向左表明疾病缓解少于疾病的进展。（Reproduced with modifications from the National Kidney Foundation: K/DOQI clinical practice guidelines for chronic kidney disease: evaluation, classification, and stratification. Am J Kidney Dis 39[2 Suppl 1]: S1-266; 2002, and Levey AS, Stevens LA, Coresh J: Conceptual model of CKD: applications and implications, Am J Kidney Dis 53:S4-S16, 2009.）

表 53.1　慢性肾脏病的结局及其与肾脏病指标的关系

CKD 结局	肾脏指标		
	GFR	白蛋白尿	病因
肾脏结局			
CKD 进展（GFR 下降和白蛋白尿加重）	+	+++	+++
AKI	+++	+	+
慢性肾衰竭	+++	+	+++
并发症（近期和远期）			
CVD 和死亡率	+++	+++	++
系统药物毒性	+++	+	+
代谢 / 内分泌（贫血、骨病和矿物质紊乱、营养不良、神经病变）	+++	+	+
感染、认知障碍、衰弱	++	++	++

AKI，急性肾损伤；CKD，慢性肾脏病；CVD，心血管疾病；GFR，肾小球滤过率。"+"的数量表示肾脏病的特征与结局间的风险关系强度

CKD 进展的危险因素包括可以引起肾脏病的常见原因，如高血压、糖尿病、自身免疫性疾病、肾结石，以及一些可导致肾脏病易感性增加的因素，如高龄、少数民族、种族差异及肾单位减少等。易感性增加的机制还没有完全明确。例如，少数民族和种族差异可能与遗传异质性有关，也可能标志着医疗照顾缺乏。易感因素也许可以解释为什么有遗传性肾病家族史的个体患肾脏病的风险会增加。

图 53.1 中的水平箭头显示肾脏病结局的演变过程，从左向右为 CKD 进展的自然病程。然而，CKD 的进程是可变的，并不是所有患者病程都持续进展；也不是所有 CKD 患者都最终发展为肾衰竭。如图中虚线箭头从右向左所示，在早期，通过干预措施可减缓或阻止 CKD 的进展，肾脏病早期病变也许是可逆的；即使是肾衰竭也可以通过肾移植使肾功能恢复到早期阶段。研究表明，CKD 是诱发 AKI 的危险因素，而且 AKI 的发生有可能加快 CKD 进程的风险。CKD 早期阶段及促使 CKD 进展至后期的危险因素可以被识别，通过预防、早期发现和合理治疗可以减缓进程、预防肾衰竭的发生。

图 53.1 中的斜向箭头显示 CKD 的并发症而不是肾脏病的结局。肾小球滤过率下降导致代谢和内分泌系统的并发症，如贫血、骨和矿物质紊乱、营养不良和神经病变，这些并发症长期以来被认为是肾衰竭的后果；但这些异常变化也可能出现在肾小球滤过率轻度下降时。同样，肾病综合征发生在显著的白蛋白尿患者中，但高脂血症及血液高凝状态也可出现在轻度白蛋白尿患者中。GFR 下降和白蛋白尿都是与 CVD 及全因死亡率相关的独立危险因素。最近认识到，一些已知的并发症威胁 CKD 患者的安全，包括药物及某些操作的全身副作用、增加的感染风险、认知和身体功能的损伤。一些 CKD 预防、早期监测及治疗的策略，即使对肾脏病的进展没有显著影响，但也可以延长患者生存期、提高生活质量。

慢性肾脏病的定义

慢性肾脏病被定义为肾脏损伤或肾小球滤过率小于 60 ml/(min · 1.73 m²)（体表面积）持续至少 3 个月（90 d），诊断 CKD 时可以不确定发病原因（表 53.2）。

肾损伤可以是肾实质性、大血管或集合系统损伤，通常可从标志物中推断出来，而非通过肾组织直接检查。后边的讨论也提到，肾损伤的标记结合其他临床表现，常可以推断损伤的部位，并为寻找病因提供线索。北美地区多数肾脏病是由糖尿病或高血压引起，持续性蛋白尿是主要的肾损伤标记，其他的肾损伤标志包括尿沉渣异常（如肾小管上皮细胞或管型）、肾脏影像学异常（如肾积水、双肾大小不对称、多囊肾、肾脏缩小）、血液和尿化学检测异常（涉及肾小管功能改变，如肾小管酸中毒）。移植肾也是一种肾损伤，受者不论有否肾损伤的标志或是否出现肾小球滤过率的下降，都被认为患有 CKD。

不考虑年龄因素，如肾小球滤过率降低，特别是小于 60 ml/(min · 1.73 m²)，且持续时间超过 3 个月，即被定义为 CKD。无论是健康或疾病状态，肾小球滤过率都是评价肾功能总体水平的最好指标，成人肾小球滤过率小于 60 ml/(min · 1.73 m²) 时至少有一半的肾功能已经丧失，它与全身并发症的增

表 53.2　慢性肾脏病的定义

CKD 的标准 *	
肾损伤标志物	• 尿白蛋白大于 30 mg/d
	• 尿沉渣异常
	• 肾小管损伤导致的电解质或其他异常
	• 病理学异常
	• 影像学异常
	• 肾移植史
GFR 降低	• GFR 小于 60 ml/(min · 1.73 m²)

CKD，慢性肾脏病；GFR，肾小球滤过率。

* 所列的每一项均应超过 3 个月

加有关。正常人肾小球滤过率与年龄、性别和体表面积有关。正常青年人肾小球滤过率为 120～130 ml/(min·1.73 m^2)，30 岁以后，随着年龄增长，肾小球滤过率每年下降 1 ml/(min·1.73 m^2)，70 岁以后，25% 以上的人肾小球滤过率低于 60 ml/(min·1.73 m^2)。这是由于正常老龄化，或是由于全身血管病变导致肾脏疾病尚有争议。无论何种原因，老年人肾小球滤过率小于 60 ml/(min·1.73 m^2) 是不良事件（如死亡和心血管疾病）的独立预测指标。同年轻患者一样，老年患者处于这种肾小球滤过率水平时，也需要调整药物剂量。

肾衰竭指肾小球滤过率小于 15 ml/(min·1.73 m^2) 或需要开始肾脏替代治疗（透析或移植）。有许多术语描述肾功能严重下降，尿毒症指正常情况下通过尿液排泄的尿素、肌酐、氨基酸和蛋白质等含氮终末代谢产物在血液中聚集。尿毒症综合征指肾衰竭晚期的多种临床表现，包括一组症状、体征，以及实验室检查的异常。终末期肾病（ESRD），一般是指不考虑肾功能的水平的情况下，患者接受了透析或移植治疗。由于肾衰竭患者透析和移植治疗在世界各地开展的不均一性，ESRD 也可以包括未接受透析或者移植治疗的肾衰竭患者。

慢性肾脏病的分期

NKF-KDOQI 基于疾病的严重程度即 GFR 水平进行 CKD 分期，KDIGO 是基于病因、蛋白尿水平以及肾小球滤过率进行 CKD 分期。KDIGO 分期更为详尽，与预后相关性更好。其病因一般根据是否有系统性疾病（分为继发或原发）及推测的病变部位（肾小球、肾小管间质、肾血管，囊性或移植肾）（表 53.3）而分类。根据 GFR 和蛋白尿水平的分类见表 53.4、表 53.5。图 53.2A 中的网格图是在 2009 年 KDIGO 会议上制订的，显示肾脏结局和死亡的风险与 GFR 和蛋白尿的关系，绿色、黄色、橙色和红色阴影分别代表处在低、中、高和非常高的水平。

患病率

"国家健康和营养问卷调查（NHANES）"研究关于 CKD 患病率的评估见图 53.2B，该研究从 1988 年到 2006 年，通过检测血清肌酐估计 GFR，评估尿白蛋白 / 肌酸比值（ACR）。美国成人 ACR 大于 30 mg/g 或 GFR<60 ml/(min·1.73 m^2) 的患病率（灰色阴影区）约为 13.8%，肾功能下降中、高和非常高风险的比例（图 53.2A）分别为 73%，18% 和 9%，在一般人群中该比例约为 10%，2% 和 1%，这个比例是美国肾脏病登记系统（the United States Renal Data System）记录的已接受治疗的 ESRD 患病率（约 0.2%）的 50 倍。由于肾脏病通常发病较晚，进程缓慢，许多患者在 CKD 早期还未出现肾衰竭时就已经死亡。CKD 早期并发症（包括死亡率和患病率增加、生活质量下降以及昂贵的医疗费用）使这些患者的负担增加。

诊断、评估和治疗

慢性肾脏病的治疗应根据病因、GFR 和蛋白尿的水平来制订（表 53.3、表 53.4 和表 53.5）。强调四个要点：首先，各 GFR 及蛋白尿阶段的治疗应包括

表 53.3　基于有无系统性疾病及病理解剖学部位对慢性肾脏病因的分类

	系统性疾病影响肾脏	原发性肾脏病
肾小球疾病	糖尿病、自身免疫性疾病、系统性感染、药物、肿瘤（包括淀粉样变）	弥漫性、局灶性或新月体型增生性肾小球肾炎；局灶节段性肾小球硬化；特发性膜性肾病；微小病变
肾小管间质病	系统性感染、自身免疫性疾病、结节病、药物、尿酸、环境毒素（铅、马兜铃酸）、肿瘤（骨髓瘤）	尿路感染、结石、梗阻
血管性疾病	肾灌注减少（心力衰竭、肝病、肾动脉疾病）、动脉粥样硬化、高血压、缺血、胆固醇栓塞、血管炎、血栓性微血管病、系统性硬化症	ANCA 相关性血管炎、肌纤维发育不良
囊性和先天性疾病	多囊肾、Alport 综合征、Fabry 病、草酸沉积症	肾发育不良、髓质囊性病
影响移植肾的疾病	肾脏原发病复发（糖尿病、草酸沉积症、Fabry 病）	慢性排斥反应、钙调磷酸酶肾毒性、BK 病毒肾病、原发肾小球疾病复发

ANCA，抗中性粒细胞胞浆抗体。

注：遗传性疾病不再单独分类，因为上述每一类别中，都有一些疾病受遗传因素影响

A

				白蛋白尿水平分层（mg/g）				
				A1		A2	A3	
				理想 / 正常		中度	重度	
				<10	10~29	30~299	300~1999	≥2000
GFR 分级 [ml/(min·1.73 m²)]	G1	正常	>105					
			90~104					
	G2	轻度	75~89					
			60~74					
	G3a	轻-中度	45~59					
	G3b	中-重度	30~44					
	G4	重度	15~29					
	G5	肾衰竭	<15					

B

				白蛋白尿水平分层（mg/g）				
				A1		A2	A3	
				理想正常	正常	中度	重度	总计
				<10	10~29	30~299	>300	
GFR 分级 [ml/(min·1.73 m²)]	G1	正常	>105	23.6%	5.7%	1.9%	0.1%	31.4%
			90~104	20.0%	4.7%	1.7%	0.3%	26.7%
	G2	轻度	75~89	17.3%	4.1%	1.6%	0.2%	23.0%
			60~74	8.2%	2.7%	1.3%	0.1%	12.2%
	G3a	轻-中度	45~59	2.5%	1.1%	0.8%	0.2%	4.7%
	G3b	中-重度	30~44	0.6%	0.4%	0.4%	0.2%	1.5%
	G4	重度	15~29	0.1%	0.1%	0.1%	0.1%	0.4%
	G5	肾衰竭	<15	0.0%	0.0%	0.0%	0.1%	0.1%
		总计		72.2%	18.8%	7.8%	1.3%	100.0%

图 53.2　A，根据肾小球滤过率和白蛋白尿水平的联合风险分层（KDIGO，2009）。不同颜色反映根据 GFR 和白蛋白尿水平的相关风险分层。绿色，无 CKD；黄色，中危；橙色，高危；红色，极高危。分层根据普通人群队列研究结果的荟萃分析被分为 5 种结局（全因死亡、心血管疾病死亡、终末期肾脏疾病、急性肾损伤和 CKD 进展），这 5 种结局根据 GFR 和尿白蛋白平均分为 28 个等级［GFR 大于 15 ml/(min·1.73 m²)，尿白蛋白小于 2000 mg/g］。平均分层 1~8 为绿色，9~14 为黄色，15~21 为橙色，22~28 为红色。另外 12 个带斜线的小格是根据 CKD 人群队列研究结果的荟萃分析推测的。白蛋白尿的最高一级对应为肾病范围的白蛋白尿，这里表示为尿白蛋白大于 2000 mg/g，白蛋白尿以白蛋白 / 肌酐比值表示。横向和纵向指标联合与 GFR 估计值（eGFR）及白蛋白尿分期数值相对应。（Reproduced from Levey AS et al: The definition, classification and prognosis of chronic kidney disease: a KDIGO Controversies Conference report, Kidney Int 80:17-28, 2011.）B，根据肾小球滤过率和白蛋白尿得出的美国 CKD 患病率。灰色阴影代表由 GFR 和白蛋白尿（13.8%）所定义的 CKD 患病率。单元格表示美国成人所占的人口比例。数据来自 1988-06 NHANES（N=18026）。GFR 由 CKD-EPI（流行病学）公式和标化血清肌酐估测，白蛋白尿由白蛋白 / 肌酐比值（ACR）评估，GFR 大于 60 ml/(min·1.73 m²) 的比例超过了那些基于持续白蛋白尿判定的比例。单元格内数值由于约数可能并不非常准确，重度白蛋白尿分类里包括肾病范围白蛋白尿。（Reproduced from Levey AS, Coresh J: Chronic kidney disease, Lancet 379:165-180, 2012.）

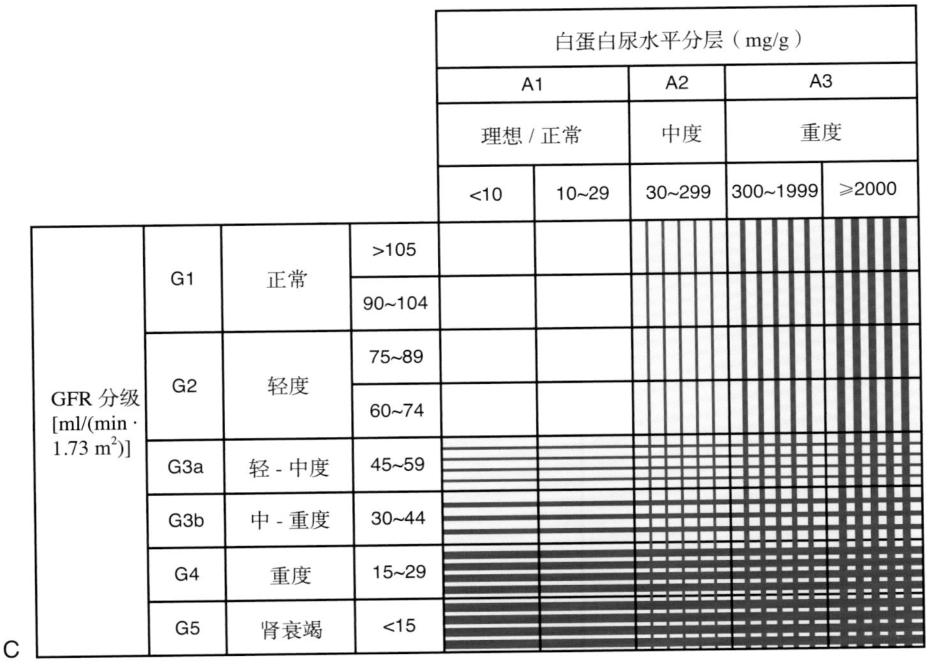

白蛋白尿水平分层（mg/g）					
A1		A2	A3		
理想 / 正常		中度	重度		
<10	10~29	30~299	300~1999	≥2000	

GFR 分级 [ml/(min· 1.73 m²)]	G1	正常	>105					
			90~104					
	G2	轻度	75~89					
			60~74					
	G3a	轻 - 中度	45~59					
	G3b	中 - 重度	30~44					
	G4	重度	15~29					
	G5	肾衰竭	<15					

C

图 53.2　续 C，根据肾小球滤过率和白蛋白尿分期进行 CKD 管理。所有患者的管理包括确定临床诊断、减缓 CKD 的进展、减少心血管疾病的风险。针对 GFR 降低相关并发症的治疗如横线所示，对白蛋白尿相关并发症的治疗如纵线所示（表 53.4 和表 53.5），线的宽度对应管理的强度

表 53.4　根据肾小球滤过率进行慢性肾脏病分期及对应的临床治疗方案

分期	GFR 水平 [ml/(min·1.73 m²)]	说明	临床治疗方案
G1[*]	≥90	正常或升高	诊断和治疗病因 治疗合并症 评估 CKD 的危险因素 开始施行延缓 CKD 进展的措施 开始施行降低 CVD 风险的措施
G2[*]	60 ~ 89	轻度降低[+]	评估进展
G3a	45 ~ 59	轻至中度降低	按指征调整用药剂量
G3b	30 ~ 44	中至重度降低	评估和治疗并发症
G4	15 ~ 29	重度降低	考虑为替代治疗做准备［移植和（或）透析］
G5	＜15	肾衰竭（如已透析为 G5D）	开始肾脏替代治疗（如果存在尿毒症）

CKD，慢性肾脏病，CVD，心血管疾病，GFR，肾小球滤过率。

[*] 没有肾损伤标志物的 GFR 分期在 G1 或 G2 的患者，不符合 CKD 标准。

[+] 相对于青年人的水平。

注：GFR 的单位为 ml/(min·1.73 m²)，乘以 0.01667 可转换为 ml/(s·1.73 m²)

指南推荐的治疗原发病及去除引起病程进展的因素两方面。第二，各个阶段推荐的治疗方案包括 CKD 前期的治疗应是渐增的。第三，CKD 患者的治疗需要多种干预措施及多科协同合作，包括初级保健医师、健康工作者及肾科医师以外的其他专科医师。第四，CKD 各阶段的管理必须考虑肾脏的结局和并发症。各阶段不同临床治疗方案仅作为一个指导，不能替代医生对每一个患者个体需求的评估。图 53.3 为 CKD 诊断和评估的 5 个步骤。更多关于评估和治疗的细节将在其他章节中讨论。

诊断

作为常规检查的一部分，所有患者都应进行评估以确定他们是否有发展为 CKD 的危险。高危患者至

表 53.5　根据白蛋白尿水平进行慢性肾脏病的分期及制订对应的临床治疗方案

分期	AER（mg/d）	近似换算 ACR		说明	临床治疗方案
		（mg/mmol）	（mg/g）		
A1	<30	<3	<30	正常或轻度升高	诊断和治疗病因 治疗合并症 评估 CKD 的危险因素 开始施行延缓 CKD 进展的措施 开始施行降低 CVD 风险的措施
A2	30～299	3～30	30～299	中度升高*	加用肾素 - 血管紧张素系统阻断药，降低目标血压（如有高血压）
A3	≥300	≥30	≥300	重度升高	治疗肾病综合征（如果存在）

ACR，白蛋白 / 肌酐比值，AER，白蛋白排泄率，CKD，慢性肾脏病，CVD，心血管疾病。
* 相对于青年人的水平

少应检测血清肌酐水平以估测 GFR 并评估蛋白尿程度，推荐的蛋白尿评估方法是检测随机尿 ACR。目前指南建议对高血压、糖尿病、心血管疾病、恶性肿瘤、人类免疫缺陷病毒（HIV）感染的患者，以及进行含碘或钆造影剂影像学检查前均应进行检测。临床上对患有急性病或有创操作前也应检测血清肌酐以评估 GFR。目前，尚没有对 CKD 高危人群理想检查频率的数据，推荐高血压、糖尿病和 HIV 患者应每年检查一次。在有明确证据前，建议对其他高危患者至少每 3 年检查一次。

评估

应评估患肾脏病的时间和病因，根据 GFR 和蛋白尿的水平评估严重程度，并确定肾脏病进展的危险因素和并发症情况。对已确诊 CKD 的患者，应首先进行全面的病史采集和体格检查，以发现提示肾脏病因的症状和体征，应特别寻找一些可逆或可治疗的病因线索（如未经控制的高血压、使用非甾体抗炎药等）。确定患者是否服用肾毒性药物及需要根据 GFR 进行调整的药物。体检还应包括血压、眼底检查和血管检查。进行实验室检查发现其他反映肾脏损伤或功能障碍的标志物（如尿比重、尿 pH、尿沉渣检查、血清电解质等）。如果临床需要，应进行影像学检查。超声检查可以发现解剖学异常并除外尿路梗阻，如发现有解剖学异常，需要进一步评估。GFR 低于 60 ml/(min · 1.73 m²) 的患者需要测定血红蛋白、血清钙、磷酸盐、白蛋白和甲状旁腺激素水平，这些检查在 GFR 大于 45 ml/(min · 1.73 m²) 时常常是正常的。实验室评估还应包括 CVD 传统危

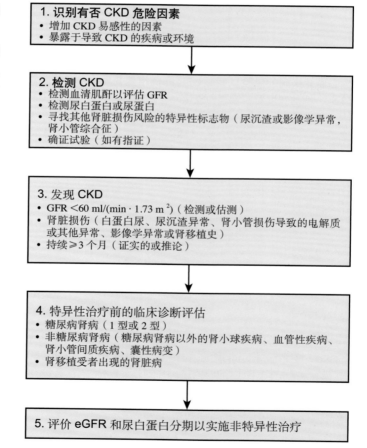

图 53.3　慢性肾脏病的发现和评估。CKD，慢性肾脏病；GFR，肾小球滤过率

险因素如血脂水平，可能还需检查非传统危险因素如胰岛素抵抗、炎症指标等。为了更充分地评估 CVD 的症状，发现具有多重高危因素的无症状 CVD 患者，可能还需要做一些额外的检查评估。

如前所述，许多老年人因 eGFR 小于 60 ml/(min·1.73 m^2) 符合 CKD 的诊断标准，在没有 CKD 的危险因素、蛋白尿或其他提示肾脏损害标志物的患者中，单纯 GFR 下降进展为肾衰竭的风险很低，但 CKD 并发症和 CVD 的风险是增加的。这些患者，临床医生可以推迟评估 CKD 部分项目；但仍需寻找 GFR 下降的可逆性原因，调整 GFR 下降患者的用药剂量，关注 CVD 高危因素管理，并随诊 eGFR 水平。

持续时间的评估

肾脏疾病依据持续时间可分为急性或慢性。急性和慢性的区分并没有确定指标，但在临床实践中非常需要。KDIGO 将慢性定义为持续时间超过 3 个月（90 d），急性肾脏病（AKD）可用来描述持续时间少于 3 个月的肾脏疾病，也包括 AKI。肾脏疾病的持续时间可以明确判定或根据临床情况进行推断。例如，对于急性起病有肾功能降低或肾损伤的患者，既往无肾脏病的证据，可以推断患者为 AKD。而对于缺乏急性病变，但有相似肾功能降低的患者可以推断为 CKD。为明确诊断建议重复检测肾功能和肾损害程度，评估的时机根据临床情况判断，怀疑 AKD 的患者应尽早评估，怀疑 CKD 的患者可以晚一些评估。

病因的评估

确定肾脏病的病因就能够针对病因治疗，如感染、药物毒性、自身免疫性疾病和尿路梗阻等。此外，病因与肾脏病的进展和发生并发症的风险有关。临床实践中，CKD 常在其他疾病的诊疗中因 eGFR 下降而被发现；因此，病因常由临床情况和肾损伤标志物的有无而判定。可以简单地将肾脏病分为自体肾脏病（如糖尿病或非糖尿病肾病）和移植肾肾病。糖尿病肾病是美国引起肾衰竭最主要的病因，约占新发病例的三分之一，其早期临床表现为白蛋白尿，GFR 可正常或升高。非糖尿病肾病包括肾小球、肾血管、肾小管间质和囊性肾脏病。根据临床来确定是否有必要做额外检查，包括影像学检查、其他的尿液或血清标志物及肾活检。许多 CKD 患者（尤其是患有高血压、糖尿病或没有上述提到的其他疾病证据的老年人）病因未知，推测有可能是血管病变所致；这些情况下，肾脏病的管理主要依据患者 GFR 和白蛋白尿的水平。

肾小球滤过率的评估

目前的指南因多个因素更关注 eGFR，而不是只评估血清肌酐。血清肌酐比 GFR 更易受到其他因素的影响。血清肌酐的"正常"范围很大，并且很多患者 GFR 下降大约 50%，血清肌酐才会超过正常临界值。这对老年人尤为重要，老年人的肌容量和肌酐生成减少，血清肌酐不能反映年龄相关的 GFR 下降。因此，不能单用血清肌酐来估计 GFR 的水平，特别是 CKD 早期阶段。GFR 估计方程已在第 3 章中讨论。

白蛋白尿的评估

由于以下因素，KDIGO 指南更关注白蛋白尿而不是总蛋白尿。白蛋白是多数肾脏病中蛋白尿的主要成分，最新的尿蛋白评估指南强调白蛋白的定量而不是总蛋白的定量，并且，如前所述，流行病学研究表明，尿白蛋白量与肾脏和 CVD 的风险具有较强的等级相关性。目前，随机尿白蛋白与肌酐比值（ACR）已取代 24 h 尿蛋白排泄率，成为初始评估白蛋白尿的首选方法。使用 ACR 校正了由尿液浓缩而引起的尿蛋白浓度变化，而且比收集定时尿方便。随机尿 ACR 大于 30 mg/g 为"阳性"结果，虽然这个数值没有考虑年龄、性别、种族因素引起的肌酐排泄的变化。如果需要更准确的评估，可以测定一段时间内收集尿液的白蛋白排泄率。表 53.6 提供了随机尿和段尿白蛋白和总蛋白检测结果所对应的 KDIGO 白蛋白尿分期的对照指导。白蛋白尿和蛋白尿在第 5 章有进一步的讨论。

管理

GFR 和白蛋白尿不同阶段的管理要点如表 53.4、表 53.5，以及图 53.1 和图 53.2C 中所示：包括治疗肾脏疾病的各种病因、治疗引起肾损伤或 GFR 降低的可逆性因素、使用 ACE 抑制药和 ARB 延缓肾病进展、为重度白蛋白尿患者制订更低的血压目标、避免肾毒性药物、对 GFR 下降的患者调整经肾代谢药物的剂量、治疗 GFR 下降的代谢和内分泌并发症、治疗肾病综合征、治疗 CVD 及其危险因素及为 GFR 严重下降的患者做肾脏替代治疗准备。

患者教育是管理策略的核心。CKD 常无症状，缺乏 CKD 宣教，患者可能不理解药物治疗和实验室检查的重要性。全面管理包括患者的行为教育，如生活方式改变、血压自我监测、规律用药和随访。患者

表 53.6 白蛋白尿与蛋白尿的测定

测定	分类		
	正常或轻度增加	中度增加	重度增加
AER（mg/24 h）	小于 30	30～300	大于 300
PER（mg/24 h）	小于 150	150～500	大于 500
ACR			
（mg/mmol）	小于 3	3～30	大于 30
（mg/g）	小于 30	30～300	大于 300
PCR			
（mg/mmol）	小于 15	15～50	大于 50
（mg/g）	小于 150	150～500	大于 500
蛋白试纸	阴性或微量	阴性至阳性	阳性或大量

ACR，白蛋白/肌酐比值，AER，白蛋白排泄率，PCR，蛋白/肌酐比值，PER，蛋白排泄率。

尿 ACR 至少可分为三类：青年人正常尿 ACR 小于 10 mg/g，ACR 10～29 mg/g 正常偏高，尿 ACR 大于 2000 mg/g 常伴有肾病综合征（低白蛋白血症、水肿和高脂血症）。

尿肌酐排泄率与浓度比值的关系并不完全对应。尿肌酐排泄率与肌肉量有关，它随年龄、性别、种族、饮食和营养状态而变化，健康成人通常大于 1.0 g/d；因此，尿 ACR（mg/g）的数值通常小于尿白蛋白排泄率（mg/d）。排泄率为 30～300 mg/d 或大于 300 mg/d 分别对应于微量白蛋白尿和大量白蛋白尿。

尿白蛋白与总蛋白的关系也不完全对应。正常尿液包含少量白蛋白、低分子量血清蛋白及来自肾小管和下尿路的蛋白。多数肾脏病中，白蛋白是尿蛋白中的主要成分，当尿总蛋白很高时白蛋白占总蛋白的 60%～90%。尿总蛋白为正常、正常高值、高、很高和肾病范围时分别对应的排泄率为小于 50、50～150、150～500、大于 500 和大于 3500 mg/g。

国际标准单位（mg/mol）和传统单位（mg/g）的临界值不同。ACR 的转换系数：1 mg/g=0.113 mg/mol

教育对于避免药物肾毒性也很重要，患者须知道任何药物或草药都可能有直接肾毒性，或需要根据肾功能水平进行剂量调整。

医疗机构对于慢性肾脏病的治疗

肾脏病转诊

慢性肾脏病是一种危及生命的疾病。肾脏病医生在诊断和治疗不同分期的 CKD 患者中有多重角色，包括确定 CKD 的原因、推荐治疗方案、对常规治疗不佳的患者提出建议以延缓肾病进展、鉴别和治疗 CKD 相关并发症及为透析治疗作准备。

转诊至肾病专科医生的时机并不普遍适用，具体实施需要依赖当地医疗系统和可用资源的情况。GFR

在 4 期和 5 期 ［GFR 小于 30 ml/(min·1.73 m²)］的患者，有很强的证据表明转诊至肾脏专科医生的重要性，晚转诊到肾科医生（如 3 个月以内需透析治疗）会增加透析后的死亡率。因此，许多健康组织建议，无论医疗系统资源或地域因素如何，所有 GFR 4 期的患者都应被转诊至肾脏科医生。对 GFR 4 期的患者，为可能进展至肾衰竭（GFR 5 期）做准备非常重要，包括评估进展到肾衰竭的危险因素、讨论肾脏替代治疗方案（透析和移植），以及对不愿意或不能接受肾脏替代治疗的患者继续保守治疗。选择替代治疗的患者，在 GFR 4 期时应及时建立血透血管通路、对腹透做家庭培训或提前对肾移植供体进行评估。GFR 1～3 期的 CKD 患者 ［GFR 大于 30 ml/(min·1.73 m²)］中，只有部分患者需要转诊至专科医生，表 53.7 列出了转诊到专科医生的临床标准。

表 53.7　慢性肾脏病转诊至专科医生及共同管理的建议

GFR 小于 30 ml/(min · 1.73 m^2)	肾脏病专科医生
ACR 大于 300 mg/g	肾脏病专科医生
非泌尿道来源的血尿	肾脏病专科医生
无明确原因的 CKD	肾脏病专科医生
肾脏病进展风险增加	肾脏病专科医生
无法解释的 4 个月内 GFR 下降超过 30%	肾脏病专科医生
难以管理的 CKD 并发症，如需要促红细胞生成素治疗的贫血，或需要磷和维生素 D 制剂治疗的骨和矿物质代谢异常	肾脏病专科医生
高钾血症（血清钾浓度大于 5.5 mEq/L）	肾脏病专科医生
难治性高血压（应用包括利尿药的三种降压药物治疗，血压仍高于 130/80 mmHg）	肾脏病或高血压专科医生
难于管理的药物相关并发症	肾脏病或高血压专科医生
CVD 急性发作	CVD 专科医生
复杂或严重的慢性 CVD	CVD 专科医生
年龄小于 18 岁	儿科肾脏病专科医生

改　编　自 National Kidney Foundation: KDOQI clinical practice guidelines for hypertension and antihypertensive agents in chronic kidney disease. Reproduced from Am J Kidney Dis, 43: S1-S268, 2004.

ACR，白蛋白/肌酐比值；CKD，慢性肾脏病；CVD，心血管疾病；GFR，肾小球滤过率

参考文献

Bayliss EA, Bhardwaja B, Ross C, et al: Multidisciplinary team care may slow the rate of decline in renal function, Clin J Am Soc Nephrol 6:704-710, 2011. Epub January 27, 2011.

Coresh J, Selvin E, Stevens LA, et al: Prevalence of chronic kidney disease in the U.S. during 1988-1994 and 1999-2004, JAMA 298:2038-2047, 2007.

Eckardt KU, Berns JS, Rocco MV, et al: Definition and classification of CKD: the debate should be about patient prognosis—a position statement from KDOQI and KDIGO, Am J Kidney Dis 53:915-920, 2009.

Gupta SK, Eustace JA, Winston JA, et al: Guidelines for the management of chronic kidney disease in HIV-infected patients: recommendations of the HIV Medicine Association of the Infectious Diseases Society of America, Clin Infect Dis 40:1559-1585, 2005.

Inker LA, Coresh J, Levey AS, et al: Estimated GFR, albuminuria, and complications of chronic kidney disease, J Am Soc Nephrol 22:2322-2331, 2011.

Ishani A, Xue JL, Himmelfarb J, et al: Acute kidney injury increases risk of ESRD among elderly, J Am Soc Nephrol 20:223-228, 2009.

James MT, Hemmelgarn BR, Tonelli M: Early recognition and prevention of chronic kidney disease, Lancet 375:1296-1309, 2010.

Johnson D: The CARI Guidelines: Early Chronic Kidney Disease 2011, When to Refer for Specialist Renal Care. Available. http://www.cari.org.au/DNT%20workshop%202011/6%20Specialist%20Renal%20Care_ Early%20CKD_DNT.pdf Accessed December 8, 2011.

Levey AS, Coresh J: Chronic kidney disease, Lancet 379:165-180, 201210.1016/S0140-6736(11)60178-5. Epub August 12, 2012.

Levey AS, Coresh J, Balk E, et al: National Kidney Foundation practice guidelines for chronic kidney disease: evaluation, classification, and stratification, Ann Intern Med 139:137-147, 2003.

Levey AS, de Jong PE, Coresh J, et al: The definition, classification and prognosis of chronic kidney disease: a KDIGO Controversies Conference reportvKidney Int 80:17-28, 2011. Epub December 8, 2010;doi:10.1038/ki.2010.483.

Levey AS, Eckardt K, Tsukamoto Y, et al: Definition and classification of chronic kidney disease: a position statement from Kidney Disease:Improving Global Outcomes (KDIGO), Kidney Int 67:2089-2100, 2005.

Levey AS, Stevens LA, Coresh J: Conceptual model of CKD: applications and implications, Am J Kidney Dis 53:S4-S16, 2009.

Levey AS, Stevens LA, Schmid CH, et al: for the CKD-EPI (Chronic Kidney Disease Epidemiology Collaboration)A new equation to estimate glomerular filtration rate, Ann Intern Med 150:604-612, 2009.

Levin A, Hemmelgarn B, Culleton B, et al: Guidelines for the management of chronic kidney disease, CMAJ 179:1154-1162, 2008.

National Kidney Foundation: K/DOQI clinical practice guidelines for chronic kidney disease: evaluation, classification, and stratification, Am J Kidney Dis 39(2 Suppl 1): S1-S266, 2002.

National Kidney Foundation: K/DOQI clinical practice guidelines on hypertension and antihypertensive agents in chronic kidney disease, Am J Kidney Dis 43:S1-290, 2004.

Sarnak M, Levey A, Schoolwerth A, et al: Kidney disease as a risk factor for development of cardiovascular disease: a statement from the American Heart Association Councils on Kidney in Cardiovascular Disease, High Blood Pressure Research, Clinical Cardiology, and Epidemiology and Prevention, Circulation 42:1050-1065, 2003.

Uhlig K, Levey AS: Developing guidelines for chronic kidney disease:we should include all of the outcomes, Ann Intern Med 156:599-601, 2012.

Vassalotti JA, Stevens LA, Levey AS: Testing for chronic kidney disease:a position statement from the National Kidney Foundation, Am J Kidney Dis 50:169-180, 2007.

54 肾脏病和营养学

D. Jordi Goldstein-Fuchs, Amy Frances LaPierre 著

滕 菲 陈 罡 吴海婷 译校

　　营养的评估、调控与干预对于慢性肾脏病患者的护理是至关重要的。慢性肾脏病分为 5 期，不同分期反映机体代谢不同程度的改变，不同分期的患者有不同的营养需求，并存在相应的评估和治疗手段。此外，每位患者因代谢、基础肾脏疾病、CKD 分期、遗传学和周围环境差异，都有各自独特的营养需求。本章回顾了 CKD 相关的营养学，以及目前推荐的营养干预手段，重点关注个体化的护理。

蛋白质与热量

　　营养不良在本章的定义是低蛋白血症和（或）BMI<18 kg/m², CKD 患者易合并营养不良。透析患者中，轻至中度营养不良（血白蛋白 3.5 ~ 3.7 g/dl）的发病率为 18% ~ 59%。8% ~ 37% 的患者有严重营养不良（血白蛋白 <2.5 g/d）。导致营养不良的因素包括厌食、代谢性酸中毒、蛋白质和氨基酸在透析液中的丢失、基础疾病等。最终，营养不良和消瘦会导致精神状态不好、功能恢复不佳、生活质量下降，甚至死亡。

　　成年血液透析患者的蛋白质需求量受多种透析相关因素影响，例如透析膜种类（生物相容或生物不相容）和透析器复用。据报道，应用传统纤维素膜进行血液透析时，每次透析氨基酸的平均丢失量为 7.2 g，应用低通量聚甲基丙烯酸甲酯膜时平均丢失量为 6.1 g，高通量聚砜膜时平均丢失量为 8.0 g。接受持续性非卧床腹膜透析（continuous ambulatory peritoneal dialysis，CAPD）的患者每天总共丢失 5 ~ 12 g 蛋白和 2 ~ 4 g 游离氨基酸。决定蛋白质需求量的其他因素包括氨基酸代谢状态和肠道吸收功能，例如血液透析中氨基酸的丢失是源于细胞内氨基酸池的改变，影响到蛋白质代谢。代谢性酸中毒常见于透析患者，亦可能引起肌肉分解代谢。上述因素共同造成透析患者的蛋白质需求量增高；因此，透析患者推荐的膳食蛋白摄入量为 1.2 ~ 1.3 g/(kg·d)。

　　CKD1 ~ 4 期患者的最佳膳食蛋白摄入量存在争议。2000 年美国肾脏病基金会肾脏病预后质量倡议（National Kidney Foundation Kidney Disease Outcomes Quality Initiative，NHF-KDOQI）关于慢性肾衰营养学的临床应用指南提出，对于肾小球滤过率（GFR）在 25 ~ 55 ml/(min·1.73 m²) 的慢性肾衰竭患者而言，每天应至少摄入每公斤体重 0.8 g 的蛋白质。GFR<25 ml/(min·1.73 m²) 且尚未行透析的患者应摄入 0.6 g/(kg·d) 的蛋白质。对于不能耐受上述蛋白限制水平的 CKD4 ~ 5 期患者，蛋白质摄入量可增加至 0.75 g/(kg·d)。

　　尽管目前 CKD 患者最佳膳食蛋白摄入量的数据并不明确，但高蛋白质摄入量与肾小球高滤过相关。这种高滤过状态可能增加 GFR 丢失率。来自正常人群的数据提示蛋白质摄入量增加至总能量需求的 25% ~ 30% 时有利于体重管理，或许在 CKD 人群中也可以适当予以蛋白。同样，当调整患者的膳食计划时，营养学教育和膳食摄入的综合评估是很复杂的。CKD 护理应与药物控制相整合。

　　CKD 患者摄入的蛋白质中，50% 应为高生物价蛋白（例：含有高比例的必需氨基酸）。蛋白质的生物价代表吸收的含氮化合物比例，这些含氮化合物为人体生长和维持所需。如果人体未摄入适量高生物价蛋白，负氮平衡使组织进行分解代谢，导致血尿素氮的升高（blood urea nitrogen，BUN）。膳食蛋白摄入量超过推荐量则会导致过量尿素氮合成和肾小球高滤过。

　　热量摄入不当亦会导致类似的情况。一旦满足了蛋白质的需求量，剩余的热量即需要碳水化合物和脂肪来提供。摄入的碳水化合物和脂肪量不足时，会导致蛋白质分解代谢以供能，同时产生大量含氮代谢废物进入血流。病情稳定的 CKD1 ~ 4 期患者日常摄入 0.8 g/(kg·d) 的蛋白质时，所需热量与正常健康人群日常所需热量相当。当能量摄取量增多时，会发生正氮平衡。这种变化会对患者有利，因为摄入热量充分时，可使体内更多的蛋白质进行分解代谢，而不是仅

用于产能。因此，膳食蛋白摄入较少的 CKD 患者往往需要摄取更多的热量，为 30 ~ 35 kcal/(kg·d)。很多 CKD 晚期患者的蛋白摄入量不足，在透析开始时已经处于营养不良状态。在肾脏替代治疗开始前，导致患者营养不良发生的因素还包括住院时间和基础疾病的严重程度。CKD5 期患者每日能量摄入的推荐值为：<60 岁的患者 35 kcal/kg，总千克数按理想体重计算；>60 岁患者则为 30 ~ 35 kcal/kg，总千克数按理想体重计算。肥胖患者（实际体重 >120% 理想体重）和营养不良患者的每日推荐热量与上述不同，后者需要更多的热量摄入来补充能量。表 54.1 总结了病情平稳的 CKD1 ~ 5 期成年患者的日常营养推荐量。

值得注意的是，超重和肥胖均为 CKD 的重要危险因素，会导致白蛋白尿和（或）肾小球滤过率减低。因此，饮食和运动等生活方式的调整在 CKD 的防治中至关重要（图 54.1）。

营养需求的改变

钠和水

健康的肾脏可根据饮食摄入量调节钠的排泄，维持钠平衡。在 CKD 进展到终末期之前，都有适当的机制来保证钠的持续排泄并维持平衡。剩余的肾单位排泄更高比例的滤过钠，伴有肾小管对钠重吸收作用的减弱、滤过分数的增加。尽管对于膳食钠摄取限制的实施取决于患者自身的容量状态、尿钠排泄量、有无高血压等，但考虑到低钠摄入量对于心血管系统整体的有利作用，相比过去，膳食钠摄入通常在疾病更

表 54.1　慢性肾脏病 1-5 期患者的日常营养需求

营养物质	1 ~ 4 期	血液透析	腹膜透析
蛋白质	GFR>30 ml/(min·1.73m²)：≥0.8 g/kg·d GFR 15 ~ 29 ml/(min·1.73m²)：0.6 ~ 0.75 g/(kg·d) 肾病综合征：0.8 ~ 1.0 g/(kg·d)	≥1.2 g/(kg·d)，至少 50%HBV	≥1.2 ~ 1.3 g/(kg·d)，至少 50%HBV
能量（如患者 <90% 或 >115% 平均标准体重，使用 aBWef）	35 ~ 40 kcal/kg，取决于营养状态和应激因素	≥60 岁：30 ~ 35 kcal/kg <60 岁：35 kcal/kg	≥60 岁：30 ~ 35 kcal/kg，包括来自透析液的能量 ＜60 岁：35 kcal/kg，包括来自透析液的能量
磷	每克蛋白质 10 ~ 20 mg 或 600 ~ 800 mg/d	900 mg/d 或 <17 mg/(kg·d)	900 mg/d 或 <17 mg/(kg·d)
钠	根据 CKD 病程而不同；通常"非添加盐"（例：2 ~ 4 g/d）	2000 ~ 3000 mg/d（88 ~ 130 mmol/d）	根据体格检查结果而不同；在 CAPD 和 APD 中，3000 ~ 4000 mg/d（130 ~ 175 mmol/d）
钾	通常不受限制，除非 GFR<10 ml/(min·1.73m²)	40 mg/kg 或 2000 ~ 3000mg/d（50 ~ 80 mmol/d）	CAPD 和 APD 通常不限制：3000 ~ 4000 mg/d（80 ~ 105 mmol/d），除非血钾升高或降低
液体	取决于临床状态	400 ~ 1000ml/d，再加上尿排出量	CAPD 和 APD 中，根据临床状态 2000 ~ 3000 ml/d；如果体重和血压都控制良好，或残余肾功能 2 ~ 3 L/d 时可不受限制
钙	800 mg/d 或维持血钙水平正常的量	与 CKD1 ~ 4 期相同	与 CKD1 ~ 4 期相同
维生素和矿物质	维生素 B 家族、维生素 C 的量参考 RDA；锌、铁、钙、维生素 D 的量因人而异	维生素 C 60 ~ 100 mg；维生素 B_6 5 ~ 10 mg；叶酸 0.8 ~ 1 mg；其他参考 DRI；锌、铁、钙、维生素 D 的量因人而异	与血液透析相同

aBWef，调整后干体重；APD，自动腹膜透析；CAPD，持续性非卧床腹膜透析；CKD，慢性肾脏病；DRI，膳食参考摄入量；GFR，肾小球滤过率；HBV，高生物价；NAS，非添加盐；RDA，推荐膳食供给量

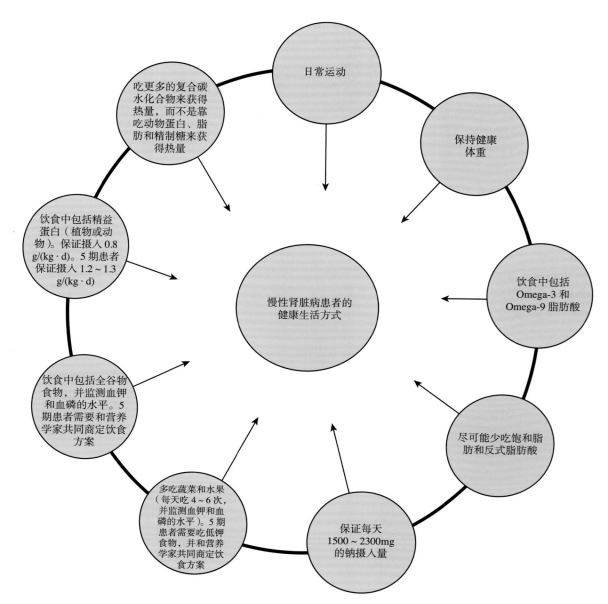

图 54.1 对于慢性肾脏病 1～5 期患者而言健康营养和生活方式的概念

早期的阶段就受到限制。目前对于 CKD 终末期患者的钠摄入推荐量应 <1500 mg/d。

进行肾脏替代治疗后，尿量呈减少趋势，绝大多数患者最终会无尿。因此，液体摄入量必须受到控制，并根据每个患者的情况决定入量多少。水盐平衡的维持需要将膳食摄入量、透析去除量以及残余肾功能丢失量相匹配。药物治疗，特别是利尿药的使用，也影响了水盐平衡。

钾

当 GFR 下降时，肾小管泌钾能力也随之下降。肾单位代偿性增加残余肾单位的排泌能力来维持钾平衡，

机体亦会通过增加粪便和汗液中的钾含量作为代偿。当 GFR< 5 ml/(min·1.73 m^2) 时，20%～50% 摄入的钾会通过粪便排出。当 GFR>10 ml/(min·1.73 m^2)、尿量 >1000 ml/d 时，钾的摄入量在正常范围内时（100 mEq/d 或 3.9 g/d），上述两种适应性改变足以维持机体的钾代谢平衡。但在 GFR 水平较低时，限制钾的摄入对于维持血钾在 3.5～5.0 mEq/L 的正常水平是十分必要的。药物亦会影响钾代谢的总体平衡：ACE 抑制药、血管紧张素受体阻滞药和醛固酮受体阻滞药是高血压患者合并肾脏或心血管疾病时常规使用的药物，这些药物在肾脏病进展时会加重高钾血症，甚至影响透析患者的血钾水平。

透析患者需要限制膳食摄入的钾量以避免发生高钾血症。透析阶段的患者，钾会在身体中蓄积，除非患者可通过胃肠道或尿液排泄钾。高钾血症可由于摄入钾含量过高的食物或者补充过多的钾引起，亦可继发于分解代谢、溶血或酸血症。表 54.2 列举了许多种类的高钾食物。当向患者提供摄入钾或者其他膳食组分的咨询时，使用适合当地饮食文化的教育材料是很重要的。

血液透析患者推荐的钾摄入量为 51 ~ 77 mEq/d（2 ~ 3 g/d）。接受腹膜透析的患者可承受更多的钾摄入量（77 ~ 102 mEq/d，或 3 ~ 4 g/d），甚至在特定情况下钾摄入量可不受限制。CKD1-4 期患者的钾需求量取决于个体的基础疾病、新陈代谢、血钾水平和用药情况。Ⅳ型肾小管酸中毒患者、使用与肾素 - 血管紧张素 - 醛固酮系统相互作用的药物的患者需要更加严格地限制钾的摄入量，以避免高钾血症的发生。

磷、钙和维生素 D

肾脏每天滤过大约 7 g 的磷，其中 80% ~ 90% 在肾小管重吸收，其余从尿液中排出。在 CKD 早期，肾小管会适应性地降低磷的重吸收率，以防止高磷血

症的发生。直到 GFR<20 ml/min 时高磷血症才会有显著的临床表现。

随着 CKD 的进展，受损的肾脏不能对甲状旁腺激素或磷调因子产生反应，不能增加磷的排泄。血磷水平上升，则需要限制膳食中磷摄入量。膳食磷摄入量推荐限制在 800 ~ 1000 mg/d，或 17 mg/(kg·d)。表 54.3 和表 54.4 展示了富含磷的食物。

尽管日常从动物蛋白和奶制品中摄入的磷含量是最高的，含磷添加剂也是增加日常膳食的磷负荷的重要组分。含磷添加剂帮助增加食物的保水力、增加肉类的 pH 以延缓肉类变色、减少烹饪损失、延缓食物腐败，和防止微生物滋生。与天然的含磷物质不同，生产商不会在食物标签上列出含磷量，添加剂的磷负荷也不会在用于分析大量要素和微量营养物的营养数据库中显示。然而，国际食品添加剂委员会提供了"食物中使用的磷"的表格（http://www.foodadditives.org/phosphates/phosphates_ used_in_food.html），列出了会产生额外磷的食物配方。

由于食物中的磷无所不在，仅仅通过限制饮食不足以维持正常的血磷水平。磷结合剂（例如钙盐、司维拉姆、碳酸镧）可结合食物中的磷并阻碍其在胃肠

表 54.2 富含钾的食物		
水果	蔬菜	饮料和其他食物
杏	洋蓟	麸糠及其副产品
鳄梨	干豆子	巧克力
香蕉	西兰花	椰子
哈密瓜	球芽甘蓝	燕麦片
冬季甜瓜	宽叶莴苣	低盐发酵粉和苏打
果脯（枣、无花果、葡萄干、梅干）	菊苣	牛奶和牛奶产品（冰淇淋、酸奶 -2 勺）
蜜瓜	青菜（唐莴苣、绿叶甘蓝、甜菜根、蒲公英、芥末）	糖浆
芒果	羽衣甘蓝	坚果类 / 籽类
油桃	大头菜	花生酱
橘子	扁豆	代盐物或淡盐（含钾）
木瓜	大豆	氯化钾 - 不要食用
大黄	青豆	鼻烟 / 嚼用烟草
上述水果的果汁	蘑菇	
橘柚	欧洲防风草根	
西瓜	土豆（炸薯条、薯片、烤土豆、土豆泥、煮土豆、红薯、山药）	
	南瓜	
	芜菁甘蓝	
	菠菜、唐莴苣	
	无盐蔬菜汁（任何种类蔬菜均可）	
	西红柿	
	冬季番瓜（橡子、白胡桃、笋瓜）	

表 54.3　富含磷的食物

豆科植物、坚果、籽类、全谷物	肉类和其他食物	奶制品和饮料
豆类（菜豆、四季豆、利马豆、黑白斑豆）	巧克力	啤酒
黄豆	果脯	可乐：可口可乐、百事可乐
鹰嘴豆	糖浆	蛋酒
扁豆	牛肝、小牛肝	热巧克力
花生酱	肝肠	牛奶
坚果	肝泥香肠	砂锅
椰子	牛肉，底中圆腿肉	奶酪
南瓜籽	猪肉，生肉	奶油稀汤
葵花籽	小牛，牛脊肉	奶油冻
麸、麸片、糠麸饼		冰淇淋
糙米		布丁
小麦胚芽		酸奶
葡萄干小麦片，100% 麸		
100% 全谷物		

表 54.4　磷的潜藏来源和相应的替代方法 *

磷的潜藏来源	推荐的替代方法
磷酸二钠	使用新鲜肉类产品。
磷酸二氢钠	使用很少量天然奶酪（非加工奶酪）
六偏磷酸钠	通过原始配料制作薄煎饼、华夫饼、饼干和面包，而不是使用配方未知的成品。
三聚磷酸钾	
三磷酸三钠	限制磷的来源，如奶制品、可乐、豆类、坚果和巧克力
三聚磷酸钠	
焦磷酸钠	
磷酸	

* 患者和临床人员应该熟悉食物中哪些成分含有磷，这些潜藏的含磷量可能不会在食物营养成分标签上显示出来。上表列举了隐藏在配料表中的多种形式的磷，以及一些限制食用上述食物的建议。

道中的吸收，临床上常常需要这类药物辅助维持血磷水平。关于维生素 D 和继发性甲状旁腺功能亢进的讨论参见第 55 章。

水溶性和脂溶性维生素

除非额外补充水溶性维生素，成人透析患者血液中水溶性维生素的含量通常较低。其原因可能包括：水溶性维生素溶解到透析液中、饮食限制、厌食或食物摄入减少，或代谢状态的改变。因而透析患者需要补充水溶性维生素。透析患者每日需特别补充更大剂量的吡哆醇（B_6，10 mg）、叶酸（0.8～1 mg）和抗坏血酸（60 mg）。同样剂量亦适用于 CKD 早期患者，除了维生素 B_6 的剂量需减少到 5 mg。透析患者需要增加维生素 B_6 剂量的原因是：透析患者血浆和红细胞中的吡哆醇含量偏低，血浆中维生素辅酶磷酸吡哆醇的含量也较低。

应关注营养性维生素 D[25（OH）D] 缺乏并予以补充。CKD 患者中维生素 D 缺乏的概率高达 59%。可以监测患者血清 25（OH）D 水平，在低于 32 mg/ml 时应予以补充。补充剂量的多少取决于患者到底是维生素 D 不足还是维生素 D 缺乏。每 6 个月需检测血清 25（OH）D 水平，如果患者正在补充维生素 D，应更加频繁地进行监测，确保合理的补充剂量，避免超量发生中毒。

维生素 A 和视黄醇结合蛋白通常在肾脏中被清除，当肾功能恶化时会在肾脏中聚积。补充维生素 A 时应注意不要过量，以免造成维生素 A 中毒。除非抗生素治疗造成肠道菌群紊乱，否则不建议补充维生素 K。并没有证据证实补充维生素 E 对人体有益。透析患者按需补充的特殊维生素可以在药店直接购买或通过处方进行购买。

矿物质和微量元素

人体每天需要膳食摄入的微量元素总量（除了铁元素外）目前尚未明确，通常不建议补充。对于任何分期的 CKD 患者而言，是否补充矿物质取决于患者本身的饮食、用药、营养状态和医疗现状。

由于正常情况下镁元素是从肾脏排泄的，CKD 患者可能发生高镁血症。与经典美国饮食相比，"肾病饮食"往往含更少的镁，因此再主动限制膳食中镁元素的摄入并非维持血镁水平所必需。使用含镁制酸剂、灌肠剂和泻药均可能诱发高镁血症。对于移植前使用免疫抑制药的患者来说，不恰当服用泻药或胃肠道大量丢失消化液时亦可能发生高镁血症。

铁的需求量受到摄入量、透析造成的血液流失量、实验室检查频率、胃肠道铁吸收功能是否完善以及是否存在消化道隐性失血等多个因素影响。以上所有因素均可能造成缺铁性贫血。检测铁状态的方法以及缺铁性贫血的治疗将在第 57 章详细进行讨论。对可能需要口服铁剂治疗的 CKD1-4 期患者，推荐口服葡萄糖酸亚铁、富马酸亚铁或硫酸亚铁。葡萄糖酸亚铁含 12% 的元素铁，富马酸亚铁含 33%，硫酸亚铁含 20%。患者对于口服葡萄糖酸亚铁通常有更好的耐受性。空腹口服铁剂，铁能达到最大吸收量，但本身有胃部不适的患者通常还是和食物一起服用。茶、咖啡、牛奶、谷物、膳食纤维、鸡蛋和制酸剂不能和铁剂同时食用，因为这些物质会影响铁的吸收。铁剂和维生素 C（每 30 mg 元素铁至少 200 mg 维生素 C）一起服用能增加肠道对于铁的吸收。

透析患者由于饮食对蛋白的限制、锌吸收功能受损、体内锌池的重新分布或血浆锌结合蛋白的减少，往往会出现低锌血症。有临床试验证实，尿毒症患者味觉减退、阳痿以及厌食症状会在补锌治疗后有所好转，但临床很少常规进行补锌治疗。透析患者的一个常见顾虑是体内铝元素蓄积。大脑灰质中大量铝元素蓄积会引起透析脑病综合征。铝也会在骨内蓄积，可能会诱发骨病发生。在临床不再常规使用醇磷酸盐黏结剂后，上述问题的发生率显著降低。尽管如此，CKD 晚期患者或终末期肾病患者仍应避免长期使用含铝药物。

肉碱

左旋肉碱（1-3- 羟基 -4-N- 三甲基氨基丁酸）是一种氨基酸，其主要功能是将细胞质中的长链脂肪酸转入到线粒体内膜内进行氧化。肉碱缺乏会造成能量产生不足、长链脂肪酸氧化受损。心肌病、骨骼疾病、血脂异常和促红细胞生成素抵抗的高发病率是透析人群的特征之一，这些疾病的高发使得临床对于左旋肉碱缺乏评估不足。目前不推荐常规补充左旋肉碱，因为目前缺乏补充左旋肉碱对临床疗效有益的一致性证据。当患者出现与血浆左旋肉碱浓度低引起的肌肉无力和乏力表现、并且排除其他可能原因后，才具有补充左旋肉碱的指征。

慢性肾脏病的营养学评估和管理

目前对于成人透析患者的营养学评估和管理主要依靠血液学的生化指标评估，包括 BUN、肌酐、总蛋白、白蛋白、钾、磷、钙、钠、胆固醇、三酰甘油、葡萄糖和碱性磷酸酶，多数指标的评估频率为每月一次。其他营养学评估的重要元素包括体格检查、身体和临床评估以及日常饮食资料。通过分析患者之前的数值和变化趋势，将这些数据与干体重（例：观察不到外周水肿，血压正常，无体位性低血压）、透析间期容量增量以及血压监测整合起来，共同评估营养学和容量状况。

血尿素氮

患者病情稳定时，膳食蛋白摄入与透析前 BUN 浓度高度正相关；因此，BUN 可被用来监测患者的蛋白摄入水平。成人透析患者最适宜的 BUN 值是 60～80 mg/dl，而 BUN 大于 100 mg/dl 则提示蛋白摄入过量、透析不充分、分解代谢增强或胃肠道出血。BUN 值小于 60 mg/dl 提示蛋白摄入不足、合成代谢、残余肾功能或透析过强。由于 BUN 变化除了依赖膳食蛋白摄入之外还受其他因素影响，在进行营养学评估时需要将其他实验室或临床参数结合起来共同分析。

血清白蛋白浓度减低及干体重降低是营养状态的重要指标，但膳食蛋白摄入量的改变与上述指标的变化之间常有几个月的延迟期。蛋白摄入量的测定可以更早地提供营养状态变化的线索。一种测量蛋白摄入量的方法是测定标准化蛋白分解率（normalized protein catabolic rate，nPCR）。在 CKD1～4 期的患者中，nPCR 的计算是通过 BUN 乘以尿素氮产生率（mg/min）（等于体内水总量）再加上尿尿素氮。对于 CKD5 期患者来说，nPCR 是通过透析前和透析后 BUN 水平计算的，因为这些患者无法测量尿尿素氮。这个公式假定尿素的产生率可用来评估 nPCR，因为尿素是蛋白分解代谢的主要产物。它还假设当患者处于氮平衡时，nPCR 等于膳食蛋白摄入量。在进行必要的膳食蛋白摄入后，慢性透析患者的 nPCR 预期值是每 1 kg 干体重 1.2～1.3 g。如果患者处于分解代谢状态（体重减轻、血清白蛋白减低或出现内科疾病），nPCR 值会大于膳食蛋白摄入量，相应地当患者处于合成代谢状态时，nPCR 值会小于蛋白摄入量。

蛋白平衡可以通过膳食蛋白摄入量和 nPCR 之间的差来计算。这种方法对于监测非分解代谢患者的氮平衡最为有效，因为分解代谢的蛋白既可以是外源的（例：源自饮食），也可以是内源的。nPCR 值可应用到任何 CKD 分期的患者的营养学评估上。对于 CKD1～4 期的患者而言，当患者表现出营养状态恶化的改变时（例：低蛋白血症，体重减轻），需要考虑患者的氮平衡状态。在透析患者中，nPCR 应该作为每月 Kt/V 计算的一部分。

血清蛋白

血清总蛋白、转铁蛋白、白蛋白和前白蛋白都是营养学评估内脏蛋白储存的常用指标。对于任何

CKD 分期的患者，这些参数对于营养状态评价的可靠程度都值得质疑，因为在尿毒症状态下，这些指标的代谢和容量存在紊乱。所有血清蛋白的浓度都受水合状态的影响。在这三种蛋白中，白蛋白最常用于内脏储备的评估，这可能是因为白蛋白测定的广泛使用，以及白蛋白与临床结局之间存在的关联（虽然这种关系可能由非营养性的因素中介）。据报道，透析患者血清白蛋白水平处于 3.5～4.0 g/dl 时，与白蛋白水平为 4.0～4.5 g/dl 的患者相比，死亡相对危险度增加了两倍；而当透析患者血清白蛋白浓度为 2.5 g/dl 时，死亡相对危险度则增加了 20 倍。血清白蛋白的半衰期较长（18～20 d），常作为营养不良的晚期指标。然而，低白蛋白水平通常伴随着其他指标的异常（例如体质形态、总淋巴细胞数、转铁蛋白），提示营养不良状态。这些指标会受到其他因素的影响，如容量平衡、铁状态和贫血，因此没有一个指标能单独用于营养状态的评估，要综合一系列反映不同方面的指标进行整体评估。此外，非营养学因子，包括炎症，同样会影响 CKD 患者的血白蛋白代谢。在炎症状态下，肝会主要合成 C 反应蛋白和其他急性期蛋白，而不是白蛋白。因此，白蛋白是急性期负向反应蛋白，血清白蛋白水平的下降反映了肝白蛋白合成的减低。

血清前白蛋白的半衰期与白蛋白相比较短（2 d），因此可作为评估营养状态更敏感的指标。尽管 CKD 中前白蛋白会由于肾脏分解代谢能力减低而假性升高，透析患者前白蛋白低于 30 mg/dl 仍被认为有更高的死亡率。此外，因为前白蛋白与营养状态直接相关，前白蛋白可以作为纵向监测肾功能稳定患者的有效指标。

胰岛素样生长因子 1（insulin-like growth factor-1，IGF-1）是一种具有有丝分裂能力和胰岛素类似活性的血清蛋白，有望作为氮平衡的敏感生化指标。血清 IGF-1 水平低于 200 ng/ml 时常意味着较差的营养状态。现有研究显示人重组 IGF-1 或许可在营养不良的透析患者中激活合成代谢反应。但要想将 IGF-1 作为肾病患者的常规营养补充，还需更多的研究结果支持。

钠、钾、磷和钙

透析患者通常需每月监测血生化指标。非血清学参数，如透析间期体重增长以及透析前、后血压，亦会在每次透析时记录。这些指标波动的原因必须向患者进行了解及讨论，从而制订未来的营养学干预计划。钙磷代谢紊乱已经在第 11 章详细讨论，矿物质代谢和骨病的影响因素，包括磷结合剂、维生素 D 类似物、钙敏感受体激动药的使用将会在第 55 章详细论述。

脂质

对于非透析 CKD 患者而言，达到正常的胆固醇和三酰甘油水平是干预的目标，尽管这个目标很难真正实现。脂肪摄入产能占了总热量的很大比重，其中脂肪酸的摄入对心血管疾病（cardiovascular disease，CVD）的预防起着十分重要的作用。对于 CVD 高危患者（例如胆固醇、低密度脂蛋白以及三酰甘油水平升高，加上高密度脂蛋白含量降低）来说，饱和脂肪酸和反式脂肪酸可调节血清脂蛋白的结构。每位患者需要从碳水化合物及脂肪中获得热量的准确比例是不同的，具体比例根据患者本身的营养状态、肾功能水平以及是否存在合并症（例如糖尿病）来决定。总体而言，CKD 患者从脂肪中获得的热量应 <30%。对于健康人群而言也是类似的。

然而在日常膳食中，重要的不仅仅是脂肪的摄入量，脂肪的质量也很重要。Omega-3（n-3）脂肪酸和 omega-9（n-9）脂肪酸对于提高血脂代谢水平、延缓慢性病（包括心血管病）损伤后促炎反应均被证实有益处。n-3 多不饱和脂肪酸（PUFA）对于后者尤其有益，可发挥抗血栓、抗增殖以及抗血小板聚集的作用。主要的 PUFA 包括二十碳五烯酸（eicosapentaenoic acid，EPA）、二十二碳五烯酸（docosapentaenoic acid，DPA）以及二十二碳六烯酸（docosahexaenoic acid，DHA）。

有大规模随机对照研究表明，在普通人群中补充 n-3 对于减少急性心血管死亡有益。一些临床试验发现 CKD 患者日常摄入富含 n-3 PUFA 的食物可改善高血压；早期研究证实 n-3 PUFA 可改善血透患者的血管通畅程度。尽管 KDOQI 关于透析患者心血管病的临床实践指南推荐进行更多试验来证实补充 n-3 PUFA 对于改善临床表现是否有效，但既有的证据证实了 n-3 PUFA 的益处，并且 n-3 PUFA 容易添加到患者的日常食谱中，是一种方便的临床选择。下面所述的剂量对于 CKD 患者来说是安全的：

- 对于无证实的冠心病（coronary heart disease，CHD）患者来说，每周至少吃两次不同种类的鱼肉；

表 54.5　富含 n-3 PUFA 的食物中钾、磷的含量

食物来源	Omega-3 (mg/3-4 盎司食物)	磷（mg）	钾（mg）
海鲜			
金枪鱼罐头	170 ~ 240 mg	130	202
鳕鱼	150 ~ 240 mg	293	246
扇贝	180 ~ 340 mg	362	267
蛤	250 mg	168	39
虾	290 mg	207	96
螃蟹	270 ~ 400 mg	155	301
青鳕鱼	450 mg	188	303
比目鱼或鳎鱼	480 mg	214	136
湖红点鲑	600 mg	230	409
鲑鱼	1100 mg	170	416
长鳍金枪鱼	1600 mg	283	448
鲱鱼	1700 mg	201	278
沙丁鱼	1800 mg	417	338
鲐鱼	2200 mg	184	267
油类			
橄榄油	100 mg	*	*
大豆油	900 mg	*	*
菜籽油	1300 mg	*	*
核桃油	1400 mg	*	*
鱼肝油	2800 mg	*	*
亚麻籽油	6900 mg	*	*
其他来源			
豆腐	4 盎司 300 mg	76	165
大豆	1/2 汤匙 500 mg	248	794
亚麻籽	1 盎司 1800 mg	647	820
核桃	1 盎司 2600 mg	98	125

* 可忽略不计

- 对于已证实的 CHD 患者，每天摄入 1 g 的 EPA+DHA（最好是从鱼肉中摄取），亦可食用鱼油胶囊。

膳食 n-3 PUFA 中的钾和磷含量不能被忽略。表 54.5 中列出了富含 omega-3 脂肪酸的食物，同时列出了这些食物中钾和磷的含量。

对于不能耐受鱼肉或口服补充 omega-3 脂肪酸的患者来说，KDOQI 关于糖尿病和 CKD 患者的临床实践指南提供了合理的脂肪供能比例：10% 由 omega-3 脂肪酸提供，10% 由 omega-9 脂肪酸提供，5% 由 omega-6 脂肪酸提供，5% 由饱和脂肪酸提供。这些比例用食物来解释，即日常主要由油菜籽、橄榄油提供脂肪，而减少黄油、猪油或其他植物油的使用。

葡萄糖

CKD 患者可观察到碳水化合物代谢异常，特别是在合并感染、外周胰岛素抵抗的患者和终末期 CKD 患者中经常出现。晚期 CKD 患者需要更少胰岛素或磺脲类剂量，反映出肾脏对于胰岛素的清除率减低。因此密切监测血糖水平、胰岛素需求量以及日常饮食对于 CKD 所有分期的患者都十分必要。血糖监测在第 25 章详细讨论。

腹膜透析的患者可能会产生葡萄糖不耐受，并从透析液中吸收葡萄糖导致体重增加。进行腹膜透析患者能量需求的计算必须考虑到透析过程中吸收的葡萄糖总量（详见第 59 章）。估计在透析过程中吸收的能量，可用 24 h 内使用的葡萄糖总克数乘以 3.4 kcal/g（使用无水葡萄糖时乘以 3.7 kcal/g）。该结果再乘以 70% 的预计吸收率。例如，一名患者 24 h 内总共使用了一袋 2 L 的 1.5% 葡萄糖、一袋 2 L 的 4.25% 葡萄糖以及一袋 2.5% 的葡萄糖，那么使用的葡萄糖总克数为 30+85+50=165 g。从透析液中吸收的热量可通过下式计算：165 g × 3.4 kcal/g × 70%=393 kcal。

体格检查

体格检查包括体重测量（透析患者需估算干体重）、身高、肱三头肌皮褶厚度、腹围、小腿围、上臂肌围、肘宽以及肩胛下皮褶厚度等。这些指标提供了体脂分布、骨骼肌重量等信息，观察这些指标的变化可以发现营养缺乏、热量及脂肪储备超出正常范围上限等信息。通过体格检查指标评估 CKD 患者营养状态的缺点是：这些指标参考的正常范围源自健康人群，而面对尿毒症患者或严重水肿患者时，这些指标与源于健康人的参考范围本身即存在差异。体格检查通常在非优势侧手臂上进行，但对于透析患者来说如果非优势侧手臂已经建立血管通路的话，应测量优势侧手臂。为了将水肿的影响降至最低，测量应在透析的最后一小时内进行。为了常规护理，推荐每 3 ~ 6 个月进行一次体格检查。

颈围可反映上身皮下脂肪含量，由于其与心血管风险的关联，目前成为一种越来越受关注的体格检查手段。在 CKD 人群中测量颈围的效果目前正在评估中。其他评估身体成分的手段包括双能 X 线吸收法（dual-energy x-ray absorptiometry，DEXA）和生物电阻抗。这些技术的准确性更高，但受到设备、辐射剂量、患者接受度以及价格因素的限制，目前仅用于科

研目的。

身体和临床评价

衰竭综合征是一种在透析人群中普遍存在的蛋白质 - 热量营养不良的状态，有时也可在早期 CKD 患者中观察到。衰竭综合征的主要特征是相对体重（患者体重除以同样年龄范围、身高、性别以及骨骼肌水平的"正常体重"）减低、皮褶厚度（反映脂肪储存）减少、手臂肌肉质量下降以及全身氮总量减低，以及常量元素、微量元素缺乏的表现（例如脱发、皮肤干燥、呈片状）。

另一种评价蛋白质 - 能量状态的方法是主观全面营养评价（subjective global assessment，SGA）。SGA 需要评价患者的主观、客观信息，包括病史和体格检查。基于这些信息的评估，患者可划分成不同营养状态类别，从营养良好到严重营养不良。这种评估手段最先是由基本外科医生进行营养评估时使用，现在在腹膜透析患者中也得到了有效应用。KDOQI 推荐使用 SGA 常规对患者进行营养监测。

患者饮食摄入记录

在进行 CKD 患者的营养支持时，了解患者记录的日常饮食也是十分重要的部分。除了可以量化患者的食物摄取外，饮食记录还可揭示食物摄取和耐受的问题所在，提供患者的饮食习惯、饮食结构以及食物过敏的信息。饮食记录可以为营养学家提供与每位患者深入、融洽沟通的机会。所有的信息都可以用于为患者制订个体化的日常食谱，以适应每位患者不同的营养需求。饮食记录可以是每天记录，也可以几天一次，或者通过问卷形式回忆日常饮食结构（回顾性普查）、摄食频率（每类食物多长时间吃一次，其中的某种食物多长时间吃一次）等方式。目前尚无最佳的记录手段，因为在 CKD 人群中尚未开展不同记录方式效果的对比研究。最近，一份关于摄食频率的调查问卷被证实在评估血透患者的饮食摄入时很有意义。

不论是用何种记录方式，需要记录的数据包括近期营养摄入、影响摄入的因素（例如咀嚼或吞咽困难、其他影响进食的身体损害、恶心、呕吐、腹泻、过敏等）、近期用药、食物偏好、文化影响，以及摄入肉的种类、外食的次数、肉的分量等信息。流食摄入（包括含水量高的固体食物）也应该详细记录。只要条件允许，都应该直接从患者那里获取其饮食信息，如果条件受限，也可以从患者家属或者护理人员

那里获取信息。

透析中营养支持

除了为急性病患者提供营养支持外，维持性透析的营养不良患者有时也需要静脉或腹腔内营养支持。血透患者在透析时可静脉滴注混合氨基酸、碳水化合物和脂肪，通过血透循环直接补充营养。这种方法被称为透析中肠外营养（intradialytic parenteral nutrition，IDPN）。透析中肠外营养使用的配方中葡萄糖浓度较低，并且不含脂肪酸。在腹膜透析患者中，一袋葡萄糖透析液添加氨基酸溶液，可以作为 CCPD 补充的最后一袋液体，并可在补充 4～6 h 后排出。这种透析液也可用于 CAPD 患者持续补液 4～6 h（详见第 59 章）。这种方法称为经腹膜营养吸收（intraperitoneal nutrition，IPN）。

IDPN 和 IPN 作为营养不良和低蛋白血症患者的干预手段，获益尚不明确，而且保险仅覆盖部分治疗的支出。目前在美国医保 D 部分和更多的商业保险公司计划在满足下述条件的前提下覆盖 IDPN 或 IPN 的支出：

蛋白质营养不良

- 患者在正规膳食咨询指导下已经增加了蛋白质和（或）热量的摄入至少 1 个月，但并未获得明确的临床改善［例：血清白蛋白升高和（或）体重增加］；
- 口服营养补充 1～2 个月后白蛋白水平和（或）体重均为无明显变化；
- 平均血清白蛋白 <3.5 g/L 持续 3 个月；
- nPCR<0.8 或确诊蛋白质摄入不足；
- 能量营养不良
- 目前体重 <90% IBW/DBW；
- BMI<18；
- 最近 3 个月体重减轻 >5%。

IDPN 和 IPN 治疗对于透析患者到底有无营养学或整体获益仍需随机临床试验结果支持。同理，血透期间是否需要口服营养支持也需更多研究证据。

慢性肾脏病患者的饮食和营养学

2010 年美国膳食指南提出了对于降低心血管疾病风险的建议。指南还提出了对于超重和肥胖患者的膳食建议，建议食用水果、蔬菜、全谷类、低脂奶制品、精蛋白食品和蔬菜油，限制饱和脂肪酸、反

式脂肪酸、胆固醇、过量糖、盐和细粮的摄入。由于指南强调的是降低心血管疾病风险，将这些健康生活建议（包括保持健康体重和增加体育锻炼）应用于CKD 患者时需要更加谨慎。监测高钾血症和高磷血症也应该在指南中提出，必要时可通过调整饮食来改善。对于 CKD1～4 期的患者，为了实现相应的营养目标、降低潜在的肾病进展风险，在药物使用上也应该进行相应调整。图 54.1 提出的营养学建议可以在肾脏病营养学家的指导下个体化地应用到 CKD 患者身上。成功的营养学管理关键在于患者教育、个体化和监测。

文献目录

American Heart Association: Fish 101. Available at http://www. heart. org/HEARTORG/GettingHealthy/NutritionCenter/Fish-101_ UCM_305986_Article.jsp. Accessed February 19, 2012.

Beddhu S, Cheung AK, Larive B, et al: Hemodialysis (HEMO) Study Group: inflammation and inverse associations of body mass index and serum creatinine with mortality in hemodialysis patients, J Ren Nutr 17:372-380, 2007.

Bossola M, Tazza L, Giungi S, et al: Artificial nutritional support in chronic hemodialysis patients: a narrative review, J Ren Nutr 20: 213-223, 2010.

Cuppari L, Garcia-Lopes MG: Hypovitaminosis D in chronic kidney disease patients: prevalence and treatment, J Ren Nutr 19:38-43, 2009.

Flock MR, Kris-Etherton PM: Dietary guidelines for Americans 2010: implications for cardiovascular disease, Curr Atheroscler Rep 13:499-507.

Friedman A: Omega-3 fatty acid supplementation in advanced kidney disease, Sem Dialysis 20:396-400, 2010.

Hingorjo MR, Qureshi MA, Mehdi A: Neck circumference as a useful marker of obesity: a comparison with body mass index and waist circumference, J Pak Med Assoc 62:36-40, 2012. Jan.

Ikizler A: Effects of hemodialysis on protein metabolism, J Ren Nutr 15:39-43, 2005.

Moe SM, Zidehsarai MP, Chambers MA, et al: Vegetarian compared with meat dietary protein source and phosphorus homeostasis in chronic kidney disease, Clin J Am Soc Nephrol 6:257-264, 2011.

National Kidney Foundation: NKF-K/DOQI clinical practice guidelines for nutrition in chronic renal failure, Am J Kidney Dis 35(Suppl 2): S1-S140, 2000.

National Kidney Foundation: NKF-K/DOQI clinical practice guidelines for chronic kidney disease: evaluation, classification, and stratification, Am J Kidney Dis 39(Suppl 1): S1-S266, 2002.

National Kidney Foundation Kidney Disease Outcomes Quality Initiative: Clinical practice guidelines for cardiovascular disease in dialysis patients. State of the science: novel and controversial topics in cardiovascular diseases, Am J Kidney Dis 45(Suppl 3):S90-S97, 2005.

National Kidney Foundation Kidney Disease Outcomes Quality Initiative: Clinical practice guide and clinical practice recommendations for diabetes and chronic kidney disease, Am J Kidney Dis 49(Suppl 2): S12-S154, 2007.

Navaneethan SD, Kirwan JP, Arrigain S, et al: Overweight, obesity and intentional weight loss in chronic kidney disease: NHANES, Int J Obes (Lond) 36:1585-1590, 1999-2006.

Nigwekar SU, Bhan I, Thadhani R: Ergocalciferol and cholecalciferol in CKD, Am J Kidney Dis 60:139-156, 2012.

Pentec Health: Clinical criteria for IDPN and IPN. Available, http:// www. pentechealth.com/product_rns_criteria.html. Accessed February 19, 2012.

Presi SR, Massaro JM, Hoffmann U, et al: Neck circumference as a novel measure of cardiometaoblic risk: the Framingham Heart Study, J Clin Endocrinol Metab 95:3701-3710, 2010.

Sigrist M, Levin A, Tejani AMJ: Systematic review of evidence for the use of intradialytic parenteral nutrition in malnourished hemodialysis patients, J Ren Nutr 20:1-7, 2010.

Tanner RM, Brown TM, Muntner P: Epidemiology of obesity, the metabolic syndrome, and chronic kidney disease, Curr Hypertens Rep 14:152-159, 2012.

Tareen N, Partins D, Zadshir A, et al: The impact of routine vitamin supplementation on serum levels of 25 (OH) D3 among the general adult population and patients with chronic kidney disease，Ethn Dis 15(4 Suppl 5):102-106, 2005.

55 慢性肾脏病中的骨疾病

L. Darryl Quarles 著

马 杰 吴海婷 陈 罡 译校

慢性肾脏病中钙、磷、维生素 D 的稳态调节存在变化，导致继发性甲状旁腺增生、血清成纤维生长因子 23（FGF23）升高、代谢性骨疾病、软组织钙化以及其他的代谢紊乱，显著影响患者的发病率和死亡率。传统意义上，代谢性骨疾病中循环中的 1, 25(OH)₂D 下降、高磷血症、低钙血症，以及甲状旁腺功能异常，是 CKD 矿物质代谢紊乱的经典临床表现；而 FDF-23 升高骨外组织及血管的钙化，以及对心血管疾病非传统危险因素及其对死亡的影响也构成慢性肾脏疾病重要的临床表现。国家肾脏基金会（NKF）和肾脏疾病预后质量倡议（K/DOQI）早期就已针对 CKD 患者血清甲状旁腺激素（PTH）、血清钙和磷的浓度提出干预措施和严格的管理方案，但是尚缺乏针对矿物质代谢异常有效、安全的最佳方案的共识，同时也缺乏预防治疗这些并发症的方案。活性维生素 D 类似物、拟钙剂是作用于甲状旁腺上钙敏感受体的药物，可以用来抑制 PTH。类似未能达成共识的问题还有不少，比如 CKD 患者中循环血 25-(OH)D 低水平的临床意义（在非 CKD 人群中表现为维生素 D 缺乏）；活性维生素 D 类似物治疗继发性甲状旁腺功能亢进的途径及剂量；含钙及不含钙的磷结合剂的各自地位等。维生素 D 除了其在调节矿物质代谢中的传统作用外，在固有免疫和心血管功能调节中发挥了重要作用，也被认为有加重高磷血症和升高 FGF23 的作用。维生素 D 用于减轻 CKD 左室肥厚（LVH）的治疗被证实是无效的。最后，最近关于骨的内分泌功能的知识［特别是关于高磷酸盐尿和维生素 D 调节 FGF-23 在左心室肥厚，心血管疾病的死亡率，及肾小球滤过率下降（GFR）的作用机制］让人们重新审视慢性肾脏病中矿物质代谢紊乱的治疗和发病机制。

慢性肾脏病中矿物质代谢异常及继发性甲状旁腺增生的发病机制

继发性甲状腺增生的标志是血循环中 PTH 水平的增高。导致 PTH 水平增加的主要原因是 1, 25-(OH)₂D₃（骨化三醇，活性维生素 D）水平降低、血钙降低以及血磷升高。在正常人中，PTH 的主要作用是维持血清钙在一个相对窄的范围内，直接作用在肾脏远曲肾小管促进钙的重吸收，在骨骼中增加钙、磷的释放（图 55-1）。此外，PTH 上调 Cyp27b1 的表达，其产生的酶促进肾脏将 25-OH 维生素 D 转换为有活性的 1, 25-(OH)₂D（合成活性维生素 D）。PTH 作用于骨骼和肾脏，其净效应是维持血液的正钙平衡，在维持血钙稳态中发挥着重要作用。为避免 PTH 对骨骼及活性维生素 D 在胃肠道的作用对血磷的正向调节，肾脏会增加对磷的排泌，主要通过下调在近端小管上的 NA-P 共转运子活性发挥作用。

在 CKD 中，甲状旁腺疾病是进展性疾病，特点是 PTH 释放增加以及释放 PTH 的主细胞数目增加（增生）。有证据表明，GFR 低于 60 ml/(min · 1.73 m²) 时，血清 PTH 水平就出现升高。PTH 升高往往会比高磷血症、活性维生素 D 水平降低，和低钙血症等现象更早出现。很可能由于 PTH 对钙磷调节的作用，这些实验室检查尚在 CKD 早期能保持正常。随着肾功能的下降，PTH 逐渐升高，在未经治疗的 CKD5 期的患者［GFR 低于 15 ml/(min · 1.73 m²) 或者透析的患者］PTH 都会升高。

早先认为，肾脏疾病导致活性维生素 D 合成减少，是继发 PTH 增加的始动因素。新的数据提示，FGF23 水平的升高是导致继发性甲状旁腺增生的初始病因。在这种情况下，升高的 FGF23 通过抑制近端肾小管 Cyp27b1 酶活性降低了活性维生素 D 的合成，并上调 Cyp24 酶的活性增加了 1, 25-(OH)₂D 的分解。人群横断面研究及一些慢性肾脏病动物模型中，血清 FGF23 的增加促进 PTH 的升高，同时也与血清 1, 25-(OH)₂D 浓度的降低相关。然而，FGF23 与 PTH 各自的作用尚有争议，在某些特定场景中，FGF23 对 PTH 是抑制而不是刺激作用，比如，甲状旁腺切除后，患者循环血 FGF23 水平降低。

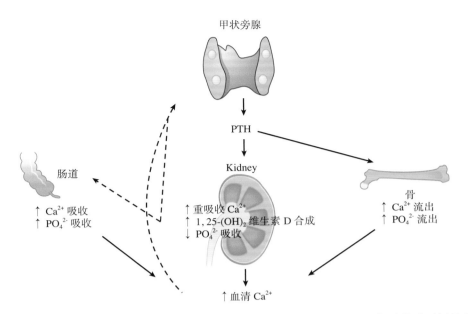

甲状旁腺

PTH

Kidney

肠道

↑ Ca²⁺ 吸收
↑ PO₄²⁻ 吸收

↑ 重吸收 Ca²⁺
↑ 1, 25-(OH)₂ 维生素 D 合成
↓ PO₄²⁻ 吸收

骨

↑ Ca²⁺ 流出
↑ PO₄²⁻ 流出

↑ 血清 Ca²⁺

图 55.1 机体对钙稳态的调节。甲状旁腺激素（PTH）是一种维持钙稳定的激素，作用于肾脏促进对钙的重吸收，促进骨骼对钙和磷的释放。PTH 在肾脏促进 1, 25-(OH)₂D₃ 的合成（活性维生素 D），继而促进胃肠道钙磷的吸收。伴随钙在胃肠道吸收及骨钙外排增加，PTH 促进肾脏对磷的排泄增多。随着血钙的变化，1, 25-(OH)₂D₃ 和磷的水平对甲状旁腺发挥反馈作用（虚线）。慢性肾脏疾病（CKD）中，血清成纤维细胞生长因子 23（FGF23）的升高是抑制 1, 25-(OH)₂D 的合成及促进分解代谢的早期因素。FGF23 介导的 1, 25-(OH)₂D 抑制可能导致继发性甲状旁腺亢进。进展期 CKD 中，PTH 升高会进一步刺激 FGF23 升高。血磷和 FGF23 水平升高导致 CKD 相关的死亡率增加

　　FGF23 是维生素 D 和磷的关键调节因子，在慢性肾脏病最早期的适应性调节中发挥作用，并在心血管并发症及肾脏病进展过程中也有重要作用。在 FGF23 的转基因小鼠模型中，FGF23 既可以受全身的一些因素比如高磷血症，升高的 1, 25-(OH)₂D 水平影响，也受到局部骨驱动的因素影响。FGF23 基因敲除小鼠表现为高磷血症、软组织与血管钙化、生长迟滞和骨矿化异常。FGF23 主要在骨骼中的骨细胞表达，在骨髓、丘脑腹外侧核、胸腺、淋巴结也有少量表达。FGF23 通过抑制钠依赖的磷重吸收以促进磷的排泄；也可以抑制近端小管 1α- 羟化酶活性，导致活性维生素 D 合成减少。在心脏，在辅助受体 a-Klotho 缺乏的情况下，FGF23 还可通过"脱靶效应"来激活成纤维细胞生长因子受体（FGFR）；在肾脏，FGF23 通过"靶效应"与 FGFR：Klotho 复合物相结合，从而调控基因表达，诸如抑制 ACE2 基因。此外，FGF23 还与肾脏纤维化有关。在任何情况下，FGF23 会在 CKD 早期水平升高，与高磷血症水平相关。然而，维生素 D 类似物治疗也会使 FGF23 水平升高。还需要进一步的研究来确定如何解释在慢性肾脏病中 FGF23 水平的意义。

　　除非有充分的治疗，否则继发性甲状旁腺功能亢进症会持续进展，甲状旁腺切除术的发生率与透析的年份成正比。治疗甲状旁腺功能亢进之所以困难，一部分原因在于 CKD 状态下，PTH 作用于甲状旁腺产生慢性刺激，导致腺体增生和腺瘤形成。继发性甲状旁腺功能亢进症中，增生的甲状旁腺保留了一定钙介导的 PTH 抑制作用。当甲状旁腺细胞上钙敏感受体（CASR）和维生素 D 受体（VDR）表达下降及自主分泌腺瘤形成时，一些患者会失去这种负反馈抑制作用，出现高钙血症。这被称为三发性甲状旁腺功能亢进症。

　　目前确定了三个调节甲状旁腺功能的分子靶点，包括与 G 蛋白耦连的 CaSR、VDR，和 FGF23 受体（由 FGFR：Klotho 复合物发挥作用）。推断可能存在细胞外磷酸盐感受器的分子，但尚未确定。钙离子通过结合 CaSR 发挥作用，是调控 PTH 转录、分泌及甲状旁腺增生的主要机制。甲状旁腺上的维生素 D 受体可与骨化三醇结合，抑制 PTH 的转录，但不能抑制 PTH 的分泌，与 CaSR 有些重叠的功能。VDR 调节甲状旁腺的生理功能作用可能是在钙调节之下的。因此，VDR 缺乏的小鼠发生继发性甲状旁腺功能亢进及骨异常时，可通过纠正血清钙浓度调节 PTH 水平。细胞外磷酸盐水平对甲状旁腺也有直接调节作用，主要是调节 PTH 信使 RNA（mRNA）水平，可

能通过增加转录后 PTH 基因的稳定性发挥作用。高磷血症可通过螯合血钙降低离子钙浓度，抑制 1α- 羟化酶活性以及抑制活性维生素 D 生成间接调节 PTH 水平。最后，FGF23 最近被证明通过 FGFR：Klotho 蛋白复合物作用于甲状旁腺组织，抑制 PTH 的分泌。FGF23 对甲状旁腺的作用仍有待进一步阐明，因为大多数 FGF23 升高的情况下，PTH 也是升高的，刺激 FGFR 通路也可以导致细胞增生。

慢性肾脏病相关的骨疾病的组织学分类

骨骼持续处于吸收和更新状态的动态变化中。在旁分泌和全身因素的影响下，破骨细胞吸收骨质，成骨细胞形成新的骨基质填充在吸收腔内，然后再进一步矿化。这个过程也受理化性质以及抑制或促进矿化的蛋白质的调节。成骨细胞亚种可以嵌入骨基质形成一个相互连接的细胞网络（与骨细胞），也对全身及局部刺激分泌一些因子调节骨重建的进程。在生长过程中，新的骨小梁被添加到长骨的生长板下，一些影响骨骼重塑的因素可影响生长板的形态，导致佝偻病。在成年人中，骨骼疾病也可以表现为骨量减少（骨质疏松）或过多（骨硬化）骨、过高或过低的骨转换状态，以及骨矿化受损。

PTH 通过 PTH 受体，$1, 25\text{-}(OH)_2D$ 通过维生素 D 受体，钙和磷通过作用于骨骼细胞外基质等方式均可影响骨骼的健康。成骨细胞介导的骨形成需要生成胶原基质，这些胶原基质的矿化受到一系列促进和抑制的调节因子的影响。骨的形成也与破骨细胞介导的骨吸收有关，成骨细胞通过旁分泌一个受体活化的核因子 - κB 配体（RANKL），可以刺激破骨细胞的形成、功能及生存。成骨细胞分泌骨保护素（OPG），可结合 RANKL 抑制骨吸收。Denosumab 是一种可以结合到 RANKL 的单克隆抗体，具有类似 OPG 的效应，可用于治疗骨质疏松症。骨细胞也可通过合成及分泌硬化蛋白（SOST）抑制 Wnt 信号通路促进骨形成。

循环血 PTH 水平是反映 CKD 患者骨转换状态的主要决定因素，也是反映患者骨病的一个重要因素。成骨细胞和骨细胞中均存在 PTH 受体。PTH 可以抑制 SOST 基因表达，刺激 cAMP 及其他通路，促进成骨细胞介导的骨形成。长期暴露于高浓度的循环 PTH 可导致骨吸收增加。相反，短期间歇性暴露于 PTH 可导致骨形成增加超过骨吸收，这也是使用特立帕肽治疗骨质疏松症的基础。此外，$1, 25\text{-}(OH)_2D$，至少实验证实可以促进骨骼矿化及刺激骨吸收。特定类型的组织学变化也取决于患者的年龄、肾衰竭的持续时间和病因、透析类型、酸中毒表现、维生素 D 状态、金属（如铝）的积累，和其他影响矿化和细胞外基质的因素。

与 CKD 相关的骨骼疾病（图 55.2）既往是根据骨转换异常的程度和细胞外基质矿化受损的组织学情况分类的。这些发生组织学改变骨组织，最好的研究是在透析患者中进行的。目前的分类如下：

1. 继发性甲状旁腺功能亢进症（高转运骨病或纤维性骨炎）。
2. 混合性尿毒症骨疾病（高转运骨病合并骨软化）。
3. 骨软化症（矿化不全）。
4. 无力性骨病（骨形成率降低但无矿化不全）。

高转运骨病是由于 PTH 过度分泌引起的，特点是破骨细胞数目增多、体积增大、骨吸收陷窝与扇形骨小梁数量的增加，以及成骨细胞数量的异常增多。有类骨质（未矿化骨）的增加、编织的形态表现反映了基质迅速沉积导致胶原排列紊乱。混合性尿毒症骨病的特点是类骨质增加的同时伴随高转运骨病，但它可能仅反映了骨转换增加时的正常反应而不是矿化不全。在严重的骨疾病中发现骨小梁周围纤维化（甚至骨髓纤维化），反映 PTH 刺激前体成骨细胞。

骨软化症的特点是延长的矿化时间，以及类骨质在骨表面厚度增加、表面积和体积增大。骨软化症以前与铝中毒有关，铝来自透析液和使用含铝的磷结合剂。其他引起骨软化症的原因包括 CKD 患者可能存在 25 羟维生素 D 缺乏症（膳食维生素 D 和钙的摄入不足，活动困难导致日照不足及住院时间延长）、代谢性酸中毒（抑制成骨细胞和破骨细胞），和低磷血症（例如范可尼综合征）。

无动力性骨病是一种低转换骨病，已受到越来越多的关注。评价骨矿化最好的指标是使用四环素标记的骨活检。四环素可以沉积在新鲜的矿化骨上。骨活检前在一个已知的时间段可以给双倍剂量的四环素，接下来，在骨活检组织切片上荧光四环素条带间测量骨矿化区域宽度反映了骨矿化率。在骨活检中，40% 的血液透析患者和 50% 的腹膜透析患者有无动力骨病。在这种情况下，类骨质厚度正常或降低，并且没有矿化缺陷，其主要发现是破骨细胞和成骨细胞的数量减少以及四环素标记的骨活检提示非常低的骨形成率。高钙血症有时候会出现在无

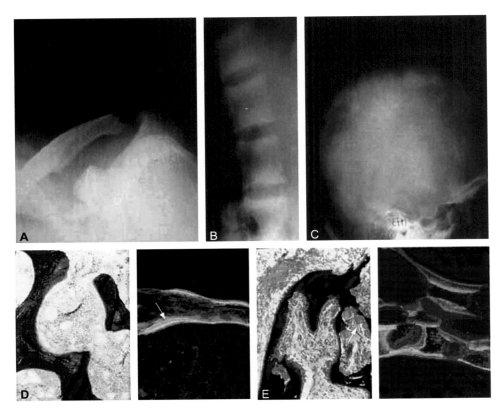

图 55.2　慢性肾脏病（CKD）相关骨疾病影像学与组织学的特点。A，继发性甲状旁腺功能亢进引起的锁骨远端严重侵蚀的影像学表现。B，甲状旁腺功能亢进导致的"夹心椎"。C，甲状旁腺功能亢进导致的头骨侵蚀与硬化形成"胡椒面头骨"表现。D，正常骨组织学表现。在左边，一段沾满马宋三色染色显示矿化的板层骨（蓝色）和相邻的非矿物质类骨质表面（红褐色）。在右边，一个维拉纽瓦染色的部分，在荧光灯下观察四环素标记的新鲜形成的骨组织。双重染色（箭头）表示服用两次四环素之间新骨形成的部分。E，CKD5 期甲状旁腺激素水平升高患者的纤维性骨炎的组织学表现。在左边，马宋三色染色法显示在骨吸收表面可见增多的多核破骨细胞（黑色箭头）和广泛的骨髓纤维化（骨髓呈淡蓝染色）。在右边，四环素标记显示在类骨质增加（橙红色染色）以及在骨膜表面有黄绿色条带，提示新骨的形成。（A-C 来自 Martin KJ, Gonzalez EA, Slatopolsky E: Renal osteodystrophy. In Brenner BM, editor: *Brenner and Rector's the kidney*, ed 7, Philadelphia, 2004, Saunders, p 2280, 已授权．）

动力性骨病中，可能继发在大量服用含钙的磷结合剂使钙负荷增加及抑制了 PTH 之后。骨骼对钙的缓冲能力也降低了。发生无动力性骨病的主要危险因素包括腹膜透析、高龄、应用皮质激素以及糖尿病。有观点认为 CKD 患者中出现无动力性骨病是相对甲状旁腺功能不全的状态。

　　基于有限的骨组织形态学的证据，大约 40% 的黑种人和 20% 的白种人有高转运骨病，其余的表现为正常或者低转运骨病，尽管循环 PTH 水平也是升高的。然而，这个长期存在的 CKD 相关骨病的分类被质疑了。值得关注的是，混合性尿毒症骨疾病可能并不是不代表一种特定疾病，因为骨转换升高的时候经常伴随着不同程度的矿化不足。另一个问题是关于无动力性骨病的存在不确定性，实际上低的骨形成会重叠一部分正常的骨形成，这可能是由于过量的钙剂或者维生素 D 治疗导致 PTH 被抑制（分泌不足）引起的。因此，无动力骨病可能并不是自然存在的独立的疾病，可能是使用钙剂及骨化三醇过度治疗继发性甲状旁腺亢进引起的一个后果。近年来，改善全球肾脏病预后组织（Kidney Disease: Improving Global Outcomes，KDIGO）开始推荐一个简单的分类，称为转换、矿化，和体积（TMV）。如果这些项目均有特异性治疗的话，这个分类可能会是有用的，然而目前的治疗都是为了维持血清 PTH 水平：①一端是防止纤维性骨炎和皮质孔隙度增大；②另一端是避免发生低转运骨病（无动力骨病）。

慢性肾脏病中骨疾病相关的临床表现

　　大多数 PTH 轻度升高的慢性肾脏病患者并没有

太多的临床症状。当出现骨病的临床症状时，可以分类为骨骼肌肉相关的临床表现及骨骼外临床表现。

骨骼肌肉相关的临床表现

骨折、肌腱断裂、骨代谢疾病导致的疼痛、肌肉疼痛和无力，及关节周围疼痛是 CKD 相关的骨骼肌肉疾病的主要临床表现。临床上 CKD 骨代谢疾病最显著的影响是髋部骨折，尤其在 CKD5 期患者中高发，并与死亡风险增加有关。在透析患者中髋部骨折的风险比一般人群增加约 4.4 倍。高、低血清 PTH 值均与骨折风险增加相关。不同于总体人群，在 CKD 群体中，骨密度（BMD）不能作为预测骨折风险的指标。

骨骼肌肉外表现

对 CKD 患者中骨及矿物质代谢紊乱的临床意义最重要的进一步理解是认识到它是一个系统性疾病，影响软组织，特别是血管系统、心脏瓣膜和皮肤。心血管疾病是约一半的透析患者死亡的病因（见第 56 章）。冠状动脉和外周血管钙化在 CKD5 期患者发生率很高，也随着透析年数的增加而增加。更好地认识这些患者中血管钙化的发病机制以及它如何影响临床心血管事件有至关重要的意义。

血管钙化的几种形式已被描述。首先是一种动脉粥样硬化斑块中脂质泡沫细胞发生的局灶钙化。这些钙化可能增加斑块脆度和斑块破裂的危险。有人已经质疑钙化在动脉粥样硬化性血管病变发病机制中的作用，提出这可能只是一个附带现象。血管钙化的第二种形式是弥漫性的，发生在血管中膜，与动脉粥样硬化不相关。这种形式被认为与衰老、糖尿病和进行性肾衰竭有关。这个所谓的 Mönckeberg 的硬化多年来被认为临床意义不大，但其增加了血管僵硬程度，降低了血管顺应性，导致了脉压增宽，增加了心脏后负荷，导致左心室肥厚，可能是导致心血管疾病的发病率升高的潜在发病机制（图 55.3）。研究发现，透析患者中通过电子束 CT 检测（EBCT）发现的冠状动脉钙化负荷与冠状动脉血管狭窄程度没有相关性，提示血管中层钙化是一个独立于动脉粥样硬化的疾病。

血管中膜钙化发生的机制可能与矿化抑制因素减弱有关，如基质蛋白 Gla（被认为是一种动脉壁平滑肌细胞和巨噬细胞表达的钙化抑制因子）和促进矿化的因素增强。现在很清楚血管钙化是一种主动的细胞

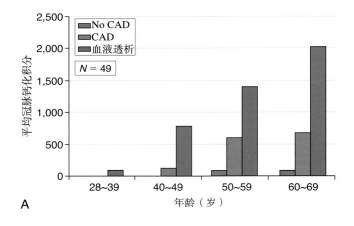

A

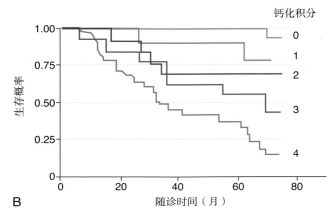

B

图 55.3　心血管钙化增加透析患者死亡风险。A，钙化积分通过电子束 CT 测定（EBCT）。血液透析患者平均冠状动脉钙化积分显著高于有心血管疾病的非透析患者。B，超声测量钙化积分增高提示血液透析患者的死亡风险增加（对比所有曲线，P＜0.0001）。CAD，动脉钙化疾病。（A 来自 Braun J, Oldendorf M, Moshage W, et al: Electron beam computed tomography in the evaluation of cardiac calcifications in chronic dialysis patients. *Am J Kidney Dis* 27: 394-401, 1996, with permission from the National Kidney Foundation. B 来自 Blacher J, Guerin AP, Pannier B, et al: Arterial calcification, arterial stiffness, and cardiovascular risk in end-stage renal disease. *Hypertension* 38: 938, 2001, with permission.）

介导的过程。越来越多的证据表明，血管平滑肌细胞表现出向成骨细胞样细胞的表型转化，这点在钙化过程中很重要。高血磷导致平滑肌细胞中一种称为Ⅲ型钠依赖性磷酸转运蛋白 -1 的表达（POU1F1）上调。由此产生的细胞内磷调节的核心结合因子 α1（Cbfa1/RUNX2）上调，该因子被认为是控制平滑肌细胞表型转化为成骨细胞样的重要转录因子。同时，发现只在钙化血管内含有骨基质蛋白，如骨桥蛋白和骨钙蛋白。临床上，钙磷乘积增高（经血清白蛋白校正后血清钙浓度，乘以血清磷浓度，单位：mg/fl）与血管和内脏钙化的风险也增加。

一个新兴的研究领域涉及研究尿毒症除影响血磷之外，如何影响血管钙化的过程。例如胎球糖蛋白 A（glycoprotein fetuin-A），在急性时相反应中下调，在钙化过程中起抑制作用。血液透析患者血清胎球蛋白 -A（fetuin-A）水平低于对照组。单因素分析发现透析患者中水平低的 fetuin-A 组中有较高的心血管病死亡率，但经多因素分析后不再提示有相关性。

维生素 D 对血管钙化的作用是有争议的。一些研究表明，骨化三醇可以调节血管平滑肌细胞，并可以通过上调 VDR，增加血管平滑肌细胞对钙的摄取，影响血管钙化的发生。动物实验中，即使是给了华法林以抑制基质蛋白 Gla 发生 γ 羧化，这些动物给予维生素 D 治疗仍会增加动脉钙化的程度。另一方面一些大的回顾性临床研究发现，使用活性维生素 D 治疗的血液透析患者的死亡率要低于未给予活性维生素 D 复合物治疗的患者。这些观察性研究可能被其他变量混淆，要证实这一观点需要在终末期肾病患者中进行随机临床试验以评估维生素 D 治疗对生存的影响，因为维生素 D 类似物与血清钙、磷呈剂量依赖性关系，随着药物剂量增加血清钙、磷而增加，这些都是增加血管钙化和死亡率的因素。

钙化防御，或称钙相关尿毒症小动脉病，是观察到的另一种形式的血管钙化，但不只出现在 CKD 5 期的患者中。发病率很难估计，但据报道可发生在 1%～4% 的透析患者。钙化防御表现为与皮肤、肌肉和皮下组织广泛的钙化。最常见的皮肤病变发生在乳房、腹部和大腿上。不常见的部位有如舌坏死和阴茎坏死，以及内脏受累如肺、胰腺、肠道都有过报道。体格检查不仅可以发现一个紫色的皮疹、皮肤结节、皮肤发紧和焦痂，也会有网状青斑及明显痛觉。不能愈合的皮肤溃疡和治疗无效的坏疽经常导致截肢、无法控制的败血症和死亡。组织学上可见小动脉、毛细血管和小静脉广泛的中膜钙化以及内膜增生、血管内纤维化，有时会出现血栓形成。钙化防御的发病分子生物学机制是否与 Mönckeberg 血管硬化相同尚不清楚。有病例报道与甲状旁腺切除术后仍有非常高的 PTH 水平相关。然而，也有病例报道 PTH 水平仅轻度升高。有意思的是，在 EVOLVE 研究中，使用西那卡塞治疗继发性甲状旁腺功能亢进症的标准治疗可减少钙化防御的发病率。出现钙化防御的其他危险因素包括肥胖、年龄增加、女性、糖尿病、使用华法林、近期出现创伤、低血压和钙摄入。有些零星报告建议，硫代硫酸钠治疗、双膦酸盐治疗、每日血液

透析治疗、高压氧治疗、纠正血清磷水平可能改善该病的预后。

慢性肾脏病中矿物质代谢紊乱与死亡率之间的关系

在 CKD 中心血管和全因死亡率明显升高。除了 CKD 基础疾病导致的传统的心血管病危险因素外，CKD、骨和矿物质代谢异常相关的炎症反应也与死亡率增加有关。特别是高磷血症和 FGF23 浓度增高，与死亡率增加有最强的关系。

迄今为止所有的相关研究表明，在接受慢性血液透析以及尚未接受透析的 CKD 患者中，血清磷升高是死亡率增加的独立危险因素。血磷大于 3.5 mg/fl，是死亡率增量的独立危险因素，目前的指南强调维持血磷在正常范围内。一些研究表明，更好地控制血磷、使用不含钙的磷结合剂相比含钙的磷结合剂控制高磷血症，可能有更好的结果。此外，PTH 在 400～600 pg/ml 的范围内，高钙血症和碱性磷酸酶升高均与维持性血液透析患者死亡率增加有关。然而，EVOLVE 研究显示，使用西那卡塞治疗对比活性维生素 D 类似物、磷结合剂治疗仅显示 7% 生存获益，并没有显著差异。

最重要的是，在 CKD 及 ESRD 患者中血清 FGF23 升高与高血压左室肥厚及死亡率增加明显相关。高磷血症是终末期肾病患者死亡风险增加的独立危险因素。鉴于大剂量活性维生素 D 类似物治疗增加血清磷和 FGF23 浓度，我们需要重新审视那些提示维生素 D 类似物治疗具有生存获益的研究。事实上，最近完成的 PRIMO 研究未能证实帕立骨化醇对左心室质量有影响。

与钙磷代谢异常无关的骨骼肌肉疾病：淀粉样变性

透析多年的患者有发生骨关节淀粉样物质沉积［由 β2- 微球蛋白（β2M）构成］的风险。这种蛋白存在于细胞膜，具有稳定细胞表面主要组织相容性复合体（MHC）I 类抗原的作用，通常是在细胞更新换代时释放到血液并由肾脏清除。严重的 β2M 沉积病表现为破坏性脊柱关节病，常在颈椎和腰椎，可导致脊柱不稳、椎体压缩性骨折。磁共振成像（在 T1 和 T2 加权图像均呈现低信号）有助于鉴别其他导致脊柱破坏的原因。腕管综合征、关节炎是 β2M 淀粉样蛋白沉积更常见的临床表现。β2M 沉积在关节周围、关节内及肌腱鞘，影像学可发现骨囊性变，尤其在有肌

腱插入的大关节旁（例如髋关节、肱骨近端，胫骨近端）。除肾移植外，没有有效的治疗方法控制因淀粉样物质沉积造成的骨损伤。高通量血液透析或血液滤过透析相比传统的透析治疗增加 β₂M 的清除可能是有益的（第 58 章）。

慢性肾脏病相关骨疾病的诊断

生化指标

甲状旁腺功能异常是通过随机测量循环血 PTH 水平来评估的。全段 PTH 半衰期仅为 2 ~ 4 min。PTH 裂解成一个无效的 C 端片段、一个活跃的 N 端片段以及一个在外周组织中没有活性的中央片段。这些 PTH 片段通常由肾脏排泄，肾衰竭时半衰期延长。双位点免疫反应检测是目前用于测量循环 PTH 浓度的主要方法。这种"全部 PTH"检测法使用两个抗体检测：一个是检测 N 末端的表位，另外一个是检测 C-末端的表位。该法实际上检测全段 PTH（1-84）（即氨基酸残基 1-84）和 PTH 片段如 PTH（7-84）。PTH 片段 PTH（7-84）可能缺乏生物学活性或可能具有不同的生物学作用。它可能在体内导致低血钙，在体外它已被证明可以抑制破骨细胞对骨的吸收。全新的二代免疫反应检测甲状旁腺素水平（"完整 PTH"或"具生物活性的 PTH"）业已问世，通过识别 PTH 的 N 端区域 1-4 的氨基酸序列和特异性检测氨基酸全长 PTH（1-84）。检测出的完整 PTH 水平低于全

部 PTH 水平的 50% ~ 60%。尚没有出现最佳的更特异的 PTH 检测。在没有肾脏病的患者中全部 PTH 的正常范围是 10 ~ 65 pg/ml。然而，在 CKD 后期由于器官对 PTH 抵抗，可能是由成骨细胞表面 PTH 受体减少介导，在透析患者中推荐 PTH 目标水平高于正常范围上限。在 CKD3、4 和 5 期的患者中，先前建议的血清 PTH 目标范围分别是 35 ~ 70 pg/ml、70 ~ 110 pg/ml，和 150 ~ 300 pg/ml，体现了随着肾脏病的进展机体对 PTH 抵抗越明显（表 55.1）。由于对 PTH 缺乏标准化的测定，最近的 KDIGO 指南建议 PTH 在 600 pg/ml 以内时监测趋势变化，有上升趋势时开始治疗。这个更保守的治疗策略的长期影响仍有待确定。这个治疗策略可以减少 PTH 的过度抑制以及低转运骨病的出现，但由于增生的甲状旁腺抑制不足可能会导致继发性甲状旁腺进展为三发性甲状旁腺功能亢进的风险增加。

PTH 水平直接评价甲状旁腺功能及间接评价骨重建情况。PTH 水平大于 300 pg/ml 与继发性甲状旁腺功能亢进骨改变和（或）纤维化骨炎相关。然而，这些意见主要来自很久以前的研究，当是未广泛使用活性维生素 D 类似物的患者资料不同于今天的透析人群。通常 PTH 低于 150 pg/ml 提示无动力骨病，但是正常骨表现的患者中可能也会在这个水平。

PTH 是评价骨转换水平的粗略的间接指标，因为还有别的因素可以影响骨骼。骨特异性碱性磷酸酶水平可作为评估骨代谢的更特异的指标，该指标与成

表 55.1　肾脏病患者生存质量指南（Kidney Disease Outcomes Quality Initiative, KDOQI）、改善全球肾脏病预后组织（Kidney Disease: Improving Global Outcomes, KDIGO），和日本透析治疗协会（Japanese Society of Dialysis Therapy, JSDT）关于慢性肾脏病骨代谢疾病的临床指南

CKD 分期	GFR（ml/(min·1.73 m²)	血清磷（mg/dl）	血清钙（校正后，mg/dl）	Ca×P（mg²/dl²）	Intact PTH（pg/ml）
			建议的理想治疗目标		
	KDOQI				
3	30 ~ 59	2.7 ~ 4.6	8.4 ~ 10.2	-	35 ~ 70
4	15 ~ 29	2.7 ~ 4.6	8.4 ~ 10.2	-	70 ~ 110
5	低于 15，透析	3.5 ~ 5.5	8.4 ~ 9.5	低于 55	150 ~ 300
	KDIGO				
5	低于 15，透析	正常范围	正常范围	未建议	150 ~ 600（正常上限 2 ~ 9 倍）
	JSDT				
5	低于 15，透析	3.5 ~ 6	8.4 ~ 10	未建议	60 ~ 180

Modified from National Kidney Foundation: Kidney Disease Outcomes Quality Initiative. Clinical practice guidelines for bone metabolism and disease in chronic kidney disease. Am J Kidney Dis 43:S1-S201, 2004.

CKD，慢性肾脏病；Ca×P，钙 - 磷乘积；GFR，肾小球滤过率；

PTH，甲状旁腺素

骨细胞活性有关。其他提示骨转换水平的生化指标正在开发中，可能更准确地评价成骨细胞和破骨细胞的活性。例如，血清抗酒石酸酸性磷酸酶 5b 水平与破骨细胞活性的组织学活性明显相关，可作为骨病患者破骨细胞活性的特异性标记物。在透析和透析前患者中，骨重塑标记物和骨病分型的相关性研究正在进行中。

骨活检

尽管目前骨活检并不常见，但是评价 CKD 患者肾性骨病类型的金标准是双重四环素标记的髂骨骨嵴骨活检。骨组织形态计量学，包括分析骨体积、纤维化体积，及类骨质和矿化的量、骨表面成骨细胞和破骨细胞的数量。以下情况应考虑行骨活检：①无明确非创伤因素导致的骨折；②怀疑铝中毒的骨软化患者存在严重骨骼肌肉症状和（或）并存高钙血症和合并 iPTH 水平升高（100 ~ 500 pg/ml），此时在螯和治疗或者甲状旁腺切除之前需要确诊；③为确诊无动力骨病的患者。

影像学检查

在一般情况下，影像学检查不是诊断 CKD 骨疾病的指标，尽管可以看出某些影像学变化（图 55.2a，C）。成骨细胞活性增加，尤其是在 PTH 重度升高的情况下，能够增加骨小梁体积和出现硬化改变，影像学表现为"夹心椎"。继发性甲状旁腺功能亢进引起破骨细胞活性增加、骨吸收增加、骨皮质变薄，经典的影像学表现可见骨膜下、骨皮质、骨内膜的骨吸收表现。骨膜下侵蚀在指骨、锁骨远端和骶髂关节最明显。严重的纤维化骨炎行放射学检查可见膨胀性溶骨性病变（棕色瘤）。骨软化症中可有假性骨折，表现为垂直于骨长轴的透亮区带。

CKD 相关的骨疾病类型与双能 X 线骨密度仪测量（DEXA）的骨密度之间没有准确的相关性。骨质疏松症被定义为骨密度（BMD）低于同性别一个年轻成年人的平均骨密度至少 2.5 个标准差。尽管 CKD 患者 BMD 通常低于普通人群，由于继发性甲状旁腺功能亢进症导致骨骼局部硬化、骨外钙化以及骨软化症的存在，DEXA 扫描会把结果复杂化。然而，分析桡骨远端或髋关节骨密度在评估 CKD 患者的骨折风险可能是有用的。骨密度也可以应用在考虑接受肾移植的患者中，或在以前有骨折危险因素并接受骨质疏松症治疗的移植候选人中使用。

慢性肾脏病中骨骼及矿物质代谢紊乱的治疗

CKD 矿物质代谢紊乱治疗的主要目标是维持血清钙、磷在正常范围，控制甲状旁腺激素水平，纠正代谢性酸中毒，同时最大限度地减少治疗相关的风险。在美国，所选择的治疗受医疗保健系统的经费影响，其限定大多数患者的血液透析频率为每周三次。治疗 CKD 3，4，5 期骨代谢疾病的临床实践指南已被数个组织提出公布，见表 55.1。

这些建议受到高血磷或钙磷乘积升高增加死亡率数据的影响，同时也越来越关注钙摄入过量增加心血管钙化的风险。目前的治疗方案实现这些目标还是有些困难的。有一项调查研究显示，在 288 个中心，包括 749 透析患者进行维生素 D 治疗，只有 29% 的患者 iPTH 水平在建议的范围内。若将血清钙、磷、和钙磷乘积标准都纳入，CKD5 期患者达到这些 K/DOQI 指南目标的人数更少。然而，这些治疗建议是规范这种难治性疾病的第一步。

用于治疗高磷血症和继发性甲状旁腺功能亢进症的手段包括限制饮食磷摄入、含钙和不含钙的磷酸盐结合剂、骨化三醇或其他活性维生素 D 类似物、拟钙剂、每日或夜间血液透析和甲状旁腺切除术。

血磷的控制

尽管限制饮食磷摄入（800 ~ 1000 mg/d）很难达到，但所有进入 CKD5 期的患者均应开始控制。乳制品、坚果、啤酒和巧克力都含有很高的磷（第 54 章）。对于正在接受每周三次透析，且摄入足够的营养患者，单纯控制饮食中的磷将不足以纠正磷酸盐水平，尤其是同时服用活性维生素 D 治疗的患者。活性维生素 D 可以增加肠道磷的吸收。更频繁或者长时间血液透析（第 58 章）可以降低血清磷水平，但对于每周三次血液透析的患者，磷结合剂几乎是必需的。

磷酸盐结合剂（含钙、不含铝、不含钙）的选择取决于多种因素，包括结合剂的疗效、副作用和价格。多年来，含钙磷盐结合剂是主要控制血磷的药物。常用的含钙的磷结合剂包括碳酸钙和醋酸钙。一片剂量为 1250 mg 的碳酸钙含有 500 mg 的元素钙，一片 667 mg 的醋酸钙含有 169 mg 的元素钙。柠檬酸钙不可用作磷结合剂，因为柠檬酸可以促进肠道铝的吸收。含钙的磷结合剂应该与餐同服，以最大限度地结合肠道中的磷元素。如果吞服，机体会吸收更多的钙，磷结合的效果也不理想，若同时服用活性维生素 D，会有更多的钙被吸收，也增加出现高钙血症的风险。尽管钙负荷与死亡率之间的关系还不明确，但 K/DOQI 推荐 CKD5 期的患者应该限制含钙的磷结合剂的剂量，元素钙每日摄入总量为 1500 mg，不能超过 2000 mg/d。醋酸钙较碳酸钙有更好的结合磷的作用，服用的剂量或许也可以更小，但在许多小规模临床试验中，并没有提示两种药物之间在出现高钙血症方面有明显的区别。

许多研究表明，30 岁前开始透析的患者在进行冠状动脉 CT 检查时，已经可发现血管钙化。随着对血管钙化对机体影响的日益关注，不含钙的磷结合剂使用越来越多。司维拉姆是不含钙的磷酸盐结合剂，含交联聚烯丙基胺酸盐。它作为一种离子交换聚合物在肠道中结合磷元素，但效果不如同等剂量的含钙药物。然而，在人体试验中，司维拉姆控制血磷达标，似乎与含钙的磷结合剂功效相同。司维拉姆也被证明在 CKD5 期患者中，能降低血清总胆固醇和低密度脂蛋白，并增加高密度脂蛋白水平。使用司维拉姆的透析患者与使用含钙的磷结合剂的患者相比动脉钙化要轻。这种影响是否是由于使用司维拉姆钙负荷较低、降脂作用，或酸中毒不严重尚不确定。由于聚合物上的碳酸根被氯离子取代，且可以结合大肠的短链脂肪酸，盐酸司维拉姆可导致酸中毒。在人体内酸中毒对血管钙化的影响尚不完全清楚。碳酸司维拉姆可以解决这个问题。司维拉姆比含钙的磷结合剂更昂贵且可能需要服用更高的剂量，服用的剂量大导致胃肠道副作用，限制了某些患者的使用。然而，使用维生素 D 类似物提高血钙，抑制 PTH，同时使用司维拉姆控制血磷的方案，在控制 CKD5 期患者骨骼和骨骼外并发症是有效的。

司维拉姆对心血管疾病死亡率的影响仍然是一个重要的问题。最近一项比较司维拉姆与含钙的磷酸盐结合剂对死亡率的影响的前瞻性研究显示，结果并不明显。一个小的随机试验中，127 个血液透析患者平均监测 44 个月，使用司维拉姆的患者表现出明显的生存优势，但是并没有评估具体的心血管死亡率。一项大规模开放性透析的临床疗效再观察（dialysis clinical outcomes revisited，DCOR）试验中，2103 例患者随机分入司维拉姆或含钙的磷结合剂组，平均随访 20.3 个月，未能显示出心血管疾病死亡率在两组之间的差异。DCOR 亚组分析的结果显示，

年龄大于 65 岁的应用司维拉姆的患者有较低的死亡率，但不能降低心血管疾病的死亡率。此外，使用司维拉姆超过 2 年的患者全因死亡率下降。随访时间短，失访率高，探讨归因死亡方面没有足够的统计效力，是本研究的不足之处。需要进一步的研究来确定是否司维拉姆实际上可以降低心血管事件和心血管死亡率。

虽然是最有效的磷结合剂，含铝的磷酸盐结合剂不经常使用，因为机体对铝的吸收会造成对神经、血液、骨骼的毒性。同时使用治疗酸中毒的柠檬酸钠也会增加铝的吸收。由于长期使用的毒性问题，含铝的磷结合剂仅在其他治疗无效的严重高磷血症短期应用（小于 4 周）。

另一种不含钙的磷结合剂是碳酸镧。镧元素，如铝，是一种三价阳离子，具有螯合磷酸盐能力，但它基本不被机体吸收。在一项为期一年的 III 期临床试验中，与大剂量碳酸钙相比，碳酸镧可以更好地控制血磷水平。碳酸镧最常见的副作用是有轻度胃肠道症状。碳酸镧不像司维拉姆即使在胃肠道酸性环境中也可以结合磷元素，且碳酸镧不能结合胆汁酸。因为服用药物的剂量较少，碳酸镧比含钙的磷结合剂及司维拉姆依从性更好。由于少量的镧可以在骨骼中沉积，还需要长期的研究继续评估其副作用。多核铁的化合物可与磷酸盐结合形成不溶性复合物，相关研究仍处在早期阶段。

激活钙敏感受体和维生素 D 受体抑制甲状旁腺功能亢进
维生素 D 类似物

使用 1, 25-(OH)$_2$D$_3$（骨化三醇）或活性维生素 D 类似物（帕立骨化醇、度骨化醇、阿法骨化醇或马沙骨化醇）是控制继发性甲状旁腺功能亢进症的方法。通过结合甲状旁腺组织上的 VDR，维生素 D 类似物抑制 PTH 的产生。具体使用何种维生素 D、剂量剂型如何，尚没有统一的观点。一些可用的维生素 D 类似物导致高钙血症的情况较骨化三醇少，可能由于其减少了肠道对钙的吸收。"二代"药物帕立骨化醇研究表明，和骨化三醇相比，该药对血清钙、磷升高的作用较小，并可以更好地抑制 PTH。在血液透析患者中，骨化三醇与帕立骨化醇相对照的大型观察性研究提示帕立骨化醇显著降低死亡率。虽然这项研究最初提出的问题是使用维生素 D 类似物治疗继发性甲状旁腺亢进带来的危害，但随后的回顾性研究

表明同未接受维生素 D 治疗的透析患者相比，使用活性维生素 D 类似物患者的生存率得到改善。然而，最近的一个大型国际透析数据库的分析，支持了维生素 D 的效果可能与患者的选择偏倚有关的可能性。需要前瞻性临床试验以确定在透析患者中是否维生素 D 治疗真正具有生存优势。

目前的建议是对所有血液透析或腹膜透析血清 PTH 值大于 300 pg/ml 的患者使用活性维生素 D 治疗，治疗时需要血清磷低于 5.5 mg/dl，血清白蛋白校正后的血清总钙低于 9.5 mg/dl。骨化三醇、帕立骨化醇，和度骨化醇抑制 PTH 的等效静脉注射剂量分别是 0.5 μg、2.5 μg 和 5 μg；而间歇静脉注射活性维生素 D 类似物的方案在美国常见，在其他国家的每日口服治疗中更为常见。仍需进一步明确哪种方法在降低血清 PTH 毒性更低的同时疗效更好。骨化三醇常见于每次透析后使用，常见剂量是 0.5 ~ 4 μg。骨化三醇也可以腹腔注射使用。骨化三醇常用的口服剂量是每日 0.25 ~ 1 μg。研究证据并不支持更高剂量的维生素 D，因为会导致钙磷的升高。

CKD5 期患者在治疗继发性甲状旁腺功能亢进过程中若 PTH 水平下降到 150 pg/ml 以下，需要降低活性维生素 D 类似物或磷酸盐结合剂的用量。在怀疑合并骨软化症的患者中，需要评估铝中毒的风险。若患者有无动力骨病，维生素 D 类似物或磷酸盐结合剂的剂量需下调，以使得患者 iPTH 水平升高到目标范围内。出现高钙血症的患者可以使用低钙透析液，维生素 D 治疗剂量可以减少甚至停用。

K/DOQI 指南推荐，25-(OH)D₃ 低于 30 ng/ml 的 CKD5 期患者应补充 25-(OH)D₃。然而，这种治疗并不是有效的，因为这些患者不能将 25-(OH)D₃ 转化为骨化三醇。同样，最近的研究表明，ESRD 患者中补充替代剂量的维生素 D₂（麦角骨化醇）很难将血清 25-(OH)D₃ 恢复到正常水平。然而，补充维生素 D 的成本及副作用带来的危害是很小的，由于 25-(OH)D 对先天免疫及一些细胞功能的影响，在 25-(OH)D 水平低的患者中可能需要替代治疗。

拟钙剂

拟钙剂是治疗继发性甲状旁腺功能亢进症的一种新方法，不再使用活性维生素 D，也因此不增加血清钙水平。拟钙剂是钙敏感受体（CaSR）的激动剂，该药作用于甲状旁腺上的受体可增加钙受体对钙的敏感性。西那卡塞是这类药物中第一个可用于临床的药

物，2004 年已经被美国食品药品监督管理局（FDA）批准用于治疗 CKD5 期的继发性甲状旁腺增生的患者。西那卡塞治疗可以显著降低 PTH 水平，但并不会升高血清钙、磷浓度（图 55.4）。事实上，通常会伴有血清钙降低，也有降低血清磷的趋势。在一项研究中，大约 41% 使用西那卡塞的患者 PTH 和钙磷积达到 K/DOQI 指南推荐的目标范围，而使用磷酸盐结合剂和维生素 D 类似物的对照组达标情况较西那卡塞组低 10%。尚需要更多的研究来探讨西那卡塞改变甲状旁腺增生过程的作用。有前瞻性试验显示，西那卡塞联合使用维生素 D 可以降低钙磷乘积，但是并没有减少血管钙化的发生。评估西那卡塞治疗降低心血管事件（evaluation of cinacalcet therapy to lower cardiovascular events，EVOLVE）研究的初步结果表

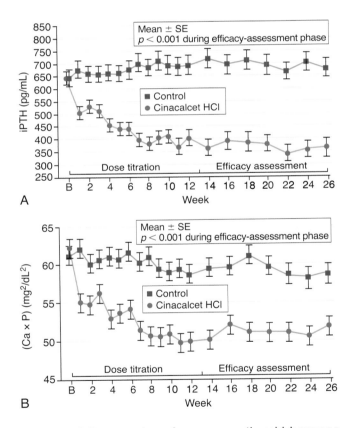

Figure 55.4 Suppression of serum parathyroid hormone (PTH) levels (A) by cinacalcet without elevation of the serum calciumphosphorus product (Ca×P) (B) in hemodialysis patients with secondary hyperparathyroidism not adequately controlled by treatment with phosphate binders and vitamin D analogues. *iPTH*, Intact parathyroid hormone; *SE*, standard error. (From Block GA, Martin KJ, de Francisco AL, et al: Cinacalcet for secondary hyperparathyroidism in patients receiving hemodialysis. *N Engl J Med* 350:1516-1525, 2004, with permission.)（应版权方要求保留英文）

明西那卡塞并没有降低终末期肾病患者的死亡率。这些研究反映了要证实直接纠正 CKD 患者矿物质代谢紊乱可以对生存带来获益是很困难的。

甲状旁腺切除术

甲状旁腺切除术是难以控制的甲状旁腺功能亢进患者的一个选择，在 iPTH 水平持续升高（大于 800 pg/ml），积极治疗后仍伴有高钙血症和（或）高磷血症，出现钙化防御或出现严重骨痛、骨折的 iPTH 水平升高的患者中应考虑行甲状旁腺切除术。无论是甲状旁腺次全切除术或甲状旁腺全切除联合前臂腺体移植均可以采用。一些外科医生青睐后者，以避免甲状旁腺功能亢进复发重复手术的需要，那时如果需要的话，可以从前臂上取出腺体。甲状旁腺次全切除术或甲状旁腺全切除联合前臂腺体移植术均是有效的治疗方法，尚没有比较这些方法的研究。然而，在完全或部分切除术后甲状旁腺功能亢进症的复发率为 15%～30%。部分中心治疗复发性甲状旁腺功能亢进时采用经皮无水乙醇注射作为外科手术治疗的替代手段。"骨饥饿综合征"是甲状旁腺切除术后常见的并发症，尤其是术前 PTH 显著升高、术后急剧降低时。该综合征的特点是低钙血症、低血磷、低镁血症，原因是手术后 PTH 迅速下降，骨骼失去 PTH 对破骨细胞的吸收功能的影响，对这三种离子的摄取增加。偶尔出现高钾血症，原因不明。如果出现严重或症状性低血钙血症，需要持续静脉补充钙制剂。在甲状旁腺切除手术前后口服补充骨化三醇可能可以减轻骨饥饿综合征的表现。

慢性肾脏病 3 期和 4 期的患者

3 期和 4 期 CKD 患者的治疗一直没有得到很好的研究；然而，在慢性刺激引起甲状旁腺增生的初期，治疗重点应放在预防甲状旁腺腺体增生上。限制磷酸盐摄入、使用磷结合剂和补充钙是 CKD3 期和 4 期的主要治疗。代谢性酸中毒会导致钙离子从骨骼中流出，因为酸中毒时骨缓冲氢离子会释放碳酸根。慢性代谢性酸中毒应补充碳酸氢钠予以纠正。CKD3 期和 4 期的患者何时需要活性维生素 D 类似物治疗尚未确立。应用活性维生素 D 类似物治疗，理想的药物对血钙的影响应比骨化三醇更小（例如帕立骨化醇），这只适用在磷结合剂后 iPTH 仍然持续升高的患者。

CKD 患者存在多种导致 25-(OH)D 水平低的原因，包括如果长期生病或卧床缺乏日照，含维生素

D 的食物摄入少，老年患者皮肤 7- 脱氢胆固醇含量较低，皮肤合成的维生素 D_3 不足，以及肾病综合征引起的 25- 羟维生素 D、维生素 D 结合蛋白尿中丢失过多。虽然在 CKD 中诊断维生素 D 缺乏的 25 羟维生素 D 水平尚未明确，目前认为 25 羟维生素 D 水平低于 30 ng/ml 与 PTH 水平升高相关。CKD3 期和 4 期维生素 D 水平低于 30 ng/ml 的患者，应补充麦角骨化醇（维生素 D_2）或胆骨化醇（维生素 D_3）。在无 CKD 患者中，纠正维生素 D 缺乏可以增加骨密度并降低骨折的发生率。CKD3 期和 4 期的患者中西那卡塞一直没有得到很好的研究，也未被 FDA 批准为这方面的适应证。

双膦酸盐类药物

关于终末期肾病患者使用双磷酸盐的研究很少，这些制剂也很少被处方，因为可能会导致无动力骨病的出现。在 CKD 中，双膦酸盐类药物也可能加速肾功能恶化。在肾移植受者中，双膦酸盐类药物可以防止使用免疫抑制药物引起的骨质流失，防止骨折。有限的数据表明，双膦酸盐类药物阿仑膦酸钠和利塞膦酸钠治疗 CKD 骨质疏松患者是安全和有效的，并可降低骨折的发生率。

肾移植

肾脏移植后的继发性甲状旁腺功能亢进的骨质改变会有改善；然而，移植前甲状旁腺功能亢进严重的患者，移植后血清 PTH 升高可以持续长达 10 年之久。肾移植术后进行甲状旁腺切除术的发生率仍然很高，可能反映了 CKD 的过程中不可逆的甲状旁腺增生。患者肾移植术后出现低磷血症并不少见。血磷下降可能由持续性甲状旁腺功能亢进或其他与 PTH 无关的因素引起，如 FGF23 水平增加可以减少肾小管对磷的重吸收。通常情况下，在出现严重低磷血症（低于 1.5 mg/dl）时需要补充磷酸盐。过于积极的补充磷酸盐可能会加剧继发性甲状旁腺功能亢进。肾移植可以阻止但不能逆转 β_2 微球蛋白在骨骼沉积引起淀粉样变性造成的骨损害。肾移植后淀粉样变性的症状常常会减轻，可能是因为移植后需要类固醇激素治疗。

虽然成功的肾移植纠正了许多肾衰竭导致的矿物质代谢紊乱，但是防止排斥反应的糖皮质激素增加了骨的脆性，导致骨质疏松症，增加骨折发生率。这一人群中发生骨折的其他危险因素包括移植前存在骨折、糖尿病和年龄。实际上，肾移植患者的骨折风险

比透析患者要大。采用 DEXA 扫描测量骨密度，发现在移植后的第一年 BMD 快速下降，然后下降幅度变缓，会如同没有肾衰竭的人一样持续存在骨密度流失。建议肾移植患者在移植的时候进行 DEXA 扫描，至少在移植后的最初几年每年进行一次 DEXA 扫描。然而，同正常人群相对比，没有发现 DEXA 证实的低的 BMD 与增加肾移植患者骨折发生率有明显相关性。补充钙和维生素 D 可有效减轻糖皮质激素导致的胃肠道钙吸收减少。有研究表明，补充钙剂和活性维生素 D 化合物至少在移植后早期可以维持 BMD，但是同样缺乏该治疗减少骨折发生率的证据。在移植时及移植第一年后定期静脉注射双膦酸盐似乎有助于减少骨质流失率（BMD 检测评估）。然而，鉴于双膦酸盐可引起该人群的无动力性骨病，并且缺乏使用该药可以减少骨折发生率的数据，目前对肾移植患者使用双磷酸盐没有达成共识的建议。决策应该是个体化的，应该保持谨慎。

股骨头缺血性坏死是肾移植术后的另一种并发症。它通常发生在股骨头或其他负重关节，其特点是表面骨和软骨塌陷。这种疾病的发病机制不清楚，但可能与泼尼松治疗有关。磁共振成像是发现移植术后髋关节疼痛患者股骨头缺血性坏死最敏感的评估方法。手术治疗包括中心减压术和髋关节置换术。

在移植后最初的 3 个月内经常出现严重的双足、脚踝、膝盖疼痛，这被称为移植后远端肢体综合征。这与碱性磷酸酶水平升高有相关性，磁共振成像发现受累部位的骨髓水肿和（或）出血的证据。这种疼痛被认为是钙调神经磷酸酶抑制药导致的骨内高压造成的，通常是自限性的，常在 6 个月内自发缓解。有些患者在下调钙调神经磷酸酶抑制药的剂量或者添加钙通道阻断药后疼痛会减轻。

参考文献

Block GA: Association of serum phosphorus and calcium × phosphate product with mortality risk in chronic hemodialysis patients: a national study, *Am J Kidney Dis* 31:607-617, 1998.

Block GA, Klassen PS, Lazarus JM, et al: Mineral metabolism, mortality, and morbidity in maintenance hemodialysis, *J Am Soc Nephrol* 15:2208-2218, 2004.

Block GA, Martin KJ, de Francisco AL, et al: Cinacalcet for secondary hyperparathyroidism in patients receiving hemodialysis, *N Engl J Med* 350:1516-1525, 2004.

Block GA, Raggi P, Bellasi A, et al: Mortality effect of coronary calcification and phosphate binder choice in incident hemodialysis patients, *Kidney Int* 71:438-441, 2007.

Bricker NS, Fine LG: Uremia: formulations and expectations. The trade-off hypothesis: current status, *Kidney Int* 8: S5-S8, 1978.

Brown EM, Gamba G, Riccardi D, et al: Cloning and characterization of an extracellular Ca2+-sensing receptor from bovine parathyroid, *Nature* 366:575-580, 1993.

Chertow GM, Burke SK, Raggi P, et al: Sevelamer attenuates the progression of coronary and aortic calcification in hemodialysis patients, *Kidney Int* 62:245-252, 2002.

D'Haese PC, Spasovski GB: A multicenter study on the effects of lanthanum carbonate (Fosrenol) and calcium carbonate on renal bone disease in dialysis patients, *Kidney Int* 85: S73-S78, 2003.

Drueke TB: β2-Microglobulin and amyloidosis, *Nephrol Dial Transplant* 15:17-24, 2000.

Faul C, Amaral AP, Oskouei B, et al: FGF23 induces left ventricular hypertrophy, *J Clin Invest* 121:4393-4408, 2011.

Gutierrez OM, Mannstadt M, Isakova T, et al: Fibroblastic growth factor 23 and mortality among patients undergoing hemodialysis, *N Engl J Med* 359:584-592, 2008.

Malluche HH, Mawad HW, Monier-Faugere MC: Renal osteodystrophy in the first decade of the new millennium: analysis of 630 bone biopsies in black and white patients, *J Bone Miner Res* 26:1368-1376, 2011.

Suki WN, Zabaneh R, Cangiano JL, et al: Effects of sevelamer and calcium- based phosphate binders on mortality in hemodialysis patients, *Kidney Int* 72:1130-1137, 2007.

Teng M, Wolf M, Lowrie E, et al: Survival of patients undergoing hemodialysis with paricalcitol or calcitriol therapy, *N Engl J Med* 349: 446-456, 2003.

Teng M, Wolf M, Ofsthun MN, et al: Activated injectable vitamin D and hemodialysis survival: a historical cohort study, *J Am Soc Nephrol* 16:1115-1125, 2005.

Thadhani R, Appelbaum E, Pritchett Y, et al: Vitamin D therapy and cardiac structure and function in patients with chronic kidney disease: the PRIMO randomized controlled trial, *JAMA* 307:674-684, 2012.

The EVOLVE Trial Investigators: Effect of cinacalcet on cardiovascular disease in patients undergoing dialysis, *N Engl J Med* 367:2482-2494, 2012.

Quarles LD, Lobaugh B, Murphy G: Intact parathyroid hormone overestimates the presence and severity of parathyroid-mediated osseous abnormalities in uremia, *J Clin Endocrinol Metab* 75:145-150, 1992.

Raggi P, Chertow GM, Torres PU, et al: The Advance study: a randomized study to evaluate the effects of cinacalcet plus low-dose vitamin D on vascular calcifications in patients on hemodialysis, *Nephrol Dial Transplant* 26:1327-1339, 2011.

Sprague SM, Llach F, Amdahl M, et al: Paricalcitol versus calcitriol in the treatment of secondary hyperparathyroidism，*Kidney Int* 63: 1483-1490, 2003.

Stehman-Breen CO, Sherrard DJ, Alem AM, et al: Risk factors fractures for hip fracture among patients with end-stage renal disease, *Kidney Int* 58:2200-2205, 2000.

Sugarman JR, Frederick PR, Frankenfield DL, et al: Developing clinical performance measures based on the Dialysis Outcomes Quality Initiative Clinical Practice Guidelines: process, outcomes and implications, *Am J Kidney Dis* 42:806-812, 2003.

Weisinger JR, Carlini RG, Rojas E, et al: Bone disease after renal transplantation, *Clin J Am Soc Nephrol* 6:1300-1313, 2006.

56 慢性肾脏病患者的心功能和心血管疾病

Daniel E. Weiner Mark J. Sarnak 著

张雪晗 吴海婷 陈丽萌 译校

心血管疾病是慢性肾脏病（CKD）患者主要的死亡原因，当伴有微量白蛋白尿和肾小球滤过功能（GFR）下降时心血管疾病风险增加。CKD 患者的心血管疾病有多种表现，包括动脉粥样硬化、小动脉硬化、心力衰竭和心脏结构改变，如 CKD 各期常见的左心室肥厚（LVH）和瓣膜病变。随着肾功能下降，出现心血管疾病不良结局的风险增加，透析患者心血管疾病死亡风险是普通人群的 10 ~ 20 倍。本章将集中讨论肾功能不全的患者，但需要指出的是白蛋白尿在肾功能各阶段也是心血管疾病重要的预测指标，特别是在 CKD 1 ~ 3a 期 GFR 下降导致的代谢异常尚不显著的患者中。

慢性肾脏病患者心血管疾病的流行病学

慢性肾脏病 3 ~ 4 期

心血管疾病是 CKD 患者主要的合并症和死亡原因，表现为心肌缺血、心力衰竭和心律失常。在 GFR 下降人群中，随着肾功能下降，心血管疾病年龄标化的发生率逐渐增加。如在估测肾小球滤过率（eGFR）>60 ml/(min · 1.73 m²) 的人群中，心血管疾病的发生数每 1000 人年中 21 例，而在 eGFR 45 ~ 59 ml/(min · 1.73 m²)（CKD 3a 期），30 ~ 44 ml/(min · 1.73 m²)（CKD 3b 期），15 ~ 29 ml/(min · 1.73m²)（CKD 4 期）、<15 ml/(min · 1.73 m²)（CKD 5 期）人群，其分别为 37、113、218、366 例。即使校正人口学、社会经济因素及心血管疾病的危险因素如糖尿病、高血压和血脂异常，随着 GFR 降低，心血管事件的风险仍明显增加（图 56.1），而且该风险与既往是否有心血管疾病史无关（图 56.2）。

CKD 患者心血管疾病的患病率同样高。例如，美国肾脏基金会（Natinonal Kidney Foundation）管理的人群监测项目数据显示，eGFR 在 30 ~

59 ml/(min · 1.73 m²)（CKD 3 期）的患者中自诉既往有"心肌梗死或卒中"病史的占 12 ~ 20%，而 eGFR ≥ 60 ml/(min · 1.73 m²) 的人群仅为 5 ~ 10%。校正与上文提到的相似的危险因素后，eGFR 下降和微量白蛋白尿（指 CKD 1 ~ 2 期）均与心血管疾病患病率独立相关。在汇集社区队列（pooled community cohorts）中结果相似，eGFR 15 ~ 60 ml/(min · 1.73 m²)（CKD 3 ~ 4 期）的人群心血管疾病患病率为 31.3%，而 eGFR ≥ 60 ml/(min · 1.73 m²) 的人群为 14.4%。CKD 患者心血管疾病可能为亚临床表现；慢性肾功能不全队列（chronic renal insufficiency cohort，CRIC）的研究对象接受心脏冠脉 CT 检查时发现随着 eGFR 下降

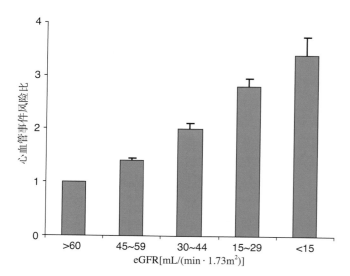

图 56.1 根据基线 eGFR 的心血管疾病风险比。校正基线年龄、性别、收入、教育水平、冠状动脉疾病、慢性心力衰竭、卒中或短暂性脑缺血发作、外周血管疾病、糖尿病、高血压、血脂异常、肿瘤，低蛋白血症、痴呆、肝病、蛋白尿、既往住院病史和随之的透析需求。eGFR，估测的肾小球滤过率。（图中数据来自于 Go AS et al: Chronic kidney disease and the risks of death, cardiovascular event, and hospitalization. N Engl J Med 351:1296-1305, 2004.）

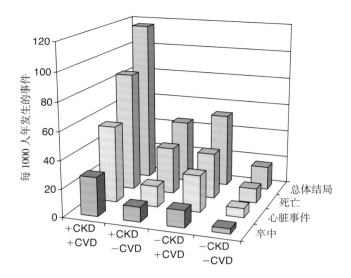

图 56.2　基线时是否合并慢性肾脏病［估测肾小球滤过率在 15～59 ml/(min·1.73 m²)］及心血管疾病患者相应事件未调整的发生率。心脏事件包括心肌梗死和致死性冠状动脉疾病。卒中包括致死性和非致死性中风事件。死亡率为全因死亡。总体结局包括任何心脏事件、卒中或死亡事件。CKD，慢性肾脏病；CVD，心血管疾病。（已获得作者许可，Weiner DE et al: Cardiovascular outcomes and all-cause mortality: exploring the interaction between CKD and cardiovascular disease, Am J Kidney Dis 48: 392-401, 2006.）

和白蛋白尿逐渐增多，冠状动脉钙化逐渐加重，这种动脉钙化甚至出现在既往无心血管疾病史的患者中。同样，老年人出现动脉粥样硬化斑块的频率随着 eGFR 下降逐渐增加（eGFR≥60 ml/(min·1.73 m²) 为 33.6%，CKD 3a 期为 41.7%，CKD 3b 期为 52.3%，CKD 4 期为 52.8%）。

　　CKD 3 期和 4 期患者左心室肥厚（LVH）的患病率同样很高，这可能是对左心室压力和容量负荷过重的反应。在一项包括 175 名 CKD 患者的横断面研究中，肌酐清除率大于 50 ml/min 的患者 27% 为左心室肥厚，肌酐清除率在 25～49 ml/min 的患者中比例为 31%，肌酐清除率 <25 ml/min 的患者中为 45%。在非裔美国人肾脏病和高血压研究（African-American study of kidney disease and hypertension，AASK）中 LVH 更常见，69% 的研究对象存在经超声心动判定的 LVH；而在普通老年人群中 LVH 的患病率低于 20%。

　　CKD 患者心力衰竭的发病率和患病率均较高。在社区动脉粥样硬化风险研究（atherosclerosis risk in communities study）中，无论基线时是否存在冠状动脉疾病，基线 eGFR<60 ml/(min·1.73 m²)

的研究对象由于新发心力衰竭入院和死亡的风险是 eGFR≥90 ml/(min·1.73 m²) 研究对象的两倍。同样 CKD 患者心力衰竭的患病率也很高，美国西北部一个大型的成人健康维护组织的数据显示，CKD 3 期患者中诊断为心力衰竭的比例为 6.0%，而在年龄、性别匹配人群中此比例仅为 1.8%。

　　CKD 人群中其他结构性心脏疾病也很常见，包括主动脉瓣、二尖瓣和二尖瓣瓣环钙化。Framingham 后代研究（Framingham offspring study）中，肾功能下降（主要是 CKD 3 期和 4 期）人群中有 20% 存在二尖瓣或瓣环钙化，与 eGFR≥60ml/(min·1.73 m²) 的人群比较，二尖瓣瓣环钙化的患病率升高 60%。Framingham 心脏研究（Framingham heart study）和其他研究结果同样显示 CKD 患者主动脉瓣钙化的患病率增加；但是，在校正其他危险因素后，此关系有所减弱。

CKD 5 期 / 透析

　　透析患者中心血管疾病很常见，20 岁的透析患者其心血管疾病死亡率与 80 岁普通老年人群相似（图 56.3）。这反映出与普通人群相比，透析患者心血管疾病的患病率高（数据显示 2006 年美国开始透析患者中 22.5% 已患有冠状动脉疾病），且病死率高。即使在临床上没有明显的冠状动脉疾病的表现，亚临床型冠状动脉疾病可能已很普遍。一项研究中 30 例透析患者无已知冠状动脉疾病病史且无症状，冠状动脉造影结果显示 16 名患者有明确的冠状动脉疾病（其中 10 例患有糖尿病），包括 5 例患者管腔狭窄超过 90%。需要注意的是，5 例患者中有 2 例双嘧啶醇胺铊显像提示有心肌缺血。这项小规模但有说服力的研究结果需要在更大规模且更广泛的人群中得到验证。

　　透析患者左心室肥厚和心力衰竭的发病率和患病率同样非常高。血液透析频率研究（frequent hemodialysis network）的患者较一般透析患者更健康，即使这样，超过 30% 的受试者在研究开始时已有 LVH（根据心脏 MRI 诊断）。根据美国肾脏数据系统（United States Renal Data System，USRDS）的数据，每年约 25% 的血液透析和 18% 的腹膜透析患者被诊断为心力衰竭，约 55% 的血液透析患者有心力衰竭的病史。

　　血液透析患者瓣膜钙化的患病率也很高；一项研究中 45% 有二尖瓣钙化，34% 有主动脉瓣钙化，而在普通人群中仅 3%～5%。总的来说，研究认为血

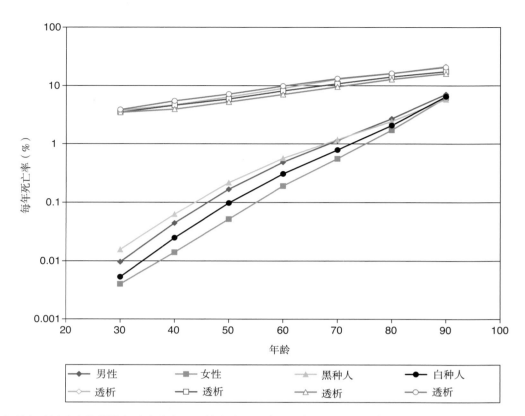

图 56.3　普通人群和透析治疗的慢性肾脏病患者心血管疾病死亡率的比较（因心律失常、心肌病、心搏骤停、心肌梗死、动脉粥样硬化性心脏病和肺水肿死亡）。（已获得作者许可，Foley RN, Parfrey PS, Sarnak MJ: Clinical epidemiology of cardiovascular disease in chronic renal disease. Am J Kidney Dis 32:S112-S119, 1998.）

液透析人群二尖瓣瓣环钙化的比例在 30 到 50%。

结果都是心肌细胞死亡。

心血管疾病的类型

　　CKD 患者心血管疾病可有多种病理改变，主要为动脉粥样硬化、小动脉硬化和心肌病／瓣膜病（表 56.1）。在大多数病例，临床上明显的心血管疾病是这些改变的综合反应。动脉粥样硬化定义为由于脂质斑块沉积导致的血管堵塞性疾病，小动脉硬化定义为非堵塞性血管结构重塑，血管丧失弹性，这两种情况都可表现为缺血性心脏病和心力衰竭。某些危险因素，包括血脂异常，主要促进动脉粥样硬化的形成；而有些情况，如钙磷乘积升高主要促进小动脉硬化；高容量负荷和贫血易导致心脏重塑和左心室肥厚；而在 CKD 各期均很常见的高血压与这些疾病表现均相关。随着时间推移，这些临床表现相互作用既可影响较大的冠状动脉而出现节段性灌注缺损，又可产生继发于心肌肥厚（由于需求增加）和毛细血管丢失导致的心内膜下心肌灌注不足。最终

心血管疾病的危险因素

　　传统和非传统心血管疾病的危险因素共同促进了 CKD 患者心血管疾病的风险增加。传统的危险因素是指 Framingham 心脏研究确定的普通人群中增加心血管疾病风险的因素；非传统的危险因素是指 Framingham 心脏研究原始报告中未能确定的，随着肾功能下降发生率增加且被推测为增加 CKD 患者的心血管疾病风险的因素（表 56.2）。流行病学研究显示，所有 CKD 阶段，即使 1 期和 2 期时仅有微量白蛋白尿而 GFR 未下降，均与心血管疾病独立相关。CKD 可直接导致心血管疾病，其机制包括液体潴留、贫血和矿物质代谢异常。CKD 也有可能代表一种危险状态，糖尿病、高血压，可能还有血脂异常等促进 CKD 进展的因素解释了增高的心脏事件发生率，CKD 是这些危险因素严重程度和持续时间的标志。

表 56.1　慢性肾脏病心脏并发症类型

心血管疾病类型	病理或结构表现	危险因素	指标／诊断实验	临床表现
动脉疾病	动脉粥样硬化：由于斑块造成动脉管腔狭窄	血脂异常 糖尿病 高血压 其他传统和非传统的危险因素	心肌核素显像 心脏导管检查	心肌梗死 心绞痛 心源性猝死 心力衰竭
	动脉硬化：大动脉弥漫性扩张和血管壁增厚，失去血管弹性	高血压 容量超负荷 甲状旁腺功能亢进 高磷血症 其他导致动脉内膜钙化的因素	血管钙化 脉压增加 主动脉脉搏波速度 心脏 CT 其他血管影像检查	心肌梗死 心绞痛 心源性猝死 心力衰竭 左心室肥厚
心肌病	左心室肥厚：适应性肥厚以补偿心脏需求增加	压力过负荷 由于高血压、瓣膜疾病和动脉硬化导致后负荷增加 容量超负荷 由于肾脏病 ± 贫血造成液体潴留	超声心动图 心脏 MRI	心肌梗死 心绞痛 心源性猝死 心力衰竭
	左心室收缩性下降	缺血性心脏病 高血压 左心室肥厚 其他传统和非传统的危险因素	超声心动图	心肾综合征* 心源性猝死 心力衰竭 心肌梗死 心绞痛
	左心室松弛功能受损	高血压 贫血和容量超负荷 矿物质代谢异常 其他动脉硬化危险因素 其他传统和非传统的危险因素	超声心动图	心力衰竭 心肌梗死 心绞痛 心源性猝死
结构性疾病	心包积液	延迟或透析不充分	超声心动图	心力衰竭 高血压
	主动脉瓣和二尖瓣疾病	CKD 3～5 期 钙／磷／PTH 代谢异常 高龄 透析年份	超声心动图	主动脉瓣狭窄 心内膜炎 心力衰竭
	二尖瓣瓣环钙化	CKD 3～5 期 钙／磷／PTH 代谢异常	超声心动图 二叶瓣后叶瓣基底附近均匀回声刚性带	心律失常 栓塞 心内膜炎 心力衰竭
	心内膜炎	瓣膜疾病 长期静脉置管	超声心动图	心律失常 心力衰竭 栓塞
心律失常	心房纤颤	缺血性心脏病 心肌病	心电图	高血压 栓塞
	室性心律失常	缺血性心脏病 心肌病 电解质异常	心电图 电生理检查	心源性猝死

CKD，慢性肾脏病；PTH，甲状旁腺素。

*心肾综合征参见第 29 章

表 56.2　慢性肾脏病传统和非传统心脏危险因素

传统的危险因素	非传统因素
高龄	白蛋白尿
男性	脂蛋白（a）和载脂蛋白（a）亚型
高血压	脂蛋白残余物
高低密度脂蛋白胆固醇	贫血
低高密度脂蛋白胆固醇	矿物质代谢异常
糖尿病	细胞外液超负荷
吸烟	电解质异常
缺乏体力活动	氧化应激
绝经	炎症
心血管疾病家族史	营养不良
左心室肥厚	血栓形成的因素
	睡眠障碍
	改变一氧化氮／内皮素平衡
	交感神经过度兴奋

摘自 Sarnak MJ et al: Kidney disease as a risk factor for development of cardiovascular disease: a statement from the American Heart Association Councils on Kidney in Cardiovascular Disease, High Blood Pressure Research, Clinical Cardiology, and Epidemiology and Prevention, Circulation 108:2154-2169, 2003.

缺血性心脏病

预测缺血性心脏病

Framingham 冠状动脉心脏病预测公式包括年龄、性别、糖尿病、血压和血脂水平这些传统的危险因素，用来估算普通美国人心脏疾病的风险。但是，CKD 患者使用这些被广泛接受的预测公式评估心脏疾病的风险时可能有问题，因为危险因素至少部分与全面的营养（如血清胆固醇）和心脏状况（如收缩压和舒张压）有关，CKD 患者这些危险因素与不良结局的关系不同。因而，尽管普通人群中预示冠状动脉心脏病的许多传统危险因素在进展期 CKD 人群中同样是重要的危险因素，但是每个危险因素的相对重要程度在 CKD 人群中可能是不同的。特别是，糖尿病在 CKD 人群是比普通人群更强的预测心脏疾病的危险因素，这可能反映当糖尿病严重到可以引起肾脏损害时也足以引起系统性血管疾病。

Framingham 公式在透析患者中不适用，尽管老年和合并糖尿病的透析患者确实心血管事件发生率更高。血液透析患者收缩压明显升高时死亡风险仅是略有增加，但是收缩压偏低时（<120 mmHg）死亡风险是最高的。这些风险关系的改变不是病理生理变化引起的，可能主要反映了健康状况、心脏和营养储备情况。

诊断缺血性心脏病

在 CKD 患者中，没有单一的检查被证明是诊断缺血性心脏病最好的方法，每个检查对 CKD 患者来说可能都有不适合的方面，从而影响诊断敏感性和特异性。目前，包含心脏影像的灌注功能评估是识别心肌缺血最好、首选的检查方法。这些检查方法包括运动或药物负荷核素心肌显像、运动或药物负荷超声心动图检查。重要的是，CKD 患者往往有多种合并症，从而限制其完成运动负荷试验。总体而言，对于检测血管造影下明显的冠状动脉缺损，多巴胺负荷超声心动图检查较药物负荷核素显像有更高的特异性，且至少有相似或更高的敏感性，同时还能提供关于瓣膜和其他结构性疾病的信息。CKD 患者，包括那些已接受透析的患者，都没有行心脏造影检查的绝对禁忌。尽管保留残存肾功能对于各阶段的肾脏病患者，包括那些已接受血液透析，特别是行腹膜透析的患者而言很重要。通过细致的管理和谨慎使用含碘造影剂（第 37 章），许多处在 CKD 3 期和 4 期的患者可以避免出现造影剂肾病。

预防和治疗缺血性心脏病
慢性肾脏病 3～4 期

来自于大规模临床试验的亚组分析数据显示，对于普通人群有益处的预防措施对 CKD 早期患者同样有效。因而，目前 CKD 3～4 期的患者心脏病一级预防方法是仿照普通人群的，但是执行时需谨慎，应尽量降低 CKD 患者治疗时可能伴随的高风险。

对于 CKD 3-4 期患者，治疗血脂异常（表56.3）、高血压和糖尿病可以采用普通人群的治疗指南，因为这些治疗手段不仅能降低心脏疾病的风险，也能降低肾脏衰竭进展的风险。血压控制讨论具体见第 66 章，糖尿病和糖尿病肾病治疗见第 25 章。采用个体化方案对这些病的治疗很重要。例如，服用肾素－血管紧张素－醛固酮系统抑制药会增加高钾血症的风险，对个体患者而言，需要平衡该药利弊。又如同时服用他汀类和贝特类药物增加出现横纹肌溶解的风险，在晚期 CKD 患者需避免。

进展期 CKD 患者中冠状动脉疾病急性期治疗以及一级和二级预防方式还没有得到充分的研究，但是根据普通人群的经验，许多措施可能有效。对降脂治疗的研究较为充分，心脏与肾脏保护研究（study of heart and renal protection，SHARP）结果显示予 CKD

3b ~ 4 期患者一级预防治疗有效（表 56.3）。其他常见治疗的益处尚不明确。例如，已知患有心血管疾病或心脏疾病风险高的患者服用小剂量阿司匹林是有益的；但是，数据显示进展期 CKD 患者在心肌梗死或急性冠状动脉事件后更积极的抗血小板治疗，包括应用糖蛋白 Ⅱ b/ Ⅲ a 抑制药和氯吡格雷，出血风险高从而降低了总获益。

目前对进展期 CKD 患者的冠状动脉疾病应采用药物治疗还是介入治疗更为有益尚无定论。现有的数据支持对 CKD 3b 期和 4 期合并冠状动脉多支病变的患者采用个体化治疗，包括强化药物治疗作为一线治疗方案。同时根据患者的症状、长期预后及生活态度，选择推迟经皮介入及冠状动脉旁路移植术或作为更积极的一线治疗方案的一部分。

慢性肾脏病 5 期／透析

到目前为止，临床试验数据尚没有显示出透析患者接受心血管疾病治疗后有明显的生存获益，尽管来

表 56.3　慢性肾脏病中降脂治疗的随机对照试验

研究	干预措施	人群	中位随访期	主要转归	主要转归的风险	总体死亡的风险
4D	阿托伐他汀 每天 20 mg（vs. 安慰剂）	1255 名受试者 年龄 18 ~ 80 岁 2 型糖尿病 血液透析少于 2 年 低密度脂蛋白胆固醇 80 ~ 190 mg/dl	4.0 年	心源性死亡，*致死性中风，非致死性心肌梗死或非致死性卒中的复合结局	HR=0.92（0.77 ~ 1.10）	RR=0.93（0.79 ~ 1.08）
AURORA	瑞舒伐他汀每天 10 mg（vs. 安慰剂）	2776 名受试者 年龄 50 ~ 80 岁 血液滤过或血液透析超过 3 个月	3.8 年	心源性死亡，非致死性心肌梗死，或非致死性卒中的复合结局	HR=0.96（0.84 ~ 1.11）	HR=0.96（0.86 ~ 1.07）
ALERT	氟伐他汀 每天 40 mg，允许酌情增加剂量（vs. 安慰剂）	2102 名受试者 年龄 30 ~ 75 岁 移植后至少 6 个月 移植肾功能稳定 没有近期心肌梗死 总胆固醇 155 ~ 348 mg/dl	5.4 年	主要的心脏不良事件，定义为心源性死亡、非致死性心肌梗死，或冠状动脉血管重建	RR=0.83（0.64 ~ 1.06）	RR=1.02（0.81 ~ 1.30）
SHARP	辛伐他汀 每天 20 mg＋依折麦布 每天 10 mg（vs. 安慰剂）	9270 名受试者 年龄大于 40 岁 既往没有心肌梗死或冠状动脉血管重建的病史 血清肌酐大于 1.7 mg/dl（男性）或 1.5 mg/dl（女性）	4.9 年	冠状动脉疾病导致死亡、+非致死性心肌梗死、缺血性脑卒中，或任何血管重建措施的复合结局	RR=0.83（0.74 ~ 0.94）	RR=1.02（0.94 ~ 1.11）
SHARP 内亚组#	非透析（n=6247） 血液透析（n=2527） 腹膜透析（n=496）		没有报告	同上	RR=0.78（0.67 ~ 0.91） RR=0.95（0.78 ~ 1.15） RR=0.70（0.46 ~ 1.08）	没有报告

4D，德国糖尿病透析研究；ALERT，肾移植者中使用来适可的评估；AURORA，在常规血液透析患者中评估瑞舒伐他汀的一项研究；评估存活和心血管事件；HR，危险比；RR，风险比；SHARP，心脏和肾脏保护研究。

括号中的数据表示 95% 置信区间。HR 和 RR 报告治疗组和安慰剂之间的关系，数值小于 1 有利于治疗组，大于 1 有利于安慰剂。

*在 4D 研究中，心源性死亡包括致死性心肌梗死（发生心肌梗死后 28 天内死亡）、猝死、由于心力衰竭死亡、冠状动脉心脏病介入治疗 28 天内死亡和所有其他归因于冠心病的死亡。患者意外死亡，或在近期三次血液透析前出现高钾血症考虑属于心源性猝死。

+在 SHARP 研究中，原来的主要结局包括心源性死亡，定义为由于高血压心脏病、冠心病、或其他心脏病造成的死亡；在数据分析之前，统计计划将主要结局改变为由于冠心病死亡，而非心源性死亡。

#在 SHARP 研究中，透析和非透析患者的主要转归的风险没有统计差异（P＝0.25），血液透析和腹膜透析患者之间也没有（P＝0.21）。

自于美国和澳大利亚的数据显示，透析患者心血管疾病死亡率在过去数年有所下降，但是原因尚不明确。没有找到能降低持续透析患者心血管疾病负担的有效治疗措施，这反映了导致这些患者死亡的原因很多，仅干预一个危险因素不足以降低死亡率。

在两项大规模、强有力的临床试验中降脂治疗的效果得到充分研究，结果显示透析患者使用他汀类药物没有获益。第三项包括进展期 CKD 和透析患者的研究显示降脂治疗整体有益（表 56.3）；而在腹膜透析患者中降脂治疗是否获益尚没有充分的研究。根据这些结果，我们不推荐透析患者常规开始他汀治疗。在已明确有冠状动脉疾病的患者，需要根据预期寿命进行个体化建议。

目前指南中其他心血管风险的改良治疗主要来自于非 CKD 人群的观察数据和推断。对于透析患者针对血压和饮食的治疗方案难以实现，因为很难将血压控制在一个很窄的范围内，同时透析环境也导致分解代谢增加。此外，在普通人群中与不良事件相关的一些危险因素在透析人群中反而有保护作用。例如，透析患者血压偏高和肥胖时生存率反而高，这可能反映了更好的心脏和营养储备。危险因素管理的其他挑战包括不确定性带来的难题。例如，由于透析管路和血管钙化使血压测量值并不可靠，家庭和动态血压监测很少用于临床，糖化血红蛋白可能不能准确反映糖尿病控制情况。

尽管缺少明确的支持证据，根据非透析人群数据所制订的临床实践指南中，下列目标是合理的：①透析前血压目标低于 140/90 mmHg，最优方法是首先达到适合的干体重，然后辅以药物治疗，确保没有体位性低血压或透析过程中的症状性低血压；②对于合并动脉粥样硬化疾病和合理预期寿命的患者，血清 LDL 胆固醇目标是低于 100 mg/dl；和③定期监测血糖行适当的血糖控制，避免低血糖。在有些患者，更严格的控制心血管疾病的危险因素可能是明智和利大于弊的，尽管仍没有有效的方法来识别哪些透析患者最有可能受益于这些措施。最后，戒烟在 CKD 各期都是必要的。如 CKD 早期阶段一样，透析患者缺血性心脏病也可以通过有创措施成功救治；但是，CKD 患者出现操作并发症的风险更高。因而，在没有最优策略时，仍建议采用共同决策的原则。

左心室肥厚和心力衰竭

左心室肥厚和心力衰竭的诊断

超声心动图检查可以诊断左心室肥厚，这是一种便宜、非侵入性，并被广泛接受的检查。心功能应在血容量稳定的情况下进行评估，因为在血容量明显缺乏和过量时会降低左心室收缩力。因而，透析患者在透析间期行二维超声心动图能够提供最准确的信息。三维超声心动图避免了需要几何假设左心室（LV）形状来估测 LV 质量和体积，可以有效评估左心室（LV）结构，而心脏磁共振成像可能是评估左心室结构最准确的检查方法。对新开始透析的患者推荐进行超声心动图筛查；但没有证据显示这样会改善临床结局。

第 29 章深入讨论了心力衰竭和心肾综合征。心力衰竭是有特异症状的临床综合征，包括呼吸困难和疲劳，体征包括水肿和肺部啰音。尽管这些体征和症状与心力衰竭相关，但也可出现于许多 CKD 患者，仅反映了容量负荷多。不管何种原因，持续性或复发性容量超负荷的患者总体临床预后差。需要注意的是在血液透析患者，由于通过超滤控制了前负荷快速变化和液体超负荷，低血压可能是心力衰竭唯一的表现。

左心室肥厚和心力衰竭的治疗

可纠正的导致左心室肥厚的危险因素包括贫血、高血压、细胞外容量超负荷、高磷血症及继发性甲状旁腺功能亢进等矿物质代谢异常，和少数情况下动静脉瘘导致的高输出性心力衰竭。目前还没有临床试验评估纠正这些危险因素对 LVH 进展和转归的影响，因而还依赖于观察替代指标。血管紧张素转换酶（ACE）抑制药和血管紧张素受体阻断药（ARB）治疗有利于改善替代指标，即左心室体积减小。但是随机试验显示，即使用重组的人促红细胞生成素改善血红蛋白水平也对改善左心室肥厚的替代指标或左心室体积没有益处。严格来说，没有试验证实这些旨在治疗或预防 LVH 的措施，在 CKD 3 期或 4 期患者可以减少心脏不良后果或死亡率。在血液透析频率研究中，增加透析频率的患者 LV 体积明显改善，提示持续容量控制的关键作用。

心力衰竭治疗方式在 CKD 各期有所不同，利尿治疗是透析前 CKD 患者主要的治疗方式，透析患者液体超负荷时可用超滤治疗。CKD 3～5 期患者心力衰竭的长期治疗没有充分的研究；因此推荐治疗方案的依据是来自普通人群的数据，或是依据小规模试验结果。需要注意的是，ACE 抑制药和 ARBs 在 CKD 1 期到 4 期早期患者，有独立于降压的心脏和肾脏益处，有限的数据显示这些药物与左心室重构和心血管结局改善相关。现在正在研究醛固酮拮抗药（如螺内酯）的潜在益处以及高血钾的潜在风险，特别是当与 ACE 抑制药或 ARBs 联用时。另一个普通人群中治疗心力衰竭的主要药物 β 受体阻滞药对 CKD 患者也是有益的，有证据显示左心功能障碍的透析患者使用卡维地洛可以降低死亡风险。强心药物（如地高辛）在普通人群中经常用于治疗心力衰竭，其可以降低发病率，但不能降低死亡率。尽管在 CKD 患者中没有关于心脏强心药物的研究，在这些患者中使用这些药物需慎重，需特别注意药物剂量、血药浓度和血钾平衡。

心律失常和心源性猝死

CKD 患者心律失常非常常见，反映了器质性心脏病、缺血性心脏病和电解质异常的高患病率。心房纤颤是最常见的心律失常，在晚期 CKD 患者，包括透析患者中，阵发性和永久性心房纤颤的患病率高达 30%。室性心律失常也很常见，尽管真实的患病率不能确定。透析患者心血管疾病的死亡率超过 80/1000 人年，其中心搏骤停和心律失常超过 60%。

有关 CKD 或透析患者心律失常和心源性猝死的预防及治疗的数据很少，现在大部分用于非透析 CKD 患者的治疗建议均来自于普通人群。尽管进展期 CKD 和透析患者接受置入性心脏复律除颤器（ICDs）预防心源性猝死的数量有所增加，但没有试验数据显示生存获益或是证明成本效益。严格来说，ICD 和其他心脏装置的导线通常经过左锁骨下静脉，易致静脉狭窄，影响血液透析血管通路。鉴于心源性猝死的高发生率，一个可行的预防措施就是保证为 CKD 患者的治疗场所（包括门诊和透析中心）配备自动体外除颤器（AED），同时培训工作人员使用这些设备。

卒中

脑血管疾病在 CKD 患者中也很常见（图 56.2），缺血性和出血性脑卒中的发生率均高于普通人群。严格来说，即使临床上没有明显的脑卒中的表现，静默病变或大量的脑白质病变可能已经存在。CKD 患者在有心血管疾病的同时合并脑血管疾病的表现，包括更差的认知功能并不令人吃惊。

尽管没有特别的研究，CKD 早期患者卒中预防和治疗措施应遵循普通人群的指南，包括控制传统的危险因素和遵医嘱使用抗血栓药物。例如，参加心房纤颤卒中预防 3（stroke prevention in atrial fibrillation 3）试验的 CKD 3 期受试者中，依据普通人群原则使用华法林降低脑栓塞发生率，并不伴有不良事件的大幅增加。相反，在透析患者中临床试验数据缺乏，出血并发症和跌倒的风险显著增加。透析人群队列研究的数据显示，合并心房纤颤的患者服用华法林行一级预防治疗时死亡风险增加。考虑到肾衰竭患者合并心房纤颤的高患病率，同时这些研究中决定是否使用华法林治疗透析患者时可能存在的适应证偏倚，透析患者是否需要服用华法林作为预防治疗的药物是一个亟须解决的问题，需要有说服力的临床试验结果以指导临床决策。

参考文献

Baigent C, Landray MJ, Reith C, et al: The effects of lowering LDL cholesterol with simvastatin plus ezetimibe in patients with chronic kidney disease (Study of Heart and Renal Protection): a randomised placebo-controlled trial, Lancet 377:2181-2192, 2011.

Chronic Kidney Disease Prognosis Consortium: Association of estimated glomerular filtration rate and albuminuria with all-cause and cardio- vascular mortality in general population cohorts: a collaborative meta- analysis, Lancet 375:2073-2181, 2010.

Cice G, Ferrara L, D'Andrea A, et al: Carvedilol increases two-year sur- vival in dialysis patients with dilated cardiomyopathy: a prospective, placebo-controlled trial, J Am Coll Cardiol 41:1438-1444, 2003.

Collins AJ, Foley RN, Chavers B, et al: United States Renal Data System 2011 Annual Data Report: Atlas of chronic kidney disease & end-stage renal disease in the United States, Am J Kidney Dis 59(1 Suppl 1):A7, e1-420, 2012.

deFilippi CWS, Rosanio S, Tiblier E, et al: Cardiac troponin T and C-reactive protein for predicting prognosis, coronary atherosclerosis, and cardiomyopathy in patients undergoing long-term hemodialysis, JAMA 290:353-359, 2003.

Fox CS, Larson MG, Vasan RS, et al: Cross-sectional association of kid- ney function with valvular and annular calcification: the Framingham heart study, J Am Soc Nephrol 17:521-527, 2006.

Fox CS, Muntner P, Chen AY, et al: Use of evidence-based therapies in short-term outcomes of ST-segment elevation myocardial infarction and non-ST-segment elevation myocardial infarction in patients with chronic kidney disease: a report from the National Cardiovascular Data Acute Coronary

Treatment and Intervention Outcomes Net- work registry, Circulation 121:357-365, 2010.

Go AS, Chertow GM, Fan D, et al: Chronic kidney disease and the risks of death, cardiovascular events, and hospitalization, N Engl J Med 351:1296-1305, 2004.

Hart RG, Pearce LA, Asinger RW, et al: Warfarin in atrial fibrillation patients with moderate chronic kidney disease, Clin J Am Soc Nephrol 6:2599-2604, 2011.

Ohtake T, Kobayashi S, Moriya H, et al: High prevalence of occult coronary artery stenosis in patients with chronic kidney disease at the initiation of renal replacement therapy: an angiographic exami- nation, J Am Soc Nephrol 16:1141-1148, 2005.

Palmer SC, Di Micco L, Razavian M, et al: Effects of antiplatelet therapy on mortality and cardiovascular and bleeding outcomes in persons with chronic kidney disease: a systematic review and meta-analysis, Ann Intern Med 156:445-459, 2012.

Raggi P, Boulay A, Chasan-Taber S, et al: Cardiac calcification in adult hemodialysis patients: a link between end-stage renal disease and cardiovascular disease? J Am Coll Cardiol 39:695-701, 2002.

Roberts MA, Polkinghorne KR, McDonald SP, et al: Secular trends in cardiovascular mortality rates of patients receiving dialysis compared with the general population, Am J Kidney Dis 58:64-72, 2011.

Sarnak MJ: Cardiovascular complications in chronic kidney disease, Am J Kidney Dis 41(Suppl 5):11-17, 2003.

Sarnak MJ, Levey AS, Schoolwerth AC, et al: Kidney disease as a risk factor for development of cardiovascular disease: a statement from the American Heart Association Councils on Kidney in Cardiovas-cular Disease, High Blood Pressure Research, Clinical Cardiol- ogy, and Epidemiology and Prevention, Circulation 108:2154-2169, 2003.

Umana E, Ahmed W, Alpert MA: Valvular and perivalvular abnormali- ties in end-stage renal disease, Am J Med Sci 325:237-242, 2003.

Wang LW, Fahim MA, Hayen A, et al: Cardiac testing for coronary artery disease in potential kidney transplant recipients: a systematic review of test accuracy studies, Am J Kidney Dis 57:476-487, 2011.

Weiner DE, Tabatabai S, Tighiouart H, et al: Cardiovascular outcomes and all-cause mortality: exploring the interaction between CKD and cardiovascular disease, Am J Kidney Dis 48:392-401, 2006.

Weiner DE, Tighiouart H, Elsayed EF, et al: The Framingham predictive instrument in chronic kidney disease, J Am Coll Cardiol 50:217-224, 2007.

Wright RS, Reeder GS, Herzog CA, et al: Acute myocardial infarction and renal dysfunction: a high-risk combination, Ann Intern Med 137:563-570, 2002.

57

慢性肾脏病性贫血和其他血液并发症

Jay B. Wish 著

吴海婷 苏 颖 译校

贫血

流行病学及发病机制

世界卫生组织将贫血的定义为：成年男性和非月经期女性的血红蛋白（hemoglobin，Hb）浓度小于 13.0 g/L，月经期女性则小于 12.0 g/L。慢性肾脏病（CKD）患者贫血的发病率随着肾小球滤过率（GFR）的下降而增加。人口学研究如由国立卫生研究院实施的国家健康与营养调查研究（NHANES）和早期肾功能不全的贫血患病率的研究（PAERI）提示：贫血在 CKD1 期和 2 期患者中的发病率小于 10%，CKD3 期患者为 20% ~ 40%，CKD4 期患者为 50% ~ 60%，CKD5 期患者大于 70%。

CKD 患者贫血的发病机制是多因素的（框 57.1），但促红细胞生成（erythropoietin，EPO）缺乏在其中的贡献则随着 GFR 的下降逐渐增加。低氧诱导因子（hypoxia inducible factor，HIF）在肾脏和其他组织中产生，在贫血或低氧血症引起氧转运输送降低时，其自发降解速度会降低。持续的 HIF 存在导致信号转导和 EPO 的合成。在正常的患者，血浆 EPO 水平可因贫血而急剧增加。CKD 患者因有效肾组织量减少而不能增加 EPO 产量来应对贫血或其他因素引起的氧输送减少。

循环中约 90% 的 EPO 由肾脏产生，EPO 生成量减少是 CKD 患者发生贫血的主要原因。EPO 可与骨髓中红系祖细胞上的受体结合，尤其是暴增式集落形成单位（burst-forming units，BFU-E）和骨髓集落形成单位（colony-forming units，CFU-E）。EPO 缺乏导致这些细胞发生由 Fas 配体介导的程序性死亡或凋亡。而在 EPO 存在的情况下，这些红系祖细胞将会分化成网织红细胞和红细胞（RBCs）。

图 57.1 显示了 EPO 与各因素之间复杂的相

框 57.1	导致慢性肾脏病患者贫血的原因
内源性 EPO 生成不足	
铁缺乏	
急和慢性炎症	
严重甲状旁腺功能亢进	
铝中毒	
叶酸缺乏	
RBC 寿命缩短	
EPO，促红细胞生成素；RBC，红细胞	

互作用；促炎因子如白介素 -1（interleukin 1，IL-1）、TNF-α（tumor necrosis factor-α）、白介素 -6（interleukin 6，IL-6）和 interferon-γ（IFN-γ）；铁调素；生成红细胞过程中需要的铁。铁调素是由肝产生的一种多肽，通过减少幼红细胞对铁的利用而干扰 RBC 的生成。IL-6 和铁负荷过多可上调铁调素基因的表达，TNF-α 和缺铁则下调铁调素基因的表达。在巨噬细胞和空肠细胞的表面（也可能是其他细胞），铁调素与铁转运蛋白结合（一种嵌膜铁转运分子）导致复合物的内化和降解。上述过程抑制了铁跨膜转运，使巨噬细胞不能释放铁，并阻止小肠对铁的吸收。铁调素的活性可能是大部分"慢性病性贫血"综合征的基础，并且在炎症和感染的情况下，铁调素促进 CKD 患者贫血的发生。然而，在无炎症或感染的 CKD 贫血患者，EPO 缺乏则比铁调素起着更重要的作用。

关于 CKD 患者中尿毒症毒素抑制 RBC 生成的证据尚不明确，因为在补充了铁且无炎症或感染的情况下，大多数 CKD 患者对外源性补充的 EPO 有一定的反应。有证据表明，CKD 患者的 RBC 寿命从正常的 120 d 减少至 60 ~ 90 d。这可能是由于微血管病

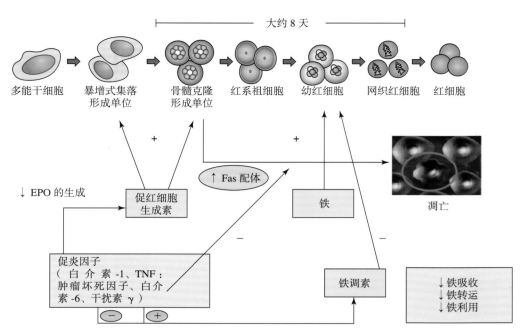

图 57.1　慢性肾脏病中红细胞生成情况。EPO，促红细胞生成素；TNF，肿瘤坏死因子。（Courtesy Iain Macdougall, MD.）

变导致 RBC 的损伤以及 RBC 对氧化应激的抵抗力下降所致。CKD 患者的 EPO 生成减少也参与新生红细胞的破坏，即循环中最年轻的红细胞溶解的一种生理过程。

临床表现

无论是否患有 CKD，贫血的主要临床表现是乏力（运动和休息时）、认知功能下降、性欲减退和幸福感下降。这些症状往往出现在 Hb 低于 10 g/dl 时，Hb 水平越低，症状越严重。更加隐匿的危害是贫血引起的心脏并发症，甚至可见于无症状的贫血患者，这导致 CKD 患者不良心血管事件发生和死亡。在有潜在冠状动脉疾病的患者，贫血可能会因心肌氧转运的降低而加重心绞痛。贫血引起氧转运降低还可导致外周血管舒张、交感神经系统兴奋性增加、心率增快、每搏心输出量增加，最终导致左室肥厚（left ventricular hypertrophy，LVH）。在 CKD 患者中，LVH 与 CKD 患者不良结局（住院和死亡）相关度高。Hb 在正常值以下每减低 0.5 g/L，发生 LVH 的风险就提高 32%，而收缩压每升高 5 mmHg，发生 LVH 的风险增加 11%。大部分贫血的 CKD 患者使用红细胞生成刺激素（erythropoiesis-stimulating agents，ESAs）后自觉症状减轻，生活质量（quality of life，QoL）提高，但支持 ESAs 能逆转 LVH、减少临床心血管事件或降低死亡率的证据尚不充分（请参阅后面的讨论）。

实验室检查

由于 CKD1 期和 2 期患者中贫血的患病率已高达 10%、贫血的后果很严重以及目前已经具有有效的治疗方法，2006 年国际肾脏基金会（National Kidney Foundation，NKF）肾脏病预后质量倡议（K/DOQI）临床实践指南推荐各个阶段的所有 CKD 患者每年进行贫血筛查。如果出现贫血（定义为成年男性 Hb 小于 13.5 g/dl，成年女性 Hb 小于 12.0 g/dl），则需要进行进一步检查，找出贫血的原因。检查包括全血细胞计数，包括红细胞相关指标、网织红细胞计数、血清铁浓度和转铁蛋白饱和度（transferrin saturation，TSAT）或网织红细胞血红蛋白含量（reticulocyte Hb content，CHr）。EPO 缺乏性贫血是正细胞性（normal mean corpuscular volume，MCV）和正血色素性（normal mean corpuscular Hb concentration，MCHC）贫血。低 MCV（小红细胞）提示铁缺乏，但也可以见于血红蛋白病如地中海贫血。高 MCV（大红细胞）提示维生素 B_{12} 或叶酸缺乏。如果 MCV 升高，应检测维生素 B_{12} 和叶酸水平。

血清铁蛋白水平与结合于网状内皮系统中的组织铁蛋白的铁量相关。血清铁蛋白本身并不携带或结合铁，它的功能尚不清楚。血清铁蛋白也是一种急性期反应蛋白，无论组织铁储存量大小，其可在急性或慢性炎症的情况下升高。TSAT 是反映循环中可被转运至骨髓造血组织的铁的测定指标，通过血清铁浓度除以总铁结合力（total iron binding capacity，TIBC）可计算得出。TIBC 与血清转铁蛋白水平相关，后者是血液中主要的铁转运蛋白。CKD 贫血患者 TSAT 少于 16% 提示绝对或功能性铁缺乏，两者均表现为转运至骨髓造血组织的铁量减少。绝对的铁缺乏见于体内总铁储备减少，并伴有血清铁蛋白水平降低（男性低于 25 ng/ml，女性低于 12 ng/ml）。功能性铁缺乏则表现为 TSAT 降低，和血清铁蛋白正常或升高。其发生可能是 ESAs 刺激 RBC 生成的结果。ESAs 使得骨髓对铁的需求量超过了网状内皮系统向循环中转铁蛋白供铁的能力。功能性铁缺乏还可能源于炎症或感染状态下铁调素的作用。功能性缺铁性贫血的特征是：尽管血清铁蛋白浓度正常或升高，但仍对静脉补充铁有反应，表现为 Hb 水平升高和（或）ESA 需求量降低。当患者呈低 TSAT、正常或升高的血清铁蛋白水平、对静脉补铁不反应时，可初步诊断为网状内皮系统功能障碍，意味着铁调素完全阻止了铁从巨噬细胞释放到循环中的转铁蛋白。值得注意的是，缺铁的诊断标准是血清铁蛋白浓度小于 25 ng/ml、缺铁性红细胞生成的诊断标准是 TSAT 小于 16%，CKD 贫血患者即使有较高水平的血清铁蛋白水平和 TSAT 水平，也常常对补铁治疗有效（请参见后续铁治疗部分）。

网织红细胞计数是一种有用且价廉的检查方法，有助于判断贫血是由红细胞生成减少，还是丢失或破坏增多引起。对于 EPO 缺乏的患者，红细胞生成减少，多数患者网织红细胞绝对计数也是降低的（全血中低于 40 000 ~ 50 000 个细胞 /ml）。若网织红细胞计数增高，则不符合 EPO 缺乏，而应进行溶血或者失血情况的评估。

虽然测定 EPO 水平降低似乎有助于确诊 EPO 缺乏，但并不推荐常规检测 CKD 贫血患者的 EPO 水平。理由是，对外源性 ESA 治疗有反应的患者，其 EPO 水平可以是正常甚至升高的，但相对于贫血的严重程度不符，且检测 EPO 的价格高昂。因此，建议将 EPO 缺乏作为 CKD 贫血患者的一种排除性诊断（即排除了其他可以治疗的贫血原因时）。然而，若患者贫血严重程度与肾功能受损程度不相符，或者同时存在白细胞减少和（或）血小板减少，则除 EPO 缺乏以外，还应当考虑其他病因。

促红细胞生成刺激剂

在排除了其他可治的贫血病因之后，可拟诊为 EPO 缺乏，对于许多 CKD 贫血患者首选的治疗是 ESA。重组人红细胞生成素（recombinant human erythropoietin，rHuEPO 或 epoetin）自 1989 年上市可供使用，已彻底改变 CKD 贫血患者依靠输血和雄激素治疗的状况。虽然皮下注射促红素会有部分蛋白在进入循环前被降解而导致吸收并不完全，但由于其吸收缓慢和血清促红素水平可维持更久，故此种给药方式比同剂量静脉注射能提高药效 20% ~ 30%。然而，由于直接给药进入体外血液循环的便捷性，美国绝大多数透析患者以静脉途径接受促红素治疗。另一个使用静脉途径的可能原因为欧洲报道纯红细胞再生障碍性贫血（pure red cell aplasia，PRCA）与皮下注射阿法依泊汀（epoetin alfa 的）相关联（后续详谈）。

非透析的 CKD 患者和腹膜透析的患者常常接受皮下促红素治疗。促红素的包装说明书上建议频率为每周三次，这是由于美国食品药物监督管理局（Food and Drug Administration，FDA）许可的药物临床试验结果来自于血透患者（他们是在每次透析时接受促红素治疗）。对于非透析 CKD 患者和腹膜透析的患者，这个频率是不实际的。皮下注射的治疗方法比较疼痛，而且没有必要，针对这些患者的临床试验已证实，每 1 ~ 2 周注射一次促红素的方法可获得同样疗效。4 周 1 次的治疗频率能有效地将 76% 的非透析 CKD 患者维持在目标血红蛋白浓度。阿法达贝泊汀（darbepoetin alfa）是一种生物工程的促红素分子，其具有附加的两个 N- 糖侧链。其半衰期及作用时间均长于促红素。研究表明，阿法达贝泊汀即使给药频率仅 4 周 1 次，仍能在选定患者中有效维持目标血红蛋白水平。静脉、皮下两种给药途径的疗效之间并没有明显差别。阿法达贝泊汀的副作用与促红素基本一致：在 20% ~ 30% 患者中，可能导致高血压的恶化。其导致高血压的机制是多因素的：红细胞总量增多、贫血引起的周围血管舒张作用的减弱，或许还直接抑制某些扩血管介质如一氧化氮、前列腺素。高血压或高血压恶化并非 ESA 治疗的禁忌证，但临床医师应给予更积极的药物治疗、提高透析的超滤量，和（或）减少 ESA 剂量以降低血红蛋白升高速度，并允许血管舒缩的生理适应。还没有证据表明，血透患者接受 ESA 治疗将血红蛋白维持在目前推荐的目标值时，其血管通路的血栓形成增加。其他 ESA 的副作用与安慰剂组也无明显差别。

Peginesatide 是一种聚乙二醇多肽，对于 EPO 受体有很强的亲和力，而与人 EPO 没有同源性。当给药频率为一月一次时，其提高血红蛋白的效果显著。在透析患者的Ⅲ期临床试验中，Peginesatide 与促红素的有效性、安全性类似。Peginesatide 在 2012 年 3 月被 FDA 批准为终末期肾病透析患者贫血的治疗药物，但在上市后于 2013 年 2 月由于致死性过敏反应（25 000 名患者中出现 3 例死亡）报道被生产商自动召回。这种致死性过敏反应的原因依然未知，但 Peginesatide 回归市场已是不可能的。

纯红细胞再生障碍性贫血

纯红细胞再生障碍性贫血是一种由外源性 ESA 诱导产生抗红细胞生成素抗体而造成的贫血。若患者在大剂量 ESA 治疗几个月后突然发生血红蛋白每周快速下降 1 g/dl，或需要每周输血且网织红细胞计数低（<20 000 cells/μl）时，则应该怀疑 PRCA 的诊断。与经典再生障碍性贫血不同，PRCA 患者的白细胞和血小板水平并不降低。若可检测到患者血中抗红细胞生成素抗体，或骨髓活检提示成血红细胞的细胞形态正常且低于 4%，则此诊断可明确。治疗包括停止 ESA 和加用免疫抑制药（如环磷酰胺）；大多数患者在几个月后对此治疗有反应，且停用免疫抑制药后不会复发。对一组欧洲的 PRCA 病例回顾分析显示，这些患者几乎都使用了稳定剂为 Tween 80 的阿法依泊汀皮下注射。这种添加剂在美国从未被使用，而美国患者发生 PRCA 的概率极低。在这种药物撤离欧洲市场后，PRCA 的发病率也显著降低了。由于 peginesatide 与天然或合成 EPO 没有同源性，因此 peginesatide 可有效治疗 PRCA，但 FDA 并未批准这一适应证。

目标血红蛋白水平

关于 CKD 贫血 ESA 治疗的血红蛋白靶目标问题，目前尚存较多争议，因为观察性研究与干预试验的结果并不相同。基于 20 世纪 90 年代早期的一些促红素有效性试验研究（比较未治疗患者的红细胞比容与接收治疗的患者的红细胞比容），美国国家肾脏基金会慢性肾脏病 / 透析患者生存质量指南（NKF-K/DOQI）贫血指南第一版（1997）的建议，促红素治疗患者的目标红细胞比容（hematocrit，Hct）应为 33% ~ 36%。但大量来自美国肾脏病数据系统（United States Renal Data System，USRDS）和大量透析链数据库（dialysis chain databases）的观察性研究显示了更高水平的 Hct 或血红蛋白水平（高至 39% 和 13 g/dl 以上）的益处，生活质量的改善直接与 Hct/Hb 相关。1998 年开始了一项正常血红细胞比容的研究，将 1223 名接受促红素治疗且伴有心脏基础疾病的血液透析患者随机分为目标 Hct 30% 组和 42% 组。由于发现更高水平 Hct 给患者带来获益的可能性很低，此研究被提前终止。高 Hct 组发生主要终点事件死亡或心肌梗死的相对危险度为 1.3（置信区间 0.9 ~ 1.9）。而且，高 Hct 组血管通路血栓形成发生率明显增多。基于此项研究，2001 版 NKF-K/DOQI 贫血指南建议 CKD 贫血患者 ESA 治疗的目标血红蛋白水平为 11 ~ 12 g/dl。

早期使用倍他依泊汀治疗贫血降低心血管风险（cardiovascular risk reduction by early anemia treatment with epoetin beta，CREATE）研究将 603 名患者随机分为两组（GFRs 为 15 ~ 35 mL/min/1.73 m^2，基础血红蛋白水平为 11 ~ 12.5 g/dl）：第一组立即进行倍他依泊汀治疗，目标血红蛋白浓度为 13 ~ 15 g/dl；第二组仅当血红蛋白低于 10.5 g/dl 时开始治疗，目标浓度 10.5 ~ 11.5 g/dl。两组在主要终点（第一次出现心血管事件的时间）没有差异。虽然两组在 GFR 下降速率上没有差别，但第一组中有更多患者需要透析。第一组患者的总体健康程度和活动功能也是更佳的（由标准化问卷测量得出）。两组在总体不良事件上没有差异。

肾功能不全患者血红蛋白纠正及预后（the correction of hemoglobin and outcomes in renal insufficiency，CHOIR）研究是一项规模更大的研究，1432 名 CKD4 期患者随机分配入目标血红蛋白为 11.3 g/dl 和 13.5 g/dl 的两组中。平均随访时间为 16 个月。由于发现在更高血红蛋白浓度组中出现了安全问题，此研究被提前终止。主要终点是死亡、心肌梗死、因充血性心力衰竭住院（未行肾替代治疗）及卒中的复合终点。在高血红蛋白组中，患者的复合终点、充血性心力衰竭、死亡、因心血管疾病或全因住院的发生率均显著升高。而卒中、心肌梗死、肾替代治疗、生活质量方面没有明显差异。

基于 CHOIR 和 CREATE 两项试验结果，FDA 修改了促红素和阿法达贝泊汀的包装说明书，对于血红蛋白升至 13.5 ~ 14.5 g/dl 时死亡及严重心血管事件的风险加以黑框警告。另外还建议医师对 CKD 患者个体化调整药物剂量，使血红蛋白达到并维持在 10 ~ 12 g/dl。FDA 的建议并非一成不变，在 2007 年，NKF-K/DOQI 贫血工作组又更新了其建议，将 ESA 治疗 CKD 患者的血红蛋白目标值改为 11.0 ~ 12.0 g/dl，不应超过 13 g/dl（中等强度证据）。

　　阿法达贝泊汀治疗降低心血管事件试验研究（the trial to reduce cardiovascular events with aranesp therapy，TREAT）结果在 2009 年发表。TREAT 研究了阿法达贝泊汀用于 2 型糖尿病、非透析 CKD 患者贫血的治疗。与 CHOIR 和 CREATE 两项试验不同，TREAT 研究设计了安慰剂组，纳入的重要结局事件包括死亡、心血管事件、肾病进程和生活质量。第一组患者接受阿法达贝泊汀治疗，目标血红蛋白为 13 g/dl；第二组仅当血红蛋白低于 9 g/dl 时才接受 ESA 治疗。高血红蛋白组的卒中率更高，但心血管事件、死亡率相当。同时，高血红蛋白组的疲劳评分更低，但两组的其他生活治疗评分是类似的。不难预料，安慰剂组的输血是更多的。另一值得注意的发现是，有癌症史的患者若随机分配到高血红蛋白组，则其死于癌症的概率更高。CHOIR、CREATE 和 TREAT 的实验研究结果汇总于表 57.1 中。

　　在 2011 年，FDA 着力修改了依泊汀和达贝泊汀的产品信息，去除了血红蛋白靶目标值 10 ~ 12 g/dl，同时增加了一项新的关于死亡、心肌梗死、卒中、静脉血栓栓塞、血管通路血栓、肿瘤进展和复发风险的黑框警告。2011 FDA 指南的其他要点见框 57.2。

取消 ESA 治疗的靶目标值而以避免输血为目标的个体化方案也引起了肾脏病学界的争议，尤其是 FDA 的这项建议：对于 CKD 非透析患者，仅在血红蛋白低于 10 g/dl 时才开始 ESA 治疗，当血红蛋白高于 10 g/dl 时，应减少或暂停 ESA 治疗。如果以减少输血为治疗目标，也许 FDA 应该更简单地建议非透析和透析患者的靶目标值分别为 9 ~ 10 g/dl 和 9 ~ 11 g/dl。尽管如此，个体化治疗的概念对于平衡治疗风险与受益是正确的。对于准备接受肾移植的患者来说，避免输血尤其重要，因为这样可以减少同种致敏的机会。ESA 治疗使 Hb 升高后对生活质量的改善程度因人而异，这取决于患者本身的合并症、心理状态、功能水平以及期望值。理论上，ESA 治疗的目标评估应包括对患者生活质量改善的评价，其评估工具应重点关注与贫血相关的表现。评估指标包括：疲劳、能量水平、是否有活力，以及身体功能。这些都应该进行个体化评估以确定每位患者的 Hb 靶目标水平。

　　改善全球肾脏病预后组织（Kidney Disease: Improving Global Outcomes，KDIGO）在 2012 年颁布了关于 CKD 患者贫血治疗的指南。KDIGO 关于接受 ESA 治疗患者的目标 Hb 推荐值见框 57.3。值得关注的是，KDIGO 承认了 ESA 治疗对患者生活质量有改善作用，而这点并未得到 FDA 的承认。2012 年国际 KDIGO 贫血指南取代了 2006 — 2007 K/DOQI 贫血指南，成为美国 CKD 患者贫血治疗的最新依据。

表 57.1　ESA 治疗 CKD 贫血患者（ESA 治疗）的大型随机试验

	NHS	CHOIR	CREATE	TREAT
发表时间	1998	2006	2006	2009
地点	美国	美国	欧洲	国际
ESA	促红素 α	促红素 α	促红素 β	促红素 β
CKD 分期及并发症	透析，心脏疾病	非透析	非透析	非透析，2 型糖尿病
患者数量	1223	1432	603	4038
血红蛋白目标值高线（g/dl）	14（Hct 42）	13.5	13 ~ 15	13
血红蛋白目标值低线（g/dl）	10（Hct 30）	11.3	10.5 ~ 11.5	9
心血管终点	RR 1.3（CI 0.9 ~ 1.9）	血红蛋白高组更高	无差别	血红蛋白高组卒中更高，余无差别
CKD 进展	未知	无差别	血红蛋白高组更多	无差别
癌症死亡	未注明	未注明	未注明	有癌症病史的血红蛋白高组死亡率更高
生活质量	血红蛋白高组更好	无差别	血红蛋白高组更好	血红蛋白高组疲劳更少，余无差别

CHOIR，肾功能不全患者血红蛋白及预后纠正；CI，置信区间；CKD，慢性肾脏病；CREATE，依泊汀 β 早期贫血治疗降低心血管风险；ESA，促红细胞生成剂；TREAT，Aranesp 治疗降低心血管事件试验研究

框 57.2　美国食品药品监督管理局对于慢性肾脏病患者中促红素应用的指南

在对照试验中，当注射 ESA 使目标 Hb 大于 11 g/dl 时，患者面临着更大的死亡风险、严重的心血管并发症以及卒中风险。

没有试验明确怎样的目标 Hb 水平、ESA 计量或给药策略能降低上述风险。

使用最低剂量的 ESA 并尽可能降低输血概率。

内科医生与患者应该权衡降低输血概率与增加死亡及严重心血管并发症风险的利弊。

增加药物剂量的频率不应超过每四周一次，减少药物剂量的频率可以略高，应避免频繁的剂量改变。

如果 Hb 水平上升迅速（例如两周内上升超过 1 g/dl），应减少 25% 的 ESA 剂量甚至更大剂量，以减缓过快的药物反应。

对于药物反应不够敏感的患者（4 周治疗后 Hb 上升小于 1 g/dl），增加 25% 的 ESA 剂量。

对于增加剂量后超过 12 周依旧无反应的患者，继续增加 ESA 剂量对改善 Hb 水平的可能性不大，并会增加其他风险。

使用可维持 Hb 水平并尽可能降低 RBC 输注需求的最低剂量。评估造成贫血的其他原因。如果反应没有增加，则停止 ESA 的使用。

对于非透析患者：

仅当 Hb 水平低于 10 g/dl 时考虑开始 ESA 治疗，并且 Hb 降低的速度提示患者需要 RBC 输注的可能性，并且减少同种致敏风险和（或）其他 RBC 输注相关的风险是治疗的目标。

如果 Hb 水平超过 10 g/dl，减少或者中断 ESA 剂量。

对于透析患者：

当 Hb 水平低于 10 g/dl 时开始 ESA 治疗。

如果 Hb 水平接近或超过 11 g/dl 时，减少或者中断 ESA 用药（剂量）。

对于透析患者推荐使用静脉途径。

ESA，红细胞生成刺激剂；Hb，血红蛋白；RBC，红细胞

框 57.3　KDIGO 指南对于接受红细胞生成刺激剂治疗的贫血患者目标血红蛋白水平的推荐

对于 Hb<10 g/L 的成年 CKD 非透析患者，是否开始 ESA 治疗应进行个体化评价，包括 Hb 下降速度、既往对铁剂治疗的反应、需要输血的风险、与 ESA 治疗相关的风险，以及是否有贫血引起的症状。

对于 CKD 透析患者，ESA 治疗的目的在于避免 Hb 浓度降至 9 g/dl 以下，当 Hb9～10 g/dl 时即开始使用 ESA。由于不同患者对治疗的反应不同，部分患者 Hb 水平更高时生活质量才得到改善，因此根据具体情况也可以在 Hb 水平高于 10 g/dl 时开始使用 ESA 治疗。

总体而言，对于成年 CKD 患者，不推荐使用 ESA 来维持 Hb 水平高于 11.5 g/dl。

有些患者在 Hb 高于 11.5 g/dl，生活质量可以得到改善，并且可以接受治疗带来的风险时，可以考虑对这些患者进行个体化 ESA 治疗。

对于所有成人 CKD 患者，ESA 治疗不应使 Hb 浓度高于 13 g/dl。

CKD，慢性肾脏病；ESA，红细胞生成刺激剂；KDIGO，改善全体肾脏病预后组织

新型制剂

随着 2014 年依泊汀依泊汀专利的过期，人们期待着一些新型的 ESA 进入美国市场。其中就包括 Mircera（甲氧基聚乙二醇促红细胞生成素 -β），其已经被 FDA 批准应用于 CKD 非透析患者和透析患者，并且在世界其他区域广泛使用了数年。因为有了聚乙二醇结构，分子的聚乙二醇化减缓了药物在体内的代谢速率，使得其可以每月用药一次。ESA 的生物仿制药，即更加廉价的专利版本的生物制药母体复合物的类似物，目前正在美国进行临床试验，并且已经在世界其他地区进行了广泛的使用。一项正在研究中的治疗贫血的新型方法涉及可抑制活性辅氨酸羟化酶（prolyl hydroxylase，PH）而减少 HIF 降解的药物，从而增强了 HIF 活性。这样可以刺激内源性 EPO 生成，甚至在 ESRD 患者中也能发挥作用，这提示在非肾脏组织中也可诱导产生大量 EPO 生成。这些药物亦可以下调铁调素的合成，对那些处于炎症状态的患者来说比传统 ESA 更加有效。此外，HIF-PH 抑制剂可以口服，这对于非透析的 CKD 患者以及需要皮下注射 ESA 的居家透析患者更具吸引力。

铁剂治疗

铁缺乏通常与 EPO 缺乏共存，为 CKD 非血透患者贫血的病因，更是见于几乎所有血透患者，血透患者会因体外循环、频繁的血液检查、透析针拔出后渗血以及血管通路操作而丢失血液。CKD 非透析患者发生缺铁，是因为膳食蛋白量受限或对红肉类食物食欲下降后造成口服铁摄入不足。即使在最初贫血评估时未发现铁缺乏，当开始 ESA 治疗后也常会因为刺激新的 RBC 生成后消耗机体的铁贮存量而出现缺铁。

因此，定期监测血清铁蛋白和 TSAT 水平来评估机体铁状态是十分重要的。在 ESA 治疗开始后，应每个月监测；Hgb 水平稳定后，每 3 个月测定。正如之前提到的，对于接受 ESA 治疗的患者，其血清铁蛋白和转铁蛋白饱和度目标值高于普通人群中诊断铁缺乏的标准，这是因为 ESA 刺激骨髓产生更多的 RBC 会造成功能性铁缺乏。2006 年 NKF-K/DOQI 贫血指南推荐的目标血清铁水平为：透析患者 ≥200 ng/ml、接受 ESA 治疗的非透析患者 ≥100 ng/ml。接受 ESA 治疗的患者，无论是否接受透析，其目标 TSAT 水平均应 ≥20%。

补铁可以通过口服方式或者静脉注射方式进行。口服铁剂足以使 CKD 非透析患者达到目标铁指标，因为这些患者不会像血透患者一样持续失血。然而，即使对于非透析患者，受到患者依从性、副作用以及铁缺乏程度的影响，口服铁剂也可能不足。常见的口服亚铁盐（硫酸盐、富马酸盐、葡萄糖酸盐）必须在胃中被胃酸氧化成三价铁的形式才能被小肠吸收。当胃酸被食物或抗酸药中和后，或患者服用 H2 受体阻断药或质子泵抑制药时，这一氧化过程会受影响。因此，口服铁剂应该在餐前 1 小时或餐后 2 小时服用。口服铁剂治疗铁缺乏的最小有效剂量是每天补充 200 mg 元素铁，但每片 325 mg 的硫酸亚铁仅含 65 mg 元素铁，因此缺铁患者每天至少分次补充三片铁剂。在血清铁蛋白水平升高的患者中，口服铁盐的生物利用度仅为 1%～2%，因此，即使依从性很好的患者可能也难以通过口服补铁来纠正铁缺乏。最后，口服铁剂的胃肠道副反应，如上腹痛、便秘等，可能会进一步降低患者依从性。

对于口服铁剂效果不好的缺铁的非透析患者以及所有接受 ESA 治疗的血液透析患者，无论其铁指标达到或未达标，均推荐使用静脉铁剂。在美国有四种静脉铁剂可供选择：右旋糖酐铁、蔗糖铁、葡萄糖酸亚铁和纳米氧化铁（ferumoxytol）。右旋糖酐铁价格最低廉，但因潜在的致命的过敏反应而被 FDA 给出了黑框警告，并要求首次给药前需要给予 25 mg 的试验剂量观察。对测试剂量没有反应的患者对治疗量发生过敏反应的可能性较小，但也不能保证绝对不发生。右旋糖酐铁的一个优势是它的单次给药量可高达 1000 mg。这为那些不方便到医疗保健机构进行静脉铁剂输注的非血透患者提供了便利，同时因为输注次数减少而保护了静脉，以备将来建立血液透析血管通路。蔗糖铁和葡萄糖酸亚铁不会引发致死的过敏反应，因此不需提前进行测试。然而，这两种静脉铁剂单次最多给药 250～300 mg，因此严重缺铁的非透析患者需要更多次的输液以补充足够的铁贮存量。蔗糖铁和葡萄糖酸亚铁更适用于血透患者，因其本身需要规律就医并具有可通过体循环进行给药小剂量、多次给药的途径。蔗糖铁和葡萄糖酸亚铁可能引起非致死性的过敏反应、低血压和恶心/呕吐。对于右旋糖苷铁、蔗糖铁和葡萄糖酸亚铁，减慢输注速度和减小单次给药剂量可降低副作用发生的概率。

目前有两种静脉注射铁制剂可快速推注给药 500～1000 mg：纳米氧化铁和羧基麦芽糖铁注射液快速。FDA 已经批准纳米氧化铁可以在 1 min 内给药 510 mg。对于 TSAT 低于 20% 的患者可在 3～8 d 后第二次给药。羧基麦芽糖注射液单次给药剂量可高达 1000 mg，尽管已经在全世界其他地区得到应用，但尚未得到 FDA 的批准。这两种制剂对于缺铁的 CKD 非血透患者有潜在吸引力，可以减少他们去诊所输注

表 57.2　美国现有的静脉注射铁制剂

通用名	商品名	治疗缺铁的剂量	静脉铁剂输注时间	是否需要测试
右旋糖酐铁	Dexferrum INFeD	总量 1000 mg，分为 10 次给药；或一次静脉给药 1000 mg	输注速度不应超过 500 ml/h	是
蔗糖铁	Venofer	总量 1000 mg，分为 10 次给药（血透患者） 总量 1000 mg，分为 5 次给药（非透析患者） 总量 1000 mg，分为 2 次给药各 300 mg，再给 1 次 400 mg（腹膜透析患者）	未稀释 5 min；盐水稀释则需 15 min 未稀释大于 5 min，或静脉输注 30～60 min 300 mg 静脉输注大于 1.5 h，400 mg 静脉输注大于 2.5h	否
葡萄糖酸亚铁	Ferrlecit Nulecit	总量 1000 mg，分 8 次给药（仅用于血透患者）	盐水稀释 60 min	否
纳米氧化铁	Feraheme	510 mg×2 次	未稀释大于 17 s，间隔 5～8 d	否

铁剂的次数和就诊时间，并可保护静脉以备将来建立血透的血管通路。纳米氧化铁和羧基麦芽糖铁注射液的安全性与蔗糖铁和葡萄糖硫酸亚铁类似，发生严重并发症的概率是 0.4% ~ 0.6%。现有静脉注射铁制剂的特点总结在表 57.2 中。

一项名为"铁蛋白升高的透析患者对静脉铁剂的反应"（the dialysis patients' response to iv iron with elevated ferritin，DRIVE）的研究检测了血透患者对静脉铁剂治疗的有效性，入选标准为接受足量 ESA 治疗后 Hb 小于 11 g/dl、TSAT 低于 25%，并且血清铁蛋白为 500 ~ 2000 ng/ml。结果发现，静脉注射葡萄糖酸亚铁 8 次、每次 125 mg 后，红细胞造血的效能更强、Hb 水平上升更快、对 ESA 需求量减低，不良事件与未输注静脉铁剂的对照组类似。这些结果提示静脉铁剂的反应谱可以扩展到血清铁蛋白水平为 1200 ng/ml 的患者。

关于静脉补铁的潜在毒性已经越来越引起关注，包括体外试验中发现的氧化应激状态对细胞和血管的损伤，以及白细胞功能受损。已有证据显示，接受静脉铁剂治疗的 CKD 患者尿中肾小管损伤标记物升高，但尿蛋白并未增加。然而，观察性研究并未证明血透患者在接受平均每个月小于 400 mg 的静脉铁剂后住院率和死亡率增加，多变量分析也并未证实静脉补铁是血透患者发生菌血症的危险因素。血色素沉着病患者的连续肝活检显示，当血清铁蛋白水平低于 2000 ng/ml 时，未无明显的肝组织损伤。2006 年 K/DOQI 贫血指南指出，对于血清铁蛋白水平高于 500 ng/ml 的患者决定是否静脉补铁时，应权衡患者对 ESA 的治疗反应、Hb 浓度、TSAT 水平以及其临床状态。

红细胞生成刺激素抵抗及辅助治疗

红细胞生成刺激素（erythropoiesis-stimulating agent，ESA）抵抗是指当促红细胞生成素（epoetin）剂量超过 500 U/kg/ 周或者其他等效的 ESA，应用后，患者血红蛋白浓度仍低于 11 g/dl。导致 ESA 抵抗的原因与 CKD 患者贫血的原因相同（框 57.1），需要除外 EPO 缺乏和纯红细胞再生障碍性贫血。除缺铁外，ESA 抵抗最常见原因是炎症 / 感染。此时常出现急性期反应物水平升高，如血清铁蛋白、C- 反应蛋白和红细胞沉积率，但导致炎症或感染的病灶可能还不明显。有证据显示，使用导管进行血液透析的患者其平均血红蛋白水平较低，平均 ESA 剂量较高，这可能

反映了导管及其生物被膜诱发机体处于炎症状态，甚至是在病原菌培养阴性的情况下。

CHOIR 和 TREAT 这两项意向性治疗分析研究提示，高水平血红蛋白靶目标组患者发生心血管事件的风险增加，再次分析发现这组患者接受了更高剂量的 ESA 治疗。因此，对于未能达到血红蛋白靶目标的患者，ESA 的剂量不能无限增加，因为其带来的风险将远远超过益处。FDA 建议，对于已正规调量治疗 12 周效果不好的患者，继续增加 ESA 剂量可能不会提高疗效，反而会增加风险。应考虑设定 EPO 的最高用药剂量，非透析 CKD 患者为 300 U/kg/ 周（或等效的 ESA 剂量）；透析患者为每周 450 U/kg/ 周（或等效的 ESA 剂量）。

现阶段还没有充足的证据支持在 CKD 贫血患者管理中使用某些方法来辅助 ESA 治疗，例如左旋肉碱和维生素 C。虽然在 ESA 诞生之前雄激素被广泛用于提高透析患者血红蛋白水平，但目前不推荐使用，因为没有证据支持已经接受足量 ESA 治疗的患者使用雄激素的疗效，而且，还应考虑其潜在的长期毒性问题。

尽管充分使用了 ESA 和铁剂治疗，在 ESA 抵抗或者急性失血时，有时还是需要输注红细胞。但输血应该作为最后考虑的治疗方法，因为输血可能诱导致敏而影响未来的肾移植，同时输血还存在小概率的血源传播性感染风险。目前没有一个血红蛋白标准提示必须输血。是否输血、何时输血应取决于患者的个体情况，包括合并疾病、症状、血红蛋白下降的速度、今后移植的可能性以及 Hb 水平。

肾脏病的其他血液系统表现

凝血功能异常

晚期 CKD 患者通常凝血功能检查结果和血小板计数是正常的，但因血小板功能障碍而具有出血倾向，表现为出血时间的延长、血小板聚集及黏附异常，及血小板因子 3 的释放减少。另外，由于尿毒症患者血管性血友病因子（von Willebrand factor，vWF）活性下降以及血管内皮一氧化氮、前列环素分泌增加，导致血小板与内皮细胞相互作用异常，表现为外伤或浆膜炎时，出血倾向和出血时间延长。常见的症状有鼻出血、刷牙后牙龈出血、易淤血，但也会发生危及生命的胃肠道出血或出血性心包炎。透析只能部分纠正这种出血倾向，因为肾衰竭时甲状旁腺

素等大分子物质的蓄积也对凝血产生影响。贫血也是造成出血倾向的原因之一，因为较高的红细胞计数促使血小板更贴近血管壁，更易于发挥作用。输注红细胞或使用 ESA 使血红蛋白水平上升至 10 g/dl 以上，可改善出血倾向。在给予 ESA 治疗之后，可见血小板功能改善，这一现象早于 Hb 水平升高，提示 ESA 可能具有直接改善血小板功能的作用。

　　治疗尿毒症患者出血的首选方法是以最小量或不抗凝的方式进行充分的透析，并开始 ESA 治疗。如果患者出血不止或者在行有创操作时有出血风险，则需考虑使用去氨精氨酸加压素（desmopressin，DDAVP）。DDAVP 是人工合成的抗利尿激素类衍生物，具有轻微的血管加压活性，常被用来治疗尿崩症。据认为其治疗尿毒症患者出血的机制与内皮细胞和血小板释放 vWF 相关。DDAVP 的用药剂量为 0.3 mcg/kg 静脉注射，或 3 mcg/kg 滴鼻法，在出现快速耐药之前，可重复给药 1 ~ 2 次。此药起效迅速，作用持续 4 ~ 8 h。用药后，超过半数的患者出血时间改善，无效患者的产生原因还尚不明确。因为它容易产生快速耐药性，故推荐在有创操作前即刻给予一次 DDAVP（而不是在操作前一天）。DDAVP 的快速耐药性通常在 48 h 之后逐渐减弱，故对于某些慢性出血患者，使用 DDAP 每周 2 次仍然是有效的。

　　结合雄激素（premarin，倍美力）减少出血的作用可持续 14 d 之久，但起效需要 6 h。用法是 0.6 mg/kg/d，连续 5 d，可有效控制尿毒症患者动静脉畸形相关的胃肠道出血。其作用机制可能是抑制血管内一氧化氮的产生。

　　与 DDAVP 类似，血浆冷沉淀能提供 vWF，但是其使用不方便，并有血源性感染的风险。冷沉淀的起效时间为 1 h，疗效在 12 h 达到峰值。每次剂量为 10 个单位，在必要情况时可以重复使用。不同患者对冷沉淀的疗效差别很大，应该作为危及生命的出血情况的备选治疗。

　　尿毒症患者的血小板止血功能缺陷并不能避免血管通路的血栓形成，这是血液透析患者经常遇到的问题。使用阿司匹林和氯吡格雷等抗血小板药物来保护血管通路，可能引发较高的出血风险，因此不推荐使用。使用这些药物的传统适应证包括冠状动脉和脑血管疾病，于 CKD 患者并非禁忌证，但应权衡治疗带来的利益和风险。同样，肝素和华法林也是 CKD 患者经常使用的药物，在血小板功能可能存在异常的情况下，这些药物无疑会增加出血的风险。据估计，

CKD 患者发生静脉血栓和血栓栓塞疾病（除外透析导管血栓）的风险是正常普通人群的两倍。其原因可能可归纳为以下几种情况：肾病综合征伴随血浆纤维蛋白原升高和抗凝血酶Ⅲ的水平下降、系统性红斑狼疮患者血液循环中存在如抗磷脂抗体的“抗凝物”、同型半胱氨酸水平增高、既往插管造成的静脉损伤以及留置的血管内“异物”，如透析管和人造血管。随着依诺肝素应用于 CKD 患者经验的累积，针对某些情况的抗凝治疗方案变得简单易行，因为不需要监测部分凝血活酶时间。对于 GFR 小于 30 ml/(min·1.73 m^2) 的 CKD 患者，依诺肝素的剂量为每日 1 mg/kg 皮下注射来治疗深静脉血栓（DVT）和急性冠脉综合征，或者每天 30 mg 皮下注射来预防 DVT。

白细胞异常

　　尿毒症患者的白细胞计数通常在正常范围，但老年透析患者使用未改良的纤维素膜透析器血透时，在最初 15 ~ 30 min 会出现循环中粒细胞短暂下降的现象，这是由于补体旁路途径激活，诱导白细胞微凝集及肺循环中粒细胞边缘化。血液透析中有时观察到的一过性缺氧即由此引起，透析结束后可完全恢复。粒细胞的功能包括趋化、黏附、吞噬和产生反应性氧族，尿毒症时上述功能会发生改变，并且在使用未改良的纤维素膜透析器时损伤加重。粒细胞功能受损会使机体容易受到葡萄球菌等荚膜细菌的感染，这就是透析患者此类感染发生率增高的原因之一。

　　尿毒症同样存在单核细胞和淋巴细胞功能受损，导致细胞免疫功能减退，表现为容易发生流感等病毒感染、对疫苗以及皮试的反应性下降。这就提示我们在评估结核菌素皮肤试验皮试结果时，设立对照的皮试的重要作用（例如流行性腮腺炎、链激酶/链球菌去氧核糖核酸酶）。另外，系统性红斑狼疮等自身免疫性疾病在进入尿毒症以后疾病本身的活动性会逐渐减弱。在尿毒症患者，细胞因子释放障碍，使得机体对抗病原体的致热反应降低，导致感染症状容易被忽略，并且在确诊之前感染情况已发展得相当严重。这就警示我们，对于尿毒症这群脆弱的患者，当出现可疑感染的症状时，必须采取积极有效的诊断和治疗措施。

参考文献

Besarab A, Bolton WK, Browne JK, et al: The effects of normal as com-pared with low hematocrit values in patients with cardiac disease who are receiving hemodialysis and erythropoietin, N Engl J Med 339: 584-590, 1998.

Besarab A, Coyne D: Iron supplementation to treat anemia in patients with chronic kidney disease, Nat Rev Nephrol 6:699-710, 2010.

Besarab A, Goodkin DA, Nissenson AR: The normal hematocrit study— follow-up, N Engl J Med 358:433-444, 2008.

Coyne D: From anemia trials to clinical practice: understanding the risks and benefits when setting goals of therapy, Semin Dialysis 21: 212-216, 2008.

Coyne DW, Kapoian T, Suki W, et al: DRIVE Study Group: ferric gluco- nate is highly efficacious in anemic hemodialysis patients with high serum ferritin and low transferrin saturation: results of the Dialysis Patients' Response to IV Iron with Elevated Ferritin (DRIVE) Study, J Am Soc Nephrol 18:975-984, 2007.

Drueke TB, Locatelli F, Clyne N, et al: Normalization of hemoglobin level in patients with chronic kidney disease and anemia, N Engl J Med 355:2071-2984, 2006.

Fishbane S, Nissenson AR: Anemia management in chronic kidney dis- ease, Kidney Int 78(Suppl 117):S3-S9, 2010.

Horl WH: Clinical aspects of iron use in the anemia of kidney disease, J Am Soc Nephrol 18:382-393, 2007.

Kidney Disease: Improving Global Outcomes (KDIGO) Anemia Work Group: KIDGO Clinical Practice Guideline for Anemia in CKD, Kid-ney Int, 2012.

Kliger A, Fishbane S, Finkelstein FO: Erythropoietic stimulating agents and quality of a patient's life: individualizing anemia treatment, Clin J Am Soc Nephrol 7:354-357, 2012.

Lewis EF, Pfeffer MA, Feng A, et al: Darbeopetinalfa impact on health status in diabetes patient with kidney disease: a randomized trial, Clin J Am Soc Nephrol 6:845-855, 2011.

Macdougal IC, Ashenden M: Current and upcoming erythropoiesis-stimulating agents, iron products and other novel anemia medica-tions, Adv Chronic Kidney Dis 16:117-130, 2009.

Macdougall IC, Rossert J, Casadevall N, et al: A peptide-based erythro-poietin-receptor agonist for pure red-cell aplasia, N Engl J Med 361: 1848-1855, 2009.

Manns BJ, Tonelli M: The new FDA labeling for ESA—implications for patients and providers, Clin J Am Soc Nephrol 7:348-353, 2012.

National Kidney Foundation: K/DOQI clinical practice guidelines and clinical practice recommendations for anemia in chronic kidney dis- ease, Am J Kidney Dis 47(Suppl 3):S1-S145, 2006.

National Kidney Foundation: K/DOQI clinical practice guidelines and clinical practice recommendations for anemia in chronic kidney dis- ease: 2007 update of hemoglobin target, Am J Kidney Dis 50:471-530, 2007.

Pfeffer M, Burdmann E, Chen C, et al: A trial of darbepoetinalfa in type 2 diabetes and chronic kidney disease, N Engl J Med 361:2019-2032, 2009.

Singh AK, Szczech L, Tang KL, et al: Correction of anemia with epo- etinalfa in chronic kidney disease, N Engl J Med 355:2085-2098, 2006.

Szczech LA, Burnhart HXS, Inrig JK, et al: Secondary analysis of the CHOIR trial: epoetin-alfa dose and achieved hemoglobin outcomes, Kidney Int 74:791-798, 2008.

Wish JB: Assessing iron status: beyond serum ferritin and transferrin saturation, Clin J Am Soc Nephrol 1(Suppl 1): 54-58, 2006.

58

血液透析

Raymond M. Hakim　著

曹淑明　夏　鹏　马　杰　译校

血液透析是一种用于改善尿毒症患者症状和体征的体外血液净化技术，当肾脏功能已不足以维持患者的健康和生命时，其能够替代肾脏的一部分重要功能。急性或慢性终末期肾病（end-stage renal disease，ESRD）的治疗方法有多种，包括腹膜透析、血液透析、血液透析滤过、肾脏移植等。将在本章着重介绍血液透析。

血液透析的主要功能

血液透析用于 ESRD 的治疗能够：①通过弥散方式，降低尿毒症毒素（尤其是小分子和中分子毒素）的浓度；②通过对流减轻过重的体液负荷；③通过使用不同溶质浓度的透析液，纠正一部分代谢异常，如酸中毒及高钾血症。下面我们将介绍血液透析的两个主要组成部分——透析器和透析液。

透析器
结　构

最常用于血液透析的设备是由数千根中空纤维组成的中空纤维型透析器。这些由薄层半透膜构成的中空纤维是放置在一个塑料管材装置内。血液经由血泵从患者身上泵至中空纤维内，而透析液被泵至中空纤维之外，且其流动方向与血流方向相反，使跨膜弥散梯度最大化。

目前主要有两种类型的透析膜（图 58.1）。一种叫"低通量"膜，是由带小孔的纤维组成的，可实现小分子溶质（如尿素和水）的弥散，但不允许较大分子（如 β2- 微球蛋白）通过。"高通量"膜的孔径大，β2- 微球蛋白等较大分子可通过，且由于孔径较大，水转运的速率（超滤系数）较低通量膜为高。

无论是低通量膜还是高通量膜，在其生产过程中，孔径大小并不是完全一致的，而是有一定范围，因此，分子量不同的溶质能以不同的速率弥散和清除（图 58.2）。值得注意的是，高通量膜的孔径分布是不允许白蛋白通过的。

透析器的主要功能
弥　散

溶质跨过半透膜从浓度高侧向浓度低侧转运，称为弥散。溶质跨过半透膜向任一方向弥散的速率和数量取决于该溶质在血室和透析液室中浓度差、其本身分子量以及半透膜的特性，包括表面积、厚度、孔隙度和液体流动的状态（如湍流或平流）。半透膜的这些特性通常用"传质特性"或"弥散系数"来表示，其与所使用的半透膜和溶质有关。

以尿素为例，血液透析中，尿素跨过中空纤维型半透膜从浓度高的血室弥散至浓度低的透析液室。因此，血液被泵出，并在中空纤维内通过透析器时，血中尿素浓度降低了；同时，随着透析液在中空纤维外的反方向流动，其尿素浓度升高了。如果血液和透析液同向流动，血室和透析液室中的尿素浓度梯度在透析器出口处会显著降低；而血液和透析液的反向流动保证了最大的浓度差，因而能让更多的溶质从血室中流出。所以，在大多数透析流程中，血液和透析液是反向流动的。

弥散不仅仅发生于尿素以及其他血浓度高于透析液浓度的溶质，也发生于透析液浓度高于血浓度的物质，其中一个例子就是碳酸氢根自透析液室至血室的弥散。"清除率"是描述物质跨过透析膜弥散的一个实用参数，类似于肾脏对溶质的清除。

$$K= \frac{Q_B（C_A-C_V）}{C_A}$$

血室的溶质清除率（K，ml/min）为该溶质在透析器入口处数量（$Q_B \times C_A$，Q_B 是血液流速，ml/min，C_A 为入口处或"动脉"端浓度，mg/ml）和出口处数量（$Q_B \times C_V$，C_V 为出口处或"静脉"端浓度）差值，除以入口处的浓度（C_A）。

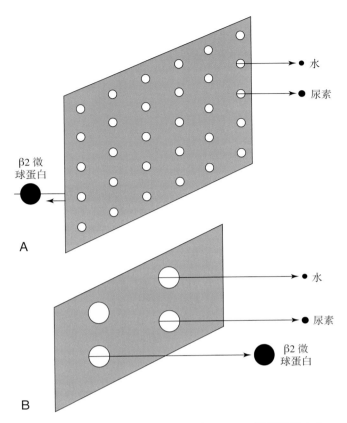

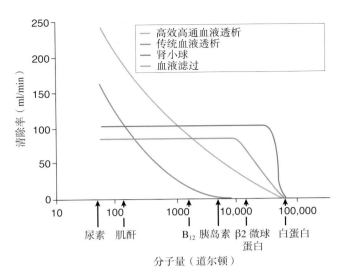

图 58.2 不同半透膜的溶质清除率。该图是部分根据实际数据，部分根据理论推算建立的。实际数值可能因半透膜的表面积和实际工作参数状态（如血流速率）而不同。肾小球的曲线代表正常双肾所有肾小球的总和。用"肾小球"代替"肾脏"是因为肾小管的重吸收明显降低肾脏对某些特定溶质（如尿素和葡萄糖）的清除率。溶质的弥散清除率（通过传统或高效/高通量透析）随着溶质分子量增大而迅速降低。相比之下，溶质的对流清除率（通过血液滤过或肾小球）不随溶质分子量大小的变化而变化。B_{12}，维生素 B_{12}。（Reproduced with permission from Cheung A: Hemodialysis and hemofiltration. In Greenberg A, editor: Primer on kidney diseases, ed 4, Philadelphia, 2005, National Kidney Foundation/Saunders, ch 90.）

图 58.1 低通量膜和高通量膜的示意图。A，低通量膜上有一些小孔，这些小孔对于小分子溶质显示高通透性，如水和尿素（60 Da），但对中分子溶质不通透，如 β_2 微球蛋白（M）。虽然能够通过增加半透膜表面积而增大超滤系数，但由于孔径小，低通量膜的超滤系数仍然较低。低通量半透膜的尿素转运效率可高可低，这取决于它的表面积以及厚度，但厚度对其影响较小。B，高通量半透膜的孔径更大，除了小分子溶质外，还允许中分子溶质的转运，如 β_2 微球蛋白。高通量半透膜的超滤系数较高。高流量半透膜的效率决于它的表面积以及厚度，但厚度对此的影响较小。（Reproduced with permission from Cheung A: Hemodialysis and hemofiltration. In Greenberg A, editor: Primer on kidney diseases, ed 3, Philadelphia, 2001, National Kidney Foundation/Saunders, ch 47.）

对流

上述计算溶质清除率的公式并未考虑溶质的对流清除率。血泵在血室中产生高静水压，促进液体及溶解于其中的溶质转运至静水压较低处，称为对流。对流作用清除的溶质数量与溶质浓度无关，但与血室及透析液室的静水压差和半透膜特性有关，其大小用"筛系数"表示。

对流对总溶质清除率的相对贡献取决于半透膜孔径大小和溶质分子的大小和电荷。总的来说，对小分子溶质（如尿素）而言，对流转运对总溶质清除率的

相对贡献很小；但对于大分子溶质（如微球蛋白）而言则显著得多，因为其弥散清除率低。

所以，同时考虑到弥散和对流的完整溶质清除率计算公式如下：

$$K = \frac{Q_{Bi} \times C_A - C_{Bo} \times C_V}{C_A} \approx \frac{Q_{bo} \times (C_A - C_V)}{C_A} + Q_{uf}$$

这里，Q_{uf} 为 Q_{Bi}（入口血流）和 Q_{bo}（出口血流）的差，即超滤率（ultrafiltration rate，UFR，ml/min）。

任何从血室中清除的溶质都会出现在透析液中，所以我们也可以用出口处透析液的溶质浓度计算的同时考虑对流和弥散的溶质清除率 K。这种计算方法适用于透析前透析液中没有的溶质。计算方法如下：

$$K = \frac{Q_{DO} \times C_{DO}}{C_A}$$

在这里，Q_{DO} 为出口处透析液流率（ml/min），Q_{DO} 为出口处透析液中的溶质浓度（mg/ml），C_A 为入口处血液中该溶质浓度（mg/ml）。因为这个方程计算的是溶质的净损失（包括弥散和对流引起的），不依赖于溶质在血浆和红细胞中的分布情况，也不依赖于半透膜筛系数的计算，所以这是一种更简便、准确计算溶质清除率的方法。

血液滤过

血液滤过是一项主要通过或只通过对流（不通过弥散）清除溶质和血浆的技术。血液滤过没有透析液的流动，超滤液与血浆组分相同。从理论上说，血液滤过技术模拟了肾小球的清除机制（图 58.3）。但由于缺少肾小管的液体重吸收，血液滤过必须在透析器的中部或出口处加入大量的液体来弥补对流丢失的大量液体。因为需要大量无菌的溶液替代超滤液，所以血液滤过在美国慢性透析患者的治疗中没有得到广泛应用，而且在美国也只有一家生产商生产。在本章，我们不会对血液透析程序作详细介绍。

净清除率

根据之前提及的公式，我们知道一种物质的清除率会随血液流量（Q_B）和（或）透析液流量（Q_D）的增加而增加，但实际上溶质清除率仅在一定范围内随血液和（或）透析液呈线性增长，之后就到达平台（图58.4）。到达平台的时间取决于溶质的大小和半透膜的特性（孔径大小、厚度、表面所带电荷、化学组成等等）。传质系数（mass transfer coefficient）表示半透膜的总体特性。传质系数因半透膜和溶质而不同；对透析器而言，常用 K_OA 表示，A 即为特定透析器的有效表面积。生产商通常提供特定透析器几种溶质的 K_OA 值，利用这些数值可以计算出特定溶质在不同血液和透析液中的清除率；但是，应注意是由生产商在水溶液中测得的，据此算出的溶质清除率会高于临床实际所见。

另一点需要注意的是，在实际临床环境中，血泵所测量的血流速率并不一定能准确反映透析器空纤维中的实际血流速率。例如，在动脉瘘穿刺针太小或入口狭窄的病例中，血泵每转一圈送出的血液量可能会低于预计值，所以从透析器上得到的血流速率（由血泵的旋转次数计算得出）常常高估了实际的血流速率和溶质清除率。

这些对实际工作的启示是，虽然在理论上，大

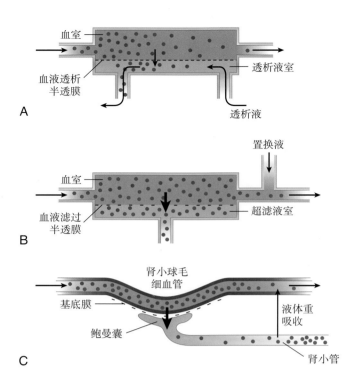

图 58.3　溶质和液体通过人工半透膜或肾小球基底膜转运的示意图。A，血液透析器。溶质（实心圆点）的血浆浓度在血液入口处是高的。跨血液透析半透膜（虚线）的弥散损失让血液出口处溶质的血浆浓度明显降低。穿过透析膜的窄箭头表示少量液体损失（溶质清除并不依赖于此）。透析液高流率用于维持跨膜浓度梯度，利于溶质清除。B，血液滤过器。血室中溶质的血浆浓度不随血液通过纤维长度的变化而变化，且与超滤液中的浓度相似。血液滤过膜（虚线）有相对大的孔径，大量液体（粗箭头）能够被清除。置换液在出口处加入到血液中，用于降低溶质的血浆浓度以及补充丢失的液体量。C，肾小球。类似于血液滤过，溶质的血浆浓度不随通过的肾小球毛细血管长度改变，和鲍曼囊中的浓度类似。通过肾小球基底膜（虚线）的液体清除量大（粗箭头）。肾小管重吸收液体降低了溶质的血浆浓度。（Reproduced with permission from Cheung A: Hemodialysis and hemofiltration. In Greenberg A, editor: Primer on kidney diseases, ed 4, Philadelphia, 2005，National Kidney Foundation, Saunders, ch 90.）

多数溶质的清除率随着血液和透析液流速增快而上升，但实际上，最大血流速率不应使泵前负压大于 −250 mm Hg（图 58.5），因为这不仅降低了有效滤过率（这也可能提示血液输出异常），而且由于血液的压力在经过血泵时急剧变化（泵前低压，泵后高压），红细胞更有可能裂解。

最后，虽然透析液流速不会像血流速率受到相同原因的限制，但实际工作中透析液流速仍有限制，不仅因为用于配置透析液的预备用水的成本增加，而且

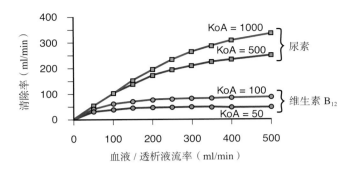

图 58.4　血液流率、透析液流率和半透膜特性的关系。传质系数通常用 K_OA 来表示，其中 A 是特定透析器的有效表面积

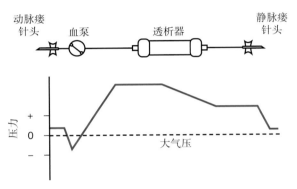

图 58.5　透析环路，血流压力在透析环路中的不同位置有正有负

特定溶质、特定透析膜的传质系数有限。最佳方案是透析液流速为中空纤维内真正血液流速的 1.5 ～ 2 倍。因此，如果最大血流速率（超过此速率将导致泵前动脉负压超过 –250 mmHg）是 350 ml/min，最佳的透析液流速则为 600 ～ 700 ml/min。

评估透析剂量

如果定义清除率为任意一段时间内由透析液清除的溶质的量，那么透析过程清除的溶质总量为 Kt，即清除率 K（ml/min）乘以透析时间 t（min）；这需要假定清除率 K 在这段时间内是恒定的。另一个决定患者从血液透析中获得净溶质清除的变量是溶质分布容积。因此透析剂量被定义为 Kt/V，其中 V 是特定溶质的分布容积。尿素一直作为标志分子，用于衡量透析剂量，原因在于其容易测定，分子小，容易通过透析膜弥散，而且还有一点很重要的是，它的分布容积（体内水分总量）可根据患者体重计算出。所以，透析剂量通常以尿素，而不是其他溶质来衡量。之前的方程中 K 特指尿素清除率。

尿素清除率（urea reduction rate，URR）是计算透析剂量的一种简便、传统的方法。URR 的计算也是基于尿素的，但避免了计算清除率和测量容积分布。URR 通常用降低的百分比来表示，定义为：

$$\%URR = \frac{(C_{pre} - C_{post})}{C_{pre}} \times 100$$

其中，C_{post} 是透析后的尿素浓度，C_{pre} 是透析前的尿素浓度。传统上 URR 用百分数来表示。因为两种透析剂量的计算方法都依赖于尿素浓度的变化，Kt/V 和 URR 呈非线性相关关系，故能用以下等式来表达：

$$Kt/V = 0.04 \times URR\,(\%) - 1.2$$

非尿素溶质清除率

虽然溶质的弥散清除率取决于溶质分子的大小，但其他的因素也影响了尿毒症溶质的跨膜净转运，如溶质分子所带电荷、有效粒径。磷酸盐的清除就是其中一个例子。磷酸盐（PO_4）是一种随着肾衰竭进展而累积的尿毒症毒素。磷酸盐分子量小，基于此，我们可以推测它会很容易经高通量透析膜清除，但实际上，透析对磷酸盐的清除作用很弱，原因是它表面负电荷大，大量水分子聚集在其周围，另外，磷酸盐在细胞内储量大，且从细胞内转运至血浆缓慢，所以透析的磷酸盐净清除率较低。这导致磷酸盐在传统透析中依赖于时间缓慢清除，表现为在标准透析的前两小时内，其清除率中等但逐渐降低，之后的清除率可忽略不计。但是，我们稍后将会提及，磷酸盐的清除会随透析时间的延长而增高，例如夜间透析（大约 8 h）；其原因是更长的透析时间能使磷酸盐从细胞内转运到血浆中这一时间依赖性的过程成为可能。所以，使用夜间透析治疗的患者常使用较少甚至不用磷酸盐结合剂。

细胞外液量的控制（超滤）

血液透析另一重要功能是在有效肾功能缺失时，清除积聚过多的液体。决定超滤率或对流流动的主要驱动力是血室和透析液室的跨透析膜静水压差，简称为跨膜压（transmembrane pressure，TMP）。目前的透析设备通过改变透析液室中的负压（"吸取"），而不是增大血室的正压，来调整静水压梯度；这避免了潜在的增加红细胞裂解的可能性。虽然传统的"低通量"透析膜在 TMP 和液体清除量间表现出线性关系，但常用的高通量膜有更大的孔径和超滤率，能更快地将血浆中的水分从血室转移至透析液中。随着在透析器入口处液体的快速转运，血室中的蛋白浓度（胶体渗透压）快速上升。这些蛋白带负电荷，因此形成了"浓度极化"，即在血室侧的透析膜表面带负电荷的血浆蛋白浓度迅速上升。这导致了在血室接触半透膜的界面形成异常升高的胶体渗透压。高通量膜表面的高胶体渗透压在一定程度上抑制了出口处跨高通量膜的进一步超滤，"反向过滤"会发生，即透析液跨过半透膜进入血室。反向滤过现象更可能发生于孔径大的半透膜（高通量膜），因为相比低通量膜，它们能够更快地超滤。而这也导致在高通量透析中，超滤率和TMP的关系为非线性，如图 58.6。

由于这种非线性关系，目前超滤率的测定是通过精确测量闭合回路中透析液的流入和流出率，而不是通过手动调节 TMP。一个精确的液体泵能够根据合适的超滤率清除液体；随着液体在闭合环路中被清除，透析液环中生成了负压，同等量的液体又可以从血室中超滤出来。在这种方式下，超滤率不再取决于半透膜的高通量超滤特性，却取决于操作者所设置的超滤率（图 58.7）。

透析液

除了通过弥散清除尿毒症毒素，以及超滤纠正细胞外液量，血液透析的第三个功能是纠正肾功能缺失造成的代谢障碍。虽然肾衰竭可造成多种代谢产物浓度异常，但在此以酸碱（碳酸氢根）平衡和钾浓度为例阐述通过使用不同透析液来纠正这些代谢障碍。

碳酸根

人体代谢产生酸性产物，在肾功能缺失时，酸性

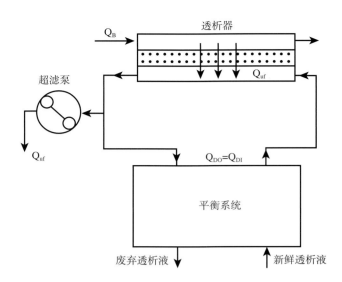

图 58.7　使用高通量膜的"闭合回路"超滤控制原理图

代谢产物在血液中累积，在消耗其他可用的缓冲物质后，被血清中周围的碳酸氢根中和，导致代谢性酸中毒。未开始透析的慢性肾脏病 5 期的患者血清中碳酸氢根浓度一般在 15 ~ 17 mEq/L。

透析的一项功能是通过补充碳酸氢根抵消这种酸中毒。为达到该目的，通常使用含碳酸氢根的透析液配方，一般浓度为 30 ~ 32 mEq/L。这种"高于正常"的碳酸氢根浓度是必需的，因为它不仅能产生透析液和血液之间的碳酸氢盐浓度梯度，且能为患者提供透析中碳酸氢根的"储备"。所以进行规律透析的患者每次透析开始时有轻微的代谢性酸中毒伴呼吸代偿，而透析结束时有轻微的代谢性碱中毒（伴代偿性低通气）。

透析液中使用碳酸氢钠提供碳酸氢根。但是碳酸氢钠不能简单地直接加进透析液中，因为透析液中其他电解质（特别是钙和镁）的存在会引起碳酸盐沉淀，这样就会使三者的浓度都降低。目前透析液的配制需要两种原料，一种是"酸浓缩物"，即包含所有除碳酸氢钠以外的透析液组分，第二种则包括碳酸氢钠和氯化钠。然后，将这两种浓缩物用净化水分别稀释，在进入透析液入口之前再混合成为稍碱性（pH=7.8）的透析液。

选择透析液碳酸氢盐水平时一个很重要的细节是，在之前提到的"酸浓缩物"配方中有醋酸盐的存在。根据生产商不同和该浓缩物是液体还是粉剂，大多数"酸浓缩物"含有 4 ~ 8 mEq/L 的醋酸盐（醋酸），用以维持酸性环境，防止钙盐和镁盐的沉淀。透析液碳酸氢根的选择应考虑醋酸盐的浓度，这是很重

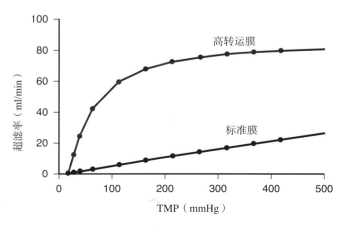

图 58.6　不同类型透析膜超滤率和跨膜压的关系

要的，因为醋酸根会迅速地以 1∶1 的比例代谢为碳酸氢根（三羧酸循环）。所以，当透析液处方为"碳酸氢根含量为 35 mEq/L"时，总的有效浓度（取决于醋酸根含量）可能高达 42 mEq/L，这可能导致显著的透析后碱血症。缓冲物的最佳总浓度是多少尚在研究中，但大部分观察数据支持总缓冲物最佳浓度在 35～37 mEq/L，理想的情况下，这个浓度应根据每个患者的饮食摄入量、蛋白质分解代谢率及透析前后碳酸氢根水平进行调整。

钾

透析处方需决定透析液钾浓度。当肾功能不全时，钾（和其他电解质，如镁）在血液中蓄积；通过透析降低血钾浓度以预防透析前高血钾，但同时避免发生严重透析后低血钾。

因为钾的清除取决于血液和透析液中钾的浓度差，理论上使钾清除达到最大化的最简便的方法是选择钾浓度为 0 mEq/L 的透析液。但实际上应该避免使用"OK"透析液，因为使用后会导致血清钾浓度在透析初期迅速下降，超过血清钾从细胞内储备中得到补充的速率，有致心律失常和心脏停搏的可能。作者认为，对绝大多数患者而言，最佳的透析液钾浓度应为 2～3 mEq/L，而对透析前高血钾的患者来说，最好（最安全）的选择是仍然使用钾浓度为 2～3 mEq/L 的透析液，同时延长透析的时间以更缓慢的速度来清除更多的钾，这可以降低心律失常的风险。

为患者作维持性血液透析的准备
患者教育及治疗方案选择

血液透析治疗的选择应是在医生和患者充分交流讨论后做出的决定，其他可能的肾脏替代治疗选择包括腹膜透析、家庭血液透析、尸体或活体移植以及非侵入性治疗之后由患者和医生共同决定。通过讨论，肾内科医生向患者提供医疗建议，在考虑患者自身因素，包括年龄、基础肾脏病诊断、其他医疗情况以及家庭、社会条件之后，告知其每种肾脏替代方式的优劣。虽然最终决定应考虑患者的偏好，但作者认为肾脏病医师不仅有责任与患者完整地讨论可行的治疗选择，还有责任为患者提供建议推荐。

如果患者有能力作出决定，而且医生和患者的想法一致，不管决定透析与否，都会顺利实施。但患有慢性肾衰竭的老年患者中，在门诊诊室里很多人都会拒绝透析治疗，但当出现急性肺水肿或心包炎时则很少拒绝急诊透析。所以，慢性肾脏病患者和肾内科医疗团队应建立长期关系，以便完整讨论治疗选择，在急需透析治疗之前给患者从心理上接受的时间，以及建立长期血透所需的动静脉内瘘（arteriovenous fistula，AV fistula）的时间。

透析准备的 30-20-10 计划

在美国，虽然大多数患者在肾衰竭前曾经就诊，但在开始透析的患者中，超过 40% 之前没有得到肾脏病医师的有效随访。即使是得到肾脏病医师的随访，患者也可能不情愿，甚至医生不情愿完整地讨论肾衰竭的治疗选择。除非医患间已经讨论过这个问题，否则患者最终接受透析治疗时会因尚未准备好而感到抑郁和愤怒。

一些文章已经强调了对于有序转诊至肾脏病医师并开始肾脏替代治疗的患者使用 30-20-10 "经验法则"的好处。根据这项经验，肾小球滤过率为 30 ml/min 左右的患者应由肾内科医生密切随诊，最好能由转诊医生陪同而来。当患者的肾小球滤过率在 20 ml/min 左右，还未作出肾脏替代治疗方式选择，且治疗方式的决定仍在商议时，即应建立动静脉瘘。最后，肾小球滤过率在 10 ml/min 左右时，若临床指征出现即应马上告知患者开始肾脏替代治疗（包括保守治疗）。

虽然学界对此问题观点不一，但作者仍然建议当肾小球滤过率到达 20 ml/min 时，即使对于选择腹膜透析作为起始治疗的患者（因为腹膜透析技术失败的概率相对较高）和希望进行尸体肾脏移植的患者（因为等待时间可能长达数年）也应该建立动静脉瘘。

开始透析时的心理因素

当患者被告知需要透析时往往会经历如同患了威胁生命的疾病一样的情绪反应；大多数人会经历 Kubler-Ross 所描述的痛苦的五个阶段——否认、愤怒、讨价还价、抑郁，最后接受这一终身的慢性苦难。

减轻肾衰竭患者普遍存在的焦虑和恐惧是很重要的。患者及家属、肾内科团队的所有成员，包括医生、护士、社工、移植协调员，营养师，都应该参与患者进入透析的决策过程。如果可以的话，患者和感兴趣的家属应在透析前参观透析中心，这一简单的举措即可减轻他们的恐惧和误解。因为大多数患者都认为透析是很痛苦的，所以应该跟他们强调透析几乎是没有痛苦的。应该向患者强调遵嘱饮食、液体摄入、服用药物和透析计划的重要性。患者本人亦应有权利参与到他／她的健康管理中来，这有助于保证患者的依从性和增加满意程度。对于急需开始透析的患者而言，可对患者将开始透析表述成一种尝试，强调开始透析的决定是暂时的而不具有约束力。

治疗方式的选择

有几种因素会影响治疗方式的选择。其中，患者的年龄是影响最大的。例如，婴儿和儿童进行长期血液透析和腹膜透析疾病结局都不好，因此，肾脏移植是最好的选择，使患者更有机会正常地生长发育。另一方面，相较于透析而言，接受移植的老年人的预后往往更差。肾衰竭的病因也是选择治疗方式时需要考虑的另一个因素，例如，患有脆性糖尿病或既往有腹部手术史的患者可从每周三次的血液透析中获益，而患有肝硬化或严重心肌病选择腹膜透析或每日透析方案更好。虽然从医学的角度来讲各种透析方案都一样可行时，但患者的实际问题如是否有家庭支持、工作习惯、经济条件（如获得移植的可能性、住房问题、与透析中心的距离）等都会影响对透析方式的选择。

血管通路
血管通路的准备及时机

对于将来需要透析的患者，不管选择哪种肾脏替代治疗方式（除非是准备进行肾移植，且具备配型良好的活体肾源，这种情况下可以有计划地安排移植手术），在 GFR 20 ml/min 左右时，均应建立动静脉内瘘。即便患者的初始肾脏替代方式选择腹膜透析，从长远看，备用动静脉内瘘仍有意义，因为很多腹膜透析患者会由于感染或机械并发症而出现腹透管功能异常，个别患者还会出现多次腹透管功能不良。每次发生腹透管功能不良患者需要血液透析过渡数周，腹透管功能不良也是造成腹膜透析患者退出的原因之一（占每年腹透掉队率的 25%～30%）。但如果患者自身血管条件过差，只能建立人工血管通路，此时因人工血管的风险效益比不佳，不建议制作备用血管通路。

自体动静脉内瘘感染发生率很低，如果使用前成熟良好，其使用半寿期比人工血管长很多。在部分医学中心，血管通路相关问题占所有肾内科住院原因的 30%～40%，给患者带来沉重的医疗、精神和经济压力。因此，如果肾病进展迅速或已经进展到肾衰竭晚期，应当在进入透析之前及时建立动静脉内瘘。中心

静脉导管即使仅短期使用，感染风险也会较高，会对后续的动静脉内瘘或移植物内瘘造成不利影响。

下述推荐意见值得参考：

1. 血管通路术者应当尽可能早地对进展期肾病患者进行评估，确定建立血管通路的最佳部位（应在 GFR 降至 20 ml/min 之前）。早期建立动静脉内瘘不仅可以保证内瘘充分成熟（一般需要 6～8 周），还为可能初始内瘘成熟失败时需再次造瘘等情况预留时间。研究显示，动静脉内瘘在能够成功使用前，由于中心静脉狭窄，大约 50% 的患者需要修复手术，尤其曾有中心静脉导管留置史的患者更常见。

2. 虽然通路建立部位首选非惯用手侧，但惯用手侧上肢血管仍要注意保护。尤其对于家庭透析的患者，建议首选非惯用手侧，这样患者自己更容易进行血管穿刺。除非出现紧急抢救的情况，否则一定要注意保护桡动脉和头静脉。特别要注意，尽量不要使用桡动脉进行不必要的"动脉置管"，也尽量不要使用经外周中心静脉导管（PICC 导管）。取血应当尽一切可能限制在手背和前臂尺侧。若确实需要，可以使用小号头皮针穿刺肘正中静脉。静脉留置导管应避免使用头静脉。如患者需要长期门诊输液，应当选择经隧道颈内静脉导管而不是 PICC。

3. 对住院患者，应当使用黑色记号笔标记需要保护的部位，以提醒所有医护人员。在患者床头张贴提示也是好方法。

4. 做好宣教，教会患者保护自身血管。

动静脉内瘘的种类
桡动脉-头静脉内瘘

在腕部将头静脉远端与桡动脉进行端侧吻合是目前大多数医生首选的常规血管通路术式。因为桡动脉-头静脉内瘘是最佳首选通路，再次强调，从肾脏病确诊时就要注意保护双侧头静脉，这有助于保护上臂静脉，以备将来使用（图 58.8）。

肱动脉-头静脉内瘘和肱动脉-贵要静脉内瘘

次选的通路是使用患者自体血管制作更近心端的内瘘，如图 58.8。上臂内瘘血流量更大，因此更容易出现动脉瘤样扩张；另外，患者自己穿刺上臂通路更为困难。不过对于前臂头静脉条件不好的患者，应当

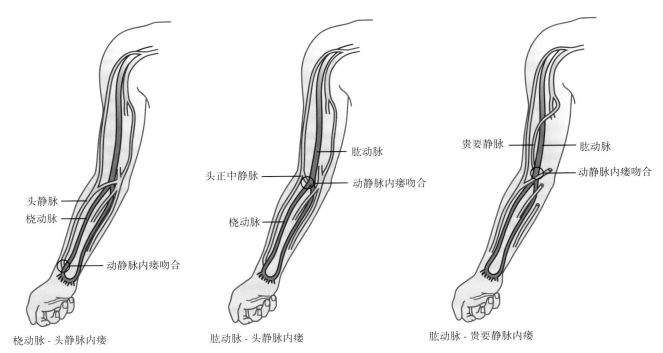

头静脉
桡动脉
动静脉内瘘吻合
桡动脉 - 头静脉内瘘

肱动脉
头正中静脉
动静脉内瘘吻合
桡动脉
肱动脉 - 头静脉内瘘

贵要静脉
肱动脉
动静脉内瘘吻合
肱动脉 - 贵要静脉内瘘

图 58.8　上肢血管解剖。标注名称的血管可用于建立血液透析内瘘和移植物通路。（引自 Allon M, Robbin ML: Increasing arteriovenous fistulas in hemodialysis patients: problems and solutions, Kidney Int 62: 1109-1124, 2002.）

在预计透析开始前大约 6 个月建立肱动脉 - 头静脉内瘘或肱动脉 - 贵要静脉内瘘。更少使用的一个选择是近端桡动脉内瘘。

困难患者的透析通路

对于无法使用自体血管制作前臂和上臂内瘘的患者，可以在前臂制作人工血管内瘘。可以自远端桡动脉到贵要静脉建立直形移植物内瘘，也可以自肱动脉到贵要静脉建立袢形移植物内瘘。人工血管内瘘比自体血管内瘘更易发生感染和血栓。因此，人工血管内瘘不应过早建立，应在预计透析开始前 3 ~ 4 周建立，最佳手术时间的判断是一个难点。

导管

由于肾脏疾病通常很隐匿，因此不可避免有些患者在出现明确透析指征时尚未建立长期通路。这类患者如果选择血液透析，则需要置入导管，首选在颈内静脉置入。由于导管相关的感染、导管功能不良、血流量不足，以及静脉狭窄的发生率很高，因此一旦确定患者肾衰竭是慢性而不是急性，就应当计划并适时建立长期通路。理想情况下，长期通路（首选动静脉内瘘）应当在住院确诊期间建立，要早于患者出院进入透析中心的时间。

另外的选择是置入腹透管，培训患者及其家庭成员腹膜透析技术和其他治疗方式的知识，然后进行居家透析。最后，如果患者年龄和病情允许，应当争取进行活体肾移植。

血液透析的开展

如果选择了血液透析，那么最佳的透析处方是怎样的呢？这个部分将简要地介绍不同的透析方式，包括每日短时血液透析、夜间血液透析和透析中心内血液透析。因为传统的每周三次透析中心内血液透析仍是目前最常用的透析策略，我们将着重对其进行介绍。我们将评价最优的肾脏替代治疗透析剂量、所需时间，和实现这种最优化治疗的策略。为了给读者一个参照，方便接下来的讨论，对于间歇透析的患者，现有常用的透析中心内血液透析方案平均每次所需时间少于 3.5 h，肌酐清除率低于 10 ml/min。考虑到这一肌酐清除率水平低于血液透析开始的（患者）水平，这种透析剂量明显是不够的，可能导致患者寿命缩短。所以，可以预料到选择这种治疗方案的患者年死亡率高达 20%，而且终末期肾脏病的患者 5 年生存率低于许多种类的肿瘤。为了获得最好的预后，进行透析处方时应该考虑以下几个因素。

透析时间

通过评估患者的残余肾功能（residual kidney function，RKF），可估计出达到特定的 Kt/V 或 URR 目标的最短透析时间。假设一个人体重为 70 kg，第一步是计算尿素分布容积，即身体的总液体量，在男性为 60% 的体重（42 L），而在女性为 55% 的体重（38.5 L）。下一步是计算透析器在特定"血液"及透析液流速下的清除率。在透析器的包装上通常能找到尿素清除率的估值，还能找到透析器的表面积、溶液的流率和其他透析器参数。但是，由于这个尿素清除率估值只是基于水溶液的体外评估，有理由相信体内的尿素清除率只有标识的体外清除率的大约 80%。因此，假设"血液流速"为 300 ml/min 及透析液流速为 500 ml/min，体外尿素清除率为 250 ml/min，那么当血流速率为 300 ml/min 时，体内尿素清除率则为 $250 \times 0.8 = 200$ ml/min。

如果治疗目标是使得 Kt/V 为 1.2，肾脏病预后质量倡议（Kidney Disease Outcomes Quality Initialtive，KDOQI）指南建议，虽然表面积大的透析器和更大的血液流率是缩短透析时间的方法，可以使患者获得 1.2 的 Kt/V 的所需时间缩短。是：

$$t = \frac{1.2 \times 42\ L}{0.2\ L/min} = 252\ min\ 或\ 4\ h + 12\ min$$

但是，基于这些数据以及越来越多关于超滤率高于 10 ml/(kg·h) 时的风险的证据，我们建议在头几次透析之后，透析持续时间不应少于每周 3 次，每次 4 h。

最近，来自美国和其他国家的大数据回顾性研究强调了透析 4 个小时或大于 4 个小时的患者获得了显著的生存获益。可能的原因包括由透析剂量增加及超滤率下降至 10 ml/(kg·h) 以下带来的理论上的获益，而这与更好的心血管稳定性有关系。最后，让患者从 4 个小时起开展透析的一个重要原因是心理因素；如果一个患者开始透析时透析时间短于 4 个小时，不管是什么理由，都很难让他们愿意延长透析时间。

对于伴进展性肾衰竭的慢性肾脏病患者，可能会在门诊开始透析，此时可以考虑第一次透析为 2 h，第二次为 3 h，第三次为 4 h，从而避免可能出现的透析失衡；但是，越早实现最少 4 h 的治疗目标越好。

最后，对于开始时使用导管进行透析，没有建立动静脉瘘或置入人工合成移植物的患者，建议将透析时间延长 30 min（即至 4.5 h），且应向患者解释；仅当永久性透析通道规律使用且导管拔除后，透析时间才可减少到 4 h。

残余肾功能

几乎所有开始透析的患者都有一定的残余肾功能（residual kidney function，RKF）和排出的尿液。尽管残余肾功能能够提供额外的（和连续的）溶质和水的清除，但血液透析开始后，残余肾功能将迅速丢失，可能与透析相关的低血压、缺血性肾损伤、基础肾疾病的进展，和透析流程本身相关的炎症有关。研究表明，大多数患者在透析开始的约三个月内，残余肾功能降至接近零。考虑到残余肾功能的内源性溶质清除，透析开始时往往会设置较短的透析时间，但是我们不建议这样做，因为残余肾功能的下降非常迅速，测定残余肾功能（需要在约 48 h 内收集透析间期的尿液）也很麻烦，而且最重要的是，刚起始透析的患者会在残余肾功能丧失时对延长治疗时间表现出强烈的抵抗。因此，作者建议在进行透析安排时不应考虑残余肾功能。

"干"体重和超滤率的目标

设置目标体重是患者开始接受透析治疗的一个重要项目。目标体重即患者在透析完成时需要达到的体重，而当体重达到目标时，患者血容量趋向正常，即通常所说的"干体重"。虽然有外周水肿和肺水肿的患者很容易判断他们有过多的液体负荷，但常常很难通过临床检查来设定干体重。

对于少数不需服用抗高血压药物的患者，达到接近正常血压即为达到目标体重的一个标志；但是，大多数慢性肾脏病患者都联用多种降压药物，使得通过血压判断血容量是否正常变得困难。同时，降血压药物也使达到目标体重变得困难，因为在清除液体的同时，这些药物使患者易于发生低血压。因此，达到根据临床评估设定的目标体重是一个不断尝试和犯错的过程，在此过程中，患者常发生低血压。

最近，有两种工具可用于判断是否已达到目标体重。第一种（生物阻抗）能够用于正在透析的患者，当透析清除液体时，将电极贴于患者皮肤，测量组织的电阻抗，但使用这种工具来判断是否达到目标体重或"干体重"的方法尚未得到美国 FDA 的认可。第二种装置叫作"crit-line"，它能持续在线检测红细胞压积。这种装置的原理是在透析过程中，能够暂时停止超滤，通过血液稀释造成的红细胞压积降低评估液体转移至血管腔的速率。红细胞压积的明显降低常提示需要降低透析后目标体重。

争取达到目标体重的同时也应重视其他重要因素，如超滤率（即液体从体内总液体量中清除的速率）的制订和获得。近来的文献指出超滤率超过 10 ml/(kg·h)（对一个 70 kg 的患者而言约为 700 ml/h）常导致心血管系统不稳定、低血压和抽搐。所以，如果患者透析后的目标体重低于透析前体重 3 kg（3 L）以上，应考虑增加额外透析次数或延长透析时间［在获得目标体重的同时，超滤率不超过 10 ml/(kg·h)］。

透析剂量

正如上文中所介绍，透析剂量常根据透析前后尿素浓度变化决定。虽然尿素已不再被认为是主要的"尿毒症毒素"，但血中尿素浓度以及透析治疗的尿素清除率和临床上观察到的变化相关性大。而且，尿素在血液及透析液中均容易测定，在体液中均匀分布，可在细胞内、外及血管腔内迅速弥散，故透析期间尿素浓度的变化能够反映透析剂量这一说法是合理的。

美国肾脏病基金会发布的肾脏病预后质量倡议指南（DOQI）建议使用尿素作为透析剂量的标志物，且每周三次透析可接受的最低透析剂量为尿素 Kt/V 值至少 1.2。该指南同样为肾脏医师协会、美国国立卫生研究所认同。因为长期研究数量有限且缺乏临床试验证据，患者最佳预后出现在 Kt/V 值为 1.2～1.4，每次透析时间不短于 4 h（如前所述），且超滤率不超过 10 ml/(kg·h) 者。URR 和 Kt/V 的计算严重依赖于透析前后尿素测定的准确性，以及透析时间计量的准确性。所以，在计算这些数据时应意识到潜在误差的存在。

透析前尿素测定可能产生的误差

用于测定透析前尿素浓度的血液一般在将针头插入到血管通路后采集，或直接从导管中抽取。如果血液样本是直接从导管或刚刚输过液的血管中抽取的话，很可能这份血液样本会被剩余的盐溶液稀释，除非先抽取并弃去约 5 ml 的血液，再抽取用于测定透析前尿素浓度的血液标本。所以，采血的技术和方法须事先评估以确保用于测定透析前尿素浓度的血液样本不会被稀释。

透析后尿素测定可能产生的误差

测定透析后尿素的血液样本一定要从"动脉"（入口）针中抽取，且一定要在透析终止至少 2 min 之后（最好）或透析终末待透析液停止流动且血泵泵血速度降至 50 ml 至少 5 min 后抽取，以避免再循环。透析终末的血液再循环不仅指当入口（动脉端）和出口（静脉端）的针尖接近（相距少于 1 英寸）造成的血液混合（尤其是血流速度较快时），而且还指一种称为心肺再循环的现象。心肺再循环在整个透析过程中都会发生，以下的观察结果可以解释这一现象：测定时，正在进入透析器的血液的尿素浓度常常不同于远端外周组织的血液，因为透析过的血液（尿素浓度低）稀释了从外周回流到右心房的血液，而右心房需要数分钟把这些血液"泵出"并分布到外周组织。这种心肺再循环在应用高尿素清除率透析（透析器表面积大或血流快）的患者以及心排出量低的患者中更为显著。很多患者中，动脉端（入口）血管的溶质（尿素）浓度在透析停止 3 min 后升高约 10%。相较于等待尿素浓度在患者体内均匀分布后再抽血而言，如果透析终止后立即抽血的尿素浓度偏低，导致高估了尿素的降低和 Kt/V。所以，应该强调准确说明透析后尿素浓度测定血样应该如何抽取，具体地说就是患者应该在透析后等待 2 min（更好）或血流速度降低到 50 ml/min 持续 5 min 且透析液已关停之后再抽血检验透析后尿素浓度。

治疗时间测定可能产生的误差

虽然治疗时间一般被认为是透析开始时间和终止时间的差，但实际的治疗时间显著短于这一"时钟时间"，诸如血流速度达峰所需时间，报警中断和其他原因中断，如患者上洗手间的时间等。现代的透析机报告实际透析时间或已透析的血液量，后者是根据血泵的转速来计算的（也存在前面提到报警中断等带来的误差）。

抗凝药物的处方

血液接触到"外来物"的表面如透析器的半透膜会引发凝血级联反应。如果没有应用抗凝血药物，这将引起透析器中空纤维内凝血，最初导致透析器表面积的减少，最终导致患者的血容量有相当一部分丢失在凝血的透析器中。因为一旦血液与异物表面接触，凝血级联反应就被触发，所以抗凝药物必须在血液-半透膜接触前起效。最常用的抗凝药物是普通肝素，起始剂量常常是根据体重而定的（约 50 U/kg），一插入针并开放通道就立即注射。因为使肝素到达全身循环非常重要，血液通过血泵到达体外透析循环需要在注射肝素 3 min 后。如果在完全抗凝之前血液到达透析器半透膜，很可能发生纤维内原位凝血，降低透析器半透膜的可用表面积，从而降低了尿毒症毒素的清除率。

因为肝素浓度和透析时抗凝水平稳步下降（通过肝素代谢和体外表面的吸收），建议在透析过程大部分时间内以低剂量肝素持续滴注，速率为约 1000 U/h。对于有永久通道（动静脉瘘或人工合成移植物）的患者，还建议在透析完成前 30 min 停止持续性肝素滴注，以便在透析结束拔除针头后血管通道及时止血。对于使用导管透析的患者，肝素滴注会一直持续到治疗结束，以降低导管尖端凝血的风险，因为通过导管进行的透析结束时是不需要"止血"的。

虽然这些建议不是根据深入的研究得出的，但在临床上对大多数患者有效。对于因其他问题使用华法林抗凝的患者，肝素的剂量应该降低但不应不使用，因为肝素和华法林对凝血级联反应有不同的作用机制。对于少部分患者，肝素会导致显著的血小板减少，应该考虑替代抗凝途径。

透析频率

一周三次透析，每次持续数小时，是在 20 世纪 70 年代设立的维持性血液透析的标准，在某种程度上设立得较为随意。这种透析方案主要考虑一些实际的原因，包括为患者和医务人员提供方便。因为透析方面的技术进步，透析的过程变得更加安全，设备更利于家庭使用，因此，不同频率、不同时间的透析方案正在探索中。但是，每周三次、白天在透析中心内的血液透析依然是最常用的治疗方案。

夜间透析

因为白天需要有多轮透析时间段（为了适应需要透析的患者数目），想要处方 6~8 h 的肾内科医生推出了夜间透析方案。在这种方案中，患者在夜晚花费 6~8 h 进行透析治疗（通常在睡眠时进行）。这可以在透析中心或家中进行。这种延长透析意味着总透析剂量的上升（每次夜间透析的 Kt/V 常为 2.5）、超滤率和弥散清除率的大幅下降。越来越多数据说明夜间透析与更好的血压控制、更少的抗高血压药物使用、更少透析中的低血压、更低的住院率和死亡率相关。因为总的溶质清除率上升，夜间透析也与更好的磷控制及磷结合剂用量减少相关。

能够提供夜间透析的透析设备数量正在缓慢而平稳地上升，因为这些设备能适应更多的患者数量（包括白天和夜晚），边际成本较低或为中等；但是，患者接受程度，护士招募，以及医生需要晚上工作成为了这种治疗的一些障碍。夜间透析也可在家中进行，但对灾难性事件的恐惧，如严重低血压、患者睡着时穿刺针移位等，限制了这项技术的应用。值得注意的是，可被红细胞激活并在血液渗漏时唤醒患者的设备已经能够使用；无论是在透析中心还是在患者家中，这些或许能提高夜间透析的安全性。

每日短时血液透析和血液滤过

每日短时血液透析是夜间透析的一种替代方案，仍然增加了每周的透析时间。这种方案要求每周透析 5~6 次，每次约 3 h。这种方式能够改善血压控制，减轻左心室肥大，显著降低死亡率。最近，出现了对每日短时血液透析方案的改良（即血液透析滤过），在新方案中，血液滤过代替了之前介绍的血液和透析液反向流动并跨过透析膜弥散的过程。现在这种治疗有相应的商业产品，能够在家中使用，但需要提供血液滤器和无菌的置换液。每日血液滤过的好处是不需要准备透析液，并且因为这种技术可以清除分子量较大的尿毒症性溶质而可能改善患者预后。潜在的缺点包括患者需要每日进行治疗，且需要常规运输大量液体至患者家中。每日透析治疗的另一个需要注意的缺点是动静脉瘘的反复穿刺可能增加患者需要修补内漏的频率。

无论是夜间透析抑或日间透析，都能够改善患者生存和其他结局（第 60 章）。如果打算改善患者预后，无疑需要更加关注透析时长。近年来研究数据表明提高血液透析充分性不应仅仅通过提高 URR 或 Kt/V（使用表面积大的透析器可在更短的时间内得到同等效果），还应考虑每周累计透析时间和超滤率；每日短时透析能够更好地模拟肾脏每日清除的连续性。

参考文献

Chertow GM, Levin NW, Kliger AS, et al: In-center hemodialysis six times per week versus three times per week, N Engl J Med 363: 2287-2300, 2010.

Culleton BF, Walsh M, Klarenbach SW, et al: Effect of frequent noc- turnal hemodialysis vs conventional hemodialysis on left ventricu- lar mass and quality of life: a randomized controlled trial, JAMA 298:1291-1299, 2007.

Eknoyan G, Beck GJ, Cheung AK, et al: Hemodialysis (HEMO) Study Group: effect of dialysis dose and membrane flux in maintenance hemodialysis, N Engl J Med 347:2010-2019, 2002.

El Ters M, Schears GJ, Taler SJ, et al: Association between prior peripherally inserted central catheters and lack of functioning arte- riovenous fistulas: a case-control study in hemodialysis patients, Am J Kidney Dis 60:601-608, 2012.

Finkelstein FO, Story K, Firenek C, et al: Perceived knowledge among patients cared for by a nephrologist about chronic kidney disease and end-stage renal disease therapies, Kidney Int 58:235-242, 2011.

Foley RN, Gilbertson DT, Murray T, et al: Long interdialytic interval and mortality among patients receiving hemodialysis, N Engl J Med 365:1099-1107, 2011.

Goldstein MB, Jindal KK, Levin A, et al: The adequacy of hemodialysis: assessment and achievement. In Jacobson HR, Striker GE, Klahr S, edi- tors: The principles and practice of nephrology, St. Louis, 1995, Mosby. ch 97.

Grootman MP, Van den Dorpal MA, Bots ML, et al: Effect of online hemodiafiltration on all cause mortality and cardiovascular outcomes, J Am Soc Nephrol 23:1087-1096, 2012.

Lacson E, Lazarus JM, Himmelfarb J, et al: Balancing fistula first with catheters last, Am J Kidney Dis 50:379-395, 2007.

Lacson E Jr, Brunelli SM: Hemodialysis treatment time: a fresh perspec- tive, Clin J Am Soc Nephrol 6:2523-2530, 2011.

Lacson E Jr, Wang W, DeVries C, et al: Effects of a nationwide predi-alysis educational program on modality choice, vascular access, and patient outcomes, Am J Kidney Dis 58:235-242, 2011.

Lacson E Jr, Wang W, Zebrowski, et al: Outcomes associated with intra- dialytic oral nutritional supplements in patients undergoing mainte- nance hemodialysis: a quality improvement report, Am J Kidney Dis 60:591-600, 2012.

McIntyre CW, Rosensky SJ: Starting dialysis is dangerous, Kidney Int 82:382-387, 2012.

Mehrotra R, Agarwal R: End stage renal disease and dialysis: nephrology re-assessment. NephSAP, volume 11, November 2012. Available at http://www.asn-online.org/education/nephsap/active .aspx. (Accessed May 24, 2013.)

Owen WF, Lew NL, Liu Y, et al: The urea reduction ratio and serum albumin concentration as predictors of mortality in patients under- going hemodialysis, N Engl J Med 329:1001-1006, 1993.

Rosensky SJ, Eggers P, Jackson K, et al: Early start of hemodialysis may be harmful, Arch Intern Med 171:396-403, 2011.

Shen JI, Winklelmayer WC: Use and safety of unfractionated heparin for anticoagulation during maintenance hemodialysis, Am J Kidney Dis 60:463-486, 2012.

Solid CA, Carlin C: Timing of arteriovenous fistula placement and medical costs during dialysis initiation, Am J Nephrol 35:498-508, 2012.

Spiegel DM: Avoiding harm and achieving optimal dialysis outcomes— the dialysate component, Adv Chronic Kidney Dis 19:166-170, 2012.

Suri RS, Nesrallah GE, Mainra R, et al: Daily hemodialysis: a systematic review, Clin J Am Soc Nephrol 1:33-42, 2006.

59 腹膜透析

Anand Vardhan, Alastair J. Hutchison 著

王海云 刘炳岩 郑 可 译校

腹膜透析（peritoneal dialysis，PD）与血液透析及肾移植一样是肾脏替代治疗的基石。这三种治疗模式并非相互排斥，在慢性肾衰竭患者的治疗过程中，上述方式可以互相转换。在二十世纪五六十年代，腹膜透析主要用于急性肾损伤治疗，而终末期肾脏病（ESRD）患者绝大多数使用血液透析治疗，偶有患者使用间断腹膜（IPD）透析。1976 年持续非卧床腹膜透析（continuous ambulatory peritoneal dialysis，CAPD）的出现改变了这一局面。在 20 世纪八九十年代，全世界特别是在发展中国家，使用腹膜透析治疗（此后简称"腹透"）的患者呈戏剧性的增长。而在美国情况则正好相反，腹透的年使用率从 1996—2000 年度的 6.5% 降至 2000—2004 年度的 2.4%。2004—2009 年美国的每年腹透新入患者始终徘徊于 21.6～21.9/100 000。

尽管已有大量关于腹膜透析与血液透析的比较性研究，但近期其比较的焦点更多地转变为治疗场所的区别，即治疗是在家中完成还是需要到医院完成。家庭透析治疗对于某些特定患者的好处是显而易见的。在加拿大、荷兰、冰岛、芬兰、丹麦、澳大利亚、新西兰、墨西哥和中国香港，家庭透析相当流行，有 20% 以上的患者都接受家庭透析治疗。在中国香港，腹透患者几乎占透析患者人数的 80%；在墨西哥这个比例也高达 65%。与"腹透的实施要求功能健全的可自理患者"的既往观点相反，在某些国家，腹透已经扩展为高龄或具有多种并发症患者的透析治疗选择。辅助式腹膜透析的引入使得家庭透析更加普及，患者可以在家中接受由经过培训的专业人员提供的不同等级的辅助性治疗。

许多国家都在开展急诊腹膜透析治疗，特别是对于那些单独急性肾功能损伤（单器官损害）需要透析的患者，其与 ESRD 的"晚期"患者并无不同。

腹膜透析的原理

腹膜

在腹膜透析中，腹膜相当于透析器的滤过膜。脏腹膜紧紧包裹在肠管及肠系膜表面，而壁腹膜则覆盖于腹腔其他部分的表面。腹膜由单层间皮细胞构成，其下有供血管和淋巴管走行的组织间隙。间皮细胞表面的微绒毛显著增加了腹膜的总面积（2 m²），但据估计，能用于透析的有效腹膜面积只占总面积的三分之一。

溶质转运

腹膜透析首先表现为腹膜毛细血管与腹腔内透析液之间的溶质与液体的跨腹膜交换。同时，少量的液体和溶质通过淋巴管重吸收。溶质转运是弥散和对流共同作用的结果，而液体转运很大程度上是靠透析液溶质中添加的渗透剂所产生的渗透压推动的。在腹膜透析过程中，某些小分子溶质如尿素、肌酐、钾离子等从腹膜毛细血管跨腹膜进入腹腔，而腹腔中的溶质如乳酸、碳酸氢根则反其道行之。溶质的转运主要靠弥散，即由溶质在透析液与血液间的浓度梯度决定其转运。溶质的跨腹膜转运也可通过对流完成，即通过跟随溶液流动进行转运。

液体转运

标准腹膜透析液包含不同浓度的葡萄糖（右旋糖形式）作为渗透剂。与血浆相比，透析液渗透压更高，这就使得液体自血浆中析出（超滤作用）。基于上述概念，超滤量与每次交换所使用透析液的糖浓度、留腹时间及患者本身的腹膜特性（随后讨论）相关。随着留腹时间延长，葡萄糖的跨腹膜吸收会导致透析

液糖浓度及渗透梯度的下降。对于多数患者，腹透液长时间留腹将导致超滤减少，如 CAPD 的腹透液留腹过夜时或自动化腹膜透析（automated peritoneal dialysis，APD）的腹透液日间留腹时。

腹膜的血运与腹膜的滤过膜是腹膜透析的重要生理组分。通过改变每组透析液入量、留腹时间及每日交换次数可以增加溶质和液体清除。众多腹透技术与参数的出现要归功于对腹膜转运特性或与溶质、溶液清除相关的腹膜通透性的深入了解。

通过测量溶质与溶液转运来判断腹膜特性

腹膜透析可以有效清除低分子量毒素，如肌酐、尿素氮与钾。通过增加留腹时间，跨腹膜的溶质转运使得膜两侧的溶质浓度趋于一致，透析液与血浆的溶质水平比率接近 1.0。由于腹膜带有负电荷，当溶质分子大小相似时，带有负电荷的分子如磷酸盐的转运就比带正电荷的分子如钾要慢。大分子物质，如白蛋白，其跨膜转运的机制还不完全清楚—很可能是通过淋巴系统和毛细血管膜上的大孔完成的。当透析液留

腹时，由腹腔内透析液产生的渗透压梯度随葡萄糖被吸收而减小，加之腹腔内静水压与血管内胶体渗透压，这些可导致液体被重吸收至体循环内。此外，持续的淋巴吸收也是液体净清除减少的原因之一。

每个患者的腹膜清除小分子溶质的速率都是不同的，腹膜功能的这一特性可以用腹膜平衡试验（peritoneal equilibration test，PET）（图 59.1）来监测。在标准化的 PET 试验中，首先将 2 L 含 2.5% 葡萄糖的透析液灌入患者腹腔，留腹 4 h 后测算患者透析液与血浆中肌酐的比值（D/PCr）。通过 PET 试验可将患者腹膜功能分为 4 种类型，分别为高转运（D/PCr>0.81）、高平均转运（D/PCr 0.65～0.81）、低平均转运（D/PCr 0.5～0.65）、低转运（D/PCr<0.5）能力。用 2 L 含 4.25% 葡萄糖的透析液留腹 4 h，若出液量少于 2400 ml，即可判断腹膜超滤衰竭。

对溶质及液体的清除能力很大程度上取决于由 PET 试验所判定的腹膜功能的类型（图 59.2）。具有高 D/PCr 比率（高转运）的患者，其腹膜能够迅速清除小分子物质，但超滤能力较差，这是因为快速的

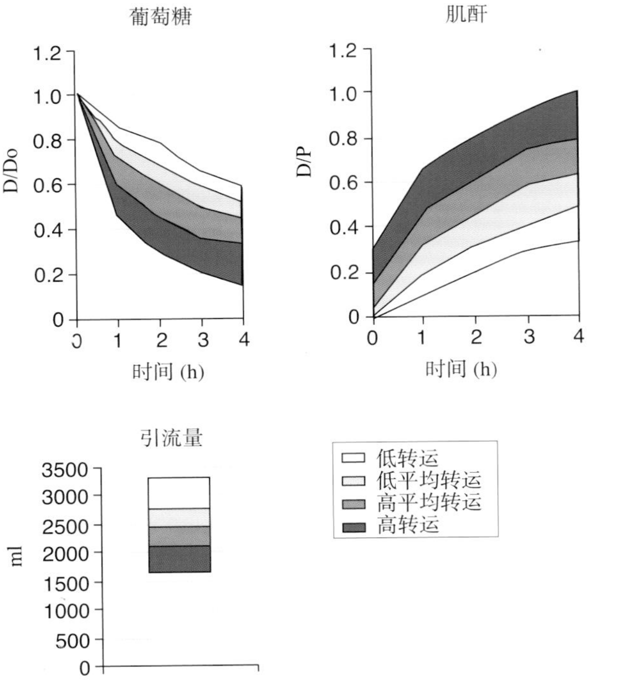

图 59.1 通过腹膜平衡试验（PET）测量腹透液与血浆中葡萄糖及肌酐的比值。初始的腹透液灌入量为 2 L。D/D0 表示指定时间点腹透液葡萄糖浓度与初始时糖浓度的比值。D/P 表示腹透液中溶质浓度与血浆中浓度的比值。这些分子的转运速率取决于膜的通透性：通透性越高（高转运），糖的转运就越快，导致渗透梯度的下降及引流量的减少

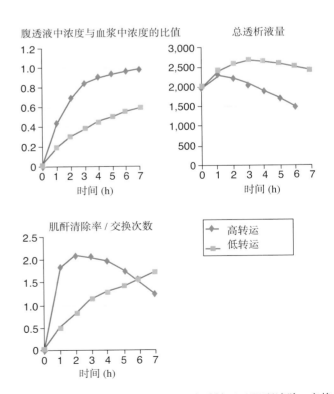

图 59.2 腹膜内腹透液量（V）和溶质转运（肌酐清除／交换次数）变化的趋势与留腹时间的相关性。高转运（H）与低转运截然不同（L）。这些图标可用于设定留腹时间及灌入液量。对于长留腹时间的 CAPD，高转运者的液体清除和肌酐清除均低于低转运者

糖吸收会导致跨膜的渗透压梯度消失。为达到适宜的液体清除目标，这类患者需要短留腹的透析方案。此外，由于超滤的液体可通过对流作用而对于溶质清除起到一定作用，因此，在高转运者中过长的留腹时间也会导致由于超滤量减少而带来的溶质的清除减少。低 D/PCr 比率（低转运）患者由于溶质清除率低，通常需要更多的交换次数、增加每次交换的留腹量或双管齐下才能避免由于残肾功能下降导致的尿毒症症状。相对而言，低转运患者的超滤量较好。多数患者的腹膜功能属于高平均或低平均转运，既能适应 APD 也能适应 CAPD 的治疗。

腹膜透析技术

持续不卧床腹膜透析（CAPD）

　　CAPD 也许是最易施行的透析方式了，只需每天通过留置于腹腔的导管向腹腔内注入 4 或 5 次、每次不多于 3 L 的腹透液即可。典型的 CAPD 由日间 3～4 次短的留腹与 1 次过夜的长时间留腹组成，成人日交换总量为 8～10 L。透析在 24 h 内持续进行，除液体交换的操作时间外，患者可以自由地进行日常活动。CAPD 的透析处方规定了透析液的类型、灌入量、留腹时间及交换次数，上述参数可根据患者体型、腹膜通透性、残肾功能进行调整。

　　腹透液借重力作用灌入腹腔，经过数小时的留置后引流出体外。留腹时间由计划的 24 h 内交换次数决定。基础的 CAPD 系统已经在临床上使用了 30 余年，并无大的调整。它是由一个装有 0.5～3 L 腹透液的塑料袋、一个转运组套（连接腹透置管与塑料袋的管路）、一根长期留置的硅胶管组成，硅胶管置入体内，其体内部分的尖端位于腹腔内。由于转运组套与塑料袋之间的连接每天要被打开 3～5 次进行液体交换（每年的交换次数接近 1500 次），因此患者或辅助操作者必须在家中严格执行无菌、非接触操作技术。目前，最常用的连接系统都是基于 Y 型分离系统。这一系统包括一个装满腹透液的袋子及一个同等大小的空袋子，两个袋子通过 Y 型连接与腹透管相连。该系统与腹透管相连后，首先会将腹腔内残存液体引入空袋，之后才会将新液灌入腹腔。这种设计可确保将管路内的各种意外接触的污染物冲刷干净，然后再开始新鲜的腹透液灌入（图 59.3）。Y 型分离系统减少了感染的发生率，并将患者从分别携带空袋和转运组套的烦琐中解放出来，继而改善了 CAPD 患者的心理状态与生活质量。

自动化腹膜透析

　　广义的自动化腹膜透析涵盖了使用机器装置辅助出入液的各种腹透方式。其中最早出现、也是最简单的一种叫作间断性腹膜透析（intermittent peritoneal dialysis，IPD），其在医院内可转换为 24 h 持续进行、日交换量达 20～60 L。这样就可用于治疗急性肾损伤或作为 ESRD 的维持治疗。由于大多数机械辅助的 APD 可以满足患者夜间在家中完成多次交换及日间自由行动的需求，IPD 模式目前已较少使用了。具体

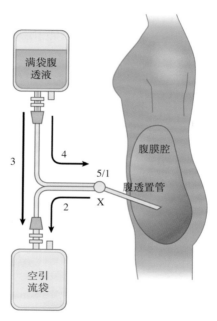

图 59.3　使用 Y 型引流装置进行 CAPD 治疗示意图。Y 型分离系统包括一个装满腹透液的袋子及一个同等大小的空袋子，两个袋子分别连于 Y 型管路的两端，空引流袋放置于地面上。腹透液由重力作用灌入腹腔，液体流向由 Y 型分离系统上的夹子控制，在两次交换之间，腹透液存于腹腔（PC）内，只有一个短而有帽的外接短管与腹腔内置管（peritoneal tenckhoff catheter, TC）相连。腹透液交换分为以下 5 步：
1. 将 Y 型分离系统与外接短管连接。
2. 保持满袋腹透液的夹子处于夹闭的状态，患者自己或其照料者打开外接短管上的夹子使腹腔内液体引流至空袋中，这一过程依靠重力完成，需要 10～15 min。
3. 关闭外接短管上的夹子并打开满袋腹透液的夹子，使得新鲜腹透液将 Y 型分离系统内的空气和可能的污染物冲洗到引流袋内。这一过程只需要几秒钟（可以让患者从 1 数到 5）。
4. 夹闭引流袋，打开外接短管上的夹子使新鲜腹透液通过腹透置管进入腹腔。这一过程约需 10 min。
5. 关闭外接短管上的夹子，将 Y 型分离系统与外接短管分离，并给外接短管带上碘伏帽

的 APD 模式如下（表 59.1）

- 持续循环腹膜透析（continuous cycling peritoneal dialysis，CCPD）：通常为夜间 3～4 次交换，日间一组透析液留腹（与 CAPD 模式正好相反）
- 夜间间歇性腹膜透析（nocturnal intermittent peritoneal dialysis，NIPD）：夜间多次交换而日间无腹透液保留于腹腔（日间干腹 NIPD）
- 日间湿腹 NIPD：在夜间透析基础上，日间再增加 1～2 次交换，目前在于增加小分子与体液的清除
- 潮式腹膜透析（tidal peritoneal dialysis，TPD）：每个循环结束时只引流出一部分腹透液，然后灌入相应量的新鲜腹透液。每个循环清除的液量可通过腹透机设置，通常设定于 50%～85%。每次交换的液量越少，需要的交换次数和腹透液总量就越多。TPD 的理论依据为通过保持腹膜与透析液持续接触而提高透析效率。但临床上，TPD 多用于改善引流末腹痛或预防导管功能不良，而非用于改善透析效率。

　　APD 的治疗方案通常需要增加短留腹的交换次数来达到增加溶质和液体清除的目的。腹透机在 8～10 h 内实施设定次数的交换，并将其最后一次的灌入液体作为日间长留腹。APD 的优势在于通过机器在夜间进行治疗，消除了大量高强度的手工操作。大体上，APD 只需要每天完成两个操作：在腹透开始时将腹透置管与腹透机进行连接和透析结束时将其分离。在欧洲和美国，APD 的使用正在增加，并取代 CAPD，在发展中国家同样有这样的趋势。这可能与腹透机的连接越来越简单、机器越来越小巧且便宜有关。过去，只有被 PET 试验判定为高转运而需要缩短留腹时间的患者才会考虑使用 APD。然而，现在，生活方式与从日间多次交换中解放出来的要求成为了影响患者与内科医生选择透析模式的重要因素。

腹膜透析液

以葡萄糖为基础的腹膜透析液

　　标准的腹膜透析液（表 59.2）包含作为渗透剂的同浓度的葡萄糖、电解质及缓冲液，如钠、镁、钙、氯与乳酸。由于技术原因，乳酸取代更生理的碳酸氢盐作为腹透液的缓冲系统，因为低 pH 的乳酸能防止生产过程中的高压灭菌程序导致的葡萄糖焦糖化。上述溶液的生物相容性经过充分的研究，毫无疑问其非生理性的低 pH、高渗透压、在生产和消毒过程中产生的葡萄糖降解产物（glucose degradation products，GDPs）对腹膜细胞都是有害的。它们的影响表现为腹膜新生血管、胶原产生和腹膜增厚，以上这些均可导致腹膜功能减退。越来越多的生理性腹透液以碳酸

表 59.1　腹膜透析的方案

透析类型 *	中文全称	日间交换次数	夜间交换次数	每次交换量（升）
CAPD †	持续不卧床腹膜透析	2～3	1～2 †	1～3
CCPD	持续循环腹膜透析	1	3～5	1～3
NIPD	夜间间歇性腹膜透析	0	3～5	2～3
日间湿腹 NIPD	日间湿腹的夜间间歇性腹膜透析	1～2	3～5	2～3
TPD	潮式腹膜透析	0	4～20	1～2
IPD	间歇性腹膜透析	5～10	5～10	1～2

* 除 CAPD 外部都是使用腹膜透析机进行，是 APD 的治疗方案。

† 对于 CAPD 患者，如为达到透析充分而需要增加交换次数，可使用腹膜透析机在夜间患者休息时完成

表 59.2　腹膜透析液的成分和溶质组成（包括已用渗透剂）

溶质	含量
钠	132～133 mEq/L
氯	95～101 mEq/L
钙	2.5～3.5 mEq/L
镁	0.5 mEq/L
缓冲剂 §	
乳酸	36.5～40 mEq/L
碳酸氢盐	0～34 mEq/L
渗透剂 ‡	
葡萄糖	1.5, 2.5, or 4.25 g/dl *
氨基酸	1.1 g/dl †
艾考糊精	7.5 g/dl
酸碱度	5.2～7.4
渗透压	282～485 mOsmol/L

* 以葡萄糖为基础的溶液中存在低水平的糖基化降解产物，目前已有符合生理 pH 的透析用于临床，正在逐渐增加。

† 氨基酸腹透液临床较少采用，其电解质的铝反映其离子浓度。

‡ 目前的渗透剂包括葡萄糖、艾考糊精和氨基酸，它们通常不同时使用。

§ 无论是使用碳酸氢盐缓冲液还是乳酸缓冲液，其总浓度通常不会超过 40 mEq/L

氢钠作为缓冲液，将碳酸氢盐和葡萄糖溶液独立包装储存于成对的两个袋子中。使用时打开两者间的保护性密封条并混匀，得到中性 pH、低 GDP 的腹透液。将渗透剂换做艾考糊精或混合氨基酸已经在世界各地常规使用。本章稍后会进一步讨论其细节及更生理的腹透液是否能提供更多保护。成本是新型腹透液发展的主要限制因素。

艾考糊精腹透液

尽管以葡萄糖作为渗透剂的腹透液因其其相对较低的直接毒性、低成本和制造简单而仍被作为最常用的渗透剂，但两个替代的渗透剂——艾考糊精和基于氨基酸的溶液，已经引起了大家的兴趣和注意。艾考糊精是一种淀粉来源的葡萄糖聚合物，注入腹腔后通过其较高的胶体渗透压发挥超滤作用。7.5% 的艾考糊精溶液几乎是与血清等渗的，并且很少被吸收入血，它可以产生长达 12 h 的持续超滤。它不像高渗性的 4.25% 葡萄糖透析液那样伴随热量负载或腹膜葡萄糖暴露，但其超滤量可与之媲美。它可以作为 CAPD 的夜间长留腹或 APD 的日间长时留腹透析液，从而改善患者的容量平衡状况。艾考糊精可实现持续超滤不受腹膜转运特性或腹膜炎症（例如腹膜炎）的影响，目前艾考糊精的使用被限定于每日一组，入液量根据患者体型和超滤需要可在 1~2.5 L 之间调整。值得注意的是，少量的复合碳水化合物可通过淋巴系统被吸收进入血液循环，在每天规律使用的情况下，7~10 d 内其血浆浓度达到稳态。这些复合碳水化合物被循环淀粉酶部分水解为麦芽糖。据观察，约 1.4 mg/ml 麦芽糖水平对血浆渗透压无显著影响；其长期影响未明，但目前认为至少是无害的。值得注意的是，循环麦芽糖会干扰糖尿病患者使用的家庭血糖仪测得的血糖测定结果。为了避免这种干扰，这些患者的血糖检测必须使用葡萄糖特异的方法进行。由于虚高的结果可能导致胰岛素使用过量并与腹膜透析患者的意外死亡有关，因此对检测结果的任何疑问应联系血糖仪和试纸的生产商进行澄清。大多数抗生素与艾考糊精相容，可溶解于长时间留腹的艾考糊精溶液中使用。

基于氨基酸的腹膜透析液

基于氨基酸的腹膜透析液用于腹透时为患者提供营养。目前商品化的氨基酸腹透液是浓度为 1.1% 的 15 种氨基酸混合物。这种溶液也含有标准浓度的钠、钙、镁、氯和乳酸。氨基酸充当渗透剂并同时在腹透期间被腹膜以不同的程度吸收。虽然支持其可改善营养状态与总体预后的证据不足，但可用于营养不良的患者补充营养和减少葡萄糖暴露。将氨基酸腹透液与艾考糊精联合使用可在保持腹膜完整性的同时减少过多的葡萄糖吸收。一袋 2 L 腹透液可以提供一个 70 kg 成年人每日蛋白质需要量的 25%。成功地利用氨基酸有赖于充足热量负荷和患者应在餐后灌入氨基酸透析液（nutrineal）。对于 CAPD 患者，透析液通常是午餐以后应用，APD 患者可以只作为每天第一个循环。建议剂量是 2~2.5 L1 次 / 日，最多 2 次 / 日。应避免在严重尿毒症、氨基酸代谢异常、严重肝病、酸中毒、低钾血症和过敏的患者中使用氨基酸腹透液。

腹膜透析导管

腹膜透析的通路是在局部麻醉下置入腹腔的导管。全身麻醉仅用于既往有腹部手术史、置管困难的患者，具体实施依不同医院有所不同。导管可以通过腹部小切口直视下手术置入，也可以采用 Seldinger 技术经皮置入，还可以通过腹腔镜引导置管。导管有多种设计，如天鹅颈导管（据报道导管尖移位和外口感染的发生率更低）和卷曲导管。目前没有证据表明某种导管比最初的双层袖套式硅胶 Tenckhoff 导管更优越，这种最原始且设计简单的导管仍是最常用的。导管腹内段有多个侧孔，腹透液经之引流。大部分导管有两个袖口式结构。深袖套结构被置于腹直肌旁正中切口肌肉内，导管腹外段经皮下隧道穿出皮肤，指向外侧、脚侧。浅袖套结构被置于皮下隧道内，距外口 2~3 cm。导管置入后，如果病情急需，腹膜透析可立即开始，但患者要保持卧位、腹透液交换量要少。通常情况下，透析一般推迟到置管术后 4 周，以保证伤口和出口愈合。术后手术伤口封闭包扎并隔离接触约 10 d，之后患者开始学习外口的护理，制订 CAPD 或 APD 的培训计划。腹透开始前如果需要透析，部分医院采用血液透析作为临时过渡，也有少部分医院启动卧位小容量的紧急腹膜透析。

腹膜透析的管理

腹膜透析的处方

为了确定适合患者个体的处方，必须要了解以下情况，即开始透析时的残余肾功能、腹膜通透性和患者的体型，以及作为可变参数的透析液体积、留腹时间、葡萄糖浓度和交换次数。制订透析处方的目的在于达到透析充分性：提供足够的溶质和液体清除，满足临床的需要的同时保持合理的生活质量。图 59.4 提供了制订腹透处方的流程图，其中需要规律监测透析充分性（包括溶质清除、容量状态、营养状况及良好的临床状态，见稍后讨论）并据此相应调整处方。

腹膜对小分子溶质的总体清除率受每日能够进行的总交换透析液量限制，许多 CAPD 患者被处方为每日 4 次每次 2 L 的透析液交换量。这种 2 L×4 组／日并可达到每日 2 L 净超滤腹膜透析可提供 70 L/ 周的清除量，但这不能满足无残肾功能的患者，特别是体重超过 80 kg 的患者达到透析充分性的要求。最初，大多数患者都具有残余肾功能，其可增加总的溶质清除率。随着残肾功能逐渐丧失，患者需要更大的每次留腹液量（2.5 或 3.0 L）或更多的交换次数才能避免出现尿毒症症状和达到尿素 Kt/V 和肌酐清除率的目标值。对于 CAPD 模式，可以使用由机器在夜间完成的第 5 组交换。但这种方式的使用正在减少：由于迷你 APD 机的成功引入，大多数患者和医生都会选择完全从 CAPD 切换至 APD 模式。体型较大的患者每次交换量应从 2.5～3.0 L 开始。在每晚（2.5～3.0）L×（3～4）次交换的基础上再在日间加 1～2 组腹透液留腹（"日间湿腹"），可使 APD 达到更高的小分子清除率。

腹膜透析充分性

腹膜透析充分性的评估包括：临床评估、溶质清除率测量、营养状况和液体清除。一个透析充分的患者有良好的食欲，无恶心，并疲劳感最低。与此相反，尿毒症患者会厌食、味觉障碍、恶心和疲劳。除了这些临床参数，有两个生化指标可用来评估溶质清除的充分性：

1. 腹膜尿素氮清除指数，表示为 Kt/V，是尿素清除率（K）乘以时间（t）除以身体总水量，即假定的尿素分布容积（V）。Kt 由引流液与血浆尿素氮比值（D/P$_{urea}$）与 24 h 引流液量相乘获得。加上肾脏的尿素清除量可获得每日身体总的尿素清除量。每日清除量乘以 7 即得到每周的尿素清除量。V 可以被估计为男性体重的 60% 或女性体重的 55%。表 59.3 给出了一个典型的计算过程。

2. 肌酐清除率（CrCl）由腹膜清除率与残余肾功能共同组成。腹膜 CrCl 仍由 24 h 透析液测得，在此基础上需要加上由残肾功能所估测的肾小球滤过率（GFR）。而残肾肾清除率传统上是用 CrCl 与尿素清除率的平均值来估测。这样做是为了校正由于肾小管分泌肌酐造成的在肾功能减低时对肾小球滤过率的高估问题。通常还需要用体表面积对其进行标化。

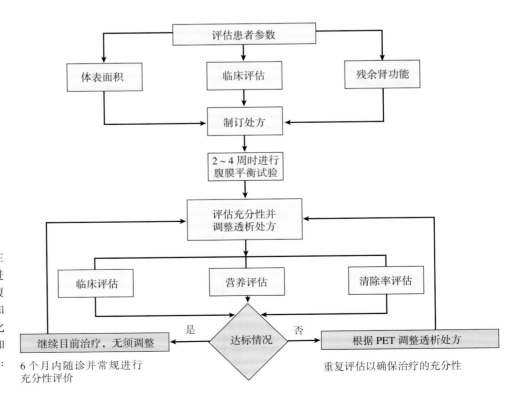

图 59.4　腹透处方设置的流程：在进行初始的腹膜透析 2～4 周时进行腹膜平衡试验（PET），根据腹膜通透性的结果调整透析处方。如为高转运，则适用短留腹的自动化腹膜透析（APD）；对于高平均和低平均转运 CAPD 就足够了 F/U：随诊

表 59.3　腹透尿素 Kt/V 的计算范例

患者	
70 kg 的成年女性，目前 CAPD4 次交换 / 日	
计算需要的数据	
24 h 透析液量 [（4×2 L 注入）+1 L 净超滤 =9 L]	
尿素氮 D/P 值 0.9，需收集 24 时引流液	
残肾尿素清除率 20 L/ 周（相当于 2 ml/min），尿尿素 ×24 h 尿量 / 血尿素浓度	
计算	
每日腹膜尿素清除量（D/P × volume）=0.9×9 L=8.1 L	
每周腹膜尿素清除量	=8.1 升 / 日 ×7 日 / 周 =56.7 升 / 周
残肾尿素清除率	=20 升 / 周
总尿素清除率（Kt）	=56.7 升 / 周 +20 升 / 周 =76.7 升 / 周
尿素分布容积（V）	=0.55 × 体重（kg）=38.5 L
每周 Kt/V	=76.7 L ÷ 38.5 L=2.0

BUN，血尿素氮；D/P，透析液与血浆比值

* 尿素氮分布容积估算为男性体重的 60% 或女性体重的 55%。也可用 Watson and Watson 公式精确计算：男性：2.477 +[0.3362 × 体重（kg）] +[0.1074 × 身高（cm）] - (0.09516 × 年龄（岁）]。

女性：-2.097 +[0.2466 × 体重（kg）] +[0.1069 × 身高（cm）]。

计算肌酐清除率（CrCl）的所需数据与 Kt/V 是相似的。但是尿的 CrCl 通常是通过肌酐分泌除以尿尿素清除率矫正。腹膜 CrCl 的简单计算方法是用 24 h 透析液肌酐含量除以血清肌酐浓度。总的 CrCl（腹膜 + 肾）需要用体表面积 1.73 m² 进行标化

虽然这些测量和计算的有效性仍有一些争议，但已是目前估算透析充分性的公认方法，不同国家和国际组织已为基于此方法获得的 CrCl 和尿素清除率设置了最低目标值。然而，有时患者很难同时达到两个目标值，甚至一个也达不到。另外，目标设置的精确级别也是常遭到质疑的问题。美国肾脏病基金会肾脏患者生存质量指导指南（KDOQI）在 1997 年公布了腹膜透析实践指南并于 2006 年进行了更新。很大程度上是由于 ADEMEX 研究（一项大型、实施良好的随机前瞻性研究）的结果显示更高的透析剂量并没有带来生存优势，2006 KDOQI 指南将尿素 Kt/V 最低目标从 2.0 降到了 1.7，而每周 CrCl 也从 60 L 降到 50 L。英国肾脏病协会指南、欧洲肾脏病最佳实践指南及国际腹膜透析协会指南也有类似推荐。有人认为不能达到这一目标可能会导致尿毒症症状、蛋白质摄入减少和增加死亡率，但由于研究者不可能把透析剂量降低到产生临床症状的程度，所以上述推测尚缺乏确凿的证据。虽然当前目标值可能是一个可接受的长期临床预后所需的最低溶质清除率的指标，但仍有一些患者需要更多的透析才能预防尿毒症症状。此外，必须记住：作为透析术语的"透析充分性"仅限于处方溶质清除的充分性而不包含其他方面的治疗。控制高血压、维持液体平衡、最大程度减少心血管疾病的风险和管理合并症可对任何透析患者的预后产生巨大影响。即便如此，结论性的随机前瞻性研究仍是不够的。尽管有这些问题，通过适当调整腹膜透析的处方，包括使用 APD 和艾考糊精腹透液，即使无尿患者也可以达到充分透析的目标。

残余肾功能在提供足够的溶质和体液清除方面的重要作用已被充分认识。大多数研究均显示残余肾功能与发病率和死亡率的改善有关，保护残余肾功能是腹透患者管理的重要组成部分。为保护残余肾功能，应尽可能避免使用氨基糖苷类和非甾体类抗炎药等肾毒性药物，尽快纠正各种原因导致的低血压。腹膜透析比血液透析更能保存患者残余肾功能，因此腹膜透析可能是终末期肾衰竭初始治疗的更佳选择。

腹膜透析的液体清除

尽管腹膜透析患者受益于持续的每日液体清除，但总体来说，大多数患者持续处于一定程度的轻微液体超负荷状态。这反映了一个事实，那就是精准达到"干体重"是很困难的。究竟是这种持续轻微的液体超负荷状态还是经典血透方案导致的每周 3 次快速体液状态改变更有害，目前尚无定论。当长期透析残肾功能丧失且腹透超滤能力下降时，这一问题就更加棘手。目前看来液体清除比溶质清除对患者的预后影响更大。虽然确切的原因还不清楚，但是对于无尿的患者来说，净超滤大于 750 ml/d 与更好的生存率相关。因此优化容量状态是治疗的重点，已有流程（图 59.5）可用于帮助医生管理腹透患者的容量超负荷。

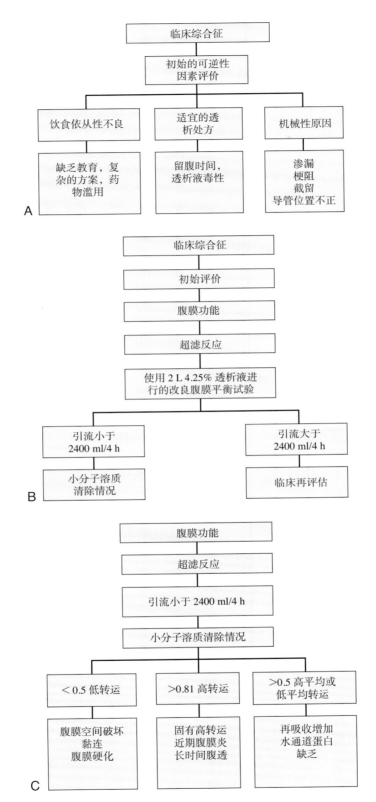

图 59.5 容量超负荷的临床评估。A,首先需要评估和寻找可逆因素。B,除外可逆因素后,使用改良腹膜平衡试验(PET)(2 L,4.25% 葡萄糖腹透液)评价腹膜功能。C,根据对小分子溶质清除力进一步评价和治疗的流程,对于高转运者根据列出的疗法进行治疗。低转运者不再适合腹透,应注意除外有无腹膜硬化,特别是包裹性腹膜硬化

在长时间留腹时使用艾考糊精能获得更好的容量平衡并改善左心室相关指标。

腹透患者的营养

人体测量学的研究显示多达 40% 的腹膜透析患者存在蛋白质营养不良。这种情况部分是由于氨基酸和每天 8~12 g 的蛋白质从透析液中流失造成的；此外腹膜炎可明显增加透析液蛋白质流失。通过透析液吸收葡萄糖、尿毒症症状及腹部胀满感可抑制患者食欲，导致进食量减少。Kt/V 和周 CrCl 都与饮食蛋白摄入具有相关性，虽然相关度不高，但也提示为了保证足够的蛋白质摄入量需要一定剂量的透析。腹膜透析患者的血清白蛋白水平与其死亡率和住院率呈负相关，但需要注意血清白蛋白受炎症影响很大、单独使用时并不能很好地反映营养状态。对腹膜透析患者来说，推荐其达到至少 1.2 g/(kg·d) 的高蛋白摄取水平，但许多患者蛋白摄取只有 0.8~1.0g/(kg·d)。根据 KDOQI 指南，这样的患者应该首先接受膳食咨询和教育；如果蛋白质摄入量仍然不足，应给予口服蛋白补充剂。一直有研究者尝试在有限的基础上使用氨基酸透析液（氨基酸取代葡萄糖）纠正蛋白质营养不良，但其长期的营养学获益证据尚不充分缺乏。与炎症和疾病有关的营养不良尤其难以纠正。这种"Ⅱ型"营养不良可能是由细胞因子介导的，其纠正需要消除导致炎症的根本原因。

患者从透析液葡萄糖吸收的热量取决于腹透液葡萄糖浓度（1.5、2.5 或 4.25 g/dl）和其本身的腹膜通透性。腹膜透析患者体重过度增加是很常见的，尤其是那些本已超重的腹透患者。此外，葡萄糖吸收经常导致血脂异常，这可能促进动脉粥样硬化性心脏病的发生。

腹膜透析的合并症

腹膜炎

尽管腹透设备和无菌技术都在进步，但腹膜炎仍然是腹膜透析的一个主要并发症。腹膜炎占腹透住院患者的 15%~35%，是拔管和技术失败转血透的主要原因。在交换操作中细菌进入导管是最常见的感染来源，但微生物还可以沿着导管的外表面或从腹腔其他脏器转移到腹膜。

满足下列标准中任意两条方可诊断腹膜炎：

- 细菌革兰氏染色法阳性或培养阳性

- 腹透液混浊（白细胞计数 >100/mm^3；中性粒细胞 >50%）
- 腹膜炎症的症状与体征

几乎所有病例都有腹透液混浊，80%~95% 的病例伴有腹痛。25% 的病例有胃肠道症状、寒战和发热，腹部压痛的发生率是 75%。菌血症罕见。除了真菌性腹膜炎外，引流液革兰氏染色检查多为阴性，而腹透液培养通常可有阳性发现。在许多中心，高达 20% 的腹膜炎发作的培养为阴性，这可能反映了在样本收集、运输和培养技术中的一项或几项存在不足之处。

腹膜炎的原因及不同病原微生物的感染频率见表 59.4。由于 Y 型分离装置和"先冲后灌"技术的应用，表皮葡萄球菌导致的腹膜炎发生率降低了，金黄色葡萄球菌和肠源性病原体所致的腹膜炎较以前占了更大的比例。由于这些致病菌导致的腹膜炎比表皮葡萄球菌致腹膜炎的症状更严重，腹膜炎已成为一个不那么频繁但更严重的并发症，通常需要住院治疗。

腹膜炎发生率在 20 世纪 70 年代末和 20 世纪 80 年代初曾经非常高，由于连接系统的改进减少了接触污染的风险（图 59.3），目前已下降到少于每 2~3 透析年 1 次。腹膜炎的导管去除率取决于感染微生物。表皮葡萄球菌腹膜炎导致的拔管率可能性低于金黄色葡萄球菌和铜绿假单胞菌性腹膜炎。这些毒力更强的病原体与隧道或出口感染有关，其拔管率可以高达 90%。由于药物治疗很难奏效，真菌性腹膜炎几乎都要拔管。CAPD 与 APD 在腹膜炎发生率方面没有显著性差异。但是 APD 发生腹膜炎往往会被延误诊断，与其引流液不易采集以及较大的引流量稀释了其中的

表 59.4　微生物导致的腹膜炎

微生物	发生频率（%）
革兰氏阳性	
表皮葡萄球菌	30~40
金黄色葡萄球菌	15~20
链球菌	10~15
其他革兰氏阳性菌	2~5
革兰氏阴性	
假单胞菌	5~10
肠杆菌	5~20
其他革兰氏阴性菌	5~7
真菌	2~10
其他病原体	2~5
培养阴性	10~30

细胞而使患者不易察觉液体混浊有关。

腹膜炎的初始治疗是经验性的，需要覆盖革兰氏阳性球菌和革兰氏阴性杆菌。目前国际腹膜透析学会 2010 年发表在 *Peritoneal Dialysis International* 上的指南推荐基于当地既往导致腹膜炎微生物的药敏结果进行中心特异性的经验性治疗。革兰氏阳性细菌可用万古霉素或头孢菌素覆盖，而革兰氏阴性细菌可用第三代头孢菌素或氨基糖苷类经验治疗。后续治疗应根据药物敏感结果调整。第一代头孢菌素可能不能充分覆盖甲氧西林耐药的葡萄球菌，而广泛的经验性使用万古霉素则存在诱导葡萄球菌耐药和万古霉素耐药的肠球菌（ vancomycin resistant enterococci ， VRE ）产生的隐忧。然而对于腹膜透析患者，万古霉素半衰期长，给药方便，故使用广泛。应该监测氨基糖苷类的血药浓度以避免加速残余肾功能的丧失和前庭 - 耳毒性的发生。然而，由于对腹膜透析患者这些抗生素的半衰期相对较长，关于峰浓度和谷浓度的传统建议并不适用，并且血药浓度也不能反映腹腔内药物的水平。

表 59.5 提供了 IPD 时抗生素给药的种类和剂量。通常抗生素是注入腹腔使用的，一日一次，加在长时间留腹的那组腹透液中（ CAPD 于过夜组，APD 于日间长留腹组 ）。抗生素也可以持续加于每个交换中。如果残余肾功能较好，则抗生素剂量需要调整。疗程

取决于致病菌的种类和的腹膜炎严重程度，通常表皮葡萄球菌是 14 d，其他大多数腹腔感染的治疗需 3 周。

即使不拔除腹透置管，约 80% 以上的腹膜炎也能够完全治愈。但有 10% ~ 30% 的腹膜炎症状在 96 h 内仍不能得到控制，似乎只有拔除腹透置管才可能治愈。虽然不拔除腹透置管而仅使用抗生素超过 96 h 仍有可能治愈腹膜炎，但这样做会增加腹膜受损的风险，无论是短期的抗菌预后还是长期的对腹膜影响都不好。因此如经过 96 h 恰当的抗感染治疗腹膜炎仍没有明显好转的证据（如腹痛减轻、腹透液细胞数下降、腹透液转清等 ）就应尽早拔管。一项研究显示，对于"持续性"腹膜炎仅使用抗生素治疗 10 d 而不拔除腹透置管并清除腹腔液体的患者，最终 1/3 死亡，1/3 超滤失败退出腹透，只有 1/3 可以继续腹透治疗。*复发性腹膜炎*定义为腹膜炎痊愈后 4 周内再次发生的相同致病菌感染，其发生率占腹膜炎的 10% ~ 15%。而*再发性腹膜炎*是指腹膜炎痊愈后 4 周内再次发生的不同致病菌的感染。上述病例中最终将有 15% 的患者需要拔管，而 1% ~ 3% 的病例会死亡。

由于腹膜炎将导致腹膜对糖的通透性增加，这使得患者出现急性腹膜蛋白丢失明显增加和短暂的超滤明显减少。虽然通常腹膜的这些改变在急性腹膜炎时都是暂时的，但对于严重的腹膜炎或反复腹膜炎发作也可导致腹膜纤维化（即常说的硬化）（讨论见后）。

腹膜透析导管出口处及隧道感染

腹透置管相关感染包括出口感染（红斑及脓性引流液 ）和隧道感染（肿胀、红斑、隧道皮下部以上的触痛 ），或同时感染。金黄色葡萄球菌是最常见的致病菌，假单胞菌次之。出口部位的金黄色葡萄球菌感染往往难以治愈，经常发展为隧道感染和腹膜炎，因此需拔除置管以清除病灶。鼻腔的携带金葡菌会与其导管感染的风险增加相关。对于鼻腔带菌者每个月鼻腔内使用莫匹罗星（每天 2 次 ×5 d），无论导管口是否带菌均于局部每日使用莫匹罗星；或每 12 周口服利福平 600 mg/d×5 d；上述方法均可有效减少金葡菌导致的导管相关感染。对出口常规用莫匹罗星进行护理可以戏剧性地减少金葡菌导致的导管相关感染和腹膜炎。使用了这种方法后，对腹透人群进行金葡菌携带者的细菌学检测就不再有必要了，但存在未来耐药菌出现的隐忧。假单胞菌导致的出口部位感染很难治愈，经常复发，通常需要拔管重置。

表 59.5　可在腹腔内使用的抗生素及其剂量（除非另有说明 ）

抗生素	起始剂量（ mg/L ）[*]	后续剂量	
		分次加剂量（ mg/L ）	一日一次计量
氨苄西林	125	125	无数据
氨曲南	1000	250	1000
头孢唑啉	500	125	500
头孢他啶	500	125	1000
氟康唑	200 po	—	200 po
氨基糖苷类[†]	20	4	20
甲硝唑	500 po/iv	—	500 po/iv, tid
万古霉素	15 ~ 30 mg/kg	25	15 ~ 30 mg/kg, q5 ~ 7 d

[*] 较向每组透析液中都加入抗生素，仅在长时间留腹的透析液中一日一次给药更佳，其在头孢唑啉，头孢菌素和头孢他啶的有效性已被证明。建议 APD 患者使用抗生素期间改为 CAPD 模式，如果仍维持 APD 模式就需要向每袋透析液中分别加药。

[†] 这组药物包括庆大霉素、妥布霉素和奈替米星（药物剂量均相同）。青霉素和氨基糖苷类有配伍禁忌，不能加在同一袋腹透液中

导管功能不良、疝、透析液渗漏

腹膜透析的非感染并发症中最为重要的是腹壁疝、透析液渗漏和腹透液进出不良（腹透管堵塞）。在开始进行腹膜透析之前，应当对临床上已有的腹壁疝进行修补。进行腹膜透析时，2～3 L腹透液进入腹腔，腹腔内压力升高，潜在的疝会加重。腹膜透析启动后最常见的疝类型是切口疝、脐疝、腹股沟疝。对于临床表现明显的疝应当手术修补，术后可采用平卧位低容量腹透液留腹的方式进行 IPD。

腹透液渗漏与腹透管置入技术、局部损伤，以及患者解剖异常有关。渗漏可以分为早期渗漏（术后 30 d 内）和晚期渗漏（术后 30 d 后），可根据腹透液渗漏进入皮下还是渗漏到体外而表现为不同的临床症状。早期渗漏通常是外漏，表现为液体通过手术伤口或导管出口漏出。晚期渗漏可发生在任何手术切口部位并可进入腹腔。可以通过将混有造影剂的腹透液 2 L 灌入腹腔，然后进行 CT 扫描来确定渗漏发生的部位。早期或晚期漏液可表现为阴囊或阴唇水肿，这通常是由于存在开放性鞘突所致。治疗通常需要暂停腹膜透析，期间改为血液透析维持，或平卧位进行低容量腹膜透析。反复渗漏需要进行手术修补。液体渗漏到皮下组织常常表现隐匿而不易诊断。可表现为引流量减少，而被误诊为超滤失败。CT 和腹腔核素扫描有助于发现渗漏。

腹透管堵塞是最常见的早期并发症，多发生于导管植入后 2 周之内，当然也可以晚期发生，伴发其他并发症如腹膜炎。单向出液阻塞最为常见，典型表现为引流缓慢、腹腔引流不彻底。常见原因包括导管腔内因素（血块、纤维素）和腔外因素（便秘、导管开口被附近的腹腔器官堵塞或大网膜包裹、导管尖端移位漂出盆腔、导管置入时位置有误）。腹部平片有助于确定位置不良的腹透管尖位置，同时可评价大便情况。根据病因不同选择相应的治疗方案，包括使用泻药排空肠道、肝素盐水冲洗、尿激酶封管去除堵塞、透视引导下调整导管（使用硬导丝"抽拉"技术）、导管移位时使用腹腔镜修复或手术置换导管。

腹膜的改变：腹膜包裹性硬化和超滤失败

腹透液使腹膜暴露于新的环境，这会导致腹膜间质和间皮及毛细血管的基底膜增厚。造成这些变化的原因既有非生理性的标准腹透液溶质和葡萄糖及 GDPs（形成糖基化终末产物 AGEs）直接作用的结果，

也与腹膜的自身变化的相关。腹膜微血管的变化及新生血管现象与糖尿病视网膜病变类似，伴有Ⅳ型胶原的沉积。其他导致腹膜增厚的重要机制包括复发性急性腹膜炎、由于尿毒症或低水平细菌刺激导致的腹腔巨噬细胞激活、腹腔内促炎症和促纤维化因子（如血管内皮生长因子、白介素 -6 及转化生长因子 -β）的产生。

来自国际活检登记的数据显示，腹膜增厚通常出现在腹透 4～5 年时，与血管病变的严重程度相关，但不同患者间变异性很大，亦有腹透 5 年以上而相关病变轻微者。对于腹透 5 年以上的患者需要警惕腹膜通透性突然增加的情况，特别是伴有炎症指标升高或难以解释的胃肠道症状时。这些征象提示可能出现了一种少见的合并症—腹膜包裹性硬化（encapsulating peritoneal sclerosis，EPS）。EPS 的表现包括致密的纤维化、腹膜增厚及肠包裹、肠粘连（图 59.6）。

EPS 发病机制复杂，尚无单独的病因学因素被识别；反复腹膜炎、使用高糖透析液及遗传易感性等因素均无确凿证据。虽然 EPS 比较少见，但其在腹透 5 年以上患者中的发生率有显著的增加。EPS 是一种致命性疾病，其报道的死亡率变异较大，可能与其诊断时的严重程度有关。有病例系列报道显示其在出现肠梗阻后 4 个月内的死亡率为 60%。进行性的超滤丧失和突然的高转运状态可能为早期的预警信号，但确诊仍需有明确的包裹性改变。临床上可为肠梗阻及部分梗阻的症状，当梗阻自发缓解时出现腹泻。侵袭性纤维化时，肠袢被绑定到腹膜或腹壁上从而导致胃肠

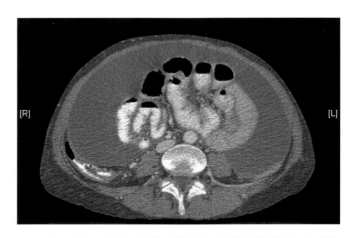

图 59.6　使用口服和静脉造影剂后的门脉期腹部 CT. 患者为一成年女性，腹透 5 年以上。近期因腹透技术失败转为血透。临床表现包括腹水、间断性肠梗阻、纳差、消瘦。CT 表现为大量腹水伴腹膜增厚、强化。肠袢被束缚在肠系膜根部。诊断提示为包裹性腹膜硬化

动力不足。治疗包括使用胃肠外营养使肠道得到休息和外科肠粘连松解术解除梗阻症状。手术最好在专科治疗中心完成，需要 4～8 h，术中需谨慎操作避免穿孔，术后胃肠功能有望迅速恢复。患者是否停止腹透转血透尚无一致意见，因为有人认为停止腹透将加速纤维化进程。有散在的报道使用抗纤维药物如他莫昔芬或免疫抑制药治疗，但疗效有限。

超滤失败是长期腹透患者最重要的异常表现。基于症状的发生率从 CAPD1 年后的 3% 上升到 6 年后的 30%。超滤失败定义为 4.25% 葡萄糖腹透液 2 L 留腹 4 h 净超滤不足 400 ml。这与腹膜血管表面积大和水通道蛋白（介导水转运）受损有关。其最好的治疗方式是使用频繁交换短留腹的透析处方，避免长留腹，如夜间 APD 联合日间艾考糊精留腹。由于艾考糊精分子量大，其重吸收相对不受腹膜通透性影响。它通过胶体渗透压可以维持梯度从而持续超滤 12 h 以上。改善腹膜功能的措施包括尽量减少腹膜糖暴露（如使用无糖透析液）、使腹膜有休息时间（APD 时日间干腹）、使用低葡萄糖代谢产物（GDP）的腹透液、使用艾考糊精（可以延长超滤丧失患者继续腹透的时间）。超滤失败患者的死亡率高于其他腹透患者，可能与在透析人群总体心血管风险的基础上增加了容量控制不佳有关。超滤失败会导致蛋白自腹透液丢失增加，损害营养状态。

腹膜透析的糖尿病患者

糖尿病肾小球硬化症是导致腹膜透析患者肾衰竭最常见的原因。大多数糖尿病患者在腹透时需要胰岛素，甚至有些患者在腹透开始前并不使用胰岛素。这与透析液的葡萄糖吸收和体重增加有关。腹透患者的胰岛素可通过腹腔或皮下给药，也可二法同时使用。如果通过腹腔给药，则每日胰岛素总剂量必须增加，因为胰岛素会吸附到聚氯乙烯塑料袋上。APD 患者通常需要皮下注射长效胰岛素（无论是否腹腔内给予常规胰岛素）从而充分控制血糖。理论上向透析液袋内注射胰岛素会增加细菌污染及继发腹膜炎的风险，但并无确凿的证据。目前很少有糖尿病患者会使用这种胰岛素给药途径。

腹膜透析的预后

腹膜透析患者生存率与血液透析类似，在前 2 年甚至可能稍好于血液透析。加拿大和欧洲的一些观察

性研究已经表明从腹膜透析开始，治疗失败后转血液透析，比一开始就血液透析具有生存优势。从腹膜透析开始可将其保护残余肾功能和控制容量的优势在透析最初几年内最大化。如果患者愿意且医疗上允许，腹膜透析可能是患者需要肾脏替代治疗时最适当的初始透析方式。

腹膜透析患者生存率和技术生存均持续提高。根据最新的 2011 年美国肾脏病数据系统（USRDS）报告，1996 年以来，血液透析人群 6 个月及 12 个月的生存率一直保持在 0.84 和 0.74。而同期腹膜透析人群 6 个月生存率从 0.89 上升到 0.93，1 年生存率从 0.79 上升至 0.85。相反，两种透析模式的 5 年生存率均有提高：血液透析从 0.29 升至 0.34，腹膜透析从 0.29 升至 0.40。腹膜透析患者死亡的危险因素包括年龄增大、心血管疾病或糖尿病、血清白蛋白水平低、通过人体测量确定的营养不良状况和透析不充分。腹膜透析患者死亡的主要原因是心血管疾病和感染。

患者从腹膜透析转到血液透析原因很多，包括腹膜炎或出口部位感染、导管功能不良、无法完成透析操作、透析不充分或超滤不足（特别是残余肾功能丧失者）（图 59.5）。在许多情况下，患者由于腹膜炎拔管或导管感染选择永久转至血液透析。CAPD Y 型连接器和"先冲洗后入液"系统使用的增加提高了技术生存率，这主要是由于降低了腹膜炎发生率。希望通过强调维护残余肾功能、更多地利用更接近生理的腹膜透析液、让腹膜透析在肾脏一体化替代治疗方案中达到与血液透析相等的地位，甚至将腹膜透析作为多数 ESRD 患者的一线透析治疗方案等措施可改善腹膜透析患者的长期预后。

移植是许多正在透析的患者的目标。腹膜透析患者的同种异体移植肾存活率和患者生存率与血液透析患者相似，而在腹膜透析组移植肾功能延迟恢复的比例低。移植物功能延迟恢复联合移植排斥反应是移植物存活的强预测因子。如果移植最初不起作用，可继续进行腹膜透析，因为腹膜腔在移植手术过程中并没有被打开。腹膜透析置管通常会在原位保留几个星期，直到移植肾运作良好。

腹膜透析在肾脏一体化替代治疗中的使用

在全球范围内不同的国家腹膜透析的使用率不同，腹透占透析患者的比例从 2% 或 3% 到 80% 以上不等。单以医疗因素不能解释这种差异，这种因素主要包括：经济上的考虑和医师的偏好与成见，这些对

患者的治疗选择有强烈的影响。在许多西方国家腹膜透析的使用已在减少，部分是因为患者无法选择（能够提供腹膜透析治疗的专科医生和治疗中心很少）。同时，由于家庭透析治疗优于在院血液透析的证据不断增加，人们对家庭透析治疗的兴趣增加。对于等待做肾移植手术的患者，"腹透优先"的概念获得共识，腹膜透析已经被广泛推荐为进入肾脏替代疗法时的首选方式，因为它可保护残余肾功能、保留血管通路并且与血液透析相比在透析最初几年预后相当甚至更好。在患者一生中，很可能要用到三种肾脏替代治疗方式，每种可能不止一次。例如，患者可能会从腹透开始替代治疗，之后转到血液透析，然后进行肾移植。而移植失败后也许又回到腹膜透析。

急性肾损伤的腹膜透析治疗

间歇性腹膜透析可以成功地用于治疗急性肾损伤。在过去，人们使用刚性的腹腔导管进行急诊 PD，使用导丝而不需无皮下隧道直接留置导管。一旦置管完成即可开始出入液进行肾脏替代和超滤。然而，腹透液渗漏和腹膜炎风险增加导致这种方法被放弃。对于危重症患者，采用 Seldinger 技术在局部麻醉下床边插入鹅颈管，同样很简单且感染风险要小得多。快速的交换能最大限度地清除小分子物质——理想情况下是使用 APD 机进行腹透，可完成高达每小时一次的交换。更频繁的交换并不能改善溶质清除率，而且造成大量的"停机时间"（腹腔在灌入腹透液间期处于几乎完全排空状态）。患者可以连续进行 APD 48 h 或更长时间，或每日进行 IPD10～12 h。虽然这些方式可以极其有效地控制容量，并且对于在血液透析中血流动力学不稳定的患者来说耐受性更好，但其小溶质清除可能不能满足高分解代谢患者或全肠外营养而具有高蛋白负荷患者的需求。此外，在重症监护病房中，腹膜炎的风险仍然存在，当然血液透析用的中心静脉导管也有菌血症及其他并发症的重大风险。尽管如此，血液透析和连续性静脉-静脉血液滤过或血液透析滤过已在很大程度上取代了腹膜透析对急性肾损伤的治疗。近年来，几篇来自欧洲的文章描述了单器官衰竭时急诊腹膜透析治疗的阳性结果。

辅助腹膜透析

虽然自从腹膜透析存在患者就在获得各种方式的帮助，但所谓辅助腹膜透析（assisted peritoneal dialysis，aPD）是一种独特的透析方式。辅助系统指由受过训练的家庭成员、护士或卫生保健专业人员提供，依赖于卫生保健系统的建立；通常情况下，是对中等照料之家辅助生活中心和养老院的工作人员进行培训，再由他们对其居民进行 aPD。对于老年患者来说，aPD 优于在中心血液透析之处包括：不依赖于医院、缓慢清除溶质和液体并降低了心血管不稳定的可能性。此外，进行 aPD 的老年患者发生营养不良的可能性较低。其他可能适合 aPD 的患者包括那些身体残障人士（例如类风湿关节炎）、需要临终关怀者（播散的恶性肿瘤或严重顽固性心力衰竭）、智障者或仅是因为语言障碍而学习进度缓慢者。

CAPD 也可实行 aPD，虽然这需要每天到患者家三四次。自 20 世纪 70 年代末以来，这种模式在法国较为盛行。目前更多的老年患者正在接受辅助自动腹膜透析（aAPD）。不同程度的辅助均可提供：一种模式是健康照护者每天到患者家家访。访视期间，健康照护者将重新设置腹透机（每个早晨）；需要时检视并给导管出口换药；如果患者患有糖尿病，需测血压、体重和血糖；记录患者透析情况并针对各种变化与透析中心进行沟通；确保足够的透析液库存。这一级别的援助极大地简化了透析患者的工作，他们只需在晚上睡觉前将其透析导管连接到机器上并在早晨断开它们即可。

参考文献

Abu-Alfa AK, Burkart J, Piraino B, et al: Approach to fluid management in peritoneal dialysis: a practical algorithm, Kidney Int Suppl S8-16, 2002.

Brown EA, Davies SJ, Rutherford P, et al: Survival of functionally anuric patients on automated peritoneal dialysis: the European APD Out-come Study, J Am Soc Nephrol 14:2948-2957, 2003.

Brown EA, Johansson L, Farrington K, et al: Broadening Options for Long-term Dialysis in the Elderly (BOLDE): differences in quality of life on peritoneal dialysis compared to haemodialysis for older patients, Nephrol Dial Transplant 25:3755-3763, 2010.

Davies SJ, Woodrow G, Donovan K, et al: Icodextrin improves the fluid status of peritoneal dialysis patients: results of a double-blind ran- domized controlled trial, J Am Soc Nephrol 14:2338-2344, 2003.

de Freitas D, Jordaan A, Williams R, et al: Nutritional management of patients undergoing surgery following diagnosis with encapsulating peritoneal sclerosis, Perit Dial Int 28(3):271-276, 2008 May-Jun.

Garcia-Lopez E, Lindholm B, Davies S: An update on peritoneal dialysis solutions, Nat Rev Nephrol 2012.

Gokal R: Peritoneal dialysis in the 21st century: an analysis of current problems and future developments, J Am Soc Nephrol 13(Suppl 1): S104-S116, 2002.

Li PK, Szeto CC, Piraino B, et al: Peritoneal dialysis-related infections recommendations: 2010 update, Perit Dial Int 30:393-423, 2010.

Lo WK, Ho YW, Li CS, et al: Effect of Kt/V on survival and clinical outcome in CAPD patients in a randomized prospective study, Kidney Int 64:649-656, 2003.

Mujais S, Nolph K, Gokal R, et al: Evaluation and management of ultra- filtration problems in peritoneal dialysis. International Society for Peritoneal Dialysis Ad Hoc Committee on Ultrafiltration Manage- ment in Peritoneal Dialysis, Perit Dial Int 20(Suppl 4): S5-21, 2000.

Mupirocin Study Group: Nasal mupirocin prevents Staphylococcus aureus exit-site infection during peritoneal dialysis. Mupirocin Study Group, J Am Soc Nephrol 7:2403-2408, 1996.

National Kidney Foundation: K/DOQI Guidelines on Peritoneal Dialy-sis Adequacy, NATIONAL KIDNEY FOUNDATION, 2007. 23-2-2012.

Paniagua R, Amato D, Vonesh E, et al: Effects of increased peritoneal clearances on mortality rates in peritoneal dialysis: ADEMEX, a pro-spective, randomized, controlled trial, J Am Soc Nephrol 13:1307-1320, 2002.

Qi H, Xu C, Yan H, et al: Comparison of icodextrin and glucose solu-tions for long dwell exchange in peritoneal dialysis: a meta-analysis of randomized controlled trials, Perit Dial Int 31:179-188, 2011.

Summers AM, Abrahams AC, Alscher MD, et al: A collaborative approach to understanding EPS: the European perspective, Perit Dial Int 31(3):245-248, 2011 May-Jun.

Uttley L, Vardhan A, Mahajan S, et al: Decrease in infections with the introduction of mupirocin cream at the peritoneal dialysis catheter exit site, J Nephrol 17:242-245, 2004.

Williams JD, Craig KJ, Topley N, et al: Morphologic changes in the peritoneal membrane of patients with renal disease, J Am Soc Nephrol 13:470-479, 2002.

Woodrow, G and Davies, S. UK Renal Association Peritoneal Dialysis Guidelines 2009-2012. UK Renal Association Website. 30-7-2010. 27-1-2012.

Full bibliography can be found on www.expertconsult.com.

60 肾脏替代治疗的结局

Rajnish Mehrotra, Kamyar Kalantar-Zadeh 著

李 阳 吴海婷 陈丽萌 译校

慢性肾脏病（CKD）5期即终末期肾病（ESRD）的患者，往往需要依靠肾脏移植或维持性透析来维持生命。通常因为缺乏活体或尸体供肾，或者 ESRD 患者不具备临床移植条件，接受肾脏移植的患者数量有限。与此同时，很多国家均制定相应政策，保障 ESRD 患者享有维持性透析治疗的机会。因此，维持性透析是目前 ESRD 患者治疗的主要方式。

在世界范围内，大约有 200 万 ESRD 患者接受维持性透析治疗，而随着中国等发展中国家的透析人数呈指数增长，这一数值会进一步增长。目前全球大约 80% 的透析患者接受中心血液透析（hemodialysis，HD），频率通常为每周三次；其他以家庭腹膜透析（peritoneal dialysis，PD）为主。过去的 5~10 年，在传统肾脏替代治疗的基础上，逐渐衍生出更多的替代治疗方式（以血液透析最为突出），患者有更多的机会选择接受何种肾脏替代治疗（框 60.1）。尽管有多种肾脏替代治疗方式可供选择，但对于接受透析的 ESRD 患者而言，中位预期寿命仍然不长（3~5 年内），这引起临床工作者的关注：不同的肾脏替代治疗方式是否影响 ESRD 患者的生存。本章将对该问题进行讨论。

> **框 60.1　ESRD 患者肾脏替代治疗的方式**
>
> **中心血液透析（HD）**
> 每周三次
> 标准透析时间（3~4 h 以上）
> 日间长时间透析
> 夜间长时间透析
> 高频率血液透析
> **血液透析滤过（hemodiafiltration，HDF）**
> 在线血液透析滤过（online HDF）
> **家庭血透**
> 日间，每周三次，传统透析机
> 高频率血透，传统透析机或低通量透析机
> 高频率血透，夜间长时间透析
> **腹膜透析（PD）**
> 持续非卧床腹膜透析（CAPD）
> 自动化腹膜透析（APD）
> **肾脏移植**
> 活体亲属 / 非亲属供肾
> 尸体供肾

维持性透析与肾脏移植

一次成功的肾脏移植与长期维持性透析相比，对大部分患者的日常生活影响更小。因此，肾脏移植更能提高生活质量。然而，肾移植的患者亦需要面对短期术后并发症的风险，以及终身免疫抑制药治疗的长期风险。研究表明，尽管存在上述短期和长期风险，与尚在等待移植供肾而维持透析的 ESRD 患者相比，在相同的健康条件下，接受肾脏移植者预期寿命更长。即使肾源来自于超出临床合适标准的尸体供肾，抑或供体的年龄及健康条件并不适合捐献器官，成功的肾脏移植仍能让受体的生存获益。除此之外，ESRD 患者越早接受肾脏移植，移植肾维持功能的时

间也越长。但是，这些观察性研究的报道价值有限，这是因为：①接受移植的患者与等待移植的患者存在系统性差异；②部分 ESRD 患者很早便接受肾移植，故而未被纳入统计模型。虽然认识到这些局限性很重要，但是同样需要注意，旨在比较肾脏移植与维持性透析的临床试验，无论是与所有透析方式整体比较还是与不同透析方式分开比较，都不太可能实现。肾脏移植在生活方式上具有实质性优势，并可能延长生命，同样，即使在可行性上受限于活体供肾及尸体供肾的缺乏，让每一名适合移植的 ESRD 患者尽早接受移植仍非常迫切。

血液透析与腹膜透析

无论是血液透析还是腹膜透析，患者均需要改变现有生活方式来适应，而二者对生活方式的影响不

尽相同。首先，血液透析需要能满足高流量的血管通路；其次，尽管最近有所改变，但事实上，几乎所有血液透析患者均在透析中心接受透析治疗，在发达国家血液透析最常规的频率为一周 3 次，每次 3～4 h。而因为往返透析中心以及透析后血管通路止血均需要时间，中心血透患者实际所耗费的总时间大约为一周 3 次，每次 4～5 h。其他类型的血液透析方式越来越多地得到使用，包括不同的透析时间和频率（如每日血液透析，每次需 2.4～4.0 h 的短时间透析；或每周 3 次，每次需 5～7 h 的长时间透析），以及不同的透析地点（家庭透析区别于中心透析，传统日间透析区别于夜间透析）。

相反，腹膜透析几乎都是在家庭中进行。传统 CAPD 的患者每天交换四组腹透液，而目前越来越多的患者在夜间完成腹透液交换，即为自动化腹膜透析（APD）。通常做 APD 的患者每次需要连接机器 8～10 h，日间可以选择手工更换一次腹透液。因此，每日均需要透析也在一定程度上抵消了家庭腹膜透析的便利性。

在旨在比较血透与腹透预后的研究中，两种治疗方式下必要的生活方式调整具有极其重要的价值。随机对照临床试验（RCT）是比较不同治疗预后的金标准。然而，两种透析方式对生活方式的影响迥然不同，完全妨碍了目前开展腹透与血透的 RCT 研究。如荷兰的一项临床试验，拟比较两种透析方式的预后，但因无法进行随机分组而被迫终止。因为 90%满足标准的患者，了解两种透析方式的利弊后，均倾向于选择其中的一种，而不愿意接受随机分组（表 60.1）。在这项临床研究中，随机接受血透的 ESRD 患者在健康相关生存质量（HRQoL）方面轻度获益，因而限制了该结果对外推广的效价。目前中国的一项比较 HD 与 PD 的 RCT 研究正在进行中（Clinicaltrials.gov 标识号：NCT01413074），1370 例患者随机分组接受不同透析治疗，主要终点事件为全因死亡，2011 年 7 月开始入组，并将于 2016 年 8 月完成随访。而在此之前，关于 HD 与 PD 的比较仅有观察性研究的结果。

近几十年，随着腹膜透析广泛应用于肾衰竭治疗，大量的单中心和多中心的观察性研究比较了腹透与血透患者的预后。不同研究的结果各不相同，但分析各个国家注册研究的 20 世纪 90 年代开始透析的患者，结果显示部分一致之处。接受腹膜透析的患者在透析前 1～2 年死亡风险低，但具有更高的长期风险。

腹膜透析这种表面上的"早期生存优势"在年轻患者及健康患者中更加显著并且持续时间更长，特别是在没有合并其他并发症的非糖尿病肾病患者。相反，在老年腹透患者和健康状况更差的腹透患者中，则未能观察到这种早期生存优势，并且具有更高的长期死亡风险。

此外，自从 20 世纪 90 年代中期以来，研究发现两种透析方式的预后差异存在变化，腹透患者生存情况的改善超过了血透患者（图 60.1）。在美国、法国、澳大利亚、新西兰、加拿大和中国台湾等世界范围的国家和地区，均观察到两种透析方式生存改善状况的差别。这种差别的原因尚未明确，除了前文所述的比较两种透析方式时的种种复杂因素之外，有学者强调这是一种时间效应（era effect）所导致的长期趋势。表 60.2 总结了 2000 年以后开始的腹透与血透观察性研究的结果。这些近期的研究虽然未采用随机设计，但也尽量尝试去说明潜在的偏倚，一些研究运用了高级统计方法如倾向性评分（propensity scores）和（或）边际结构模型（marginal structural models）。尽管人们广泛使用多种统计模型，但临床研究中仍存在残余混杂因素的风险。也就是说，对于两种透析方式预后的差别是否可以认为是透析方式的不同所致，尚无定论。出于这种顾虑，这些研究认为既往文献所报道的腹膜透析的"早期生存优势"，可能原因包括：血液透析患者存在较高的中心静脉导管相关死亡风险；血透队列中相当一部分比例的人群未能早期诊断并且相对病情偏重。腹膜透析的"早期生存优势"可能并非由腹透这种透析方式所导致，更可能是选择腹透的患者本身病情所致。更重要的是，世界各地不同研究中尽管腹透及血透的比例不相同，但都发现：两种透析方式对患者 4 年、5 年及 10 年的生存率影响没有差别（图 60.2）。除此以外，还有一些研究发现，对于特殊类型的亚组，如丙型病毒性肝炎、动脉粥样栓塞以及肾移植失败后再次透析的患者，两种透析方式具有相似的结局。有两项研究不支持腹透及血透预后相似。一项欧洲的研究观察到，腹膜透析患者生存状况明显改善，而另一项法国的研究则认为，对于充血性心力衰竭的 ESRD 患者腹膜透析死亡率更高。

需要说明的是，这些研究讨论都是既往关于每周三次的中心血透与腹透之间的生存差别。尚未有数据研究腹透患者与其他血透方式，包括家庭血透及高频率血透之间的生存差别。

表 60.1 关于不同肾脏替代治疗方式的随机对照研究

第一作者（发表年份）	对照组	实验组	样本量	主要终点事件	主要研究结果
每周三次中心血透与腹透					
Korevaar（Kidney Int 2003）	每周三次血液透析	腹膜透析	38	质量调整生命年（QALY）	95% 患者拒绝随机分组，限制了该研究结论外推的效度。随访前两年，血透的 QALY 评分有轻度优势
每周三次中心血透与高频率中心血透					
Chertow（N Engl J Med 2010）	平均每周 2.9 次透析，平均透析时间 213 分钟 / 周	平均每周 5.2 次透析，平均透析时间 154 分钟 / 周	245	死亡或左心室结构改变（12 个月）；死亡或体质健康评分改变（12 个月）	高频率血透在两种终点事件方面具有明显优势；并且血压和血磷控制更好；但血管通路事件率更高
每周三次血透与高频率夜间家庭血透					
Culleton（JAMA 2007）	每周 3 次，中心血透	每周 5-6 次血透，每次至少 6 小时	51	左心室结构改变（6 个月）	夜间血透更具优势；同时肾脏相关生活质量更优、血压控制更好，电解质代谢更易维持。
Rocco（Kidney Int 2011）	每周平均 2.9 次，平均透析时间 256 分钟 / 周，家庭透析	每周平均 5.1 次，平均透析时间 379 min	87	死亡或左心室结构改变（12 个月）；死亡或体质健康评分改变（12 个月）	两种方式主要终点事件无明显差异；夜间家庭血透能更好地控制血压和高磷血症，但血管通路事件率更高
每周三次低通量血透与后稀释在线血液透析滤过（HDF）					
Grooteman（JASN 2012）	低通量中心血透	后稀释在线 HDF，高通量透析器，对流清除率 6 L/h	714	全因死亡率	全因死亡率及心血管事件均无差别。事后分析法（post hoc analysis）提示高对流清除率能够降低全因死亡率
持续非卧床腹膜透析（CAPD）与全自动腹膜透析（APD）					
De Fijter（Ann Intern Med 1994）	CAPD	APD	82	患者生存率及技术生存率，首次腹膜炎时间，住院率及导管拔出率	APD 住院率及腹膜炎发生率显著降低；但生存率、技术生存率和首次腹膜炎时间无差别
Bro（Perit Dial Int 1999）	CAPD	APD	34	健康相关生存质量（HRQoL）	生存质量无差别；该实验中临床事件发生率低、无法评估。APD 患者参与工作、家庭及社会活动的时间更多

HDF，血液透析滤过

其他血液透析方案

传统每周 3 次的血液透析方案，其每次透析持续时间主要取决于临床的可行性和方便性，而这必然会导致两次透析之间最多 3 d 的间隔，一些观察性研究指出，正是在这段两次透析之间的长间隔内，患者死亡率最高。同样，一些研究证实了每次透析持续时间与患者生存成反比，这也促进了相应血透方案的临床应用，如大于每周三次的高频率血透方案，和（或）每次透析时间长于 3~4 h 的血透方案（框 60.1）。近

期，三项随机对照试验尝试去比较其中两种血液透析方案的差别（表 60.1）。无论是短期日间中心血透还是夜间家庭血透，均能更好地控制患者血压、降低患者血磷、减少患者磷结合剂的使用。而且被随机分配至短期日间中心血透组的患者，在两个主要复合终点事件——死亡或左心室结构改变、死亡或体质健康评分改变方面更具优势。相反，两项关于夜间家庭血透的临床试验结果则并不一致。虽然加拿大的一项相对小规模的临床试验表明，该透析方式有益于左心室结构改变的治疗，但法国血透协作网的研究表明，该透析方式对两个主要复合终点事件并无改善。更重要的

表 60.2　2000 年以来比较血透与腹透死亡率的观察性研究

第一作者（发表年份）	随访时间 国家地区	样本量	统计方法	随访时间	主要结果
Liem（Kidney Int 2007）	1987—2002，荷兰	16 643（HD 10 841；PD 5802）	COX 比例风险模型	16 年	年轻糖尿病患者及非糖尿病患者中，PD 患者前 15 个月死亡风险更低，之后无统计学差异。老年非糖尿病患者中，PD 患者前 6 个月死亡风险更低，但是前 15 个月以后 PD 死亡风险更高
Huang（Perit Dial Int 2008）	1995—2002，台湾	48 629（HD 45 820；PD 2809）	COX 比例风险模型	6 年	5 年生存率相近（HD，54%；PD 56%)；10 年生存率相近（HD，34%；PD，35%）；亚组分析提示糖尿病患者及 55 岁以上非糖尿病患者死亡风险更高
Sanabria（Kidney IntSuppl 2008）	2001—2003，哥伦比亚	923（HD 437；PD 486）	COX 比例风险模型	随访至 2005 年 12 月	校正后 HD 与 PD 死亡率无差异。年轻非糖尿病患者 PD 死亡风险更低；但其他亚组预后相近
McDonald（J Am Soc Nephrol 2009）	1991—2005，澳大利亚与新西兰	25 287（HD 14 733；PD 554）	COX 比例风险模型，倾向性值评分	随访至 2005 年 12 月 31 日	1 年死亡风险 PD 低 11%，但 1 年后死亡风险高 33%；PD 的早期生存优势仅在年轻且无并发症的患者中存在。在近期的队列中（2004），HD 与 PD 长期死亡率无差别
Weinhandl（J Am Soc Nephrol 2010）	2003，美国	6337 对（HD 6337；PD 6337）	倾向性评分匹配队列	4 年	总体死亡风险 PD 患者低 8%。4 年校正生存率（HD，48%；PD，47%)
Mehrotra（Arch Intern Med 2011）	1996—2004，美国	684 426（HD 620 020；PD 64 406）	边际结构模型	5 年	在 2002—2004 年，HD 与 PD 的 5 年校正生存率无明显差别（分别是 35% 和 33%。年轻非糖尿病患者 PD 死亡风险更高，特别是合并发症时
Perl（J Am Soc Nephrol 2011）	2001—2008，加拿大	38 512（HD，31 100；PD，7412）	比例/非比例分段指数生存模型	5 年	使用婆开始 HD 的患者死亡率与 PD 相似，但使用 CVC 开始 HD 的患者死亡率明显升高；整个随访阶段，使用婆的 HD 患者死亡率低于 PD，但使用 CVC 的 HD 患者死亡率高于 PD
Quinn（J Am Soc Nephrol 2011）	1998—2006，加拿大安大略省	6573（HD，4538；PD，2035）	COX 比例风险模型	-	自主选择门诊透析且已接受至少 4 个月透析前肾病专科治疗的 HD 和 PD 患者，早期和长期死亡率无显著差异
Tranyor（Nephrol Dial Transplant 2011）	1982—2006，苏格兰	3197（HD，2107；PD，1090）	COX 比例风险模型	随访至 2006 年 12 月 31 日	非糖尿病 HD 及 PD 死亡率无生存差异
Van de Luijtgaarden（Nephrol Dial Transplant 2011）	1998—2006，ERA-EDTA 注册研究	15 828（HD，12 731；PD，3097）	COX 比例风险模型	3 年	PD 患者 3 年死亡率低 18%；无并发症的患者这种效应更明显；有并发症患者中 HD 与 PD 死亡率无差异
Yeates（Nephrol Dial Transplant 2012）	1991-2004，加拿大	46 839（HD，32 531；PD，14 308）	COX 比例风险模型	随访至 2007 年 12 月 31 日	2001-2004 队列中，PD 患者前两年死亡风险低于 HD 患者，但之后死亡风险无差异

ERA-EDTA，欧洲肾脏协会，欧洲透析移植协会；HD，血液透析；PD，腹膜透析

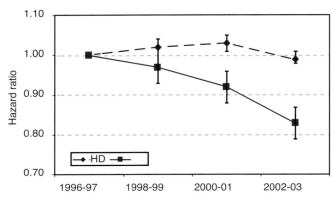

Figure 60.1 Change in 1-year risk of death or transfer to another dialysis modality for all incident hemodialysis and peritoneal dialysis patients in the United States. Data are expressed as hazards ratio with 95% confidence interval for three time periods, 1998 to 1999, 2000 to 2001, and 2002 to 2003, with incident patients in 1996 to 1998 as reference. *HD*, Hemodialysis; *PD*, peritoneal dialysis. (Reproduced with permission from Khawar O et al: Is the declining use of long-term peritoneal dialysis justified by outcome data? *Clin J Am Soc Nephrol* 2:1317-1328, 2007.)（应版权方要求保留英文）

是，后者再一次阐明了随机分配患者至不同透析方式的困难，仅有三分之一的患者愿意配合研究者达成研究目标。这些结果支持这样一种观点：提高血透频率有利于改善其他次要终点事件的发生状况，但是能否降低死亡率仍然需要更大规模的研究。

近年来，至少有6项观察性研究评价了不同透析时长与透析频率组合而成的各种血液透析方案对患者生存的影响（表60.3）。其中三项研究表明，每周三次的夜间血透方式，无论是中心血透还是家庭血透，与传统的每周三次常规时长的中心血透相比，死亡风险更低。而且接受夜间家庭血透患者的预后似乎与尸体供肾的肾移植患者相似。利用低流量NxStage系统的短期日间家庭血透的患者具有较小但稳定的生存优势。尚没有研究比较腹膜透析与上述血液透析方案之间的预后差别。这些研究值得鼓励，但是正如之前所讨论的，在解释比较不同治疗方案的观察性研究结果时，需要重视不同方案对患者生活方式的影响。而总体上，这些可以接受不同血透方案的患者在健康条件

表 60.3　关于其他血液透析方案的观察性研究

第一作者（发表年份）	治疗组	比较组	主要结果
夜间中心血透			
Lacson（Clin J Am SocNephrol 2010）	655例患者，每周三次HD，平均透析时间470分钟/周	15334例患者，每周三次HD，平均透析时间222分钟/周	接受夜间中心HD的患者无校正死亡率差别，但是住院率下降
Lacson（J Am Soc Nephrol 2012）	746例患者，每周三次HD，平均透析时间471分钟/周	2062例倾向性评分匹配的传统HD患者	夜间中心HD患者死亡率低25%
高频率日间家庭血透			
Johansen（Kidney Int 2009）	43例患者，中位每周5次HD，每次2.8 h，主要使用Aksys机器	倾向性评分匹配的来自于美国肾脏数据系统（United States Renal Data System）的中心HD患者	死亡风险及其他复合结局：死亡、心肌梗死、卒中的风险无差异
Weinhandl（J Am Soc Nephrol 2012）	1873例HD患者，使用Nxstage One血透系统	9365例倾向性评分匹配的来自于美国肾脏数据系统的中心HD患者	使用Nxstage One血透系统的家庭HD患者全因死亡率低13%，心血管事件死亡率低8%
夜间或长时间家庭血透			
Johansen（Kidney Int 2009）	94例患者，中位每周6次HD，每次8 h	倾向性评分匹配的来自于美国肾脏数据系统的中心HD患者	夜间家庭血透患者死亡风险明显降低；无住院率差别
Pauly（Nephrol Dial Transplant 2009）	177例患者，每周3~7次HD，每次6~8 h	533例匹配的尸体供肾和533例匹配的活体供肾移植患者	夜间家庭血透患者生存率与尸体供肾移植患者相近，但低于活体供肾移植患者
Nesrallah（J Am Soc Nephrol 2012）	338例患者，每周4.8次，平均透析时间441分钟/周	1388例匹配的透析预后及实践模式研究（dialysis outcomes and practice patterns）参与者，每周3次HD，平均透析时间236分钟/周	接受长时间家庭血透的患者死亡风险低45%

HD，血液透析

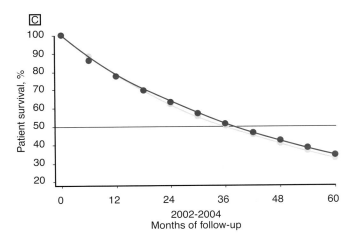

Figure 60.2 Five-year survival of patients treated with hemodialysis and peritoneal dialysis from 2002 to 2004. (Reproduced with permission from Mehrotra R et al: Similar outcomes with hemodialysis and peritoneal dialysis in patients with end-stage renal disease, *Arch Intern Med* 171:110-118, 2011.)（应版权方要求保留英文）

和器官功能状态方面比腹膜透析患者还要好，而这些差别目前还不能通过匹配或其他统计方法来校正。因此，这些观察性研究所描述的生存优势是由于透析方式的差别所导致，还是仅仅反映了接受不同血透方案患者的特征性差异，仍然有很大的不确定性。

总之，虽然临床上需要更多的观察性研究和比较效益分析来明确这一问题，然而在现阶段，几乎难以设计一个有足够把握度来说明死亡率的随机试验以评估不同血透方案之间的效果。因此，临床工作者需要知道不同血透方案在其他次要终点事件方面的优势，并且确保患者有机会接受不同的血透方案。

在线血液透析滤过

血液透析滤过（hemodiafiltration，HDF）将血液滤过与血液透析结合起来，虽然在美国 HDF 主要在 ICU 病房使用，但很多其他国家已将该种方式运用到门诊患者的治疗中，主要采用的是"在线"血液透析滤过。随着技术的改进，在线 HDF 能安全地利用超纯透析液作为置换液。然而，包括美国在内的一些国家，政府限制在线 HDF 的使用。血液透析滤过最早于 1977 年运用于成人，在 20 世纪 80 年代早期运用于儿童。HDF 更高的对流清除率结合弥散清除，使其成为一种更易被接受的治疗方案。然而，一项最近的随机对照试验表明，在线 HDF 患者与传统血透患者的预后并无差异。

不同腹膜透析方案

正如前文所述，腹膜透析可采取持续非卧床腹膜透析（CAPD）或自动化腹膜透析（APD）方案。除了对生活方式的影响不同外，APD 的医疗花费比 CAPD 更高。在大部分发达国家，APD 成为主流的腹膜透析方案，这主要是考虑到对生活方式的影响。另一方面，对于发展中国家的腹膜透析患者，大部分因为经济原因而选择 CAPD。目前认为，这两种 PD 方式具有潜在的临床差别，一些研究表明 APD 残余肾功能下降更快。而也有观点认为，与 CAPD 相比，APD 频繁的夜间置换液交换将导致液体不能被充分清除。然而，关于 APD 的种种潜在不良效应的研究是不一致的，所以，很有必要开展研究来比较 CAPD 和 APD 的临床预后是否一致。

两项随机对照试验比较了 CAPD 和 APD，但未能发现两者有任何临床预后的差别（表 60.1）。然而，这两项研究的样本量有限，没有足够的把握度来阐明不同 PD 方案之间的预后差异。最近至少有 7 项大型观察性研究比较了 CAPD 和 APD 相关的预后差别（表 60.4）。大部分研究结果发现，两者在全因死亡率或者技术生存率上并没有差别（图 60.3），虽然 APD 对于腹膜高转运状态的亚组患者可能具有生存优势。

现有数据似乎支持 APD 和 CAPD 在临床预后方面没有差别，因此，生活方式和经济因素成为了不同国家地区选择何种腹膜透析方式的主要驱动因素。

儿童的透析方式

大部分终末期肾病儿童在接受肾移植前均接受腹膜透析，虽然也有一定比例的儿童接受中心及家庭血透。尽管在线 HDF 对于儿童可行且有利，世界范围内大部分儿童透析中心仍然采用血液透析，利用高通透膜，允许反向超滤（back filtration），提高对流流速，即为内置血液滤过透析（internal HDF）。尽管移植是患儿最佳选择这一观点已经成为共识，但目前尚无确切研究表明对于等待移植的 ESRD 儿童何种透析方式预后最佳。

关于透析方式选择的建议

对于临床工作者而言，理解不同肾脏替代治疗方

表 60.4 关于 CAPD 和 APD 的观察性研究

第一作者（发表时间）	随访时间，国家地区	数据来源	样本量（CAPD vs. APD）	随访时间	CAPD 与 APD 结局比较	
					患者生存率	技术生存率
Mujais（Kidney Int Suppl 2006）	2000—2003，美国	百特健康合作急救系统（Baxter Healthcare Corporation On-Call system）	总计 40 869 例	至 2005 年 1 月	无差别	APD 组更高
Badve（Kidney Int 2008）	1999—2004，澳大利亚和新西兰	ANZDATA注册数据	2393 vs. 1735	至 2004 年 3 月	无差别	无差别
Sanchez（Kidney Int Suppl 2008）	2003—2005，墨西哥	单中心	139 vs. 98	至 2005 年 12 月	APD 组更高	APD 组更高
Mehrotra（Kidney Int 2009）	1996—2004，美国	USRDS	42942 vs. 23439	至 2006 年 9 月	无差别	无差别
Michels（Clin J Am Soc Nephrol 2009）	1997—2006，荷兰	NECOSAD	562 vs. 87	至 2007 年 8 月	无差别	无差别
Johnson（Nephrol Dial Trans- plant 2010）	1999—2004，澳大利亚和新西兰	ANZDATA 注册数据	腹膜高转运组（142 vs. 485）；腹膜低转运组（196 例）		高转运组 APD 死亡风险更低；低转运组 APD 死亡风险更高	无差别
Cnossen（Perit Dial Int 2011）	2001—2008，美国	肾脏研究所（Renal Research Institute）	179 vs. 441		无差别	无差别

ANZDATA，澳大利亚与新西兰透析和移植（Australia and New Zealand Dialysis and Transplant）；APD，自动化腹膜透析；CAPD，持续非卧床腹膜透析；NECOSAD,荷兰透析充分性合作研究（Netherlands Cooperative Study on the Adequacy of Dialysis）；USRDS,美国肾脏病系统（United States Renal Disease System）

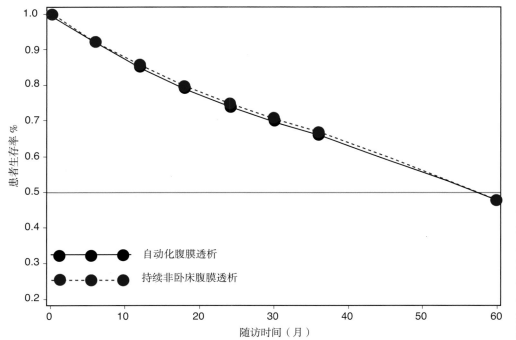

图 60.3 1996—2004 年 美国 APD 与 CAPD 患者生存率比较。APD，自动化腹膜透析；CAPD：持续非卧床腹膜透析；（Reproduced with permission from Mehrotra R et al: The outcomes of continuous ambulatory and automated peritoneal dialysis are similar, Kidney Int 76:97-107, 2009.）

式预后的差异，有利于为患者权衡肾衰竭治疗方式时提供建议。而对于患者而言，被告知诊断为 ESRD 并需接受透析治疗，会产生很大的心理压力，有时甚至是毁灭性的打击，10% 的患者会像创伤后应激障碍（posttraumatic stress disorder）那样，表现出一系列症候群。针对 ESRD 患者的结构式访谈及分组座谈会结果表明，大部分患者在考虑透析方式时更加在意死亡率，以及是否会成为社会负担；患者及家属渴望了解如何选择不同的治疗方式，担心缺乏选择治疗的机会，权衡不同治疗方式对生活的影响。何种透析方式能改善预后，目前尚缺乏有足够把握度的随机对照试验，且观察性研究亦未能明确何种透析方式临床预后更好。尽管如此，如果临床工作者过于纠结研究中各种透析方式的不足，反而会加重患者精神上的焦虑。更合理的结论是，对于大部分 ESRD 患者，临床因素并非选择何种透析方式的驱动原因。相反，健康工作者最核心的原则应该是：不断教育患者各种治疗选择的利弊，让患者自主选择最有利于自身生活满意度和生活价值的肾脏替代治疗方式。

参考文献

Chertow GM, Levin NW, Beck GJ, et al: In-center hemodialysis six times per week versus three times per week, N Engl J Med 363:2287-2300, 2010.

Culleton BF, Walsh M, Klarenbach SW, et al: Effect of frequent noc- turnal hemodialysis vs conventional hemodialysis on left ventricu- lar mass and quality of life: a randomized controlled trial, JAMA 298:1291-1299, 2007.

Fenton SS, Schaubel DE, Desmeules M, et al: Hemodialysis versus peri-toneal dialysis: a comparison of adjusted mortality rates, Am J Kidney Dis 30:334-342, 1997.

Foley RN, Gilbertson DT, Murray T, et al: Long interdialytic interval and mortality among patients receiving hemodialysis, N Engl J Med 365:1099-1107, 2011.

Grooteman MP, van den Dorpel MA, Bots ML, et al: Effect of Online Hemodiafiltration on All-Cause Mortality and Cardiovascular Out- comes, J Am Soc Nephrol 23:1087-1096, 2012.

Johansen KL, Zhang R, Huang Y, et al: Survival and hospitalization among patients using nocturnal and short daily compared to con-ventional hemodialysis: a USRDS study, Kidney Int 76:984-990, 2009.

Khawar O, Kalantar-Zadeh K, Lo WK, et al: Is the declining use of long-term peritoneal dialysis justified by outcome data? Clin J Am Soc Nephrol 2:1317-1328, 2007.

Korevaar JC, Feith GW, Dekker FW, et al: Effect of starting hemodialysis compared with peritoneal dialysis in patients new on dialysis treat-ment: a randomized controlled trial, Kidney Int 64:2222-2228, 2003.

Lacson E Jr, Xu J, Suri R, et al: Survival with three-times weekly in- center nocturnal versus conventional hemodialysis, J Am Soc Nephrol 23:687-695, 2012.

McDonald SP, Marshall MR, Johnson DW, et al: Relationship between dialysis modality and mortality, J Am Soc Nephrol 20:155-163, 2009.

Mehrotra R, Chiu YW, Kalantar-Zadeh K, et al: Similar outcomes with hemodialysis and peritoneal dialysis in patients with end-stage renal disease, Arch Intern Med 171:110-118, 2011.

Mehrotra R, Chiu YW, Kalantar-Zadeh K, et al: The outcomes of con- tinuous ambulatory and automated peritoneal dialysis are similar, Kidney Int 76:97-107, 2009.

Mehrotra R, Kermah D, Fried L, et al: Chronic peritoneal dialysis in the United States: declining utilization despite improving outcomes, J Am Soc Nephrol 18:2781-2788, 2007.

Morton RL, Tong A, Howard K, et al: The views of patients and carers in treatment decision making for chronic kidney disease: systematic review and thematic synthesis of qualitative studies, BMJ 340: c112, 2010.

Nesrallah GE, Lindsay RM, Cuerden MS, et al: Intensive hemodialysis associates with improved survival compared with conventional hemo- dialysis, J Am Soc Nephrol 23:696-705, 2012.

Rocco MV, Lockridge RS Jr, Beck GJ, et al: The effects of frequent noc-turnal home hemodialysis: the Frequent Hemodialysis Network Noc-turnal Trial,, Kidney Int 80:1080-1091, 2011.

Vonesh EF, Snyder JJ, Foley RN, et al: The differential impact of risk factors on mortality in hemodialysis and peritoneal dialysis, Kidney Int 66:2389-2401, 2004.

Weinhandl ED, Foley RN, Gilbertson DT, et al: Propensity-matched mortality comparison of incident hemodialysis and peritoneal dialy- sis patients, J Am Soc Nephrol 21:499-506, 2010.

Weinhandl ED, Liu J, Gilbertson DT, et al: Survival in daily home hemo- dialysis and matched thrice-weekly in-center hemodialysis patients, J Am Soc Nephrol 23:895-904, 2012.

Wolfe RA, Ashby VB, Milford EL, et al: Comparison of mortality in all patients on dialysis, patients on dialysis awaiting transplantation, and recipients of a first cadaveric transplant, N Engl J Med 341:1725-1730, 1999.

61 预期肾移植的受者和供者选择

Greg Knoll, Todd Fairhead 著

林丽灵 吴海婷 郑 可 译校

肾移植因其可以延长寿命、提高生活质量，且较透析替代治疗花费少而作为大多数终末期肾病（ESRD）患者的治疗选择。然而，实际上只有少数ESRD 患者接受了移植；许多患者不是合适的候选者，而且对于符合移植条件的患者也没有足够的器官供者。肾脏病学家在肾移植的过程中起到建议和引导晚期或已透析患者的重要作用。全面掌握谁适合移植以及移植所需的评估将会有助于完成这个过程。

谁应进行肾移植？

肾移植手术的绝对禁忌证极少。所有肾脏科医生应对其患者进行移植适应证的评估，并将可能的患者转诊到移植中心进一步评估。移植资格的确定不应基于年龄、性别、种族以及社会经济地位。考虑到肾供体资源稀缺，患者的预期寿命须长于当前等待移植的时间。仔细评估患者的生理年龄、合并症及功能状态有助于临床医师决策患者是否适合移植。框 61.1 列出了移植的禁忌证。

转诊时机

早期肾移植能降低死亡率，改善移植物预后。接受无透析肾移植的患者比移植前已经接受透析治疗的患者有更好的结局。同样，透析时间的长短会影响移植的预后和死亡率。移植预后的改善与透析期限成反比。因此，为了有足够的时间完成移植前所需的医学检验并促成可能的无透析肾移植，慢性肾脏病患者应在疾病早期被转诊到移植中心。许多可能的移植受者临床情况复杂，故决定移植可能需要多次专家访视和医学检验。这一过程可能需要 6～12 个月来完成，需计算在转诊的全部时间内。对于有潜在的活体供者的患者，也应为供者安排合适的全面检查时间。

在美国，联合器官共享网（United Network for Organ Sharing，UNOS）允许的加入移植候选名单的eGFR 为 20 ml/min 以下，而其他国家的组织则要求在CKD5 期（＜eGFR 15 ml/min）。因此，患者在 CKD4期且持续进展时即应转诊进行移植评估。在许多方案中，移植评估以转诊到多学科肾脏替代治疗计划门诊开始。这些门诊会考虑移植是否合适、在计划初始透析的同时提供患者教育。认识一些已被识别的移植转诊的障碍非常重要。对于某些民族、社会经济地位低下者和（或）教育水平低下者，或者居住在远离移植中心的患者，他们获得移植的机会可能会打折扣。

移植的医学评估

移植评估需要全面了解患者的内科、外科、社会心理疾病史。全面的体格检查可能会发现影响能否移植的异常，比如齿列不齐或动脉搏动减弱。表 61.1列出了移植前所需的最少检查。还需要对合并症进行额外检查。每个并存疾病都应被评估其对移植结局的影响。另外，全身疾病和功能状态的总体情况必须作为最终决策的参考因素。美国移植学会（2001）和加拿大移植学会（2005）都分别发表了肾移植受体选择的临床实践指南，但现有证据很少，大多推荐是基于专家经验。

总体评估

高龄不是移植禁忌。目前，65 岁以上的患者是移植候选名单中增长最快的人群。在老年受者中的移植肾存活率与其他人相似甚至更好。在高龄患者中应特别注意移植前的医学合并症、功能状态、生活质量。维护等候移植的受体资格也需要一定成本。必须

框 61.1 肾移植禁忌证
罹患生存期小于一年的慢性病
预期寿命短的活动性恶性疾病
活动性感染
控制不佳的精神病
药物不依从或滥用成瘾类物质

表 61.1　肾移植候选人的推荐检查

检查项目	注释
体格检查	注意齿列和脉搏
组织分型	ABO 血型，HLA 鉴定，PRA（群体反应性抗体）
病毒血清学	CMV，EBV，VZV，HSV，HCV，HBV，HIV，HTLV，VDRL
心脏相关检查	心电图
	超声心动图
	高危人群进行风险分层
影像学检查	胸片
	腹部超声或影像学评估
	高危人群进行动脉血管影像学检查（多普勒超声、CT、血管造影）
女性特殊检查	乳房检查及乳腺钼靶 X 线
	子宫颈涂片
男性特殊检查	前列腺检查
咨询	移植外科医生
	心脏专科医师（若为高危人群）
	社会工作者

CMV，巨细胞病毒；EBV，EB 病毒；HBV，乙型肝炎病毒；HCV，丙肝病毒；HIV，人获得性免疫缺陷病毒；HLA，人白细胞抗原；HSV，单纯疱疹病毒；HTLV，人 T 细胞白血病病毒；VDRL，性病研究实验室检验；VZV，水痘带状疱疹病毒

考虑到患者是否能够存活超过目前的等候时间。移植手术的技术方面会限制极小的儿童的移植。然而，这不应是拖延移植全面检查的原因，在可能的时候应当考虑无透析移植。

肥胖

极度肥胖的患者移植相关并发症的风险增加，包括移植肾功能延迟、伤口并发症、感染以及移植后新发糖尿病肾病风险。肥胖受者的长期移植物失功和死亡率也高于不肥胖者。因此，许多移植项目都回避极度肥胖的患者。个别项目将移植个体的 BMI（单位 kg/m^2）限制于一定水平以下，通常为 40。对于 BMI 为 30～39 的患者应给予减肥的建议；对于 BMI 超过 40 的患者，可以考虑减肥手术。

肾脏病

许多肾脏疾病会在移植后复发。近期的研究发现肾病复发是同种异体移植失败的第三位常见原因，仅次于移植排斥和移植肾带功能死亡。在一项对澳大利亚和新西兰透析与移植注册（ANZDATA）的研究中，

因疾病复发致同种异体移植物失功的患者占移植后经活检证实的肾小球肾炎患者的 8.4%。同样，梅奥诊所回顾性分析同种异体移植物失功的原因发现肾病复发占所有同种异体肾移植物失功的 14.3%。另有 6.5% 的移植物失功因临床资料不完整而难以鉴定。尽管如此，存在复发的危险并非移植的禁忌，移植后最初的 5 年中因肾病复发而致同种异体移植失败的情况罕见。在 ANZDATA 研究中，肾小球肾炎患者移植的 10 年同种异体移植物失功率较其他肾衰竭原因的肾移植患者一致，并且未发现妨碍移植的危险因素。告知移植受体有关肾病复发的风险是十分重要的。表 61.2 显示了不同类型的肾病复发发生率。

同种异体移植物活检中 IgA 肾病复发率可达 60%；然而有临床意义的复发（出现肌酐升高或蛋白尿）仅 30%。且临床复发通常较晚出现，复发导致的移植物失功仅占 10%。局灶节段性肾小球硬化（FSGS）的复发率为 30%，原发性 FSGS 相对更高。曾因 FSGS 复发而致同种异体移植失败的患者其移植后再发率为 50%～80%。复发部分考虑与影响足细胞足突和肾小球裂孔膜完整性的循环渗透因子相关。血浆置换可减少蛋白尿并延长同种异体移植物的寿命。最近，循环渗透因子被认为是可溶性尿激酶型纤溶酶原活物受体（suPAR），这一发现为复发 FSGS 未来更有针对性的治疗带来希望。膜性肾病复发率高达

表 61.2　移植术后复发和移植物失功的风险

肾小球肾炎类型	临床相关复发风险（患者百分比）	移植后 5～10 年移植物失功风险（患者百分比）
IgA 肾病	15%～50%	10%
FSGS	30%	20%
膜性肾病	40%	15%
Ⅰ 型 MPGN	30%～50%	15%
Ⅱ 型 MPGN	80%	30%
ANCA 相关性肾小球肾炎	10%～15%	5%
SLE	5%	3%
抗肾小球基底膜肾炎	<5%	罕见
纤维样/免疫触须样肾小球病	>50%	未知

ANCA，抗中性粒细胞胞浆抗体；FSGS，局灶性节段性肾小球硬化；MPGN，膜增生性肾小球肾炎；SLE，系统性红斑狼疮

40%。与自体肾脏不同，移植肾膜性肾病自发缓解罕见，10 年内的移植失败率高达 50%。利妥昔单抗可控制蛋白尿及移植物损伤。

膜增生性肾小球肾炎（MPGN）移植后复发风险高，Ⅰ 型复发率 30%~50%，Ⅱ 型复发率超过 80%。移植时血清单克隆蛋白及低补体水平是 MPGN 复发的危险因素。MPGN 的复发通常发生在移植早期阶段，与尿蛋白相关。Ⅰ 型 MPGN 的 10 年移植肾失功的风险大约为 15%，而 Ⅱ 型 MPGN 在 5 年移植肾失功风险高达 90%。急进性肾小球肾炎病情稳定后移植的复发罕见。抗肾小球基底膜（抗 GBM）病患者应在移植前确定循环中是否已无抗 GBM 抗体。尽管抗中性粒细胞胞浆抗体（ANCA）的存在并不妨碍肾移植，但患者在移植前应达到已停止服用免疫抑制药的临床缓解。同样，系统性红斑狼疮（SLE）患者的血清学抗体阳性状态不妨碍移植，但活动期疾病需控制至静止期方可考虑肾移植。狼疮性肾炎复发少见（<20%），可能是因为移植后免疫抑制药的保护作用。伴有组织沉积的肾小球疾病，如淀粉样变性、纤维样和免疫触须样肾小球肾炎，复发率都在 50% 以上。不管是原发性还是继发性淀粉样变，肾移植通常都会受到严重心脏疾病的限制，心血管疾病或感染所致的早期死亡率相当高。因此需要在移植前评估淀粉样变性总体情况。

肾脏病的基因类型可能会影响同种异体移植。Alport 综合征患者可产生抗Ⅳ型胶原蛋白抗体而导致类似 Goodpasture 病的情况。未经治疗的原发性草酸过多症患者易发生草酸快速沉积在移植后肾脏上。这类患者最好同时进行肝移植并补充正磷酸盐和维生素 B_6。镰状细胞肾病的肾衰竭患者在全身健康状况允许移植的前提下可以安全地进行移植且预后良好。

感染

存在活动性感染（细菌、真菌或病毒）是移植的禁忌证。所有受者应在移植评估时筛查有无慢性感染并在移植时评估有无急性感染。移植前要彻底治疗腹膜透析留置导管和带隧道的血液透析导管的临床或隐性的透析通路相关感染。

移植开始前即应采取措施保护免疫抑制的受者。移植候选者应接种季节性流感、乙肝病毒和肺炎链球菌的疫苗。另外，在高危受体中应考虑接种人乳头瘤病毒和水痘 - 带状疱疹病毒疫苗。然而，在 ESRD 人群中的免疫接种效果很差，移植后感染概率很高。

巨细胞病毒可经肾移植传播，若不进行治疗常会致病。在移植前检测移植受者 CMV 血清学状态是很重要的，但是受者血清学阴性并不妨碍其接受 CMV 阳性供者的肾脏。另外，在移植前受者和供者还需进行 EB 病毒（EBV）和单纯性疱疹病毒（HSV）的筛查。EBV 血清学不匹配的受者需进行 EBV 监测以防移植后淋巴细胞增殖性疾病，而 HSV 血清学不匹配的患者可以预防性使用阿昔洛韦。

肾移植患者常发生结核（TB）感染，在 TB 流行地区可达到 15%。移植后感染结核的危险因素包括移植前结核菌素皮试反应阳性、曾居住在结核流行地区、胸部 X 线提示既往感染过结核以及高龄。移植前，所有受者都应接受结核菌素皮试和胸部 X 线检查。在缺乏明确记载的先前抗结核治疗记录时，高危患者需接受 6~12 个月预防性抗结核治疗。在开始预防性抗结核治疗后进行肾移植可能是安全的，但缺少足够证据。

尽管 HIV 阳性患者一度被认为是肾移植的绝对禁忌证，但在当前有高效抗反转录病毒治疗（HAART）的时代，HIV 阳性患者接受肾移植已成为可能。HIV 阳性患者生存率及移植物存活率不比其他高危人群（如高龄受者）差，但急性排斥反应发生率增加。HIV 患者应转诊至管理 HIV 感染经验丰富的移植中心。总的来说，HIV RNA 应为阴性、CD4 细胞计数应 >200 mm^3 才能考虑移植。

在免疫抑制药使用的时代，BK 病毒（多瘤病毒）已成为导致移植物失功的重要威胁。多瘤病毒感染在一般人群中普遍存在，过度免疫抑制是出现临床显性疾病的原因。有限的证据表明，因 BK 病毒感染导致前次同种异体移植失败的患者再次移植仍有可能成功，因此 BK 病毒感染不是再次移植禁忌证。

恶性肿瘤

免疫抑制可能会促进肿瘤增长并增加癌症复发的风险。随着同种异体移植存活期延长，因恶性肿瘤死亡的患者持续增加。因此，除表皮鳞状细胞癌和皮肤基底细胞癌外，活动期恶性肿瘤是移植的绝对禁忌证。对有恶性肿瘤史的患者，推荐在癌症治愈和进行移植间应有一个等待期。等待期的长度取决于恶性肿瘤类型和复发风险。总的来说，对于大多数类型的恶性肿瘤建议等待期为 2 年。对于高危肿瘤如乳腺癌、结肠癌、黑色素瘤、侵袭性和（或）有症状的肾细胞癌，建议等待期为 5 年。意外发现的、病灶小的肾细胞癌和宫颈原位癌不需要任何等待期。多发性骨髓瘤是移植的禁忌证，除非同时进行同种异体骨髓移植。

尽管透析依赖的预期肾移植受者的预期寿命缩短，但绝大多数方案仍对其进行移植前恶性肿瘤筛查。筛查应基于针对一般人群作为定期健康检查一部分的临床实践指南。作为检查的一部分，所有的患者都应接受胸部 X 线、腹部超声、年龄匹配的直肠癌筛查。女性要进行乳腺检查、盆腔检查、宫颈涂片检查（由年龄决定）。男性若有相关症状，要进行前列腺检查。另外，过去接受过环磷酰胺治疗的患者应考虑行尿液细胞学和膀胱镜检查以排除膀胱恶性肿瘤。

心血管疾病

心血管疾病是透析患者和肾移植受者的首位死因，尤其是合并糖尿病的患者。因此所有可能的移植受者都应在列入候选名单前仔细评估其存在心脏疾病的风险。至少要检查患者有无心血管疾病的症状和体征，并行心电图和超声心动图检查。活动性心绞痛症状或近 6 个月心肌梗死的患者不应进行移植。有严重和不可逆的冠状动脉疾病患者，预期寿命要权衡移植手术的风险。值得注意的是，尿毒症性心肌病导致的左心室功能不全不是移植禁忌证，并通常会在移植后恢复。对于潜在的冠心病高危患者（包括 40 岁以上男性，50 岁以上女性，糖尿病患者，有多种常见的心血管疾病危险因素患者），可行无创检查筛查潜在疾病。无创性应激试验阳性的患者可能需在移植前进行血管造影或血管重建术。

目前，移植候选者的心脏病危险分层缺乏证据指导。尽管数据表明无创性检查可以准确诊断糖尿病患者和非糖尿病 CKD 患者的冠状动脉病变，但后续的处理则因不同中心而异。目前美国心脏病学会和美国心脏病协会（ACC/AHA）的指南只推荐在有症状的高危心脏病变的患者中行血管重建治疗。两例临床试验比较了中危到高危患者移植术前分别行血管重建治疗和药物治疗，其围术期事件发生率和死亡率没有差别。但应注意到，晚期 CKD 患者并没有参与这个实验，患有严重冠状动脉疾病的患者在器官移植后的预期寿命问题也未清楚地讨论。随着等待期延长，高危患者心血管疾病可能会进展。许多项目会对等待移植名单上的患者进行定期的无创性再筛查，然而其价值未可知。

对预期进行肾移植的受者需适当处理可逆的心血管疾病危险因素。血压目标至少降至 140/90 mmHg，并且鼓励患者戒烟。近来，对血脂异常的透析患者行降脂治疗存在争议；但对于高危个体应考虑控制 LDL 胆固醇。

脑血管疾病

与移植前或一般人群相比，移植后的受者脑血管疾病的风险增高。移植前应确保患者近 6 个月内没有短暂性脑缺血发作或新近卒中患者没有再发症状。对已确诊为颈动脉狭窄的患者建议应行颈动脉内膜切除术。是否需要对无症状患者进行筛查尚不明确。诸如吸烟、高血压等可逆的危险因素应在移植前纠正。

肝病

由于进展性肝病会导致移植患者患病率和死亡率显著上升，所有预计进行肾移植的受者都需行肝检查。非病毒性肝炎导致的肝病患者，需行肝功能检查和肝活检以评估疾病严重性。患者移植后的免疫抑制状态使得肝炎病毒可以复制，其将促进慢性病毒性肝炎活动，因此，所有患者都应常规检查 HBV 和 HCV 感染。对于有严重肝病和（或）肝硬化的患者，可以考虑行肝肾联合移植。

乙型肝炎表面抗原（HBsAg）阳性患者要通过 PCR 检测乙肝病毒载量（PCR 法）、检查乙型肝炎早期抗原（HBeAg）和丁型肝炎病毒（HDV）。有病毒活跃复制证据（HBeAg 阳性，或乙肝病毒载量阳性）的患者在有效治疗 HBV 前不能进行肾移植。HBV 与 HDV 皆为阳性的患者因有严重肝病风险而不应考虑进行肾移植。慢性活动性肝炎和肝酶升高的患者应行肝活检，还应考虑给予移植后抗病毒治疗（如拉米夫定）。HBsAg 阳性的患者比 HBsAg 阴性移植预后差。是否进行移植决策很难，必要时需要专家帮助。

HCV 感染可导致移植后肝病加重。HCV 感染的患者需进行病毒载量检测及肝活检。尽管 HCV 感染的患者移植后预后较无感染者差，但好过继续透析治疗。移植后 HCV 的 α- 干扰素治疗受到高免疫排斥风险的限制。在移植前就应使用抗病毒药物根治 HCV。HCV 的患者可能可以接受来源于 HCV 阳性供者的肾脏，然而这点仍存在争议。

肺部疾病

患有肺部疾病的患者的围术期呼吸道并发症风险增加。因此，患有严重不可逆性肺部疾病的患者不应进行肾移植，包括重度慢性阻塞性肺部疾病

（COPD）、肺源性心脏病及需要辅助供氧的患者。仍在吸烟的患者或已知患有肺部疾病的患者需在移植前进行肺功能检查，以进行危险分层。吸烟患者与不吸烟者相比，进行移植的围术期事件风险增加、长期预后差。需为所有的吸烟者提供戒烟帮助和咨询，以鼓励其戒烟。

血栓风险

既往静脉或动脉血栓栓塞性疾病的患者有围术期因血栓而移植物失功的风险。有血栓史的个体应筛查基因风险，并确立围术期抗凝治疗方案。有 SLE 病史的患者应筛查抗磷脂抗体。补体遗传性疾病导致的不典型溶血尿毒综合征（HUS）移植后复发率高达 25%～50%。筛查基因异常有助于制订个体化的围术期治疗方案，包括血浆置换和（或）避免使用神经钙调蛋白抑制药，以降低复发风险。

泌尿道评估

有下尿路畸形、膀胱功能障碍或复发尿路感染病史的患者需要行泌尿道检查和膀胱尿道造影检查。糖尿病等高危患者应检查残余尿量。患者的自体膀胱应尽量保存，必要时建议使用自体间歇导尿而不是尿道回肠吻合的尿道改道。曾大量使用环磷酰胺的患者应行膀胱镜检查以排除恶性肿瘤。患有严重反流或复发性肾结石合并反复感染、难治性高血压、严重肾病综合征及有症状的多囊肾患者应考虑行移植前肾切除术。

心理学评估

所有预期移植的受者均应筛查有无认知和心理障碍，因其可能会影响其签署知情同意书或后续的医疗协议的能力。药物依从性差依然是移植物失功的主要原因。然而，识别出具有风险的个体常不容易且移植前的检查常不能发现此点。总的来说，对于有依从性差风险的患者应谨慎同意其移植。对有成瘾或化学药物依赖史的患者应进行咨询和康复治疗。许多项目要求患者停止使用成瘾药物一段时间后才能列入移植候选名单。严重精神疾病患者需接受适当的精神治疗，并知晓潜在的药物相互作用和副作用。

移植前免疫学评估

供者和受者的组织相容性取决于 ABO 血型、人类白细胞抗原（HLA），和（或）主要组织相容性复合体（MHC）。所有适合移植的候选人在等待期都需进行血型和 HLA 组织分型检查。绝大多数情况下，供者肾脏需与受者 ABO 相容。HLA 匹配固然理想，然而由于 MHC 基因表型中丰富的等位基因多态性，HLA 匹配极少能达到。HLA A、B、DR 是肾移植相关的最重要的组织相容性抗原。早期移植排斥和长期同种异体移植物的存活均受 HLA 配型的影响，没有抗原错配的肾脏较六个抗原错配肾脏的移植排斥风险降低且长期生存率更好。

移植的主要阻碍是抗 HLA 表位抗体的产生，称为致敏状态。抗 HLA 抗体产生于输血、怀孕及先前的移植等外源性 HLA 暴露。由于极有可能诱发超急性排斥反应和移植失败，抗供者 HLA 表型的抗 HLA 抗体的存在阻碍了移植，因此所有候选名单上的候选者都应至少每三个月监测抗 HLA 抗体一次。

抗 HLA 抗体的筛查是通过血清学检验（将供者的淋巴细胞与受者血清混合），或者现在更常用的是固相测定如流式细胞仪或 Luminex 平台。将受者血清与置于平板中的一组来源于可代表随机供者的普通人群的淋巴细胞群混合，可以此估计受者抗 HLA 抗体负荷。与受者抗体反应的淋巴细胞百分比称群体反应性抗体（panel-reactive antibody，PRA），可用之估计在人群中找到合适供者的可能性。PRA 高意味着更难以找到相容的供者。另外，即使最终与供者的交叉配型是阴性的，高 PRA 通常伴随移植物存活较差。通过固相测定，许多移植中心现在可以鉴定受者特异的抗 HLA 抗体，从而可获得与受者不相容的 HLA 抗原谱。将受者的这些资料与供者的 HLA 表型相比较来评估组织相容性的方法叫作虚拟交叉配型。固相吸附法测定发现的抗 HLA 抗体比血清学方法敏感得多，常可检测出原来无法测出的低滴度抗体。即使交叉配型阴性，抗供者 HLA 低滴度抗体的存在与抗体介导的免疫排斥和更高的移植物丧失率相关。

最终还需要将受者血清与供者组织混合，行交叉配型以确保组织相容性。交叉配型阳性意味着存在供者特异性抗 HLA 抗体（donor-specific anti-HLA antibodies，DSA），可预测超急性移植排斥反应发生。由于并非所有阳性交叉配型结果都由致超急性移植排斥反应的抗体造成，移植前有必要进行进一步检查。在高 PRA 的患者中，通常取既往 PRA 最高的血清做交互配型。既往曾有交叉配型阳性但目前交叉配型阴性的受者可以进行移植，但其发生抗体介导的免疫排斥反应的风险更高。

PRA 高的患者较为不利，而且由于匹配的供者有限，其等待期更长。降低患者 PRA 以增加找到合适供者的策略还在不断探索。无创性的策略，如申请活体供者配对交换登记项目，可增加匹配的概率（见后）。减少或清除抗 HLA 抗体或抗 ABO 抗体的策略包括以减少抗体或减少产生抗体的 B 细胞 / 浆细胞克隆为目标的治疗。血浆置换和大剂量免疫球蛋白已成功用于大幅度减少或清除抗 HLA 抗体。利妥昔单抗和硼替佐米（以及极少用的脾切除术）可用于 B 细胞和浆细胞清除。尽管这些策略可以使 ABO 血型不相容或交叉配型阳性的患者移植成功，但是抗体介导的排斥反应和移植物失功风险仍居高不下。

去世供者的器官

由于去世供者的器官短缺，科学家一直在不断探索新的移植肾脏来源。扩展标准供者（expanded criteria donor，ECD）肾指来自 60 岁以上供者或来自于 50 ~ 59 岁供者且符合以下条件中的两条：因脑血管事件而死亡、高血压、血清肌酐 >1.5 mg/dl 的供肾。ECD 的肾脏与标准条件供者（SCD）的肾脏相比，前者的移植后 2 年移植物衰竭率比后者高 1.7 倍；然而，早些获得移植可能会使可能的移植受者获益。对于 65 岁以上患者或大于 40 岁的糖尿病患者，以及较长的尸肾移植等待时间的患者，接受 ECD 肾脏比等待 SCD 肾脏具有生存优势。年轻健康的肾移植候选者等待 SCD 肾脏可能更好。UNOS 允许等待名单上的候选者提前声明其是否愿意接受 ECD 肾脏。愿意接受 ECD 肾脏的患者也有资格接受 SCD 肾脏。

在北美，大多数器官是来自符合脑死亡标准的过世供者。近来也有器官不是来自脑死亡供者，而是来自心脏死亡标准（在心脏死亡后捐赠器官，或 DCD）所确定的供者。DCD 供者的器官获取有时是可控的，有时不可控的。在可控的 DCD 捐赠时，在患者死亡前获得其器官捐赠同意，并在手术室以可控的模式撤去其生命支持。不可控的捐赠者在同意器官捐赠前即去世，其器官保留至可获得捐赠同意。DCD 供者的肾脏移植后肾功能延迟恢复的概率更高；而长期预后与获得 SCD 肾脏的受者相似。

美国尸体肾的器官分配

在美国，捐赠的肾脏由器官共享联合网络（UNOS）及器官获取和移植网络（OPTN）分配。在医学上准备好器官移植的患者可被列入 UNOS 的尸肾等待名单。遵循公正和有效性的政策进行器官分配。在此仅提供这一过程的简要概览，详尽的政策细节可以访问：http:// optn.transplant.hrsa.gov/ policiesAndBylaws/policies.asp。

尸肾是按 ABO 血型分配的——因此，ABO-O 型的供肾只能给 O 型受体。这一分配同样适用于 A、B、AB 型的供肾。证据支持 PRA>20% 的儿童或成人受者实行零抗原错配肾的全国范围强制分享。初次之外，供肾首先由当地提供，然后为地区提供，最后才由国家提供。所有在 UNOS 等待名单上的可能的受者都有分配评分，以此来决定移植的优先顺序。分数越高的患者越有优先权。评分点有等待时间长度、DR 抗原匹配度、致敏作用程度、PRA、医学急迫性、儿科受者。肾脏分配评分系统细节可见 OPIN 网站（见前）。

现有的分配政策仍存有弊病。目前来说，分配政策未考虑移植物和受者的存活有关的因素，导致了器官使用的有效率不高。长期生存可能性低的患者较其他患者得到年轻的标准条件供体（SCD）或"理想的"供者的肾脏的权限相同。试图最大化生存获益的新移植分配政策在进一步讨论中。供者简况参数、透析期限和移植后受者的预期生存时间都被考虑进新的分配算法中。这些考虑使肾脏的匹配得以基于预期的移植物和受者的存活情况。应用新的政策，某些组群可能处于不成比例劣势的顾虑仍然存在。

活体肾脏捐献

尽管 1990 年之后去世供者的数目显著上升（图 61.1），但其增长速度仍不及肾移植等待名单上的患者增加速度。因此，等待时间显著增加，以至于在某些地区难以准确估算中位等待时间。只有 30% 的候选者在被列入等待列表 3 年内可接受肾脏移植。缺乏获得去世供者器官的途径以及活体供肾良好的预后都使得活体肾增加。1990 到 2005 年的 15 年间，美国活体肾脏供者的数目显著上升（图 61.1）。从 2005 年起，这一增长速度有所减缓，然而仅在 2010 年仍有 6500 例活体肾脏供者的肾脏被用于移植。

活体肾捐献与尸肾移植相比具有许多潜在的优势。首先，手术时间是可选择和安排的，这样就保证了供者和受者双方都处在最佳医疗状态。手术的计划性也有助于无透析肾移植的使用（前期未经透析的移植），后者与患者及移植物存活的改善相关。其次，

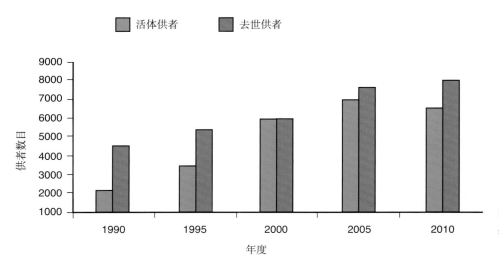

图 61.1　美国活体器官供者及去世器官供者（数据来源 2012 年 2 月 13 日，www.optn.transplant.hrsa.gov）

活体肾的受者发生移植物功能延迟恢复（在移植术后一周内需要透析）概率也更低。2009 年，只有 3.4% 接受活体供肾的受体发生了移植物功能延迟恢复，同期尸肾移植患者的发生率为 24%。最后，接受活体供肾的患者较接受尸肾的患者存活率及移植物存活率更高。在大多数近期的可用数据中，2008 年接受活体供肾的患者 1 年同种异基因移植物生存率为 96%，而接受去世者肾脏的受体则为 92%。2004 年接受活体供肾的患者 5 年生存率为 93%，移植物存活率为 93%，接受去世者肾脏的受体只为 85%、70%。

活体供者评估过程

活体器官捐献是独特的临床情况，供者接受了具有风险但没有直接的医学获益的手术。然而许多供者认为从朋友或亲戚的康复中获得了幸福感。考虑到活体捐献的特殊情况，用公开和慎重的方式获得包括评估过程和手术在内的知情同意至关重要。可能的供者需明白评估过程需要一系列检查——其中一些检查结果可能不正常。某些检查结果可能会立即报给其他机构（如 HIV 阳性要上报公共卫生机构）或者可能影响未来的可参加保险状态（如显著的蛋白尿）。其他在同意过程中要充分讨论的要点列在框 61.2 中。

在获得知情同意后，需进行社会心理及医学评估。社会心理评估必须由一位适合的且有活体肾脏捐赠方面经验的专业人士完成。评估人员各处不同，但大多是社会工作者、临床心理学家或心理治疗师。社会心理评估的重要内容列在框 61.3 中。对于这些因素中的任何一项的重大顾虑都可能妨碍捐献，或需要医疗保健专业人员进一步评估（如心理治疗师）。

医学评估须由一位有活体肾脏捐献专业知识的外

科医师或内科医师进行（双方共同评估更佳）。医学评估的目的是确定：①可能的供者的整体健康状况，以及是否适合手术；②潜在供者目前的肾脏情况，以及发生肾脏病的危险或未来发生医学并发症的可能；③任何可能会导致疾病传播给受体的情况（如感染）；④可能的供者与预期受体的免疫相容性。框 61.4 列出了医学评估的检查项目。

在进行特定检查之前，需要对所有的活体供者进行病史询问和体格检查。病史应关注整体健康及手术

框 61.2　活体肾脏供者知情同意过程的关键点

作为知情同意过程的一部分，活体肾脏供者应理解以下条目：
- 可以在任何时候反悔
- 评估过程及手术都涉及一定风险
- 评估过程的异常发现可能会影响未来参保或可能需要报告给其他机构（例如 HIV 阳性）
- 活体供者肾切除术的死亡风险尽管很小（每 10000 捐赠者中有 3.1 例），但确实存在
- 手术后所有供者的肾功能都会减低，但实际数值难以预料
- 活体肾供者有可能发展为终末期肾病，但其发病率不比一般人群高

框 61.3　活体肾供者的社会心理评估的关键点

知情同意的能力

没有被迫进行捐赠的证据

有充分的社会支持网络以支持术后恢复

有离开工作并支付手术费用的经济能力

可能会增加疾病传播给受者风险的高危行为（如静脉注射毒品）

现有或曾经有可能会影响决策或对不良后果做出反应的精神疾病

框 61.4　活体肾供者的医学评估

1. 供者的一般健康状况及即刻手术风险
   - 全血细胞计数，凝血酶原时间或国际标准化凝血酶原比值（INR），部分凝血酶原时间
   - 孕龄期妇女检测 HCG
   - 电解质，转氨酶，胆红素，钙，磷，白蛋白
   - 胸片及心电图
2. 目前肾脏情况和远期疾病风险
   - 血清肌酐
   - 空腹血糖，总胆固醇（TC），高密度脂蛋白胆固醇（HDL-C），低密度脂蛋白胆固醇（LDL-C），三酰甘油（TG）
   - 尿液分析，尿培养
   - 尿蛋白检测：尿白蛋白/肌酐比值（ACR），尿蛋白/肌酐比值（PCR），或 24 h 尿蛋白收集检测总蛋白和（或）白蛋白
   - 肾功能检查：24 h 尿量检测肌酐清除率或用外源性标记物（菊粉，放射性或冷碘酚酞盐，碘海醇，DTPA 或 EDTA）测量肾小球滤过率
   - CT 或 MR 血管造影

3. 会传播给受体的潜在疾病
   - 巨细胞病毒（CMV），单纯疱疹病毒（HSV），EB 病毒（EBV）抗体
   - 人类免疫缺陷病毒（HIV）
   - 人类 T 淋巴细胞白血病病毒（HTLV）
   - HBV 表面抗原，核心抗体，表面抗体
   - HCV 病毒抗体
   - 梅毒快速血浆反应素检测
   - 女性宫颈脱落细胞检查
   - 大于 40 岁以上女性行乳腺 X 线检查
   - 大于 50 岁以上男性（40 岁的非洲裔美国人或有阳性家族史者）行前列腺特异性抗原检查
   - 大于 50 岁的捐赠者需进行结肠癌筛查（粪潜血，或结肠镜、虚拟结肠镜镜，或乙状结肠镜检查）
4. 受体免疫相容性检查
   - ABO 血型
   - 人白细胞抗原（HLA）类型

适应性相关方面，比如是否存在心血管疾病、肝病、肺部疾病以及血液系统情况（出血性疾病或血栓事件）。这些方面的任何一项存在重大异常都可能阻碍捐献或需要更有针对性的检查并转诊会诊医生。

活体肾脏供者的年龄

在评估活体肾脏供者时年龄是一个重要的考虑因素。大多数移植项目不允许活体供者小于 18 岁，15% 的移植中心要求供者至少 21 岁。年龄谱的另一端，在实际临床工作中存在着很大的变异。最常用的活体供者年龄上限是 65 岁，并且在一项 2007 年的调查中有 21% 的美国移植中心使用这个上限值。值得注意的是，59% 的项目表示在其移植中心并没有设置年龄上限。但 1992 — 2011 年，美国只有 1200 例的活体肾脏供者年龄在 65 及以上，即在过去的这些年中大约每年 100 例。

年龄对于活体供者来说至关重要的原因主要有三个方面。首先，高龄可能会导致受体移植物预后不佳。近年来多项研究关注了这一问题，幸运的是结果是鼓舞人心的。一项利用美国肾脏数据系统（USRDS）的大型分析显示，接受 55 岁以上活体供肾的患者与接受 55 岁及以下活体供肾的患者相比，移植物失功的风险相似（调整后的相对危险度 1.00；95% 可行区间 [CI]0.47-2.13）。值得关注的是，老年活体供肾的移植物存活优于年轻的标准条件死亡供

肾。后续的分析表明，接受 70 岁以上活体供肾的受者与接受 50 ~ 59 岁的标准同种异体移植尸肾的受者其移植肾存活率相当（危险比 1.19；95%CI 0.87-1.63）。

年龄对于活体供者很重要的第二个原因在于其与合并症相关。高龄通常伴随着更多的合并症，从而可能会造成供者肾切除术围术期并发症增加。除了住院时间延长（差值中位数，1 d）外，年龄超过 60 岁的活体供者在较轻的并发症（如泌尿道感染）、严重并发症（如再次手术）或甚至肾切除术后死亡方面均无显著差异。在一项针对 80 347 例活体供者的分析中，90d 死亡率为 3.1/10 000 人，60 岁以上与 60 岁以下的供者死亡率没有显著差异。另外，与年龄匹配的非供者队列相比（这一人群没有活体捐赠禁忌证），60 岁以上供者的 12 年长期生存率更高。

最后，年龄可影响供者处于进展为 ESRD 及其他孤立肾相关并发症风险下的时间。比如，一名 22 岁超重的糖尿病前期的非裔美国人，因为其潜在寿命长，具有进展为临床显性糖尿病和 ESRD 的显著风险。尽管超重和糖尿病前期对于捐献本身并非绝对禁忌证，但是因其远期发病率增加，这名年轻男性并不合适成为供者。与之相反，具有一种药物就能控制良好的患高血压的 63 岁白种人女性因在其生存期间内肾衰竭的风险明显低于没有危险因素的年轻患者，而可成为合适的供者。

肾功能

在美国 90% 的项目使用 24 h 尿计算肌酐清除率作为衡量肾功能的指标，其余的 10% 应用 GFR 的直接测量方法，如使用放射性同位素清除率。基于血清肌酐的估算公式（比如 CKD-EPI 或 MDRD 方程）不应用于可能的活体供者，因为估算公式经常会低估健康人群真实的 GFR。筛选捐赠者 GFR（肾小球滤过率）或肌酐清除率的阈值存在争议而导致临床实践中各不相同。大约有 2/3 的美国移植中心会排除肌酐清除率小于 80 ml/(min·1.73 m²) 的供者，然而 25% 的移植中心要求肌酐清除率值在捐赠者年龄相应的平均肌酐清除率的 2 个标准差之内。表 61.3 列出正常人群的肌酐清除率。

从移植受体角度来考虑，保证供肾组织和功能充足对预防早期移植物失功很关键。供者肌酐清除率大于 80 ml/(min·1.73 m²) 时通常可以达到这一目标，这也是这一阈值被普遍使用的原因。更低的阈值可能适合于某些受者（如老年患者）。然而，从活体供者的角度考虑，合适的清除率阈值可能存在差异。众所周知，GFR 会随年龄增长而下降，因此 20 岁人的肌酐清除率 80 ml/(min·1.73 m²) 的和 65 岁的老年供者的肌酐清除率 80 ml/(min·1.73 m²) 是非常不同的。对于 20 岁的人，这个界值远低于该年龄段平均值 2 个标准差，肾脏切除术（伴随 GFR 进一步丢失）可能会使他们在以后患 ESRD（终末期肾脏疾病）的风险增加。对于 65 岁的供者，80 ml/(min·1.73 m²) 的肌酐清除率在其相应年龄段正常范围内，鉴于其生存时间剩余不多，故患 ESRD 的风险更小。由于这些原因，供者的选择应使用基于年龄的肌酐清除率或 GFR 值

表 61.3　根据不同年龄的测量肌酐清除率

年龄 （岁）	平均肌酐清除率 [ml/(min·1.73 m²)]	标准差 （SD）	平均 值 -SD	平均 值 -2SD
17 ～ 24	140	12	128	116
25 ～ 34	140	21	119	98
35 ～ 44	133	20	113	93
45 ～ 54	127	17	110	93
55 ～ 64	120	16	104	88
65 ～ 74	110	16	94	78
75 ～ 84	97	16	81	65

经美国肾脏病学会允许使用，曾发表于 Kher A, Mandelbrot DA: The living kidney donor evaluation: focus on renal issues Clin J Am SocNephrol7: 366-371, 2012.

而个体化设定，而不是使用死板的界限。

血压

任何一位可能的活体供者需测量至少两次坐位血压。如果怀疑孤立的诊室高血压，可以进一步进行动态血压监测。高血压曾被视为器官捐献的禁忌证，但现在的临床实践变化很大。只有 47% 的移植项目会排除使用一种药物控制血压正常的患者，36% 进一步排除血压持续处于临界值的患者。基于有选择的、血压控制良好的、多数为白种人活体供者中的良好数据，高血压供者接受率增高。其他可能具有更高风险人群（如非裔美国人）的数据相当有限。关注活体肾脏供体的阿姆斯特丹会议建议血压容易控制达标并满足其他标准（如年龄 >50 岁，GFR>80 ml/min，无蛋白尿）的患者可作为活体肾脏供体。在获得更多资料之前，高血压的活体供体的选择应严格限于白种人群。

蛋白尿

大多数项目（75%）仍然使用 24 h 尿来评估蛋白尿水平，但次尿蛋白或白蛋白（PCR 或 ACR）的测量应用越来越广。轻度异常结果应该重复，特别是对于测量时急性发热或在测试前运动的患者。年轻供者（小于 30 岁）可能会有直立性蛋白尿，即在仰卧位时蛋白排泄正常（<50 mg/8 h），而直立位时上升。各中心没有统一的筛选移植供者的蛋白尿阈值。然而，36% 的项目会排除总蛋白 >150 mg/d 的供者，44% 的项目排除标准为尿蛋白 >300 mg/d。阿姆斯特丹指南推荐尿蛋白大于 300 mg/d。白蛋白尿能更好地反映肾小球疾病，而且它是心血管事件的更佳的预测因子。考虑到蛋白尿与肾脏疾病有很强的联系，排除异常白蛋白尿（>30 mg/d）或总蛋白尿大于 300 mg/d 的供者的做法是可取的。对于肾脏疾病家族史、临界高血压或合并其他异常（如镜下血尿）的情况，应降低排除阈值。

血尿

单纯性镜下血尿患者应重复进行尿检，包括显微镜检查以证实确实存在红细胞。应进行尿培养以排除感染，对绝经前女性应注意月经污染的可能。影像学检查可排除肾脏结构异常方面的原因，但多数供者必须行膀胱镜检查以排除膀胱局部的原因。最后，对其他方面都正常的患者，最后应考虑 IgA 肾病、遗传性

肾病或薄基底膜肾病引起的肾小球源性血尿。这些情况只能通过肾活检诊断，肾活检应在供者理解相关风险并愿意进行的情况下评估。大多数临床实践（43% 的项目）只纳入泌尿学评估及肾活检均阴性的血尿供者。但是，21% 的项目依然会排除血尿（>10 RBC/HPF）的患者，无论其上述评估结果如何。

糖尿病

考虑到糖尿病肾病的风险，已明确诊断的糖尿病是捐献的禁忌证。所有供者都需检测空腹血糖水平以排除未被诊断的糖尿病、空腹血糖受损或糖尿病前期状态。有糖尿病高风险的患者（如妊娠期糖尿病史、一级亲属患有糖尿病，BMI>30 kg/m^2）应进行口服葡萄糖耐量试验或糖化血红蛋白检测。存在空腹血糖受损的可能的供者需行个体化评估，年轻患者或合并肥胖、高血压、血脂异常等其他危险因素的患者不应进行器官捐赠。

肥胖

肥胖（BMI>30 kg/m^2）与肾切除术后短期手术并发症相关，同时其未来健康状况风险增加，如糖尿病、高血压、血脂异常。52% 的项目会排除 BMI 超过 35 的供者，20% 的项目排除 BMI 大于 40 的供者。近期的一项研究在平均随访肥胖捐赠者 11 年后，发现肥胖与更重的高血压、血脂异常相关，但与没有捐赠的肥胖对照组相比无显著差别。另外，肥胖供者与非肥胖供者 GFR 相似，并无长期肾功能减退的额外风险。并非所有 BMI 升高的患者都是中心性肥胖，在排除 BMI 过高的供者前，应检查可能的供者的身体状态和肌肉容量。另一种选择是让供者减轻体重，直至手术前达到目标值，并提供适当的支持和咨询以防止肾切除术后体重反弹。

肾结石

肾结石是一种常见疾病，大约 19% 的男性和 9% 的女性在他们的一生中会发生有症状的肾结石。大多数石头是草酸钙组成的。改良的影像学技术提高了检出无症状的小结石的能力。因此，肾结石不是可能的活体供者的少见问题。对活体供者来说主要的顾虑是肾切除术后结石复发，其将会造成剩余的独肾的梗阻，进而导致肾衰竭。大多数项目（53%）只有在代谢方面检查正常时才会接受肾结石病史的供者。另一个考虑因素是发病年龄和距离与症状的发作的时间。

因为年轻患者生存期更长，其复发机会更高。肾结石发作史距今越久（>10 年）复发机会越低。有肾结石病史或影像学发现结石的患者需进行代谢学检查，包括血清钙和碳酸氢盐以排除代谢性酸中毒。应收集 24 h 尿（两次随机为佳）评估尿钙、草酸盐、尿酸及枸橼酸盐排泄。应排除反复发作的肾结石或有高复发风险的供者。这些包括有代谢异常（如高尿钙症）、慢性腹泻/吸收不良、痛风及半胱氨酸、尿酸或鸟粪石结石的患者。

可用于指导活体肾供者选择的资料有限。大多数是单中心或小样本研究，随访期限相对短，并且，很可能存在未纳入所有患者进行随访的偏倚。因此，供者选择通常基于个人经验或基于中心的方案。最近已经发布了活体供者的禁忌证（表 61.4）。个体化评估可能的供者并使用可获得的信息作指导是很重要的。年轻的供者在一生中具有更高的并发症风险，如糖尿病、ESRD 等，进行评估时应予以关注。同样，老年供者在其剩余的生命周期中发生并发症风险低，在某些情况下（如高血压）可能适合作为供者。未来需要对尤其是合并内科疾病的供者进行详细、长期的随访研究，以此对活体供者选择提供循证证据。

表 61.4　活体肾脏捐献的绝对或相对禁忌证

绝对禁忌证	相对禁忌证
年龄 <18 岁	年龄 18～21 岁
因精神问题而不能做出知情决策	肌酐清除率＜年龄平均肌酐清除率的 2 标准差以下
未控制的高血压或高血压伴有靶器官损害	白蛋白尿或尿蛋白
糖尿病	患高血压的非白种人
BMI>35 kg/m^2	患有高血压的年轻供者
未经治疗的精神疾病	糖尿病前期状态的年轻供者
高复发可能的肾结石	BMI>30 kg/m^2
被迫捐赠证据	出血性疾病
活动性恶性肿瘤或未被完全治疗的恶性肿瘤	血栓形成或栓塞病史
持续性感染	肾结石
	恶性肿瘤病史，特别是发生转移的
	严重心血管疾病

经美国肾脏病学会允许使用，曾发表于 Kher A, Mandelbrot DA: The living kidney donor evaluation: focus on renal issues Clin J Am SocNephrol7: 366-371, 2012.

参考文献

Briganti EM, Russ GR, McNeil JJ, et al: Risk of renal allograft loss from recurrent glomerulonephritis, N Engl J Med 11(347):103-

109, 2002.

Delmonico FA: Report of the Amsterdam Forum on the Care of theLive Kidney Donor: Data and Medical Guidelines, Transplantation 79: S53-S66, 2005.

De Vriese AS, De Bacquer DA, Verbeke FH, et al: Comparison of the prognostic value of dipyridamole and dobutamine myocardial per-fusion scintigraphy in hemodialysis patients, Kidney Int 76:428-436, 2009.

Dew MA, Jacobs CL, Jowsey SG, et al: Guidelines for the psychosocial evaluation of living unrelated kidney donors in the United States, Am J Transplant 7:1047-1054, 2007.

Fairhead T, Knoll G: Recurrent glomerular disease after kidney trans-plantation, CurrOpinNephrolHypertens 19:578-585, 2010.

Frassetto LA, Tan-Tam C, Stock PG: Renal transplantation in patients with HIV, Nat Rev Nephrol 5:582-589, 2009 Oct.

Gaston RS, Danovitch GM, Adams PL, et al: The report of a national conference on the wait list for kidney transplantation, Am J Transplant 3:775-785, 2003.

Gill J, Bunnapradist S, Danovitch GM, et al: Outcomes of kidney trans- plantation from older living donors to older recipients, Am J Kidney Dis 52:541-552, 2008.

Gill JS, Ma I, Landsberg D, et al: Cardiovascular events and investiga- tion in patients who are awaiting cadaveric kidney transplantation, J Am SocNephrol 16:808-816, 2005.

Kasiske BL, Cangro CB, Hariharan S, et al: The evaluation of renal transplant candidates: clinical practice guidelines, Am J Transplant supp 2 Vol 1, 2001.

Kher A, Mandelbrot DA: The living kidney donor evaluation: focus on renal issues, Clin J Am SocNephrol 7:366-371, 2012.

Knoll G, Cockfield S, Blydt-Hansen T, et al: Canadian Society of Transplan-tation: consensus guidelines on eligibility for kidney transplantation, CMAJ 8(173): S1-S25, 2005.

Lefaucheur C, Suberbielle-Boissel C, Hill GS, et al: Clinical relevance of preformed HLA donor-specific antibodies in kidney transplantation, Am J Transplant 8:324-331, 2008.

Lentine KL, Schnitzler MA, Brennan DC, et al: Cardiac evaluation before kidney transplantation: a practice patterns analysis in Medi-care-insured dialysis patients, Clin J Am SocNephrol 3:1115-1124, 2008.

Organ Procurement and Transplantation Network (OPTN) and Scien-tific Registry of Transplant Recipients (SRTR): OPTN/ SRTR 2010 Annual Data Report, Rockville, Md, 2011, Department of Health and Human Services, Health Resources and Services Administration, Healthcare Systems Bureau, Division of Transplantation.

Segev DL, Muzaale AD, Caffo BS, et al: Perioperative mortality and long-term survival following live kidney donation, JAMA 303:959-966, 2010.

Rule AD, Larson TS, Bergstralh EJ, et al: Using serum creatinine to estimate glomerular filtration rate: accuracy in good health and in chronic kidney disease, Ann Intern Med 141:929-937, 2004.

Tavakol MM, Vincenti FG, Assadi H, et al: Long-term renal function and cardiovascular disease risk in obese kidney donors, Clin J Am SocNephrol 4:1230-1238, 2009.

U.S. Renal Data System, USDRS 2011 Annual Data Report: Atlas of Chronic Kidney Disease and End-Stage Renal Disease in the United States, Bethesda, Md, 2011, National Institutes of Health, National Institute of Diabetes and Digestive and Kidney Diseases.

Wang JH, Kasiske BL: Screening and management of pretransplant car-diovascular disease, CurrOpinNephrolHypertens 19:586-591, 2010 Nov.

肾脏移植术后的监测及结局

62

Jagbir S. Gill 著

朱子璇 吴海婷 李明喜 译校

　　肾移植受者的管理十分复杂，涉及多个临床领域。肾移植术后管理应当在手术后立即开始并且贯穿在肾移植术后的各个阶段。在术后管理的早期阶段，重点是关注手术并发症，监测移植肾功能及优化免疫抑制方案；以后的阶段，应着重对慢性移植肾功能不全、移植物失功及患者移植肾带功死亡的相关因素进行评估和管理。随着对移植肾自然进程的不断了解，受者病例组合愈发复杂以及针对受者一些检测新技术的出现，移植后管理的各个细节出现了许多显著的变化。本章对现今肾移植术后管理的这几个主要方面进行阐述。

受者及供者特征

　　随着终末期肾病（ESRD）患者数量的增多、技术的革新及免疫抑制治疗的不断发展，许多原本不符合条件的患者可以受益于肾脏移植。因此，不同类型移植受者对个体化管理的需求也随之增长，使移植术后管理变得更为复杂和困难。例如，现今老年患者已成为肾脏移植受者中数量增长最快的群体，2009 年美国肾脏移植受者中大于等于 65 岁的患者占 16% 以上。老年患者因其更易合并其他疾病，且发生移植肾带功死亡的风险更高，因此肾移植前后的管理具有特殊性；老年人由于免疫反应下降，发生急性排斥反应的风险较低，所以老年病人在移植术后可减少免疫抑制药的使用。移植术后的管理应根据不同人群风险与预后的不同进行相应的调整，由于采用脱敏治疗策略，HLA 不合及 ABO 血型不合的肾移植术均已成功；但此类肾移植发生排异反应及移植失败的风险更高，对于相应患者的监测随访应更为密切。其他面临高风险的人群还包括人免疫缺陷病毒（HIV）阳性受者、重复肾移植及多器官移植者，以上人群均具有不同的特点，对术后管理提出了相应的挑战。

　　与此同时，遗体捐献者的情况也在不断变化，使术后早期管理更为复杂。随着肾移植需求的不断增加，来自高风险捐献者的器官也可被移植到一些特定的受者体内。扩展标准供者（expanded criteria donors，ECD）包括 60 岁以上的老年人或年龄在 50～59 岁具有两个或以上高危因素（包括长期高血压、血肌酐水平高于 1.5 mg/dl 或因脑血管事件死亡）的供者。接受此类肾脏的受者与接受年龄 18～39 岁且无合并症者尸体供肾的受者相比更易出现移植肾功能延迟恢复（delayed graft function，DGF），且发生移植物失功的风险增加 70%。扩展标准供肾仅用于肾移植后生存明显获益的人群，如老年人及糖尿病患者。此外，与脑死亡器官捐献相比，越来越多的供肾来自心脏死亡的供者。目前心脏死亡捐献已占全美器官移植来源的 12%。心脏死亡供肾在取肾过程中会有严重的缺血损伤，移植肾功能延迟恢复的发生率增高。但从移植物长期存活率及患者生存率来看，心脏死亡捐献与脑死亡捐献二者相比，没有明显差别。

第一周

　　肾移植患者术后平均住院时间为 4～7 d。在移植术后急性期，对受者的管理主要包括评估即刻肾功能恢复情况、手术可能并发症的处理，以及术后患者水电解质平衡的维护。

　　肾移植手术的细节视具体情况而定，活体供肾、尸体供肾，以及每个移植受者独特的解剖结构均会使手术操作有所区别。总的来说，手术主要涉及髂窝内血管的吻合，包括移植肾动脉与受者髂外动脉、移植物静脉与受者髂外静脉的吻合。围术期并发症常需要进行外科手术探查，包括对出血、肾动静脉血栓形成进行处理。

　　对移植肾功能的评估包括严格记录尿量，及每 12～24 h 定期复查血液生化指标。所有活体供肾受者及多数尸体供肾受者肾功能应即刻恢复，血清肌酐水平迅速下降，尿量明显增多，大于 100 ml/h。但接受扩展标准供肾及心脏死亡供肾的受者中，由于移植物经历较长的冷缺血时间（>24 h），很少即刻肾功能恢复。

肾功能延迟恢复表现为移植后一周内需要透析治疗，在活体供肾受者中发生率为5%，标准尸体供肾受者中为22%，扩展标准供肾受者中为32%，心脏死亡供肾受者中则超过37%。此外，移植物冷缺血及热缺血时间的长短也是肾功能延迟恢复的重要影响因素。是否进行透析治疗由患者的容量状态及代谢指标决定，而透析方式的选择取决于术前的透析模式。对于腹膜透析患者，必须在重启透析前确定腹膜未因手术而遭到破坏。

虽然导致肾功能延迟恢复的最常见原因为肾小管急性缺血性损伤，但也应考虑其他可能因素（如血栓形成及早期急性排斥反应）。在移植肾功能出现变化的几小时内推荐进行多普勒超声检查，明确肾脏血流灌注情况。阻力指数的升高对肾小管损伤或排斥反应有提示意义。排斥反应的基线风险及肾功能延迟恢复的持续时间应作为评估移植物早期功能不全的两项重要因素。怀疑有排斥反应或肾功能延迟恢复持续超过1周以上时，应及时行移植肾活检明确病因。

出现肾功能延迟恢复时，应减少钙调磷酸酶抑制药（calcineurin inhibitors，CNIs）的使用，因其肾毒性可加剧肾小管损伤，但同时应权衡考虑药物减量带来的排斥反应风险的增加。因肾功能延迟恢复而减少或停用钙调磷酸酶抑制药时，推荐使用诱导治疗方案。因缺乏证据支持，肾功能延迟恢复情况下免疫抑制治疗尚无统一定论，但一些移植中心推荐使用抗T淋巴细胞免疫球蛋白（兔抗胸腺细胞球蛋白）进行诱导治疗，同时立即加用抗代谢药（麦考酚酯）及糖皮质激素，推迟使用钙调磷酸酶抑制药直至有肾功能恢复证据。大部分肾功能延迟恢复患者在1~3个月内肾功能恢复，但多个研究表明这类患者移植肾长期存活率相对较低。

水及电解质平衡的维护是术后早期管理的重点。对于老年患者及心功能不全患者，应避免低血压或高容量负荷引发的血液动力学的大幅改变。移植术后早期可出现电解质紊乱，包括因继发性甲状旁腺功能亢进引发的高钙血症、低磷血症及因利尿药使用而引发的低镁血症，这些应及时对症处理。

门诊患者管理

患者出院后，移植中心应对受者进行规律随访。术后前3个月，监测应最为频繁，因为这段时期是排斥反应高发的时期。术后第1个月，患者每周随访2次，之后2个月内每周随访1次，后续随访频率可逐渐减少，在术后1年时可降低至每4~8周1次。

移植术后监测的常规指标包括病史记录、体格检查以及生化指标的检测，包括全血细胞计数、肝酶检测、钙调磷酸酶抑制药血药浓度，以及尿液检查，随机尿白蛋白/肌酐比值也应定期监测。在前3~6个月期间，应同时进行病毒指标筛查，其频率可根据患者感染风险不同进行调整。

免疫抑制药

肾移植后的免疫抑制治疗包括诱导治疗，及其后持续终身的维持治疗。第63章对诱导治疗药物和维持期药物包括其副反应进行详细介绍。诱导治疗在移植时开始应用，包括静脉应用甲基泼尼松龙联合抗CD25抗体（巴利昔单抗）或抗T细胞抗体（兔多克隆抗人胸腺细胞球蛋白）。阿仑单抗是一种用于治疗慢性淋巴细胞白血病的单克隆抗体，对淋巴细胞有较强的杀伤能力，逐渐作为一种诱导治疗药物应用于肾移植受者中。

经典的免疫抑制维持治疗一般为钙调磷酸酶抑制药、抗代谢药及低剂量糖皮质激素三联治疗。直到21世纪初，硫唑嘌呤都是移植术后最常用的抗代谢药，但麦考酚酸（mycophenolic acid，MPA）对于淋巴细胞具有更高的选择性，从而在预防急性排斥反应及增强受者免疫耐受方面具有更优的效果。雷帕霉素是一种可选的钙调磷酸酶抑制药的替代药物，或可与钙调磷酸酶抑制联合使用。虽然因其具有延迟伤口愈合的副作用以及肾毒性而极少作为肾移植的初始免疫用药，但有数据表明雷帕霉素可降低恶性肿瘤的发生率，特别是对移植术后皮肤癌复发的患者，从而重新引起了关注。贝拉西普是新近获批的静脉用共刺激阻断药，通过阻断抗原呈递细胞表面的CD80及CD86来抑制T细胞的激活，同时促进T细胞无能及凋亡。但这种药物的最终适应证尚未明确，有待之后的进一步细化。

免疫抑制方案

大部分移植受者都应接受钙调磷酸酶抑制药、抗代谢药及低剂量糖皮质激素三联维持治疗。由于急性排斥反应的发生率相对较低，及对于包括钙调磷酸酶抑制药的慢性肾毒性在内的药物副反应的担忧不断增加，减少免疫抑制药暴露的策略得到不断尝试。对于钙调磷酸酶抑制药及糖皮质激素减量方案的研究最为广泛，但随着对慢性免疫性损伤理解的不断加深，减量应用免疫抑制药的益处也受到质疑，围绕是否应该减量这一问题始终存有争议。

术后泼尼松的用量现已明显减少，术后 4~6 周内迅速减量至 5~10 mg/d。晚期撤除激素方案几乎已不再使用。许多研究表明当超过 3~6 个月后撤除激素时，排斥反应的发生率明显增高。而早期撤除激素及完全不用激素两种方案则具有较好的预后。一项包含 34 个研究，5637 名患者的荟萃分析显示，接受糖皮质激素治疗并逐渐撤除与完全不用激素相比，后者可降低术后高脂血症、高血压及新发糖尿病的风险。Woodle 等在接受钙调磷酸酶抑制药联合麦考酚酸治疗的患者中开展了一项多中心、随机、对照试验，比较早期撤除激素（7 d 内）与小剂量激素维持治疗的效果。早期撤除激素组经肾活检证实的急性排斥反应及慢性移植肾肾病发生率更高，但在复合主要终点，即 5 年内患者死亡、移植肾失功，和严重的急性排斥反应方面没有显著区别。虽然激素暴露应尽可能减少，但完全不用激素及早期撤除激素的方案仅适用于发生排斥反应风险较低且术后监测密切、规范的患者中。

长期药物及监测

不同患者对钙调磷酸酶抑制药的生物利用度及药物吸收存在差异，规律的血药浓度监测十分必要。钙调磷酸酶抑制药特别是他克莫司，其药物谷浓度与药物用量、临床事件的发生密切相关。也有证据表明环孢素的峰浓度（用药后 2 h）与药物用量及临床事件的发生有着更高的相关性，包括急性排斥反应。因此，有些移植中心用峰浓度或"C2（给药 2 h 浓度）"监测环孢素的使用。虽然药物作用靶点依据免疫抑制药联合应用有所改变，但术后第一个月均应保持最高的血药浓度，之后的六个月可逐渐减低。评估药物浓度时，应考虑到不同的实验室使用不同的检测方式，由此药物浓度的检测结果也各有差异。

麦考酚酸的药物浓度无须常规监测，一方面其血药浓度与临床效果没有密切关系；另一方面需重复测量浓度以精确计算曲线下面积，消耗大量人力，不适于常规监测。药物的目标剂量（吗替麦考酚酯 2 g/d，麦考酚钠 1440 mg/d）是根据临床试验中药物起效剂量确定的；出现严重腹泻或白细胞显著减低的患者，麦考酚酸应迅速减量或暂停使用；当症状缓解后，如患者可耐受，应再次给予足量麦考酚酸治疗，长期减量或停药与较低的移植物存活率相关。

不良反应及药物相互作用

每次术后随访均应对免疫抑制药的不良反应进行评估。糖皮质激素的显著不良反应包括白内障、骨质疏松、骨折、缺血性骨坏死、高血压、体重增加、高脂血症、糖耐量受损、精神症状及痤疮。麦考酚酸可引起骨髓抑制（白细胞减低、贫血）、胃反流、腹泻及胰腺炎。钙调磷酸酶抑制药可引起急性及慢性中毒性肾损害，但对其是否引起慢性移植肾功能损害存在越来越多的质疑。其他的显著不良反应包括低镁血症、高钾血症、高尿酸血症、神经毒性（如震颤）、罕见血栓性微血管病。与环孢素相比，他克莫司更易导致移植术后新发糖尿病，而环孢素则易引起齿龈增生及多毛。

由于钙调磷酸酶抑制药治疗窗较窄且药物代谢受到细胞色素 450（cytochrome 450，CYP450）的明显影响，因此需要对药物间相互作用进行仔细的评估。表 62.1 中列出了常见的 CYP450 抑制药（可增加 CNI 浓度）及 CYP450 诱导剂（可降低 CNI 浓度）。加用新药物时应十分谨慎，必要时需检测血药浓度。麦考酚酸不经细胞色素 450 通路代谢，药物相互作用较少，但其不应与任何可引起白细胞减低的药物同用。

表 62.1　常见药物与钙调磷酸酶抑制药间的药物相互作用

增加钙调磷酸酶抑制药浓度（抑制酶活性）*	降低钙调磷酸酶抑制药浓度（激活酶活性）*
钙通道阻滞药	**抗生素**
地尔硫䓬	利福布汀
维拉帕米	利福平
抗心律失常药物	**抗癫痫药**
胺碘酮	苯巴比妥
HIV 蛋白酶抑制药	苯妥英
利托那韦	卡马西平
沙奎那韦	**草药**
茚地那韦	圣约翰草（贯叶连翘）
唑类抗真菌药物	
酮康唑	
克霉唑	
伊曲康唑	
伏立康唑	

HIV，人类免疫缺陷病毒。

* 表中列举药物其代谢均受细胞色素 P450 及 CYP3A4 同工酶调节，从而与钙调磷酸酶抑制药产生药物相互作用

移植物失功

　　针对移植物的免疫反应包括三个阶段：①对外来抗原的识别；②激活自体淋巴细胞；③引发排斥反应的效应阶段。人类主要组织相容性复合体（major histocompatibility complex，MHC）为位于 6 号染色体上的基因簇，负责编码人类白细胞抗原（human leukocyte antigens，HLA）以及其他在调控免疫反应中起重要作用的基因；主要组织相容性复合体是引发针对移植物免疫反应的关键因素。人类白细胞抗原是器官移植最主要的障碍，同种异体移植中供体的人类白细胞抗原是排斥反应的主要靶点。但非 HLA 抗原在引发免疫反应及其后的排斥反应中的作用也越来越受到关注。

急性排斥反应

　　血清肌酐水平较基线上升 15%～20% 提示移植物功能异常，需要进行全面的评估，包括评估引起急性肾损伤的危险因素、移植肾超声检查，并常需肾活检。需除外非免疫性因素，包括钙调磷酸酶抑制药肾毒性、急性间质性肾炎、肾盂肾炎、缺血性损伤、移植后复发性肾病以及 BK 病毒相关性肾病。钙调磷酸酶抑制药超量使用及肾活检病理见肾小管上皮细胞空泡样变或肾小动脉玻璃样变显著提示钙调磷酸酶抑制药肾毒性（图 62.1），但临床上常不需要肾活检帮助诊断，只需减量应用钙调磷酸酶抑制药就可观察到肾功能的迅速改善。移植后复发性肾病发生率因导致终末期肾病原发病不同而异。BK 多瘤病毒相关性肾病可以引起移植肾损伤，并有较高的风险导致移植肾失功，但此种肾病难以通过组织学病理诊断。

　　Banff 分类对移植肾病理包括急性排斥反应进行了标准化分级（框 62.1）。对肾小球、肾小管、肾间质及血管炎症及淋巴细胞浸润情况应进行评估，间质炎症伴淋巴细胞浸润程度由轻到重分为 0（无）到 3（重）级；小管炎是急性细胞性排斥反应的特异性表现，可量化评估为轻度（t1）到重度（t3）；血管壁浸润或动脉炎提示有更为严重的排斥反应（Ⅱ级），分为轻中度（v1）到重度（v2）。虽然肾小球内淋巴细胞浸润可伴有急性排斥反应，但其尚不是排斥反应的评判标准。

　　急性细胞性排斥反应的治疗包括静脉糖皮质激素冲击治疗、强化免疫抑制药的维持治疗及在更为严重的情况下应用多克隆抗淋巴细胞抗体（抗胸腺细胞球蛋白）。虽然急性排斥反应恢复迅速，但出现急性排

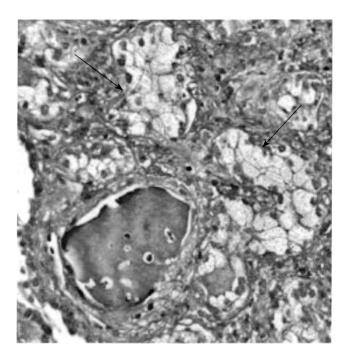

图 62.1　钙调磷酸酶抑制药所致肾毒性病理表现为肾小管上皮细胞等大空泡样变（箭头处）

斥反应者（即使已经治愈）发生早期移植物失功的风险也明显升高。

　　抗体介导的排斥反应（antibody-mediated rejection，AMR）是由记忆 B 淋巴细胞或初始 B 淋巴细胞或移植前即存在的浆细胞分泌的抗移植物抗体参与的排斥反应。这些供体特异性抗体（donor-specific antibodies，DSAs）作用于移植物血管内皮细胞，引起补体激活、细胞坏死、血管完整性破坏，继而导致缺血性损伤。除循环供体特异性抗体的存在外，抗体介导的排斥反应的诊断还需有肾小管周毛细血管补体 C4d 染色阳性及急性或慢性肾损伤的组织学证据。肾损伤的组织学证据可包括急性肾小管损伤、血管炎及管周毛细血管炎。

　　供体特异性抗体不仅参与急性排斥反应；慢性持续存在的低水平供体特异性抗体（即使无急性抗体介导排斥反应的临床表现）也可导致慢性抗体介导的排斥反应。因此，供体特异性抗体及其引发的补体激活是治疗此种排斥反应的主要靶点。应用血浆置换及大剂量静脉注射丙种球蛋白（intravenous immune globulin，IVIG）分别通过清除抗体及使抗体失活两种方式降低抗体水平。抗 CD20 抗体（利妥昔单抗）则通过清除或抑制产生供体特异性抗体的 B 淋巴细胞

胞来降低抗体浓度。在一些小规模单中心非对照研究中，蛋白酶体抑制药硼替佐米可引发正常浆细胞凋亡，表现出针对抗体介导的排斥反应较好的治疗效果。虽然硼替佐米的优越性还未广泛验证，但可以考虑用于难治性抗体介导排斥反应的治疗。

慢性移植物失功

缓慢上升的肌酐水平、逐渐增加的尿蛋白以及逐渐加重的高血压提示移植物肾功能逐渐下降，对慢性移植物失功具有提示意义。慢性移植物失功是指移植术后超过 1 年出现的移植肾失功。多年来，慢性移植物肾病均被认为是导致慢性移植物失功的最常见原因，但其基础病因并不明确。在 2005 年 Banff 的新分类中，已不再使用慢性移植物肾病这一诊断，而以肾间质纤维化 / 小管萎缩（interstitial fibrosis and tubular atrophy，IF/TA）来更为准确地代表与慢性移植物失功相关的组织学表现，且不将特定的病因与组织学表现相关联。慢性移植物失功可伴随一系列组织学改变，包括血管改变（内皮炎症及内膜增厚）、

肾小球改变（小球毛细血管袢增厚，常出现"双轨征"——移植肾肾小球病的典型表现）、肾间质纤维化及肾小管萎缩。以上组织学改变多数都与较低的移植肾存活率有关。例如，移植肾肾小球病诊断后的 5 年移植肾存活率不到 50%。Banff 分类中根据肾间质纤维化严重程度（轻度、中度及重度）以及小管萎缩的严重程度（轻到重度）将肾间质纤维化 / 肾小管萎缩分为三级（Ⅰ、Ⅱ、Ⅲ级），但这种分级与移植肾的预后并无准确关联。

长期程序性肾活检的相关研究明确提示以上组织学改变为多因素共同作用导致，包括免疫介导及非免疫介导的机制，如钙调磷酸酶抑制剂肾毒性、复发性肾病、亚临床及显著的抗体介导的慢性排斥反应等。

慢性钙调磷酸酶抑制药肾毒性首先在 20 世纪 70 年代被发现并描述，主要由于药物本身的血管收缩作用及其直接的肾小管毒性导致。其组织学表现多不具有特异性，包括条状间质纤维化、肾小球硬化，及肾小动脉玻璃样变（唯一特异性改变）。既往认为钙调磷酸酶抑制药肾毒性为导致慢性移植物失功的关键

框 62.1　移植肾病理 Banff 2007 分类标准

1. 正常

2. 抗体介导的反应（可能与第 3、4、5 同时出现）

不伴有形态学改变的 C4d 沉积
C4d 阳性，存在供体特异性抗体，无慢性 T 细胞介导的排斥反应或急性细胞性排斥反应表现

急性抗体介导的排斥反应
C4d+，存在循环供体特异性抗体，有下列急性组织损伤的形态学证据（分类 / 分级）：
Ⅰ. 急性肾小管坏死样炎症改变
Ⅱ. 毛细血管炎及小球炎（PTC/g>0），和（或）血栓形成
Ⅲ. 动脉内膜炎 - 重度（v3*）

慢性抗体介导的排斥反应
C4d+，存在供体特异性抗体，慢性组织损伤的形态学表现：肾小球双轨征和（或）管周毛细血管基底膜分层和（或）间质纤维化 / 小管萎缩和（或）纤维化。

3. 临界病变

可疑的急性 T 细胞介导的排斥反应。无动脉内膜炎表现，局灶性小管炎（t1，t2 或 t3）伴轻微的间质炎（i0 或 i1）或间质浸润（i2，i3）伴中度小管炎（t1，i1 或更高等级）

4. T 细胞介导的排斥反应（TCMR; 可能与第 2、5、6 同时出现）

急性 T 细胞介导的排斥反应（分类 / 分级）
ⅠA. 显著的间质浸润（i2；>25% 实质炎症）以及局灶性的中度小管炎（t2；>4 个单核细胞 / 肾小管横截面或 10 个肾小管细胞）
ⅠB. 显著的间质浸润（i2；>25% 实质炎症）以及局灶性的重度小管炎（t3；>10 个单核细胞 / 肾小管横截面或 10 个肾小管细胞）
ⅡA. 轻到中度动脉内膜炎（v1）
ⅡB. 重度动脉内膜炎 >25% 的管腔面积受累
Ⅲ. 透壁性的动脉内膜炎和（或）动脉纤维素样改变及中层平滑肌细胞坏死

慢性 T 细胞介导的排斥反应
慢性移植物血管病（动脉内膜纤维化伴单核细胞浸润）

5. 间质纤维化及小管萎缩，无特异性病因（分级）
Ⅰ. 轻度间质纤维化（ci1）及小管萎缩（ct1）；<25% 的皮质受累
Ⅱ. 中度间质纤维化（ci2）及小管萎缩（ct2）；26%~50% 的皮质受累
Ⅲ. 重度间质纤维化（ci2）及小管萎缩（ct2）；>50% 的皮质受累

6. 其他：与排斥反应无关的改变 - 急性和 / 或慢性（可与 2，3，4 和 5 类同时出现）

C4d+，激活的补体成分 C4d；cg，肾小球病变；ci，间质纤维化；ct，小管萎缩；g，肾小球炎；i，间质浸润；ptc，管周毛细血管炎；v，血管壁浸润或动脉炎。

* 淋巴细胞浸润程度分级为 0 分（无）到 3 分（重度）

因素，但近期的研究显示，免疫介导的损伤在移植物功能不全中占有更主要的地位，由此引发了移植后钙调磷酸酶抑制药低剂量治疗安全性的质疑。对于钙调磷酸酶抑制药肾毒性与慢性排斥反应两者间权重的讨论依然是关注的热点。

慢性抗体介导的排斥反应属于抗体介导的排斥反应中的一类，其表现为循环供体特异性抗体的存在，以及移植肾慢性损伤的病理学证据，如移植肾肾小球肾炎、肾小管周毛细血管基底膜分层、间质纤维化及小管萎缩。其具体机制及治疗方法尚未完全明确，但已成为减少移植肾丢失的重要治疗靶点。

移植肾功能不全的评估

目前对移植肾功能的监测局限于血清肌酐水平、尿蛋白，及在某些研究中应用的监测性肾活检。遗憾的是，除了有创性的肾活检，以上均为移植肾功能不全的晚期指标，临床尚缺乏对包括早期免疫损伤、亚临床排斥反应以及移植肾慢性炎症在内的导致慢性移植肾功能不全重要因素的监测指标。

移植肾活检依然是早期监测肾功能变化的金标准，由排斥反应引起的组织学改变先于血清肌酐水平改变出现。然而仅依靠活检结果为唯一依据的干预效果并不确切，近期一项随机试验显示此种干预措施并无明确疗效。且因活检本身具有侵入性且考虑到患者自身意愿，监测性肾活检无法广泛应用。因此，临床亟需发现针对免疫相关损伤及慢性炎症反应的新型非侵入性诊断指标。

供体特异性抗体在移植术前均常规监测，其与移植早期亚临床及临床抗体介导的排斥反应发生率的上升密切相关。在抗体介导的排斥反应中，虽然精确的治疗靶目标尚未明确，但供体特异性抗体可成为一个有效的治疗目标，可在治疗过程中密切监测。移植后新产生的供体特异性抗体同样与移植肾衰竭相关，其可先于蛋白尿及血肌酐水平升高前出现；因此，部分研究推荐对其进行常规监测，但此种监测在较为平稳的低风险及中等风险患者中的受益尚不明确。

一些关于诊断急性排斥反应及早期移植肾损伤的特异性生物标志物的研究正在进行，包括尿液中细胞毒性 T 细胞的相关指标（颗粒酶 A/B、穿孔素、Fas 配体、丝氨酸蛋白酶抑制药 B9），以及小管损伤的相关指标（NGAL、a1 微球蛋白、β2 微球蛋白）。虽然在许多观察性研究中，以上指标有较好结果，但其临床实用性及有效性有待进一步证实。

感染并发症

预防及监测

感染风险因素包括免疫抑制药的应用水平、受者自身因素、供体因素及社区暴露风险。降低感染的策略包括移植前预防接种、移植后普遍性预防措施（如围术期抗生素治疗）以及抢先治疗（如对于体内病毒的监测及治疗）。

普遍性预防指在一段时期内全体受者均接受的治疗，包括围术期抗生素应用及术后 6 个月至终身的低剂量复方新诺明，用以预防耶氏肺孢子虫肺炎（Pneumocystis jirovecii pneumonia，以前称为 PCP）、弓形虫、诺卡式菌属、李斯特菌属及泌尿系统、呼吸道常见病原体感染的发生。对于复方新诺明不能耐受的患者，可选用阿托伐醌或氨苯砜替代治疗。

抢先治疗指按照预定的时间间隔对早期感染指标进行定量监测，一旦发现阳性结果即开始治疗，多用于巨细胞病毒、EB 病毒、BK 多瘤病毒以及病毒性肝炎，具体监测对象根据供者及受者自身情况而定。

移植后感染的治疗

应用免疫抑制药的患者其感染性疾病的临床表现多不典型且症状多变，对于可疑感染应采用多手段广泛筛查。当有肺部浸润时，可能需要进行血、尿病原学培养，胸部 X 线检查、支气管镜检查等；如感染源不能明确，应早期使用广谱抗生素抗感染治疗。供肾来源感染、潜伏病毒感染，及新发的机会性感染在移植后出现的时序不同，是鉴别诊断的重要依据。

移植后感染并发症的具体处理方法在第 64 章中详细介绍，在本章节中除介绍 BK 多瘤病毒外不再进行过多讨论。在移植患者中人 BK 病毒引发的 BK 病毒相关性肾病高达 10%。BK 病毒可存在于受者体内，也可来自供者的尿路上皮，在免疫抑制药使用后重新激活并复制。侵袭肾小管上皮细胞后引发类似急性排斥反应的炎症反应，继而导致小管萎缩及间质纤维化。血清肌酐的缓慢升高、BK 病毒尿症、BK 病毒血症是 BK 病毒相关性肾病仅有的临床表现，因此对其先期筛查十分必要。BK 病毒 PCR 检测应在术后 2 年内每 3 个月进行一次，之后减为每年 1 次直至术后第五年。BK 病毒血症患者应减量应用免疫抑制药，如有移植肾功能不全表现则应进行移植肾活检，当患者免疫抑制药减量后仍有持续病毒血症时，应行西多福韦、来氟米特、静脉丙种球蛋白及氟喹诺酮类联合治疗，但这一方案尚未得到广泛证实。

血液系统并发症

引起血液系统并发症的常见原因在表 62.2 中列出。近一半的肾移植受者在术后的 6 个月内均有贫血，10%～40% 的患者在术后 1 年内仍有贫血，其与移植肾功能无关。移植术后，因移植肾功能恢复，患者体内促红细胞生成素升高，并在术后第 2～3 周出现早期激增，超过生理水平。尽管如此，由于包括受者移植前存在的贫血、手术失血、铁缺乏、移植物功能不全，及病毒性疾病等多种原因，贫血仍会出现。此外，术后多种药物的应用也可导致贫血，如抗代谢药（麦考酚酸、硫唑嘌呤）、抗病毒类药物（如复方新诺明）以及血管紧张素转化酶抑制药。其中一些药物，如血管紧张素转化酶抑制药可仅引发贫血，而大多数药物则可同时影响其他细胞的水平。

表 62.2　肾移植术后血液系统并发症

血液系统并发症	病因
贫血	移植物功能不全（移植后早期或晚期） 铁缺乏 失血 EPO 抵抗 免疫抑制药应用（麦考酚酸类、硫唑嘌呤、雷帕霉素） 其他药物（复方新诺明、缬更昔洛韦、更昔洛韦、血管紧张素转化酶抑制药） 感染（微小病毒 B19、巨细胞病毒、BK 多瘤病毒、结核、水痘 - 带状疱疹病毒） 合并症（如心血管疾病、外周血管病） 溶血性贫血（次要 ABO 血型不合、RhD 型不合、自身免疫性贫血）
白细胞减低	免疫抑制药应用（麦考酚酸类、硫唑嘌呤、雷帕霉素、抗胸腺细胞球蛋白、阿仑单抗） 其他药物（缬更昔洛韦、更昔洛韦、复方新诺明） 感染（巨细胞病毒、结核、严重的细菌感染）
血小板减少	免疫抑制药应用（抗胸腺细胞球蛋白、阿仑单抗、硫唑嘌呤、雷帕霉素） 其他药物（抗生素、抗病毒药物、肝素） 感染 溶血尿毒综合征 - 血栓性血小板减少性紫癜（钙调神经磷酸酶抑制药所致） 自身免疫性血小板减低

贫血的相关检查包括血清铁测定、网织红细胞计数以及全血细胞水平的评估。如果病因尚不明确或出现其他细胞水平同时降低，则应请血液科会诊分析。当出现不能解释的贫血不伴有其他细胞水平的下降时，应考虑检测细小病毒 B19。

伴或不伴有贫血的白细胞减低通常与免疫抑制药或抗病毒药物的应用有关，药物减量或停药几日至数周即可改善药物相关的细胞减低。如细胞减低仍然持续存在，应寻找潜在病因。如出现贫血及血小板减低，无论是否有移植肾功能不全，均可能为溶血尿毒综合征；可继发于钙调磷酸酶抑制药的应用，或复发性的溶血尿毒综合征 - 血栓性血小板减少性紫癜，其预后一般较差，需要血浆置换治疗。

代谢并发症

多种代谢异常可导致终末期肾病患者骨营养不良，如磷潴留、继发性甲状旁腺功能亢进、骨化三醇合成减少及 β₂ 微球蛋白蓄积；这些表现在肾移植术后均可得到改善，但一定程度的甲状旁腺功能亢进可持续存在。未得到控制的甲状旁腺功能亢进可引起高钙血症，继而增加移植后骨病及血管钙化发生的风险。为防止出现严重症状或持续性高钙血症，可行甲状旁腺切除术。移植术后应用拟钙剂尚未得到确证，现在仍有多项试验对其疗效进行验证。目前，西那卡塞可有效纠正血钙，但对甲状旁腺激素及血磷水平的影响并不确定。

移植术后常出现低磷血症，主要是由于甲状旁腺功能亢进及其他非 PTH 依赖性的途径如持续高水平的成纤维细胞生长因子 23（FGF-23），导致尿磷排泄过多。血磷水平低于 1.0 mg/dl 可以引起肌无力及骨软化症，需要通过补磷治疗。移植术后的骨质疏松及骨坏死与多种因素有关，包括长期终末期肾病引发的血钙水平异常以及免疫抑制药引起的矿物质代谢异常。可通过减少糖皮质激素的应用、补充钙剂、纠正维生素 D 的不足以及鼓励负重运动来预防和治疗移植后骨病。骨吸收抑制药的应用可能具有一定疗效，但其对于肾移植受者的改善作用尚缺乏数据的支持。

移植后恶性肿瘤

表 62.3 列举了肾移植受者 1 年和 3 年内恶性肿瘤发生率与普通人群的对比情况。肾移植受者较普

表 62.3　美国男性及女性肾移植受者与普通人群恶性肿瘤年龄调整发病率*对照表

肿瘤类型	男性发病率			女性发病率		
	美国普通人群	移植术后 1 年	移植术后 3 年	美国普通人群	移植术后 1 年	移植术后 3 年
皮肤恶性肿瘤						
黑色素瘤	19.0	60.4	131.3	12.1	99.9	63.5
非黑色素瘤	24.0	2017.1	2160.2	14.3	851.6	1320.5
淋巴瘤						
霍奇金淋巴瘤	3.2	37.9	98.6	2.5	11.5	93.5
非霍奇金淋巴瘤	22	882	150.7	15.7	667.5	456.7
胃肠道肿瘤						
结肠	66.4	137.2	107.7	48.5	91.1	137.0
食管	8.8	17.4	21.3	2.2	3.6	6.2
肝胆	9.4	33.5	39.2	5.4	83.2	24.3
胰腺	12.3	19.8	12.4	9.6	25.1	44.1
小肠	2.0	3.8	4.1	1.4	25.1	0
胃	11.0	38.9	4.1	5.1	23.7	21.4
泌尿生殖系						
膀胱	38.3	148.9	60.9	10.0	69.0	36.3
肾脏	16.0	671.0	226.1	8.4	767.7	122.9
前列腺	162.0	447.4	265.8	–	–	–
睾丸	5.5	21.3	20.4	–	–	–
宫颈	–	–	–	9.4	9.4	53.7
卵巢	–	–	–	16.2	29.5	42.4
子宫	–	–	–	0.7	51.7	21.5
外阴阴道	–	–	–	3.0	14.6	26.5
其他						
乳腺	1.5	6.8	6.0	134.1	343.4	144.3
肺	89.1	149.4	202.8	53.4	141.8	194.1
中枢神经系统	7.9	15.1	36.3	1.7	8.9	21.0
Kaposi 肉瘤	1.5	55.0	26.1	0.1	56.0	6.2

Modified from Table 3 in Kasiske BL, Snyder J, Gilbertson DT, et al: Cancer after kidney transplantation in the United States, Am J ransplant4: 905-913, 2004.

* 美国普通人群发病率单位为每 100 000 人。移植术后患者发病率单位为每 100 000 人年。全部发病率均经 2000 年美国人口普查数据进行标准化校正

通人群多数肿瘤的发生率都有上升，在某些特定的病毒介导的恶性肿瘤方面发生率有着更为显著的升高，包括 EB 病毒相关的移植后淋巴组织增生疾病（PTLD）、皮肤癌及唇癌，以及 8 型人类疱疹病毒相关的卡波西肉瘤。此外，某些恶性肿瘤在肾脏病患者中更为常见，如肾脏及尿路恶性肿瘤。移植后恶性肿瘤的危险因素包括高龄、白种人、男性，及既往恶性肿瘤病史。有恶性肿瘤病史的患者移植前需观察一段时间，确定肿瘤未复发，同时在术后应接受更为严密的监测。

定期筛查及早期诊断可提高恶性肿瘤救治成功

率，正常人群恶性肿瘤的筛查指南同样适用于肾移植受者，但应每年调整。皮肤癌为成年肾移植受者最常见的恶性肿瘤，包括鳞状细胞癌、基底细胞癌、恶性黑色素瘤以及 Merkel 细胞癌。与普通人群相比，肾移植受者鳞状细胞癌和基底细胞癌的发生率分别增高了 250 倍及 10 倍。需要告知患者减少日光照射、常规穿戴防晒衣物、使用防晒霜，并每年进行皮损的自我检查；对可疑皮损需行活检，反复复发的皮损患者应定期皮肤科随诊。

EB 病毒相关的淋巴增生性疾病以淋巴组织增殖为主要特征，临床表现多样，从传染性单核细胞增

多症到威胁生命的恶性肿瘤。肾移植受者淋巴组织增生性疾病发生率为 1%~2%，主要发生于术后第一年 EB 病毒原发感染的患者中。移植后淋巴组织增生疾病的危险因素还包括低龄受者、CMV 感染供受者不一致或 CMV 病，以及抗 T 淋巴细胞抗体的使用。不推荐 EB 病毒的常规预防性治疗，但对于供者 EB 病毒阳性而受者 EB 病毒阴性的患者应预防性行抗病毒治疗（阿昔洛韦或更昔洛韦）（可降低移植后淋巴组织增生性疾病的发生率）。回顾性研究提示预防性应用静脉丙种球蛋白可降低移植后非霍奇金淋巴瘤的发生率，但在针对儿科患者的前瞻性随机对照试验中并未得到肯定结论。病毒载量升高常先于淋巴组织增生性疾病发生，对于高危人群，应密切监测 EB 病毒载量水平；如出现病毒血症，即使无淋巴组织增生性疾病的其他临床表现，也应减少免疫抑制药的剂量，并同时开始抗病毒治疗。多数移植后淋巴组织增生性疾病为 CD20+B 淋巴细胞非霍奇金淋巴瘤，其死亡率超过 50%。患者高龄、血清乳酸脱氢酶水平升高，以及出现全身症状增加死亡风险。移植后淋巴组织增生疾病克隆性的重要性尚有争论，有观点认为单克隆 B 细胞淋巴瘤较多克隆淋巴瘤恶性程度更高且治疗效果更差。治疗方案为免疫抑制药减量配合抗 CD20 靶向药物（利妥昔单抗），可加用或不加用细胞毒性药物。

所有移植后的恶性肿瘤患者均应减少免疫抑制药剂量，并应个体化评估，权衡考虑排斥反应发生风险与恶性肿瘤复发的可能。过去十年中，许多研究开始关注哺乳动物雷帕霉素靶蛋白（mTOR）在恶性肿瘤中的作用，在多种动物模型中，雷帕霉素已经表现出对于特定肿瘤的生长和增殖具有抑制作用。一些人类小样本研究显示与钙调磷酸酶抑制药相比，雷帕霉素可降低恶性肿瘤特别是皮肤及肾脏恶性肿瘤的发生风险。但一项对于美国医疗保险中移植受者数据的分析显示，重新开始应用雷帕霉素与移植后淋巴组织增生疾病发生率的上升相关。虽然雷帕霉素在降低移植后恶性肿瘤发生率中的作用依然有待更多研究的验证，许多中心已开始考虑将基于雷帕霉素的免疫抑制方案应用于复发性恶性肿瘤的患者。

心血管危险因素

心血管死亡是导致移植肾失功的主要因素，占患者死因的 60%。危险因素既包括传统的危险因素，如高龄、糖尿病、高血压、吸烟史、高脂血症，也包括蛋白尿、肾功能减退、升高的脂蛋白（a）、（升高的）超敏 C 反应蛋白及白介素 6 水平以及肥胖，尤其是在代谢综合征患者中（表 62.4）。

代谢综合征

代谢综合征指同时具有中心型肥胖、脂代谢异常、高血压及空腹血糖升高，与一般人群糖尿病、蛋白尿、肾功能减退及心血管疾病发病率具有相关性。大量研究报道移植前及移植后均有较高的代谢综合征发生率。一项美国的研究显示，非糖尿病患者移植前代谢综合征的发生率为 57.2%，移植前的代谢综合征则是移植后新发糖尿病（NODAT）的独立危险因素，占受者的 31.4%。移植后代谢综合征的发生率高达 63%，其与肾功能下降及较低的移植肾存活率密切相关。在代谢综合征的多种因素中，收缩压升高及高三酰甘油血症对长期移植肾功能的不良

表 62.4　肾移植术后心血管危险因素

心血管危险因素	术后加重因素
高血压	容量过负荷
	应用钙调磷酸酶抑制药
	应用皮质类固醇激素
	移植肾功能不全
肥胖	放宽饮食限制
	长期运动不足
	慢性皮质激素应用
脂代谢紊乱	皮质醇激素可引起 LDL 及总胆固醇升高，可引起明显的术后高三酰甘油血症
	钙调磷酸酶抑制药可使总胆固醇及 LDL 升高，HDL 减低，此种作用与激素使用无关
	雷帕霉素与高三酰甘油血症明显相关
糖尿病	钙调磷酸酶抑制药（特别是他克莫司）与高血糖及移植后新发糖尿病相关
	皮质类固醇激素与高血糖及移植后新发糖尿病相关
	雷帕霉素与高血糖及移植后新发糖尿病相关
	慢性丙型肝炎感染与移植前后糖尿病有关，可能由 HCV 引发胰岛细胞功能不全及肝功受损引发胰岛素抵抗
肾功能减低	免疫及非免疫介导的移植物损伤以及由此引发的慢性肾脏病
高同型半胱氨酸	移植术后同型半胱氨酸水平持续升高，可能与环孢素有关

影响最为显著。

肥胖

移植前肥胖（BMI>30）可增加手术切口感染、移植物失功及移植后心血管疾病的发生风险。移植后体重增加十分常见，特别在非裔美国人、低收入人群及移植前即有肥胖的患者中。应对所有受者进行饮食及锻炼重要性的宣教，对于移植前或移植后肥胖症患者可考虑药物或外科手术减重。

高血压

60%~80%的受者均患有高血压，与移植肾存活率下降相关。在术后早期，容量管理、移植肾功能的变化及对于基础降压药的调整均可加剧高血压。钙调磷酸酶抑制药等免疫抑制药及糖皮质激素的应用可进一步使其恶化。如环孢素可同时引发收缩压及肾血管阻力的上升，并通过增加缩血管物质如内皮素的释放，引起肾血管的收缩。

动脉粥样硬化、取肾及移植过程相关并发症均可增加移植肾动脉狭窄（renal artery stenosis，RAS）的发生风险。巨细胞病毒感染、移植肾功能延迟恢复也与移植肾动脉狭窄相关。在出现移植后难治性高血压，特别是伴有难以解释的移植肾功能不全时，应考虑移植肾动脉狭窄的可能；如同在非移植患者中一般，血管紧张素转化酶抑制药引起的可逆性肾功能下降也提示肾动脉狭窄的可能。血压控制目标根据受者自身疾病而有所区别，包括是否存在糖尿病、蛋白尿等。KDIGO指南中对于受者血压的控制目标推荐为小于130/80 mmHg。

钙通道拮抗药、血管紧张素转化酶抑制药以及β受体阻滞药均可作为移植后一线降压药物，具体药物的选择应根据患者其他特定因素决定。近期一项Cochrane Group对于随机试验的荟萃分析显示与安慰剂相比，仅钙通道拮抗药可降低移植物失功的风险、升高GFR；而血管紧张素转化酶抑制药对降低蛋白尿更有效。血管紧张素转化酶抑制药在移植后的肾脏保护作用并未得到证实。

脂代谢异常

ALERT（assessment of lescol in renal transplantation，来适可在肾移植患者中的评估）临床试验是一项大型多中心研究，肾移植受者分别服用氟伐他汀（来适可）或安慰剂，其结果为低密度脂蛋白胆固醇降低以

及心血管风险的下降，经过5年随访，氟伐他汀组具有更低的总胆固醇及低密度脂蛋白胆固醇水平，同时具有较低的心源性死亡及非致死性心肌梗死的发生率，但在主要不良心脏事件方面无明显差别。需要关注的是，尽管存在他汀类药物与钙调磷酸酶抑制药合用可增加横纹肌溶解的风险，但在此项研究中他汀类药物组并未出现横纹肌溶解发生率的上升。因此，虽然他汀类药物对于移植后死亡率的改善作用尚未得到证实，但其可作为移植后脂代谢异常的药物选择。

移植后新发糖尿病

移植后新发糖尿病的发生率在多个报道中不尽相同，最新研究表明术后1年的发病率约为16%。移植后新发糖尿病的出现可使移植物失功的风险增加46%，移植后死亡的风险增加87%，心血管死亡的风险增至3倍。其导致移植物失功的机制尚不明确，可能与糖尿病肾病及新发糖尿病导致的免疫抑制药减量的共同影响相关。

除了糖尿病的传统危险因素以外（老年人、肥胖、早期存在的糖耐量异常及糖尿病家族史），移植术后新发糖尿病的危险因素还包括免疫抑制药的种类及剂量、非裔美国人、HLA匹配程度、慢性丙肝病毒感染及导致终末期肾病的病因，有研究表明多囊肾也与之相关。钙调磷酸酶抑制药，特别是他克莫司可引起胰岛β细胞功能障碍，引发胰岛素抵抗。与他克莫司相比，环孢素致糖尿病的不良反应较弱。一些中心在可能出现移植后新发糖尿病的高危人群中使用环孢素治疗，或者通过减少钙调磷酸酶抑制药剂量降低其发生风险。但缺乏在移植后新发糖尿病的高危人群中使用环孢素，或钙调磷酸酶抑制药减量效果及安全性的比较研究。雷帕霉素同样可引发糖尿病，有研究表明将钙调磷酸酶抑制药改换为雷帕霉素会加大血糖控制难度。

糖皮质激素可通过多种机制引起血糖升高，其升糖作用为剂量依赖型；泼尼松迅速减量至维持剂量（5~10 mg/d）可显著改善高血糖情况。然而类固醇激素的完全撤除方案与小剂量维持方案相比是否对患者具有更多的益处尚未有统一结论。

所有移植受者均应在术后第一个月内每周监测空腹血糖，其后需在术后第3个月、6个月、12个月时再次检测空腹血糖水平。出现空腹血糖受损的患者需进一步行口服葡萄糖耐量试验，同时行HbA1C监测指导患者治疗。对血糖升高者应进行改善饮食及生

活方式的宣教，若高血糖持续存在，则应开始药物治疗。所有类型的降糖药均可在肾移植术后使用，安全性已被证实，但需考虑药物与免疫抑制药合用及与移植肾功能相关的代谢改变和不良反应。

参考文献

Engels EA, Pfeiffer RM, Fraumeni JF, et al: Spectrum of cancer risk among US solid organ transplant recipients, JAMA 306:1891-1901, 2011.

Fishman JA: Infection in solid-organ transplant recipients, N Engl J Med 357:2601-2614, 2007.

Gloor J, Cosio F, Lager DJ, et al: The spectrum of antibody-mediated renal allograft injury: implications for treatment, Am J Transplant 8:1367-1373, 2008.

Ho J, Wiebe C, Gibson IW, et al: Immune monitoring of kidney allografts, Am J Kidney Dis 60:629-640, 2012.

Holdaas H, Fellstrom B, Jardine AG, et al: Effect of fluvastatin on cardiac outcomes in renal transplant recipients: a multicentre, randomised, placebo-controlled trial, Lancet 361:2024-2031, 2003.

Hricik DE: Metabolic syndrome in kidney transplantation: manage- ment of risk factors, Clin J Am Soc Nephrol 6:1781-1785, 2011.

Humar A, Michaels M: AST ID Working Group on Infectious Disease Monitoring: American Society of Transplantation recommendations for screening, monitoring and reporting of infectious complications in immunosuppression trials in recipients of organ transplantation, Am J Transplant 6:262-274, 2006.

Humar A, Morris M, Blumberg E, et al: Nucleic acid testing (NAT) of organ donors: is the 'best' test the right test? A consensus conference report, Am J Transplant 10:889-899, 2010.

Kasiske B, Cosio FG, Beto J, et al: Clinical practice guidelines for man-aging dyslipidemias in kidney transplant patients: a report from the Managing Dyslipidemias in Chronic Kidney Disease Work Group of the National Kidney Foundation Kidney Disease Outcomes Quality Initiative, Am J Transplant 4(Suppl 7):13-53, 2004.

Kasiske BL, Snyder J, Gilbertson DT, et al: Cancer after kidney trans-plantation in the United States, Am J Transplant 4:905-913, 2004.

Kidney Disease: Improving Global Outcomes (KDIGO) Transplant Work Group. KDIGO clinical practice guideline for the care of kidney transplant recipients, Am J Transplant 9(Suppl 3): S1-S157, 2009.

Mannon RB: Immune monitoring and biomarkers to predict chronic allograft dysfunction, Kidney Int Suppl S59-S65, 2010.

Merion RM, Ashby VB, Wolfe RA, et al: Deceased-donor character-istics and the survival benefit of kidney transplantation, JAMA 294:2726-2733, 2005.

Nankivell BJ, Borrows RJ, Fung CL, et al: The natural history of chronic allograft nephropathy, N Engl J Med 349:2326-2333, 2003.

Nickerson P: Post-transplant monitoring of renal allografts: are we there yet? Curr Opin Immunol 21(5):563-568, 2009.

OPTN/SRTR 2010 Annual Data Report: Rockville, Md. Department of Health and Human Services, Health Resources and Services Adminis- tration, Healthcare Systems Bureau, Division of Transplantation, 2011.

Solez K, Colvin RB, Racusen LC, et al: Banff 2007 classification of renal allograft pathology: updates and future directions, Am J Transplant 8:753-760, 2008.

Stegall MD, Gloor JM: Deciphering antibody-mediated rejection: new insights into mechanisms and treatment, Curr Opin Organ Transplant 15:8-10, 2010.

Vincenti F, Larsen C, Durrbach A, et al: Costimulation blockade with belatacept in renal transplantation, N Engl J Med 353:770-781, 2005.

Woodle ES, First MR, Pirsch J, et al: A prospective, randomized, double- blind, placebo-controlled multicenter trial comparing early (7 day) corticosteroid cessation versus long-term, low-dose corticosteroid therapy, Ann Surg 248:564-577, 2008.

63 肾脏移植中的免疫抑制治疗

Sindhu Chandran, Flavio G. Vincenti 著

陈振杰 李 航 译校

如何有效抑制移植排斥反应一直是器官移植的核心问题，移植成功的关键在于对器官移植的免疫反应机制的了解并据此采取相应的靶向免疫抑制治疗。

免疫识别机制

人体免疫系统包括固有免疫及适应性免疫两大类，主要依靠受体介导的一系列感知及效应机制对"非己"抗原进行识别来完成，可以有效区分"自我"及"非己"。固有免疫是一种非特异识别模式的简单免疫应答方式，虽然与抗原的亲和力低，但是作用范围广泛；适应性免疫反应是在抗原暴露或者抗原启动后形成抗原特异性高亲和力的免疫反应。补体、粒细胞、单核/巨噬细胞、自然杀伤细胞、肥大细胞及嗜碱性粒细胞是固有免疫的主要效应分子，B淋巴细胞及T淋巴细胞是适应性免疫反应的主要效应细胞。

同种异体移植是指在同一种类不同基因个体之间进行的移植。识别外来抗原、活化抗原特异性淋巴细胞、发生移植排斥反应是移植免疫反应发生发展过程中的三大要素，免疫系统对主要组织相容性复合物（MHC，人类主要是白细胞识别抗原-HLA）分子密切关联的多肽片段进行识别是同种异体移植排斥反应的关键部分。作为移植的主要抗原屏障，HLA分子是一类有高度多态性并遵循孟德尔共显性遗传等特点的一类分子（图63.1）；HLA分子匹配程度在移植物存活中起到重要作用，这也是将HLA配对程度纳入肾脏移植肾源分配系统的原因。除此之外，目前逐渐认识到主要组织相容性复合体Ⅰ类分子链（MICA）等非HLA分子在移植排斥反应中起到重要作用，这种作用在MHC全相合的移植排斥反应中显得更加明显。

HLA分子主要包括HLA-Ⅰ类及HLA-Ⅱ类两种类型。HLA-Ⅰ类分子表达在所有有核细胞的表面，而HLA-Ⅱ类分子仅表达在树突细胞、B淋巴细胞及巨噬细胞等抗原呈递细胞（APC）表面。细胞因子比如IFN-γ可以诱导、上调并扩大HLA分子的表达，因此，移植物中的所有细胞都有可能成为免疫反应的潜在目标。移植物"缺血-再灌注"损伤可以导致大量炎症因子的产生并趋化巨噬细胞，因此急性排斥反应在缺血时间过长的移植物中是较为常见的。移植物中的供者APC或受者自身APC可以将供者的HLA/抗原肽复合物呈递给受者T细胞识别（图63.2）；同种异体抗原的直接识别是导致移植物急性排斥反应的主要因素，而间接识别途径在慢性移植排斥反应中起到重要的作用。

T细胞在同种异体移植排斥反应中起到关键的作用，CD4辅助T细胞在排斥免疫反应中可以介导识别移植物并调节$CD8^+$T等细胞的免疫反应。T细胞通过表面的"T细胞受体（TCR）/CD3复合物"识别APCs呈递的MHC/抗原多肽片段来完成"第一信号"传递，随后导致TCR相关蛋白磷酸化激活下游钙调磷酸酶、蛋白激酶C及丝裂原活化蛋白（MAP）激酶信号途径的活化。

钙调磷酸酶信号通路是目前研究较为清楚的一条通路，其可以通过增加胞浆内钙离子浓度，促进活化T细胞核因子（NFAT）去磷酸化并从胞内转移到细胞核中；在细胞核中，NFAT与基因调节序列结合并增加白介素-2（T细胞生长因子）、白介素-4、γ干扰素（IFN-γ）及肿瘤坏死因子-α（TNF-α）等细胞因子的基因转录。

虽然免疫反应的特异性由"第一信号"决定，但是作为附属分子的共刺激因素的"第二信号"是T细胞活化的必备条件。B7/CD28分子家族是T细胞克隆扩增及分化的最有效的第二信号（图63.3）。CD28分子在大多数T细胞表面表达，其配体主要是APC上的B7-1（CD80）及B7-2（CD86），CD28活化会导致IL-2等相关T细胞活化因子的产生，促进T细胞增殖。T细胞表面还表达细胞毒T淋巴细胞相关抗原4（CTLA-4），CTLA-4与B7-1（CD80）及B7-2（CD86）结合后可抑制T细胞的增殖。APC上

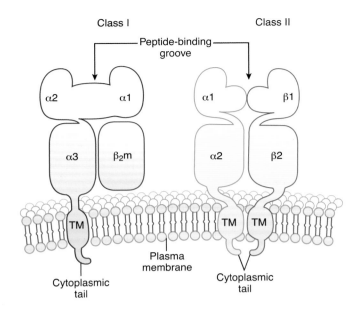

Figure 63.1 Structure of HLA class I and class II molecules. Beta$_2$- microglobulin (β_2m) is the light chain of the class I molecule. The α chain of the class I molecule has two peptide-binding domains (α1 and α2), an immunoglobulin-like domain (α3), the transmembrane region (TM), and the cytoplasmic tail. Each of the class II α and β chains has four domains: the peptide-binding domain (α1 or β1), the immunoglobulin-like domain (α2 or β2), the transmembrane region, and the cytoplasmic tail. (From Klein J, Sato A: The HLA System, *N Engl J Med* 343:702-709, 2000.)（应版权方要求保留英文）

的 CD40 与 T 细胞上的配体 CD40L 共刺激交叉反应既可以导致 APC 细胞活化，也可以导致 T 细胞表面 B7 分子的表达上调。虽然体外研究表明 CD28（第二信号）分子缺乏，通过 TCR（第一信号）诱导呈递特异性抗原诱导 T 细胞失能，但是体内研究发现 B7 分子通道阻滞很难导致 T 细胞失能，目前认为与共刺激涉及多种复杂的刺激或抑制信号相关。

抗原活化的特异性 T 细胞（尤其是 CD4$^+$T 细胞）可以产生大量细胞因子、趋化单核细胞，促进 CD8$^+$T 细胞、NK 细胞、B 细胞增殖。CD8$^+$T 细胞可以在上调 T 细胞表面的 Fas 配体（与 CD95 结合）表达的同时，释放颗粒酶及穿孔素等可溶性细胞毒性细胞因子，诱导细胞凋亡坏死。

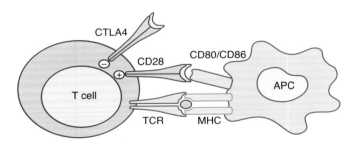

图 63.3 第一信号及第二信号（From Vincenti F: Costimulation blockade in autoimmunity and transplantation, J Allergy Clin Immunol 121: 299-306, 2008.）

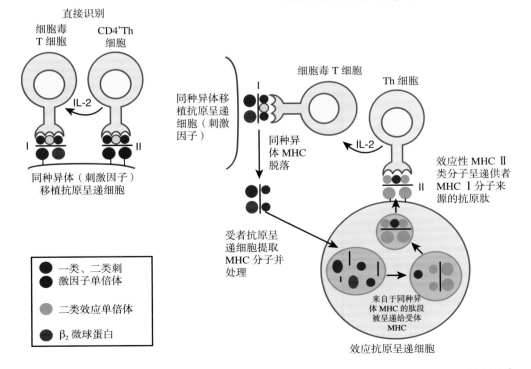

图 63.2 同种异体抗原直接及间接识别简略图（From Rogers NJ, Lechler RI: Allorecognition, Am J Transplant 1: 97-102, 2001.）

除了 T 细胞外，B 淋巴细胞及体液免疫系统在急性及慢性移植物损伤中也起到十分重要的作用。B 细胞分化成熟为浆细胞，产生多种抗体，抗体可经过补体固定或者抗体依赖的细胞毒作用导致细胞损伤。超急性排斥反应是指移植器官与受者血管接通后 24 h 之内发生的排斥反应，主要由于受者体内预先存在抗供者 HLA 抗原或 ABO 血型抗原的抗体，天然抗体与移植肾组织抗原结合导致补体活化直接破坏靶细胞。虽然超急性排斥反应随着交叉配型及 ABO 血型匹配在肾移植前的广泛开展而基本消失，但是 B 细胞及浆细胞在抗体介导的排斥反应（antibody-mediated rejection，AMR）中仍起到重要作用，并且很可能是慢性移植物损伤及慢性移植肾失功的关键原因。

免疫抑制策略

全身照射是免疫抑制治疗的第一次尝试，硫唑嘌呤在 20 世纪 60 年代登上舞台，泼尼松作为免疫抑制方案紧随其后，直到 20 世纪 70 年代中期多克隆抗淋巴细胞抗体制剂才开始应用。虽然环孢素在 20 世纪 60 年代便引入市场，但是直到 20 世纪 80 年代才开始发现环孢素可以将移植物一年存活率从 50% 提升到 80%；在 1985 年，多克隆抗 CD3 抗体 OKT3 被应用到急性排斥反应的治疗中；20 世纪 90 年代他克莫司及吗替麦考酚酯开始作为环孢素及硫唑嘌呤的替代制剂出现，同时抗 IL-2 受体抗体及西罗莫司也开始应用于排斥反应；2011 年贝拉希普成为第一个被批准应用于器官移植维持免疫治疗的生物制剂。表 63.1 列出常用的免疫抑制药及其作用机制。

移植物免疫抑制药选择需要遵循以下三个原则：首先，不同药物作用于自身免疫反应的不同靶点，在保证毒副作用尽量小的前提下实现协同获益最大化；其次，强免疫抑制方案（诱导期）应用在移植早期或者已经明确存在急性排斥反应的患者，而不应作为长期维持治疗方案的选择；最后，长期规律监测及时发现排斥反应、药物副作用、感染等不良事件。

表 63.1　常用的诱导及维持免疫抑制药

药物	作用时相	作用机理	副作用
糖皮质激素：甲基强的松龙（solumedrol），泼尼松（deltasone）	诱导期及维持期	与胞质受体与热休克蛋白结合结合，抑制 IL-1、IL-2、IL-3、IL-6、TNF-α 及 IFN-γ 转录	高血压，高血糖，脂质紊乱，骨质疏松，伤口延迟愈合，容貌影响
小分子类			
钙调神经磷酸酶抑制药：环孢素（sandimmune，neoral，gengraf），他克莫司（prograf）	维持期	与钙调蛋白磷酸酶相结合的亲环蛋白 /FK 结合蛋白形成复合物，通过抑制转录调节蛋白的脱磷酸化减少 IL-2、IL-4、IFN-γ 及 TNF-α 的表达；增加 TGF-β（可以抑制 IL-2）的表达	震颤，肾毒性，高血糖，高尿酸血症，高脂血症（CsA），多毛（CsA），牙龈增生（CsA），脱发（他克莫司）
硫唑嘌呤（imuran，azasan）	维持期	嘌呤类似物可以抑制 DNA、RNA 及蛋白合成	骨髓抑制，胰腺炎
吗替麦考酚酯（cellcept），霉酚酸（myfortic）	维持期	抑制次黄嘌呤单核苷酸脱氢酶（IMPDH），抑制鸟嘌呤核苷酸的从头合成	腹泻，骨髓移植，致畸作用
mTOR 抑制药：西罗莫司（rapamune），依维莫司（zortress）	维持期	与胞浆结合蛋白 -12（FKBP12）形成可以阻滞 p70 S6 激酶的复合物，导致细胞在 G1 期发育停滞	高脂血症，高血糖症，血小板减少，伤口延迟愈合，间质性肺炎，致畸作用
生物制剂类			
巴利昔单抗（simulect）	诱导期	定向拮抗白介素 -2（IL-2）的受体 α 链（CD25 抗原），阻断 IL-2 与 IL-2 受体结合	罕见输液反应
兔抗人胸腺细胞免疫球蛋白（thymoglobulin）	诱导期	多克隆抗胸腺细胞抗体，可清除 T 细胞	细胞因子释放综合征（CRS），血清病，血小板减少，淋巴细胞长期减少
阿伦单抗（campath）	诱导期	多克隆抗 CD52 抗体，清除 T、B 细胞及 NK 细胞	细胞因子释放综合征（CRS），淋巴细胞长期减少
贝拉西普（nulojix）	维持期	CTLA-4-Ig 融合蛋白，与 CD28 竞争结合 CD80/86，抑制 T 细胞共刺激信号表达	罕见输液反应

免疫抑制药的作用机制

T 细胞一直被认为是免疫抑制反应的主要靶点，其活化的三重信号及随后的细胞增殖效应可以给免疫抑制药的治疗靶点提供参考（图 63.4）。第一信号是由抗原呈递细胞（APC）上的 MHC/ 抗原肽复合物与 T 细胞上的 TCR/CD3 结合形成的抗原特异性信号；第二信号是由 APC 上的 B7 分子与 T 细胞上的 CD28 结合形成的非抗原特异性共刺激信号。这两个信号通过活化细胞内相关信号通路导致 IL-2 等细胞因子的产生。IL-2 受体（CD25）接受刺激后可以活化 mTOR 及提供第三信号，诱导淋巴细胞增殖。另外，针对抗体介导的损伤的治疗方案主要针对 B 细胞、浆细胞及补体活化途径。总而言之，目前临床上应用的移植排斥药物主要抑制初级免疫反应而非记忆淋巴细胞的二次免疫反应。

诱导免疫治疗

几乎所有的免疫诱导方案都采用大剂量糖皮质激素静脉注射治疗。生物制剂在诱导期的使用可以延缓具有肾毒性的 CNI 的使用及强化免疫抑制风险人群

（如高致敏患者、非裔、儿童、重复肾移植等患者）的初始免疫抑制效果。目前，80% 的肾移植患者接受生物制剂作为诱导治疗方案之一，此类药物大体分为细胞清除剂和免疫调节剂两大类。

细胞清除类制剂主要是减少移植时受者的淋巴细胞数目，此类制剂已被证明可以提高移植物存活期；抗胸腺细胞球蛋白（ATG，多为兔源性球蛋白）是针对 T 细胞的多克隆抗淋巴细胞增殖制剂，其可以逆转急性排斥反应，因此虽然在适应证范围之外，此药仍然是肾移植中最常用的免疫诱导药物；值得注意的是 ATG 还可以导致调节性 T 细胞（Treg）的快速且长久的增加，这在自身免疫平衡及限制抗移植物免疫反应中起到重要作用。兔源性 ATG 的标准剂量是 1.5 mg/(kg·d)，连用 4～10 d。阿伦单抗（campath-1H）是一种作用于淋巴细胞、单核巨噬细胞及 NK 细胞的人源性抗 CD52 单抗，可以导致 B 细胞及 T 细胞清除，阿伦单抗治疗移植排斥也是在适应证范围之外，但是越来越多的肾移植患者开始接受含阿伦单抗的方案（目前大约有 10%，尤其是作为激素替代方案）；移植手术时的全身麻醉会掩盖再灌注相关事件的发生，因此该药通常是在术中单次给予

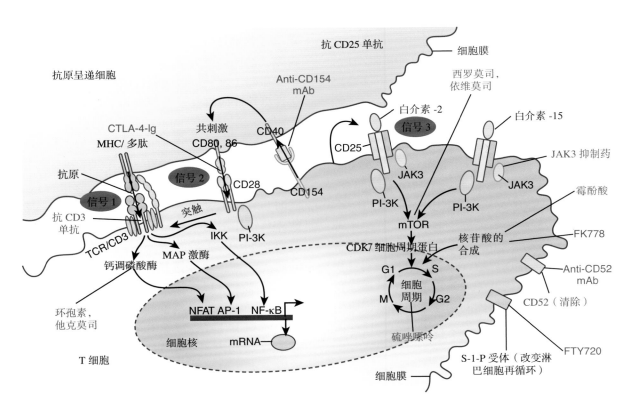

图 63.4　三重信号途径中各种免疫抑制药的作用靶点。MAP，丝裂原活化蛋白；NFAT，活化 T 细胞核因子（From Halloran PF: Immunosuppressive drugs for kidney transplantation, N Engl J Med 351:2715-2729, 2004.）

30 mg。另外，在美国，马源性的抗胸腺细胞球蛋白ATGAM因其疗效差极少应用。OKT3是一种鼠源性抗CD3单抗，因其存在明显的急性副作用（细胞因子释放综合征）已被撤市。

淋巴细胞清除类制剂会导致发热、寒战、低血压等副作用。细胞因子的释放及细胞凋亡反应在第一次输注时会达到高峰并在随后的输注中逐渐消失；输注时选择粗大静脉缓慢输注（输注时间应大于4~6 h）并预先应用糖皮质激素、对乙酰氨基酚及抗组胺药物在输注前的预处理中，可以减轻此类反应。其余常见的急性副作用包括白细胞减少、血小板减少、血清病、肾小球肾炎及少见的全身过敏反应；常见的慢性副作用主要是感染、肿瘤事件的增加，尤其注意的是移植后淋巴增殖性疾病（PTLD）的发生。

免疫调节类药物是通过阻滞IL-2介导的细胞活化，而不是靠清除T细胞起效（Treg细胞可能例外）。重组人源化单克隆抗体达利珠单抗（zenapax）及人源化嵌合体单克隆抗体巴利昔单抗（simulect）均可以通过与IL-2受体的α链结合阻滞IL-2介导的免疫反应。达利珠单抗不仅药物半衰期比巴利昔单抗长（20 d：7 d），而且标准剂量给药后循环淋巴细胞IL-2Rα的饱和时间亦明显延长（120 d：30~45 d）；不过有研究表明无论患者是否存在急性排斥反应，IL-2Rα的饱和度基本类似，这表明IL-2Rα的饱和度貌似并不能阻止排斥反应的发生。当IL-2R阻滞后，患者仍然发生了排斥反应要考虑存在绕过IL-2通路的机制可能，如过多的细胞因子-细胞因子受体（如IL-7、IL-15）。安全性方面，该药虽然偶尔会导致全身过敏反应发生，不过患者对这两种药物一般耐受性尚可，且目前无导致细胞因子释放综合征发生的报道。自从2008年10月份厂家将达利珠单抗撤市，巴利昔单抗便是目前诱导治疗中可用的唯一的IL-2R阻滞药。

对于体内存在高水平的抗HLA抗体、抗供者特异性抗体、既往体液排斥反应的患者，需要采取更积极的免疫抑制治疗策略，诸如血浆置换、静脉输注免疫球蛋白（IVIG）以降低体内的预存抗体水平，应用嵌合型单克隆抗CD20单抗（利妥昔单抗）选择性清除B细胞。

维持治疗

维持治疗的基本方案是同时应用多种药物。药物主要包含作用于T细胞活化不同位点的钙调磷酸酶抑制药（CNI）、糖皮质激素及吗替麦考酚酯（MMF）。三分之一的患者采用1周内激素快速减量方案，此方案虽然长期预后不详，但是短期预后佳。除了在妊娠患者及花费低的方案中仍然被应用外，现在硫唑嘌呤基本退出一线维持方案。西罗莫司及依维莫司可作为初始治疗或维持治疗，以减少CNI类药物的使用。对于低风险的受者，贝拉西普联合激素及抗增殖药物的方案可以在完全不使用CNI药物的情况下获得更理想的代谢指标及更好的肾脏存活状况。

糖皮质激素

糖皮质激素可用于高剂量的诱导方案、高剂量的抗急性排斥反应方案、低剂量维持治疗方案。类固醇激素虽然对于体液免疫基本无效，但可以针对细胞免疫发挥广泛的抗炎症效果。它可以溶解（某些物种中）及重分布淋巴细胞，导致一过性的低淋巴细胞血症。激素进入体内后与胞内受体结合，下调IL-1、IL-2、IL-3、IL-6、TNF-α及IFN-γ等细胞因子的转录水平，抑制T淋巴细胞活化；可以导致中性粒细胞及单核细胞趋化能力下降、减少溶酶体释放；可以降低已经活化的NF-κB水平，因此可以促使已活化的T细胞凋亡。

长期使用激素会导致儿童发育迟缓、缺血性骨坏死、骨量减少、感染机会增加、伤口延迟愈合、白内障、高脂血症及高血压。激素最小化方案（不用激素或撤药）虽然可以改善代谢指标，但是会以更高的急性排斥反应事件及长期未知不良副作用为代价。

钙调磷酸酶抑制药

环孢素A（CsA）的使用开创了现代器官移植的时代——使早期移植率升高、延长移植肾存活时间，同时也使得心脏移植及肝移植成为可能。环孢素及他克莫司作用靶点不同（环孢素与亲环素结合；他克莫司与FKBP12蛋白结合），但都能抑制钙调磷酸酶的两类药物，可以选择性抑制活化T细胞的信号传导。环孢素可以导致TGF-β表达增加，后者可以抑制IL-2及细胞毒T细胞的产生。

环孢素是从土壤中的雪白白僵菌（beauveria nivea）分离出来的由11个氨基酸组成的环形多肽，不溶于水，但是溶于脂类。软凝胶形式的环孢素（山地明）吸收缓慢且只有20%~50%的生物活性，改进后的微乳型新山地明因生物活性大为提高而被广泛应用。目前两者的仿制药虽然各自生物活性略不同，但是两者与原始配方具有相同的等效性，都可以作为维持治疗的备选。环孢素的初始剂量是 10～15 mg/(kg·d)，分成 2 次口服；注意如果环孢素与食物同时服用会导致吸收减少，药时曲线下面积（AUC）下降 13%，峰浓度下降 33%。血液中环孢素的代谢是双相代谢，其 $T_{1/2}$ 为 5～18 h，环孢素被肠道及肝的 CYP3A4 及 P- 糖蛋白代谢，主要经由胆道排出体外（只有 6% 是自小便中排出），因此在肝功能损伤的时候需要调整环孢素剂量，而在 GFR 轻度减退时不需要调整剂量。关于药物浓度检测方面，因为环孢素 C0 水平不能很好地反映 AUC，C0 不能代表患者环孢素暴露情况；服用新山地明者的 C2 水平跟 AUC 曲线有较好的关联性，但是因为采集血样标本欠方便而限制了其临床应用。

肾功能损伤及高血压是环孢素治疗的主要副作用，其余常见的副作用包括震颤、多毛症、高脂血症、高尿酸血症、牙龈增生；大多数患者都会出现肾毒性的问题，这也是导致环孢素撤药或减量的主要原因。肾毒性主要与以下三种情况相关：剂量相关的累及入球小动脉等肾小血管导致的可逆性血管收缩；TGF-β 表达增加导致的肾间质纤维化；少见但是特征性的血栓性微血管病（TMA）样血管内皮毒性作用。TMA 样改变可以是全身小血管也可以仅仅局限在肾脏，如出现此种情况，CNI 类药物常常需要撤药。

他克莫司（FK506，普乐可复）是从筑波链霉菌中提取出来的大环内酯类强效免疫抑制药，其免疫抑制作用强于环孢素且血清浓度检测较为方便，因此在很多移植中心，他克莫司成为首选的 CNI 类药物。他克莫司不仅仅用在实体器官移植排斥反应的预防上，其还可以作为 CsA 维持性应用于患者出现排斥反应的挽救治疗。该药的口服生物利用度大约为 25%，半衰期为 8～12 h；与环孢素类似，该药主要经过肠道及肝的 CYP3A 酶代谢，之后大部分代谢物经由粪便排出体外。该药的初始推荐剂量为 0.2 mg/(kg·d)，分两次口服。他克莫司谷浓度与药物 AUC 相关性及临床事件相关性比 CsA 高。2009 年 8 月，FDA 批准了第一个他克莫司仿制药，与普乐可复相比，仿制药在谷浓度及剂量上基本一致，但是治疗期间如果转换厂家的话还是需要谨慎对待，可能需要重新滴定剂量到合适浓度方可；同样，这个问题对于从一个仿制药转换成另外一个仿制药也是要谨慎对待。与环孢素类似，肾毒性问题也是制约他克莫司使用的最主要因素，其神经系统毒性（如震颤、头痛、感觉异常、癫痫）、高血糖、低镁血症、胃肠道不适等副作用比环孢素明显，尿酸、LDL 水平升高较环孢素少见；如果患者同时服用霉酚酸酯，会导致腹泻及脱发、秃头的出现；不过他克莫司不会导致多毛症及牙龈增生。

环孢素及他克莫司都是被肝微粒体酶代谢（主要是 CYP3A 及 P- 糖蛋白），因此会与许多常用药物发生交互作用。这些交互研究在 CsA 中较为清楚，不过一样适用于他克莫司。CYP3A 酶抑制药可以降低 CsA 的代谢，增加血液中环孢素浓度（表 63.2）。这些药物包括钙通道阻滞药（如维拉帕米/地尔硫草）、抗真菌药物（如氟康唑/酮康唑）、抗生素（如红霉素）、人免疫缺陷病毒蛋白酶抑制药（如利托那韦）及其他药物（如胺碘酮）。西柚汁可以抑制 P- 糖蛋白的"多药外排泵"及 CYP3A，因此可以导致血液中两种药物浓度的上升。与此相反的是，许多肝药酶诱导剂会导致此类药物浓度的降低，比如抗生素中的利福平、萘夫西林，抗癫痫药物中的苯巴比妥、苯妥英以及圣约翰草。环孢素及他克莫司可因与其他药物竞争肝药酶微粒体及结合蛋白而导致他汀、地高辛及甲氨蝶呤等药物清除减少，因此合用时需要密切监测药物浓度。需要注意的是 CNI 类药物与两性霉素 B、氨基糖苷类、非甾体类消炎药同用时，其肾毒性事件发生率增加。

Voclosporin（VCS，ISA 247）是新一代高效蛋白磷酸酶抑制药，已完成的 2 期临床试验表明其与他克莫司在抗移植排斥反应的有效性及肾功能保护方面基本类似，不过其发生高血糖事件的概率明显减少；但是至于该药日后能否进入移植免疫治疗市场仍有待进一步观察。

抗增殖药

硫唑嘌呤（依木兰）作为一种 6- 巯基嘌呤的咪唑衍生物，可以抑制嘌呤核苷酸的从头合成，从而抑制细胞合成影响淋巴细胞功能；不过作为第一个器官移植的药物，其在临床上已逐渐被吗替麦考酚酯取代。主要的副作用就是骨髓抑制，因为别嘌醇可以抑制黄嘌呤氧化酶（将硫唑嘌呤转化成 6- 硫尿酸）的活性，当硫唑嘌呤与别嘌醇同时应用时这种副作用更为明显，其他副作用包括肝毒性、脱发、消化道毒性、胰腺炎及罹患肿瘤概率增加等。

体内多数细胞增殖时其嘌呤核苷酸的合成有从头合成途径及补救途径，但增殖的淋巴细胞主要依赖

表 63.2　常见的环孢素相互作用药物列表

种类	药物	环孢素浓度的影响
抗痉挛药	巴比妥类，苯妥英，卡马西平，奥卡西平	↓
抗生素	萘夫西林，静脉用甲氧苄嘧啶，亚胺培南，头孢菌素，特比萘芬	↓
	克拉霉素，红霉素，泰利霉素	↑
抗真菌药	特比萘芬	↓
	酮康唑，氟康唑，伊曲康唑，伏立康唑	↑
抗结核药物	利福平，利福布丁（诱导作用稍小）	↓
	比嗪酰胺	↑
抗反转录病毒药物	依法韦仑，依曲韦林，奈韦拉平	↓
	阿扎那韦，波西普韦，地瑞拉韦，地拉夫定，膦沙那韦，茚地那韦，利托那韦，沙奎那韦，特拉匹韦	↑
抗心律失常药物	胺碘酮，决奈达隆，奎尼丁	↑
钙通道阻滞药	地尔硫草，尼卡地平，维拉帕米	↑
食物及草药	圣约翰草	↓
	西柚汁	↑
糖皮质激素	强的松，甲基强的松	可能通过 CYP3A4 的诱导或完全抑制导致 ↑ 或 ↓
其他类	波生坦，奥曲肽，奥利司他，	↓
	卡维地洛，溴隐亭，胃复安，西咪替丁	↑

从头合成途径；次黄嘌呤单核苷酸脱氢酶（IMPDH）是鸟嘌呤核苷酸从头合成途径的关键酶，吗替麦考酚酯（MMF; 骁悉）在肝被水解成为有活性的麦考酚酸（MPA），MPA 可以可逆性地选择性非竞争性抑制IMPDH。MMF 经常和 CNI 及糖皮质激素一起作为器官移植后的抗排斥方案，其不仅可以抑制单核细胞的趋集，还可以抑制增殖性动脉血管病，因此对急慢性排斥反应均有疗效；虽然非裔患起始剂量每次 1.5g（每日 2 次），但该药的经典起始剂量还是每次 1g（每日 2 次）。MMF 很快在血清中被水解代谢掉，MPA 则可以通过与葡萄糖醛酸化霉酚酸（MPAG）共轭结合最后经由胆道代谢。MPAG 在胆道清除后在肠道菌群的作用下又可以恢复为 MPA，MPA 又可以被重吸收，因此形成导致血药浓度第二个高峰的"肝肠循环"，最终 MPA 在尿中排出体外。MMF 的生物半衰期为 12 h 左右，口服药物的生物利用度为 90% 左右，但是与健康志愿者或者长期肾移植的患者相比，移植后第一个月的单次给药后药物浓度只是他们的一半。2009 年一大批替代骁悉的 MMF 类药物上市，如前文叙及的 CNI 类药物换用不同厂家药物时的注意事项一样，在不同的 MMF 厂家中更换，也需要患者及医师提高警惕。

胃肠道及血液系统受累是 MMF 最主要的毒副作用，包括白细胞减少、贫血、腹泻、腹痛及呕吐；虽然没有在对照研究中得到证明，但是据说肠溶 MPA（myfortic）比一般 MMF 肠道耐受性好。MMF 还可以导致 CMV 及 JC 病毒（可以导致进行性多灶性脑白质病）等感染概率增加。因为环孢素可以干扰 MMF 的肝肠循环，因此与环孢素合用时会导致 MPA 的 AUC 更高，即免疫抑制效果增强；妊娠患者应用 MMF 会导致先天畸形及流产发生率增加；育龄期女性服用 MMF 时需要遵循风险评估和缓解策略（REMS）并采取有效的避孕措施。

西罗莫司（雷帕霉素；雷帕鸣）是从吸水链霉菌中分离出来的大环内酯类免疫抑制药。西罗莫司与 FK 结合蛋白 -12（FKBP-12）结合，生成一个免疫抑制复合物，不同于他克莫司的是该复合物对钙调磷酸酶的活性无影响；它可以抑制 mTOR 激酶活性使细胞发育停滞在 G1 期。西罗莫司经常与减量方案的环孢素和皮质类固醇联合使用以预防器官排斥。因其可减少早期或晚期 CNI 类药物的使用而受到关注。但西罗莫司的早期应用因更强的急性排斥反应而有所减少，这可能与 CD8 记忆 T 细胞的扩增相关。然而西罗莫司也与 CD4 调节 T 细胞的扩增相关，从而可能在促进免疫耐受中发挥作用。兼具抗肿瘤疗效是西罗莫司的独特之处，它可以抑制血管生成，抑制细胞从 G1 期进入 S 期；mTOR 抑制药目前在原发及继发性卡波西肉瘤、肾细胞癌展现出临床获益，在其他实体瘤及血液系统恶性肿瘤方面也展现出了治疗曙光。

西罗莫司口服后可以被快速吸收，其生物利用度为 15%，长期服用该药的移植患者的药物半衰期为 62 h。该药一天两次服用，目标血药浓度 5~15 ng/ml。西罗莫司主要被 CYP3A4 及 P- 糖蛋白代谢，因此会与某些药物产生相互作用（表 63.2）；对健康志愿者进行的药物试验表明，西罗莫司的浓度在与环孢素同时服用时会增加 230%，因此一般推荐在环孢素服用 4 h 后服用该药。依维莫司在药理及临床上与西罗莫司基本相同，只是半衰期只有 23 h，因此可以更快地达到药物浓度的稳定状态，两药在毒副作用及药物相关作用等方面基本一致。

在移植早期，西罗莫司因其具有抗细胞增殖的效果，会导致伤口愈合不良、伤口裂开、延迟肾功能恢复及淋巴囊肿，其他还包括高三酰甘油血症、高血糖、骨髓抑制、口腔溃疡及消化道不适；该药偶尔可以导致局部肢体水肿、血管神经性水肿、间质性肺炎；虽然单独给药并不能导致肾功能的急性或者慢性损伤，但是它可以直接作用于肾小管及足细胞导致低钾血症、新发蛋白尿，甚至是肾病综合征的出现；当与标准剂量的 CNI 类药物合用时，会导致不能用药理学上相互作用解释的肾毒性，因此建议当两者联合应用时 CNI 的药物剂量应该减量。西罗莫司存在胚胎毒性，因此妊娠期间禁止应用，育龄期妇女在服用西罗莫司时需做好避孕措施，可逆性精子数量减少及睾酮水平降低亦有报道。

免疫抑制维持治疗的生物制剂

阿巴西普（CTLA4-Ig）含有 CTLA4 的结合域及人类 IgG1 的恒定区，可以完全抑制 CD28（图 63.5），不过对于非灵长类移植肾而言，阿巴西普的有效性要差一些。贝拉西普（LEA29Y; nulogix）作为第二代 CTLA4-Ig 融合蛋白，在一代基础上替换了两个氨基酸，也因此导致其对 CD80 及 CD86 的亲和力分别增高 2 倍及 4 倍，整体上亲和力增加 10 倍。前临床研究表明该药虽不能诱导免疫耐受但确实可以延长移植物存活时间；在临床研究中，贝拉西普单药每 2 周注射后改为每 4 周或 8 周注射的方案与环孢素 A 的疗效相似，而且在代谢指标及肾功能方面比环孢素

好。2011 年 FDA 批准贝拉西普作为肾移植的免疫抑制维持治疗。在临床研究中发现该药会导致感染及移植后淋巴组织增生性疾病（PTLD）概率增加；对于从未暴露于 EB 病毒（EBV，引起单核细胞增多症）的移植患者，患 PTLD 的危险较高，因此对于 EBV 阴性的患者该药并未被批准应用。

第二种共刺激信号途径是通过活化 T 细胞表面的 CD40 与 APCs 表面的 CD40L（CD154）结合导致细胞活化。目前在移植及自身免疫性疾病领域有 2 个抗 CD154 单抗进入临床试验，不过都会导致血栓栓塞事件增加。因此，亟待移植、自身免疫性疾病及淋巴瘤领域的抗 CD40 单抗研究为日后提供了一个新的治疗策略。

小分子

采用新的小分子药物来调节细胞因子受体活性是另外一种抑制方式。Janus 激酶（JAK）是胞浆内信号传导中重要的酪氨酸激酶，托法替尼（CP-690550）可以通过抑制 T 细胞、B 细胞及髓样细胞的 JAK3 途径抑制细胞增殖活化；在移植物存活时间及排斥率方面，临床研究表明该药并不劣于他克莫司。虽然其导致高血糖的概率更低，但是其导致 CMV 及多瘤病毒等感染的机会增加。Sotrastaurin（AEB071）可以抑制多种蛋白激酶 C 异构体，从而抑制 T 细胞活化，不过临床试验发现在 CNI 撤药后，该药的疗效不甚理想。

B 细胞及 HLA 的靶向抗体

移植领域中的许多重大进展都离不开针对 T 细胞的免疫抑制药物的开发，T 细胞介导的急性排斥反应目前可以得到很好的解决，但是抗体介导排斥反应（AMR）、抗供体特异性抗体（DSA）等 B 细胞介导的免疫反应是亟待解决的问题。目前针对 B 细胞的研究治疗策略有 B 细胞清除、B 细胞活化调节、浆细胞清除、抗体清除、抗体受体功能抑制等几种（图 63.6）。

作为特异性针对 B 细胞表面 CD20 的嵌合体单克隆抗体，利妥昔单抗（美罗华）可以快速而持久地清除外周循环及淋巴中的 B 细胞达 6 个月；虽然在某些研究中美罗华可以导致 DSA 水平下降，但是因前 B 细胞及浆细胞并不表达 CD20，因此一般认为美罗华并不影响 B 细胞的再生，也不直接影响血清免疫球蛋白水平。虽然尚未被严谨的研究证实，但是移植

前应用该药可以降低抗 HLA 或抗 ABO 抗体的水平，移植术后可以应用于抗体介导的急性排斥反应。该药输注时需要术前用药以预防输液反应的出现，有个案报道该药导致进行性多灶性脑白质病（PML）。新的人源化抗 CD20 单抗目前已经在淋巴瘤治疗领域进行相关试验，早期研究结果表明该药具备更小的免疫原性、高效及克服了利妥昔单抗耐药等优势。

静脉用丙种球蛋白（IVIG）是从大量健康人混合

血浆分离制备的多克隆免疫球蛋白 G（95%）。大剂量 IVIG 的免疫调节作用涉及多条通路而且免疫机制颇为复杂：提供抗独特型抗体、减少淋巴及内皮细胞上的 Fc 受体的数量及功能、增加 IgG 的清除、下调 B/T 细胞的效应信号、抑制补体活化及抑制细胞因子产生。因 IVIG 会导致 DSA 抗体的快速下降，其在临床试验中作为脱敏治疗方案的有效性已得到证明。该药的标准剂量是 2 g/kg，单次最大剂量可以用至 140 g，一般在 4～8 h 内输注完毕；输液过程中会出现脸部潮红、寒战、头痛、恶心、肌痛关节痛等常见轻微副作用，不过如果输注前提前应用相应药物处理或放慢输注速度后这些反应均会明显减轻；其余的诸如溶血性贫血、无菌性脑膜炎及血栓事件均罕见；因药物以蔗糖或山梨醇作为溶媒载体，而二者均可以导致渗透剂肾病的出现，因此 IVIG 输注可以导致自限性的急性肾损伤。

硼替佐米（万珂）是在多发性骨髓瘤治疗中应用的一种 26S 蛋白酶体抑制药。蛋白酶体受抑制后将会导致错误折叠的 IgG 增加，因此可以导致浆细胞的凋亡。硼替佐米还可以通过抑制 IκB 的降解降低 NF-κB 分子的活性，从而导致 IL-6（可作为浆细胞

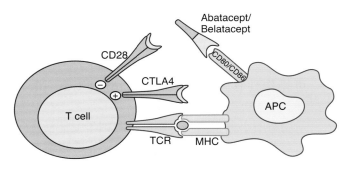

Figure 63.5 Abatacept and belatacept bind to CD80 and CD86 and block costimulation. (From Vincenti F: Costimulation blockade in autoimmunity and transplantation, *J Allergy Clin Immunol* 121:299-306, 2008.)（应版权方要求保留英文）

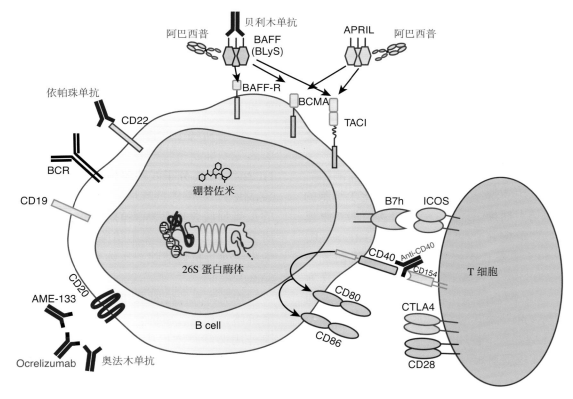

图 63.6 人类体液免疫抑制的新策略（From Webber A, Hirose R, Vincenti F: Novel strategies in immunosuppression: issues in perspective, Transplantation91: 1057-1064, 2011.）

活化因子）的转录减少。硼替佐米目前已经被用来脱敏、治疗急性 AMR 及尚处于试验阶段的诱导免疫耐受；它可以明显降低抗 HLA 抗体的水平。周围神经病（包括周围感觉神经病和周围神经病加重）是最常见的副作用，其余常见副作用包括血液系统受累及及消化道不适。

艾库组单抗（soliris）是一种人源化抗 C5 单克隆抗体，可以阻止 C5 裂解及膜攻击复合物的形成。该药已被批准应用于阵发睡眠性血红蛋白尿（PNH）的治疗，因其可以阻断补体介导的损伤，逐渐被用来治疗急性 AMR，这也为清除 DSA 的选择增加了多样性。因该药可以减弱人体对荚膜细菌（尤其是脑膜炎球菌）的抵抗，因此在接受第一次治疗之前，患者宜接受一次脑膜炎球菌的疫苗注射。

作为肿瘤坏死因子（TNF）家族中的一员，BAFF（B 细胞活化因子，又称 BLys，TALL-1，或 THANK）是 B 细胞活化增殖的重要因子。FDA 已批准贝利木单抗作为特异性抑制 BAFF 人源化单克隆抗体治疗系统性红斑狼疮，而且该药或可以导致 B 细胞清除及减少抗体产生。阿塞西普（atacicept）是由 TACI 分子（BAFF 因子胞外受体的一种）和人免疫球蛋白 IgG1 的 Fc 段组成的融合蛋白，阿塞西普不仅可以与 BAFF 结合，还可以与另外一种 B/ 浆细胞活化因子 APRIL 结合，因此对于已经存在产致敏抗体浆细胞的高敏人群，阿塞西普可能会是个不错的选择。

排斥反应的治疗

免疫维持治疗虽然可以有效地预防急性细胞排斥，但是对于活化 T 细胞的阻断及已经发生的急慢性排斥反应疗效欠佳。急性排斥反应治疗好转后，需要一个强化的维持治疗方案及更密切的治疗监测。

急性排斥反应的治疗需要直接针对活化 T 细胞的治疗方案，包括大剂量激素冲击治疗、多克隆抗淋巴细胞抗体或莫罗单抗 -CD3；激素在首次急性排斥反应中可以挽回 75% 的肾功能，一般数周后便可以减量到 5～10 mg/d 的维持剂量。抗胸腺细胞球蛋白在很大程度上取代了 OKT3，对于重症急性排斥反应，它可以挽回 90% 的肾功能。治疗急性 AMR 主要包含清除 DSA（血浆置换）、减少抗体生成（IVIG，利妥昔单抗，硼替佐米）及抑制补体活化（艾库组单抗）三种治疗原则。

慢性排斥反应多会不可逆地加重肾脏病进展，因此不论初始损伤因素属于哪种情况，慢性排斥反应的治疗都会是非常棘手的。许多研究证明强化 CNI 类药物对于慢性排斥反应一般不会获效，反而是在强化支持治疗的同时减量 / 撤换 CNI 可以获效。虽然说西罗莫司对于无蛋白尿的患者很合适，但是临床医师在这种情况下应用 MMF 取得获益的经验更多。慢性排斥反应中，C4d 染色阳性意味着正在发生的体液免疫异常，提示临床医师强化免疫抑制治疗或者 IVIG 很可能获效，不过需要谨慎权衡强化免疫抑制治疗的获益风险比；如果肾功能持续恶化，免疫抑制药需要考虑阶梯式减量撤药（快速或突然撤药可诱发急性排斥反应），并告诉患者做好进入终末期肾病的准备。

耐受

可操作性移植耐受（operational transplant tolerance）是指移植物在无免疫抑制治疗的情况下持久存活，无有害的免疫应答证据，且对肿瘤和感染等刺激具有正常的免疫应答。因此移植耐受是一种主动的抗原特异性的无免疫应答状态，而不是对移植物的免疫应答失败。

嵌合现象是指一个个体身上同时具备两个基因谱系的细胞种类，当受者自身免疫受到抑制或者免疫消除后再输注异体骨髓或造血干细胞可以诱导该现象出现；经过免疫功能重组后，受者的免疫系统在一定期限内不再将供者的免疫细胞视为异种抗原，早期动物实验表明胎儿 / 新生儿期暴露于供者血液细胞可以出现造血细胞的嵌合现象及特异性移植耐受。临床医师曾选择用供者的血液输注诱导嵌合现象以改善移植后肾功能；至环孢素有效阻止 T 细胞活化后这种血液输注的方式便被取代了。这种效应可能与细胞表面因素和可溶性 HLA 分子相关。动物实验表明可溶性 HLA 和 HLA 分子线性序列相应的肽段参与诱导了免疫耐受。

骨髓嵌合体作为移植耐受的一个工具首先被应用于血液系统肿瘤接受骨髓移植（BMT）的患者，随后发现这类患者在不采用维持性免疫抑制药时也可取得成功的肾脏移植。但是清髓治疗的毒副作用及致命性移植物抗宿主病（GVHD）的发生使得其不能作为常规移植方案。有两种方式可以减轻嵌合体导致的毒副作用：第一种是采用短时间细胞毒药物配合胸腺照射；另外一种是针对胸腺、脾、纵隔上淋巴结的全淋巴照射（TLI）。与全身照射相比，TLI 可以保留受者的 NK 细胞，因此发生 GVHD 的概率明显下降，不过这两种方法对于 HLA 不匹配的移植患者均无法达到可靠的可操作性移植耐受。

目前有一个关于可操作性移植耐受的小临床研究：移植前输注供者血液，以活化供者反应性的淋巴细胞，然后通过硼替佐米选择性清除这些淋巴细胞。该研究的初期成果喜人，但是更多的研究需要证实这种方案的可靠性。另外几种生物制剂也有望在诱导移植耐受领域发挥重大作用。虽然针对 CD40L 的CTLA4-Ig 单抗临床前试验结果不错，但是过高的血栓栓塞事件导致临床试验过早终止，不过贝拉西普与抗 CD40 单抗的联合应用很可能带来新的希望。

调节 T 细胞（Tregs）可以抑制过继输注中由纯真T 细胞介导的免疫反应。Tregs 表达具有抑制功能的FOXP3 转录因子，而活化的效应 T 淋巴细胞并不能稳定地表达 FOXP3 因子。目前有研究尝试扩展原始及诱导 Tregs 细胞以诱导耐受。

移植术后的可操作性耐受目前还难以普遍实现，相信随着新药物的开发以及人们对移植免疫的深入探索，会开发出高效低毒且能提高肾脏及患者长期存活率的方案。

免疫监视

目前对肾移植术后的免疫监视主要是依靠肾功能及免疫抑制药浓度的连续检测，但是这些方法诊断免疫排斥反应的敏感性及特异性较肾活检均有不足；而肾穿刺作为一种侵袭性操作，不可能用来作为频繁监测的手段，基本上只能用来确诊已经明确存在的排斥反应。

生物标志物既可以作为排斥反应的诊断指标，又可以作为预后判断指标（判断患者临床/亚临床急性排斥反应）。早期识别血液、尿液及组织中的自身免疫反应相关标志物有助于早期发现排斥高危人群、优化药物治疗方案、监测/更改药物方案及推进新的治疗策略的发展。对于人类肾移植患者的研究表明，尿液中某些基因成分及特殊蛋白可以作为移植损伤的标志物，并有望成为治疗的新靶点。

预先存在的或新出现的抗 HLA 抗体与急慢性AMR 和移植物失功相关。在受者接受器官移植后5 年，有约三分之一的患者存在抗 HLA 抗体，30%是供者特异性的。对于高致敏人群，需要连续监测DSA 抗体水平；不过目前尚无佳策以降低 DSA 抗体水平，因此对于其他人群而言，连续监测 DSA 抗体的经济效益比及临床实用性有待进一步研究。

基于细胞的检测分析技术旨在评估受者 T 细胞的反应性。细胞介导的淋巴细胞裂解作用（CML）实验主要通过观察与直接识别途径相关的 I 型同种异体反应；而混合淋巴细胞培养（MLC）实验主要是观察 I 型自身反应相关的间接识别途径。同种异体反应性细胞可以采用流式细胞技术和 HLA I 类及 II 类肽四聚体的方法进行检测。酶联免疫斑点测定（ELISPOT）可以测定诸如同种抗原刺激 T 细胞后产生的 IFN-γ等细胞因子，也是评估间接识别途径的一种方式。ELISPOT 可以判断出术后移植排斥反应高危人群，当然随后还需要进一步的检查。非特异性有丝分裂刺激可以导致 CD4T 细胞分泌胞内 ATP，ImmuKnow（Cylex）试验可以量化该 ATP 水平；不过该实验特异性欠佳，不同时间点的多次测量比单一时间点测量预测价值更大。有报道指出，对外周血单核细胞提取的蛋白及 RNA 串联质谱的基因微阵列联合检测可以预测移植物间质纤维化及小管萎缩（IF/TA），不过这些转录片段及蛋白的应用价值仍有待于大宗样本的临床研究证实。

尿蛋白组学及 mRNA 检测是另外一种诊断急性排斥反应、移植物 IF/TA 及药物毒性的手段。多种细胞裂解蛋白的尿 mRNA 水平，如颗粒酶 B 及穿孔素可以明确地将急性排斥反应与稳定的移植物功能、急性肾小管坏死区别开来。目前已经有商用试剂盒在研发中。

对经肾穿刺获取的同种异体肾组织的候选基因转录片段进行微阵列分析及实时聚合酶链反应（PCR）可以获得许多特异性发现，这些发现包括缺血再灌注损伤、稳定的移植物功能、急性排斥反应、亚临床排斥反应及多瘤病毒感染等。未来有望发现更多的特异性转录模式。

在个体化治疗的原则下，我们需要不断发现排斥反应的可靠指标，从而延长移植物存活时间、保证患者健康。当应用新的免疫抑制药、免疫药物撤减方案及选择患者进入移植耐受的临床研究时，我们更迫切地需要可靠的生物学指标作为保障。

参考文献

Auphan N, DiDonato JA, Rosette C, et al: Immunosuppression by glu- cocorticoids: Inhibition of NF-κB activity through induction of IκB synthesis, Science 270:286-290, 1995.

Boffa DJ, Luan F, Thomas D, et al: Rapamycin inhibits the growth and metastatic progression of non-small cell lung cancer, Clin Cancer Res 10:293-300, 2004 Jan 1.

Brennan D, Daller J, Lake K, et al: Rabbit antithymocyte globulin versus basiliximab in renal transplantation, N Engl J Med 355:1967-1977, 2006.

Ekberg H, Grinyo J, Nashan B, et al: Cyclosporine sparing with myco- phenolate mofetil, daclizumab and corticosteroids in renal allograft recipients: the CAESAR study, Am J Transplant 7:560-570, 2007.

Ekberg H, Tedesco-Silva H, Demirbas A, et al: for ELITE-Symphony Study. Reduced exposure to calcineurin inhibitors in renal transplan-tation, N Engl J Med 357:2562-2575, 2007 Dec 20.

Gloor JM, Sethi S, Stegall MD, et al: Transplant glomerulopathy: sub- clinical incidence and association with alloantibody, Am J Transplant 7:2124-2132, 2007.

Halloran PF: Immunosuppressive drugs for kidney transplantation, N Engl J Med 351:2715-2729, 2004.

Hanaway MJ, Woodle ES, Mulgaonkar S, et al: for INTAC Study Group- Alemtuzumab induction in renal transplantation, N Engl J Med 364:1909-1919, 2011 May 19.

Jordan SC, Vo AA, Peng A, et al: IVIG: a novel approach to improve transplant rates and outcomes in highly HLA-sensitized patients, Am J Transplant 6:459-466, 2006.

Knight S, Russell N, Barcena L, et al: Mycophenolate mofetil decreases acute rejection and may improve graft survival in renal transplant recipients when compared with azathioprine: a systematic review, Transplantation 87:785-794, 2009.

Li B, Hartono C, Ding R, et al: Noninvasive diagnosis of renal-allograft rejection by measurement of messenger RNA for perforin and gran-zyme B in urine, N Engl J Med 344:947-954, 2001.

Maluccio M, Sharma V, Lagman M, et al: Tacrolimus enhances trans-forming growth factor-beta1 expression and promotes tumor pro- gression, Transplantation 76:597-602, 2003 Aug 15.

Patel R, Terasaki PI: Significance of the positive crossmatch test in kid- ney transplantation, N Engl J Med 280:735-739, 1969.

Scehna F, Pascoe M, Albaru J, et al: Conversion from calcineurin inhibi-tors to sirolimus maintenance therapy in renal allograft recipients: 24-month efficacy and safety results from the CONVERT trial, Trans- plantation 87:233-242, 2009.

Starzl TE: Immunosuppressive therapy and tolerance of organ allografts, N Engl J Med 358:407-411, 2008.

Vincenti F, Kirkman R, Light S, et al: Interleukin-2-receptor blockade with daclizumab to prevent acute rejection in renal transplantation. Daclizumab Triple Therapy Study Group, N Engl J Med 338:161-165, 1998.

Vincenti F, Larsen C, Durrbach A, et al: Costimulation blockade with belatacept in renal transplantation, N Engl J Med 353:770-781, 2005.

Vincenti F, Larsen CP, Alberu J, et al: Three-year outcomes from BEN-EFIT, a randomized, active-controlled, parallel-group study in adult kidney transplant recipients, Am J Transplant 12:210-217, 2012.

Vincenti F, Schena F, Paraskevas S, et al: for the FREEDOM Study Group. A randomized, multicenter study of steroid avoidance, early steroid withdrawal or standard steroid therapy in kidney transplant recipients, Am J Transplant 8:307-316, 2008.

Zachary AA, Montgomery RA, Ratner LE, et al: Specific and durable elimination of antibody to donor HLA antigens in renal transplant patients, Transplantation 76:1519-1525, 2003.

Full bibliography can be found on www.expertconsult.com

64 肾移植感染并发症

Robin K. Avery 著

孙 颖 李明喜 译校

对移植后感染的治疗已逐渐倾向于预防和早期识别感染，以避免感染全面爆发从而引起多器官受累和移植肾失功。国际上广泛接受的移植相关机构的指南对于多种病原体的预防和治疗、受体和供体的筛选、免疫接种和更安全的存活策略均提供了推荐意见（框64.1）。细致的照护有助于长期保持受体的健康和移植肾功能。

免疫抑制药及感染风险

尽管任何免疫抑制药都存在感染风险，但是某些药物具有特定的感染风险。例如，抗淋巴细胞治疗，如抗胸腺细胞球蛋白（特别是用于激素难治性排异反应）清除了病毒特异性细胞毒性 T 细胞，从而增加了巨细胞病毒（cytomegalovirus，CMV）和 EB 病毒（Epstein-Barr virus，EBV）活化的可能。高剂量的类固醇激素治疗会影响免疫功能的诸多方面，使得患者更易出现细菌、真菌和病毒感染。西罗莫司、依维莫司引起病毒感染的风险相对较低，但是细菌感染风险增高，包括那些延缓伤口愈合的病原。

框 64.1 移植后感染治疗指南及相关资料

American Society of Transplantation（AST）Infectious Disease Guidelines，2nd Edition. American Journal of Transplantation，Supplement 4，pages S1-S281，2009.（http://onlinelibrary.wiley.com/doi/10.1111/ajt.2009.9.issue-s4/issuetoc）

Influenza Vaccination in the Organ Transplant Recipient: Review and Summary Recommendations. American Journal of Transplantation，October issue，pages 2020-2030，2011

Kidney Disease in Global Outcomes（KDIGO）Guidelines. American Journal of Transplantation，Supplement 3，pages S1-S155，2009（http://www.kdigo.org/clinical_practice_guidelines/pdf/TxpGL_publVersion.pdf）

The Transplantation Society（TTS）: International Consensus Guidelines on the Management of Cytomegalovirus in Solid Organ Transplantation. Transplantation，Volume 89，pages 779-795，2010

数十年前，Rubin 首次提出了"净免疫抑制状态"的概念，指外源药物影响之外的免疫抑制状态。患者的年龄、肾脏疾病类型、合并症、代谢和营养状况、防御机制损伤如皮肤黏膜完整性的破坏、中性粒细胞减少症等其他因素均参与其中。如何评估这种免疫抑制状态，无论是广泛性的还是病原体特异性的，都是目前的研究热门课题。

新发的低丙种球蛋白血症是活体移植免疫抑制治疗公认的并发症，会增加各种感染的风险。静脉免疫球蛋白（IVIG）替代治疗对于 IgG 水平极低（<400 mg/dl）的患者可在不诱发排斥反应的同时抵御感染。

移植后感染的时间表

Rubin 详细描述了移植后感染的三个风险时段模型，经 Fishman 修改后至今仍非常实用。根据此模型，移植后第一个月的感染主要是术后感染，包括手术部位的感染、术后肺炎、导管相关感染和尿路感染。任何围术期的技术或者解剖因素都可能导致感染易发（如尿性囊肿、血肿、淋巴囊肿）。移植术前多重耐药菌群的定植可能导致移植免疫抑制治疗状态下发生侵袭性感染。而且在第一个月中，如果未进行预防性抗病毒治疗，单纯疱疹病毒再活化（herpes simplex virus，HSV）（常定植于口咽部和肛门生殖器部）很常见。对于大多数未使用缬更昔洛韦进行 CMV 预防治疗的患者，需使用阿昔洛韦或万乃洛韦预防 HSV 感染。口腔念珠菌病（鹅口疮）和尿道念珠菌病在移植后第一个月也很常见，因此许多治疗中心会选择局部或全身使用抗真菌药物。最后，受体或供体原先已存在的感染（未查明或未痊愈）在此时间窗会加重，因此移植前应对供体和受体进行全面的筛查。

移植后 2～6 个月为第二个时间段，各种机会性感染的风险增加，尤其是在加强抗排异免疫抑制治疗后。这包括乳头状病毒家族和其他许多病毒、细菌、真菌及寄生虫等感染。该时期的预防治疗和监控力度是最强的。在给予抗病毒预防治疗后，一些感染风险会被推移至移植后第 6 ~ 12 个月。

在第三个时间段或晚期，受体的风险各有不同，取决于其免疫抑制程度是否适度及其经历了多少排异反应。免疫抑制方案较温和的患者，机会性感染概率较小；但是仍可能感染社区获得性呼吸系统病毒、肺炎链球菌以及发生泌尿道的感染（包括移植肾盂肾炎）。对于需要强化免疫抑制治疗的患者，感染第二阶段中所见到的各种机会性病原体的风险仍存在。第三阶段的风险涉及一些引起慢性感染的病毒（乙型或丙型肝炎病毒、BK 病毒、人乳头瘤病毒及其他等）。对于肾脏移植受体来说，需要重视 BK 病毒，因为其会对移植物的功能产生持久的影响。

对于因为发热或其他疑似感染症状而就诊或住院的患者来说，这一模型能很好地评估移植受体的感染风险。了解移植后的时间、预防治疗、免疫抑制方案和环境暴露情况有助于缩小鉴别诊断范围，从而更好地进行评估。

供体源性感染

无论死亡供体还是活体供体，都需进行血清学检测，评估现病史和个人史（框 64.2）。血清学检测的用途有三个。第一，血清学结果可以剔除不合适的供体，如目前在美国人类免疫缺陷病毒（human immunodeficiency virus，HIV）血清学阳性者不能作为供体。第二，血清学结果可以识别供体限制给予的受体亚组，如丙肝阳性的供体和受体。第三，血清学检测结果可能影响到移植后的预防治疗，如 CMV、EBV，还有乙肝病毒核心抗体阳性的供体。例如，HBV 核心抗体阳性的供体是指乙肝病毒表面抗原（hepatitis B surface antigen，HBsAg）阴性但是乙肝病毒核心抗体（hepatitis B core antibody，HBcAb）阳性，通常表示之前感染过乙肝病毒而目前感染不活动（不过有时也可能表示处于早期乙肝病毒感染的窗口期，或者为假阳性）。相比于丙肝病毒血清学阳性的供体将丙肝病毒传给血清学阴性受体的高风险，乙肝病毒核心抗体阳性的供体将乙肝病毒传给血清学阴性的非肝移植受体的风险要低得多〔1:30 ~ 1:60，可以通过移植前接种乙肝疫苗，移植后进行乙肝病毒免疫球蛋白和（或）抗病毒预防治疗来进一步减小风险〕。根据现在的指南进行管理的前提下，乙肝病毒核心抗体阳性的供体已被广泛采用。

除了血清学检查外，供体的现病史和个人史也

框 64.2　供体血清学检测和培养

对于所有的尸体器官捐献者

- FDA 认证的 HIV-1 和 HIV-2（不接受诊断性检测）
- HBsAg，HBcAb 和抗 HCV 抗体
- VDRL 或 RPR
- 抗 CMV 抗体
- EBV 血清学检测
- 血和尿的细菌培养
- 循环阻断前尿液分析

尸体器官捐献者的其他可能检测项目

- HIV、HBV、HCV 核酸扩增试验（nucleic acid amplification testing，NAT）（建议修订中）
- HSV1、HSV2 的 IgG 抗体
- 弓形虫的 IgG 抗体
- VZV 水痘带状疱疹病毒的 IgG 抗体

区域性感染

- 恰佳斯病血清学检测
- 球孢子菌血清学检测
- HTLV 人体 T 细胞白血病病毒 I 型及 II 型血清学检测

对于可能的活体器官捐献者的附加检测

- HIV、HBV、HCV 核酸扩增试验（修订中）

此表信息来源于 Organ Procurementand Transplantation Network 网站 2.2.4.1章节。Available http://optn.transplant.hrsa.gov/Policiesand-Bylaws2/policies/pdfs/policy_2.pdf.

非常重要。高风险行为，包括不洁性行为、注射药物使用、曾被监禁等增加了供体携带 HIV、HBV 或者 HCV 的可能性，并且可能处在抗体血清转化前的窗口期。针对死亡供体的上述三类病毒的快速分子检测法（NAT 检测）是一项巨大突破，但是关于 NAT 是应局限于有过高危行为的供体还是推广到全部供体仍存在争论。在美国，有一例既往 HIV 血清学阴性，但是最终仍将 HIV 传播给受体的病例，因此新近的活体供体指南做出了修改。新的指南推荐在移植前 1 周之内重复 NAT 检测，同时教育活体供者在生活中避免会导致捐献前感染病毒的高危行为。

预先存在的活跃感染也可能见于供体，在器官采集的时候可能并不会被发现（比如菌血症、肺炎、病毒性脑膜炎）。对于细菌感染，多数但非全部病例可以通过移植后针对特定病原体的抗菌治疗来控制。如果采自供体的血培养在移植后为阳性，应该尽快考虑延长受体的抗微生物治疗时间，预防败血症和血管连接处的细菌性动脉瘤形成。如果供体血培养中出现多重耐药微生物应引起高度重视，因为多数文献报道的细菌感染的供体身上见到的社区获得性微生物如肺炎链球菌并没有多重耐药性。尽管社区获得细菌性脑脊

髓膜炎的供体可以被采用，但是移植医师应该警惕中枢神经系统可能的病毒感染，包括狂犬病病毒、西尼罗病毒，还有淋巴细胞性脉络膜脑膜炎病毒等。乙脑、流脑或者其他缺乏明确阳性细菌培养结果的中枢神经系统感染的供体，应立即拒绝供体的捐献。最后，如果供体肾脏保存液里存在念珠菌属，可能与不良预后如血管连接处的真菌性动脉瘤有关，需要谨慎对待和治疗。

细菌感染

如之前所讨论的，移植术后"普通"细菌的感染在术后第一个月最为常见（框 64.3）。尽管金黄色葡萄球菌或者肠道来源的革兰氏阴性菌仍是常见病原，但是也出现了越来越多的多重耐药菌［如抗万古霉素肠球菌（Vancomycinresistant enterococci，VRE）、抗

框 64.3　导致移植受体感染的常见细菌

革兰氏阳性菌
- 金黄色葡萄球菌，包括 MRSA
- 凝固酶阴性的葡萄球菌
- 肠球菌（包括 VRE）
- 链球菌
- 奴卡菌
- 单核李斯特菌
- 艰难梭菌

革兰氏阴性菌
肠道革兰氏阴性杆菌
- 大肠杆菌（包括产 ESBL 菌株）
- 肺炎克雷伯杆菌和产酸肺炎克雷伯杆菌（包括产 ESBL 和产碳青霉烯酶菌株）
- 变形杆菌，普罗维登菌，摩根菌属
- 沙门菌
- 肠棒杆菌

胃肠炎致病菌
- 沙门菌、志贺菌、弯曲杆菌、弧菌

非肠道革兰氏阴性杆菌
- 铜绿假单胞菌
- 鲍曼不动杆菌（包括产碳青霉烯酶菌株）
- 嗜麦芽窄食单胞菌

革兰氏阴性厌氧杆菌
- 类杆菌

分枝杆菌属
- 结核分枝杆菌
- 鸟分枝杆菌复合群
- 脓肿分枝杆菌，龟分枝杆菌，偶然分枝杆菌（快速生长型）

环丙沙星大肠埃希菌、产广谱 β- 内酰胺酶（ESBL）的大肠埃希菌和克雷伯杆菌、抗碳青霉烯类克雷伯杆菌、抗碳青霉素烯类鲍曼不动杆菌及多重耐药假单胞杆菌］。这些病原体非常顽固，而且很多治疗用药物都具有肾毒性（如阿米卡星和克林霉素），因此如何处理上述感染是一个巨大的挑战。此类感染的危险因素包括延长的 ICU 和住院时间、延长的机械通气时间、术后出血和二次手术、预防性抗生素的过度应用以及移植前的病原体定植。

移植肾盂肾炎很常见，尤其是在移植后的最初几个月内。革兰氏阴性肠杆菌和肠球菌是经常见到的病原体。这类感染常常以发热和寒战为特点；还可能出现移植物局部肌紧张及血清肌酐（SCr）升高，而排尿症状如无尿等可能不明显。有时，发热和寒战可以没有任何局部体征。为彻底清除肾脏组织的病灶，可能需要延长治疗（4～6 周抗生素治疗）。目前，对磺胺和喹诺酮类（如环丙沙星）药物耐药的革兰氏阴性杆菌很常见。口服喹诺酮的治疗已经不能保证覆盖致病微生物，因此菌株鉴定和药敏试验是至关重要的。

由于抗生素的广泛使用，尤其是 2005 年新的流行菌株出现之后，移植后艰难梭状芽胞杆菌的感染已非常普遍。艰难梭状芽胞杆菌相关的腹泻常常表现为频繁的严重水样便和腹部痉挛。更为凶险的是，如果腹胀不伴有腹泻，则可能出现肠梗阻和中毒性巨结肠。如果出现发热、白细胞计数升高、腹胀和肠梗阻，应该尽快评估病情并经验性治疗可能的艰难梭状芽胞杆菌感染。

食物传播的感染，如沙门菌病、志贺氏细菌性痢疾、利斯特菌病对于移植受体来说比普通人群更为严重。需要特别注意的是，李斯特菌可经由各种食物传播，包括未经巴氏消毒的奶制品、软起司、熟食肉类、热狗和三文鱼等其他多种食物；可导致脑膜炎、菌血症以及少见的脑干脑炎。

奴卡菌属能够引发肺结节性浸润和脑脓肿，定植于软组织和其他器官。红球菌属可导致肺结节，在农场工作、接触马匹的人群尤为易感。和真菌感染类似，这两种细菌对于那些从事较多的诸如园艺和农耕等户外活动的移植受体来说较为常见。

细菌性肺炎包括社区获得性肺炎（community-acquired pneumonia，CAP）、院内获得性肺炎（healthcare-associated pneumonia，HAP）、和（或）呼吸机相关性肺炎（ventilator-associated pneumonia，VAP），其致病菌也见于其他免疫缺陷的患者。需要

特别指出的是军团杆菌，因为它可引起严重得多的肺叶感染，且难以确诊（尤其是非嗜肺军团菌属）。尿液抗原检测只能检出 1 型嗜肺军团菌，所以任何有难以解释的肺部浸润性病变的患者，即便初期的培养和尿液抗原检测阴性，也应考虑军团菌肺炎的可能。暴露于医院饮水系统和退伍军人收容所可能会引起军团菌肺炎。

　　在肾脏移植后，分枝杆菌可能在局部（主要是肺部）或者全身播散性感染。肺结核（tuberculosis，TB）在移植术后常呈现为播散性结核，且处理非常棘手，这通常由受体内结核分枝杆菌再激活引起。供体来源的感染只占很小一部分。推荐移植前对所有移植候选人进行潜伏性结核（latent TB infection，LTBI）感染的筛查，对于筛查结果阳性但是没有活跃期肺结核证据的个体应考虑进行 9 个月异烟肼的预防治疗。皮肤结核菌素试验（tuberculin skin test，TST）或者近期发展的 γ 干扰素释放检测技术（interferon-gamma release assay，IGRA）均可使用，但是细胞免疫功能受损的患者可能会出现假阴性结果。LTBI 的预防性治疗可以在移植前完成，也可以在移植前开始，持续到移植后结束。在某些结核高度流行地区，策略可能有所不同。

　　非结核分枝杆菌的感染（鸟 - 胞内分枝杆菌、偶发分枝杆菌、龟分枝杆菌，脓肿分枝杆菌等）可发生于有户外暴露，慢性肺病，接触水源如浴盆、按摩浴缸，和（或）免疫抑制严重的患者中。肺结节浸润伴或不伴空洞形成是最常见的表现。皮肤和软组织的感染也可见到，偶见手术部位感染，特别是快生长分枝杆菌属。播散性感染可以表现为发热、全血细胞减少、肝功能异常，和（或）肺部浸润。因为分枝杆菌（除外快速生长型）在常规细菌培养基中不会生长，因此确诊可能较困难。有时可能需要行支气管肺泡灌洗、分枝杆菌血培养、骨髓活检甚至肝活检以明确诊断。一旦获取组织，应送检分枝杆菌、真菌和其他病原体的染色和培养。本病治疗周期较长（6 个月以上，且经常超过 12 ~ 18 个月），而且需要联合治疗；药物的毒性是一个重要问题。所以，微生物学诊断非常重要。

病毒感染

巨细胞病毒

　　尽管预防治疗和抢先治疗已经明显降低了其发病率和严重性，巨细胞病毒仍然是最重要的移植相关的病原体之一。大约三分之二到四分之三的成人中 CMV 血清学检测呈阳性，包括大多数的供体。CMV 感染可以由受体体内的 CMV 重新被激活而致，或者直接从供体获得。临床表现包括无症状的病毒血症、CMV 综合征（流感样不适伴发热、寒战、肌痛，经常出现白细胞减少、血小板减少，肝功能轻度异常），以及组织侵袭性疾病，在组织病理或免疫染色中可以找到 CMV 病毒（如食管炎、胃炎、肠炎、肺炎、肝炎等）。少数情况下，还会出现 CMV 脑膜脑炎或视网膜炎。上述的各种 CMV 感染，严重程度依次增加，大致与其在血液中病毒载量有关，可通过 CMV 聚合酶链反应或者 pp65 抗原血症测定来进行定量检测。组织侵袭性的 CMV 感染者体内病毒载量通常是最高的，尽管有时胃肠道是个例外。除了这些直接的感染后果，CMV 还会增加真菌和其他机会性感染以及移植物失功的风险。任何 CMV 预防策略，对这些直接和间接感染后果的密切观察都十分重要。

　　CMV 感染的主要危险因素包括供体血清学阳性（D+）/ 受体血清学阴性（R-）的情形，受体没有预先获得抗 CMV 的免疫能力，因而直接从供体处感染了 CMV。这种患者经常具有最高的病毒载量，并且有进展为组织侵袭性疾病、反复发生 CMV 血症、更昔洛韦耐药的风险。其他患者（D+/R+，D-/R+）也可能出现严重的 CMV 感染，尤其是在免疫抑制强化治疗之后。抗排异治疗的同时应该恢复预防治疗和（或）病毒载量监控，以便快速治疗 CMV 再激活。对于供体、受体均血清学阴性（D-/R-）的情况，患者的风险较低，但是依然可能通过输血（尽管血液制品应当已进行过 CMV 筛查和白细胞孔过滤）、社区暴露感染 CMV，而且供体检测结果也可能为假阴性。

　　CMV 的预防策略可分为两类：预防治疗和抢先治疗。预防治疗是指对所有 CMV 高危患者进行抗病毒治疗，而抢先治疗是对早期敏感检测如 CMV PCR 或 pp65 抗原血症测试提示存在感染证据的患者进行抗病毒治疗（表 64.1）。荟萃分析显示预防治疗在防止移植物失功以及 CMV 带来的直接或者间接（例如真菌和其他的机会性感染）影响方面的有效性。抢先治疗对于移植协调人来说则更具挑战性，也需更多的人力投入，因为所有的检查结果必须及时获得并且尽快开始治疗。另一方面，抢先治疗的支持者认为，该策略成本低，毒性弱，可能更早地帮助机体建立 CMV 特异性免疫机制。预防治疗停止后有出现迟发性 CMV 感染的风险。多数医疗中心采用两者之一或

表 64.1　CMV 防治建议 *

移植器官种类 / 人群	建议 / 选择（剂量、证据级别及儿科特殊情况见正文）
肾脏、肝、胰腺及心脏 D+/R–	• 预防治疗：更昔洛韦缬氨酸酯，口服或静脉给予更昔洛韦（或肾移植者给予伐昔洛韦）3～6 个月。有治疗中心对心脏移植者加用 CMV 免疫球蛋白 • 可选择抢先治疗。一些专家倾向于选择预防性给药而对低风险人群采用抢先治疗（见正文）。
肾脏，肝，胰腺及心脏 R+	• 更昔洛韦缬氨酸酯，口服更昔洛韦、静脉注射更昔洛韦或肾移植者给予伐昔洛韦 3 个月。有治疗中心对心脏移植者加用 CMV 免疫球蛋白　或者 • 选择抢先治疗
肺 心肺联合	• D+/R– 患者给予更昔洛韦缬氨酸酯，或静脉注射更昔洛韦 6 个月。有治疗中心将预防治疗延长至超过 6 个月
D + / R –，R+	• R+ 患者给予更昔洛韦缬氨酸酯，口服或静脉给予更昔洛韦 3～6 个月 • 有治疗中心会加用 CMV 免疫球蛋白，尤其是对 D+/R– 患者

From Humar A, Snydman D: Cytomegalovirus in solid organ transplant recipients, Am J Transplant Suppl 4:S81, 2009.

* 这些指南并不代表统一的治疗过程。其他因素可能影响预防治疗或优先治疗的细节和疗程

联合使用，但是对于高风险 D+/R- 的患者推荐采用预防治疗。IMPACT 研究显示对 D+/R- 肾移植受者，6 个月的缬更昔洛韦预防治疗比 3 个月的疗程获益更多。

EB 病毒和移植后淋巴组织增生性疾病

EB 病毒血清学阳性在成人中比 CMV 更普遍（＞90%）。在免疫抑制的影响下，EBV 可能被再次激活，或者从 EBV D+/R- 移植的供体中感染。当细胞免疫系统不能够抑制 EBV 感染的淋巴细胞的增殖时，会发生多克隆淋巴组织增生，最后可能进展为单克隆增生，通常为 B 细胞淋巴瘤。这个过程是一个组织病理学不断演化的过程，也被称作移植后淋巴组织增生性疾病（posttransplant lymphoproliferative disorder，PTLD）。PTLD 的危险因素包括 EBV D+/R- 状态、强化的抗排异免疫抑制治疗、年龄（儿童更容易出现 EBV 血清学阳性）、某些特定的器官移植如肠道和肺移植（涉及转移淋巴组织）。

PTLD 的发病率呈双峰，第一个高峰是移植后最初 6 个月，常常和 EBV 相关，第二个高峰在移植后的数年内，偶见与 EBV 无关。PTLD 的临床表现各异，可以累及肺、消化道、肝、脾、淋巴结、骨髓、中枢神经系统（central nervous system，CNS）以及移植物；也可以表现为孤立的中枢神经系统症状。对于 EBV 相关的 PTLD 来说，外周血 EBV 病毒 DNA 载量通常很高。组织活检对于诊断 PTLD 非常重要；为进一步明确组织病理分型，EBV 原位杂交有助于明确诊断。利妥昔单抗（或者利妥昔单抗联合化疗）可改善 PTLD 的疗效。适度下调免疫抑制强度非常重要，可能使早期 PTLD 在没有任何其他治疗的情况下自限。对于一些局部病灶，可采用手术和化疗。

多瘤病毒

多瘤病毒（尤其是 BK 病毒或者 BKV）对肾脏或肾脏 - 胰腺受体影响巨大，会导致慢性肾移植物失功。JC 病毒是导致进展性多灶性脑病的病原体，虽然不如 BKV 常见，也能引起不良后果。BKV 会引起间质肾炎，起病隐匿（通常情况下无系统症状）但会逐渐引起肾移植物的纤维化。早些年间，BKV 间质性肾炎有时会与排斥反应相混淆，因此被给予更强的免疫抑制治疗，从而加重了 BKV 移植物肾病（BKV allograft nephropathy，BKVAN）。如果不采取预防措施，4%～8% 的肾移植物会因为 BKV 而丧失功能。

控制 BKV 重要的进步之一是引入了一套筛查血液、尿液的定量分子检测手段，在移植后的第一年的各时间段进行检测。当 BKV 水平高于某个特定阈值时，降低免疫抑制治疗的强度可以使得许多病例的 BKV 病毒血症不再进展，尽管病毒需要数月的时间才会被完全清除。某些病例的 BKV 病毒血症在降低免疫抑制治疗强度后仍较难治，此时可采取包括来氟米特、西多福韦、IVIG，还有喹诺酮在内的治疗。最适宜的治疗方案和时间窗目前尚无定论。不过，在筛查阶段，BKV 相关的移植物功能障碍已经降至原先的 1/8。在不久的将来，BKV 特异性细胞免疫的测定将会得到更广泛的应用。

其他病毒

其他在移植中需要关注的病毒包括疱疹病毒家族的其他成员（单纯疱疹病毒，水痘 - 带状疱疹病毒、人类疱疹病毒 6、7、8）、细小病毒、腺病毒、呼吸道病毒还有胃肠道病毒如诺瓦克病毒（Norwalk）。单纯疱疹病毒（Herpes simplex virus，HSV）再激活多

发生在移植后的第一个月或者免疫抑制治疗增强的时候，可导致咽食管疼痛或者肛门生殖器溃疡。较罕见的情况下，可导致内脏病变如 HSV 肝炎或脑膜炎。水痘 - 带状疱疹病毒（Varicella-zoster virus，VZV）再激活时，根据患者不同的免疫抑制程度，可以引起局部或播散性分布的疱疹。移植后的原发水痘与发病率和死亡率明显相关。人类疱疹病毒 6 和 7 再激活后可以引起肺炎、肝炎、脑膜炎，还有全血细胞减少。成人中 IgG 血清学阳性很普遍，所以血 PCR 对于诊断是必需的。最后，人类疱疹病毒在偶然情况下可以再激活，导致卡波肉瘤。

细小病毒与非出血性严重贫血相关。骨髓活检可见异常红系祖细胞。诊断最好借助于外周血 PCR 或者骨髓检查，而不是单纯血清学检查，治疗主要使用静脉用丙种球蛋白。腺病毒可引起肾炎和发热，同时伴有血尿和肾功能异常。在一些患者中曾使用西多福韦治疗。

呼吸道病毒的威胁具有季节性，在高度免疫抑制的患者中，可能导致弥漫性肺浸润和低氧血症。流感病毒、副流感病毒、呼吸道合胞病毒（respiratory syncytial virus，RSV）、腺病毒，还有偏肺病毒属于可导致严重后果的病原。避免暴露是至关重要的，尤其是在冬天和早春。对移植候选人和已接受移植的受体，以及医务工作者和患者家属，都推荐每年进行流感疫苗接种。尽管在移植后最初几个月，流感疫苗效果并不显著（见后文）。

胃肠道病毒可导致免疫抑制人群出现慢性腹泻。尤其是诺瓦克病毒，因其能引起社区性爆发、在船员中引发大范围腹泻而为人熟知。它可能导致肾移植受体长期的腹泻综合征，但是在普通健康个体中病程很短。

真菌感染

除了之前提到的念珠菌属外，移植后真菌感染还包括霉菌（如曲霉菌病、毛霉菌病）、隐球菌病、地方性真菌病如组织包浆菌病和球孢子菌病还有耶氏肺孢子菌病（pneumocystis jiroveci pneumonia，PJP，旧称卡氏肺孢子虫病）。对于霉菌感染，肾脏受体比肺受体的风险要低，因为移植物较少暴露于外界环境，但是这种感染可能在增强免疫抑制治疗或者暴露于恶劣环境时发生。除非具有特定的风险，通常不在肾脏

移植的患者中使用常规具有抗霉菌活性的抗真菌药物进行预防治疗。园丁、农民、庭院设计师、吸食大麻者或者建筑工人暴露于真菌孢子的机会高于常人，可能在移植前已被定植，使得具有上述身份的患者成为移植后霉菌再激活的高危人群。霉菌感染大多数情况下发生于肺部和鼻窦，这反映了最初的定植部位；不过霉菌可进一步扩散，影响到中枢神经系统、皮肤、软组织和其他部位。尽管新一代唑类抗真菌药物如伏立康唑和泊沙康唑的使用已经改善了侵袭性霉菌感染的治疗效果，但是死亡率依然很高。对于使用钙调蛋白抑制药和唑类治疗的患者，因为 p450 细胞色素酶的活性受到抑制，此时有必要根据情况调整免疫抑制药的剂量。到目前为止，避免暴露是更优的预防手段。

隐球菌是一种与鸟类、鸟类排泄物和土壤暴露相关的酵母菌。隐球菌最经常导致脑膜炎，但是也可伴有肺结节、腹水感染、蜂窝织炎、无差别发热和许多其他临床表现。隐球菌的治疗可能会伴发免疫重建炎症综合征（immune reconstitution inflammatory syndrome，IRIS），表现为培养转阴后病情的一过性加重。

地方性真菌病，如流行于美国中西部地区的组织包浆菌病和流行于美国西南部的球孢子真菌病，可能会在移植后重新激活。这些地方性真菌病也可以从供体处获得。以肺部和脾钙化肉芽肿为表现的转移性组织包浆菌病在居住于中西部尤其是从事农业劳作或其他具有明显环境暴露的患者个体中很常见。目前尚无推荐的特异性预防治疗措施，但是生活在上述区域并且血清学阳性或者有球孢子真菌病病史的个体可能需要接受唑类抗真菌药物来进行长期预防。

耶氏肺孢子菌病现在被归类为真菌感染。在移植后最初的 6～12 个月或增强免疫抑制治疗期间，PJP 的感染风险最高。PJP 是一种致命性肺炎，可以导致胸膜炎和肺功能的长期损伤，其恢复时间久且导致患者长期衰弱。所有没有磺胺过敏史的个体都应该在移植后接受至少 6 个月的复方新诺明预防治疗，而一些治疗中心会延长至 1 年或者更长的时间。复方新诺明也具有预防奴卡菌、弓形虫和李斯特菌感染的作用。对于磺胺过敏的患者来说，可以选择氨苯砜、喷他脒气雾剂或者阿托伐醌。使用氨苯砜的患者，必须先筛查 G6PD 以避免溶血反应。

寄生虫感染

类圆线虫属是一种全世界范围分布的寄生虫，可以在肠道内保持数年的休眠状态，在移植后引起弥散性类圆线虫病，症状非常严重。在热带国家或者美国东南部生活的个体在移植前常常能检出血清类圆线虫 IgG，如果血清学阳性，即应给予伊维菌素抢先治疗。在美国中部和南部的流行区，恰佳斯病（克氏锥虫）对于体内再激活的和从供体处感染的患者都存在风险。PCR 监测有助于长期管理这些高危患者。

免疫接种和感染预防

框 64.4 中强调了推荐的疫苗。读者可参照框 64.1 中列出的指南获取更多细节（比如 AST 传染病指南包含了免疫接种和更安全生活的部分）。移植前的评估是更新免疫接种的重要机会，包括每年接种的流感疫苗（注射剂型），肺炎链球菌，百白破（Tdap），

框 64.4　推荐成年器官移植候选者和受体接种的疫苗 *

推荐成年器官移植候选者移植前接种的疫苗
- 每年接种流感疫苗（注射接种灭活疫苗）
- 肺炎链球菌疫苗（pneumococcal polysaccharide vaccine, VPV）（5 年之内有效）
- 破伤风、白喉、无细胞性百日咳混合疫苗（tetanus-diphtheria-acellular pertussis, Tdap）（10 年之内有效）
- 甲肝疫苗系列（血清学阴性者给予）
- 乙肝疫苗系列（血清学阴性者给予，为增强免疫效力）
- 水痘疫苗（血清学阴性者给予，避免免疫抑制时使用，预计移植日前至少 4 周）
- 带状疱疹疫苗（参考年龄适用性指南，避免免疫抑制时使用，预计移植日前至少 4 周）
- HPV（参考年龄适用性指南）

推荐成年器官移植候选者移植后接种的疫苗
- 每年接种流感疫苗（注射接种灭活疫苗；依照目前指南应移植后 3 个月以上方可接种，但是在流感爆发时可提前接种）
- 肺炎链球菌疫苗（5 年之内有效）
- 破伤风、白喉、无细胞性百日咳混合疫苗（10 年之内有效）
- 完整的甲肝和乙肝疫苗系列（如未接种完或血清学仍未阴性）
- 死疫苗
- 旅行所需疫苗或预防用药请至少提前 2 个月咨询相关门诊

* 更多详情及儿科建议见框 64.1

甲肝、乙肝疫苗。所有上述提到的疫苗都是灭活疫苗，可在移植后进行接种，尽管其效力在移植前接种会更好。移植后每一个受体都应该每年接种流感疫苗（注射型，灭活），除非为了得到最大化的血清转换效果，可以等到移植 3 个月后。如果流感大暴发，可不必等到 3 个月后。

活疫苗目前不推荐在移植后使用，尽管一些儿科研究提示其在部分患者中使用较安全。水痘和带状疱疹疫苗是减活疫苗。水痘病毒血清学阴性的移植候选者，如果之前没有进行免疫抑制治疗，预计不会在未来 4 周内接受移植，则需要接种水痘疫苗。与之相似，50 岁或 50 岁以上患者，如果之前没有进行免疫抑制治疗，预计不会在未来 4 周内接受移植，则需要接种带状疱疹疫苗。

当受体恢复良好，足以进行国际旅行时，患者应该到专业的旅行诊所进行附加的疫苗接种和（或）疟疾预防，以及获取关于旅行目的地的特定建议，包括食物饮水方面的预防宣教。其他关于宠物、社区暴露和户外暴露的建议可以在现行的指南中找到，这些信息应该让移植候选者和已接受移植者都知晓。

尽管肾移植和肾 - 胰移植受体依然有很多感染风险，但现代分子诊断检测，以及高度发展的预防监控策略已经大大改善了控制感染的愿景。谨慎地调整免疫抑制治疗措施，及时接种疫苗、避免特定的环境暴露非常有用。在将来，对危险因素理解的深入，包括免疫系统功能的多态性和针对特定病原体所引发的免疫应答检测的发展，会对指导个体化治疗大有裨益。

参考文献

Asberg A, Humar A, Rollag H, et al: Oral valganciclovir is noninferior to intravenous ganciclovir for the treatment of cytomegalovirus disease in solid organ transplant recipients, Am J Transplant 7:2106-2113, 2007.

Braun WE, Avery R, Gifford RW Jr, et al: Life after 20 years with a kid- ney transplant: redefined disease profiles and an emerging nondia- betic vasculopathy, Transplant Proc 29:247-249, 1997.

Fishman JA, Rubin RH: Infection in organ-transplant recipients, N Engl J Med 338:1741-1751, 1998.

Hirsch HH, Brennan DC, Drachenberg CB, et al: Polyomavirus-associated nephropathy in renal transplantation: interdisciplinary analyses and recommendations, Transplantation 79:1277-1286, 2005.

Humar A, Lebranchu Y, Vincenti F, et al: The efficacy and safety of 200 days valganciclovir cytomegalovirus prophylaxis in high-risk kidney transplant recipients, Am J Transplant 10:1228-1237, 2010.

Humar A, Michaels M: American Society of Transplantation

recom- mendations for screening, monitoring, and reporting of infectious complications in immunosuppression trials in recipients of organ transplantation, Am J Transplant 6:262-274, 2006.

Humar A, Snydman D: Cytomegalovirus in solid organ transplant recip- ients, Am J Transplant (Suppl 4):S78-S86, 2009.

Mawhorter S, Yamani MH: Hypogammaglobulinemia and infection risk in solid organ transplant recipients, Curr Opin Organ Transplant 13:581-585, 2008.

Singh N: Late-onset cytomegalovirus disease as a significant complication in solid organ transplant recipients receiving antiviral prophylaxis: a call to heed the mounting evidence, Clin Infect Dis 40:704-708, 2005.

65 高血压的发病机制

Christopher S.Wilcox　著

陈沛沛　吴海婷　秦　岩　译校

高血压意味着心输出量增加或者总外周阻力增加。年轻成人中的原发性高血压可能最初源于心输出量的增加，伴随着交感神经系统过度活动，表现为血压不稳定和心率增加。其后，随着总外周阻力的升高，心输出量回归正常，而血压则进一步升高。大多数血压持续升高的患者呈现由于阻力血管收缩伴随的总外周阻力增加。随着高血压病程的进展，血管重构成为血管收缩的结构原因。

左心室收缩产生的冲击波从外周阻力血管反射回来，在舒张早期到达升主动脉。在年轻患者中监测主动脉压可见重搏切迹。随着年龄增加，阻力血管的弹性减少，张力增加，压力波在动脉系统里更快地传导。最终，这个冲击波与前向的主动脉收缩压力波协同，导致收缩压突然升高。这能解释常见的老年性单纯收缩压升高。而年轻人中，收缩压升高的高血压通常反映心脏的收缩力或输出量增加。

高血压的病理生理

心肾功能的整合

心肾功能的完美整合可体现在一个正常人对站立过程的反应。站起来后，静脉的回心血量突然下降，导致心输出量下降，激活压力传感器，阻力血管收缩进而阻止血压的快速下降，而容量血管收缩来存储静脉回心血量。这一系列反应的结果是收缩压轻度下降，伴随舒张压和心率最小幅度的增加。随着站立的时间增长，肾交感神经活性增强，肾小管对钠、氯及水的重吸收增加，同时肾小球旁器释放肾素。肾素释放导致血管紧张素 II 和醛固酮的产生，维持血压和循环血量。相反，自主神经紊乱患者站立时，血压下降明显，甚至产生晕厥，这生动地体现了稳定的血压对于维持心、脑和肾这些脏器功能的重要性。因此，人类在漫长的进化过程中具备了多种互相作用的血压调节机制。理解高血压的发生机制，需要大量相关的病理生理知识。本章讨论其中最为重要和已被公认的一些内容。

肾脏机制和盐平衡

肾脏在血压调节中具有独一无二的作用。肾脏对水钠的潴留可以增加细胞外液容量、血容量和平均循环灌注压，从而增加静脉回心血量、心输出量和血压。水盐摄入过多时，肾脏能有效排除多余的 NaCl 和液体；当摄入不足时，肾脏又能有效地存储水盐。肾脏如此有效地工作，使我们机体的细胞外液量和血容量保持正常；在不同盐摄入的情况下，容量变化低于 10%。在高血压个体中，体液量的作用是微妙的。例如，正常个体如果每天摄盐增加 10 倍，细胞外体液量只增加 1 L（约 6%），通常不影响血压，或只是轻度血压升高。反过来，无盐饮食 3～5 d 会丢失大约 1 L 体液量，伴随轻微的血压下降。慢性肾脏病患者则不同，血压会随着盐分摄入增加而增加。在肾小球、肾血管疾病患者中，这种盐敏感性参与了血压随肾功能下降而进行性升高的过程。在血压正常的人群中，大约 30% 个体具有盐敏感性，并呈现遗传倾向。而在高血压的群体中，盐敏感发生率是正常人群的 2 倍。在非裔美国人、老年人和 CKD 患者，盐敏感特别常见。通常盐敏感伴随血浆肾素活性降低。

盐敏感有何意义？正常的肾脏对血压非常敏感。平均动脉压轻微升高，如 1～3 mmHg，就会敏感地引起肾脏排出水钠增加。相反，这种"压力性利尿"也表现在血压下降时出现水钠排出减少。这是肾脏对保持内环境稳定做出的快速、高质量的最基本的反应。这主要是肾小管对 NaCl 重吸收改变的结果，而非肾血流量和肾小球滤过率的变化。实际上，在血压轻微变化时，肾脏的自主调节机制足够强大到维持肾血流量和肾小球滤过率稳定。健康肾脏能够在一定范围内的血压下，通过压力利尿机制精确地调节水盐排泄。压力利尿中的两种主要机制已经被证实。

首先，在一些大鼠的研究中发现，肾脏灌注压选择性增加髓质肾血流，并不与肾皮质血流平行。这种压力和血流的增加，提高了整个肾脏的肾间质静水压，导致近端小管的对水盐重吸收减少，血容量减少。其次，入球小动脉的牵拉可调节肾素分泌入血，继而产生血管紧张素Ⅱ。血管紧张素Ⅱ能调动机体水钠潴留机制——通过刺激口渴感和加强近曲小管和远曲小管对水钠的重吸收；通过刺激醛固酮和精氨酸加压素的分泌，抑制 ANP 和血管紧张素Ⅱ，进一步增加远曲小管和集合管的重吸收。因此，在正常的内环境稳态调节中，增加的血压会伴随血浆肾素活性下降。而在高血压患者，这种肾素活性水平不适当的升高，参与高血压的形成，表现为血浆肾素活性水平的正常或升高。

盐摄入长期改变、RAAS 系统和血压之间的关系可以用图 65.1 来诠释。正常个体 RAAS 系统的调节与盐摄入量密切相关。盐摄入增加只带来轻度的或一过性平均动脉压升高，因为盐摄入增加后 RAAS 被抑制以及压力利尿机制开始有效的工作，快速增加水盐的肾脏清除，足以修复正常的血容量和血压。如图 65.1 所示三者之间的定量关系，血压随盐摄入增加而升高的曲线几乎是垂直的。导致该曲线垂直的原因之一是 RAAS 系统与肾脏对盐的处理呈负向调节关系，表现为血压与 RAAS 系统的反向调节改变，这也是获得压力利尿的原因之一。因此，当 RAAS 被人为地固定之后，压力利尿曲线变平，导致盐敏感、调定点改变和外周血压改变。例如，给正常个体灌注

血管紧张素Ⅱ升高血压。由于血管紧张素Ⅱ是被持续灌注，肾脏不能通过减少肾素分泌而抑制血管紧张素Ⅱ水平。压力利尿机制被阻止，失去了有效和完整的肾脏代偿机制，血压升高持续存在。相反，正常个体接受 ACEI/ARB 处理导致血压下降。此时，肾脏不能刺激相应的血管紧张素Ⅱ和醛固酮反应，以保留足够的水盐来缓冲血压下降。因此当 RAAS 被固定，血压会随着盐摄入改变，成为高度的盐敏感个体（图 65.1）。这些研究证实 RAAS 在长期血压调节中独一无二的作用，以及其在盐摄入改变的情况下维持血压稳定的重要作用。

近来的研究发现上述的关系实际上还要复杂。肾素也能在连接管和集合管中产生。这种肾脏局部肾素可能导致肾内高水平的血管紧张素，与上述盐摄入调节机制不相关。研究表明糖尿病动物模型中，尽管循环中肾素水平较低，但 ACEI/ARB 治疗仍可获益的原因，可能就是肾脏局部血管紧张素的产生和作用增加。其他研究表明，前肾素本身虽然没有活性，但与组织内的一种肾素受体结合后激活产生新的信号，产生新的成分，影响 RAAS。这一点很重要，因为传统的 RAAS 拮抗药可能并不阻断这些反应，新的肾素抑制药也并不阻断这种肾素受体。

长期血压调节中肾脏和 RAAS 的重要作用具有以下四方面证据。其一，血压正常的大鼠接受了高血压大鼠的肾脏移植后出现了高血压，相反亦然。在人类肾移植中也发现，如果供者是高血压，受者术后也

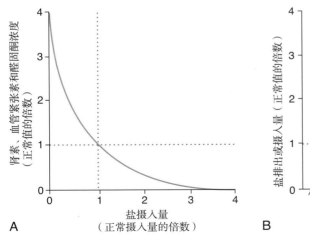
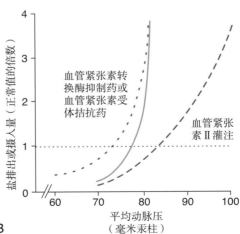

图 65.1 A，血浆肾素、血管紧张素Ⅱ和醛固酮浓度和饮食盐摄入量呈正常稳定变化；B，正常个体盐的排出量与摄入量和平均动脉压的关系（实线），给予 ACEI 或 ARB 后的变化（短虚线），持续灌注血管紧张素Ⅱ以阻断机体内源性血管紧张素Ⅱ的调节反应（长虚线）。（改编自 Guyton AC, Hall JE, Coleman TG, et al: In Laragh JH, Brenner BM, editors: Hypertension, pathophysiology, diagnosis and management, New York, 1995, Raven, pp 1311–1326 with permission.）

会出现高血压。很明显，高血压患者的肾脏已经产生了改变，在正常水平的血压下，也开始不适当地潴留水盐，而且重新调定了压力利尿机制到较高水平的血压。因此，即使正常血压的受者具有正常的神经内分泌环境，局部肾脏的改变也会导致出现高血压。然而，最近研究表明，基因敲除或转基因小鼠接受肾移植，在长时间灌注血管紧张素 Ⅱ 时，增加的血压影响肾脏局部和全身循环系统，多数可累及大脑。其二，ACEI、ARB、醛固酮受体拮抗药和肾素抑制药可以使得血压下降 5% ~ 20%。血压下降最多的是那些血浆肾素活性水平升高的个体，并且这一作用会通过限盐或者同时应用利尿药而得到加强。其三，大约 90% 的终末期肾病患者合并高血压。其四，一些导致人类高血压的单基因病中的基因能够激活 RAAS 系统（如糖皮质激素可以抑制的高血压 GRA），或激活肾脏钠离子通道（如 Liddle 综合征）。

全身自主调节

心输出量的增加必然会增加外周血流量。然而每一个脏器都具有其内在的自身调节机制，会按其代谢需求调整适应的血流量。因此，假以时日，心输出量增加就会被转化为总外周血管阻力的增加。这种全身自主调节的结果就是脏器血流量仍保持稳定，但血压持续升高。人群研究中证实，通过给予盐皮质激素增加水钠潴留，经过 5 ~ 15 d，最初的心输出量增加被转化为持续高血压升高和总外周阻力增加。

高血压的结构因素

高血压不仅引起血管和心肌的肥厚和重构，也会导致肾小球硬化和肾间质的纤维化。阻力血管的代偿性肥厚将降低管腔 / 管壁比值，增加总外周阻力（total peripheral resistance，TPR）。有证据表明，给高血压患者最大剂量的血管扩张药后，仍存在较高的 TPR；而且在血管收缩刺激下，增厚和增生的阻力血管管腔直径减少更明显。这些证据表明血管对压力因素的反应性增加。阻力动脉的血管重构降低了它们对灌注压改变的反应性。这表明受损的肌源性反应参与破坏原有肾血流量的自身调节，增加了高血压肾损害的压力成分。肾小球和肾间质硬化和纤维化的改变，伴随着入球小动脉的增生，限制了肾小球旁器和间质对血压的敏感性。肾素释放受损和压力性利钠，导致了盐敏感性和持续的高血压。间断地微弱电刺激大鼠下丘脑最初导致血压的明显增加，停止刺激时血压突然下降。

尽管这样，最终基础血压增高，与阻力血管的增生程度相匹配。这些结构性成分可以解释为什么任何一种降压措施（如降压药、盐摄入减少、纠正肾动脉狭窄，或纠正高醛固酮血症等）都要经过数周或数月后达到最大降压效果。血管和左心室肥厚部分可以通过降压治疗达到可逆，但纤维化和硬化改变不可逆。

交感神经系统、大脑和压力感受器

血压升高降低了压力反射，降低交感神经系统的活性，并且增加了副交感神经的活性。矛盾的是，人类高血压通常伴随心率增加、血浆儿茶酚浓度升高或不变，以及直接测量交感神经释放增加。是什么因素导致高血压中交感神经不适当激活？动物研究表明压力反射器对于外周血压的改变，通常经过 2 ~ 5 d 后重新调定，即压力反射器不再继续对抗升高的血压，而在新的血压高度达到平衡。大多数这种适应性改变发生在压力感受器受体本身。随着年龄增加和动脉硬化，主动脉窦壁和其他压力反射的敏感位点弹性逐渐降低。因此，血压升高刺激的传入神经末梢的作用逐渐减弱，压力反射的能力逐渐下降，这是老年人高血压的特征。除此之外，动物模型已经证实改变压力反射的中枢机制是交感张力。在人类高血压中，中枢调节机制的重要性可以从药物反应上证明，如氯压定可降低脑内交感神经张力。肾脏本身具有压力和化学敏感性神经。维持性血液透析的 ESRD 患者交感神经分泌增加，血压升高，但双肾切除后血压升高不明显，这表明肾脏交感神经具有交感神经张力。近年来，肾脏交感神经射频消融技术能够成功改善难治性高血压，也表明肾脏交感神经对于人类的长期血压调节具有重要性。

内皮细胞和氧化应激

钙动员激动剂如缓激肽或乙酰胆碱，和血流产生的剪切力一样释放内皮细胞依赖的舒张因子，主要是 NO。NO 半衰期只有几秒，氧化血红蛋白或活化氧族（reactive oxygen species，ROS）如超氧化物阴离子（O_2^-）使其失活。人类原发性高血压的外周血管表现为血管内皮细胞依赖的舒张反应障碍，NO 产生减少。一个潜在的机制是氧化应激。过多的 O_2^- 形成使 NO 失活，导致有功能的 NO 减少。另一个机制是 NO 合成酶（NOS）抑制因子的出现，包括不对称二甲基精氨酸（ADMA）。最后，动脉粥样硬化、持续的高血压或者恶性高血压导致内皮细胞结构改变，进一步限制 NO 的产生。在肾脏，NO 抑制肾脏在髓袢和集合管对 NaCl 的重吸收。因此，NO 缺乏不仅导致了血管的收缩，而且减弱了肾脏的压力利尿机制；而且 NO 缺乏参与大血管的炎症和动脉粥样硬化形成。

基因因素

人类高血压的遗传性可以从同卵双胞胎（两者具有相同基因和相似的生活环境）的高血压罹患的一致性和非同卵双胞胎（只是有相似的生活环境）的不同来评价。这些研究表明在现代人类高血压中，基因危险因素占 50% 以下。小鼠被条件性敲除内皮细胞 NOS 后导致盐敏性高血压。小鼠编码 ACE 基因的拷贝数减少，血压也随之减少。这些证据说明单基因病变可以导致高血压。尽管这样，在插入或敲掉单一基因对血压改变的研究中，人们也认识到基因相互作用和基因背景的重要性和复杂性。

近来，有证据表明某些单基因缺陷与人类原发高血压有关。一些少见的遗传性高血压是由单基因病变所致。例如，醛固酮合成酶编码基因嵌合重组导致地塞米松可抑制的高醛固酮血症。Liddle 综合征是由于编码表达在远曲小管的内皮钠通道基因的部分突变所致，它的突变形式导致正常的钠通道调节消失，钠通道处于持久开放状态，导致肾脏钠潴留、盐敏感、低肾素高血压（第 9 章）。

高血压的复杂调节

在一些类型的高血压中，大量物质的合成、分泌、降解及作用发生改变。最重要的改变如下所述。

肾素、血管紧张素 Ⅱ 和醛固酮

在大多数原发性高血压患者中，血浆肾素活性（PRA）增加超过正常值 15% 左右。PRA 正常或偏高者对于 ACEI、ARB 或倍他受体阻滞药的单药降压效果好于低肾素高血压患者，对限盐和利尿药反应好。在肾血管性高血压患者中，RAAS 对于维持血压特别重要，但在慢性期其重要性逐渐降低，当出现血管结构改变和慢性肾脏损害时，呈现的是非 RAAS 依赖的高血压。

交感神经系统和儿茶酚胺

嗜铬细胞瘤是分泌儿茶酚胺的肿瘤，通常位于肾上腺髓质，患者血浆儿茶酚胺的浓度升高 10~1000 倍。这种升压物质很少导致致命性的血压升高，是因为完整的肾脏压力利尿机制降低血容量，限制血压升高。这些患者在儿茶酚胺释放的间歇可能存在体位性低血压（第 67 章）。

在人类原发性高血压患者，阻力血管的交感神经活性增加导致 α_1 受体介导的血管收缩和 β_1 受体介导的心脏收缩力和心输出量增加，并没有完全由 β_2 受体调节的外周血管舒张所抵消。交感神经活性增加，在肾脏表现为 α_1 介导的 NaCl 重吸收增强和 β_1 介导的肾素释放。

多巴胺

多巴胺独立于交感神经系统，在大脑、肾小管上皮细胞合成。在容量扩张时肾脏合成多巴胺增加。多巴胺增加会减少在近端小管对 NaCl 的重吸收。在遗传性高血压模型中肾小管对多巴胺的反应缺陷表现突出。最近的证据表明，调节多巴胺受体的基因单核苷酸多态性与人类的盐敏感性高血压相关。

花生四烯酸代谢产物

花生四烯酸被酯化为细胞膜中的磷脂。它是由被激活的磷脂酶释放，如血管紧张素 Ⅱ 可激活磷脂酶。花生四烯酸的代谢主要需要三种酶完成。环氧合酶（COX）生成不稳定的中间体，随后代谢特定的酶产生前列腺素，包括具有血管舒张活性的前列腺素 I_2（PGI_2）、血管收缩活性的血栓素，或具有混合效应的 PGE_2 等。COX-1 表达在许多组织，包括血小板、阻力血管、肾小球，和皮质集合管。炎症因子诱导 COX-2。然而，正常肾脏通常不在致密斑细胞、小管、肾髓质间质细胞和小动脉等处大量表达 COX-2。阻断 COX-1 的净效应是保钠、提高血压和降低血浆肾素活性。阻断 COX-2 对血压正常个体的血压没有影响，但可以升高原发性高血压患者的血压。非甾体类抗炎会加剧高血压，减弱常用降压措施的作用，在容量不足或低血压患者中易导致急性肾损伤，以及降低袢利尿药的利尿效果。与此相反的是，阿司匹林可降低肾血管性高血压患者的血压，证明血栓素和其他前列腺素激活血栓素前列腺素受体可导致血压升高。花生四烯酸由细胞色素 P-450 单加氧酶代谢，产生血管收缩剂 19,20 羟二十碳四烯酸酸（HETE），但抑制肾小管对 NaCl 的重吸收。由表氧化酶代谢产生的环氧-二十碳三烯酸（EETs）是强大的血管扩张药和利钠因子。花生四烯酸代谢产物在正常生理作用中是重要的调节因子，但在人类原发性高血压中的作用仍然不确切。

左旋精氨酸－NO 途径

人体内广泛表达三种 NOS 异构体，介导 NO 生成。NO 与许多酶交互作用。鸟环化酶激活产生环磷酸鸟苷，具有强大的血管舒张作用，并抑制 NaCl 在肾脏的重吸收。人类原发性高血压患者的血管内皮细胞 NO 合成缺陷可能参与外周阻力增加、血管重构和动脉粥样硬化，而肾 NO 合成缺陷可能导致肾脏钠潴留和盐敏感。在人类高血压患者和 CKD 患者中 NOS 活性降低。

反应氧族

分子氧的不完全还原是通过细胞呼吸链，或者通过氧化酶如烟酰胺腺嘌呤二核苷酸磷酸（NADPH）氧化酶产生活性氧 ROS，包括 O_2^- 和过氧亚硝酸盐（$ONOO^-$）。$ONOO^-$ 通过氧化和亚硝基反应作用持久长效。活性氧与脂质作用产生氧化低密度脂蛋白（LDL），促进动脉粥样硬化，产生异前列腺素，引起血管收缩、钠潴留和血小板聚集。ROS 很难定量，但间接的证据表明，高血压患者，尤其是 CKD 患者处于氧化应激状态。在高血压动物模型中，有效减少 O_2^- 的药物能够降低血压，但还没有大规模的临床研究。

内皮细胞

内皮素主要由血管内皮细胞和集合管产生。内皮素 A 型受体介导增加血管阻力或抑制 NO 的释放，B 型受体位于集合管抑制 NaCl 的重吸收。血管紧张素灌注或阻断 NOS 可激活内皮素 A 型受体，增强血管收缩。缺氧和受体激动药（如血管紧张素 II、盐负荷和细胞因子等）诱发内皮素释放。在容量扩张的高血压模型中使用非特异阻断内皮素受体可以降低血压。

但人类原发性高血压患者中内皮素的作用目前还不清楚。

ANP

心房钠尿肽在心房延展时释放。它与受体结合，增加肾小球滤过率、减少远端小管对 NaCl 的重吸收

和抑制肾素分泌。容量扩张刺激 ANP 释放，进而导致利钠反应。其在原发性高血压中的作用尚不清楚。肽链内切酶抑制药能够阻止 ANP 降解，具有降压和利钠作用，而且还抑制激肽的代谢。尽管内肽酶或 ACE 抑制药能够通过增加缓激肽协助降压，但缓激肽会引起刺激性干咳或更严重的过敏反应。

CKD 患者的高血压发生机制

随着 CKD 的进展，盐敏感高血压罹患率增加，并与肾小球滤过率下降成比例。在 CKD 患者中高血压普遍存在，主要见于原发性肾小球疾病或肾血管疾病，而肾小管间质疾病或失盐性肾病患者血压可以正常。

随着肾单位的减少，CKD 患者由饮食摄入改变而调整的 NaCl 排泄的速度和量的能力受限。细胞外液容量增加对血压的作用，可以从 ESRD 患者通过血液透析清除水分能明显降低血压的事实中得到印证。

CKD 患者的高血压除了容量增加和外周阻力增加机制之外，还有其他多种机制参与，如 RAAS 的异常激活；终末期肾病患者的肾脏产生异常的肾传入的神经冲动，增加交感神经释放活性递质，而这些可以通过双肾切除术而逆转；肾衰竭患者血浆内皮素增加；CKD 诱导氧化应激反应，导致血管疾病和对内皮依赖性松弛因子的反应受损；随着 ADMA 聚集抑制 NOS，来源于 L- 精氨酸的 NO 产生减少；血栓素前列腺素受体被激活，导致血管收缩和结构损伤。

显然，CKD 患者的高血压是多因素导致的，但容量扩张和盐敏感性是主要的。介导血压升高的因子在容量增加时作用更明显，如血管紧张素 II、儿茶酚胺、内皮素，或血栓素前列腺素受体。这也表明这些系统在终末期肾病中的重要性。最后，多种途径参与终末期肾病患者高血压形成（如 NO 产生受损，过多产生内皮素、ROS 和 ADMA 的途径），也参与动脉粥样硬化、心肌肥厚和肾纤维化和硬化的进展。事实上，肾病患者高血压控制不佳会导致血压继续升高和进一步的肾损害，形成一个恶性循环，最终导致血压进行性升高和肾功能下降，最终进入肾脏替代治疗。因此，CKD 患者合理的高血压管理，首先需要限盐饮食和利尿药治疗，其后应加强降压治疗以延缓肾功能进展。

参考文献

DiBona GF: Sympathetic nervous system and the kidney in hypertension, Curr Opin Nephrol Hypertens 11:197-200, 2002.

Guyton AC, Hall JE, Coleman TG, et al: The dominant role of the kid-neys in the long-term regulation of arterial pressure in normal and hypertensive states. In Laragh JH, Brenner BM, editors: Hypertension: pathophysiology, diagnosis and management, New York, 1990, Raven, pp 1029-1052.

Navar LG: The role of the kidneys in hypertension, J Clin Hypertens 7:542-549, 2005.

Wilcox CS: Oxidative stress and nitric oxide deficiency in the kidney: a critical link to hypertension? Am J Physiol Regul Integr Comp Physiol 289:R913-R935, 2005.

Wilcox CS: Therapy in nephrology and hypertension, 3rd ed, Philadelphia, 2008, WB Saunders.

66 高血压的评估及管理

Yonghong Huan, Raymond R. Townsend　著

陈沛沛　吴海婷　秦　岩　译校

高血压病是心脑血管疾病发病和死亡的主要原因，包括脑卒中、心脏疾病、肾脏疾病和其他血管疾病。与糖尿病、血脂异常、肥胖、吸烟等其他已知的心脑血管疾病的风险因素一样，血压和心脑血管疾病风险呈现持续的线性相关关系。在 40～69 岁的人群中，若血压在 115/75～185/115 mmHg 之间，收缩压每增加 20 mmHg 或舒张压每增加 10 mmHg，会使脑卒中、缺血性心脏病和其他的血管疾病的死亡风险翻倍。而且，如果同时有其他风险因素共存，心脑血管事件的风险会进一步增加。

美国高血压预防检测评估和治疗全国联合委员会第 7 次报告（the Joint National Committee，JNC 7）中将高血压进行了 4 层分级（表 66.1）。高血压人群约占美国成人的三分之一，由于老龄化和肥胖率的增加，高血压患病率逐年持续增长。每个个体一生中罹患高血压的风险约为 90%。在美国成人中平均约四分之一的人群处在"高血压前期"，这一分层就是用来反映高血压前期人群与正常血压的人群相比，心脑血管风险事件的发生率更高。

所以，正确评估血压和总体心血管患病风险对降低心脑血管疾病发病率和死亡率的优化治疗措施十分关键。在初诊时，综合考虑相关因素后，通常需要对收缩压大于 140 mmHg 和（或）舒张压大于 90 mmHg 的患者进行重复测量。

高血压的评估

对于明确高血压的患者，应做以下三个关键问题

表 66.1　高血压的分级标准

血压分级	收缩压（mmHg）		舒张压（mmHg）
理想血压	<120	和	<80
高血压前期	120～139	或	80～89
高血压 1 级	140～159	或	90～99
高血压 2 级	≥160	或	≥100

的评价。

第一，确定是原发性还是继发性高血压。大多数高血压患者属于原发性高血压，可能会导致终身高血压状态。然而，一些高血压患者是由于继发因素导致的，其中部分患者可通过去除明确的继发性因素而得到治愈。表 66.2 列出了常见的继发性高血压的病因，更详细的讨论参见 67 章。

第二，评价有无其他心血管危险因素（表 66.3）。对心脑血管危险因素的全面评价十分重要，有助于降压药物的选择、降压目标的确立及其他可控因素的管理，如血脂异常。

第三，评价是否存在靶器官损害（表 66.4）。如果已经存在靶器官损害的现象，降压目标的设定将从对靶器官损害的一级预防转变为二级预防。

血压的测量

进行恰当的血压分级关键是正确地测量血压。图 66.1 介绍了可靠的血压测量步骤，也列出了常见的血压测量不准的原因。在首诊中，需要测量双上肢血压（如果怀疑主动脉缩窄，还需要加测下肢血压）。为了血压评估的准确性，对于新诊断的高血压，需要至少

表 66.2　继发性高血压的类型

类型	举例
内分泌紊乱	高醛固酮增多症（肾上腺肿瘤或增生）、嗜铬细胞瘤或副神经节瘤、库欣综合征、甲亢、甲减、肢端肥大症、甲状旁腺亢进、类癌综合征
肾脏	慢性肾脏病、先天或后天获得性钠潴留
血管性	主动脉狭窄、肾动脉狭窄、肌纤维发育不良
药源性	非甾体类抗炎药（NSAIDs）、口服避孕药、交感神经兴奋药物、违禁药物、类固醇激素、钙调磷酸酶抑制药、促红细胞生成素、VEGF 抑制药、甘草、保健品
其他合并症	呼吸睡眠暂停综合征

NSAIDs，非甾体抗炎药；VEGF，血管内皮生长因子

表 66.3　高血压患者其他心血管风险事件

风险事件	异常情况	发生率（%）
肥胖	BMI>30 kg/m²	40%
总胆固醇增高	>240 mg/dl	40%
HDL 下降	<35 mg/dl	25%
蛋白尿 *	≥1+	
糖尿病	1 型或 2 型糖尿病；空腹血糖 >126 mg/dl	15%
胰岛素抵抗	空腹胰岛素水平增高和（或）糖耐量异常	50%
LVH	心电图或超声心动图评价	约 30%⁺
久坐生活方式	视具体情况定	约 30%

BMI，体重指数；HDL，高密度脂蛋白；LVH，左心室肥大
* 蛋白尿和左心室肥大既是靶器官损害的危险因素也是标志。
⁺ 依据超声心动图标准

有两次随机测量的血压升高，并要求这两次测量至少在不同的两天测得（最好三天）。

假性高血压是一个偶尔会在测量血压时遇到的问题，通常由于受检者具有动脉壁钙化，使得血管壁压闭困难。测量血压时用标准的袖带加压充气，将硬化的肱动脉压闭需要的压力远大于实际动脉内压，这使得血压测量值假性升高。常使用 Osler 征来鉴别假性高血压，将袖带加压至少明显超过受检者收缩压 30 mmHg 以上时，虽不能触摸到桡动脉搏动，但仍能清楚地触摸到肱动脉或桡动脉的血管形状称为阳性；反之为阴性。假性高血压会出现 Osler 征阳性，因为正常的动脉在血流阻断时会塌陷，不会充盈隆起维持血管形状。Osler 征阳性往往出现在老年人和慢性病患者身上，是确诊假性高血压的重要手段。假性高血压的患者更容易出现卧立位和体位性低血压，而无证据的降压治疗又会加剧低血压的发生。

电子设备测量血压越来越被广泛应用。大多数电子设备是采用示波法工作原理来进行血压测量的。袖带充气直到检测到肱动脉搏动消失。在袖带放气的过程中，电子血压计的传感器会检测逐渐上升的肱动脉搏动，同时测量平均动脉压。通过平均动脉压的数据，分别计算出收缩压和舒张压数值。通常情况下，与有创性动脉血压测量方法相比，电子血压计测量值会呈现收缩压略低和舒张压略高的现象。

总体心血管事件风险及靶器官损害的评估

每个高血压患者的评估应该包括详细的个人史和家族史、全面体检和针对以上三个关键问题的相应实验室检查。病史及体格检查的关键因素详见表 66.5。

详细的高血压个人史应该包括高血压的起病时间、已持续时间、严重程度、相关的症状、心血管疾病及并发症。当同时存在糖尿病、心脑血管、肾脏或其他血管疾病时，提示应该加强对血压的控制。用药史应该包括既往和现今任何处方药和非处方药的使用情况。特别注意使用的降压药与相关的临床症状及副作用，以及是否使用降压药的拮抗药物，如非甾体类抗炎药（NSAIDs）、口服避孕药、治疗感冒或咳嗽的药物等。例如，NSAIDs 存在潜在升血压作用，其通过抑制前列腺素血管舒张和促进尿钠排泄的功能，加强血管紧张素 Ⅱ 的血管收缩作用来拮抗降压药物的疗效。同时需要记录饮食中盐的摄入量、饮酒量、吸烟情况、运动量及体重的变化情况。随着肥胖症患病率的增加，原发性高血压出现年轻化的趋势，通常在患者确诊肥胖的第 30 年左右出现。此外，随着年龄的增长，越来越多的老年患者出现原发性收缩期高血压。虽然，原发性高血压的发病率相当普遍，但如果突然出现严重的血压升高情况，需要排除其他引起继

表 66.4　高血压影响的靶器官损害

靶器官	病史 / 症状	体格检查表现	实验室检查
视网膜	视物模糊、头痛、定向障碍	视网膜病	
脑	卒中，TIA，意识模糊 / 定向障碍	局部神经功能缺损、颈动脉杂音	进行 MRI、CT 或超声检查
心	心绞痛、心肌梗死、心力衰竭、心搏骤停、房颤	心脏增大、S4、肺湿啰音、心脏搏动不规则	ECG 能提示 LVH 和 /（或）心肌梗死前期
肾	慢性肾脏疾病、多尿、夜尿、尿毒症、外周性水肿	腹部触诊可扪及肾脏、上腹部闻及杂音	肌酐升高，蛋白尿，血尿，超声提示肾脏体积缩小伴强回声
外周循环系统	外周动脉疾病、间歇性跛行、指（趾）端缺血	股动脉杂音、足动脉搏动消失	踝臂指数 <0.9

CT，计算机 X 线断层扫描；ECG，心电图；MRI，磁共振成像；TIA，短暂性脑缺血发作

1. 被测量者至少平静休息 5 min，取坐位，坐靠背椅，双足平放于地板上。

2. 被测量者上臂应有支撑，如平放在桌面上。

3. 应用听诊器的钟型头，而非膜式头进行听诊。

4. 首次就诊时应测量坐位双上臂血压，记录下哪侧上肢的血压值更高。接下来对这一侧上肢进行其他体位（站立位、卧位）的血压测量和其后的血压监测。

5. 所有的测量需间隔 2 min 以上。

6. 测量坐位、站立位及卧位不同体位时的血压。

7. 使用大小合适的袖带，如果使用了非常规型号的袖带，记录下来。

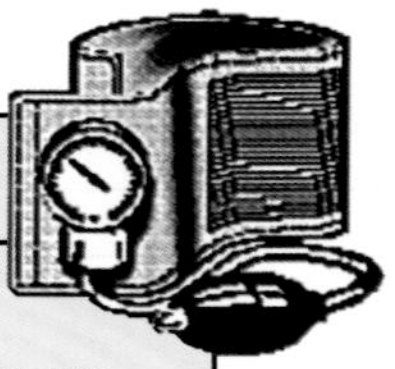

血压计袖带规格类型			
上臂围	体重		使用的袖带规格
	女性	男性	
24 ~ 32 cm	<150	<200	常规型
33 ~ 42 cm*	>150	>200	大号规格
38 ~ 50 cm*	—	—	腿围规格
* 上臂围在袖带重叠区之内是可以接受的			

8. 记录测量的收缩压（第一声搏动音出现）和舒张压（搏动音消失）数值。

9. 不要将测量结果进行四舍五入，要记录准确的具体数值。

图 66.1　测量血压步骤 使用无液式血压计精确测量血压的步骤

发性高血压的因素。因为高血压阳性家族史会增加患者个体心血管事件的远期发生率，所以询问病史时需要将家族史、糖尿病史以及相关的心血管并发症进行详细记录。除了单基因病变导致的高血压，遗传性原发性高血压占原发性高血压的 20% ~ 40%。

体格检查应该包括身高、体重和腰围的测量。在首诊时，应该测量卧位、坐位、立位的血压，并且

框 66.1　通常导致血压读数不准的原因

在测量血压前没有平静休息 5 min
缺乏对上肢和足部的支撑。
袖带的规格太小（袖带气囊需要覆盖超过 80% 的上臂围）
袖带气囊泄气过快（即：每秒泄气超过 2 mmHg。）
测量时谈话
近期有咖啡因摄入或吸烟

双侧手臂至少都测量一次（如果怀疑主动脉狭窄的情况，至少测量一次下肢血压）。当坐位测量上肢的原始血压读数较高时，需要随后对血压进行复测。

眼底是唯一可以直接检查小动脉的部位。眼底检查可以分为视网膜动脉痉挛期（第 1 级）、视网膜动脉硬化期（第 2 级）、出血和（或）渗出（第 3 级）、视乳头水肿（第 4 级），检查不仅能提示靶器官损害的程度，还能预测总体心脑血管事件的结局。

应注意在颈部、腹部和腹股沟处听诊血管杂音。一般情况下，杂音可能只是由于血管迂曲导致，特别是血管处于高流量的状态下更明显。然而，杂音也是血管狭窄或不规则的表现，同时也是一个线索，提示出现的血管损伤会导致未来靶器官功能下降。桡动脉与股动脉类似，与心脏具有同样的距离。因此，同时触诊桡动脉与股动脉的搏动应基本一致。当出现主

表 66.5　高血压患者病史及体格检查关键因素的评估

关键因素	评估
病史	
发病年龄、持续时间、严重程度	起病年轻化（<25 岁）或老龄化（>55 岁）需要考虑继发因素；新发的恶性高血压也同样需要考虑继发因素
诱因	食盐摄入量、运动情况、社会心理压力、睡眠呼吸暂停综合征
合并用药情况	常见的拮抗药物包括 NSAIDs、口服避孕药、类固醇激素、甘草、感冒 / 咳嗽 / 体重减轻、交感神经兴奋剂（麻黄碱、麻黄、麻黄素）
心血管疾病风险因素	糖尿病、吸烟史，尤其是直系亲属（父母或兄弟姐妹）早期的心血管疾病家族史
继发因素的相关症状	心悸或心动过速、自发出汗、阵发性偏头痛（儿茶酚胺过量）、肌无力、多尿（醛固酮增多导致钾降低）、既往史或家族史有肾脏疾病、蛋白尿、血尿或踝关节肿胀（水肿）、类固醇激素导致的皮肤变薄和红斑、打鼾和白天嗜睡（睡眠呼吸暂停综合征）、怕热和体重减轻（甲亢）
靶器官损伤	胸部不适或疼痛（可能是冠状动脉疾病）；持续的神经系统症状提示卒中或短暂的缺血性休克；呼吸困难和易于疲劳（可能提示心力衰竭）；间歇性跛行（外周血管病）
体格检查	
一般情况，皮肤损伤，身体脂肪分布情况	是否符合代谢综合征的标准（增加心血管事件风险）；从站姿或步态鉴定是否存在早期卒中；少部分出现皮肤紫纹（库欣综合征）或黏膜纤维瘤（MEN Ⅱ型）
眼底镜检查	确定病变分级；视网膜改变往往提示严重的高血压（靶器官眼部损害），同样可以预测心血管事件的风险
颈部	弥漫性结节状甲状腺肿提示 Graves 病；血管杂音的出现提示潜在的卒中风险
心肺检查	靶器官损伤时（心脏扩大或心力衰竭）可闻及肺部水泡音和心率过快，主动脉狭窄可闻及肩胛区潺潺音
腹部检查	多囊肾使得肾脏容易被触及；腹中部杂音提示肾动脉疾病
神经系统检查	卒中前期的症状（握力下降、反射亢进、痉挛状态、巴宾斯基征、肌萎缩和步态不稳）反映了靶器官的损害
脉搏检查	足动脉搏动延迟或消失提示可能存在主动脉狭窄或动脉粥样硬化

MEN，多发性内分泌腺瘤；NSAIDs，非甾体类抗炎药

动脉狭窄时，会出现股动脉比桡动脉的搏动时间延迟现象，如听诊时闻及背部肩胛区低调杂音也支持该诊断。下肢收缩压低于上肢收缩压提示可能存在主动脉和髂动脉堵塞，也可出现在吸烟或具有高血压靶器官损害患者罹患外周血管性疾病时。考虑到测量股动脉血压时充气的袖带需要较肱动脉测量使用更大的压力来压闭股动脉，测量股动脉血压可能会给患者带来不适。

当心脏触诊检查发现异位的心尖搏动时，提示左心室增大；当出现持续的心尖搏动现象，则提示为左心室肥厚（LVH）。听诊时如出现第四心音（S4），提示左心室的室壁硬化程度。第三心音（S3）的出现则提示左心室功能下降，心脏疾病导致肺部出现湿啰音时也会出现 S3。四肢末端的检查可以判定是否存在外周血管性疾病和水肿症状，足动脉搏动的消失提示可能存在外周血管性疾病及较高的心血管事件风险。

最后，需要记录能导致轻微卒中的一些神经系统检查结果，包括步态、双侧握力强度、语言表达能力和精神症状。高血压与远期认知功能缺失密切相关，所以在使用降压药物治疗高血压之前有必要评估患者的认知功能状态。

高血压患者的评估常规推荐一些实验室检查。这些检查包括血红蛋白或红细胞压积、尿液镜检、血钾、肌酐、葡萄糖、空腹血脂检查及 12 导联的心电图（ECG）。患者是否具有糖尿病及其程度和血白蛋白水平的评估相当重要，因为这两项均能增加高血压相关的心血管事件风险，需要加强血压控制。同样，肾功能的评估也需要重视，因为慢性肾脏疾病（CKD）不仅能提示靶器官的损害程度，也是继发性高血压的常见原因之一。通常使用 GFR 下降的程度来进行分级，超过 90% 的 CKD 晚期或终末期肾脏疾病的患者均存在高血压症状。当出现 CKD 相应症状时，目前推荐使用血压值较低的降压目标。利尿药

的使用会使尿酸增高，导致痛风发作，需要对具有痛风病史的患者定期检测尿酸水平。在某些情况下，需评价钙离子和促甲状腺激素（thyroid-stimulating hormone，TSH）水平。

　　血浆肾素活性和血清醛固酮水平可以用来筛查醛固酮增多和盐敏感性。但实际上，这些检测通常在有低钾血症或使用了三联降压药物（包括利尿药）后血压仍不降的高血压患者中才进行。肾素活性被抑制，同时伴血浆醛固酮/肾素水平比值增加支持饮食中钠摄入过多在高血压发病中起一定作用，这部分患者对限钠饮食及利尿药反应较好。值得注意的是，原发性醛固酮增多症比以往所认为的更加普遍。意大利的一个高血压研究中心提出，11%的高血压患者患有原发性醛固酮增多症，其中5%具有可根治的醛固酮腺瘤，而另外6%的患者为特发性醛固酮增多。

　　一些患者依据其临床情况，需要附加进行一些检查。对于LVH的检查，超声心动图的敏感性要优于ECG。已经出现LVH，表明已经有靶器官损害，有助于那些血压处于临界高值状态和（或）不愿意使用降压药物的患者决定开始进入降压治疗。

动态血压和家庭自测血压的监测

　　因血压会受到诊室或医院环境的影响，所以动态血压监测（ambulatory BP monitoring，ABPM）或者家庭自测血压的监测（home BP monitoring，HBPM）更利于评估血压状态、排除"白大衣高血压"或发现隐匿性高血压（图66.2）。ABPM和HBPM能够有效地评估门诊患者降压治疗强度是否足够，同时也能帮助明确患者血压是否有晨峰现象（即从夜间睡眠转为觉醒时，其收缩压较睡眠时的收缩压上升超过55 mmHg）。清晨急剧上升的血压会增加脑白质病变和脑卒中等脑血管疾病的发生风险。另外，ABPM能够帮助筛查夜间高血压和非勺型高血压（即夜间血压下降的幅度少于白天血压的10%）。大宗的ABPM研究数据提示夜间血压值更能提供心血管事件风险相关信息。与传统诊室血压值及日间血压对比，夜间血压升高与心血管事件更相关。另外，ABPM的数据提示24 h内血压的变异程度越大，心血管靶器官损害的风险越大。通常ABPM设定为日间每15～20 min测量一次，夜间每30～60 min测量一次。重要的是，患者同时需要记录完整的活动日记，最后将睡眠时间（包括小憩时间）纳入ABPM的报告中。

　　尽管在美国HBPM不是保险公司的覆盖范围，

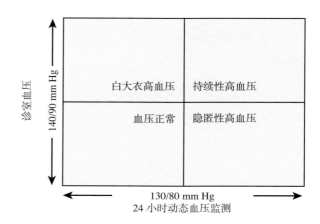

图66.2　使用动态血压监测诊断高血压。该象限图将动态血压监测数据和传统诊室测量血压值融合在一起。"持续性高血压"指被测量者诊室血压值≥140/90 mmHg，并且24 h ABPM的血压值≥130/80 mmHg。"白大衣高血压"是指被测量者诊室血压值≥140/90 mmHg，但24 h ABPM的血压值<130/80 mmHg。"隐匿性高血压"为被测量者诊室血压值<140/90 mmHg，但24 h ABPM的血压值≥130/80 mmHg

但HBPM花费相对并不高，且较为准确，所以近期的调查表明超过半数的高血压患者在家里进行血压监测。针对如何利用HBPM进行整体血压评估的相关建议已经发布。对于高血压的诊断，推荐连续7 d，在早上7 AM～10 AM和晚上7 PM～10 PM两个时段分别进行两次BP的监测。舍弃第一天测量的数值，计算随后6 d的平均血压值。在未经治疗的患者中，当血压平均值低于125/76 mmHg时，不存在高血压；但如果血压平均值高于135/85 mmHg，表明可能存在高血压。血压平均值介于两者之间时，推荐使用ABPM方法监测血压。当24 h ABPM的血压平均值高于130/80 mmHg时，考虑高血压诊断成立。

　　2011年英国国家健康与临床优化研究所（The National Center for Health and Clinical Excellence，NICE）对高血压指南进行了更新。NICE推荐使用ABPM或HBPM来确诊所有的新发高血压病例。但由于已经治疗的高血压的数据均都来自标准的诊室血压，所以英国医疗保险只覆盖针对那些怀疑"白大衣高血压"的患者使用ABPM。在美国能否广泛使用ABPM和HBPM帮助诊断和管理高血压，仍然不确定。

　　在适当的初步评估并对高血压病进行正确分级后，针对血压值和临床判断来建立一个合适的随访治疗指导计划是十分有必要的（表66.6）。如果收缩压和舒张压处于不同的分级，那么需要更频繁的随访（即更短随访间期），以进行测量评估。

表 66.6　初测血压后的随访建议

初测血压值（mm Hg）		随访建议
收缩压	舒张压	
<130	<85	2 年内进行复测
130~139	85~89	1 年内进行复测（建议调整生活方式）
140~159	90~99	2 个月内再次确认（建议调整生活方式）
160~179	100~109	1 个月内由专业人员提供评估和指导
≥180	≥110	根据临床情况，1 周内立即由专业人员提供评估和指导

高血压的管理

血压控制目标

根据 JNC，80 岁以下患者如无合并症，血压控制的目标值为 140/90 mmHg。2011 年美国心脏病学院联合美国心脏病协会和一些主要高血压研究团体，给出了一份老年人群高血压管理的全面综述，这里定义的老年人群为大于 64 岁。综述推荐老年人血压的目标值应低于 140/90 mmHg，建议应测量立位血压，除外体位性低血压。

美国糖尿病协会（American Diabetic Association，ADA）和美国肾脏基金会（NKF）目前推荐在糖尿病和慢性肾脏疾病的患者中，降压的目标值应低于 130/80 mmHg。现有的证据强烈支持对于收缩压≥160 mmHg 的 60 岁以上患者和舒张压≥90 mmHg 的 30 岁以上患者进行降压治疗会明确获益，能降低心血管事件的风险，包括心脏病发作、心力衰竭、卒中和心血管死亡等。尽管大多数指南推荐如果收缩期血压持续高于 140 mmHg，建议开始进行生活方式的调整和降压药物治疗，但对于那些单纯的收缩压处于 140~159 mmHg 之间，或者年龄小于 30 岁的患者，降压治疗是否获益并不明确。

老年高血压病试验研究（hypertension in the very elderly trial，HYVET）表明，对于更年长的患者（80 岁以上），较合理的收缩期血压目标值应低于 150 mmHg。2010 年的一项 meta 分析总结了关于 HYVET 可信性的试验数据，包括 HYVET 的主要研究及在美国和欧洲的 6 个研究亚组数据，该分析表明高血压的治疗有益于降低心力衰竭的风险、心血管事件和卒中的发生率，但未能显示出降低冠心病和全因死亡率的益处。HYVET 和瑞典老年高血压患者试验（STOP-hypertension，Swedish trial in old patients with hypertension）是仅有的两项提示老年人的高血压治疗会降低死亡率的研究，但是这两项试验都因为早期获益而提前终止。

生活方式调整

几种非药物方法常用来降低血压。最有效的降低血压的生活方式是建议肥胖患者降低体重。其次有效的生活方式是减少钠的摄入，饮食摄入的钠不超过 100 mmol/d（相当于 2300 mg 的钠）。接下来需要增加规律的体育锻炼，至少每天 30 min，尽可能每周数天坚持锻炼。最后，限制饮酒量，男性每天不能摄入超过 2 杯（女性每天不超过 1 杯）。以上的生活方式调整有助于控制血压。还有一些其他的方法，如摄入钾、镁、钙、鱼油、大蒜和绿茶等也可以有助于血压控制。尽管这些膳食补充没有明显的危害，但是还没有大量的数据支持其可以在高血压前期和高血压患者中广泛使用。控制血压生活方式的调整建议参见表 66.7。

药物治疗

一些高血压患者很难做到降低体重、调整饮食摄入或增加体育运动，不能通过上述生活方式调整来达到有效降压的目的。年龄低于 80 岁、血压持续高于 140/90 mmHg 的高血压患者建议开始降压药物的治疗。年龄大于 80 岁，收缩压超过 150 mmHg 时，也建议开始药物降压。

降压药物按其作用机制、常见的副作用及适应证进行分类，参见表 66.8。长期的降压治疗可以最大限度保护靶器官，减少心力衰竭和卒中发生。最新的一项 meta 分析表明，这五种降压药物［血管转换酶（ACE）抑制药、血管紧张素受体Ⅱ（ARB）、β 受体阻滞药、钙通道阻滞药（calcium channel blockers，CCB）和利尿药］有效控制血压时，可以减少靶器官的损害。选择药物时需要考虑患者的人口统计学资料（年龄和种族）、药物的价格和可能产生的副作用。单独使用一种降压药物治疗通常可以使收缩压下降 12~15 mmHg、舒张压下降 8~10 mmHg。因为大多数降压药物起效需要一定的时间，所以加用单一降压药后每隔 2~4 周需要复诊 1 次，随访监测血压及调整药物剂量。

表 66.7 控制血压生活方式调整建议[*]

调整	建议	收缩压下降的范围
降低体重	维持正常的 BMI（18.5 ~ 24.9 kg/m²）	体重每减轻 10 kg，收缩压下降 5 ~ 20 mmHg
采用 DASH 饮食计划	进食丰富的水果、蔬菜和低脂饮食，减少饱和脂肪酸和总脂肪的摄入	8 ~ 14 mmHg
控制钠的摄入	钠盐摄入不超过 2.4 g 钠或 6 g 氯化钠	2 ~ 8 mmHg
体育锻炼	进行规律的有氧锻炼，例如快步走（每天至少 30 min，每周绝大部分天数都进行）	4 ~ 9 mmHg
限制饮酒量	建议大部分男性每天不超过 2 份酒饮品，（1.2 盎司或 28 g 乙醇，如啤酒为 24 盎司，白酒为 10 盎司，威士忌为 3 盎司或 80 度），女性和体重轻者每天不超过 1 份酒饮品	2 ~ 4 mmHg

BMI，体重指数；DASH，降压饮食。

[*] 戒烟将会降低全部心血管事件风险。表格里调整生活方式的效果呈时间和剂量依赖性，在部分个体中会达到更优的水平

表 66.8 主要降压药物的分类、作用机制和副作用

分类	机制	副作用	对合并症的适应证
利尿药	减少肾脏对钠的重吸收		心力衰竭、CAD 高风险、糖尿病、卒中
噻嗪类利尿药	抑制肾远曲小管钠 - 氯同向转运体；比袢利尿药控制血压效果更佳	低钾血症、低钠血症、低镁血症、高尿酸血症、光敏感性和代谢异常（脂代谢紊乱和糖耐量受损）	
袢利尿药	抑制髓袢升支粗段的钠 - 钾 - 氯同向转运体	低钾血症，但其他代谢方面副作用少	
保钾利尿药	抑制肾远端小管的上皮钠通道	高钾血症	
肾素 - 血管紧张素系统阻断药	使脉搏下降，增加主动脉和静脉扩张		心力衰竭、心肌梗死后期、CAD 高风险、糖尿病、CKD、卒中
血管紧张素转换酶（ACE）抑制剂	抑制血管紧张素 I 向血管紧张素 II 转化	干咳、高钾血症、血肌酐增高、血管源性水肿、致畸	
血管紧张素 II 受体拮抗药（ARB）	抑制血管紧张素 II 受体	除了无干咳症状，其余与 ACEI 相似	
直接肾素抑制剂	抑制血管紧张素原向血管紧张素 I 转化	与 ARB 相似，较大剂量会导致腹泻	
钙通道阻滞药	抑制电压依赖性 L 型钙通道		CAD 高风险、糖尿病
二氢吡啶类	血管舒张	体位性水肿、牙龈增生	
地尔硫䓬	血管舒张和房室结阻断	心动过缓	
维拉帕米	血管舒张和房室结阻断	心动过缓、便秘	
β 受体阻滞药	抑制肾上腺素能受体	运动耐量下降、沮丧、支气管痉挛	心力衰竭、心肌梗死后期、CAD 高风险、糖尿病、卒中
非选择性 β 受体阻滞药	同时抑制 β1 和 β2 受体	支气管痉挛发生率高	
选择性 β 受体阻滞药	只抑制 β1 受体	支气管痉挛发生率低	
α、β 受体阻滞药	同时抑制 β 和 α 受体		
醛固酮阻滞药	抑制醛固酮受体		心力衰竭、心肌梗死后期
安体舒通（螺内酯）		雄激素抑制影响，包括月经失调、男性乳房发育和阳痿	
依普利酮		疗效不高，但有关雄激素抑制的副作用较少	
血管扩张药	平滑肌舒张	外周水肿	
α1 受体阻滞药	血管舒张	体位性低血压	
肾上腺素受体激动药	抑制中枢肾上腺素能	困倦、疲劳和口干	

CAD，冠状动脉疾病；CKD，慢性肾脏疾病；MI，心肌梗死

当患者血压与血压目标值相比，收缩压超过 20 mmHg 和（或）舒张压超过 10 mmHg 时需要联合使用降压药治疗，这样可以缩短达到降压目标所用的治疗时间，减少药物剂量调整次数，增加血压控制达标的可能性。联合药物治疗能减少药物的副作用，其往往比逐渐加大单药剂量的降压疗效更理想。

降压药物联合应用选择配伍模型参见图 66.3。这个模型类似于"Birmingham Square"英国流行的联合用药方案。该模型调整并建立了降压药物的联系，主要依据各类药物的互补及不重复的作用机制，尝试在已认可的药理学知识基础下联合使用，使药物的副作用最小化。例如，利尿药与 ACEI 配合使用可以减轻低钾的症状；CCB 与 ACEI（或 ARB）联合使用可以减轻 CCB 导致的水肿症状。

降压药物的主要类型及其心血管保护作用
利尿药

利尿药是抗高血压治疗的基础，其在联合其他药物治疗高血压时发挥重要的作用。利尿药的主要作用机制是抑制肾脏对钠的重吸收。大量的研究证明，与安慰剂相比，使用利尿药能降低心血管事件的发生率

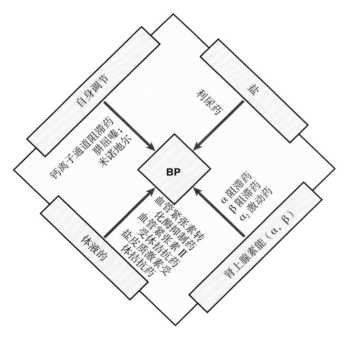

图 66.3 合理的降压联合治疗。该图强调了调节血压的 4 个基本生理学过程，并分别在边缘部分列出了主要类别的降压药物，与涉及的降压效果机制相对应。联合使用降压药物更利于有效控制血压。选择不同区域的药物联合使用通常有更好的降压效果，例如，利尿药和 ARB 在图中显示处于对立面，而 β 受体阻滞药和 α_2 受体阻滞药属于同类作用药物

和死亡率，包括缺血性心脏病、心力衰竭、卒中及其他血管疾病和死亡。ALLHAT 试验（antihypertensive and lipid lowering treatment to prevent heart attack trial）数据结果提示，噻嗪类利尿药在降血压和减少冠心病发生率方面与 CCB 和 ACEI 药物等效。尽管考虑到使用利尿药可能会增加新发的糖尿病，但通过 ALLHAT 相关数据二次分析后发现，无论在糖尿病还是非糖尿病的患者，使用噻嗪类利尿药与使用 ACEI 或 CCB 相比，在降低缺血性心脏病、心力衰竭、卒中、肾脏疾病和死亡等心血管事件风险方面具有等同效应。最近出版的 SHEP 研究（systolic hypertension in the elderly program）长期随访的数据证实，使用利尿药治疗高血压能减少心血管终点事件的发生。

肾素 - 血管紧张素 - 醛固酮受体阻滞药

ACEI、ARB、直接抑制肾素剂及螺内酯 / 依普利酮分别抑制血管紧张素 I 转化为血管紧张素 II（ACEI 类药物）、阻断血管紧张素 II 与其受体结合（ARB 类药物）、抑制血管紧张素原转化为血管紧张素 I（直接肾素抑制剂）、抑制醛固酮与盐皮质激素受体结合（螺内酯 / 依普利酮）。众多研究表明，ACEI 和 ARB 类药物可以有效降低心血管事件的发生率、预防卒中、改善肾脏结局及降低新发的糖尿病发生率。阿利吉仑（直接肾素抑制药）是一种有效的降压药物，其副作用与 ARB 类药物类似，但临床研究中尚缺乏在硬终点事件获益的证据。考虑到可能会导致肾功能恶化、出现低血压和高钾血症的情况，阿利吉仑不应该用在糖尿病患者或已使用 ACEI 或 ARB 治疗的 CKD 患者的治疗中。尽管螺内酯和依普利酮对治疗充血性心力衰竭有潜在的优势，但它们目前为三线或四线降压药物。

钙离子通道阻滞药

钙离子通道阻滞药（CCB）阻滞 L 型钙通道，产生血管舒张，从而降低血压。非二氢吡啶类 CCB 还可以降低心输出量来达到降压的效果。ALLHAT 实验数据提示二氢吡啶类 CCB 在降血压，降低心肌梗死、卒中、全因死亡率等心血管事件发生率方面等同于噻嗪类利尿药及 ACEI 类药物。另外，ASCOT 研究（anglo-scandinavian cardiac outcomes trial）表明，联合使用 CCB 与 ACEI 比联合应用 β 受体阻滞药和 ACEI 更能有效地降低卒中事件的发生率。ACCOMPLISH 研究（avoiding cardiovascular events in combination therapy in patients living with systolic hypertension）结果提示，尽管降压效果相同，但 ACEI 与 CCB 联合治疗在降低高心血管疾病风险方面明显优于 ACEI 与利尿药联合。

β 受体阻滞药

β 受体阻滞药通常会减少心输出量，联合使用 α 受体阻滞药（拉贝洛尔和卡维地洛）或通过 NO 的增强（奈必洛尔）来产生舒血管的作用。β 受体阻滞药常被用来治疗缺血性心脏疾病和充血性心力衰竭。但在老年患者的降压治疗中，由于考虑到 β 受体阻滞药不能有效预防卒中发生的风险，所以被越来越多的其他降压药如利尿药、ACEI、ARB 和 CCB 类药物所替代。尽管 ASCOT 临床研究提示二氢吡啶类 CCB 药物与 ACEI 联合使用的效果优于选择性 β 受体阻滞药阿替洛尔加上利尿药，但更新一代 β 受体阻滞药联合 α 和 β 受体阻滞药或其增加 NO 的效应是否能提供更大的益处，能否更有效地降低心血管事件的发生率，目前还需进一步证实。

其他药物

α-1 受体阻滞药和其他直接扩血管药物仍然被用于难治性高血压的辅助治疗。在 ALLHAT 实验研究中，α-1 受体抑制药多沙唑嗪因为不利于尤其是新发的心力衰竭等心血管事件而在实验早期被提前终止应用。

新型的抗高血压治疗

目前有两种使用仪器设备的介入治疗高血压的方法，主要针对药物难以控制的顽固性高血压患者。第一种方法是美国 CVRx 公司设计并生产出可置入的慢性刺激颈动脉压力感受器的设备——Rheos 系统。该设备利用颈动脉压力感受性反射激活疗法来降低交感神经兴奋输出信号，从而使血压降低。这需要通过外科手术置入一个类似起搏器的脉冲产生器，将该设备和它的导线置于锁骨下双侧颈动脉窦处。当装置打开时，它会刺激颈动脉压力感受器，向脑干发送降低血压的刺激信号。欧洲多中心的可行性研究表明，使用 Rheos 系统可显著持续地降低血压，在 3 个月时平均降低收缩压和舒张压分别是 21/12 mmHg，在 2 年时能达到降低血压 33/22 mmHg 的水平。最新发表的随机、对照、双盲研究（rheos pivotal trial）纳入了 265 名药物抵抗的顽固性高血压患者，在植入 Rheos 装置后第 1 个月或第 6 个月开始激活压力感受器。尽管相比其他方法存在较高的手术风险及不良事件，但 Rheos 系统装置还是较为安全的，在治疗 12 个月时可以显著有效地持续降压，收缩低降压幅度大于 30 mmHg。

另一种仪器设备是美敦力公司的 symplicity 系统——经股动脉导管射频消融双侧肾交感神经治疗。完整的手术过程不足 1 h，便可以减少肾脏交感神经信号的流入（传出神经）和肾交感神经的流出（传入神经）。交感神经 - 高血压临床试验 1（symplicity HTN-1）为最初的非对照研究，验证经导管射频消融肾去交感化治疗顽固性高血压的可行性，证实了该方法有明显的降低收缩压和舒张压的疗效。随后的交感神经 - 高血压临床试验 2（symplicity HTN-2）为随机对照试验，纳入了药物抵抗的顽固性高血压患者共 106 名（收缩压 >160 mmHg 或者收缩压 >150 mmHg 的糖尿病患者），证实了在术后随诊 6 个月收缩压 / 舒张压下降平均值为 32/12 mmHg，并且未出现明显的手术及术后相关不良事件。交感神经 - 高血压临床试验 3（symplicity HTN-3）是多中心、随机对照试验，目前在美国正在进行中，它将会提供更多的肾去交感化治疗顽固性高血压的相关信息。

特殊人群

女性

随机对照临床研究提示在对降压药物的敏感性方面，女性与男性未见明显差异。女性更年期前，在同龄人中女性血压低于男性。但这种趋势在更年期后可能会出现逆转，黑种人女性表现出更高的血压水平。考虑到胎儿致畸的可能性，ACEI 和 ARB 类药物应避免在育龄期女性使用。虽然女性应用降压药物的总体疗效及所获得的益处与男性相似，但女性更容易出现由于使用利尿药导致的低钾血症和低钠血症的风险。

黑人种族

黑种人中普遍存在高血压，与其盐摄入量关系紧密，因此使用利尿药和 CCB 类药物控制血压要优于 ACEI、ARB 和 β 受体阻滞药类。另外，在任一高血压分级人群中，黑种人的高血压靶器官损害发生率明显比白种人的发生率高，虽然目前的机制尚未清楚，但一些关于遗传倾向方面的研究越来越受到关注。与白种人相比，黑种人易发生心血管系统并发症，如心力衰竭；终末期肾脏疾病风险可增加 4 倍。黑种人高血压国际学会（the International Society of Hypertension in Black）最近颁布了黑种人高血压管理共识。尽管缺乏强有力的证据，但该共识推荐无靶器官损害的黑种人患者血压控制目标应不超过135/85 mmHg，如果存在靶器官损害的证据支持，血压控制目标应低于 130/80 mmHg。

老年人群

老年人群高血压往往主要表现为收缩压的增高，很大程度上与老年人的血管硬化情况相关，这类患者会出现收缩压升高、舒张压下降以及脉压升高。临床研究表明，当收缩压超过 160 mmHg 时，需要记录血压治疗过程中的数值。尽管在临床上通常认为，可以接受大多数患者的血压控制目标在 140/90 mmHg，但关于超过 80 岁的老年人血压控制目标的研究很少。HYVET 研究纳入了年龄大于 80 岁且收缩压大于 150 mmHg 的研究对象，但发现在使用 ACEI 联合利尿药治疗的干预组所对应的对照组里，出现了较高的死亡率。考虑到安全性的问题，该研究在早期提前终止。尽管这项研究并没有表现出在降低卒中发生率的主要终点事件上有显著差异，但研究的数据证明联合 ACEI 和利尿药降压治疗有利于降低死亡率和心力衰竭发生率。针对 60 ～ 79 岁的高血压患者，在无其他合并症（如糖尿病、冠心病、CKD）或不良反应（尤其是直立位低血压）的情况下，推荐血压控制目标值为 140/90 mmHg。对于收缩压大于 160 mmHg 的降压治疗可以明显降低卒中和心血管事件的发生率。然而，在冠心病患者舒张期高血压的治疗达到血压控制目标临界值后，就不建议继续降低舒张期血压值，因为继续降压会增加心血管事件的发生率。最新的指南推荐在任何年龄的冠心病患者避免使舒张压低于70 mmHg。

糖尿病高血压

糖尿病及高血压是已知的潜在心血管事件风险。尽管糖尿病患者的血压控制目标尚存在争议，但是降压治疗还是能有效降低心血管事件的风险。高血压病最佳治疗（hypertension optimal treatment，HOT）研究在糖尿病的亚组分析中提示，与控制目标舒张压为 90 mmHg 的患者相比，将舒张压控制到低于80 mmHg 的水平的患者减少了一半的心血管事件。同时 ADA 和 NKF 推荐任何年龄段的糖尿病患者控制血压的目标值为 130/80 mmHg。最近完成的糖尿病心血管风险控制行动（action to control cardiovascular risk in diabetes，ACCORD）研究中，严格控制收缩压低于 120 mmHg，虽然较对照组收缩压下降14 mmHg，但在致死性和非致死性心血管事件的主要终点事件上并没有明显获益，但次要终点事件—卒中的发生率明显降低。需要注意的是血压控制过低会导致更多的副作用包括肾功能下降。

慢性肾脏病患者

几个重要指南（包括 JNC，ADA 和 NKF）建议CKD 患者的血压目标值逐步从 140/90 mmHg 下降到目前的 130/80 mmHg。然而，最近 Upadhyay 和他的同事的系统性分析表明 CKD 患者目标血压为 BP 130/80 mmHg 的支持证据缺乏。

大量的证据支持 CKD 患者使用 ACE 抑制药和ARB 类药物，尤其是蛋白尿患者。ACCOMPLISH 研究比较 ACEI 联合 CCB 与 ACEI 联合噻嗪类利尿药治疗对心血管病结局的影响，由于 ACEI 联合 CCB 治疗组明显降低心血管事件风险，该临床试验被提前终止。进一步亚组分析显示 ACEI 联合 CCB 治疗组较 ACEI 联合噻嗪类利尿药组肾脏终点事件（大多数是肾脏功能下降而非开始透析）减少 48%，研究终点包括血清肌酐倍增，或 eGFR 小于 15 ml/min，或进入透析。

心脏病患者

公认的 β 受体阻滞药和肾素 - 血管紧张素系统阻滞药可以降低急性心肌梗死和高危的缺血性心脏疾病的发病率和死亡率。尽管 β 受体阻滞药可能加重急性充血性心力衰竭，但它仍然是维持治疗慢性充血性心力衰竭的关键药物。利尿药也在管理充血性心力衰竭患者治疗中发挥重要的作用。

卒中患者

使用利尿药、肾素 - 血管紧张素受体阻滞药、钙离子通道阻滞药和 β 受体阻滞药治疗高血压均有利于减少卒中复发的风险。如前所述，目前的研究数据不能证明 β 受体阻滞药与其他降压药物具有同样降低卒中发生率的作用。急性卒中控制血压的目标值仍未明确。最近斯堪的纳维亚坎地沙坦急性卒中试验（scandinavian candesartan acute stroke trial，SCAST）表明，急性卒中后使用坎地沙坦治疗降低收缩压达到 120 mmHg 以下，并没有改善主要终点，包括心血管死亡、心肌梗死、卒中事件和功能状态。美国卒中协会推荐指南推荐急性卒中患者应控制血压低于 185/110 mmHg，并且在血栓溶解时维持降压治疗。PROGRESS 临床研究提示与在高血压或非高血压的卒中患者中，与安慰剂的对照组相比，干预组联合吲达帕胺（利尿药）和培哚普利（ACEI）治疗可以明显降低卒中复发的风险。

结论

高血压是常见病，随着社会老龄化和肥胖人群的增长，高血压的发病率呈持续性增高的趋势。因此，充分的降压治疗是降低心血管事件发生率和死亡率的关键因素。虽然有很多有效的治疗方法，但血压控制仍然不理想，部分与患者依从性和医者的习惯有关，也与并发症的增加和治疗复杂性有关，包括并发肥胖症、睡眠呼吸暂停综合征和糖尿病。降血压装置的新发展将会为难治性高血压提供新选择。

参考文献

ALLHAT Officers and Coordinators for the ALLHAT Collaborative Research Group: Major outcomes in high-risk hypertensive patients randomized to angiotensin-converting enzyme inhibitor or calcium channel blocker versus diuretic: the Antihypertensive and Lipid- Lowering Treatment to Prevent Heart Attack Trial (ALLHAT), JAMA 288:2981-2997, 2002.

Appel LJ, Wright JT Jr, Greene T, et al: Intensive blood-pressure control in hypertensive chronic kidney disease, N Engl J Med 363:918-929, 2010.

Aronow WS, Fleg JL, Pepine CJ, et al: ACCF/AHA 2011 expert consensus document on hypertension in the elderly: a report of the American Col-lege of Cardiology Foundation Task Force on Clinical Expert Consensus documents developed in collaboration with the American Academy of Neurology, American Geriatrics Society, American Society for Pre- ventive Cardiology, American Society of Hypertension, American Soci- ety of Nephrology, Association of Black Cardiologists, and European Society of Hypertension, J Am Coll Cardiol 57:2037-2114, 2011.

Bakris GL, Sarafidis PA, Weir MR, et al: Renal outcomes with different fixed-dose combination therapies in patients with hypertension at high risk for cardiovascular events (ACCOMPLISH): a prespecified second-ary analysis of a randomised controlled trial, Lancet 375:1173-1181, 2010.

Beckett NS, Peters R, Fletcher AE, et al: Treatment of hypertension in patients 80 years of age or older, N Engl J Med 358:1887-1898, 2008.

Bisognano JD, Bakris G, Nadim MK, et al: Baroreflex activation therapy lowers blood pressure in patients with resistant hypertension: results from the double-blind, randomized, placebo-controlled rheos pivotal trial, J Am Coll Cardiol 58:765-773, 2011.

Cushman WC, Evans GW, Byington RP, et al: Effects of intensive blood-pressure control in type 2 diabetes mellitus, N Engl J Med 362: 1575-1585, 2010.

Dahlöf B, Sever PS, Poulter NR, et al: Prevention of cardiovascular events with an antihypertensive regimen of amlodipine adding per- indopril as required versus atenolol adding bendroflumethiazide as required, in the Anglo-Scandinavian Cardiac Outcomes Trial-Blood Pressure Lowering Arm (ASCOT-BPLA): a multicentre randomised controlled trial, Lancet 366:895-906, 2005.

Esler MD, Krum H, Sobotka PA, et al: Renal sympathetic denervation in patients with treatment-resistant hypertension (The Symplicity HTN-2 Trial): a randomised controlled trial, Lancet 376:1903-1909, 2010.

Flack JM, Sica DA, Bakris G, et al: Management of high blood pressure in Blacks: an update of the International Society on Hypertension in Blacks consensus statement, Hypertension 56:780-800, 2010.

Jamerson K, Weber MA, Bakris GL, et al: Benazepril plus amlodipine or hydrochlorothiazide for hypertension in high-risk patients, N Engl J Med 359:2417-2428, 2008.

Krause T, Lovibond K, Caulfield M, et al. Management of hypertension: summary of NICE guidance, BMJ 343: d4891.

Lenfant C, Chobanian AV, Jones DW, et al: Seventh report of the Joint National Committee on the Prevention, Detection, Evaluation, and Treatment of High Blood Pressure (JNC 7): resetting the hyperten- sion sails, Hypertension 41:1178-1179, 2003.

Ogihara T, Saruta T, Rakugi H, et al: Target blood pressure for treat- ment of isolated systolic hypertension in the elderly: valsartan in elderly isolated systolic hypertension study, Hypertension 56:196-202, 2010.

Sandset EC, Bath PM, Boysen G, et al: The angiotensin-receptor blocker candesartan for treatment of acute stroke (SCAST): a randomised, placebo-controlled, double-blind trial, Lancet 377:741-750, 2011.

Upadhyay A, Earley A, Haynes SM, et al: Systematic review: blood pres- sure target in chronic kidney disease and proteinuria as an effect modifier, Ann Intern Med 154:541-548, 2011.

Yusuf S, Teo KK, Pogue J, et al: Telmisartan, ramipril, or both in patients at high risk for vascular events, N Engl J Med 358:1547-1559, 2008.

继发性高血压

67

Rory F. McQuillan, Peter J. Conlon 著

李佳宁 吴海婷 译校

高血压是心肌梗死、卒中等心血管疾病的危险因素，是全球性的公共卫生问题。截至 2000 年，据估算，高血压患病人数约占全球总人口数的四分之一，而在美国这一比例为三分之一。绝大多数患者的高血压为遗传特性与生活方式两者共同作用的结果，生活方式的影响因素包括体重、钠摄入量、应激等，这类高血压被称为原发性或特发性高血压。而 10% ~ 15% 的高血压患者存在某种特异的病理生理机制，此类高血压被称为继发性高血压。对临床医师来说，识别出需要进行继发性病因的高血压原因相关筛查的患者非常重要，既要避免对原发性高血压过度筛查，也要避免漏诊可治疗的潜在原因。很多继发性高血压的病因都是可逆的，特异性治疗可以使血压显著降低或达到正常水平。

框 67.1 列举了一些提示继发性高血压的临床线索。框 67.2 总结了继发性高血压的部分病因。本章将对以上情况进行简要概述，为诊断、治疗可疑的继发性高血压患者提供具有可操作性的临床建议。

肾性因素引起的继发性高血压

肾血管性高血压

肾血管病是最常见的可逆的继发性高血压病因。患病率因临床环境不同而有所差异，在轻度高血压患者中相对少见，但 10% ~ 45% 的重度或难治性高血压可以此解释。

肾血管性高血压的病理生理机制为，单侧或双侧肾动脉狭窄（RAS）引起的肾素 - 血管紧张素 - 醛固酮系统（RAAS）激活。狭窄引起 15 ~ 25 mmHg 的线性收缩峰梯度时，才会触发肾素释放。一般只有在动脉闭塞超过 70% 时该情况才会发生。由于 RAAS 激活、交感神经过度活动，肾血管性高血压患者相比原发性高血压患者出现终末器官损伤的概率更高。除肾血管性高血压外，肾动脉狭窄还可引起肾功能损害或难以解释的急性肺水肿发作。

肾动脉狭窄（RAS）主要由动脉粥样硬化性肾动脉狭窄（atherosclerotic renal artery stenosis，ARAS）或肌纤维发育不良（fibromuscular dysplasia，FMD）引起。少数情况下，肾动脉受到外压、1 型神经纤维瘤病或 Williams 综合征也可引起肾动脉狭窄。

动脉粥样硬化性肾动脉狭窄（ARAS）常见于 50 岁以上并且合并了其他心血管危险因素或已患心血管疾病的患者，占所有肾血管病的 85%。病变呈进展性并常合并肾功能下降。对于 ARAS 患者的最佳治疗方式仍存在争议。肌纤维发育不良（FMD）是一种非粥样硬化性、非炎症性血管性疾病，常引起中、小动脉狭窄，肾动脉、颈动脉最常受累。肾血管性高血压为其最常见的临床表现，常见于 30 ~ 50 岁的女性。其引起的动脉狭窄进展缓慢，肾功能也常能较好地保留。该病最常见的一种亚型可表现为受累动脉的中膜发育不良，伴多个连续性狭窄，影像学图片呈串珠样改变。据估计，FMD 在高血压患者中患病率不足 1%，但这一数字可能被低估了，因为 FMD 引起的高血压常起病隐匿，不易被发觉。FMD 可以是家族性疾病。诊断肾动脉 FMD 后应随即筛查颈动脉有无同时受累。通过经皮血管成形术重建血运通常可改善疾病相关的高血压。

诊断

框 67.3 总结了一些公认的可能预示肾血管病的临床表现。查体发现颈动脉或股动脉杂音、足背动脉搏动消失可能提示全身性动脉粥样硬化性疾病。而腹部血管杂音是否存在则提示意义有限。该类患者尿沉渣镜检常无血尿、仅存在轻至中度蛋白尿。肾脏超声可发现双肾大小不等。肾动脉狭窄，特别是老年人的肾动脉狭窄，常常是被偶然发现的，可与原发性高血压并存。因此，仅需要对那些可进行肾动脉血运重建术者做进一步的评估。

表 67.1 总结了可对肾血管病进行评估的影像学手段。考虑到造影剂肾毒性、胆固醇栓塞以及颈动脉

| 框 67.1 | 提示继发性高血压的临床线索 |

青年起病（＜30 岁）
突然起病的高血压
不易控制的或难治性高血压
恶性高血压
具备某些已被证实的潜在病因的特点

| 框 67.3 | 预示肾血管疾病的临床线索 |

任何年龄段急骤起病或急性加重的高血压
心室功能正常的急性肺水肿
使用血管紧张素转化酶抑制药或 ARB 后，出现难以解释的急性血肌酐升高
严重高血压或难治性高血压患者血肌酐水平升高
肾脏大小不对称

ARB，血管紧张素受体拮抗剂

| 框 67.2 | 继发性高血压病因 |

肾性因素
　　肾血管性高血压
　　肾实质性高血压
内分泌因素
　　原发性醛固酮增多症
　　库欣综合征
　　嗜铬细胞瘤
　　肾素瘤
　　甲状腺功能减退症或甲状腺功能亢进症
　　肢端肥大症
　　甲状腺旁腺功能亢进症
心血管或心肺因素
　　主动脉缩窄
　　阻塞性呼吸睡眠暂停
药物
　　糖皮质激素
　　非甾体类抗炎药
　　HAART
　　复方口服避孕药
　　VEGF 抑制药，如贝伐单抗、舒尼替尼
　　文拉法辛
　　钙调磷酸酶抑制药
　　去氧肾上腺素
　　咖啡因
　　乙醇过量
　　促红细胞生成素
　　甘草
遗传性因素
　　糖皮质激素可抑制性醛固酮增多症（GRA）
　　SAME
　　Gordon 综合征（如 2 型假性醛固酮减少症）
　　Liddle 综合征

HAART，高效抗反转录病毒治疗；SAME，表征性盐皮质激素增多症；VEGF，血管内皮生长因子

筛查试验

最常用的筛查试验为多普勒超声、磁共振血管造影术（magnetic resonance angiography，MRA）及 CT 血管造影术（computed tomography angiography，CTA）。经有经验的超声医师操作，多普勒超声可有效检出 RAS，然而检测准确度与操作者经验有关。大多数发表的试验研究结果显示多普勒超声检查的敏感度与特异度为 80%～85%，在一项超声检查后再进行血管造影检查的研究中，两项数值可高达 97%～99%。根据收缩期峰值流速（peak systolic velocity，PSV），超声医师可判断肾动脉狭窄的严重程度，肾动脉与主动脉 PSV 的关系被定义为*肾动脉 - 腹主动脉峰值流速比*（renal aortic ratio，RAR）。肾动脉 PSV 大于 200 cm/s、RAR 大于 3.5 及肾动脉存在狭窄后湍流均高度提示存在 RAS。阻力指数为肾动脉狭窄的相关评价指标之一，阻力指数的计算方法为：用肾动脉 PSV 减去肾动脉舒张期峰值流速（peak diastolic velocity，PDV）后除以 PSV。随着 PDV 的下降，阻力指数逐渐上升。阻力指数低被认为是患者对重建血运治疗有反应的预测指标，当阻力指数大于 0.8 时代表反应欠佳。

MRA 具有无创、无电离辐射、使用无肾毒性造影剂（钆）的特点，在大多数中心，已成为 RAS 的筛查手段（图 67.2）。近期，在 GFR 小于 30 ml/min 的患者中发现，肾源性系统性纤维化（nephrogenic systemic fibrosis，NSF）与钆暴露相关，这一因果关系是基于对 NSF 患者皮肤活检研究提出的。NSF 为急进性、进展性、致衰竭的疾病，可引起皮肤及内脏的纤维化且无良好治疗方式。因此，对 GFR 小于 30 ml/min 的患者，应避免使用钆（第 6 章）。随着磁共振技术的进步，无钆血管成像可能会成为现实。

CTA 在血肌酐水平高于 2 mg/dl 的患者中准确性

或股动脉损伤的风险，大部分中心不会直接进行经动脉血管造影（图 67.1），而会首先进行一种筛查。

下降，这可能与肾血流减少有关。对于合并肾功能下降的患者来说，CTA 检查过程中所需的大量造影剂限制了其使用。CTA 和 MRA 对肾动脉狭窄（RAS）检测的准确性尚存争议。Meta 分析显示使用 MRA 检测肾动脉狭窄的敏感度与特异度分别为 97% 与 93%，CTA 分别为 96% 与 99%。然而，一项设计严谨的前瞻性研究与该 meta 分析结果不尽一致，前瞻性研究

结果表明，尽管两种检查的特异度均较为理想（MRA 为 88%，CTA 为 94%），但敏感度相对较差（分别为 78% 与 77%）。因此，对于临床高度可疑的患者，尽管有无创成像手段，我们仍建议行经导管造影。

开博通肾图曾一度被广泛应用，然而其过程烦琐，无法提供肾动脉影像且对于明显的 RAS 预测价值低，已不再被经常使用。

表 67.1　评价肾动脉狭窄的检查

	优势	劣势
多普勒超声	无创 无辐射 高敏感性 / 特异性（若操作者经验丰富） 阻力指数可预测患者对血运重建的反应	高度依赖于操作者经验 阻力指数的应用尚未被广泛接受
MRA	无创 无肾毒性	GFR<30 ml/min 的患者中钆为 NSF 危险因素 准确性存疑
CTA	无创	肾毒性 进展期 CKD 患者中敏感性降低
开博通肾图	无创 理论上可提供肾动脉狭窄引起的功能变化信息	对狭窄程度的预测价值低
动脉造影	最能准确判断肾动脉 可测量跨狭窄梯度	有创 肾毒性 对股动脉、肾动脉有损伤及其他机械损伤 胆固醇栓塞
肾静脉肾素采样	可评估双侧病变中一侧情况	除非完全堵塞血管，否则结果不够准确

CKD，慢性肾脏病；CTA，CT 血管造影术；MRA，磁共振血管造影术；NSF，肾源性系统性纤维化

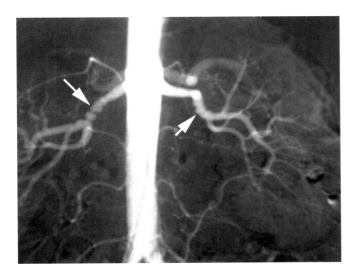

图 67.1　传统的肾动脉造影示双侧肾动脉肌纤维发育不良的典型串珠样表现（箭头）。（感谢爱尔兰都柏林博蒙特医院的 Mick Lee 教授）

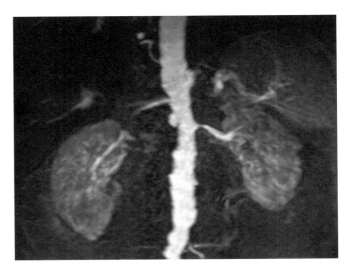

图 67.2　磁共振血管造影术示主动脉及右肾动脉的弥漫性动脉粥样硬化性疾病表现，左肾动脉可见开口处狭窄（箭头）。（感谢爱尔兰都柏林博蒙特医院的 Mick Lee 教授）

确证试验

传统的肾动脉造影被认为是发现及确定 RAS 程度的金标准。新技术的产生使测量跨狭窄压力梯度成为可能。一项采用动脉内灌注罂粟碱后测量跨狭窄压力梯度的研究显示，压力梯度为 21 mmHg 以上可高度提示血运重建术后 1 年高血压病可得到有效改善，其预测价值高达 84%。而采用直视下评估狭窄是否超过 60% 的方法预测价值仅为 69%。

因仅在肾动脉被完全栓塞的情况下才能诊断单侧病变，肾静脉肾素采集法不再被广泛应用于 RAS 评估。

治疗

所有的 RAS 患者都应接受恰当的降压治疗。鉴于 RAAS 在介导高血压发生时候的作用，血管紧张素转换酶（ACE）抑制药或血管紧张素受体拮抗药（ARB）应为一线用药。对心血管疾病的高危的患者 ARAS 患者建议使用降脂药及抗血小板药。

图 67.3 为肾血管疾病的管理流程。

肾动脉肌纤维发育不良（FMD）的高血压患者应使用 ACEI 或 ARB 作为初始治疗。如血压控制不佳，可考虑行经皮肾动脉腔内成形术（percutaneous transluminal renal angioplasty，PTRA）。FMD 患者的

PTRA 治疗成功率高，再狭窄率低，风险小，虽不能"治愈"但常可改善狭窄相关的高血压。此类患者很少有使用支架治疗的报道，这可能是由于单用血管成形术已可以取得长期良好疗效有关。对于狭窄再发的患者，可考虑使用支架治疗；鉴于这类患者年龄较低，手术行再血管化也是可选的方案。

ARAS 患者进行血运重建并不那么简单。尽管该治疗方案听起来非常有吸引力，但在非选择性的患者中恢复肾血流的结果令人失望。数个随机对照研究（表 67.2）比较了血管成形术伴或不伴支架治疗的方法与单用药物治疗。无论是在血压控制、肾脏功能还是心血管事件方面，没有一个试验证实介入组疗效优于仅用药物治疗组。血运重建还可能导致严重不良事件。这些试验中还有几点重要局限性：首先，入组的患者大体上临床状态比较稳定：血管成形术及支架治疗肾动脉病变（angioplasty and stent therapy for renal artery lesion，ASTRAL）研究是至今最大的临床研究，以临床医师的不确定性作为主要入组标准，导致纳入并随机干预了动脉狭窄程度不明显并可能从血运重建术中获益较少的患者。STAR（支架置入治疗动脉粥样硬化性肾动脉狭窄）研究入组人群也存在类似情况。因此，这些研究的结果不可推测至 ARAS 和恶性高血压、急进性肾衰竭或急性肺水肿的患者。ASTRAL 研究、荷兰肾动脉狭窄介入合作研究

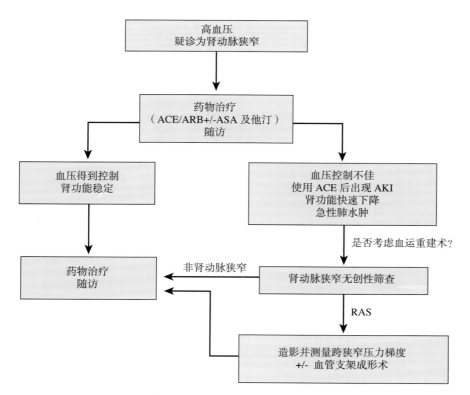

图 67.3　肾动脉狭窄诊断与管理流程 ACE，血管紧张素转换酶；AKI，急性肾损伤；ARB，血管紧张素受体抑制剂；ASA，阿司匹林；RAS，肾动脉狭窄

表 67.2 比较肾动脉狭窄中经皮血管成形术与药物治疗效果差异的随机对照临床试验

研究	病例数	发表年份	入组标准	主要结果	血运重建组的治疗	对照组的治疗	结果	局限性
ASTRAL	806	2009	显著 RAS，医生对血运重建治疗获益不确定	随时间推移血肌酐倒数的变化	药物加 PTA 治疗伴或不伴支架	降压药物	主要终点，BP 或心血管事件无明显显差别	入组偏倚 非标准化成像（42% 的患者狭窄小于 70%） 6% 交叉案例
STAR	140	2009	RAS 超过 50% GFR 15～80 ml/min 血压稳定	GFR 下降超过 20%	药物联合 PTA 与支架	降压药物	主要终点及 BP 无明显显差别	纳入病变较轻的患者 因狭窄轻微，28% 的治疗组患者未接受支架治疗
DRASTIC	106	2000	单侧或双侧 RAS 超过 50% 两种药治疗舒张压 BP≥95 mmHg 或 ACEI 治疗后血肌酐升高≥20 μmol/L	办公室血压	PTA	降压药物	血肌酐或 BP 无差异 既定的每日降压药物剂量降低	44% 交叉病例 无支架 随访时间短 两组血压控制均不充分
EMMA	49	1998	单侧 RAS≥75% 或≥60% 合并肾动脉造影阳性	24 h 动态血压	PTA（2 名患者接受支架）	降压药物	BP 或肌酐清除率无差别；既定的每日降压药物剂量降低	27% 交叉病例 使用支架者少 随访时间短 未用 RAAS 阻滞药
Websterd 等	55	1998	单侧或双侧 RAS 两种药治疗下舒张压超过 95 mmHg	办公室血压	PTA	降压药物	心血管事件，BP 或 GFR 无明显显差异	未使用支架 随访时间短 两组中血压控制均不充分 使用 ACEI 患者被除外

ACEI，血管紧张素转换酶抑制药；ASTRAL，血管成形术及支架治疗肾动脉病变；BP，血压；DRASTIC，荷兰肾动脉狭窄介入合作研究；EMMA，Essai 多中心药物介入合作研究；GFR，肾小球滤过率；PTA，经皮血管成形术；RAS，肾动脉狭窄；RAAS，肾素-血管紧张素-醛固酮系统；STAR，支架置入治疗动脉粥样硬化性肾动脉狭窄

组（dutch renal artery stenosis intervention cooperative study group，DRASTIC）研究及 Essai 多中心药物 VS 血管成形术（essai multicentrique medicaments vs. angioplastie，EMMA）研究都允许在介入组应用药物，这样做降低了其发现不同治疗间差异的可能性。同时在这些研究中，高血压的药物治疗并没有被很好定义，RAAS 阻断药没有普遍使用，且两组患者的血压没有得到充分控制。

而 DRASTIC 及 EMMA 研究中仅使用血管成形术而不用支架，导致再狭窄率更高而不被推荐使用。图 67.4 展示了左肾动脉经皮介入术后置入的支架。

对于疾病严重而治疗方案尚不明确的患者，肾动脉疾病中心血管事件结局（cardiovascular outcomes in renal artery lesions，CORAL）研究也许可以提供一些指导。CORAL 为随机试验，募集了约 1080 名患者，研究在高血压管理、阻止肾功能下降、预防心血管事件方面支架效果是否优于药物治疗。其入组标准包括导管造影证实超过 80% 的血管狭窄，或超过 60% 的狭窄合并跨狭窄压力超过 20 mmHg，以此保证了只有伴随有意义的血流动力学改变的 RAS 患者入组。该研究中所有患者都接受 RAAS 阻滞药治疗。

在 CORAL 研究结果未出之前，ARAS 患者的管理仍应基于临床情况及相关检查的个体化并慎重考虑。在使用血运重建术前需明确介入的目的是治疗肾血管性高血压、保留肾功能或二者。肾血管性高血压通常表现为突然起病的严重高血压，或在先前较稳定的基础值上血压的明显恶化。持续多年的慢性、稳定的高血压不太可能由进展性的 RAS 导致，因此这种

高血压也不太可能对介入治疗有反应。数据显示，对已经丧失 60% 以上肾功能的患者，血运重建术不能改善其血压。

尽管缺血性肾病是终末期肾脏疾病的重要原因，但血运重建对肾功能的保护作用仍存在争议。患者（特别是血肌酐水平≥2.5 mg/dl）常已有明显的、不可逆的肾实质疾病，通过血运重建肾功能也不太可能得以恢复。肾脏小于 9 cm、多普勒超声检查发现肾阻力指数大于 80、大量蛋白尿、被证实合并其他肾脏疾病或肾脏病理提示明显慢性化改变，均预示着患者对介入治疗反应不良。对已知肾动脉狭窄超过 60% 的患者，持续监测血肌酐水平将有助于识别出尚有挽救可能的肾功能进行性下降的患者。有证据表明这一类患者相比肾功能稳定的慢性肾功能损害者，对介入治疗的反应更好。

ARAS 也可表现为反复发作的急性肺水肿。来自小规模、非随机的临床研究的证据显示，这一亚类患者可从肾动脉支架治疗中获益，该疗法也得到了美国心脏病学会的强烈推荐。

肾实质性高血压

高血压为急性或慢性肾脏疾病（CKD）的共同表现，特别是在肾小球或血管性疾病中。正盐平衡、RAAS 活性增高或交感神经系统过度活化共同导致高血压发生。CKD 患者高血压的治疗包括限制饮食盐分摄入、利尿药促进盐分排出、使用 ACEI/ARB 阻断 RAAS 系统以及抑制交感神经系统活性。近期的 symplicity HTN-2 研究表明，经导管肾交感神经射频消融术可明显降低保守治疗无效的高血压患者血压水平。血肌酐水平升高、尿液检查异常是提示肾实质性疾病的线索。肾脏超声可作为有效且无创的筛查性手段来评估肾脏大小及是否对称、除外重大的肾脏结构异常或梗阻性病变。不同的疾病均有多种治疗方法，此章不再针对治疗方法一一讨论。

内分泌因素引起的继发性高血压

许多内分泌性疾病都具有高血压的特点（框 67.2），结合特异性表现，可诊断为原发性醛固酮增多症、库欣综合征及嗜铬细胞瘤。

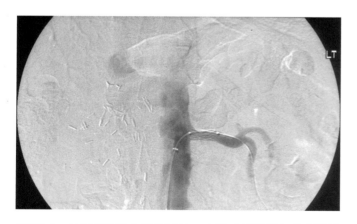

图 67.4　左侧肾动脉入口处可见一支架（感谢爱尔兰都柏林博蒙特医院的 Mick Lee 教授）

原发性醛固酮增多症

原发性醛固酮增多症是最常见的内分泌性高血压病因，其发病率随高血压严重程度的加重而升高。在顽固性高血压患者中，估测原发性醛固酮增多症患病率可达 17%~20%。

美国非洲裔人群中肾素水平往往较低，但这类人群中也发现，原发性醛固酮增多症的患病率并无种族差异。原发性醛固酮增多症也无性别差异报道。

原发性醛固酮增多症可以由双侧肾上腺增生（65%）、肾上腺醛固酮腺瘤（30%）或罕见的分泌性肾上腺癌或遗传性内分泌疾病（稍后讨论）引起。肾上腺腺瘤患者相比肾上腺增生患者往往更年轻，临床症状也更重。

临床综合征

Conn 于 1955 年首先描述了 1 例 34 岁女性原发性醛固酮增多综合征症状患者的临床表现（表现为高血压、阵发性麻痹、低血钾及代谢性碱中毒）。随后通过切除肾上腺腺瘤，患者得以痊愈。

诊断

尽管低钾血症需考虑醛固酮增多症的可能，但诊断率并不高。出现以下情况时需考虑筛查醛固酮增多症：高血压及自发性低血钾（或由小剂量利尿药即可诱发的低血钾）、严重高血压（如收缩压超过 160 mmHg，舒张压超过 100 mmHg，或二者均有）、需要三种或更多降压药物、青年起病的高血压（小于 40 岁）、高血压患者伴意外发现的肾上腺肿物或原发性醛固酮增多症患者血压高的亲属。图 67.5 为疑诊原发性醛固酮增多症患者的评估流程图。

筛查试验

测量血浆醛固酮浓度（PAC）与血浆肾素活性（PRA）比值为疑诊原发性醛固酮增多症患者可选的筛查试验。PAC/PRA 比值超过 20 同时 PAC 大于 15 ng/dl（416 pmol/L）被认为筛查试验阳性。检查需在早晨，患者保持直立位。因低钾会抑制醛固酮分泌，若患者存在血钾偏低，应首先纠正低钾血症。醛固酮拮抗药及阿米洛利等药物需在试验前 6 周停

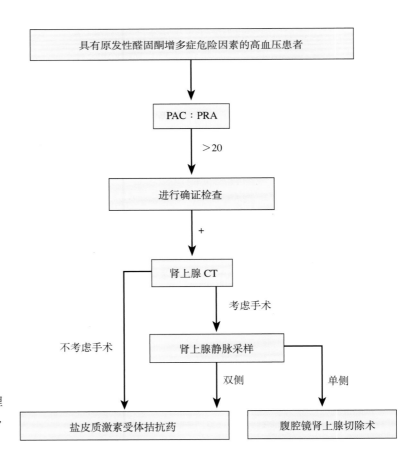

图 67.5　疑诊原发性醛固酮增多症患者的评估及管理流程。CT，计算机断层扫描；PAC，血浆醛固酮浓度；PRA，血浆肾素活性

药。因 ACEI、ARB 及利尿药等会使得 PRA 假性升高，服用这些药物的患者若发现可测得 PRA 值或 PAC/PRA 值偏低并不能除外原发性醛固酮增多症的可能。但是，若在服用 ACEI 或 ARB 类药物的患者中检测不出 PRA，则需要考虑诊断原发性醛固酮增多症，同时不需要停用 ACEI。在正常个体中肾上腺素能抑制物（如 β 受体阻滞药，或更少数 α₂ 受体激动药）可轻度抑制肾素并降低醛固酮水平。非醛固酮增多症的高血压患者服用肾上腺素能抑制物时，其 PAC/PRA 比值可能会升高，但 PAC 不会高于 15 ng/dl，因此筛查试验的诊断意义不受影响。表 67.3 总结了常用的降压药物对 PRA/PAC 的影响。维拉帕米（一种非二氢吡啶类钙离子通道阻滞药）、肼苯哒嗪及 α 肾上腺素能药物如哌唑嗪、多沙唑嗪及特拉唑嗪对 PRA/PAC 影响很小或无影响，可用于试验期间降压治疗。

确证试验

PAC/PRA 比值为筛查工具，确证试验需要证实肾上腺可自主分泌醛固酮。原发性醛固酮增多症的典型特征表现为在无肾素分泌增多激发下的不受抑制的醛固酮分泌。原则上，在正常个体中增加钠负荷将抑制醛固酮分泌，但在醛固酮增多症患者中，醛固酮不会被抑制。该试验可通过口服氯化钠数日或静脉输注生理盐水数小时的方法完成。

另一种方法为氟氢可的松抑制试验，该试验中每 6 h 予 0.1 mg 醋酸氟氢可的松并高盐饮食持续 4 d，正常人的醛固酮将被抑制。

上述试验具有潜在风险，特别是对左心室功能差的患者风险更大。卡托普利抑制试验可作为一种选择，原发性醛固酮增多症患者口服卡托普利不能将醛固酮水平抑制于 15 ng/dl 以下。该试验可在具有反指征的个体中避免盐负荷，但可能会引起部分患者出现严重低血压。

以上试验都烦琐而费时，很多中心在生化检测筛查试验阳性后直接进行影像学检查。

影像学

为明确原发性醛固酮增多症的病因，计算机断层扫描技术（CT）为肾上腺最好的影像学检查方法。CT 可发现直径约 10 mm 甚至更小的腺瘤。磁共振成像（MRI）因更加昂贵且分辨率更低，并不受青睐。使用 I¹³¹ 进行放射性核素显像对腺瘤检查敏感，但未广泛应用，还有一些文献报道该法存在漏诊病变的可能。

通过 CT 扫描可在约 4% 的总人口中发现无功能的肾上腺意外腺瘤，在尸检中，这一比例为 7%。这一现象在 40 岁以上的人群中尤其常见。对于不满 40 岁患有严重醛固酮增多症的患者（如 PAC 大于 30 ng/dl 或 832 pmol/L），若 CT 若发现单侧肾上腺存在直径均匀超过 1 cm 的低密度（低于 10 HU）腺瘤，对侧肾上腺影像学表现正常，则醛固酮腺瘤的可能性大，此时应行肾上腺切除术。随着年龄增大，醛固酮腺瘤发病率降低，因此对老年人来说，若发现腺瘤则应进行肾上腺静脉采样。若影像学上肾上腺正常，应直接进行肾上腺静脉采样。该检查可强有力地预测患者对单侧肾上腺切除术的治疗反应。应当请有经验的放射科医师进行肾上腺静脉采样，且在使用促肾上腺皮质激素（adrenocorticotropic hormone，ACTH）刺激后采样，这样该试验的结果更加准确。通过同时测量肾上腺静脉及外周静脉皮质醇水平可确定肾上腺静脉位置。腺瘤侧 PAC 的水平将是对侧的五倍以上。在肾上腺增生患者中，双侧肾上腺静脉应无明显差异。偶尔，腺瘤可能位于肾上腺外，肾上腺静脉采样结果则为正常。若影像学及肾上腺静脉取样均为阴性，则需要考虑糖皮质激素可抑制性醛固酮增多症（稍后讨论）等少见诊断。

治疗

腺瘤患者应行腹腔镜单侧肾上腺切除术，切除单侧边界清晰的病变将取得很好疗效。对不适于手术的患者还可考虑行乙醇腺瘤栓塞术。术后的几个月内可能会发生低醛固酮血症，这期间应谨慎地进行补钾治

表 67.3　常用降压药物对血浆醛固酮浓度与血浆肾素活性比值的影响

	PAC	PRA	PAC:PRA	临床后果
ACEI	↓	↑	↓	假阴性
ARB	↓	↑	↓	假阴性
β 受体阻滞药	↓	↓↓	↑	假阳性
中枢性 α 受体阻滞药	↓	↓↓	↑	假阳性
滞药	↑	↑↑	↓	假阴性
利尿药	↓	↑	↓	假阴性
二氢吡啶类 Ca 通道阻滞药				

ACEI，血管紧张素转换酶抑制药；ARB，血管紧张素受体抑制药；Ca，钙；PAC，血浆醛固酮浓度；PRA，血浆肾素活性

疗。在过去，用于肾上腺增生治疗及肾上腺瘤围术期管理的药物主要有螺内酯、阿米洛利及 ACEI 类。埃普利酮是一种新型选择性醛固酮受体拮抗药，因其发生男性乳腺发育的概率低于螺内酯而广受欢迎。然而，近期一项大型随机双盲对照研究表明，埃普利酮在控制血压方面的作用弱于螺内酯。

高肾素血症

分泌肾素的肿瘤非常少见，受累患者常表现为高血压、低血钾、高 PRA 伴醛固酮水平升高、尿钾排出增多。这些肿瘤常起源于肾脏的肾小球旁器，也有一些恶性肿瘤如畸胎瘤及卵巢肿瘤被报道可分泌肾素。

库欣综合征

库欣综合征为内源性或外源性糖皮质激素过多导致的临床综合征。患者有典型的临床表现，包括因面部脂肪沉积而导致经典的库欣样满月脸、躯干部肥胖、腹纹、多毛及脊柱后侧凸。患者可有不同程度的多脏器受累，包括糖尿病、白内障、神经精神异常、近端肌病、股骨头和肱骨头缺血性坏死、骨质疏松，继发性高血压尤为突出。该综合征由 Cushing 首次描述，第一例库欣综合征患者系垂体 ACTH 分泌增多导致皮质醇产生过多，因此，垂体依赖性的库欣综合征又被称为库欣病。糖皮质激素的盐皮质激素效应导致的高血压为该病的常见表现。框 67.4 列出了库欣综合征的病因。垂体腺瘤导致的内源性糖皮质激素分泌过量为最常见的原因。

诊断

皮质醇过多必须通过生化检测方法来证实，可用手段包括小剂量地塞米松抑制试验、24 h 尿游离皮质醇测定或皮质醇昼夜分泌节律检测。在过夜小剂量地塞米松抑制试验中，患者夜间 11 点服用地塞米松 2 mg，次日晨 9 点抽血检验血浆皮质醇水平。皮质醇水平低于 5 mg/dl 被定义为可被抑制。为评价皮质醇昼夜分泌节律，分别于早 9 点、晚 11 点检测血皮质醇水平，通常来说早晨水平最高，夜间水平最低。

导致皮质醇分泌异常增高的其他因素包括紧张、重度抑郁、长期过量饮酒。对胰岛素抑制试验反应正常提示重度抑郁。

一旦确认皮质醇分泌过多，需要进一步检查皮质醇分泌过量为垂体来源、肾上腺来源还是异位来源。

框 67.4　库欣综合征的病因
摄入外源性糖皮质激素
内源性糖皮质激素过多
ACTH 过多
异位产生
垂体分泌性腺瘤（库欣病）
皮质醇过多
ACTH，促肾上腺皮质激素

血浆或尿液中极高的皮质醇水平提示存在肾上腺腺癌或异位 ACTH 分泌的可能性。肾上腺腺癌常引起明显的男性化表现及严重的低钾性代谢性碱中毒。

若存在肾上腺来源的糖皮质激素，则血浆 ACTH 水平将被抑制至低于正常范围水平。若 ACTH 水平正常或轻度升高则提示垂体性疾病。高水平 ACTH 提示存在异位分泌。

在大剂量地塞米松抑制试验中，每 6 h 服用地塞米松 2 mg，共 2 d。第 1 d 及第 3 d 的上午 9 点检测皮质醇水平。若皮质醇水平较第 1 d 下降超过 50% 则被定义为被抑制。由垂体病变导致的库欣病可被抑制，异位 ACTH 分泌增多则不可被抑制。

影像学检查

根据临床情况进行肾上腺或垂体 CT、MRI 检查。若诊断为异位 ACTH 综合征，应积极排除支气管肿瘤的可能。

治疗

若病因为使用外源性糖皮质激素，如患者自身条件及临床治疗情况允许，应尽量小心而缓慢地停药或。联合其他非皮质激素类药物可有所帮助。

内源性库欣综合征的最好治疗方法为手术切除病灶。若患者不适合手术或手术后复发，可考虑行放射治疗。若肾上腺过度活跃并非由局限性的肿瘤引起或异位 ACTH 活性导致，可使用肾上腺抑制药来缓解症状，药物包括甲吡酮、氨鲁米特或米托坦。

嗜铬细胞瘤

嗜铬细胞瘤为源于肾上腺髓质嗜铬性神经细胞的分泌性肿瘤，为罕见疾病，占所有高血压病例的比例不到 0.2%。临床症状主要由于儿茶酚胺分泌过多所致。

典型表现为发作性头痛、大汗、心动过速三联征，大多数患者具有至少 2 个症状。较少见的症状包括：面色苍白、发作性低血压、体位性低血压、视物模糊、视乳头水肿、红细胞沉降率增快、消瘦、多尿、烦渴、精神异常、高血糖、扩张性心肌病，以及更少见的情况下可出现继发性红细胞增多症。约一半的患者表现为阵发性高血压，而剩余的多数其他患者表现为明确的原发性高血压。很多患者并无明显临床症状，仅在行腹部放射性检查、手术或尸检时被偶然发现。

提到这些肿瘤时常会提到"10% 原则"，该原则很具临床意义，内容包括：约 10% 的病变位于肾上腺外，病变 10% 为恶性，10% 为双侧，10% 与家族性综合征相关。主要有两个家族性综合征与嗜铬细胞瘤相关：

1. Von Hippel-Lindau 综合征的患者中 10%～20% 患有嗜铬细胞瘤；

2. 多发性内分泌肿瘤综合征 2 型与甲状腺髓样癌、甲状旁腺功能亢进有关。受累个体中 20%～50% 患有嗜铬细胞瘤。

在不到 5% 的 1 型神经纤维瘤病患者中可发现嗜铬细胞瘤。患者若年龄低于 21 岁、病变位于肾上腺外、病变为双侧，或有多个副神经节瘤都建议进行基因筛查。

诊断

典型三联征或家族史可提示诊断。筛查试验为对血、尿中儿茶酚胺及其代谢物的检测。

尿、血浆及血小板中儿茶酚胺水平

一项包括 152 名连续入组的嗜铬细胞瘤患者的前瞻性研究对比了不同儿茶酚胺及其代谢物水平对疾病诊断的相对敏感度。结果显示，尿液去甲变肾上腺素及血小板去甲肾上腺素测定敏感性最强，敏感性分别为 96.9% 及 93.8%。若临床疑诊为嗜铬细胞瘤但通过尿液、血浆或血小板儿茶酚胺测定无法确诊，可进行 ^{131}I- 间碘苄胍（MIBG）放射性同位素扫描。MIGB 为肾上腺素类似物，它可使血小板肾上腺素检测敏感性高达 100%。当联合 MIGB 进行血浆去甲肾上腺素检测时，其对嗜铬细胞瘤的预测敏感性可达 97.1%。血小板肾上腺素检测敏感性更高的原因可能是血小板中神经分泌颗粒富集了儿茶酚胺，这些颗粒在嗜铬细胞瘤患者中间接释放。血小板肾上腺素水平的检测应为嗜铬细胞瘤标准筛查流程的一部分。

可乐定抑制试验

当儿茶酚胺水平对于诊断嗜铬细胞瘤仅具提示性但未达诊断意义时，可进行可乐定抑制试验确证。当停用所有降压药物至少 12 h 后予可乐定，给药 3 h 后测量血浆儿茶酚胺浓度，正常个体中儿茶酚胺水平应下降至 500 pg/ml。该试验对诊断嗜铬细胞瘤的敏感性为 90%。

影像学检查

在通过上述生化检测已确诊嗜铬细胞瘤后应对患者进行影像学检查。95% 的嗜铬细胞瘤位于腹腔内，90% 位于肾上腺。CT 或 MRI 可作为初始选择（图 67.6），两者敏感性均可达 98%，但因无功能肾上腺瘤患病率较高，特别是随着年龄增长患病率更高，检查特异性仅 70%。

若确证试验阳性而 CT、MRI 等影像学检查阴性，需重新评估诊断。若仍强烈疑诊嗜铬细胞瘤，可进行 MIBG 或全身 MRI 检查。除了上述提到的作用外，MIBG 扫描还可以用于检测 CT、MRI 阴性的，或怀疑为肾上腺外或转移性的嗜铬细胞瘤。正电子发射断层（positron emission tomographic，PET）扫描未来可能在检测转移性疾病中起到更大作用。

治疗

嗜铬细胞瘤的根治方案为手术切除，但围术期药物治疗控制儿茶酚胺相关症状也至关重要。有数种治

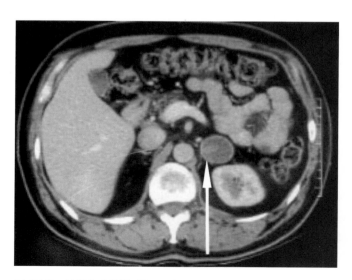

图 67.6 计算机断层扫描示左侧肾上腺嗜铬细胞瘤（箭头）（感谢爱尔兰都柏林博蒙特医院的 Mick Lee 教授）

疗方案可选择，最广泛使用的是 α 受体阻滞药酚苄明，起始量为每日 10 mg，几天后逐渐增加剂量直到血压及临床症状得到控制，此后加用 β 受体阻滞药控制心率。使用该治疗方法，10 ~ 14 d 内患者可完成手术准备。

决不可先于 α 受体阻滞药使用 β 受体阻滞药，因为若先用 β 受体阻滞药会导致 α 受体收缩血管作用不再受到拮抗，将导致显著的血压恶化。高血压患者使用 β 受体阻滞药后出现的高血压危象可能提示嗜铬细胞瘤的存在。

嗜铬细胞瘤围术期的死亡率为 2.4%，发病率为 24%。其相关的转移性病变需尽量切除，若为骨骼病变须接受放疗，在某些特定人群中可使用化疗。

预后

即便是已经手术切除肿瘤的患者高血压再发率仍很高，建议进行长期随访。约有 10% 的患者肿瘤复发。在家族性病例中疾病复发更为常见，相当一部分的复发病例为恶性。

心血管系统或心肺系统因素引起的继发性高血压

主动脉缩窄

主动脉缩窄为主动脉管腔的先天性狭窄，多见于左锁骨下动脉起始部远端。临床表现为测量患者上肢血压升高，而下肢血压降低或测不出。若缩窄部位于左锁骨下动脉起始部近端，左上肢血压及肱动脉搏动将减弱。与桡动脉或肱动脉脉搏相比，股动脉搏动可能出现延迟或减弱，患者背部可闻及杂音。主动脉成像可确诊该病，治疗手段为外科手术。

睡眠呼吸暂停综合征

肥胖、阻塞性睡眠暂停及高血压之间的相互关系早已被大家认识。睡眠呼吸暂停综合征的固有影响因素包括呼吸暂停、低氧、高碳酸血症及睡眠中觉醒，这些都将激活交感神经系统，导致高血压发生。除非临床医师对阻塞性睡眠呼吸暂停有足够的警觉性，否则很多该病患者都不能得到诊断。大多数患睡眠呼吸暂停及高血压的患者，通过持续气道正压通气（CPAP）或相关模式治疗，日间与夜间血压都将显著改善。

遗传原因引起的继发性高血压

许多单基因疾病与高血压相关。虽然总体上来说单基因病存漏诊情况严重，但每一种疾病还是相当罕见的。这些疾病都与上调远端肾单位钠重吸收从而导致细胞外液容量扩张有关。此时，PRA 均被抑制。这些疾病可分为原发性远端肾单位疾病或原发性肾上腺疾病。表 67.4 总结了这些疾病。

远端肾单位异常

Liddle 综合征

1963 年，Liddle 及其同事描述了一个家族性综合征，其临床表现为严重高血压、低钾血症及代谢性碱中毒，与醛固酮增多症表现非常类似。这种疾病影响了远端肾单位对钠离子的处理。集合管的钠离子重吸收依赖于阿米洛利敏感的上皮钠离子通道（epithelial sodium channel，ENaC）活性。ENaC 的活性依赖于顶膜与顶膜下囊泡间通道的回收利用。编码 ENaC β 或 γ 亚基的基因突变导致通道降解或回收过程中必需的结合位点缺失，致使有功能的钠转运通道增加。

高血压通常起病于儿童期，但可能在成年期早期才被诊断。当重吸收过量的钠导致集合管管腔中负电荷增加时，钾及氢离子排泌增加，发生低钾血症及代谢性碱中毒。上述过程将促进钾及氢离子的分泌，但代谢性碱中毒和低钾血症的实际临床表现是多变的。PRA 及 PAC 在这个过程中被抑制。治疗包括低盐饮食、ENaC 的直接抑制药如阿米洛利或氨苯蝶啶。因病变的钠离子转运缺陷不依赖于醛固酮作用，故使用盐皮质激素受体拮抗药治疗无效。

Gordon 综合征：2 型假性醛固酮减少症

1970 年 Gordon 及其同事首次描述了该以高血压、高血钾为表现的综合征。该病为常染色体显性遗传病，突变位点位于丝氨酸苏氨酸激酶 WNK 家族中的两个成员，该蛋白家族为一组调节远曲小管噻嗪类敏感的氯化钠协同转运蛋白（NaCl cotransporter，NCCT）活性酶类。WNK4 磷酸化 NCCT，阻止该转运蛋白进入顶膜。WNK4 基因（第 17 号染色体）的错义突变产生的蛋白将导致 NCCT 表达增加，为一种与 Gitelman 综合征中 NCCT 表达的缺失相补充的病变。WNK1 主要为细胞质的蛋白，抑制 WNK4 功

表 67.4　引起高血压的遗传性疾病

遗传性疾病	遗传方式	染色体	缺陷蛋白	OMIM 号
Liddle 综合征	常染色体显性	16p12.2	ENaCβ 及 γ 亚基	177200
Gordon 综合征	常染色体显性	17q21.31	WNK4	601844
	常染色体显性	12p13.33	WNK1	605232
AME 综合征	常染色体隐性	16q22.1	11β 羟化固醇脱氢酶 Ⅱ 型	614232
妊娠期加重的常染色体显性早发性高血压	常染色体显性	4q31.23	盐皮质激素受体 S810L	605115
糖皮质激素可抑制性醛固酮增多症	常染色体显性	8q24.3	11β 羟化酶：与 CYP11B2 融合 CYP11B1	103900
家族性醛固酮增多症 Ⅱ 型	常染色体显性	17p22	未知	605635
	常染色体隐性	8q24.3	11β 羟化酶	610613
	常染色体隐性	10q24.32	17α 羟化酶	202110

AME，表征性盐皮质激素增多症；ENaC，阿米洛利敏感型钠离子通道；OMIM，在线人类孟德尔遗传目录

能。WNK1 基因突变（第 12 号染色体）导致 WNK1 产生增多，过度抑制 WNK4 蛋白从而增加 NCCT 表达。两种 WNK 激酶突变都将引起 NCCT 的过度活化，必然引起钠盐重吸收增多，导致容量依赖性的高血压及 RAAS 抑制。远曲小管钠重吸收增多将减少集合管中 ENaC 通道的钠离子转运，管腔面负电荷随之减少伴钾与酸潴留，随即发生高钾血症性代谢性酸中毒。高钾血症还因导致 NCCT 从抑制状态被释放的 WNK4 突变具有抑制分泌性肾外髓质钾通道（renal outer medullary potassium channels，ROMK）的作用。PRA 值偏低，醛固酮水平多变且可随高钾血症升高，但仍不足以纠正高钾状态。代谢异常常先于高血压发生，而高血压常常直到成年才会出现临床表现。Spitzer-Weinstein 综合征的表现为高钾血症、代谢性酸中毒及生长障碍，但无高血压，该综合征被认为是 Gordon 综合征的早期临床表现。经典的治疗包括限盐饮食配合小剂量噻嗪类或袢利尿药，通常非常有效。WNK 激酶及其靶点可能为未来降压药物提供新的靶点。

表征性盐皮质激素增多症

表征性盐皮质激素增多症（apparent mineralocorticoid excess，AME）为罕见的常染色体隐性疾病，该病系 11β 羟基类固醇脱氢酶 2 型（11β-hyroxysteroid dehydrogenase type 2，11HD2）失活所致。对于醛固酮敏感的组织，该酶将皮质醇转化为无活性的可的松并抑制其盐皮质激素作用。在 AME 患者中，皮质醇作用于盐皮质激素受体，导致明显的高醛固酮血症表现，同时还会抑制醛固酮水平。因 11HD2 的缺乏，皮质醇转化为无活性的可的松过程受损，导致尿液中皮质醇代谢产物（如四氢皮质醇或别四氢皮质醇）与可的松代谢产物（如四氢可的松）比值的异常。患者自幼年起即表现为低出生体重、生长迟缓、低血钾及代谢性碱中毒。若不治疗，就会造成终末器官损伤及高死亡率。然而，也可见到仅有 11HD2 部分失活的表型较轻的患者。盐皮质激素受体拮抗药、补钾及限盐饮食为治疗的基石。轻度的获得性变异可见于过度摄入甘草的患者。甘草的主要代谢产物甘草酸抑制 11HD2 而产生轻度盐皮质激素作用。甘珀酸是一种曾经被用于治疗胃溃疡的甘草衍生物类药物，同样被认为与高血压有关。

常染色体显性的妊娠期加重的早发性高血压

常染色体显性的妊娠期加重的早发性高血压为近年新发现的罕见基因病，主要由于盐皮质激素受体发生激活突变导致其对非盐皮质激素如孕酮产生极度敏感性。虽然这些患者通常在妊娠之前就患有高血压，但由于孕期孕酮水平增长 100 倍，故该病往往在妊娠期妇女中被发现，男性同样可以患病。因突变的盐皮质激素受体同样可被安体舒通激活，故在该类疾病中禁用安体舒通。

肾上腺异常

糖皮质激素可抑制性醛固酮增多症：家族性醛固酮增多症 1 型

糖皮质激素可抑制性醛固酮增多症为原发性醛固酮增多症中的罕见亚类，该类患者中高醛固酮血症可以通过使用糖皮质激素纠正。糖皮质激素可抑制性醛固酮增多症为遗传性常染色体显性疾病，对于 21 岁

前起病的高血压合并早发高血压及颅内出血家族史的患者需考虑该病，患者的其他表现型均正常。患者血钾通常正常，也可能降低。对于使用噻嗪类利尿药后出现严重低钾者需考虑该病的可能，该现象与肾皮质集合管处醛固酮敏感的钾离子分泌位点的钠离子转运增加有关。此病患者中约 18% 有心血管并发症，主要为囊状动脉瘤破裂引起的脑出血。动脉瘤发病率与常染色体显性多囊肾患者动脉瘤发生率相似。推荐使用 MRA 进行监控但其收益未获证实。动脉瘤导致脑出血的平均发病年龄为 32 岁。

肾上腺皮质中，醛固酮通常在球状带合成而糖皮质激素主要在相邻的束状带合成。8 号染色体编码的 2 个 11β 羟化酶的同工酶负责醛固酮及皮质醇的合成。球状带的同工酶（醛固酮合成酶或 CYP11B2）在血钾及血管紧张素 II 影响下介导醛固酮合成，而束状带的同工酶（CYP11B1）在 ACTH 影响下介导皮质醇合成。在糖皮质激素可抑制性醛固酮增多症中，CYP11B1 的启动子区与醛固酮合成酶 CYP11B2 的编码序列融合，导致在束状带中出现 ACTH 依赖的醛固酮合成。

该疾病通过地塞米松抑制试验诊断，试验中可检测到皮质醇的 18 碳原子氧化产物。然而，因为原发性醛固酮增多症患者中地塞米松试验假阳性过高，故推荐针对病理性嵌合基因进行基因检测。

糖皮质激素可抑制 ACTH、降低血压至正常范围，治疗的目标剂量应足够抑制醛固酮水平而又不引起明显副作用。

家族性醛固酮增多症 II 型

在家族性醛固酮增多症 II 型中，盐皮质激素分泌过多是导致高血压的原因，但其不被地塞米松抑制。其常染色体显性遗传的方式提示为单基因突变，其突变位点已缩窄至 7 号染色体的某段条带。无论是临床表现还是生化检查，家族性醛固酮增多症 II 型与散发的原发性醛固酮增多症没有区别，仅可通过阳性家族史进行区分。

先天性肾上腺增生症

先天性肾上腺增生症为常染色体隐性疾病，表现为皮质醇合成障碍。该病中，由于糖皮质激素合成最后步骤存在缺陷导致盐皮质激素过多及雄激素效应，合并糖皮质激素缺乏症状。最常见的形式为 17α 羟化酶及 11β 羟化酶缺陷，酶缺乏将导致皮质醇前体产物过多，这些产物又代谢成为盐皮质激素激动剂。

主要参考书目

Bax L, Woittiez AJ, Kouwenberg HJ, et al: Stent placement in patients with atherosclerotic renal artery stenosis and impaired renal function: a randomized trial, Ann Intern Med 150:840-848, 2009. W150-1.

Conlon PJ, O'Riordan E, Kalra PA: New insights into the epidemiologic and clinical manifestations of atherosclerotic renovascular disease, Am J Kidney Dis 35:573-587, 2000.

Funder JW, Carey RM, Fardella C, et al: Case detection, diagnosis, and treatment of patients with primary aldosteronism: an endocrine society clinical practice guideline, J Clin Endocrinol Metab 93:3266-3281, 2008.

Guller U, Turek J, Eubanks S, et al: Detecting pheochromocytoma: defiing the most sensitive test, Ann Surg 243:102-107, 2006.

Mattsson C, Young WF Jr: Primary aldosteronism: diagnostic and treatment strategies, Nat Clin Pract Nephrol 2:198-208, 2006. quiz, 1 p following 30.

Parthasarathy HK, Menard J, White WB, et al: A double-blind, randomized study comparing the antihypertensive effect of eplerenone and spironolactone in patients with hypertension and evidence of primary aldosteronism. J Hypertens; 29:980-990.

Plouin PF, Chatellier G, Darne B, et al: Blood pressure outcome of angioplasty in atherosclerotic renal artery stenosis: a randomized trial. Essai Multicentrique Medicaments vs Angioplastie (EMMA) Study Group, Hypertension 31:823-829, 1998.

Radermacher J, Chavan A, Bleck J, et al: Use of Doppler ultrasonography to predict the outcome of therapy for renal-artery stenosis, N Engl J Med 344:410-417, 2001.

Radermacher J, Weinkove R, Haller H: Techniques for predicting a favourable response to renal angioplasty in patients with renovascular disease, Curr Opin Nephrol Hypertens 10:799-805, 2001.

Slovut DP, Olin JW: Fibromuscular dysplasia, N Engl J Med 350:1862-1871, 2004.

Tan KT, van Beek EJ, Brown PW, et al: Magnetic resonance angiography for the diagnosis of renal artery stenosis: a meta-analysis, Clin Radiol 57:617-624, 2002.

van Jaarsveld BC, Krijnen P, Pieterman H, et al: The effect of balloon angioplasty on hypertension in atherosclerotic renal-artery stenosis.

Dutch Renal Artery Stenosis Intervention Cooperative Study Group, N Engl J Med 342:1007-1014, 2000.

Vasbinder GB, Nelemans PJ, Kessels AG, et al: Accuracy of computed tomographic angiography and magnetic resonance angiography for diagnosing renal artery stenosis, Ann Intern Med 141:674-682, 2004. discussion 682.

Vehaskari VM: Heritable forms of hypertension, Pediatr Nephrol 24:1929-1937, 2009.

Webster J, Marshall F, Abdalla M, et al: Randomised comparison of percutaneous angioplasty vs continued medical therapy for hypertensive patients with atheromatous renal artery stenosis.

Scottish and Newcastle Renal Artery Stenosis Collaborative Group, J Hum Hypertens 12:329-335, 1998.

Wheatley K, Ives N, Gray R, et al: Revascularization versus medical therapy for renal-artery stenosis, N Engl J Med 361:1953-1962, 2009.

Wilson FH, Disse-Nicodeme S, Choate KA, et al: Human hypertension caused by mutations in WNK kinases, Science 293:1107-1112, 2001.

Wittenberg G, Kenn W, Tschammler A, et al: Spiral CT angiography of renal arteries: comparison with angiography, Eur Radiol 9:546-551, 1999.